国家科学技术学术著作出版基金资助出版

生物医学人类学

Biomedical Anthropology

席焕久　主编

科学出版社

北　京

内 容 简 介

本书详细地介绍了生物医学人类学的新概念、理论和研究方法，从进化、生态、表观和分子层面分析了人的差异，阐述了这门学科对全球健康的贡献及替代医学在国外的发展，为认识医学和人类学提供了一个全新的视角，对更新人们的医学观、健康观，特别是对实行个性化医疗具有十分重要的意义。

本书不仅是医学、人类学、法医学、儿少卫生、体育科学等专业的学生、教师和研究人员及健康教育工作者的重要参考用书，也是广大读者树立科学医学观不可缺少的读物，更是适应"一带一路"倡议，进行医学教育改革的参考资料。

图书在版编目（CIP）数据

生物医学人类学/席焕久主编. —北京：科学出版社，2018.8
ISBN 978-7-03-058286-7

Ⅰ.①生…　Ⅱ.①席…　Ⅲ.①生物工程-医学人类学　Ⅳ.①R31

中国版本图书馆 CIP 数据核字（2018）第 161035 号

责任编辑：马晓伟　沈红芬　孙岩岩/责任校对：彭珍珍
责任印制：赵　博/封面设计：黄华斌

科 学 出 版 社 出版

北京东黄城根北街 16 号
邮政编码：100717
http://www.sciencep.com

河北鹏润印刷有限公司 印刷

科学出版社发行　各地新华书店经销

*

2018 年 8 月第　一　版　开本：787×1092　1/16
2018 年 8 月第一次印刷　印张：38 1/4
字数：916 000

定价：**238.00** 元
（如有印装质量问题，我社负责调换）

《生物医学人类学》编写人员

主　　编　席焕久　锦州医科大学

编　　委　（以姓氏笔画为序）

王忆军　哈尔滨医科大学　　　　　王志理　中国人口与发展研究中心
艾　路　北京中医药大学　　　　　田庆宝　河北医科大学
任　甫　锦州医科大学　　　　　　刘　堃　锦州医科大学
刘万洋　中国医科大学　　　　　　李长勇　武汉大学医学院
肖艳杰　锦州医科大学　　　　　　何玉秀　河北师范大学
张全超　吉林大学　　　　　　　　张海国　复旦大学
陈　华　中山大学　　　　　　　　武丽杰　哈尔滨医科大学
周传斌　中国科学院生态环境研究中心　郑虎占　北京中医药大学
胡　荣　厦门大学　　　　　　　　党永辉　西安交通大学
郭玉宇　南京医科大学　　　　　　席焕久　锦州医科大学
崔小波　首都医科大学　　　　　　温有锋　锦州医科大学
Chen Zhao　　University of Arizona USA
Mark Nichter　University of Arizona USA
Scott Going　University of Arizona USA

编　　者　（以姓氏笔画为序）

王大华　锦州医科大学　　　　　　牛志民　锦州医科大学
李文慧　锦州医科大学　　　　　　张海龙　锦州医科大学
林如娇　中山大学　　　　　　　　武慧超　北京中医药大学
柳　敏　河南财经政法大学　　　　凌　鉴　中山大学
韩　明　山西大学　　　　　　　　戴红良　锦州医科大学

编写秘书　牛志民　李文慧

序　言

　　席焕久教授1987年去美国留学，先后在Fels研究所和哥伦比亚大学做骨龄、体成分和儿童青少年生长发育及老年的研究，后来专注于医学人类学的学习和研究。回国后从事医学教育同时继续进行医学人类学方面的研究，并承担中国解剖学会及其人类学专业委员会的学术组织工作至今，成绩卓著。1994年他编写了我国第一部医学人类学的专著——《医学人类学》，并用于教学。10年后又根据医学人类学的发展和医学对人类学的新要求，邀约有关专家结合国内外的最新科研成果和自身的工作经验对各个方面的内容进行增补和修订，编辑出版了第二部《医学人类学》，较为系统地介绍了其理论发展和应用，同时在国内率先为医学院校的本科生和研究生开设这门课程。

　　从第二部出版到现在，时光已经过去了14年，我又读到了他的这部新著——《生物医学人类学》的文稿。该书作者包括人类学、生态学、流行病学、人口学、文化学、分子生物学、医学、伦理学、行为科学和卫生政治经济等各方面的专家，他们将医学人类学新的科研成果与国内的应用结合起来，使其既紧跟科学前沿又符合我国国情，在国内具有较强的实用性。

　　患者患病及其治疗的效果和预后，不仅依赖于医学实践，还受到自然和人文环境等诸多因素的影响。对于没有机会在求学阶段学习医学人类学知识的医师、护理人员、预防医学工作者及群众卫生工作组织者来说，该书将是能帮助他们在工作实践中提高工作效果的十分有益的参考书。

　　目前我国医疗改革正进入深水区，人民卫生事业的改革不仅涉及医学本身，还需要包括生物医学人类学在内的兄弟学科的综合知识，该书的出版正逢其时。我相信它将为促进我国的全民健康做出应有的贡献。

吴冠智

2018年5月

前　言

　　1987年，我去美国学习之前曾请教吴新智教授，在美国应当学点什么？他根据我当时的人类学研究方向，建议我在美国学习医学人类学，因为我有医学背景，又做人类学研究，回国后可推动全国的医学人类学研究。遵照吴教授的建议，我先后在美国Fels研究所和哥伦比亚大学做骨龄、体成分和儿童青少年生长发育及老年的研究，后来专做医学人类学方面的研究。回国后，我开始从事医学人类学研究，至今已30多年。

　　1994年，我根据在美国的学习成果，回国后介绍了这一新的学科，并编写了国内第一部《医学人类学》。2004年我又根据医学人类学的发展和医学对人类学的新要求，编写了第二部《医学人类学》，较为系统地介绍了其理论发展和应用，并率先在国内医学本科生和研究生教学中开设此课，进行医学人类学的教育。从第二部书出版到现在已过去14年，这14年中医学人类学发生了巨大的变化。

　　这些变化首先表现为学科不断地进行分化。医学人类学已分为文化医学人类学和生物医学人类学，前者主要从社会科学的角度研究，而后者多从自然科学的角度探索。其次，随着医学的发展，教育对生物医学人类学的知识需求越来越迫切，因为健康和疾病已不是单纯的生物学问题，医学生必须要了解文化，新的医学模式需要有新的知识和新的思维方式。再次，国内虽然开展了一些医学人类学的教育，但不普遍，与发达国家特别是美国相比有相当大的差距，并且近十年来替代医学在西方社会发挥了越来越大的作用，而中国的中医药学在世界医学中有着独特的优势。最后，改革开放和"一带一路"倡议都需要跨文化的医学服务，实现跨文化服务就需要跨文化的医学教育，因而医学教育改革需要新的理念。已出版的屈指可数的医学人类学著作多从文化人类学的角度切入，加之第二部《医学人类学》中有些不尽如人意之处，需要与时俱进，补充修改完善。

　　本书具有与前两部不同的特点。它既反映了当前最新的研究成果，突出了生态学特点和流行病学在医学人类学中的作用，又介绍了分子人类学、古病理学、进化医学、表观遗传学及人的差异等内容，具有鲜明的前沿性。作者包括人类学、生态学、流行病学、人口学、文化学、分子生物学、医学、伦理学、行为科学和卫生政治经济等各方面的专家，同时美国学者的加盟有利于更全面地反映西方的研究现状，因而增加了权威性。本书把理论成果和国内的应用结合起来，特别是通过教学实践的总结和分析，使其更符合国情，因而具有实用性。此外，本书还增加了有关生活方式的内容，突出了人的生物学差异，把进化的观点体现出来，形成了本书的特点。

全书共18章，第一章简单介绍了生物医学人类学及有关新概念；第二章介绍了生物文化；第三章至第六章介绍了人的多样性特点；第七章至第八章介绍了进化医学方面的内容；第九章至第十八章介绍了医学人类学与其他学科的关系，突出了交叉性的特点。因而，本书的出版适应学科的分化，适应人们对健康与疾病的新认识，适应全球对民族医学认识的提升，适应跨文化医学教育的需要。本书在之前版本的基础上增加了医学文化与生态文化、人的生长发育、人的生物学差异现象及其原因分析、生活方式与健康等章节。

本书不仅是医学、人类学、法医学、儿少卫生、体育科学等专业的学生、教师和研究人员及健康教育工作者的重要参考用书，也是广大读者树立科学医学观不可缺少的读物，更是适应"一带一路"倡议，进行医学教育改革的参考资料。因而，本书对更新人们的健康观、疾病观和治疗观，提高健康水平，推动医学、人类学的研究，以及对深化卫生、医学教育改革，实施"一带一路"倡议具有重要意义。

在本书编写过程中，一直得到吴新智院士的亲切关怀与耐心指导。他不顾90岁的高龄为本书作序，确认书名增加"生物"二字的必要性，拿出时间认真审改书稿，多次发邮件提出修改意见，使编者深受教育与鼓舞。东南大学孙慕义教授对本书的编写给予了特别的支持与关心，第三军医大学张绍祥教授、中国科学院古脊椎动物与古人类研究所刘武教授、第四军医大学李云庆教授、锦州医科大学王志杰教授和苏荣健教授也对本书的编写给予了很大的帮助与支持；一些编者工作特别繁忙，仍抽出时间写作，为传播科学知识出力。尤其值得提出的是院校的领导和同行崔慧先校长、钱亦华教授及谭婧泽教授为本书编写做出了特别贡献。河北医科大学祁素芬博士也给予了很多帮助。中山大学人类学专业邓峻玮、黄浩楠、高育婷、凌睿、林如娇、高慧敏等同学，以及锦州医科大学人类学研究所翟桂英、曲泉影、刘大华老师及刘莹莹、姚婕两位研究生还通读了全稿，提出了很多修改意见。借此机会，向他们一并表示衷心的感谢。尽管本书编写时力求反映最新的研究成果，文字尽量通俗易懂，但限于时间和水平，加之学科发展迅速，书中仍可能有一些不尽如人意之处，请读者批评指正。

席焕久

2017 年秋于锦州

目　　录

第一章 绪 论

生物医学人类学是刚刚从医学人类学中分化出来的一门研究健康、疾病与生物、文化关系的新兴学科，它的诞生更加适应人们新的医学、健康观念的转变，对医学与人类学的发展及对人类健康具有特别重要的意义。

第一节 概 述

一、人类学

（一）人类学的概念

"人类学"（anthropology）一词，来源于希腊语 anthropos（人）和 logos（科学），意思是关于人的科学。最先使用这个名称的是亚里士多德（公元前 384～前 322 年），见于对人的道德和行为的描述中；"人类学"被用来说明人的体质构造，首先见于德国学者玛格努斯·亨德（Magnus Hundt）写的《人类学——关于人的优点、本质、特征和人体的成分、部位及要素》（*Antropologium de Hominis Dignitate，Natura et Proprietatibus，de Elementis，Partibus et Membris Humani Corporis*）一书（1501 年刊印于莱比锡），这是一部纯粹的解剖学著作。亨德把这本著作命名为"人类学"。1533 年意大利学者加里阿佐·卡佩尔（Gary Azo Kappel）所著的《人类学》或《人类学本质论考》（*L'Anthropologia Ovvero Ragionamento Della Natura Umana*）一书中，包含了有关人类个体变异的资料。由此我们可以看出，"人类学"一词在西方文献中很早就具有了双重含义，既是关于人类体质的科学，也是关于人类精神的科学。

人类学真正形成独立的学科是 19 世纪中叶，英国博物学家达尔文的《物种起源》和赫胥黎（图 1-1）的《人类在自然界的位置》对人类学的发展产生了深远的影响。过去，人们一直只把人类学当作人类自然史，直到 1863 年英国创立伦敦人类学会，人类学才包括了文化研究。1871 年又将专门研究体质的那部分称为体质人类学。1879 年，美国创立华盛顿人类学会。在 1901 年美国国立博物院报告中，霍姆斯（W. H. Holmes）开始把人类学分为体质人类学与文化人类学两部分。

由于语源上的缘故，人类学通常具有"人的科学"或"人的科学研究"的含义。实际上人类学的研究范围比较广泛，从古到今，没有什么处于人类学的研究范围之外，只有人类学才试图在时间和空间的整体上理解、描述人类状况的全貌。

美国人类学家克拉克·威斯勒（Clark Wissler，1870～1947）提出，"人类学是研究人的科学，包括所有把人类当作社会的动物而加以讨论的问题"。他又在另一篇文章中说"人类学是一些由探索人类起源而生的问题之总名""我们可以将人类学定义为'人类自然史'",或是"一种科学,这种科学应努力于历史所不及的地方,着眼于重新发现人类的起源及其史前的一切巨变"。

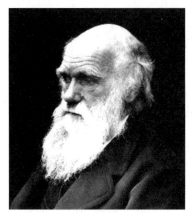
Charles Robert Darwin(达尔文)
(1809~1882)

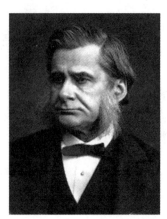
Thomas Henry Huxley(赫胥黎)
(1825~1895)

图 1-1　达尔文和赫胥黎

英国人类学家马雷特(R.R.Marett,1866~1945)认为,从演进的观念来看,人类学就是一部人类史。它以演进中的人类为主题,研究不同时代、不同地域的人类的躯体与灵魂。

伦敦大学的人类学家马林诺夫斯基(Bronislow Malinowski,1884~1942)提出,人类学是研究人类及其在各发展阶段中文化的科学,包括研究人类的躯体、种族的差异、文明、社会构造及对于环境的心灵反应等问题。

《国际社会科学大百科全书》(1979)将人类学界定为:"人类学,它的名称从词源上说是'人的研究'——它是关于人类研究最全面的学科群。全面性在于它与整个人类社会的地理学的和年代学的范围相关联。事实上,它是人类科学中唯一研究其体质和社会文化两个方面的学科。"

《美国百科全书》(1995)中记载:"人类学是从生物学和文化的观点来研究人类。涉及把人类当作动物的那部分称为体质人类学,涉及生活在社会里的人类所创造出来的生活方式的那部分称为文化人类学。"

法国百科全书派赋予"人类学"以更加广泛的含义,把它理解为关于人类的全部知识的总和。18 世纪至 19 世纪初的德国哲学家,尤其是康德,把心理学也纳入到了人类学的范畴,从 19 世纪到现在,英国、美国、法国把人类学理解为关于人体组织的学说,以及关于过去、现在各民族、各部落的文化与习俗的学说。

《日本国语大辞典》(1962)中记载:"人类学,为人类而研究一切事项之科学也。内容有:人类之特征;人类之地位;人类之由来;人类之系统;人类之地理分布;各种族性质之异同及其原因;人类之文化;人类之改良。"

中国台湾出版的《云五社会科学大辞典》(1971),将人类学研究的中心确定为八个方面:"①人类在体质上为什么有许多变化?②人类虽然是同一来源,为什么有许多不同类型?③若人类文化和语言的殊异不是生物遗传的结果,则许多不同的文化和语言应如何解释？④文化的本质是什么？⑤文化如何变迁？⑥人类的社会和文化行为之间存在着什么关系？⑦每个人如何应付由他们的文化所规定的理想和目标？⑧文化和人格之间存在着什么关系？"

人类学这门学科，在不同的国家有着不同的含义。日本、苏联和欧洲大陆的许多国家（如德国与法国等），认为人类学是专指研究人类体质的学科，也包括灵长类学，它属于自然科学的范畴；研究人类社会．文化等各方面问题的学科则是社会学、民族学、考古学、语言学等。《苏联大百科全书》中说，"人类学是关于人类起源和演变、人类种族的形成和人类体质结构的正常变异的科学"，也包括灵长类学，因此把它归类于狭义的人类学；而在英、美等国家，则不仅包括人类体质的内容，还包括人类的社会和文化（社会人类学或文化人类学），以及民族学、考古学、语言学等方面的内容，认为"人类学是从生物学的观点和文化的观点来研究人类的……"为此，称它为广义的人类学。所以，日本、苏联及欧洲大陆等国家的人类学的范围相当于英、美等国的体质人类学（吴汝康，1991）。

人类学是一门世界性的独立学科，它横跨于自然科学和人文社会科学之间，专门以研究人类自身及其所创造的社会文化的发生、发展和变化规律为重点，包括人类本身起源与发展以及人类所创造的物质文化与精神文化的起源和发展规律的科学，并应用人类学的理论与方法去研究和解决现代的社会问题。

1949 年以前，我国采用英、美等国的广义人类学；1949 年以后采用苏联等国的狭义人类学；近年来则两种人类学的含义都有人采用（吴汝康，1991）。随着科技的进步和社会的发展，体质人类学与文化人类学的结合越来越密切，对人体质变化与特点的解释离不开社会与文化，而文化人类学也需要人的体质特征，两者很难分开。生物医学人类学实际上就是体质人类学和文化人类学相结合的产物。总之，人类学是从生物和文化角度对人类进行全面研究的学科，集中研究人的相似性与差异性，以及不同时空下的人的生物与文化特征（Ember et al，2004）。

（二）人类学的分类

人类学的分类方法十分纷杂，至少有 30～40 种分类方法。在美国，人类学分成四类，即文化人类学（cultural anthropology）、考古人类学（archeological anthropology）、生物人类学（biological anthropology）和语言人类学（linguistic anthropology）。美国大学中的人类学系/部/院一般都包括上述四部分。有些人类学家把语言人类学与考古学作为文化人类学的亚领域。此外，应用人类学（applied anthropology）有时被称为人类学的第五部分。

苏联把人类学分成三类，即形态学、人类起源学、人种学或民族人类学。英国也把人类学分成三类，即自然人类学、史前考古学、社会人类学，而不使用文化人类学这个名称。奥地利与德国一样，其人类学指自然人类学，与之相应的还有民族学（主要是民族文化史）。日本与德国相似，但民族学与文化人类学并用。

英国人类学家泰勒（E. B. Tylor）和美国人类学家博厄斯（F. Boas）对人类学这门学科的建立起着重要的作用（庄孔韶，2005）。随着人类学这一门学科的不断发展，人类的各种文化现象，如语言、信仰、艺术、工艺、道德、风俗等也逐渐成为人类学研究的对象，众多的人类学分支也在发展过程中分化出来，如民俗学、古人类学、考古学、人种学、体质测量学等。后来又出现了许多交叉学科，如教育人类学、医学人类学、人类工程学、心理人类学、体育人类学、分子人类学等。

著名人类学家吴汝康教授提出应当建立"今人类学"（neoanthropology），据此，我们又可按年代把人类学分为"古人类学"（paleoanthropology）和"今人类学"两大类型（吴汝康，1991）。

尽管各国分类不同，但一般来说，人类学分为"体质人类学或生物人类学"和"文化人类学"两大类。前者具有通常讲的自然科学的性质；后者具有社会科学的性质。

1. 体质人类学或生物人类学　见本节"二、体质/生物人类学"。

2. 文化人类学　研究人类社会的跨文化方面，文化人类学是 1901 年美国考古学家霍姆斯（W. H. Holmes）正式提出的，它研究社会与文化，也称社会文化人类学。也有人认为文化人类学即民族志（ethnography）。考古学、人类语言学和民族学都与人类文化有关，因而把这三个部分看成文化人类学的内容之一。

文化人类学研究整个人类文化的起源、发展、变迁和进化的过程，研究及比较各民族、各国家、各部族、各地区、各社区文化的异同，借以发现文化的普同性和个别的文化模式。它主要涉及三种关系：①人与自然的关系，特别是涉及经济、工艺、物质文化、人工制品的关系；②人与人的关系，涉及社会组织、结构、制度、习俗、社会文化；③人与自己心理上的关系，如知识、思想、信仰、观念、态度、价值、行为等。文化人类学与社会学不同，文化人类学集中在文化方面而不是社会方面，以文化作为它的基本单位，往往开始集中于人类行为的外来成分。这也是与其他社会科学相区别的主要一点。

（1）民族学：研究人类社会和社会内人的行为。主要研究近现代人类及其文化的学科，旧译民种学、人种学，人种志学，民族志学等，以民族的产生、发展和变化为研究对象的科学，属社会科学的一个分支。研究民族形成的历史和规律，研究处于不同社会发展阶段的民族或族体及其相互关系。同时亦对各民族的社会经济结构、政治制度、社会生活、家庭婚姻、亲属制度、风俗习惯、宗教信仰、文化传统、语言文字、文学艺术、道德规范、思想意识等加以探讨。

（2）民俗学（folklore）：以各民族创造、享用和传承的生活和文化为研究对象的科学，属于社会科学的一个分支。与民俗学关系密切的是民间传说，包括故事、歌谣、谚语、神话、音乐、舞蹈、体育等。随着时代的发展，其范围不断扩大，包括整个社会的物质生活和精神生活的风俗习惯，即包括生产部门、经济生活、家庭婚姻、社会组织及上层建筑、意识形态等方面的民俗。

（3）民族志：是对各民族的叙述。详载各地方的民族体质特征及其物质文化与精神文化，是对中国和世界各民族的生活及风俗习惯的调查研究和描述。这些记载或由人类学家亲身调查而得，或由旅行家记载所得。资料贵在确实，而且注意各民族的特点。

3. 语言人类学　研究语言的起源、形式、功能和社会背景，各民族现在与过去的语言，从字面上理解就是运用语言材料和语言研究方法来探讨人类学。1982 年，美国人类学协会出版的小册子——《人类学是什么》中指出：语言人类学是人类学的另一主要分支。它考察人类语言的历史发展过程，而且认为这种发展规律、方式可以用来阐明不同社会之间的关系。定义有多种，一般认为，它把语言置于人类的发展和人类文化情景中进行考察。用语言材料来研究人类的发展及人类文化的变迁，包括语言和人类文化其他方面之间联系的方式。通过语言、方言或文体的研究，提供文化发生、发展的必要资料，尤其是提供没有文字或文字不完善的族群资料。语言人类学家常常对语言的应用和语言在塑造文化中的作用更感兴趣。

人类学讨论语言的重点在于：①从文化整体来讨论语言的效用。②注重语言文字中的未成熟状态，如拟势语、记号、文字、图画文字、数目字等，因为这些是原始文化的一部分。③利用语言讨论民族关系，语言虽不能作为判别体质上的种族标准，却可以作为文化上的民族标准，这是因为使用同一语言的民族，其文化大致相同，语言不同，文化也不同。语言又可用以推论民族的接触及文化的传播。④借语言文字的证据可推论过去民族的状况。

4. 考古学（archeology） 最简单的定义是研究过去人的物质文化。该学科是根据古代人类活动遗留下来的实物史料研究人类过去的一门科学，属历史科学的一个分支。实物史料即各种遗物和遗迹，多埋藏在地下，通过发掘来发现。阐明古代的社会经济状况和物质文化面貌，进而探讨社会历史发展的规律。考古学对于复原没有文化记载的原始社会和少数民族古代历史，有着特殊的作用。考古人类学即人类学的考古学，是从文化人类学的角度解释考古资料，研究古代人类社会历史文化，通过地下的古迹、古建筑、地下遗址、墓葬、废墟、遗物、古文字等来研究文化的模式与发展。

考古学还可分为史前考古学（prehistory archaeology）和历史考古学（history archaeology）。前者主要研究文字出现之前的社会，与史前史有密切关系，它等同于"石器时代考古学"，故又可分为新石器时代考古学（neolithic age archaeology）和旧石器时代考古学（paleolithic age archaeology）。历史考古学主要研究文字记载以来的社会。近年来，出现了生物考古学，根据考古发现，检查人的残骸，包括检查骨及保存下来的软组织。结合人类骨学、古病理学等，最后分析时常常要考虑墓葬的残存物，研究过去的人类文化。

此外，还有与医学人类学有关的应用人类学、分子人类学和人体测量学等。

1. 应用人类学 是应用人类学的知识、方法和理论来解决社会所遇到的各种问题的学科，处理干预疾病预防和政治导向问题及社会经济动力，影响健康的权利差异。

美国人类学会（American Anthropology Association，AAA）曾把人类学分成两个维度，即学术/理论人类学和应用人类学。前者包括文化人类学、考古人类学、生物人类学和语言人类学等，而后者是用人类学的理论、方法、资料、视角、技术来鉴定、评价，解决当代社会的问题，如医学、发展、环境、法医、体质等方面的问题（Kottak，2015；Ember et al，2004）。

从广义上讲，应用人类学主要区别于学术人类学（academic anthropology）或理论人类学（theoretical anthropology），是用于解决学术或理论以外的实际问题。"应用人类学"这一名称实际上来自拉德克利夫-布朗（Radcliffe-Brown）在1930年的一篇文章的题目——Applied Anthropology。

目前的应用人类学已成为一个综合性的学科。应用人类学家的角色与职位也是多种多样的，在各个领域发挥着越来越大的作用。

2. 分子人类学（molecular anthropology） 是在人类基因组研究基础上发展起来的分子生物学与人类学之间的一门交叉学科，是运用分子生物学的方法和成果研究人类起源、发展、演化的过程和规律及现代物种之间进化联系的科学，这门新兴的学科把人类学研究深入到微观水平，使人类学研究更加精确、深入。

分子人类学是美国生物化学家朱可坎德尔（Zuckerkand IE.）于 1962 年在"分类与人类学进化"的人类学学会上提出的，主要的研究方法是比较 DNA 或蛋白质序列，早期的研究包括血清学的比较研究。在构建人与其他灵长类进化树，包括人与其近亲黑猩猩和大猩猩的关系上特别有用。这些信息对寻找人与动物的共同祖先和更好地理解人类进化是很有益的（Zuckerkand IE，1963）。

分子人类学研究人类的演化与迁徙，从微观上，研究民族间在基因水平的相关性，主要的应用研究有个体识别 [例如，1993 年 Gill 等利用 PCR 技术分析短串联重复序列（STR），对俄国末代沙皇尼古拉二世及其家人进行了确认]、人类的进化与起源及物种间的差异研究等。

3. 人体测量学（anthropometry） 运用人体测量和观察的方法来描述人类体质特征的学科，是人类学的一个分支。传统的测量一般包括骨骼测量和活体（或尸体）测量。其主要任务是通过测量数据，运用统计学方法，对人的骨、活体（或尸体）乃至生理功能等指标进行度量和观察的数值进行比较研究，对人体特征进行数量分析，是了解人类在系统发育和个体发育过程中各种变化的基本方法之一。人体测量还包括人体质量、关节活动度、皮褶厚度、肌力、体成分、生理功能及代谢活动等测量。

系统的人体测量方法是 18 世纪末西欧的一些学者创立的，作为人体可靠的定量方法，19 世纪进入主流人类学。1871 年，比利时的格特勒出版了《人体测量学》一书。1883 年，F. A. Berlillon 首先定义了人体测量学，作为最早的个体分类系统。德国人类学家马丁（R. Martin）对人体测量学的贡献尤为显著，他编著的《人类学教科书》详细阐述了人体测量方法，已出多版，对统一人体测量标准起了很大的作用，至今为各国人类学家所采用。19 世纪以来，欧洲人类学的基础就是解剖学和人体测量学，美国人类学家博厄斯（Franz Boas）就很重视文化研究（如考古研究或语言研究）中人体的测量，特别是对从欧洲到美国移民的身体大小和体型的变化。在 19 世纪末 20 世纪初，人类学家率先测量了尸体和活体的面角、颅、颅容积这些常用于种族主义结论的项目。1842 年，Anders Adolf Retzius 引出一个头宽对头长比例方程以区别长头型（dolichocephalic，long-headed）和短头型（brachycephalic，short-headed），这在整个 20 世纪仍作为主要的头指数（Birx，2010；席焕久等，2010a）。

人体测量除应用传统的测量仪器外，还发展了摄影测量法、X 线测量法、阴影云纹法（shadow moiré method，SMM）、三维光学扫描法（3-dimentional photonic scanning，3-DPS）等，由单纯的线性长度测量、角度测量、弧度测量发展为不规整形的面积、体积、曲度等几何形态测量（geometric morphometrics）和各种体成分的测量。数学方法及计算机技术的引进使人体测量学更加丰富和准确。目前，人体测量由原来的静态测量（static anthropometry）发展到动态测量（dynamic anthropometry）。

人体测量为国防、工业、医疗卫生、法医、美术和体育等领域提供参考数据，不仅应用于古人类学、考古学和法医学中，也应用于体育训练与选材、药物治疗和健康评价及人体工程学中。

二、体质/生物人类学

体质人类学也称生物人类学。几十年前，体质人类学的领域主要是人的解剖学、人类化石和人种差异方面的研究。19 世纪后半叶，体质人类学作为一种研究在北美建立起来，在法国和德国被称为"一般的人类学"（simple anthropology）。20 世纪中期，新的体质人类学出现，整合了化石记录和人骨、个体与群体遗传学、人类与灵长类的关系、人类的适应和人类的行为等方面的信息，发展成了生物人类学（Stanford et al，2013）。

研究人类体质特征的学科就是体质人类学，核心是研究人在时空上的差异或人的生物多样性。生物人类学的范围很广，包括很多相关学科，是人类学的一个分支，属于自然科学，其任务是研究人在自然界中的位置、人和灵长类的化石祖先进化机制、人与动物特别是灵长类的联系与区别，以及人的差异等。传统的方法是测量技术、形态观察和田野调查，近年来，分子生物学技术也引入人类学的研究中。

1688 年，约翰·斯伯林（John Sperling）写了一本《体质人类学》，后来，比利时的维萨里（A.Vesalius，1514～1564）、瑞典的林奈（Carolus Linnaeus，1707～1778）等对体质人类学的研究均作出重大的贡献。托皮那（Topinard）在 1876 年著的《人类学》一书指出，"人类学是博物学的一门分科，是研究人及人种的学问"，其实当时的人类学就是体质人类学。德国人类学家布鲁门巴赫（Johann F. Blumenbach，1752～1840）首创了测定人体形态的方法，根据骨骼构造及外表体形将人类划分为五大人种。累其乌斯（Retzius）创立头幅指数，坎坡（Camper）发明面角，法国的布洛卡（Broca）和托皮那则对其进行全面系统的整理，从此，体质人类学就以骨骼、头型、鼻型、牙齿、肤色、发型、发色、血型等研究人类体质的异同。1863 年，英国伦敦人类学会成立时正式使用了体质人类学的名称。早期体质人类学最主要的研究方法是体质测量，而体质人类学这一名称常用于表述人类进化中的一些问题。顾名思义，体质人类学或生物人类学主要研究在环境因素的影响下，人类在生物学方面的差异，因而其与化石、人类基因、生物学、进化论、猿和猴的某些行为、人的生长发育、人的可塑性与环境适应性的关系等很密切，从而将体质人类学与动物学、解剖学、生理学、医学、生物学、地质学和公共卫生联系起来。过去，有学者把体质人类学称作"种族解剖学"（racial anatomy），应用比较的方法研究各民族、种族的体质特征，寻找出一种标准，观察各民族、种族相互间的遗传特征，发现其分合的痕迹以区分人类。

总而言之，体质人类学研究人类生物学的差异、人类与其他动物之间的差别并寻找其原因。同时，解释随着时间的推移而出现的生物学的变化，包括基因传递、人的生长发育和进化。其涉及的相关学科包括：

（一）古人类学

古人类学（paleoanthropology）也称人类古生物学（human paleontology），是研究人类起源和发展的科学。研究人类化石记录，也研究其他灵长类（类人猿、猴、原猴类）的化石记录。

人是生物的一种，是高等哺乳动物中灵长类中的一种。因此，要研究人类起源，就一定要涉及生物学、动物学，特别是灵长类学，包括现生的和古灵长类（或化石灵长类），以及考古学、地质学、地层学、生态学、埋藏学、行为科学、年代学等知识。

因此，现代古人类学可以说是利用多种学科研究成果的一门综合性的科学。

（二）骨生物学和人类骨学

骨生物学（skeletal biology）亦称骨骼生物学，既包括研究人的骨，也包括研究动物的骨。除骨的形态学以外还包括骨的生理学、代谢及骨病理学等。在发掘化石及遗骨中需要鉴别是人骨还是动物骨，以及年代、性别、年龄如何等，在动物骨中也需要鉴别是何种动物，是普通动物骨还是珍稀动物骨，以便为研究人类演化和法庭鉴定提供参考。因此，骨生物学是把骨骼作为生物组织进行研究，涉及遗传、形态结构、生长发育、衰老与生物力学。在古生物学（paleontology）中，骨学研究骨骼的变异及引起变异的生物和社会原因。骨是一个器官，受内外环境的影响，具有可塑性，可反映环境的变化，其生物学年龄［如骨骼年龄（skeletal age）］对评价人的生长发育和个体识别具有重要意义。

人类骨学（human osteology）是专门研究人的骨骼的科学，除了应用于解剖学和医学科学以外，人类骨学常常应用在法庭法律方面，即人们所说的法医人类学，另外，还应用于古生物学和考古学。由于人体的骨与其他组织如关节与肌肉一起发育，骨生物学家还必须了解生长发育的类型和过程，以及生理学、疾病和生物力学情况，而不仅仅是解剖学方面的内容（Stanford et al，2013）。

（三）古病理学

古病理学（paleopathology）内容详见第八章。

（四）法医人类学

法医人类学（forensic anthropology）是以医学理论为基础，用体质人类学的理论与方法，探究解决法律与司法审判中所涉及的关于人的性别、年龄、身高、面貌及种族特征的一门新兴的应用学科，可为案件的侦破提供线索，为法官的审判提供证据。法医人类学既是现代法医学的一个分支，也是体质人类学的一个分支，是体质人类学在法医学领域中的应用，在法医科学中占有重要的地位，是国内外十分活跃的领域。

法医人类学工作的中心是对骨骼及其残片进行种属鉴定（species identification）、种族鉴定（racial identification）、年龄鉴定（age identification）、容貌复原（recovery feature）、面貌识别（face recognition）。涉及的案件主要是灾难遇害者的身源认定（如飞行事故、沉船、火灾、重大爆炸等），无名尸案及白骨化等受害者的身源鉴定，碎尸案尸块的身源鉴定，骨骼残片的鉴定，骨骼（X线法）的年龄、性别、身高推断及个体识别，照片、视频影像资料中的个体识别。主要通过形态观察的方法进行比对，进行个体识别。应用 DNA 指纹技术、计算机图像分析、超微结构进行身源鉴定与相关分析。法医人类学与解剖学、组织学、胚胎学、病理学、古病理学、牙科学等有着密切的关系。

（五）灵长类学

灵长类包括原猴类、新大陆猴、旧大陆猴和类人猿（包括人类）等。灵长类学（primatology）是研究灵长类的科学，是生物人类学的分支，研究现生的和灭绝的猿、猴类、原猴类的解剖学、生理学、行为学和遗传学。经过同源认定推断类似人的特征进化。在人类学框架内，研究非人类的灵长类，从而为人类进化提供参考，从现生灵长类的解剖和行为理解人的本性，特别是人脑和行为的研究，探讨人性的起源，开展某些药物的研究，从而为人类应用药物和治疗疾病提供依据（Straus，1952；张鹏，2012；Stanford et al，2013）。

（六）人类生物学

人类生物学（human biology）是生物人类学的分支，主要研究人的生长发育、极端环境下的适应和人的遗传。今天，生物人类学家的兴趣在于人的解剖学和遗传学的差异（Stanford et al，2013）。人类生物学用进化论的理论研究现代人口生物学，理解人口的相似性和差异性，有时是生物人类学的同义词。从单一的个体到人口各个水平的差异以及可能的气候、环境等原因，生长发育，对环境的适应和人的遗传都是其研究内容，是一种整合性的研究。人类生物学涉及人怎么调整生理功能适应地球上的诸如高原这样的极端环境。人的适应也包括城镇化及城市化污染的影响，还包括人类基因组计划、人类对传染病及非传染性疾病的适应。饮食、文化和进化的关系等方面也是其研究领域。有些生物人类学家投身于人口学领域，研究生物和文化动力在塑造人口中的作用。人体内的不同激素怎么影响人的行为，反过来环境又怎么影响这些激素的表达，是近年来生物人类学家感兴趣的题目。过去，学者们研究人的体质特征，如身高、颅型、肤色等，今天则集中研究人在生物学上的差异。人的生物学差异代表了人类学研究的最大领域（Wienker，1997）。此外，人的行为生态学、行为的适应性、人对环境压力产生的反应也是其研究领域。近年来，还出现了几个新的专业，如牙人类学、埋藏学（taphonomy）。

人类生物学的根可追溯到中世纪的比较解剖学，20 世纪其作为体质或生物人类学的一部分迅速发展，最初是尝试性描述，直到 20 世纪 50 年代中期开始研究遗传和生理及解剖学差异的原因（Stanford et al，2013）。

此外，体质人类学的研究领域除以上介绍的学科和内容外，还包括人口健康、流行病学、生活史、疾病等方面的内容。

三、医学人类学

（一）医学人类学的概念

医学人类学（medical anthropology）是一门新兴的研究人类健康、疾病、保健系统和生物文化适应的体质人类学与医学的交叉学科，是人类学的分支，主要研究与健康、疾病相关的人类学活动，探讨与健康、疾病相关的各种生物、社会、文化现象，分析文化系统以及地方和世界范围内社会与政治环境。

在医学人类学家中，有些学者有人类学与医学双重学位，他们通常关注传统医学和生物医学治疗者的执业与实践。有些学者有人类学与公共卫生两个学位，他们通常在疾病的传播与原因方面进行研究。有些学者在法医人类学与考古学方面接受专业训练，还有一些医学人类学家在文化人类学领域工作，研究疾病的文化观念。

医学人类学家来自人类学的不同领域，他们分析、比较不同地区、不同民族和一定文化领地的人口健康，包括史前与现代人的健康。医学人类学这门学科是古病理学家、人类生物学家、民族学家和语言学家之间共同合作产生的。其作为一门人类学的亚学科独立出来，潜在地整合了体质人类学与文化人类学。在过去的 20 年里，医学人类学已经挑战了早期人类学的四个领域，它不再被认为只是一个应用领域，也是一个理论分析"批判"的调查领域，跨越人类学的各分支，又融会了社会人类学、文化人类学、体质人类学、语言人类学。其既是学术的、理论的，又是应用的、实践的，囊括了生物与文化人类学家工作的领域。跨文化研究健康、疾病和患病及与此相关的保健实践。从生物和文化两方面综合描述和解释人类的行为与健康和疾病之间的关系，通过理解生物-社会文化现象与健康和疾病的关系，进一步改善健康行为，提高人类的健康水平。医学人类学是健康、疾病和保健方面的人类学理论与方法，强调的是行为模式，是对与健康有关现象的研究（Tohnson et al，1990）。

费伯奇根据自己的工作为医学人类学进行了大致如下的定义：医学人类学是阐述疾病对个体和群体的影响，疾病发生和发展的过程、机制及其影响因素的学科。由于医学人类学是一门新兴学科，很多学者都提出自己的定义，但不论哪种定义，均未脱离研究与健康、疾病、死亡有关的各种行为和现象。若把健康行为与文化背景、政治力量、经济状况和精神压力联系起来进行研究，这就进入了医学人类学领域。

第二次世界大战后，越来越多的人类学家包括社会文化人类学家（social-cultural anthropologist）和生物人类学家（biological anthropologist）开始转入对影响人类健康与疾病的生物生态因素和社会文化因素的跨文化研究，从而对人类的健康行为有了深刻的理解，改善了人类的卫生保健工作。正是出于这种目的，很多在医学院校、护理学校、公共卫生学校、医院、保健部门和一些历史悠久的大学的人类学系工作的人类学家进行了长期、广泛的研究工作。这些研究涉及人类进化、解剖学、儿科学、流行病学、精神健康、药物滥用、健康与疾病定义、医务人员培训、医学机构、医院与卫生计划、医患关系及现代医药传入落后地区等。人们把这样的人类学家称为"医学人类学家"（medical anthropologist），把他们的研究领域称为"医学人类学"。公共卫生运动和体质人类学的发展，使医学人类学成为人类学中的亚领域。医学人类学课程影响着护理、临床医学和公共卫生，涉及引起疾病的很多因素以及不同的人群对疾病或患病的反应。尽管人的机体是一个经历了500万年生物与社会文化进化的复杂体，但其也是一个易受环境攻击且伴随年老而逐渐衰退的系统。这个过程不仅受生理变量的影响，也受到文化和感情的影响。

自医学人类学出现以来，其就被广泛认为是穿过时间、跨过文化研究健康、疾病和治疗（Foster et al，1978；Helman，1990；Nichter，2008），世界上的医学人类学家分析了健康、疾病、社会结构、文化、经济、政治力量之间的关系，把生物医学和社会文化问题结合起来（Marcia et al，2012）。

医学人类学有三个显著特点：①其时空领域比任何其他学科都广泛，从原始人到现代人，从古生物学到考古学中文化与健康、疾病的关系，到当代全球的民族医学体系，医学人类学的研究囊括了人类所有的甘苦经历；②其比其他学科都更加注重疾病的文化和生物参数，健康与疾病是人类学的生物文化分支的最佳切入点；③其研究策略是建立在长期观察的基础之上的。文化不同，健康观、疾病观和治疗观不同，治疗方式、预防及健康服务也都不相同。

不过，我们绝不能简单地把医学人类学理解成医学与文化、生物之间的关系，而要从医学系统的构成中，批判狭隘的疾病与健康的纯生物学观点，探讨文化与死亡、疾病和健康的关系，理解生物、心理、社会文化和环境因素的相互作用所产生的一系列症候群及行为变化，以及人们对疾病的认识和相应的反应、不同背景下文化对医患的影响、医学的社会文化内容等医学思想。不同的文化差异对人的心理和躯体的健康有不同的影响，而文化差异与社会经济、政治、环境、饮食、行为和基因差异均有关。

医学人类学的研究内容十分广泛，从古病理学到街头流浪汉的健康、跨文化精神病学都有涉及。在应用方面涉及获得性免疫缺陷综合征（AIDS）的传播、新出现的疾病、药物等。主要包括：①民族医药学，民族精神病学与生物文化；②生长发育、老年与死亡、伦理；③酗酒、药物滥用、吸烟；④健康（包括人口、婴儿、儿童、老人、妇女、家庭与社区、民族/种族、环境、职业、生态、生殖、全球、难民、精神健康）；⑤与生态学、行为科学、营养科学、政治经济、遗传学、流行病学、护理学、人口学有关；⑥生物医学与生物技术、慢性病、残疾、医患关系、医生职业、暴力、灾难、人权等。除实践方面外，医学人类学还具有丰富的理论和经验学者传统（empirical scholarly tradition）。从事这些工作的学者常常跨越社会科学、人文学科，以及历史、哲学、心理、政治、宗教研究和妇女研究。到 20 世纪 90 年代早期，人权技术研究成为了一个学科方向。

医学人类学高度交叉，把人类学、社会学、经济学、地理学、人口学、医学、护理学、公共卫生及其他健康专业联系在一起，体现了自然科学与社会科学的结合。

关于西藏藏族生物人类学的回顾研究收集到的 399 篇文章就涉及几十个专业学科（人类学、体育科学、遗传学、环境科学、生态学、法医学、考古学、生物学、分子生物学、药学、基础医学、临床医学、预防医学、康复医学等），这些文章发表在 203 种期刊（87 种英文期刊，116 种中文期刊）上（席焕久等，2015a）。

美国与医学人类学相关的出版物很多，期刊（26 种以上）有 *Social Science and Medicine*（1966 年始）、*Medical Anthropology Newsletter*（1986 年始）、*Medical Anthropology Quarterly*（1987 年始）、*Journal of Ethnobiology and Ethnomedicine*（2005 年始）等（括号中表示起始年份），还有很多著作。

（二）学科归属

医学人类学回答了病患的文化结构方面的问题，包括怎样理解疾病及对疾病的反应。主张健康与疾病的跨文化研究；分析了社会文化类型，生物与环境参数之间的关系；根据进化理论与适应观念来研究不同环境、不同社会文化背景下人类健康短期、长期的复杂性；考虑政治和经济力量怎样影响疾病类型和卫生保健资源的利用，提供一切机会促进健康。由于集中研究文化对疾病和健康的影响，所以有人把其归属于"文化人类学"范畴。目前国内外不少院校及机构都把医学人类学看成文化人类学的分支。

医学人类学这门学科出现以来，就把生物医学和社会文化结合了起来。这些人类学家对从生殖到国际健康发展，以及新的慢性感染性疾病领域都做出了贡献，他们还探讨了生物、政治、移民、种族、公民权与健康问题，也注意到了疾病与环境和暴力的关系。这门学科从诞生之日起就是应用科学，涉及疾病与健康的各个方面，所以很多人又把它归属于"应用人类学"范畴，称之为应用人类学的分支。这可追溯到各种非西方人对疾病的解释，以及特定的治疗方式上的文化和学术兴趣，20 世纪 80 至 90 年代，该学科主要集中在西方或非西方现代人改善健康和保健实际问题上。

也有人认为医学人类学主要是身心或行为医学。早年，一些学者把医学人类学看成人的科学的分支,从医学、医学史、法医学、医学社会学和人类公共卫生等不同角度研究生物和文化。后来这个定义更加明确,认为医学人类学是研究生物和文化因素与人类健康及医学关系的科学。

目前,世界上很多大学(包括公立和私立大学)把医学人类学看作医学社会科学。还有人把医学人类学看成医学社会学和社会医学。国外很多开业医生把医学人类学看成人的行为和社会文化方面的科学,通过它们之间的相互作用,对健康和疾病产生影响。

(三)医学人类学与社会医学、医学社会学

医学人类学、社会医学和医学社会学之间既有共同点又有不同点。它们的共同点:研究内容都与健康、疾病有关,都能为制定相关的政策提供依据。这三门学科有共同的目的:为人类健康服务;研究方法相似:运用社会学的方法和统计学、社会调查、数学等方法;在研究对象上,都研究群体而非个体;科学研究的课题相似。但是在研究人、医学和健康方面,医学人类学从整体出发比社会医学更加广泛、系统和深入。从时间维度上看,医学人类学既研究现代人类社会,又研究古代社会甚至史前,而医学社会学和社会医学只研究现代人类社会。西方很多医学人类学甚至人类学都包含在社会学的范畴,我国的人类学也包含在社会学的范畴,说明医学人类学与社会学关系更为密切,但这三者也有不同之处。主要区别见表1-1。

表 1-1　医学人类学、社会医学和医学社会学之间的比较

项目	医学人类学	社会医学	医学社会学
学科属性	人类学	医学	社会学
研究内容	人的行为、文化,生物环境和健康、疾病的关系	社会因素与疾病和健康的关系	卫生保健中的社会关系
研究重点	从文化、生物角度看问题,关注生物、文化和人	从医学角度看问题,注重社会因素与健康、疾病的关系	从社会背景看问题,注重社会角色关系、功能,关注社会
研究视角	生物与文化	社会	社会
时间维度	现代与历史	现代	现代
来源	19世纪中后期人类学	19世纪后期预防医学	19世纪中后期社会学

社会医学(social medicine)是医学的一个主要分支,《中国大百科全书》(2004版)认为社会医学是从社会角度研究医学问题的一门学科,研究社会因素对个体、群体健康、疾病的作用及其规律,制订各种社会措施,保护和增进人的身体健康和社会活动能力,提高生活质量(梁浩材,2004)。由于世界各国的社会制度、文化背景、经济状况及生活方式不同,因而所面临的社会医学的问题也不一样,甚至名称也不尽相同。即使在同一个国家,由于社会发展、社会卫生事业所面临的任务的改变,社会医学的研究内容和重点也不一样。美国20世纪50年代称之为社会医学,70年代以来改为社区医学(community medicine)。

医学社会学(medical sociology)是社会学的主要分支学科,其从社会学角度研究社会学与医学之间的相互关系,患者、医务人员和医疗保健机构的社会关系,社会功能及其在整个社会中的相互关系;其是研究医疗领域中社会角色、角色关系、角色行为、角色流动、医疗社会组织的交互作用和医疗领域与整个社会生活的互动及其变化规律的科学(李钧

等，2013）。

　　医学社会学主要研究疾病的社会决策和分布、医学的社会环境、健康提供者与消费者的关系、医学组织的结构与功能，其侧重于研究医生或医务人员，而医学人类学一方面研究生物学过程、生长发育、进化对疾病的作用及古代疾病，另一方面研究社会文化、传统医学系统、疾病行为、医患关系及西医引入传统医学。在流行病学与文化生态学之间，侧重于研究患者，跨越人类历史，从医学角度研究卫生保健问题；从研究方法上，医学社会学主要依靠社会调查方法，医学人类学主要是现场观察、调查，也有实验；从文化兴趣上看，医学社会学的重点是西方文化，而医学人类学的重点是非西方文化；从分析方面看，医学社会学侧重于社会的体制结构，而医学人类学侧重于文化方面（Sigdel，2012）。两者的相似处大于差异处（Foster，1975）。医学社会学基本研究疾病及与疾病相关的社会因素，几乎涉及健康、医疗保健的每个方面，尤其是疾病的病因学上的社会因素。

　　医学人类学与社会学在根源上有密切的关系，它们有很多共同的研究领域，如健康与疾病的定义，疾病的流行病学、病因和发病率的社会文化因素，医务人员的培训，医学机构，医生与患者的交流，医学观念与实践，精神卫生与药物成瘾。此外，医学人类学与社会学的训练也相似，两者都接受了本质上相同的正式与非正式的训练并经历了类似的社会化过程，拥有共同的理论与知识。

　　医学人类学从人类学角度研究人的行为、社会文化现象、生态环境与健康和疾病的关系，包括疾病的生物和文化含义、民族医学、民族精神病学、民族药物学、医学中的人际关系、卫生行政机关对人类健康的作用、人类健康与卫生保健和营养的关系及医学伦理道德方面的内容。然而医学人类学家的工作在很多方面与医学社会学家、医学地理学家、医学精神病学家、医学社会工作者、流行病学家、公共卫生工作者有重复之处。过去，医学人类学家往往把注意力集中在区域的健康上，至少在国家的水平上是这样的，因此，医学人类学比社会医学和医学社会学有更广阔、更丰富的内容，涉及与疾病、健康有关的历史、地理、心理、经济、社会、文化等因素，但重点在于研究不同文化背景下医患之间的适应过程及相应的行为和医学社会文化内容等。

　　总之，这三门学科既有联系又有区别，它们之间互相补充、互相渗透、互相促进但不能互相代替。

四、生物医学人类学

　　生物医学人类学是关于疾病在人口水平上的表达和原因，以及健康与疾病问题的生物人类学的亚领域（Stanford et al，2017)，是最近几年才从医学人类学中分化出来的学科，是人类学中新兴的关于健康与疾病的综合性学科，把生物人类学家对进化、人的差异、遗传的传统研究兴趣转移到与医学相关现象的研究上来，它从广义的人类学角度提供健康与疾病问题的方法与理论，从生物文化视角研究疾病与健康问题。体质人类学与医学人类学的理论与方法结合在一起，使得生物医学和塑造健康的行为及社会科学之间的界面更加清晰。然而，目前还没有一个准确的、公认的定义。过去，从文化角度、应用角度和生物学角度对医学人类学往往有不同的理解，生物医学人类学使人们对医学人类学的理解更加明确，在理解与健康相关的问题时，对进化类型、适应和进化方面具有兴趣，包括生物学和生活环境间的关系。环境转换不仅有助于我们理解疾病的发展，而且也有助于理解几千年的进化适应机制。要对影响人类健康与疾病的动态的生物文化因素的理解做出重要贡献，生物医学人类学家将处于最理想的位置。

"生物医学人类学"这个名称最早见于 1984 年 Francis E. Johnston 和 Setha M. Low 在 *Yearbook of Physical Anthropology* 中的文章 Biomedical anthropology：an emerging synthesis in anthropology（Johnston et al，1984），强调用生物医学的、生物行为的、流行病学和进化的方法来理解疾病的传播与扩散，强调细胞的分子机制，生物与社会文化因素对塑造健康的作用。生物医学人类学是在人类学整体论和生物文化人类学研究的基础上产生的，在特殊文化背景下理解健康与疾病，处于健康、疾病进化与生物文化方面研究的交叉点上，其中心概念是适应，其主要研究与健康和疾病相关的人的差异、适应和进化的类型，理解疾病在人口水平上发生的原因和表达。

有学者把生物医学人类学称作疾病人类学，但生物医学人类学很快被认为是最佳术语。生物医学人类学除考虑文化因素外，正在寻求更重要的领域，其被认为是医学人类学中超专业的一个学科，是一个充满生机的专业，不仅有更大的潜力，而且需要受过高度特殊训练的研究人员。

人类疾病和促进人口健康方面的研究与体质人类学和医学人类学的发展是同步的。这些过去由体质人类学家与医学人类学家独立完成的研究，现在由生物医学人类学家将两者结合在一起，提出了一个关于健康与疾病的比较清晰的理论。生物医学人类学的很多研究虽然包含在医学生态学、医学人类学、流行病学、人类生物学领域中，但与它们明显不同：①生物医学人类学应用人类学理论解决健康与疾病问题，其把最深刻地理解健康问题与最大可能地对疾病及健康问题进行干预整合成一个生物文化模式，这个特点区别于人类生物学、流行病学或医学生态学。②研究是构建性的。重点在于生物学的结果，即以疾病为中心，探讨疾病对个体与人口的生物学过程的影响，这个特点明显不同于医学人类学和医学社会学。③研究领域是把健康、疾病、患病过程结合起来。其并非一般的生物医学或西方医学研究，而是寻求改善医学实践和生物医学科学，通过整合疾病的跨文化或生物文化行为的流行病学方面来改善疾病和健康。

当前，大部分感染性疾病的人类学研究都在医学人类学的领域之内，主要是解决社会、文化背景下的健康问题，强调社会文化、生物学与感染性疾病的病因与预防的生态变量之间的关系（Merrill，2015）。

生物医学人类学涵盖了人类生物学、人类遗传学、分子医学、进化医学、人的生长发育、营养等众多内容，包括把人作为物理学上的整体的体质人类学家的研究和对健康行为、医疗保健系统、健康教育计划、身心健康（含精神健康）及对人口变量感兴趣的医学人类学家的研究。在强调健康与疾病的生物学基础时，生物医学人类学的研究方法是特别适合的。生物医学人类学家要为改善某些危险的人口健康状态，延长期望寿命，降低死亡率、发病率，减少暴发的传染性疾病、酗酒及其他类似的公共卫生问题，以及健康服务进行设计和准备。

生物医学人类学的特点：①深入研究人的生物学差异。过去常规的研究是身高、血型、肤色等，而现在注重功能代谢、体能、免疫与疾病易感性及药物代谢的差异。②生活方式的变迁成为新的重点。社会文化及生态变化引起生活方式的变化，导致不同疾病的发生，成为当代人们更加关注的健康问题。③补充替代医学得到充分重视。世界卫生组织（World Health Organization，WHO)在中国建立了 3 个针灸培训中心，国外有影响的期刊（如 *Lancet*、

New England Journal of Medicine）也发表过这方面的文章，更有甚者，国外某些补充替代医学的研究超过对生物医学的研究。④生态学与人类学紧密结合。医学生态学、人类生态学和疾病生态学等很多交叉学科出现，自然生态学和微生物生态学与人的健康息息相关。⑤更加注重医学文化的研究。文化与健康、疾病的关系越来越重要，很多疾病已不单纯是生物问题，而是文化问题。对很多疾病过程的理解主要在文化背景下，生物方面的原因可能起到很小的作用。

生物医学人类学自身的发展需要借助其他学科的研究方法。传统的人类学研究方法包括体质测量、观察、田野调查、血清学，这些方法在过去、现在和将来仍将具有强大的生命力，但只用这些方法远远不够，需要借助科技发展提供的新方法，包括分子生物学、几何学、计算机技术、三维重建、纳米技术、影像技术等。人体测量方法、肤纹技术、血清学及生化标记不仅可应用于法医学中进行个体识别，而且还应用于遗传异常的产前诊断、遗传咨询、亲子鉴定（paternity testing）等。此外，还有体育产业、生理学实验等。因而生物医学人类学的应用已经面向多个不同的科学领域。

一个有质量的生物医学人类学学位计划将培训学生掌握比较不同模式疾病的方法，强调人生长的不同阶段，探讨环境压力下不同的生物文化适应，利用人的多态性（如肤色等），跨文化地深入开展对人类疾病的干预。几年前只有宾汉姆顿大学（Binghamton University）设有生物医学人类学学位，现在设有学位的学校多起来了，不仅有硕士学位，还有博士学位，有的还制定了博士后培养计划。

有兴趣到西方世界以外或移民人口地区从事医学或公共卫生工作的人接受生物医学人类学的培训很有意义，它提供了不同人口中健康的生物与文化的视角，提供了不同人口塑造健康的生物与文化差异。世界日益呈现出的多元文化和流动性，使人们对文化的理解和生物医学知识理解的重要性在不断增长。

随着经济全球化，人类的健康与疾病越来越引起世界各国和人们的高度关注，研究领域明显扩大，人类学家的研究兴趣也更加集中，从而促进了学科的分化，出现了侧重生物学方面的生物医学人类学和以研究医学文化为主的文化医学人类学。生物医学人类学相对于文化医学人类学而言，主要从生物和文化两方面研究与健康和疾病的关系，侧重于从生物学方面，多从自然科学视角描述；文化医学人类学重点在于从文化角度研究与健康、疾病的关系，多从社会科学角度描述。生物医学人类学对未来生活的政治决定，对生命科学和当地的健康都是极为重要的。它为体质人类学的发展带来新的生机，还为人类学部门的工作提供新的工作岗位。

生物医学人类学与医学的关系更为密切，对医学的作用更重要，对新题目（由于基因检验的出现）的兴趣日益增长，特别是生物医学人类学家把其对生殖的兴趣转向基因危险的评价（妊娠时）。随着遗传学和基因组计划的发展，生物医学人类学对残疾的研究兴趣也在增长，这些研究包括传统研究（如成人聋哑、肢体缺失、呆小症、各种萎缩等）。这些都为生物医学人类学提供了新的课题（Balgir，2002）。

第二节　研究价值与意义

随着社会的发展和人类的进步，医学模式和健康观念发生了深刻的变化。疾病的病因、治疗、预防方式和保健的变化也越来越受到文化的影响。因此，深入研究生物医学人类学，对于推动全球的健康事业，改善人类的健康水平具有特殊的意义。

一、特别适应新医学模式的需要

20世纪上半叶，由于疾病谱的改变，医学模式由单纯的生物医学模式逐渐向生物、心理、社会模式转变。医生必须把精力集中到由于生态环境变化、社会文化发展等因素所产生的"发展性"疾病、"文明疾病"、"富裕病"上来。事实上，几乎所有的疾病都与文化背景有关。人的功能状态受感情、饮食、环境等因素影响，不同的文化背景以不同的方式决定疾病的症状和发展过程，决定人们的疾病观和健康观。同时心理、社会因素和文化背景也对疾病与健康产生影响。早在几千年前，我国中医就重视由文化所致的心理、情感等因素对生理、病理及预防和治疗的影响。医学人类学恰恰从医学与文化两个方面回答如何增进和改善健康问题。

人们不断对健康、疾病和保健有新的认识。过去认为所谓健康就是"没有疾病"，疾病就是"失去了健康"。这种看法并未考虑到人的情绪和社会压力的作用。乔治（George）认为，健康行为是对可理解疾病的各种病因的合理反映，与健康有关的行为往往是适应性的，有意无意地有利于生存并促进人口增加。健康与疾病是一个相对概念，每个人（每群人）对此都有自己的定义。例如，西医认为寄生虫感染是一种疾病，而特里斯坦达库尼亚群岛（大西洋）的土著居民却认为不是病。今天，疾病不仅仅是体内的一种患病过程，而且是人体对内外环境不适应的反映。疾病包括精神与躯体两个方面，病因则包括生物与文化两个部分。从生物学上看，结核病病因是结核杆菌感染，从社会文化上看，其病因是贫穷和营养不良、过劳、生态环境变化。这种新概念的出现，需要借助医学人类学的知识，从文化背景上认识疾病与健康。它们是随空间和时间变化而变化的，有些疾病，20年前并不存在，而今天却到处流行。

经济全球化、世界气候的变化及人口的迁徙与流动给人类健康带来新的问题，必须开展医学人类学特别是生物医学人类学的研究。

二、更深入地理解健康与疾病

健康与疾病都是文化的一部分。毋庸置疑，它们不可能摆脱文化的影响，文化从不同的视角和方面影响着医学，影响着人类的健康与疾病。

文化与医学观念密切相连。文化不同，对健康价值的认识也就不一样。有些人把健康看得高于一切，小病大养，无病呻吟；有些人把物质财富的占有、权力和荣誉或生活享乐看得比健康更重要，可以牺牲健康乃至生命来维持自己的不良习惯，换取对健康的不利行为，如吸烟、酗酒、吸毒、妇女拒绝男医生检查、农村患者偏爱打针等。文化背景不同，对同一种疾病的认识也会得出相反的结论。密西西比河上游流域的溪谷中，疟疾十分流行，当地人却认为这不是疾病。在希腊农村，人们甚至把麻疹、腮腺炎、水痘、百日咳等传染病也看成是人生中不可避免的现象。人类是文化动物，生活在生态环境和社会文化环境之中产生各种行为、风俗和习惯，在人际交往中产生各种情感，使人类在健康与疾病这两极之间发生各种变化。社会的发展实际上是文化的进步，文化的进步影响着生态环境，而生态环境的每一个变化又都改变着生物病因。随着全球气候变暖，不断增加的地理运动及人畜的集中，病毒将突破其分布区域，形成新的传染病菌株。人口的激增为细菌和病毒提供了巨大的滋生场所。人口大量涌向城市，将原来被隔离的农村病毒带给了大量的易感人群，旅行、货物运输、输血等都为新的病因提供了条件。

作为文化的一部分，行为对健康有着重要的影响，绝大多数慢性疾病、失能和早亡都由环境和行为因素所致，如吸烟、酗酒、滥用药物、营养过度、驾车不慎、暴力、家庭和社会支持减少、性乱交、同性恋和看电视及在计算机前工作时间过久等因素都可以引起疾病。

作为文化组成部分的风俗习惯、生活方式、个人卫生习惯和社会交往等对人类的健康有着不可估量的影响。据专家研究，50%~70%的疾病与人们的生活方式有关。目前，引起人类死亡的重要疾病（如心血管疾病、恶性肿瘤、脑卒中等）都往往与不良的生活习惯（如吸烟、酗酒、摄入糖过多、摄盐过量、起居不规律等）有关。例如，在几内亚发生的库鲁病（Kuru disease）与当地人食死者脑这种风俗有关。

大量资料表明，文化背景不同，人们采取的治疗方式不同。在文化素质低、比较落后的地区，搞迷信的就多，把巫医、神汉看成是救世主，人生了病，便不惜财力、物力去看巫医，认为其具有起死回生的魔力，是治疗疑难病的专家；文化素质较高地区的人们，往往到医院或请医生治疗，用现代手段进行处理。文化越发展，人们对疾病的认识越深刻，保健意识就越强，公共道德越好，越适宜于群体的生存，同时也有利于自己的生存。同时，文化素养越高，越容易适应现代生活，接受新生活的挑战，遇到危害健康的行为，能迅速做出反应并采取科学方式进行处理，容易接受现代医学科学知识，提高自我保健意识，建立健康的生活方式，克服对健康不利的生活习惯和行为。人们文化素养高，便能对健康和疾病有正确的认识，能正确看待健康的价值，及时治疗疾病并进行正确的预防和保健，有利于自身疾病的康复和维持社会中的人际关系，保持自身良好的心态，从而克服心理上的不健康因素。

三、为医学教育改革提供新的视角

我们知道，医学观念和医疗实践构成了医学文化的主要内容。从医学文化角度研究健康与疾病，把医学放在大文化中去研究，从进化角度看疾病的发展，这无疑对丰富人类学、医学人类学和生物医学人类学及医学等意义重大。

医学本身跨越文化和生物两个方面。人是生物的人，是生物有机体和生物产物；同时，人又是文化的人，是文化有机体和文化产物。因此，生物与文化之间必然发生影响和联系。医学人类学正好从文化和生物两方面叙述疾病和健康，这就冲破了自然科学与社会科学的界限，成为社会科学和自然科学相结合的产物，体现了文科与理科的交叉，是一门反映时代特征、生命力很强的交叉学科，医学教育的改革必须要考虑这个特点。不仅如此，生活方式也属于文化，在其引起的疾病中，它占有相当比例，为了预防疾病，人们必须有健康的生活方式。

医生要治疗、要预防、要保证人们的身体健康，就必须了解人的双重性，这并不是削弱医学中生物学方面的重要性，而是要强调医学除生物方面外，还有文化方面的内容。这两方面内容以复杂的形式相互联系。医生应当懂得，患者为什么看病，何时看病，疾病观如何，如何描述、解释症状等，这些问题总是受患者和医生文化背景的影响。疾病的诊断和治疗总会给患者的生活和社会带来变化。医患之间的文化差异和患者的广泛背景可以明显影响诊断和治疗过程。生物医学人类学对疾病有一个从生物到文化的整体认识过程，可培养医生的文化敏感性，利用当地的文化信息，这对缓解医患紧张、改善临床诊断与治疗具有积极意义。

因此，医学也是一个社会系统，是观念、知识和行为的结合，因而在对疾病采取相应对策方面起重要作用。从经济学角度上看，医学是社会控制下的复杂系统，对社会紊乱的原因提供了具体的答案，也将对维持社会大系统的运行提供重要的帮助（Baer et al，2013）。深入研究医学人类学对深入研究疾病、增进人类健康具有重要意义。

医学教育的改革除必须使医生全面认识医学、改变单纯的生物医学观点外，还应当明白，人是具有差异的，课本上讲的是共性，而实际工作中治疗的是患者，需要个性，是"治患者而不是治病"，更应使医生了解替代医学的作用及传统中医药的价值。这涉及教材和课程的改革，而生物医学人类学为此提供了新的思路。

随着改革开放的不断深入，医生将面对更多不同文化背景的健康人和患者，应对这种变化需要跨文化的医学知识，这就需要跨文化的医学教育来满足这种跨文化的医学服务，生物医学人类学将是这种改革的最好助手。

四、提供一种全新的职业岗位

国外，职业性医学人类学家往往在政府机关、医学院校、公共卫生学校、医院、诊所、研究部门、药业公司、饮食公司工作，大部分在药理研究组织（如 Smithsonian 研究所）、国家健康研究院（NIH）和疾病预防与控制中心（CDC）工作。目前，医学院校的解剖学教研室中，往往有一部分人是体质人类学家，他们对比较解剖学、骨学、骨测量和人类学器材具有浓厚的兴趣。在口腔学院，他们对牙、面部解剖学也有兴趣。在社区医院与诊所，大部分社会文化人类学家在研究社区行为因素对健康的影响。医学人类学对医学、健康、护理、牙科、公共卫生、解剖学、医学史、法医学、社会医学、预防医学、精神病学、儿科学、营养科学、老年医学、流行病学和许多与健康有关的行为科学都有重要意义。在上述学科中，往往有医学人类学家参与，即使无医学人类学工作者参与，其工作性质也属于医学人类学范畴。

1950 年，科拉·杜波依斯（Cora DuBois）成为第一位接受 WHO 雇用的人类学家。20 世纪 50 年代以后相继又有几位人类学家获得这个位置，包括哈佛公共卫生学院的保罗（Benjamin Paul）、Rockefeller 基金会的韦林（Edward Wellin）和美洲事务研究所的福斯特（George Foster）等。人类学家获得的工作岗位数量达到了冷战时代的高峰。人类学家常常需要付出很大努力才能保证患者接受这种生物医学的健康服务，这就迫使很多医学人类学家把注意力转向民族医学来研究他们的健康观念。1977 年，22 位人类学家在国际开发署（AID）做全职工作，3 年以后至少增至 50 人，另外还有 100 名具有短期合同的人类学家。20 世纪 70 年代，人类学家的工作范围扩大，在美国及其他国家主要是为提倡健康的非营利组织和机构工作，如 CARE、Ford 和 Rockefeller 基金会（Ryan，2002）。

很多医学人类学家受聘于政府的组织部门中，为其提供方法与技术，作为文化专家来设计补充卫生教育运动，也作为社会活动家分析卫生工作、社会经济形势，设计和影响精神方面的社会改革。医学人类学家主要研究公共卫生和社区健康问题，为医院和疾病诊断做顾问，培训医务人员。医学人类学家经常用民族医学的知识评价卫生需求，解决卫生工作者与患者间的交流困难问题。当前，美国的生物医学人类学家的工作不同于以往的人类学工作，而是与流行病学家一起密切合作，从不同角度解决新出现的公共卫生问题和人类健康问题，并且已成为抢手的工作岗位，培养出来的博士常常是供不应求。特别是随着补充/替代医学地位的提升，民族医学工作者和研究人员显得越加短缺。现在，越来越多的国际援助机构的　些项目聘用人类学家，如 WHO 的热带病项目、联合国儿童基金会营养状态督导项目等。

五、促进国际公共卫生事业的发展

人类学家往往将他们的研究应用于实践中去，如人类学测量技术在 20 世纪 20 年代用于抵制反移民政策。福兰芝·博厄斯（Franz Boas）认为，"移民者具有较小的脑，通过种族间通婚，使美国人平均智力下降"，这一主张是没有科学根据的。在第二次世界大战期间，一代心理人类学家为保卫部门工作，他们了联合盟军和敌军的文化，为部队制订作战计划，为士兵、市民和政治领导人的动机提供很好的解释。例如，在《菊与刀》中鲁思·本尼迪克特（Ruth Benedict）探讨了日本天皇对日本国家特征的重要性，讨论了对待俘虏的盟军术语，认为应允许保留"天皇"名称，因为这是一种信号标志，目的是为了战局的发展。

第二次世界大战后，一种独立的职业在人类学中发展起来，为希望解决健康问题的人提供了工作机会。从此，刺激产生了应用人类学。由于这些发展项目都有健康方面的内容，所以吸引了很多医学人类学家。

1945～1973 年，医学人类学家主要是解决贫穷国家在实行经济和卫生保健系统的现代化过程中遇到的问题。研究发展问题的专家需要人类学专家分辨并排除文化障碍，一个典型的例子是 Rockefeller 基金会的医学部和公共卫生基金会支持的某区域的卫生组织，其中一个主题是要鼓励居民喝开水以预防伤寒、霍乱及与水有关的疾病，便是由社区卫生工作者完成的。但是该地区的健康观念正好与喝开水相反，认为水基本是冷的，当变热时具有潜在性的害处，所以当地的卫生观念与公共卫生计划发生了冲突。

1973～1980 年，实施一项具体计划时要考虑当地的需求并要解决一些潜在的问题。在设计计划之前，人类学家也需要了解当地的背景，这就要求人类学家受到良好的培训。

1983～1991 年，有些人类学家在世界银行工作，为援助项目服务，如在印度尼西亚施行的教育项目，主要是预防人类免疫缺陷病毒（HIV）/艾滋病等流行。在美国医学人类学家进入卫生保健工作领域时就曾提出，卫生保健工作要获得成功，就要考虑公共卫生干预和有效的医患关系中复杂的社会卫生文化因素，但这些项目终因文化问题而最终失败，使国际发展组织中一些项目不得不对人类学家敞开了大门。

20 世纪 50 年代，人类学家就已经与公共卫生专家一起合作，为美国等发达国家研究设计各种计划帮助发展中国家。这项工作主要集中于怎样使当地人改变已流行的行为以改善其健康，如接受为改善其健康提供的一些药物和疫苗，若因文化问题而使健康服务与技术不能应用或不当，其结果都将失去意义。今天，这两方面的专家的合作更加密切，经常一起解决全球重大的公共卫生问题。在执行中，公共卫生官员已经看到了这种明显的不顾后果、不合理行为的传统观念与现代医学知识和变化产生的剧烈冲突。

当今世界，气候变暖，贫富不均，现代通信与交通使世界成为一个地球村，人们生活方式的改变带来了一系列公共卫生问题，疾病的产生与流行具有与过去不同的特点。然而在实施全球性公共卫生措施和实行疾病预防干预措施时，由于文化的不同，遇到了各种各样的干扰。所以，在发展中国家和偏僻地区推行公共卫生及健康计划时，必须要考虑当地人对疾病和卫生的基本态度和观念，以及推行者本身的想法及其与当地人的关系，这与计划的成败息息相关。由于人类学家的帮助，拉丁美洲的公共卫生计划才得以顺利进行。相反，由于文化障碍的存在，人们往往不重视这方面的研究，20世纪50至60年代，联合国把西方医学引入非西方医学社会的计划未能成功。由于社会节奏变快，工作与就业问题日益突出，加之竞争激烈，人类精神健康问题明显突现，医学人类学家与精神医学家同样需要了解不同的文化背景及其与精神病的关系，以及社会背景的变迁对精神病产生的影响。医学人类学家能够为精神病的防治计划和精神健康提供重要的咨询服务。

第三节 发展简史

生物医学人类学的发展可以追溯到医学人类学和人类学本身的发展。体质人类学的研究起源于19世纪，当时很多早期的体质人类学家都是医务人员，他们致力于灵长类的研究，对古代解剖学和古代病理学的研究充满着热情。1856年在德国发掘了埋藏的古代人头盖骨和长骨化石，当时被认定为尼安德特人（Neanderthal）（简称"尼人"）。1859年达尔文的《物种起源》（On the Origin of Species），对人类学的发展具有直接的影响。1891年荷兰的解剖学者杜布哇（E. Dubois）（后来成为军医）在东印度群岛（现在的印度尼西亚）发现人的头盖骨，次年发现股骨，其于1894年发表论文，把这些化石命名为爪哇猿人（Pithecanthropus erectus）（吴新智，2002）。后来，人们又发现了骨折后愈合的骨和病理性外生骨疣（一种骨骼疾病），这些都被视为最重要的发现。在确定人种的形态学标准方面，体质人类学家也做了相当多的工作，他们把人类分成若干种属，从而促进了体质测量器材和其他分支的发展。但是，单靠人的形态特征确定人种并不是一件容易的事情，于是体质人类学家便求助于遗传方面的知识，对血清学和人类的基因也给予高度的重视。

借助于人类进化、比较解剖学、考古学、血清学和基因等方面的知识，人类学家用人的残存物区别人和高等灵长类；根据骨测量、毛发和血型等不同特征鉴别不同民族的体质特征；根据骨和其他物质材料进行性别鉴定；利用身体残骸确定死亡年龄。这些方法在现代法医学中也得到了广泛的应用。

在探索医学人类学的起源时，不能不想到德国伟大的病理学家魏尔啸（R. Virchow），他对社会医学产生了兴趣，在柏林帮助建立了第一个人类学学会。1894年魏尔啸这样写道，"事实上，既然医学是人类健康和疾病的科学，为使人类本身的内在规律更有意义，那么哪一门科学可以作为社会结构的法律基础呢？一旦把医学看成人类学，一旦特权者的兴趣不再决定公共事务的发展，那么生理学家和开业医们也就成了维护社会结构的政治家了。从这个意义上看，医学是一门社会科学"。

魏尔啸曾经关注过的医学的政治与经济方面，在20世纪70年代才成为医学人类学的一部分。在当地社会人种研究中，人类学家收集了很多医学理念和实践的资料。1898年，被称为医学人类学之父的英国内科医生和实验心理人类学家里弗斯（W. H. Rivers）和塞利格曼（C. G. Seligman）及斯特拉尔茨（A. Hancldom Stralts）开始了位于澳大利亚与新几内亚的美拉尼西亚之间的托雷斯海峡（Torres Straits）的探险。在探险过程中，收集了澳大利亚土著居民的传统健康观念和实践等。1924 年，里弗斯（也被称为第一个非西方医学的民族学家）企图把医学实践与文化社会组织特征联系起来，当时他应用探险收集到的资料，驳斥当时西方医生及不同时代观测者们的流行意见，这些流行意见认为非西方社会的民族医学实践是一个很有联系的大杂烩和毫无意义的习俗。他认为，在有文字记载以前的社会，健康与疾病的思想和实践构成了病因相关的文化理念的紧密结构。1927 年，在太平洋西南的一个地方进行了田野调查，首次从跨文化角度讨论了与健康有关的问题，《医学、巫术和宗教》（*Medicine，Magic，and Religion*）一书提出，医学实践并不是一种毫无联系的无意义的习惯混合体，而是一种大的社会文化系统中的一个整合体，今天看来这是很有道理的。20 世纪 40 年代，人类学家还提供健康行为的文化差异。当时某些作者选择的一些术语反映了健康与疾病的哲学关系。20 世纪 40 年代，出现的民族植物学，记载了当地人的医学观念，如当地巴西人的医学知识、亚马孙药用植物和去皮后的性质。

里弗斯（W. H. Rivers，1924）、克莱门茨（Forrest E. Clements，1932）和阿克内克特（Erwin Ackerknecht，1942、1986）的早期理论著作也试图把原始医学的观念和实践系统化。相伴行的理论发展是早期的人类学原则应用于健康问题。20 世纪 40 年代，人类学家已为卫生保健提供帮助，并注意理解健康行为中的文化差异，正如保罗（Benjamin D. Paul）在第一本医学人类学教科书——《健康、文化与社区》（*Health，Culture and Community*：*Ease Studies of Public Reactions to Health Programs*，1955）中叙述的那样。20 世纪 50 年代，国际卫生关系和西方生物医学得到发展，如西医和抗生素有助于国家发展。

考迪尔（William Caudill，1953）是第一个定义该领域的人。接着波尔格（Steven Polgar，1962）和斯科茨（Norman Scotch，1963）评述了一些文章，20 世纪 60 年代，研究人员、应用科学家和临床医生努力把医学中的社会科学家组织了起来。

19 世纪后半叶，北美把体质人类学作为学术性的学科，最早的体质人类学家在医学院校中教授解剖学，对人的差异或进化感兴趣。20 世纪前半叶，大多数体质人类学家进行人体和颅的测量，关注人种的生物学意义，同时也研究非人灵长类比较解剖学。到 20 世纪中叶，新一代体质人类学家出现，20 世纪 30 年代和 20 世纪 40 年代，遗传学、解剖学、生态学和行为科学与进化论出现在生物科学中，人类学中的遗传学提供了一种新的方式，重新构建了人口和作为灵长类整体的生物历史。

虽然，魏尔啸做了有益的预言，但他并没有解决医学人类学这门当代学科的来源问题。20 世纪 50 年代初，真正的医学人类学的研究才开始。国际援助和发展机构为了在世界范围内帮助落后地区扫清社会的传统文化障碍，接受现代医药，雇用了大批的人类学家。这些人类学家开始对医学和公共卫生产生强烈的兴趣。从事医学和公共卫生职业的科技人员也逐渐认识到，处理不同文化背景下的医药问题，需要人类学家帮助。特别是在第二次世界大战后实行海外援助计划过程中，人们遭到了很多与医学人类学有关的问题。例如，要向患者推荐合理的饮食常常需要了解不同社会背景下饮食的构成和饮食习惯等。越来越多的人类学家把他们的注意力转移到与健康有关的问题上，更多的常规的医学人类学的发展来自国际公共卫生工作的人类学家和具有临床背景的教师、研究人员、管理人员、医生。20 世纪 50 年代，人类学家大规模地收集了不同类型的疾病观、治疗方式及医疗者的社会角色方面的民族志材料（Murduck，1967）。在这一时期，人们开始注意生物病原以外的致病因素，国际公共卫生计划的开展和医学模式的转变促成了医学人类学的研究。

1953 年，考迪尔（Caudill）出版了《人类学在医学中的应用》（*Applied Anthropology in Medicine*）一书，首次把人类学应用于医学领域。虽然这个光辉的壮举，唤起了人们对医学人类学的极大兴趣，却未创造出新的分支学科。直至斯科茨（Scotch）将其重要的研究文章命名为《医学人类学》，1955 年保罗（Paul）在一篇有关医学和公共卫生的文章中谈到医学人类学家时，美国的人类学家才搞清楚健康和疾病的研究对于人类学的意义，写了《健康、文化与社区》，该书成为第一部医学人类学教科书。随着《医学行为科学》一书的问世，医学人类学这门学科才得到公认，"医学人类学"这一术语开始正式使用。20 世纪 50 年代，一些人类学家受聘于 WHO，将其精力转移到研究与健康疾病有关的问题上。

医学人类学与医学社会学中出现了长期共生的关系。医学人类学常常依赖于医学社会学的研究，特别是在生物医学和国家卫生保健系统中更是如此。为深入进行医学人类学研究，探讨建立了一个正规的执行委员会，并于 1968 年开始出版医学人类学通讯。1959 年詹姆斯·罗尼（James Roney）的第一本医学人类学参考书——*Medical Anthropology：A Synthetic Discipline* 问世。罗尼（Roney）和克拉克（Margaret Clark）、福斯特（George Foster）、休斯（Charles Hughes）、莱斯利（Charles Leslie）和保罗（Benjamin D. Paul）都是这个新生领域的奠基人。这些第一代开拓者催生了第二代医学人类学家，其中很多人对该领域的发展指明有意义的方向。

1960 年戴维·兰迪（David Landy）在美国匹兹堡大学人类学部讲授"原始与大众医学"，同时在公共卫生学校教授"健康与疾病的社会与文化因素"。在国际社会中，医学人类学家逐渐进入康复治疗的领域。20 世纪 60 年代出现民族医学。

人类学家强调复杂的社会文化因素的重要性，这些因素进入公共健康干预中并成功地发挥了作用，有效调整了医患关系。人类学家为公共卫生和完成社区的计划而工作，接受医院和诊所咨询，参与医务人员的训练。

1967 年医学人类学开始形成医学人类学小组，应用人类学家魏德曼（Hazel Weidman）成为小组的主席。1968～1972 年，医学人类学小组对医学人类学应属于美国人类学学会还是应用人类学会发生争论。1969 年医学人类学归入应用人类学学会。1971 年该协会美国成立了医学人类学协会，1972 年该协会正式成为美国人类学学会（AAA）的分支。心理-人类学家雷顿（Dorothea Leighton）成为第一任主席。1977 年，协会成员由 657 名发展到1523 名，占美国人类学会的 17%（含加拿大和欧洲会员），成为人类学会中最大的专业学会。与北美（1300 多名成员）相比肩的英国医学人类学成员最多。英国众多医学人类学家对经济、政治、临床问题的关心超过了对生物文化的关心。澳大利亚、亚洲（菲律宾、印度）、拉丁美洲医学人类学成员不断增加，有大量的医学人类学家在相关领域工作。1968年，*Medical Anthropology Newsletter* 出版并创办了《医学人类学季刊》（*Medical Anthropology Quarterly*），以及"文化、心理分析、社会科学及医学""民族医学""医学人类学文化""医学与精神病学""社会科学与医学"等方面的刊物。医学人类学已后来居上，成为最有生机、成果丰硕的学科领域。20 世纪 70 年代，"精神人类学"与"人类学和经济政治"得到发展。

20 世纪 50 至 60 年代，医学人类学之所以迅速发展是由于国际公共卫生计划的开展及医学模式的转变，人们不仅关注生物病因，也开始关注生物以外的病因。20 世纪 70 年代初是医学人类学的全盛时期，它吸引了众多的学生与学者，临床人类学成为医学人类学的特殊分支。人们的研究兴趣大大增加，从以历史性、局部地域性占主导地位的健康观念和实践到生物医学的跨文化结构都进行研究。在这个边缘领域内，人们看到了希望，认识到医学人类学有助于重新认识健康和疾病的性质。人类学家将在减少疾病和残疾、减少人类痛苦方面做出贡献。同时，医学为医学人类学家的训练也提供了各种条件。尽管如此，这门学科仍未完善，还有待于不断地探索与研究。

医学人类学的理论发展很快。从理论上来讲，医学人类学主要关注疾病的进化与生态学，古病理学，社会流行病学，健康与疾病的防治与卫生经济、民族/种族医学与民族/种族药物学，医学多元论，文化精神病学，卫生职业的社会组织，诊所、医院，国家卫生保健系统，国际卫生机构，人类生殖和营养。从应用上来讲，医学人类学家主要的工作包括：在社区开展社区医学、卫生保健服务、精神健康服务，开展健康计划的评价，研究卫生政策、卫生保健改革、健康活动的提倡、生物医学伦理学、医学人类学的研究方法，努力控制疟疾、癌症、酗酒、药物滥用、AIDS、营养不良、环境污染等。

在过去40年，医学人类学经历了"童年"而进入了"青少年"，但还没有达到成熟阶段，今天，医学人类学已经成为人们最感兴趣的领域，超过了人类学其他四个领域。有人统计，每五名人类学家中就有一名医学人类学工作者，与健康有关的问题已成了欧洲大陆、拉丁美洲、南部非洲、日本和其他地方人类学研究的主要领域，在医学人类学中，很多研究出版物已成为特别的系列。美国人类学学会和应用人类学学会于1985年联合出版了《医学人类学培训手册》，用于指导医学人类学的教育。20世纪50年代美国人类学的研究主要集中于移民，60年代开始，研究兴趣转移到全球，也包括少数民族，但更多地开始注意世界的健康与疾病和医学的发展。

除美国之外，英国的医学人类学也得到了很大的发展。1972年创办的社会人类学家协会在英国起了关键性的推动作用，会上的论文都发表在社会人类学与医学相关刊物上。20世纪60年代晚期，现代医学人类学在联邦德国问世，但德国过去往往避免使用人类学的术语，因为纳粹曾用它支持其人种计划。法国的文化人类学分为人口学和世界民族学。医学人类学在欧洲也称为医学的人类学（anthropology of medicine）、疾病与健康人类学（anthropology of health and illness）。2006年建立了社会人类学家欧洲协会（European Association of Social Anthropologist）和医学人类学网（medical anthropology network）。在每两年与应用人类学共同举行的会议上，医学人类学相关的文章都特别显著。

虽然在斯科茨以前，没有"医学人类学"这个术语，但与医学人类学有关的很多工作实际上都已经开始了。在原始或传统社会中，人类学家就已开始对医疗与疾病现象产生兴趣。如列维-斯特莱斯曾研究南美的巫术治疗，解除了一名妇女分娩的痛苦（Levi-Strauss，1963），维克多·W.特纳在非洲恩登布人（Ndembu）部落，研究如何解释病因及对策，我国人类学家许烺光也曾研究云南西镇的霍乱（Hsu，1952）。近半个世纪以来，医学人类学的理论也有了迅速的发展。

第二次世界大战之后，体质人类学最终出现在民主德国，之后又出现在联邦德国。在这段时间里，海德尔勃格（Heidelberg）大学的热带健康和公共卫生研究所出版了民族医学杂志。该大学和汉堡大学均开设了医学人类学课程。英、美、奥地利等国都建立了医学人类学学会，后来又开设了博士学位课程。医学人类学已经成为比利时、意大利、荷兰、斯堪的纳维亚地区等其他欧洲国家和世界一些国家日益感兴趣的领域。我国的一些医学院校也开展了医学人类学的研究，1994 年席焕久编写出版了我国第一部《医学人类学》并开始在医学本科生和研究生中进行医学人类学的教学，之后陈华、张有春等也相继出版了有关著作。

1984 年约翰斯顿（Francis E. Johnston）等提出了生物医学人类学的问题。30 年后，一些体质人类学或生物人类学著作（Stanford et al，2013，2017）中，正式写入了生物医学人类学并加以描述，使之成为一个新的学科，这是理解健康与疾病的基础，因为人类学从源头上就包含生物与文化两种成分。生物医学人类学集中对生物学后果进行研究，以疾病为中心，探讨疾病对个体、群体生物过程的影响，从而区别于医学人类学与医学社会学，把健康与疾病过程的生物学解释和文化解释结合在一起。

第四节　理 论 来 源

医学人类学是在人类与疾病和死亡的斗争中发展起来的，是疾病和患者在社会角色中的反映。虽然，人类与疾病和死亡的斗争始于古代，可追溯到中新世旧石器时代，但是，医学人类学是在人类学家进入健康卫生领域，用文化来解释疾病，用人类学的知识回答人类的健康与疾病问题的时候诞生的，自此才开始形成一门独立的学科。医学人类学理论是从人类学理论和社会科学理论中概括出来的。1978 年，福斯特（Foster）等曾提出医学人类学的四个来源，包括早期体质人类学对人类进化、适应的研究，早期民族医学，精神现象研究和国际公共卫生。体质人类学家安德森（Anderson）认为，医学人类学发展来源于早期体质人类学家对人类进化和适应的研究、对原始医学感兴趣的民族志（ethnography）、文化和人格、学校对精神现象的研究以及人类学家在国际健康组织的工作（Foster et al，1978；Foster，1975）。

一、体质人类学

体质人类学关注人的体质特征、人的差异、人的适应性、人与非人灵长类的关系，这些都与人的健康和疾病有关，很多体质人类学家在与健康、疾病相关的部门中工作，这就自然使体质人类学成为医学人类学的来源之一。

在文化人类学家出现以前好长一段时间里，体质人类学家就在大学医院里从事教学和研究工作了。相当多的体质人类学家本身就是医生。无论是早期的还是现代的体质人类学家对医学都很感兴趣，例如，在对人的生长发育方面的研究中，安德伍德（Underwood）等通过观察人类进化、移民化和都市化，对文化因素在疾病发生中的作用有了进一步的理解。芬尼斯（Fiennes）认为，人类疾病实际上是生活方式及文明的产物，这在农业时代开始时就发生了。

几十年来，有些体质人类学家从事"法医学"的工作，他们对年龄和性别进行鉴定，通过检查受害人的遗物来确定人种，通过血型来鉴别有争议的孩子。艾伯特·戴蒙（Albert Damod）被美国马萨诸塞州司法部指定为专家，为波士顿罪犯的拘捕问题提供咨询。运用体质人类学的理论和方法解决法律制定、侦查、审判实践中涉及人的种族/民族、性别、年龄、身高及面貌特征中的一些问题。

在预防医学方面，体质人类学家对确认某些疾病（如镰状细胞贫血和病毒性肝炎）做出了很大的贡献。一位发现澳大利亚抗原与肝炎关系的体质人类学家（Blumberg）和一位发现了库鲁病病因的体质人类学家（Gajausek）均获得了诺贝尔生理学或医学奖。人类学还利用人的个体差异帮助生物医学工程设计适合寒、热带气候的服装，例如为军人的野外宿营和装备、宇航员的服装和确定工作空间，为人类工程学均做出了重要的贡献。

医学上的一些正常值和标准，以及人群中的营养水平和疾病等的资料来源于应用生物人类学。

二、民族医学

100 多年前，人类学家就开始研究、收集有关医学观念方面的资料及其他文化方面的资料，尽可能地使民族医学（ethnomedicine）的记录保持完整。著名的英国医生、人类学家里弗斯（Rivers）在划时代的医学人类学研究巨著《医学、巫术与宗教》中，提出了许多重要的概念，认为土著医学体系是社会体系的一部分。人类学家对原始民族的医学观念和实践（包括巫术和魔法）有浓厚的兴趣，他们尤其关心构成这些民族医学观念的整个文化体系。布罗尼斯·拉夫·马林诺夫斯基（Malinowski）在《西太平洋的航海者》（*Argonauts of Western Pacific*）中也提出民族医学问题，因此把人类学对医学观念的研究称为"民族医学"或"人种医学"，而不是传统的文化人类学。土著的医学实践是合理的，但是人们发现，这些看法支配着原始的甚至当代的医学研究，有些属于陈腐观念。宗教、巫术和医学之间总是密切相关的。人类学家认为这种原始的医学（primitive medicine）在地方文化背景下是合理的，但是同时他们又确信这是不科学的，其解释是不正确的，与此相关的，他们争论在原始社会医学、巫术和魔法之间是否有联系。这些非西方医学研究引发的讨论成为 20 世纪 60 至 80 年代代表性讨论的基础。在过去半个世纪的研究中，由于绝大多数人类学家毫无批判地接受了这个旧框框，严重限制了对非西方医学系统的理解。

当然，里弗斯和他的同代人在收集原始医学资料时，并没有想到他们是在从事医学人类学的研究工作，也不会意识到他们的发现对人类健康具有重要意义。医学人类学并不是在早期原始医学的研究基础上发展起来的，而是人类学家重新恢复了对非西方医学研究的结果，正式命名民族医学或人种医学，成为医学人类学的一个有机的组成部分，之后民族医学才开始逐步形成。随着医学人类学的发展，特别是国际公共卫生、跨文化精神病学研究的不断深入，非西方医学系统的实践和理论才越来越显示出它的生命力。民族医学主要关注健康的观念与实践、文化价值和社会作用。起初其主要限于研究原始人或俗民医学。民族医学意味着任何一个社会的健康维持系统、健康民族志，但这些都遇到了观念、知识和医患价值的挑战，包括治疗者、患者及其亲属的作用，专业人员的替代、技术、药物、健康执业的法律和经济方面，疾病经历的痛苦和人格间的成分。

在多文化的社会常常遇到几个民族医学系统并存。体液医学与拉美、中东、马来西亚、印尼和菲律宾的其他系统并存。印度医学和中国传统医学都混有体液成分和其他系统的成分。

民族医学的重要概念是解释模式，其含义是病因、诊断标准和治疗选择。由于文化、民族或等级不同，交流常常会出现一些问题。

治疗常常以符号和实践为中介，引出症状性的神经生理和免疫系统反应。治疗者行为的安慰作用和对诱导治疗或减少压力是民族医学兴趣的中心问题。

文化精神病学与民族医学密切相关,从 20 世纪 80 年代中期起,整合民族医学和民族生态学,现代科技方法被用于研究当地医用植物、动物与矿物(主要是植物)。临床主要关注于应用民族医学治疗与预防疾病,特别是一些西医无能为力的新出现的疾病。

在20 世纪大部分时间里,医生和人类学家都熟悉大众医学或俗民医学的概念。医生和人类学家用这些术语描述保健资源,而不是健康职业。欧洲或拉丁美洲的农民用这些资源来解决健康问题。这些术语用于描述世界不同地区土著居民的健康实践,强调民族植物学知识,这些知识为分离生物碱和有效的药理原则奠定了基础,进一步的研究则是围绕大众疗法的宗教问题,挑战西方精神病理学各个类别及西方科学与宗教的关系。医生并不想再把大众医学纳入人类学的概念中,而是想构建一个科学的医学概念用于确立生物医学的文化界限。

俗民(大众)医学的概念是职业人类学家在 20 世纪前半叶采用的,是为了区分魔术实践、医学、宗教及探讨大众治疗者和自我医疗的作用与意义。俗民医学具有某种人群特殊的文化特征,它不同于生物医学的广泛实践,若每种文化都有自己特殊的基于一般文化特征的大众医学,就可能提出很多医学系统的存在,这些没有综合特征的欧洲大众医学就称为原始或前科学医学,如藏医、中医、印度医学,有时称为传统医学,医学系统的比较研究就是民族医学。若将精神病理学看作一个研究对象,民族精神病学、跨文化精神病学和精神病人类学也都是比较研究的内容。

按这种观点,医学系统被看作每种民族群文化史的特殊产物。生物医学将成为另一个医学系统。自 20 世纪 60 年代以来,西方国家的生物医学也面临着一系列问题,如单纯生物学观点。

三、文化和生态学

生物的、文化的和(或)环境压力能引起疾病、影响疾病过程,这是人类所共知的。从这个意义上讲,疾病是因变量;疾病又具有社会文化性质,包括对疾病的认识、疾病的后果,因而有人又把疾病称为自变量。疾病还涉及卫生动力学、生态学、医学生态学、流行病学、社会流行病学。

阿伦德(Alland)认为,生态学主要涉及文化参数和生物参数。生态医学人类学家还把疾病当作自然的一部分来加以治疗,因而是作为文化的外部。阿赫克莱门(Arthir Kleinman)指出,疾病并不是一个实体,而是解释模式。疾病属于文化,是医学特化了的文化,文化不只是代表疾病的治疗方法,而是作为人的现实的基本成分。通过受痛苦的人和治疗者的一系列的解释活动,生物学、社会实践、文化构成了方法框架。在生物医学中,不同的亚专业化有时会对同一临床现象得出完全不同的结论。在培养学生时,古德(Good)指出,不要简单地教授学生生物学和病理学,更重要的是要适应社会的文化类型。

在医学生的课程中人类学主要集中在两方面:一是强调疾病流行病学方面的社会文化类型;二是病患与医生之间的交流方式。对人类学家、卫生保健工作者关于生物医学文化的观点,可提供交流的艺术并以一般的民族/种族知识术语加以解释。在教师讲授人类学时,要求人类学家集中讲授临床前的课程,如行为医学或医学精神病学。

人类学家还从生态学方面理解疾病的类型,文化被看作对环境反应的一个根源,但遗传和生理学过程同样重要。人类的进化、人口学和流行病学也都是生态学的题目。

医学生态学的一个重要概念是适应、改变、变化和差异，它增加了人类在某一环境中的存活机会，并改善了生殖过程。

亚历山大（Alexander，1970）是第一个把适应应用到人类学中的人。人类的适应通过遗传变异、生理反应（短期或发育方面）、文化知识与实践及个体应对机制完成。第一个基本前提是，健康意味着人对环境的不断适应，疾病则表明是一种不平衡、不适应。第二个前提是，疾病进化与人类的生物文化进化相平行。与农业部落的情况不同，面对工业社会的那些人、乞讨者，每种物质类型都有流行病学的危险，都是生态系统中人与环境和其他物质关系的一种功能，特别是食物来源、驯养动物和病原体。

医学生态学假设生物医学中病种是无限的，疾病发生率是可测的，随某些物质和居住方式的变化而变化。血红蛋白类型的概率是可测的，从地理分布图上看，与某些感染性疾病（如疟疾）发病有关。

医学生态学研究物质与营养、儿童的生长发育、妊娠和出生率、人口规模密度、发病率、慢性感染性疾病、妊娠危险和受伤类型、某时间段人口变化的关系，以及研究史前人口，分析骨性残骸，房屋、居舍类型和生态学等，并且常常研究生活在极端环境（如高原地区、北极、热带雨林）中的隔离人口。20 世纪 80 年代以来，人类生物学家、医学生态学家日益关注农业人口的季节性变化和健康、生育迁徙的环境和文化调节、健康状态变化、慢性营养不良和污染及人口的生产状况。城市健康的生态学是一个新的重点，与政治经济发展日益发生联系。

生态学的理论来源主要是科学进化理论，人口是进化的基本单位，人口动态统计学是研究进化的主要工具。医学生态学把人口作为生物学和文化单位，研究生态系统、健康和人类进化的关系。人可以通过文化改变环境，通过利用和传播文化适应并控制环境。人的适应性总是与某些环境参数有关，是生物和文化相互作用的结果。变化着的环境作为一种选择因子影响人的体质结构及行为。阿伦德认为，一般来说，病因可分为基因性和非基因性。行为系统中的任何变化都可能引起医学上的后果，甚至产生基因系统的变化；反过来，基因系统的变化又可影响行为系统的变化。这些作用可能是人口重组或新的免疫模式出现的结果。环境改变了对健康与疾病新的选择性压力。这种模式显示，健康与疾病是文化和生物因素作用的结果，是对环境的反应。这种理论来源涉及对文化和生物参数的生态学研究，完全不同于以前的研究。无论人们把健康与疾病看成是自变量还是因变量，它均代表了人口与文化、环境之间的动态关系。因此，我们认为这种生态模式的范畴包括社会、人口、人群及微生物的行为、对环境的认识、主要环境特点、疾病定义和疾病本身、民族医学（传统医学）和现代医学。健康被看作衡量环境适应性的尺度，医学生态学也指出了环境对健康威胁和行为适应的重要性。社会文化生态与自然生态不仅影响人的体质，也影响人的健康与疾病。

当前有很多人类学与生态学的交叉学科，如医学生态学、人类生态学、生态人类学、疾病生态学和环境生态学等，充分体现了人类学与生态学的紧密结合。

四、心理、精神性格与行为方面的研究

1950 年以前，在人类学家的大部分著作中除民族医学之外，几乎都涉及心理和精神现象。与健康相关的人类学早期的研究是对心理、精神现象的研究。从 20 世纪 30 年代中期

开始，人类学家、精神病学家和其他行为科学家提出了有关成人个性和形成个性的社会文化环境方面的问题。弗洛伊德（Freud，1856～1939）的思想对此有重要影响，很多兴趣点在于是这些现象是否是广泛性的或文化范围的，另外就是在文化综合征上，认为这种文化综合征只存在于特殊文化中或至少是特殊的文化方式。文化与人格的研究集中在心理学方面和精神现象的民族/种族问题上，从而归纳为某些"行为方式"或"文化反应模式"。婴儿时期及后来的生活经历是否能影响成年时性格的形成，这个问题是根据对世界不同地方人的行为观察提出来的。行为科学家对新的"形象化"测验很感兴趣，例如，罗夏克墨迹测验（Rorschach test，一种心理测验）和主题明觉（触类旁通）测验。

20世纪后半叶，医学人类学主要的工作是在精神健康方面，民族精神病学或跨文化的精神健康，对文化综合征及精神健康能否通过安慰剂作用而得到治愈感兴趣。然而，近几年，医学人类学对精神健康的兴趣发生了明显的转移，开始广泛地关注社会痛苦（suffering）问题。精神疾病的病因常见于贫穷状态，无家可归、政治暴力和其他形式的社会分裂。一组由医学人类学家牵头的世界精神健康报告中提到，WHO和全球卫生机构在认识和解除全球精神健康负担时提到战争、难民、性暴力、HIV/AIDS流行和其他形式的不人道是造成精神健康的主要问题。医学人类学在理解和缓解精神健康负担方式上起着重要的作用。

有代表性的期刊刊登的一些文章阐述了这个新领域中人类学家和其他行为科学家感兴趣的一系列问题。有趣的是，这些医学人类学家的大部分文章几乎都发表在精神病学类的杂志上，很少在单纯的人类学杂志上刊出。人类学家还对如何用人类学知识提高卫生保健水平感兴趣，例如，德弗罗（Devereux）通过研究社会结构来确定治疗精神分裂症的适应性，解决那伐鹤人（Navaho）的文化与社会冲突，现代医学引入那伐鹤人出现的问题以及西南非洲白人医生和印度患者之间的人际关系问题，还探讨了感性认识和文化差异是如何影响治疗作用的。尽管这些研究主要关心的是精神病或心理卫生，却极大地促进了医学人类学的发展。

五、国际公共卫生

从20世纪初开始，Rockefeller基金会开始从事国际公共卫生工作。1942年，美国政府与许多拉丁美洲国家合作实行公共卫生计划。第二次世界大战后，国际性公共卫生运动蓬勃发展，自WHO成立以来，美国与亚洲、非洲国家的技术合作不断扩大。发展中国家的双边和多边公共卫生计划成为世界卫生工作的一部分。在跨文化背景下工作的卫生人员更深刻地体会到健康与疾病主要是社会和文化现象，而不是生物现象。他们深知，简单地照搬发达国家的公共卫生事业计划绝不能满足发展中国家的需要。

第二次世界大战后，美国企图通过对外援助计划（如帮助再建荒芜的欧洲）来扩大国际影响。国际合作委员会、前国际发展委员会和联合国WHO旨在消除传染病，改善贫穷国家的基本卫生状况，但遭到这些国家的强烈抵抗与反对，结果以失败告终。人类学家认为是文化障碍所致，这似乎是由于对文化上的理解不同而产生的。这种情况发生时，人类学家就被雇用来修饰和排除文化障碍。把人类学的理论与方法应用在预防医学与治疗医学中仍是医学人类学的核心内容。早期工作在国际卫生项目中的人类学家理查德·亚当（1995）曾对危地马拉儿童营养项目中村民的抵制行为作了分析，给孩子验血这一必要项目在当地被认为是有害健康的，"取血意味着永久丧失体力""外国人想喂胖农村儿童，然后吃掉"等，诸如此类的理由让村民们觉得应该让自己的孩子远离这一项目。

文化价值和社会结构方面的信息及社会稳定与动态变化，为早期公共卫生计划面临的许多问题提供了必要的答案。人类学家能恰当地解释传统的观念与实践是怎样与西方医学的设想发生冲突的，社会因素又是如何影响卫生保健决策的。

对这门学科的热情反映了比较多的人文活动（关于全球的健康不平等和疾病来源及全球的病痛）。这种全球性健康问题主要涉及三个全球"杀手"：①感染性疾病（疟疾、结核、HIV感染/AIDS）。②与母婴和新生儿死亡率相关的营养不良。③全球慢性生活方式病如糖尿病，某些癌症和由于战争、难民引起的健康问题。

20世纪50年代初，国际公共卫生人员通过学习人类学知识深切了解为什么许多卫生计划在一些国家达不到预期效果的原因。正是国际公共卫生事业的发展才使医学人类学成为一个崭新的重要领域。公共卫生运动和国际上对公共卫生事业的关注成了医学人类学发展的特殊动力。由于医学人类学的研究对发展中国家有益，故而引起了国际政策决策人的重视。

内科医生兼人类学家海尔门（Cecil Helmanan）指出，医学人类学的研究应集中在适应全球方面，即文化之间、全球本身的经济系统、政治组织和生态方面的整体性。他还提出了人口过剩、城市化、AIDS、初级卫生保健、污染、全球变暖、森林破坏、物种灭绝等题目。

第五节 研 究 方 法

医学人类学的研究领域十分宽泛，涉及内容非常丰富，所以，医学人类学的研究方法决不只限于一种，需要多学科的合作，需要自然科学方法和人文社会科学方法的结合，要综合运用医学方法、社会学方法、心理学方法、生态学方法、人类学方法、流行病学方法、古生物学方法和病理技术、统计技术等。与其他行为科学相比，人类学家的研究方法相对无形、领域宽、具有探索性质。人们不愿意把研究领域分割成许多小课题，从审美的角度设计出满意的研究方案，而愿意探索普遍性的、涉及面广的问题，从而使研究者有多方面的发现。人类学的研究方法不仅是来自实验室和统计学，而且是靠实地考查人类的自然和历史，寻找客观存在的事物。在医学和其他定向的文化变革项目中，这种探索性和开放性研究方法会得到重要的收益。人类学家在特殊情况下更有可能发现那些关键性的因素。社会学家在研究医院、医学院校这类完整体系时，也常借用人类学方法来处理部分资料。

然而，不论什么方法，都离不开研究设计、收集信息、统计分析等基本工作。研究中要注意数量与质量的统一、宏观与微观的统一、定性与定量的结合，注意文化内差异与解决问题的创新方法，以及系统化理论的实际应用。

一、研究设计

研究者必须针对研究的对象、时间、方式和目的进行科学的研究设计。虽然其细节会因研究对象不同而异，但有两点必须注意：第一必须明确要解决的科学问题；第二必须选择最好的研究方法。在观察和分析之前，需要制订计划，确定研究对象和内容，明确为什么、如何进行，这就是科研设计。

一般研究虽要满足多个目的，但主要是探索、描述和解释。探索性研究主要是满足研究者的好奇心和更加深刻地了解某事物；探讨对某项事物进行深入细致研究的可行性；发现后续研究中需要使用的方法，试图对研究现象有个初步的、粗略的了解。要注意题目的连续性和设计逻辑，回答 how 和 why，由探讨性到肯定性。肯定问题要通过检验假设。描述性研究是研究者先观察，然后把观察到的事物或现象描述出来。这种研究是粗略地测量并报告研究总体或现象的特征。解释性研究就是解释事物，是探讨并报告研究对象各层面之间的关系。

研究设计有几个要素：形成研究问题的假设（若适当），选择合适的研究地点，发展样本策略，选择方法，制订、形成文件和处理数据的结构计划，选择分析方法和检验假设。好的设计要抽样、收集材料、数据分析三者清晰地结合在一起。

任何一项研究都不可能对所有的对象进行研究，而只能选一部分，这就是抽样，抽样包括非概率抽样和概率抽样。就近抽样、目标式或判断式抽样、滚雪球式抽样及配额抽样属于非概率抽样，是在无法选择概率样本的情况下使用。随机抽样是概率抽样的核心，包括简单随机抽样、系统抽样、分层抽样、多级整群抽样、概率比例抽样等多种方法。根据不同的研究目的、研究对象和条件选取不同的方法（Gravlee，2012）。

某些研究从整个人口中收集材料，而大多医学人类学家的抽样则从感兴趣的亚人口中收集材料。

抽样分三个步骤：①确定人口；②定出分析单位（个人、家庭、诊所、社区等）；③选择材料中的分析单位。

要注意结构性与非结构性方法相结合，两者的差别是在相同次序下所有参加者对同一问题反应的可能性。结构性方法不意味着定性或定量。

定性与定量相结合。这是因为：①定性与定量研究材料的收集和分析常与相同逻辑的调查材料对比。②要区分定性与定量研究，不要把收集的材料和分析混合在一起。要避免模糊不清地运用定性与定量研究而改变特别材料的类型和分析类型的分类（Bernard，2006）。

做科研设计还要掌握好时间维度，是横断面研究还是追踪研究。要确定好研究对象，是个体还是群体（社会组织）等。同时，要注意关注点，即研究对象的特征，包括性别、年龄、身高、婚姻与身体状况、出生地等，社会群体或正式组织的特征（包括规模、结构、地点、成员等）；取向（包括志趣、个体、特征倾向等）；行动即个体的行动（如投票、辍学、购买某物等）。若研究对象为动物时，应考虑动物的性别、体重、品系、种类等。

最后在设计研究计划时，必须写出计划的细节，把研究题目的目的、文献回顾、研究对象、测量（确定变量）资料的搜集方法、分析、时间表和经费写在计划书中，以便向他人证明计划的可行性，帮助资助机构了解资金的使用。

好的设计需要研究者有明确的方法，有理论与数据的逻辑，从而使其他人能评估。

二、搜集信息

科学研究首先要搜集信息，必须事先做好各方面的准备工作，如选题、提出设计、确定方案、准备表格与器材，有时还需要培训有关人员，做好研究人员的心理准备等。从搜集信息的方法和手段上看，搜集信息大体可分为三类。

（一）调查（包括观察）

用现场调查和观察作为搜集信息的主要手段。在实验研究中也需要观察，这是对人工诱发现象进行的主动观察；调查研究中的观察主要是对客观自发的过程进行考察和记录，如流行病的调查、血型分布调查等。按信息来源，调查又可分为两种：

1. 文献调查 通过期刊、档案、统计报表、著作及历史资料等各种信息渠道搜集自己研究所需要的资料。人类学的文献多来自 Anthropology Index Online、Anthropological Literature、Abstracts in Anthropology、Internal Bibliography of Anthropology、ERIC（Educational Resources Information Center，1966 年开始）、The NTIS（National Technical Information Service）、Medline、PsycINFO、PsycARTICLES and Sociological Abstract、Linguistics and Language Behavior Abstracts、LEXIS/NEXLS（http：//www./exis.com，1973 年开始）、The CIS（Lexis-Nexis）（Congressional Information Service）和 OCLC（The Online Computer Library Center）。

2. 现场调查 按调查时事件是否发生，可分为现况调查、前瞻性调查和回顾性调查等（详见第十二章）。

医学人类学的研究方法包括参与性观察、关键人物访谈、焦点群体访谈、社区调查、问卷及口传习俗内容分析等。观察包括参与观察和非参与观察两类。前者是直接深入到被研究者中，既作为研究对象，又是研究者，通过直接观察和了解搜集第一手材料；后者以旁观者身份了解研究对象并掌握第一手材料。

参与性观察是深入所研究民族的日常生活中，详细了解当地民族在平常生活中如何应用传统知识保持身体健康，如何认识、诊断和治疗疾病。关键人物访谈就是对所研究民族中的药农、草药医生、巫医进行访谈，了解当地民族对疾病的理解和认识，对疾病的诊断和治疗等的资料。对社区中特殊的群体进行访谈，可以获得更丰富的资料和信息，同时检验和修正已获得的资料。在调查中，可以采用非结构式访谈，让被采访者自由地回答，也可以采用问卷调查方法。还要注意收集当地民族以口传方式流传下来的保健知识和诊断治疗习俗等。

对话是一个很重要的调查方法，分为非结构性和半结构性。可通过电话（个人）、邮件、计算机、微信等方式进行面对面对话。非结构性对话可在任何时间、任何地点（家、马路旁、草地上等）进行。半结构性对话或深入对话，要有时间表，是开放的、无限制的。一般要有一个脚本，其含有所有的题目。结构性对话是访谈对象对尽可能的情况都做出反应。要有对话时间表、问卷等。

此外，还有很多具体方法，如问卷法、访问法、会谈法、量表法、考察法等。以营养人类学为例，就要考虑几种因素：首先，是记录食物的消耗量还是营养物质的摄入量。若是前者，需要考虑记录所有食物还是感兴趣的食物；若是后者，必须考虑食物的制备方法，也要考虑不同食物营养成分分布的不同。其次，是记录饮食摄入量还是特定时间的精确饮食。最后，考虑群体本身的度量，如年龄、性别、民族/种族等，还要考虑饮食评估方法与实验方案，但必须选用已证明是成功的方法。

若调查一个社区，首先要定义好社区，要有代表性。要了解以前的研究和二次材料中学到的东西，研究公众媒介、公共卫生和其他的关系，还要有地图、人口统计、城市建设文件等。

要对社区、居民、政治、经济、卫生、教育、商业、单位、社会服务等进行研究。

从参与观察了解邻居、组织、资源、生意、房屋、交通、健康、教育资源、金融结构、社区事件。能知道人们谈论的内容及其含义，认识调查的相关社会领域。调查包括参加观察、个体对话、焦点组、媒体内容分析、影视资料（如录像/图像）。所有这些都要与文献结合，包括民族志。对核心问题要追踪：按核心问题，事先做好设计与思考。探索 why、why not、how、when 等并进行重点分组。

其他方法还有媒体分析和视频方法。关键是要评价主要信息的质量，不仅自己要评价，别人也能评价。

最后，数据必须高度可靠才能进行变量之间关系的分析（如相关与回归等）。

（二）实验

实验包括社会实验和实验室实验两种。

1. 社会实验　是在一定设计条件下，按设计程序对研究对象的活动加以观察、记录、分析和作出结论的方法，分为标准实验、自然实验和模拟实验三种形式。①标准实验：通过人为控制和改变某些条件，探索某些社会文化、风俗习惯等因素与疾病、健康之间的因果关系。组成实验组和对照组，然后加以分析和比较，从而获得实验结论。例如，研究食盐中加碘对预防地方性甲状腺肿的效果属于此类情况。②自然实验：由于社会文化因素复杂，人为地施加某些条件常涉及敏感的伦理道德问题，所以标准实验往往带有局限性，常用自然实验代替。在该实验中，既不控制实验过程，也不人为地施加条件，而是观察某一因素在自然状态下不同组别所起的不同作用，然后比较分析，如美国对口服避孕药与乳腺癌关系的研究。③模拟实验：该实验需要建立一种模型，国外比较多见，如酗酒对司机驾驶能力的影响等。

2. 实验室实验　这种实验可以更有效地实施人工控制，从而获得有关实验研究对象的比较纯粹的信息，较为精确地揭示某些真实的内在联系。通过动物实验探索健康和疾病与某些因素的关系。目前，在医学人类学领域中，某些分子生物学、遗传学、血清学、免疫学的研究等都属于此类。

（三）现场观察

现场观察是人类学家发明的一种获取原始资料的方法。从理想的角度看，这种方法要求人类学家住在社区内，参与社区的生活，观察群体的行为。现场观察这一概念有时不太准确，一位人类学家可在许多方面参与当地人的生活，但决不意味着是一个完全的参与者。米德尔顿（Middleton）指出："当地人没什么特殊理由欢迎我们，却有权不理睬我们、怠慢我们，甚至驱逐我们。最好是人类学家能与村里农户住在一起，多多接触他们。"人类学家一般都租借房子或建造简易房。他们要采访许多住户，和许多人交谈，参加当地的许多活动，也许还要与之做朋友。他们要与当地人交换礼品，相互帮忙，与当地人建立密切关系。例如，如果人类学家被选入镇小学教育委员会，便有机会参与讨论食堂的伙食、保健计划和其他局外人不清楚的问题。只有通过与当地居民的密切接触，人类学家才能获得这些价值观念方面的资料。与多数社会学家、政治学家、地理学家和心理学家相比，人类学家得到的是第一手资料。但无论如何，人类学家也绝不会成为当地人中的正式成员。他们总是要以局外人的身份同当地人相处，既要遵守当地风俗，又要做一个客观的观察者。

人类学家靠原始现场观察获得资料，然后再提出假设，这些方法都离不开研究对象。

然而，研究对象是多种多样的，对某社团进行调查时，如果该社团的社会经济状况与自己类似，人类学家会碰到一些新的、有争议的问题。过去的调查中很少碰到这种情况。这些困难包括：①由于文化鸿沟缩小，人类学家的能见度增加；②调查中，人类学家既是局外人，也是局内人，那么就有一个怎样才能客观地反映实际的问题；③在价值观上，研究者和被研究者之间的冲突可能加剧。随着社区医学的迅速发展，一项新的内容已加入到医学系统并可望在医学院校、社区卫生人员和社会行为科学家之间建立起新的联系。经过训练和实践，人类学家非常适合研究新出现的各类问题。

人类学家一般不太"轻信"其调查结果，尤其对某些传统社区中陌生人对"你认为……如何"之类的问题的回答，认为有人常常掩饰真情。另外，在某些场合中，人们往往无所用心，有时也觉得自己的言行不一，这种情况都会影响调查结果的准确性。福斯特（Foster）在民意调查中观察到这样一种情景：有一家人听到敲门声后，一个较年长的女孩跑出去开门，10 分钟以后，她回来笑得前仰后合，原来是位大学生到此地进行"经济调查"。这个学生挨家挨户地询问"你家一天收入多少钱？一周、一个月收入多少钱？买食物要花多少钱？买衣服要花多少钱?买其他物品要花多少钱……"这个女孩止住笑声说："可想象得出，他觉得我们会告诉他这些事。"女孩向这个学生随便编造一些不符合事实的数字，可那学生却高兴地走了。这个学生会把这样一些资料输入电子计算机，运算时能精确到小数点后第三位数，但这位女孩根本就没告诉学生准确数字，也根本不可能告诉他这些准确数字，因为本例中的农户并不会像城市居民那样花销时还记账和做预算。另外，有些家庭从来不接待陌生人的来访。法国乡村许多农舍都围着高墙，墙头上镶嵌着碎玻璃片，大门紧锁并有恶犬看门。这些气氛都不利于人类学家到各家去收集资料。

人类学家发现，在城市调查研究中，收集资料和分析资料的方法比在农村更复杂。城市生活环境及调查的问题需要根据社会方式来取样。人类学家通过调查对象的反应和行为检验、测量获得的答案、指数、定额、得分等资料，然后输入计算机进行定量分析得出结论。

三、资料分析

（一）统计分析

统计方法是认识社会和自然现象数量特征的重要工具。正确的统计分析能够帮助我们准确地认识事物客观存在的规律性。生物医学人类学研究也必须根据收集到的信息进行科学合理的统计分析。

医学人类学研究多是定性指标。为准确地说明问题，常常需要应用数量化理论，把定性分析转变为定量分析，以便说明变量之间的关系。定量分析包括简单的比较、单因素分析、多因素分析和预测分析等。可应用统计软件（如 SPSS、SAS、STATA 等）进行统计计算、绘制统计图表等。

（二）模糊数学方法

在生物医学人类学的研究中，引入模糊数学的概念特别重要。在健康、疾病及其有关的病因中，存在大量的随机模糊现象。很多变量间都是模糊的关系，例如，吸烟与鼻咽癌之间的关系，疼与很疼之间的关系均属模糊关系。

通过建立起隶属函数，找出健康、疾病和文化、社会生态、生物因素之间的关系。在研究过程中，常常将影响疾病变化过程的各种因素关系用数学关系式表示出来，这就是数学模型。上面讲的隶属函数也是一种数学模型。1988 年，麦格克思（McGrath）提出了疾病发生的多种稳定状态的理论，来寻找疾病的模式。实际上就是寻找这种数学模型。目前，有两种模式，一是生态学家提出的模式，即捕食者-被捕食者模式。人作为被捕食者，病原作为捕食者，用这种模式可以找到稳定的平衡和人的宿主-寄生虫系统的疾病流行的各种稳定状态。这种模式意味着，在决定疾病发生时，历史环境是很重要的。二是由理论流行病学发展的流行病的数学模式，可用来确定疾病的阈值，预测理想的控制战略措施。人的感染和疾病是受社会及生物影响的生物现象。生物与非生物因子之间的相互作用决定了在某种环境下发病的性质，因而，疾病过程特别复杂而不可能是一个模式。所以，人们常常去探索新的模式来解释或预测某种环境下感染和疾病的发生，特别是疾病的概念变化以后，健康和疾病分别是处于一条直线"O"点两端的变量，O 点就是健康与疾病的分界点，它们可能是自变量，也可能是应变量，这种新概念的引入为我们对医学人类学的研究提供了新的思路。

（三）质量的评估

调查过程中要注意质量控制和调查方法的敏感性；注意仪器、材料的有效性、可靠性、准确性和精确性。测量要有不同的精度（precision）。精度代表了测量变量的精确性程度，要根据研究情况确定精度。一般说来，精度大比小要优，但不是精度越大越好。例如，描述一位女士 43 岁比简单说她 40 多岁要好，但研究完成时就没有必要一定知道某人的确切年龄。

要注意精确性与准确性（accuracy）。描述某匹马有多少根毛比说其身高、身长、长几颗牙精确，但要找到这匹马只能靠一般特征，而单纯凭借马有多少根毛是肯定找不到的。这种不精确的说法比精确说法更准确。尽管这两个概念很重要，但研究者更关注的是信度（reliability）。信度表示使用相同研究技术重复测量同一对象时，得到相同研究结果的可能性。重复同样的测量或者利用已有的测量方法都可以提高信度。此外也要解决工作人员造成的信度问题，可以通过复证（replication）、明确（clarity）、具体（specificity）、训练（training）和练习（practice）来提高信度。

效度是指实际测量在多大程度上反映概念的真实含义，即实际调查的结果与我们的共识或我们实际中印象的吻合程度对照，即表面效度（face validity），其次是与学术界形成的共识相比。

信度与效度相比，失败的信度可视为一种随机误差（random error），而失败的效度是一种系统误差（systematic error），缺乏信度和效度的测量都是无用的。

四、天然实验室

20 世纪中期，少数生物医学家发现有些地方病只在为数很少的、有限的非西方人口中出现，这为研究病因学和发病机制提供了非常有限的人口样本，如在新几内亚出现的库鲁病、在隔离的太平洋人口中出现的侧索肌萎缩（amyotrophic lateral sclerosis）和帕金森病等（Gravler，2011）。

由于设计或发病人口上的原因，人类疾病的某些人类学、流行病和进化问题的研究常常是困难的，然而人口这个天然（自然）实验室解决了这个问题：①可以利用某一人口或特殊环境中自然隔离群体中的某一个特殊问题。②可以利用独有的文献或具有特殊生物医学现象的人口。对这些人口而言需要解决他们中存在的健康问题，而这些健康问题又有地方、区域和全球水平的直接的调查需要，即人口具有独特的贡献并能确定一个新的科学问题。

自然实验已用于研究整个人类生物的多样性和变化，然而有时问题不是是否已出现变化，而是为什么出现。自然实验中，在具有类似的遗传结构、文化和生活方式的人口中，虽然变量不同，但具有共同的环境压力或特别的疾病类型之间要进行对照比较。因此，人口的自然实验模式从概念上说是生物学减少模式，可解释各水平系统。自然实验模式应用分子遗传信息和事件，在提高组织水平时，回答大部分结构中的一些问题。

在小型社会，影响健康和疾病后果的因素包括远离和接触的检验史、人口的特点（大小、密度、年龄、性别分布）、族群发病率、生态系统特点、生物资源利用和类型、物理环境压力、工作和休闲时体质接近程度、房舍类型、保健实践的文化特征、自然抗力程度和不同的遗传易感性。这些人口常因地理或文化原因限制在特定的领地或进行有限的外出旅行。单纯的生态和固定习惯往往是与植物、动物群密切相关的；一个相对高度的近亲繁殖，往往是独有的社会行为类型常与特殊的疾病文化表达共存，导致不寻常的流行病学特点或健康结果。自然选择或环境使这样的人口成为社会隔离人口，这种隔离是屏障隔离（如亲权、经济、政治、语言或民族屏障）或地理隔离或兼而有之。社会的隔离人口，可大可小，应用技术可简单可复杂，可先进可落后，代表了婚姻的封闭或半封闭系统。沿袭狩猎-采集、畜牧、种植方式的传统族群或不同程度的集体农业的族群，他们的健康问题常常与特殊文化有关，这种文化甚至是唯一的文化，这些人口的健康与疾病研究通常是综合的和偶然的。

在西方社会和传统社会，人的行为都是多样的。这些人口既有基因复杂性，也有生物行为的差异，是其在多样的社会与物理环境中产生的，如降雨、温度影响生物利用资源或疾病种类。社会文化往往可缓冲气候的变化，对生物行为的适应和对健康的影响可能是一种明显的生存竞争。非西方人口常常是相对隔离，但也受其他人口直接或间接影响。

自然实验模型后一个等级是现代化模型的旁系，在技术进步和复杂的城市背景下，利用微环境变化和遗传的亚人口差异，比较自然发生的个体生活方式和居住类型。目前这些模型已经进化了，对慢性病产生兴趣，发现这些人的健康与现代的西方生活方式有关。

飞地（孤立的）或族群并不完全适合传统生活方式，隔离人群提供了基因流。事实上他们比生活在更传统背景下的人具有更多的遗传（异质）多样性。然而在飞地与周围人群中，常存在族群水平的遗传差异，这些差异往往在第一代移民或第二代的社区较大。尽管生物与文化多样性在这些族群中已考虑到了，但反映共同类型的行为与价值的族群内也有一个共同文化问题。在某一微环境内或微环境之间，在决定某族群的行为变化时，对其进行生物测量是有意义的。这些变化是族群应对社会心理过程中发生的，从传统向现代生活方式转变的过程中，或原地不动或通过移居改变。评价现代西方背景下的移民组的研究目的是要辨认出特殊行为因素与文化的相互作用及对慢性病的贡献。

五、民族/种族与族群

人类学中，无论是体质人类学、文化人类学，还是医学人类学、生物医学人类学都经常使用人种和民族的概念，在流行病学中也广泛应用，因为人的健康与疾病也表现出民族/种族的差异，人口的分组方法直接影响健康调查和各种现象的解释，然而，研究人员却往往系统地混淆民族与种族的概念。

1921~1990 年，美国流行病学领域的期刊中一半涉及民族/种族。2013 年 Jean-Claude Moubarac 曾对 2009~2010 年公共卫生和流行病学领域高影响因子的期刊（如 *American Journal of Epidemiology*、*Social Science and Medicine* 等）的 280 篇文章进行分析，发现未提及民族/种族的只有 7.5%，在提到民族/种族的文章中，区分民族与种族的有 35.7%，不区分的有 64.3%（Whaley，2003；Moubarac，2013）。中文期刊提及民族/种族的更多，也存在类似的问题。因此，为了便于理解人类在生物学和文化上的差异，这里简单介绍一下民族和人种的概念。

（一）民族

民族（ethnicity）是指在一定的社会发展阶段形成的有共同语言、共同地域、共同经济生活，以及表现出共同的民族文化特点具有共同心理特点的稳定的人类共同体。

广义的民族泛指在历史上形成的、处于不同历史阶段的各种共同体，如原始民族、古代民族、土著民族等，甚至氏族、部落也可以包括在内，或用以指一个国家或一个地区的各民族，如中华民族、阿拉伯民族等。狭义的民族，指现代各个具体的民族共同体，如英吉利人、德意志人、汉族、满族等。

形成民族的物质基础和最主要的标志是有共同的经济生活，即人们日常的生产、分配、交换和消费活动。共同的地域是共同经济生活的必要条件，共同的语言是人们进行密切交往的工具，而共同的文化与心理特点则反映一个民族的精神面貌。民族反映了文化上的差异（Polednak，1989）。

目前，世界上共有 2000 多个民族，其分属于不同的国家。各民族的人口多寡不一，悬殊极大。《人类大百科全书》认为，民族数与语言数相当（史密森尼学会，2012）（估计有 6800 多种语言），但使用同一种语言不一定是同一民族。汉族人口最多，达 12.2 亿。生活在南美洲火地岛的雅马纳人，人数最少，仅有几十人。人口上亿的民族有 7 个，人口达百万以上的民族有 300 多个，十万以上的民族有 770 多个，这些民族约占世界人口的 99%以上，而其余 1000 多个民族的人口不到世界人口的 1%。世界人口的地区分布极不均衡，亚洲占 58%，欧洲占 17%，美洲占 14%，非洲占 10.5%，而大洋洲只占 0.5%。

共同的语言是民族构成中的基本要素。通常根据不同语言之间的亲疏关系，将世界范围内的主要语言划分为印欧、乌拉尔、阿尔泰、汉藏、阿非罗-亚细亚、南亚、达罗毗荼、阿伊散、尼罗-撒哈拉、高加索和班图等 12 个语系（也有其他划分方法），语系下面再依次划分若干语族、语支。每个语支又包含数种语言。

中国有 56 个民族，根据 2016 年《中国统计年鉴 2013》，中国总人口约 13.7 亿（未统计港澳台），汉族人口占人口总数的 91.6%；其余的 55 个民族人口占人口总数的 8.4%。

中国各民族的分布特点是以汉族为主体的各民族大杂居、小聚居、交错居住。汉族主要聚居在黄河、长江、珠江三大河流及松辽平原一带的省市，但又遍布全国各地，在各少数民族聚居地区都有一定数量的汉族居民；各少数民族主要分布在边疆地区，大都有自己或大或小的聚居区，但在内地或其他少数民族地区，又与其他民族交错居住。

汉语归属于汉藏语系，少数民族语言分别归属于苗瑶语族、壮侗傣语族（壮语、傣语、黎语等)。此外,还有阿尔泰语系、南亚语系、南岛语系、印欧语系。

不同民族的传统文化是该民族在特殊的气候、生态、社会、历史条件下形成的一种独特的生存适应策略。民族传统文化的多样性如同生物多样性一样,是人类文明未来发展的基石,应该得到继承和发扬。

(二)人种

人种(race)也称种族,传统上是根据遗传的体质特征来区分的人类群体。这个概念是法国哲学家兼医生伯利埃在公元前 1684 年首先提出来的(Bernier,1684)。

一般根据体表特征将全世界 70 多亿的人口分为四大人种,即黄种人(又称蒙古人种,或亚美人种)、白种人(又称高加索人种,或欧亚人种、欧罗巴人种)、黑种人(又称尼格罗人种,或非洲人种)和棕种人(又称澳大利亚人种)。另外,有人将黑种人和棕种人合并为赤道人种,则全世界有三大人种。四大人种的特征和分布详见第四章。本来各大人种各具有一些特征,但是从 16 世纪开始,欧洲白种人向美洲、非洲和澳大利亚大举扩张并产生越来越多的混血个体,从而改变了人种地理分布,导致人种界限的模糊,使生物学上人种概念不复存在,但在日常生活、社会调查、医学和法医学实践中目前还离不开人种的区分(吴新智等,2016)。

人种是用以区分各种族的标志,是在世代遗传中充分稳定的体质结构特征,这些特征分为"描述性的"(模糊的)和"测量性的"(精确的)。与人种分类有关的性状包括体表结构和生理、生化特征。

体表结构包括肤色、发型、发色、眼色、脸型、身高、头型、胡须、体毛、面型和肤纹等。在人种分类中常用的为肤色,具有稳定性、特异性和遗传性等特征。

生理、生化特征包括血型、苯硫脲(phenylthiocarbamide,PTC)尝味、色盲、牛奶过敏和酒量等,这些指标出现的频率与人种有关。所谓"中国人种""日本人种""日耳曼人种""英国人种"等诸如此类的说法,都是错误的。

在古代,每一人种都有一个相应的固定区域;现在随着社会、经济的发展和文化的融合,种族之间的地域界限并不是很清晰。然而,并非所有体质特征都可以看作种族特征。例如,体格的强弱、脂肪沉积与肌肉系统的发达与否、体态的不同等,都不是种族特征,因为这些特征都直接依赖于外部条件,而且其中任何一条都与自然地域无关。所有现代人都是相同的多形种(polytypic species),是智人(*Homo sapiens*)。多形种由很多地方的人口组成,这些人口用一种或多种特征的表达是不行的,甚至在一个地方人口内也有很大的基因型和表现型的差异(在个体内)。

中国人主要是黄种人,但是,中国北方的有些民族混有白种人的血统,如维吾尔族和回族的肤色、发色和眼色较浅,头发呈波形,鼻子较高。

在每一个大人种中都包含着众多的民族,同时,也有一些民族是由两个甚至多个人种混血融合而形成的。在各大人种接触的地区,形成了很多过渡的小人种。例如,生活在欧亚交界地区的乌拉尔人种是黄种人和白种人混血的结果,非洲东北部埃塞俄比亚人种是白种人和黑种人混血的结果,波利尼西亚人是黄种人和黑种人混血的结果。

除四大人种外,还有一些过渡类型的人种,这是由于早期人群在迁徙时,四大人种的特征尚未形成,迁徙人种与当地地理环境相互作用及长期生态适应而成,如美洲印第安人除了具有一般黄种人特征外，还有鼻梁（鼻背）稍突、鼻尖下垂的特征，这可能是因为美洲印第安人最初是黄种人，从亚洲经西伯利亚，然后经白令海峡进入时，黄种人特征尚属人种形成早期，在进入美洲后长期生活在美洲与特殊生态适应而形成的。

此外，隔离和混杂对人种的形成与发展都有一定作用。地理环境隔绝引起的遗传漂变过程正是人种内分化、趋异适应而形成不同的种内生态型（即不同人种）的结果。这种过程不仅形成了四大人种，也形成了与四大人种有密切关联的很多小种群类型，如外表像澳大利亚人，但头发卷曲的塔斯马尼亚人等。

在研究人种特征时，还必须考虑到人的社会性，考虑到生产实践与社会文化对人种形成的作用。过去，很多族群可以从文化意义（语言、文化或土著群）上确定人种，但很难从生物学上区分。

最近几百年来，人类迁徙活动频繁，因此，人种的分布一般是以 1600 年以前的状态为依据。现代社会由于交通发达、人口流动频繁，不同的人种通婚频率增加，人种的差异在缩小、界限在模糊，同时人种的概念在淡化。

（三）族群

关于"族群"（ethnic group）的定义有很多争论。有些学者认为，族群是人们在交往互动和参照对比过程中自认为和被认为具有共同的起源或世系，从而具有某些共同文化特征的人群范畴。

早在 1965 年，日本学者涩谷和匡就将族群界定为"由于具有实际或虚构的共同祖先，因而自认为是同族并被他人认为是同族的一群人"（史密斯，1983）。1969 年，挪威人类学家弗雷德里克·巴斯（F. Barth，1998）在《族群与边界》一书的序言中写道："族群这个名称在人类学著作中一般理解为用以指（这样）一个群体：①生物上具有极强的自我延续性；②分享基本的文化价值，实现文化形式上的统一；③形成交流和互动的领域；④具有自我认同和他人认同的成员资格，以形成一种与其他具有同一秩序的不同类型。"

族群是指在社会上具有独特的因素，因文化和血统不同而形成不同意识的群体。学术界比较常用的是马克斯·韦伯（Max Weber，1961）的定义："某群体由于体质类型、文化的相似，或者由于迁移中的共同记忆，面对他们共同的世系抱有一种主观的信念，这种信念对于非亲属社区关系的延续相当重要，这个群体被称为族群。"也有学者认为，族群是相信并分享共同的历史、文化或祖先的人群，一般具有以下要素：①共同的名称；②共同祖先的神话；③共享的历史记忆；④共同的文化元素；⑤历史家园的联系；⑥团结感等（Raymond，1992）。

一个族群可能是一个民族，也可能不是一个民族；而民族不仅可以称为族群，还可以包含若干不同的族群。

（四）关于人种问题的讨论

20 世纪整个前半叶，在医学科学中，"民族"这一概念的应用已超过"人种"，到了后半叶，"民族"概念开始广泛应用。

人种是一个复杂的概念，在人口、遗传人口、民族、地理学上的人口、祖先世家等术语中均涉及民族/种族，且交替使用。

最近国外的人类学和公共卫生论文中，再次提出人种和民族是明显不同的概念，主要表现在两个不同的方面。

1. 从生物学方面 人种的概念是假定的。人作为物种存在不相关性和不重叠的生物性分类，这可能用体质的（如肤色）、形态的、地理（如某洲）及遗传标记来区分。

既然人种是假定的概念，当然是不准确的，人种之间不是互斥的且有重叠，中间的过渡状态也不好理解。用以支持民族/种族遗传学基础的科学证据极微弱。从遗传学上来说种内差异大于种间差异。最近的遗传学研究表明，无论从谱系或从群体角度看，白种人都是遗传变异的一部分，聚类（群体）分析解释了总体变异相对小的一部分。事实上，3 个大陆人种分组（欧、非和亚）相互不同，基因只占 10%～15%，同一大陆内变异比大陆间差异要大，大多基因变异是不协调的，用表型预测生物学的其他方面是没有价值的。人种中的皮、毛的颜色差异在地理区域中是逐渐变化的，而不是突然变化的。

医学遗传学家建议，在个体水平上，直接评价与疾病相关的基因差异比用人种分类对于理解健康的差异更准确、更有益处。宗教仪式对民族的区分可从三个方面理解：文化（语言、饮食、服饰、宗教仪式）、符号（信仰、世界观等）和祖先，祖先反映共同历史、边界（障碍）或亲属关系。研究表明，人种与民族在疾病和文化方面有很多不同。

流行病学研究的社会经济是教育、收入和职业。而民族/种族是一个经历，不是社会经济的结果，也不与其相关。最后一个挑战是缺乏对文化方面的关注，民族/种族是文化中不能忽视的。事实上，文化价值和态度塑造了流行病学中的某些变量。

在人种的生物学定义被否定之后，公共卫生学家建议把人种作为一种社会结构，理解社会怎么接受与联系人种。正如 Gravlee 的解释，人种的社会文化现实性已通过两种机制加固了生物学的后果：社会不平等塑造了人种族化并隐藏着不平等，它使人类生物学的种族化得到了加强。

2. 从社会文化方面 民族反映了人种中文化多样性的存在，是作为人文的同义词，民族成分反映了民族的表达，对每个民族都是如此。在迁徙、文化接触和适应中，历史塑造了个体与群体的健康与生活。

需要说明两点：

（1）研究者的目的若是根据生物多样性来表述健康的不同（即健康归因于生物或遗传），那么就应当用有关的标记（包括遗传标记）清楚地表明，不同的生物学基础的人口分组。今天人的生物学差异不是用表型或大洲的位置，而是用遗传标记及其他形式的系统树和历史知识评定。

（2）社会多样性。教育、阶层、职业和收入不同也是文化多样性的表现。文化多样性引出了两类问题：文化因素（如宗教信仰、饮食传统、行为、信念和态度等）怎样特别影响某一个族群的健康？根据种族和民族的基础，在社会范围背景下，各组人群怎么相互作用，影响的方式如何？

在对待人种和民族时有几点要特别明确：①民族必须以文化标明来定位而不是以生物学标志。②按洲分类（如美洲或亚洲文化）太庞杂了。③国家是政治经济体，没必要是文化体。④语言是文化标志，例如西班牙的分类从文化上太庞杂。⑤白种人、黑种人是社会结构的人种分类，而非民族。⑥根据民族和种族的基础确定。

国外的一些文章认为种族是观念现实，不是生物学现实；是社会文化分类，不是生物学分类。人种的定义缺乏科学根据。美国等西方国家往往一提人种就与种族主义联系在一起，所以有人企图取消这个概念。

然而，在医学领域，某些疾病具有人种特点，对诊断、预防疾病，以及分析靶向药物基因组方面确有实际意义，人种可能与疾病相关的遗传差异有关。人种的生物学概念在体质人类学、临床、流行病学和公共卫生中有有限的用处。从生物人类学的观点看，应用人种是方便的，因为某些生物学性状在某些群体中占主导，有助于进行地理学上的分组。值得注意的是，镰状细胞贫血只限于非洲或黑种人，所以用人种可能临时解决对人的差异的描述及有关疾病类型的表达。

主要人种（白、黑、黄）的已知基因频率略有差异。环境/文化因素中，人种和疾病危险可能存在于同一地理区域。在评价环境因素对疾病的影响时，要考虑民族/种族的作用（Polednak，1989）。

在司法及法医领域，人种的外观特点（如肤色、眼型、卷发程度等）比 DNA 或其他方法更易确定个体，有助于识别。

此外，人因工程学也需要人种这一概念，如设计汽车、飞机的座舱时必须适应人的大小、坐高、臂长和占据的空间，必须考虑人差异的总体范围，包括所有人种和不同性别。飞机驾驶员座舱类似封闭空间，控制表盘应当是不同大小的人都能看到、能操作。不仅如此，这些地方还要安全舒适，能系安全带。体育运动设施、外科机械、轮椅、靴、头盔、厨房、楼台、电话机、气罩、厕所等，所有这些都要适合人体尺寸的范围。其他的人体差异（呼吸频率、气味、出汗）必须在设计空间服装、潜水设备、防火的呼吸设施或其他的保护衣服方面予以考虑。

1997 年，美国官方规定的美国人种：①白种人或高加索人；②黑种人或非洲美国人；③亚洲人；④美国印第安人或阿拉斯加土著；⑤夏威夷土著或太平洋岛屿人等；⑥其他。美国大多数应用与管理文件都要求个人按规定的人种分类表明自己的确定人种类型（Moubarac，2013）。

目前在实际研究中，人种的概念还不能废止。既不能不用人种的概念，又不要乱用，要根据研究需要正确应用民族、种族的概念。另外，有学者对"蒙古人种"和"尼格罗人种"的称谓提出质疑，似乎有废弃倾向，而分别用黄种人（或亚美人种）和黑种人（或非洲人种）表述。

第六节　人才培养与教育

一、跨文化的医学教育

世界的多文化和高度流动性使对文化及医学知识的理解的重要性与日俱增。全球的快速运输与通信及移民引起很多健康问题，这些健康问题不同于国内，是跨文化的全球医学问题。社会、经济、政治和技术变化促进了传染性疾病的传播，而移民、战争与冲突、旅游、征兵是其中的重要例子。存在大量人口流动的这些地方更需要提供医学服务，而这种医学服务就成为跨文化的医学服务。因此，跨文化的医学教育势在必行（Bateman et al，2001）。在实施"一带一路"倡议时，无论走出去，还是请进来，跨文化的医学服务比任何时候都重要。面对这种新形势，医学院校必须调整计划，重新定位人才培养规划，以适应全球化的卫生服务需求。

二、国外医学人类学教育

生物人类学在 21 世纪正经历着迅速而明显的变化，超出了过去在人类学部门研究的范畴，感兴趣的领域正在扩大，在研究领域内外都能找到新的工作岗位。生物人类学可以从广泛的自然、社会和人文科学领域招来学生。

国外特别是美国很重视跨文化的医学服务，以及医学人类学、生物医学人类学的教育。美国有 300 多所大学设有人类学系，分别从事体质人类学和文化人类学的研究，其他各国都设有人类学系/部和课程。

在 102 所世界著名高校中，其中美国 76 所，英国 7 所，加拿大、中国（含港台）各 6 所，日本、瑞士各 2 所，墨西哥、新加坡、奥地利各 1 所。哈佛大学、麻省理工学院、斯坦福大学、牛津大学、剑桥大学等世界著名大学都在此列。在这 102 所著名高校中，92% 的高校设人类学专业、系部，无人类学系部的院校（8%）是理工和科技类单科学校。凡有人类学系的院校都分别在文化人类学、应用人类学、生物人类学、体质人类学、文化与健康中讲授医学人类学或相关内容。一些课程把医学人类学作为扩展的内容在体质人类学、生物人类学、文化人类学、社会人类学中或在人类学中讲授。开设医学人类学课程的院校有 53 所（52.0%），涉及医学人类学内容的有 16 所（15.7%）。以上统计只是保守的估计与抽样。20 世纪 70 年代，医学人类学的第一个博士培养计划是在加利福尼亚大学伯克利分校（UC Berkeley）和密歇根州立大学进行的，后来实施了博士后计划。很多人类学部都设立了硕士、博士的医学人类学课程，有些还设立了医学人类学博士后培养计划。据不完全统计，美国开设医学人类学学位（PhD，MA）课程的大学如宾汉姆顿大学、纽约大学（以上开设生物医学人类学）、哈佛大学、斯坦福大学、凯斯西储大学、宾夕法尼亚大学、哥伦比亚大学、艾奥瓦大学、密歇根州立大学、南佛罗里达大学、加州大学伯克利分校、亚利桑那大学、加州大学旧金山分校、康涅狄格大学、约翰霍普金斯大学及华盛顿大学。

美国一些学校在临床前期讲授医学人类学的内容，有的学校在第三、四学年临床见习阶段开设此课。卡斯韦斯特恩大学的医学人类学教育包括形成疾病的社会文化、生物、心理和历史特征，疾病与健康服务的类型，医疗保健服务、疾病和保健的职业性医学结构，强调城市卫生、跨文化的老年学和国际公共卫生。夏威夷大学设有特别的医学人类学课程，如食物、健康与社会、生物医学与文化等内容。

美国有些医学院校第三年和第四年临床轮转中也包括人类学课程，托马斯·约翰逊（Thomas Johnson）认为医学人类学家对医生训练会产生更大影响，每天查房时，人类学家会在病例基础上调查患者的社会文化背景（心理社会问题），以改善沟通和有利于治疗。

英国如牛津大学、布鲁内尔大学、杜伦大学、伦敦大学、爱丁堡大学开设硕士学位和博士学位课程。牛津大学向学生讲授人类生态学和流行病学，包括疾病的生物学分类、慢性疼痛、健康的政治与经济、传染病的人种特点、医患关系、人的生长发育与可塑性、肥胖及全球食品、非传染性疾病的人类生态特征、工业社会的心血管疾病的生态学等。

加拿大很多大学提供医学人类学研究计划。多伦多大学为大学生提供专业计划；多伦多大学、麦吉尔大学、不列颠哥伦比亚大学制定研究生学位计划；麦克马斯特大学有健康的人类学课程；曼尼托巴大学、纽芬兰纪念大学、特伦特大学制定研究生课程和高级研究计划。加拿大和德国开设硕士学位课程。第二次世界大战后，海德堡大学和汉堡大学均开设医学人类学课，后来开设博士学位课程。丹麦奥胡斯大学，日本东京大学、京都大学，挪威卑尔根大学等，以及澳大利亚的国立大学和悉尼大学也都开设了医学人类学课程。

在医学训练中，一些医生重要的临床经验显示，在他们处理患者时，需要对患者的文化习俗有更深的理解，强调社会文化模式在疾病流行上的重要性。人类学强调给予康复治疗工作者生物医学文化的观点，通过会话技巧启发患者，成为"可理解的典范"并以一般的民族学知识揭示这些。

过去，一般的人类学占据了基础医学主要的位置，起初医学教育是限于医院范围，医院作为临床和观察患者的中心。根据民族志、人口学、统计学，有时是根据流行病学等知识培训医生，由于实验医学的发展，由医院临床和实验室培训医生，这意味着整个时间里大部分医生不再把民族志作为知识的工具。当社会人类学采用民族志，将其作为职业成分并开始从普遍人类学计划中分离出来时，医学抛弃了民族志。虽然医学与职业人类学分离，但从来不是一个完全的分离，这两个学科的关系在 20 世纪一直是永恒地联系在一起。直至 20 世纪 60~70 年代，医学人类学迅速发展。对 20 世纪医学人类学做出巨大贡献的学者包括里弗斯（Rivers）、艾布拉姆（Abram）、卡迪纳（Kardiner）、莱维（Robert I. Levx）等，有的从事医学护理、心理或精神培训，他们共同承担临床和人类学的培训，还有来自社会科学或人类学的其他人如福斯特（Foster）、考迪尔（Gaudill）等。

人类学家已经进入医学院校教师队伍，在临床前期课程中，他们讲授行为医学和医学心理学课程，例如，罗伯特·奈斯（Robert Ness）在康涅狄格（Connecticut）大学给一年级学生讲授酗酒、虐待儿童、压力和疾病、文化对医学系统的影响，其目的是展现文化在慢性病治疗和预防中的重要作用。英国的一些大学专门为医学本科生和研究生开设"人的差异"和"人类进化"课程，为今后理解临床疾病和个性化医疗打下基础。

医学人类学家发现适应医学院校的环境是不容易的，这是由于在教师和医生的登记制度中，给予他们的机会很少，也由于大部分医学人类学家对医学院校的文化并不熟悉。人类学家希望其他人类学家把医学院和医院看成陌生的社会，像人类学关注（或关注的）的传统目标一样，同样需要民族学研究。这包括悬而未决的判断，完善的语言术语，熟悉社会政治结构（如医院权力分配）和避免"土著的"过分确定。

西马萨诸塞州几所大学最近联合倡议了一个称为"文化，健康和科学"的大学本科生研究计划，它由自然科学、社会科学联合设计，主要目的是向学生表明理解人类健康、跨学科观点的必要性。这个计划包括：①生物文化方法的概括。覆盖人类健康和疾病生物文化与比较的方法。②疾病传播机制。在个人和人口中，健康和疾病机制及疾病的传播机制。③人口。健康和疾病在社会、行为、经济中的作用和人口与人类健康及疾病的关系。④医治者和治疗组织。揭示医治者和治疗的功能。⑤伦理学和哲学。有关健康和康复治疗决定的知识结构，包括伦理学和哲学问题。⑥研究设计和分析。包括证据的概念、资料收集、测量和（或）分析。西马萨诸塞州几所大学也强调通过实习课程计划，独立地研究或进行实验室工作。通过收集和分析健康有关的资料，对健康工作有兴趣的本科生会从直接经验中得到很大的收获。那些对健康工作感兴趣的本科生，无论他们去医学院还是从事与健康有关的其他职业或研究领域，都需要把人类学与其他知识结合起来制订跨学科的研究计划。医学人类学的一般课程包括以下几个领域：生物文化方面；人口、健康和疾病；医治者和治疗；专业课程、生物人类学、适应、与健康相关的课程（如疾病的传播、研究设计和分析）。

医学人类学协会还出版了一本名为《在医学人类学中的毕业计划》的指南，其用于学士学位后训练的各种选择。许多人类学毕业计划集中在医学人类学中，详尽程度不一，这些课程便作为计划的核心。一些医学院及护理、公共健康和流行病学院提供了双重学位计划。在美国，对于那些希望运用医学人类学知识在国际健康组织或公共卫生领域工作的人，获取双重学位特别具有吸引力。

有学位的人类学部门包括医学人类学，也有几个计划专门研究世界特殊地区的医学人类学，像檀香山夏威夷大学鼓励研究亚洲和太平洋地区的医学人类学。应用人类学也被许多计划优先列入，如卡斯韦斯特恩（Casewestern）大学、南佛罗里达大学。

学科的研究兴趣给学位计划增加了新的特点，如加利福尼亚大学伯克利分校有一个医学人类学的联合计划，它在国际健康、疾病的经验研究、伤残、蒙受耻辱状态方面的人类学研究有特殊的优势，这些就是这个计划主要人员的研究兴趣所在，且代表这个计划特别扶持的领域。

三、我国的医学人类学教育

20 世纪 80 年代后，我国中央民族大学、厦门大学、中山大学、北京大学、清华大学、中国人民大学、复旦大学、云南大学、北京师范大学、新疆师范大学等先后恢复或增设人类学教学科研机构。由于我国民族众多，民族学备受关注，一些院校的人类学往往与民族学放在一起讲授。中国科学院古脊椎动物与古人类研究所和中国社会科学院民族学与人类学研究所是其中较大的研究机构，还有一些地方院校和综合性院校、民族院校、医学院校等 20 多个研究机构，除了一些综合性大学和民族院校外，某些医学院校（含中医）也开设了医学人类学，如锦州医科大学在全国就率先为本科生和研究生开设了这门课程。

过去我国学者虽然进行了不少人类学的研究，但大多集中于体质人类学和文化人类学方面，真正有关医学人类学内容的只查到席焕久（2004）、陈华（1998）、张有春（2011）编写的医学人类学著作。医学人类学的内容分散在民族医学、社会医学、医学社会学、流行病学、医学文化学中讲授。中山大学、厦门大学、云南大学、北京大学、锦州医科大学等单独讲授。近年来，我国人类学工作者在高等医学院校开设了医学人类学的课程，既有本科生的课程，也有研究生的课程。中国的医学人类学出版物很少，无专门杂志。专著与教科书也不多，我们要努力研究和探索，不断发展和完善生物医学人类学的理论和实践，使它在我国的四化建设中发挥更大的作用，更好地为人类的健康服务。

（席焕久）

第二章　医学文化与生态文化

第一节　文　化　概　念

一直以来，文化可以说是人类学最基本的概念。一百多年前英国人类学家爱德华·伯内特·泰勒在《原始文化》中第一次给文化下了一个科学的定义：文化……是一个复杂的整体，其中包括知识、信仰、艺术、道德、法律、风俗及个人作为社会成员所必需的其他能力及习惯（Tylor，1871）。此外，对于文化还有其他许多不同的解释，而泰勒对于文化的定义是目前认可度最高的。其关注的不是人们可以通过生物遗传而获得的特性，而是那些人们在某个特定社会成长过程中获得的特性。可以说，每个人都处于某个他们自己特定的文化传统中。

一、文化

"文化"（culture）一词源自拉丁语"colo"，即"耕耘"之意。目前，其定义有多种，人类学多认为文化是一个特定社会中代代相传的一种共享的生活方式，包括技术、价值、观念、信仰和规范。它的基本特征是人类群体的共享性，是通过学习得来的，有整合适应性和变迁性，以象征符号为基础，一般包括物质文化与非物质文化（Raymond，1992；Haviland，1993；庄孔韶，2005），含有认知成分（知识、信仰等）、规范成分（价值观和社会规范等）和符号成分（文字、数字和颜色等）。根据泰勒对于文化的定义，文化包括价值、信仰、态度、语言、信号、宗教仪式、行为、习惯、学习、共享等，也包含传统、能传承下一代，这一切共同形成人的生活方式，决定处于其中的人怎么看待周围的世界并塑造其知识体系、客观物质和社会行为。人类学家格尔茨（Clifford Geertz）将文化定义为：基于文化学习与象征的一些概念。他认为文化是历史传承下来的，体现为符号的一种意义模式，是由符号形式表述的一种传承的概念体系，通过这种符号体系，人们得以相互交流、世代延续并发展出他们关于生活的知识和对于生命的态度。人类学家怀特（Leslie White）将文化定义为：依靠着象征过程，文化系由工具、装备、器具、服装、装饰、风俗习惯、制度、仪式、游戏、艺术作品、语言等所构成。《辞海》（1989）对文化的定义：广义上是指人民群众在社会历史事件过程中创造的物质财富和精神财富的总和；狭义上是指社会意识形态及相应的制度和组织结构。

文化的表现形式是多样的，可以是明确的，如现代社会中的各项法律、法规等，也可以是隐含的、约定俗成的，如社会成员共同遵守的道德标准。文化为某一特定群体的广大成员所共享，文化共享是相对的、分层次的，如点头、摇头、竖拇指等动作在一些国家和地区具有相同或相似的意义，但是在另外一些国家和地区却有不一样甚至完全相反的意义。

文化并不是以上这一切的杂乱组合，而是整合的、有模式可循的体系。这个体系某个部分发生变迁，其他部分也会发生相应的改变。文化被主要的经济活动或相关社会模式整合起来，也借助于价值、观念、象征与判断的组合进行整合。一套独具特色的核心价值（关键、本质的价值）整合了每一种文化且有助于把这种文化与其他文化区分开。

文化通过习惯、风俗、传统、性起源、宗教等表达其自身，反映了学习、行为、观念、态度和价值等。

文化不是通过生理遗传获得的，而是在特定的社会环境发展过程中获得的。孩童能够轻易地吸收任何文化传统，这依赖的是人类独一无二的复杂学习能力。每一个人通过一套有意识和无意识的学习以及与他人互动的过程，随时开始内化或整合一个文化传统，然后运用这套体系去定义世界、表达感情和作出判断。有时候文化是直接被教导的，如父母教导孩子。有时候文化也通过观察而传递，如孩子修正自己的行为，不仅是因为别人告诉他们怎么做，有些也是出于其自己的观察并渐渐认识到他们的文化所认定的是非对错。

二、文化与人、自然的关系

文化并不是一种完全属于个人的属性，而是作为群体成员的个人所具有的属性。我们通过与其他人之间的观察、倾听、交谈与互动，学会文化。通过文化，个人能感知和理解他所居住的世界，学习怎样在其中生活。共享的信念、价值、记忆和期望，将一个相同文化中成长的人群连接在一起。濡化过程提供给我们许多共同经验，使得人们结合在一起。人类的思想和信仰方式的多样性以及各式各样的风俗和世界观，不时地困扰着我们对人类行为的理解。依据文化价值观和道德规范，许多在某个民族中看来是邪恶或严禁的或不可想象的行为，在另一个民族中却可能是正确而值得欣赏的事。许多我们认为丑陋的，在其他民族中则可能是美的。

我们在理解文化的角色时，很重要的一点是不能脱离它所在的特定场景或情景，这一情景是由历史、经济、社会、政治和地理因素构成的。这意味着任何人群在任何特定时间的文化总是受到其他许多因素影响，因此不可能将"纯"文化信念和行为从其所产生的社会和经济背景中剥离出来。20世纪前半叶，生物文化人类学家在探讨文化和人类关系时就看到了这种影响。

（一）文化是主要的人类适应

人与其他动物最大的区别是，人同时具有生物属性和社会属性，其生活的环境包括自然环境和社会环境。所谓社会环境是指人类创造的环境，如院落、村落、城市环境等，也包括文化环境，如社会制度、经济形式与法规、生产方式、宗教信仰、医疗卫生、生活质量、饮食习惯等。700万年前，为了适应新的环境，人类的祖先从树上下来，开始直立行走，学会制造和使用工具，脑量逐渐增大，人类成为最聪明、最具智慧的生物，并开始通过实践来改造自然环境以适应自己的生存，创造出人类特有的文化，这叫文化适应。文化是在人类适应环境谋求生存过程中创造出来的，可以说是人类的一个主要适应。与其他灵长类相比，人的生物学特点明显（如发达的大脑皮质和密集的生育），有强烈的父母观念及紧密的亲缘关系，这种适应被看作由文化产生，是复杂的社会关系的一部分，生物与文化适应使个体与群体适应不同的局部生态。

（二）文化塑造了政治经济

文化是一个复合的整体，作为一种潜移默化的力量，渗透到社会的政治、经济等各个层面。文化的力量影响着经济的发展，因而影响个体对资源（食物与居所等）的利用和不受疾病的侵袭，这是一种保护作用（包括自我保护），通过这种保护作用，维持个体健康。社会不平等和边缘化产生的健康不良和疾病的危险常常比基因（文化）与环境不匹配产生的危险更大（Sarah et al, 2008）。因为一个国家不仅依靠政治、经济制度和法律手段来维护社会秩序，也需要一个强大的意识形态系统即文化这个"软权力"来消除社会上的不稳定因素，增强国家的凝聚力和经济持续发展的动力。这种意识形态具有相对的独立性，具有自身的发展规律，并不能被政治经济的规律代替。如我们国家 56 个民族同属于中华人民共和国这个社会形态，但不同的民族依然保留有不同的文化类型，就足以说明这一点。马克思主义认为经济基础决定上层建筑，但在指出这种决定作用的同时，还强调了政治、经济和文化发展的不平衡，生产力的率先发展会推动政治的改革和文化的变迁，并且不能简单地认为是经济决定了文化，相反，是文化塑造了政治、经济。

（三）文化塑造了人类对世界的思维方式

思维方式是指一定时代人们的理性认识方式，是按一定结构、方法和程序把思维诸要素结合起来的相对稳定的思维运行样式。也就是说，思维方式是认识世界、感知世界和处理信息的习惯、活动、方法的统一，属于社会意识的一种。社会存在决定社会意识。社会的生产方式、生活方式、行为方式和由此形成的文化体系，决定了人们的思维方式。既定的文化氛围、独特的语言体系、知识水平、世界观，在思维方式的形成、变革和发展中具有决定性的作用。一定文化氛围中的思想、观念和方法相互影响交融形成了独特的"思维场"，处于这一文化背景中的人们自然地受其影响，从而使该群体的思维方式印上该文化氛围的标记并逐渐将该种文化"共同"的思维定式转化为个体的思维习惯，积淀到意识的深层结构内，最后转化为自己的思维本能。在一定文化体系中形成的思维方式，又或为该文化区别于其他文化的一个要义。不同的文化体系蕴涵着不同的思维方式，不同的思维方式往往构成一个民族或一个社会群体内在的思维框架和稳定的思维传统，从而成为一个民族或一个社会群体的"精神遗传"，其最根本的内容制约着人们的认识、思考及整个思维活动。在不同文化体系之间的交流中，从表象上看，是具体的不同思想、观点与意识的展现，本质上是其中所蕴涵的不同的思维方式之间的冲撞或交锋。文化的交流能够推动思维方式的转换，思维方式的变革又可以促进文化的繁荣和发展。思维方式通过影响人类的行为（如食物选择）或更直接地通过身心（psychosomatic）的作用（如心理压力的生物学作用）改变其生物学。

（四）文化塑造了人的多态性

人类诞生在非洲，最初在非洲的远古人类因为生活在相似的环境下人与人之间的差异较小。人类远祖在大约 200 万年前或稍晚时走出非洲，先后扩散到亚洲、欧洲、大洋洲和美洲的不同地区，各地区的人群由于遗传漂变，必然在遗传构成的一些方面具有或大或小的差异（吴新智等，2016）。另外，各个地区的人群不断适应当地的环境，进一步产生了明显的差异或人的多态性，大约于 5 万年前形成了不同人种。这种适应除了自然选择的生物适应外，也包括为了应对不同的环境而采取的一些文化适应策略。例如，人类为了在欧洲低温环境下生存学会用动物皮毛等材料制作衣服来保暖，使人接受紫外线照射的皮肤面积大大减少，这也是肤色变浅的原因之一。曾经生活在极地酷寒环境下的因纽特人（Inuit），意为真正的人，过去称为 Esrimo，意为爱吃生肉的人，是贬义，是对敌人的称呼。其在没有足够植物类食物的环境下，为了补充身体所需维生素，通过食生肉的饮食文化适应，而食用生肉反过来又塑造了因纽特人独特的体质特征，使其拥有惊人的抵御严寒的体质。

300 多年前哥伦布发现美洲新大陆，欧洲白人从 16 世纪开始向美洲、大洋洲（澳大利亚）、非洲、亚洲大举进行殖民入侵，不同文化背景的不同人种之间的杂交，模糊了人种界限的同时，又进一步增加了人类的体质多态性。同时文化之间的交流也会引起文化变迁，产生一些新的文化或文化要素。

所有的文化都是人类与自然相互作用的结晶。文化承接了我们和其他动物共享的一些自然生物的驱动力，教导我们如何用独特的方式来表现出这些驱动力。文化的习性认知与发明在许多方面塑造了人类本性。吃喝拉撒是人类的生理需求，但是文化会教导人们吃什么、什么时候吃、如何吃及排泄方式和习惯，这些都是文化的一部分，已将自然行为转变为文化习惯。

文化影响了人们感知自然，人性与外在"自然"的方式通过科学、发明和探索，文化的进展克服了许多自然的限制。我们预防并治疗了许多曾让祖先致死并束手无策的疾病，如天花。但文化也无法使我们免于自然的危险，如洪水、地震等。

家庭、组织、语言、个人空间，以及眼神、姿势、卫生保健观念、精神、宗教都反映了文化多样性的特点，因而影响着人类的出生、死亡、健康、疾病和卫生保健。

（胡　荣）

第二节　生态文化

1979 年，麦克尔罗伊和汤森编写了名为《生态学视角下的医学人类学》的教科书，使生物文化适应的生态学视角成为医学人类学的一种理论范式，该书使用"医学生态学"的标签与进化生物学框架，把疾病视为对人类健康的环境威胁之一，认为在人类生物与文化演化的过程中，这些威胁作为自然选择的力量起着重要作用。根据病原、环境与人群之间的互动关系，建立了一个生态与健康的运作模式（张有春，2009b）。

一、生态文化的概念

人是生活在一定的物理、生物、社会经济和文化环境中的有理想、有理智、有境界的动物，可通过一定的生产关系和生活方式如家庭、单位、社团等组成社会群体并形成一定的文化。一般认为，文化是人类在其发展过程中积累起来与自身生活相关的经验，包括某个特定时间和特定民族的知识、信仰、艺术、道德、法律、习俗的综合。生态环境是影响人类文化的因子之一。例如，在冰河时期的末期，地球具有适宜植物生长的温度，最终为人类社会带来了农业文明并影响了同时期很多其他的社会、经济机制。

生态文化（ecological culture）是物质文明与精神文明在自然与社会生态关系上的具体表现，是天人关系的文化。生态文化中的"生态"是人与环境间高效和谐的生态关系的简称，是人类社会对全球生态环境变化的响应。生态文化的核心在于天人合一的系统观、道法自然的天然观、巧夺天工的经济观和以人为本的人文观。具体表现在管理体制、政策法规、价值观念、道德规范、生产方式及消费行为等方面的体制合理性、决策科学性、资源节约性、环境友好性、生活俭朴性、行为自觉性、公众参与性和系统和谐性，启迪一种将温饱、功利、道德、信仰和天地境界融合为一的生态境界，将个体的动物人、经济人改造为群体的生态人、智能人。

生态文化的产生实际上经历了一个"非自然"的过程。可以说，在某种意义上生态文化是"被逼迫"出现的。20世纪人类文明正在走向一个"转折点"，即从工业文明走向生态文明。20世纪50年代后期，随着西方国家工业化的发展和经济的迅速增长，出现了世界性的环境恶化、人口膨胀、能源危机和生态失衡。人类面临的种种问题，尤其是环境污染和生态危机两大难题，迫使人们与工业文明时代的生产方式、生活方式及工业文明相伴。

人类这些失范行为仅仅是生态危机的直接原因，在这些原因的背后，则是由传统的人类中心主义价值观支撑的传统发展观和发展模式；或者直截了当地说，人类面临的生态危机实质上是一场文化的危机。世界著名生态学家和社会学家唐纳德·沃斯特指出："我们今天所面临的全球性生态危机，起因不在生态系统本身，而在于我们的文化系统。要渡过这一危机，必须尽可能清楚地理解我们的文化对自然的影响。"频频暴发的生态危机暴露了传统工业文化的致命弊端，一种拯救人类于危难的新的文化形态——生态文化悄然兴起。生态文化旨在改变工业文化所奉行的人类中心主义价值观，重新确立自然的价值；要改变传统的以牺牲环境求发展的生产方式和高消费的生活方式，发展生态产业，寻求人与自然的和谐发展。

生态危机迫使人们进行深刻的文化反思和新的文明抉择。大力发展生态文化，建设生态文明，是消除传统文明的弊端、应对全球生态危机、维护全球生态安全、实现人类文明永续发展的不二选择和必由之路。近一个世纪以来，生态环境的恶化使一些有识之士开始反思工业文明时期的发展模式，提出了"循环经济"、"绿色发展"和"可持续发展"等概念，这些概念正在孕育着一种新的文化，这就是生态文化（宣裕方等，2012）。

生态文化包含生态与文化两个层次。两者是一种交融、发展与递进关系。19世纪中叶以前，西方人将那些研究自然规律而帮助人们进行生产实践的科学称为博物学，这应该是生态学的前身。

现代意义"生态学"（ecology）这个概念，是德国生物学家恩施特·海克尔首先提出的。恩施特·海克尔认为，所谓"生态"是一种关系的描述，就是自然有机生命体与周围世界的关系，因此"生态学"被定义为"研究植物与动物之间以及它们与生存环境之间相互依赖关系的科学"。"人类生态学"这一术语是美国学者卜欧克于1931年从城市社会学的角度首次提出来的。他和伯杰斯随即在芝加哥大学带领自己的研究生展开有关研究，后来被称为城市科学的"芝加哥学派"，他们赋予人类生态学的含义：既包括不同群体之间的生物关系，也包括由人类文化和有目的的人类行为所造成的状况和种种问题。

世界上任何事物都是互相联系的。生态观本身的确立就不是孤立的,它也存在着同上述种种"环境因素"的"生态关系"的问题,只有将生态观作为一个子系统置于人类认识的大系统中,从整体上探求各子系统间的有机联系,人们才能不断找到观察世界、认识事物的新角度、新方法,不断开辟新的思维路线,扩大科学思维的空间,开拓新的学科领域并将它们沟通起来,从而使人们自身的观念、格调、眼界、心理素质、精神状态等和客观世界同步发展、同步前进,从物质和精神的双重意义上去逼近人与环境和谐这一富于感染力、充满想象的境界。

生态文化也是一种理论体系。有史以来,可能从未有过像生态文化这样引领各学科,同时又需要各个学科支撑的理论体系。解决人类所面临的各种棘手问题的契机、方案和办法不可能产生于某种单一的理论、学科或文化,而只能源于多种理念、学科的相互渗透以及多种文化、思想的融汇互补。生态学本身就是一种伦理学。著名生态学家弗·迪卡斯雷特认为,把人和自然界相互作用的演变作为统一课题来研究,才算开始找到生态学的真正归宿。这就使生态学超出了生物科学,甚至超出了自然科学的范畴,而进入社会科学领域,如经济生态学、环境法学、生态美学、生态伦理学等。

生态文化也是一种社会文化,其不仅包括人类在总结传统发展基础上提出的有利于人与自然和谐相处的观念形态,而且还包括人类为了保护生态环境而发明或制定的相关手段,如法律、政策及科学技术等。因此,生态文化可以分为精神、制度和物质三个层面:精神层面的生态文化主要体现为生态价值观,是人们在生产和生活中的生态伦理准则;制度层面的生态文化则是政府为了保护生态环境而制定的法律和政策;物质层面的生态文化是生态价值观的有形体现。

生态文化是从人统治自然的文化过渡到人与自然和谐并进的文化(黄映玲,2006),包括人类文化的制度层次、物质层次和精神层次的一系列变化。生态哲学家认为,生态文化有广义和狭义之别。

广义的生态文化的概念:生态文化是人类新的生活方式,即人与自然和谐发展的生活方式。把生态文化视为一种人类创造和选择的新文化并将带来一种新文明、新价值观——生态文明。人类从反自然的文化和人类统治自然的文化转向尊重自然、人与自然和谐发展的文化,人类将依据生态文化的价值观念来判定自己创造的文明程度和发展方向。作为一种价值观、文明观,生态文化首先是价值观的转变,是人类新的生存方式,即人与自然和谐发展的生存方式。

狭义的生态文化的概念:以生态价值观为指导的生态、人类精神和社会制度,主要是指一种基于生态理念的社会文化现象,主要是自 19 世纪以来,人类在重视自身生存的生态环境保护的过程中,逐渐产生的一系列的环境观念、生态意识,以及在此基础上发展起来的一系列有关生态环境的人文社会科学成果,如生态文学、生态艺术、生态伦理、生态经济理论、生态政治理论、生态神学等,这些生态文化成果表明了生态思维对人文社会科学的渗透,是自然科学与人文社会科学在当代相互融合的文化发展趋势;同时也表明生态文化作为一股思想文化潮流,由于其所关注的是全球、全人类的福祉,因此越来越具有全球意义(宣裕方等,2012)。

二、生态文化的特征

生态文化在不同民族、不同国家表现出很大的差异，这些差异不可否认存在着发展程度上的差异，但最主要的还是性质和表现形式上的差异。

生态文化具有如下特征（宣裕方等，2012）：

（1）历史传承性：文化是人类历史代代传承下来的精神财富，生态文化自然也不例外。纵观整个人类社会发展历程，历史传承几乎成了文化演进的唯一方式。同其他类型的文化一样，生态文化是人类在改造自然、社会和自我的过程中一代一代遗留、积累和继承下来的。

（2）环境协调性：生态文化是人类文明与环境协调发展的结果。生态文化的环境协调性是指人类自身的发展与环境的发展并不是根本矛盾的，两者可以在共同发展中实现协调和统一，两者互为载体、互相促进。生态文化要求人类在爱护并尊重生命、社会和自然的基础上建设崭新的人类文明。在维护秩序和保护环境的基础上发展富于包容性的文化。任何人与自然的矛盾，都是人与人、人与社会矛盾的综合反映。如何把人类自身的矛盾解决好，是解决好人与自然矛盾的根本前提。所以，生态文化必然要求人类充分发挥智慧和能力，充分整合社会资源，尽可能替代自然资源，减少对自然生态环境的压力。

（3）价值倍增性：同其他商品一样，市场化的生态文化和生态文化产品同样受价值规律的影响，在流通中实现价值增值。但无论是生态文化还是生态文化产品都是特殊的商品，在市场经济条件下，价值能够通过供求关系大致地反映出来。但由于生态文化产品不是以完整的产品形态直接进入市场，而是产品中凝结了复杂的精神劳动，因而其价值显然高于一般的物质产品；由于生态文化市场处于供不应求的状态，即生态文化资源稀缺，而对生态文化的需求日益增长，因而其价格比一般文化产品高，可以获得超额利润。货币形态表现出来的价值大，由于生态文化产品可以多次复制、循环使用、转移使用，其使用价值也具有倍增效应。

（4）环境压力导致新的文化选择：动物以本能的方式生存，面对环境压力，它以自身的变化去适应环境、谋求生存。人则不同，人以文化的方式生存，面对环境压力，人以文化变化（文化选择）适应环境，使自然界符合自己的需要，以谋求生存。

三、生态文化、发展、疾病

所谓发展指一个国家或地区通过人力、物力资源的合理利用，消除贫困、提高教育水平、控制疾病、促进经济和科学技术水平的提高，使人们的生活质量提高到令人满意的水平。发展并不像字面上那样仅仅有提高、进步这一层含义，同时也意味着人类对自然平衡的干预，如建造水坝，垦荒、平整土地，灌溉农田，修筑公路，创办学校、医院，钻探油井，开发矿山，建立工厂等。发展并不是近几百年才有的活动，而是可以追溯到新石器时代。当时农耕开始盛行，打破了当时以狩猎-采集生存方式为基础的生态平衡。刀耕火种破坏了自然环境，家养动物带来了人畜共患疾病，聚居及人口的急剧增加导致了生活环境的恶化，传染病得以传播流行等。从一开始，发展就是一把双刃剑。随着欧洲工业革命的兴起，人类改造自然的步伐加快，与此同时，也产生了一系列的问题：空气污染、水土流失、全球变暖、伴随工业革命而产生的健康问题等至今不能完全解决。

发展涉及人口迁移、收入、基础设施、信贷设施以及影响人类健康和福利的活动。较低的健康水平或某些特殊疾病严重阻碍了发展（席焕久，2004）。在许多发展规划中，疾病是影响发展的罪魁祸首，根除疾病本身就是发展的一个基本任务。具有讽刺意义的是，随着现代化的展开，工业文明造成的环境污染、生态恶化又引发了很多新的疾病，如人类现代文明生活方式引起的"文明病"和"富裕病"：糖尿病、高血脂、高血压、冠心病发病率上升且低龄化；与现代化和发展有关的"发展性疾病"：疟疾、血吸虫病、丝虫病等，而导致这些疾病的主要原因是人造湖、道路建设及都市化等。

然而发展已成定局，我们不能否定发展，回到古时茹毛饮血的时代，除了发展，人类别无选择。我们只能选择发展的方式，尽量将发展好的一面发扬光大，而将发展坏的一面控制在更小的范围内。博布斯曾经写道："所有的技术改革，无论是工业的、农业的还是医学的，都必然会扰乱自然平衡。事实上征服自然与扰乱自然是同义词。"所以问题不是要不要扰乱自然，而是如何去改变，使其更有利而不是更有害。

美国生态学家奥德姆曾经说道："生态系统发展的原理，对于人类与自然的相互关系有重要的影响，生态系统发展的对策是获得'最大的保护'（即力图达到对复杂生物量结构的最大支持），而人类的目的则是'最大生产量'（即力图获得最高可能的产量），这两者常常发生矛盾。"

如何在生态文化价值导向下去发展，需要特别注意以下几个问题：第一，承认人类对策与自然对策的客观存在。所谓人类对策指人类为了谋求发展而对自然所做的干预措施；所谓自然对策是指自然环境内在的生态平衡。第二，注意这两种对策常常发生矛盾。第三，自然对策要求最大化的保护生态。这是人类的幸运，因为它的生态学基础是生态系统的生产率与分解率比较总是正值，生产高于消费。这是生态系统发展的潜力，也为人类利用生态系统资源提供可能。如果不是这样，没有这种对策，或者生产小于消费，生态系统发展潜力受到损害，系统便会走向瓦解。第四，人类现在的问题是只顾实施自己的对策，不顾自然的对策，人类"取走的比送回的多"，已经达到威胁生命的程度。而使两种对策的矛盾达到尖锐化的程度。第五，为了保护生态潜力以保证地球生态系统的发展以及人类对生态资源的持续利用，需要对两种对策的矛盾作出调整。这里唯一的做法是，保护自然实现其对策，同时调整人类的对策。为此，人类需要作出让步，使对自然的进攻，限制在维护生态潜力的范围内，减少生物净生产力的消费，同时扩大植物生产，使净生产高于消费。

生态文化是一种新的文化选择。我们相信在生态文化的发展中，运用人类伟大的智慧和创造力，在自然的基础上创造文化价值，可以在增加文化价值的同时，保护自然价值，实现两者的统一。也就是说，在人类新文化发展中，人类的发展既对人有利，又对自然界有利，如果能够做到这一点，便是可持续发展。

四、生态文化与健康

生态与健康的运作模式把影响人们的环境大体分为三部分：物理环境或非生物环境、生物环境及文化环境。这三个部分是互相依赖、互相影响的互动关系，其中一部分的改变会导致另一部分的改变，这就是生态系统模式，其中任何一个环境的改变都可能导致一定的不平衡，从而引起紧张与疾病。例如，气候的变化可能使食物供应急剧减少，引起营养不良；大型水坝建设会导致血吸虫病的流行；掌握政治与经济权力的群体会施加影响，使脆弱人群的处境进一步恶化等。

该模式建立在关于健康与疾病生态的特定前提之下。第一，疾病的病因不是单一的。临床发现的疾病直接的刺激因素或许是一种病毒、缺乏维生素，或者肠道寄生虫，但疾病本身最终由一系列与生态系统失衡相关的因素引起。第二，健康与疾病在一系列物理的、生物的及文化的系统中发展，这些系统不断相互影响。第三，环境既是人们生活与工作的物理场所（如土壤、空气、水等），也是文化建构的地方（如街道与建筑、农场与花园、贫民区与牧场等）。而且，人们还创造并生活在社会与心理环境中，他们对物理环境及自身角色的认识受到社会价值及世界观的影响。因此，将环境与健康联系在一起的生态模式充分考虑了人类行为对环境的影响。由于环境处于不断的变动之中，所以适应不是一种终极的解决方式或生态学意义上的平衡状态，而是一个动态的过程，是人群为了能够在特定环境中生存而做出的持续改变。

生态文化的生物文化视角以"适应"为研究的出发点，以人群为"适应的单位"进行分析，其核心是用生物学指标评估限制因素对人群健康的影响，研究的最终目的是要表明处于不同环境、文化与社会的人群如何应对疾病，如何面对其健康与社会质量的限制因素。在生物文化视角中，生物变量既被作为自变量（原因），也可以作为因变量（结果），因此，它不是生物或生态决定论而是互动论的观点。就文化与环境的关系来说，作为一种适应机制的文化在环境或疾病面前不是完全被动的，人类的文化活动能够极大地改变外界环境，进而对人类适应提出新的要求，而环境也在一定程度上限制了文化设计及人类行为的范围；就文化与疾病的关系而言，一方面文化是一种适应机制，由疾病决定；另一方面其自身可能是非适应性的，是疾病得以产生的根源。因此在适应环境的过程中，虽然具有生存价值的生物与文化特质往往能够被选择并保留下来，但并非所有文化特质都是适应性的，生物文化视角所倡导的是对这些特质在特定环境中的生物适应性进行研究。

（胡　荣　周传斌）

第三节　医　学　文　化

第二次世界大战以后，国际社会开始重视在偏远地区推进国际公共卫生事业的发展，在异文化的社会环境中工作的公共卫生工作者发现，健康与疾病不仅仅是医学问题，更是社会文化问题。每一种文化都有长期的历史沉淀并为其所用的疾病观念衍生出相应的自成一格的治疗手段。因此，医学人类学提倡，应该把医学放在其文化背景中而不是抽离出来加以认识和研究。一般而言，"医学人类学"是以人类学的理论视角和方法对不同历史时期和地域人群的健康保健、疾病治疗模式进行研究。

一、医学文化

人类社会有总的社会文化，医学是构成社会的一个重要领域，医学领域的社会亚文化即医学文化。所有的社会都有医学理念和实践，它们与社会状态、社会影响和权利相关，诊所、医院和医务人员都与家庭、社会密切相关。人类学家塞西尔·赫尔曼（Cecil Helman）

曾指出："在所有的人类社会中，与疾病有关的信仰和实践是文化的一个中心特征。"医学文化是人们在医学社会实践中所涉及、所形成、所追求的物质和精神方面的内容，以及驱使人们进行医学社会实践的心理指向和意志动力。其中的物质因素包括支撑医学社会活动赖以运行的一切物质条件，如医院建筑物、医疗设施设备、医疗活动耗材等。其中的精神因素包括规范、约束、指导人们进行医学社会活动有关的一切非物质条件，如医学观、医学法律规章、医学伦理道德乃至驱动人们行医就医的心理程序等（昝加禄，2006）。当某种物质形态承载医学文化信息时，才真正成为构成医学文化的物质成分。把是否承载医学文化信息作为判定是否属于医学文化构成元素的标准，对物质形态的元素是普遍适用的，而对某些精神方面的因素也同样适用。医学伦理、医学法规、医学论文、医学观念等，这些精神因素本身就带有强烈的医学特征，将其看作医学文化中精神方面的内容无可厚非；而某些高新技术如激光、断层扫描、生物技术、众多发明专利等，这些精神因素并不一定与医学有必然联系，它们可以为医学服务，也可以为社会其他领域服务。显然，只有当它们为医学服务或与医学发生联系时才可能成为医学文化中精神方面的内容。

当卫生保健生产和规定转变时，三个主要的相互联系的过程便更加明显了，即生物医学科学化、生物医学社会化和社会的生物医学化。

生物医学科学化指新的科学技术进步已经影响了医学知识的产生，以及其在实验室和医院的应用。医学与其他生命科学如分子生物学、神经科学的结合日益紧密，同时引进了物理、化学和计算机科学。科学技术和方法如生物技术、基因组学、生物信息、影像技术为诊断和治疗提供了新的重要工具。所以生物医学科学化意味着：①医学与科学和技术创新更加密切；②科学在医学中不断得到合理应用。伴随这个过程在生物医学中重新配置了认识工具、重要的程序、社会关系和内部结构，因而对社会产生了重要影响。

生物医学社会化反映了一个过程，通过这个过程，医学知识在社会中产生并扩散，科学家和患者群的合作表现出科学-社会关系，通过整合不同的角色，塑造了科学知识产生的新方式，对不同的研究对象（如妇女、种族、少数民族、儿童、老年人）采用不同思维方式研究做出了贡献。这些研究形式改变了社会关系和制度，产生了患者的各种身份。

社会的医学化反映了生物医学引入社会转换的相反的过程，将医学权力的扩张描述为"医学化"。通过医学化，医学日渐应用于以前认为并非医学的领域。美容外科和临床用药提升了人们的认知功能，并与个体塑造的强迫文化和改善个人机体同时出现，新的生殖技术已经创造了新的家庭和亲属关系。个体识别和对患某些疾病有潜在危险的群体的遗传学检查，再造了社会秩序和个体的人。这些变化与全球的工业复杂化有关。全球的生物资本和跨国的经济市场与利益，以及不同的管理制度均涉及卫生保健的各种方式（Burri et al，2007）。

二、疾病与医学的文化建构

实际上，从文化的角度来审视医学行为在人类学领域早已开始。早期的医学人类学研究主要建立在人类学家在异民族、异文化的田野调查实践的基础上，是对非西方医学的跨文化比较研究。事实上，医学人类学家研究认为，每一种文化中都会涉及对疾病缘起的理解、诊断及处理方法。早期的一些人类学大师，如马林诺夫斯基（Malinowski）、埃文思·普里查德（Evans Pritchard）、克洛德·列维-斯特劳斯（Claude Levi-Strauss）、维克多·特纳（Victor Turner）等都曾经在其民族志中讨论过异文化或非西方的医疗及保健系统。1924
年出版的医学人类学名著《医学、巫术与宗教》一书，将医学与社会文化、宗教信仰联系
起来进行综合研究，其作者——英国人类学家里弗斯（Rivers）可以说是最早从文化角度
系统地对非西方医学进行研究的人。

　　在对待疾病和医疗方面，目前医学人类学大致上形成了三种理论取向，即环境理论
（environmental theory）、文化理论（cultural theory）与政治经济理论（political-economic
theory）。这些理论又形成了一个连续的统一体，不仅关注环境与生态，也关注文化信仰与
社会关系，同时还认识到了生物、环境、人类社会与文化所发挥的作用。也就是说，文化
的力量已经成为医学人类学考虑的一个极其重要的方面。一些学者采取二分法将西方医学
人类学的理论视角大体概括为两端，一端侧重于人类的生物性，认为人类所有的文化都是
为了保持身心健康、适应环境而存在的，形成了医学人类学的生物文化视角；另一端则关
注社会文化层面，认为文化是认识世界的一种方式，透过文化来认识疾病与健康，形成了
医学人类学的社会文化视角（张有春，2009a）。美国著名人类学家福斯特（George M. Foster）
与安德森（Anderson）在其合作的名著《医学人类学》中首先提出"自然论医学体系"和
"拟人论医学体系"两种迥异的疾病观念体系。"自然论医学体系"认为人类的疾病是由自
然因素引起的，对应于医学人类学的生物文化视角。"拟人论医学体系"则将人类疾病看
作是超自然因素引起的，即在解释疾病时，既从现实世界又从现实世界之外去探索疾病的
原因，对应于医学人类学的社会文化视角。

　　著名的当代人类学家凯博文（Arthur Kleinman，1980）曾在《苦痛和疾病的社会根源》
一书中对疾病（disease）和病痛（illness）做出了两种不同的区分，这成为当今医学人类
学一个重要的概念出发点。

　　疾病可以说是从旁观者客位立场出发，一般就人的生理、生物层面而言，指生物学上
的功能不良，诸如机制上的障碍和问题等，且作为一种客观的存在可以被仪器测量出来，
也是生物医学主要的处理对象，而不涉及文化的因素。

　　病痛则从参与者主位立场出发，是一种主观上的文化体验，指损伤或痛苦的经历：生
病的时候感觉到症状、给症状贴上标签、与别人交流症状、解释症状、应对症状、就诊选
择，这些行为都是由病痛的体验导致的，但同时也会对病痛产生影响。病痛本身作为一种
体验，从病理上确定不了，也无法使用仪器测量，因此具有了文化的象征和意味。共享的
文化信仰（关于身体、自我、特定症状及一般意义上的病痛）、所处的具体社会情境及个
体方面的因素（性格、应对方式、过去的经历等）与我们针对特定病痛的解释模型，指引
着我们在生病的时候如何与人交流苦痛、诊断治疗、考虑病痛造成的生活问题、与社会现
实交涉、解释病痛的含义等。也就是说文化其实决定了患者对于疾病的态度、疾病的诊断、
治疗的选择、疾病的痛苦程度等问题。

　　病痛包含好几种含义。首先指各种生理上的缺陷或不舒服等，如呼吸困难、消化不良、
行动痛苦、头痛、发热、残疾等，这在同一文化中基本上是标准化的。当我们向其他人诉
说苦痛或症状时，他们能理解我们的问题所在。而这种标准化和理解并非百分之百，而是
非常微妙的，因为就算是在同一个社会群体或文化中，也有多种谈论病痛的方式，导致患
者周围的人对患者的反应存在差异。病痛的另外一种含义则与特定社会中某种疾病的文化
含义有关。每一种疾病对于患者来说都具有独特的含义和特征。病痛吸收这些特定的含义，

区分我们每个人的个人生活形态和人际情境。如在中国人们认为罹患性病和艾滋病往往代表个人生活不检点、道德败坏，除了生理上的痛苦，患者往往承受着比疾病本身更大的社会性和精神性的痛苦，因此导致大部分中国人患性病或艾滋病后遮遮掩掩，羞于去医院治疗，或者去医院治疗时不愿意如实讲述自己患病的经历和体验，对医生有所隐瞒，导致延误病情、耽误正确的诊疗，甚至对于自己的性伴侣或家人也不愿告知实情，不采取相应的安全措施，最终导致传染给更多的人。在西方社会，心脏病背后可能隐藏着失败的婚姻、酗酒、家庭暴力、中年危机，以及可能导致随时面对死亡，除了心脏病本身，其背后的这些因素也在时时刻刻攻击着脆弱的患者。因此在治疗一些病痛时，要考虑到特殊的社会性和精神性的痛苦，因为这些都是病痛扩大和恶化的根源。

医学人类学认为，在治疗实践中许多服务对象并非处于疾病状态而是病患状态，而病痛也可以在没有疾病的情况下出现，还有一些人既无疾病又无病患体验，但却处于不舒服（sickness）的境况。"disease"、"illness"和"sickness"分别反映了医学的生理、社会和心理三个层面，医疗实践中对三者的不同界定就把医学与社会文化因素紧密地联系到了一起。凯博文还指出，病痛是一种文化建构，作为一种心理-社会经验，这种建构包含复杂的心理与社会过程，这一过程反过来又会影响疾病并在治疗疾病与病痛的过程中发挥作用。疾病不再仅仅是一种单靠生物医学来解决的客观存在物，患者也不再是生物医学模式下的"机器和试管"，疾病是人们透过其特定文化背景来认识和体验的一种经历，它不仅仅是一种科学知识，同时也是一套文化价值体系，是文化与社会的建构产物。

凯博文一直积极倡导认识疾病背后的社会文化意义，提出要建立"理解患者的解释模式"（explanatory models）。"解释模式"是患者、家属及治疗者对疾病认识的概括。患者和医务人员各有自己的解释模式，这种解释模式提供对疾病和治疗的理解，指导患者选择合适的治疗方法和治疗者，构筑患病过程对个人和社会的意义。解释模式为疾病提供了五个方面的解释：①疾病产生的原因；②起病的时间和模式；③涉及的病理生理过程；④疾病的自然病程和严重性；⑤合适的治疗方法。凯博文认为，普通人的解释模式通常是非特异性和容易改变的，在很大程度上受到个性和文化的影响。解释模式可以说是医学文化中的一个重要组成部分，其形成和使用在很大程度上受到宏观环境因素的影响。这些因素包括患者所在社区居民文化教育程度、占主导地位的社会意识状态或宗教观念及社会经济情况、所能提供的医疗服务等。在临床治疗中，医生应该把了解患者的解释模式作为治疗活动的主要组成部分，尽量让患者理解医生本人的解释模式，这样才能达到良好的治疗效果。

为了使医生更好地了解患者的解释模式，将个体的病痛经验转换成具有文化、社会与主观价值的分析文本，凯博文提出了"病痛叙述"（illness narrative）的概念。病痛叙述可以说是我们认识疾病的文化与社会意义的过程。作为一种方式，让患者讲述病痛从而表达其思想、情感与认知，还可以描述出患者所观察和理解的世界，从而将个体的生理过程、文化意义和社会关系联系起来，同时呈现患者的内在和外在世界。凯博文提出的解释模式、病痛叙述等方法，借鉴了非西方文化中医治疾病的经验，对高度依赖于医疗仪器而缺乏人情化的生物治疗模式进行补充，重视强调文化因素在治疗实践中的重要性，大大丰富了医学人类学的文化内涵和视角。

三、不同文化的医学认知

很多人认为现代生物医学属于自然科学的范畴，与文化好像关系不大。自然科学的特点之一是放之四海而皆准，如果从这个角度来看，对于疾病的病因解释、诊断、治疗等都可以划定相对统一的标准。但实际上并非如此，不同的文化背景对于医学方方面面的认知差距甚大（徐义强，2012）。在不同的文化背景中，人们对于疾病起因的解释各异，据此给出的治疗手段也是不同的，因此，医学人类学家往往将其置于文化范畴内进行分析研究。

首先，只有把疾病纳入到一种文化范畴，才能更容易理解为什么不同文化背景下衍生出了迥异的病因学（etiology）解释和疾病认知。由于所基于的文化传统与所使用的疾病概念框架不一样，同样的疾病症状在不同的文化中会有不同的命名与病因学解释。如中医对疾病的起因归于"阴阳失调"，讲究平衡，过与不及都会打破平衡导致阴阳失调，其诊治的准则和目的就是让身体恢复一定程度的平衡（陈华，1998）。因为中医文化基础为阴阳学说、五行学说、精气学说、辨证论治等，讲究的是阴阳调和。西方的生物医疗系统则认为疾病是病原体引起的宿主的一种环境适应不良的暂时性表现，将病因诊断为细菌侵入、病毒感染、肿瘤恶变或扩散等，除掉这些致病因素身体就会恢复正常，因此其相应的处理方式则为抗细菌、抗病毒、抗肿瘤（或切除）等。还有一些文化并不把疾病作为一种实体加以认识和处理，而是将之当成普通生活中遭遇的诸多不幸之一而已。身体的不适与遭遇意外事故一样，有着同样的原因。还有一些文化把疾病归因于巫术或情绪的作用，如非洲的阿赞德人认为疾病与死亡是怀有恶意的人实施巫术引起的。对灵魂的信仰是世界范围内存在的现象，很多文化认为万物皆有灵，灵魂依附于形体，当灵魂与形体合一时就是健康的，如果灵魂脱离形体就会生病甚至死亡。

其次，不同的疾病认知也极大地影响着药物的使用。中医学中，大量的植物、动物，甚至包括日常食物均可入药。受"阴阳"观念影响，中国人还将植物、动物进行了"阴/阳""热/凉""温/平"的属性区分，根据实际需求来选用不同属性的药物，用来调和阴阳、平衡体内经络系统。西方生物医学中，则针对不同的症状与目的大量使用各种生化制剂，如维生素、抗生素、激素等。

再次，不同的文化对于疾病的认定和诊断标准也是不一样的。一种文化中认定的疾病可能在另外一种文化中并不被看成是疾病，甚至被认为是健康的表现（张有春，2011）。"胖"在一些文化被视为美和健康的表现，或者是生育能力强的象征。如在中国的唐朝，丰满被认为是一种美。在非洲文化中，肥胖则意味着财富、威望与幸福，苗条则是不幸。按照西方的健康标准，肥胖被视为是丑陋的，甚至产生了一种疾病——肥胖病。再如中医中的"肾亏"，这是一个只有在中国乃至东方若干文化中才特有的疾病词汇，中国人往往对此特别看重，因为在中国文化中认为肾与性能力有很大的关联，而肾亏会影响性能力，以至于处处强调并形成各种名目繁多的"温补""进补"概念，但在西方文化中就从来没有与之相对应的病种，由此可见疾病受文化的影响非常大。

然后，一种文化所笃信的医疗传统在另外一种文化中可能被视为荒诞无稽。在不少西方国家，中国古老的拔火罐、针灸和刮痧被视为对身体的折磨，而绝大部分的中国人则认为拔火罐、针灸和刮痧是有效的治疗方法，对于调节体质、缓解症状、治疗某些疾病都有很好的效果。当然这种现象现在已有所改变，很多西方人开始慢慢放下文化的隔阂，接受这些传统疗法。在一些少数民族和地区巫术仪式治疗至今流行，也为现代生物医疗者所不能理解进而归为是错误的、荒谬的。

另外，不同文化传统的人对身体不同器官的认知程度也不尽相同。传统中医有所谓的"五脏六腑"，"五脏"指的是心、肝、脾、肺、肾，其功能是贮藏精气（所谓精气是指能充养脏腑、维持不可缺少的营养物质）；"六腑"指的是小肠、胆、胃、大肠、膀胱、三焦，功能则是消化食物、吸收精华、排除糟粕。并且　脏　腑是互相对应的，即"心与小肠相表里、肝与胆相表里、脾与胃相表里、肺与大肠相表里、肾与膀胱相表里、心包与三焦相表里"。中医理念讲究由表及里、内外兼治，不会单纯地"头痛医头，脚痛医脚"。而西方生物医学对各个器官之间的联系就不那么看重，什么器官出问题就针对这个器官进行专门诊治，基本上是"头痛医头，脚痛医脚"。另外，中医学里的脏腑，不仅仅指西方生物医学的解剖学中相对应的内脏（中医里面的一些脏腑名词并不能找到与之相对应的解剖结构，如三焦），更重要的是对人体生理功能和病理变化的概括。因此，虽然与现代医学的脏器名称大多相同，但其概念、功能却不完全一致，所以不能把两者等同起来。再如中国人很看重女性生育后的调养，认为生养对身体亏损极大，如果调养不好将会对其身体带来严重后果，因此有"坐月子"要静养和产后不吹风、忌生冷的讲究，而西方则没有坐月子的习惯，一些孕妇生完孩子不久便开始正常上班。再如，心脏在西方社会中通常具有决定性的特殊意义，被认为是生命之源，而日本人则对肚子最为在意，认为其更为重要，中国人则视肾为先天之本，脏腑之精，肾藏精生髓，为生命之气、精神之源。

再者，不同文化的人对于疾病的反应大大不同。马克·祖伯罗（Mark Zborow）1952年的研究发现，美籍意大利人和美籍犹太人对痛苦的反应非常情绪化，对很低程度的痛苦刺激都很敏感，而土生土长的美国人则倾向于将痛苦轻描淡写。马克·祖伯罗由此发现了痛苦经历包含的文化成分。人类学家马丁·艾米莉（Martin Emily）通过对美国和日本社会女性更年期的比较研究发现，两个国家在应对态度与处理方式上颇为不同：美国人对女性更年期往往持有偏见和一定恐慌，比较强调和依赖药物的治疗，这和日本社会形成强大反差，日本文化观中视女性更年期为人生必经之阶段，不仅少有偏见或将之视为疾病，反而视之为迎接生命的另一成熟阶段。

最后，一个文化中行之有效的治疗实践在另一个文化中也可能会毫无意义。例如，我国西南一些少数民族较为盛行的巫医治疗只有在当地文化中才能起到相应的治疗作用，在没有那样宗教信仰的环境中其治疗效果就会大打折扣。

医学人类学的文化论者即认为文化系统的信仰、价值与习俗是疾病与治疗的根本因素。作为文化的重要组成部分，医疗体系与疾病认知是社会文化的适应策略，与文化的其他部分紧密相关（拜伦·古德，2012）。不同的文化有不同的病患观念，建立在不同病患观念上的医疗保健行为也有很大差异。认识到这种差异对于改善临床治疗中的医患关系，推进行之有效的卫生决策与实践的地方性策略有着积极的意义。因此，如果我们从人类学的角度来看，那种将疾病剥离于文化，仅视为生理上的疾病，从而将疾病孤立起来的方法是不可行的，而较为可行的应该是将其放在人们所处的特定文化场景中去加以理解，这样才能找到真正合适的治疗方法治疗疾病，缓解患者生理、心理及社会性的痛苦。

四、多元的医疗文化体系

一种文化应对疾病的策略实际上是各种相关的病因知识、疾病信仰、治疗实践、象征符号、治疗药物、技术和医治者角色等组成的综合体，它们一起构成了医学体系。各种医学信仰与实践的跨文化、跨地域传播与交流塑造了当今多元医疗文化体系的现状。

医学体系并非一个实体，而是研究者为了认识人们在特定场景如何处理健康与疾病问题而发展出的概念模式。在复杂社会中，常常有不止一种疾病病因与应对机制，它们构成了多种疾病认知与应对时间的混合，为人们应对疾病提供了多种选择。凯博文认为，一个特定的医疗体系中可包括三个部分：大众部分（popular sector）、专业部分（professional sector）和民间部分（folk sector）。

日常生活中个人患病经历的步骤一般为：察觉症状；识别疾病类型；对治疗的有效性、必要性和经济负担等进行评估，决定寻求何种治疗方法；接受自我治疗或专业治疗；评价治疗效果。患者做出决策的基础是其持有的大众文化中有关疾病的知识，也就是医学体系中的大众部分。大众部分是医疗体系最大的组成部分，是人们进行医疗选择的基础。当患者接受专业医生或民间治疗者治疗后，又会用大众领域相关知识，引导以后的医疗行为。因此，大众部分常与医学体系的专业与民间部分发生互动。专业部分包括从正规医学院校毕业的中医、西医及护理人员等提供的医疗咨询与诊治。在大多数社会中，它主要指生物医学，但在一些社会中也包括专业化的本土医学传统，如中国的中医。民间部分是指非专业化、非组织结构化的医疗关怀的专门部分，包括世俗的与神圣的两部分，前者包括草药郎中、正骨师等，后者包括道士、巫师、巫医等。

医疗体系的三部分并不是彼此孤立的，而是相互影响、渗透的。在绝大部分情况下，这三种方式是相互交叉并存的，大部分患者都会采取混合复式的医疗手段。现代社会交通、通信便捷，使得当今世界绝大多数族群都面临着医疗多元化选择，很少有单一医疗方式独自存在。不过不同的医疗体系内部各种医疗方式所占的比例和所起的主导作用不同，加上文化模式和文化传统的不同，历史性地形成各自对待疾病的方法，人类社会也就形成了全世界丰富多彩、各具特色的多元医疗体系。

福斯特和安德森将整个医疗体系分为西方医学和非西方医学。非西方医学实质指的是不同文化和地区的民族医学体系。近现代史上，西方通过殖民地扩张、传教士的努力、跨国移民和资本流通等途径将西医治疗的方法和理念传遍世界各地，现在已成为全世界占据统治地位的一种体系。"西医"（western medicine）本身则是个很广泛、很模糊的概念，字面上的意义是"西方的医学"，包括西方的信仰疗法、巫术疗法、对抗疗法、顺势疗法等。当代生物医学是在物理学、化学、生物学、生理学等自然科学基础上发展起来的一门医学体系，只是西医的一种，因此用"生物医学"代替"西医"更为恰当。盖尼斯（Gaines）及罗比·戴维斯-弗罗伊（Robbie Davis-Floyd）把生物医学界定为一种社会文化系统，其表现出的三个特征是：生物医学是一个知识与实践领域，见证了劳动分工与行为规则，有生产与改变自身的途径；生物医学是文化的一个独特领域，既有专门知识，又有独特的实践，体现了等级制的劳动分工和社会中的指南与规则；生物医学是一个具有内在的一致性的系统（Ember et al，2004）。医学人类学从文化的角度对盛行于当今世界的西方生物医疗模式进行了深刻的反思。持"文化相对论"的人类学家提醒我们过去常犯的一个错误：将西方生物医疗体系视为"理性""科学""正确"的体系，而把民族医学体系视为非理性、非科学、错误的。生物医学与民族医学的互动由来已久，已经很难将两者割裂开来。一方面生物医学在很多国家和地区已成为主导地位的专业医学渗透到大众及民间医学；另一方面生物医学在本土化的发展过程中也吸收了诸多民族医疗知识和技术。有学者指出："不发达的非西方地区的民族医学，长期继承、精化和进化，并对种族繁衍、社会昌荣和各地区的健康文化发展做出贡献。'唯西方医学论'是一种历史错误；民族医药、民间治疗、信仰疗法、针灸与按摩、顺势疗法、'护身符'与催眠术等可以在许多国家公开施行。"以往一般认为生物医学属于科学范畴，与文化无关，而民族医学是在文化的基础上形成的，受文化的哲学思想、价值观、宗教、风俗等因素的影响，但现在也都普遍接受生物医学属于文化范畴，这深受西方哲学身心二元论、科学一元等思想的影响。因此实际上我们也可将所谓的"西医"——生物医学理解为一种地方性的"民族医学"（徐义强，2012）。

不同的医学体系的病因解释与治疗实践各有不同，但所有的医学体系都有一个共同点：是一个文化整体的组成部分，能够反映所处文化的认知特点与价值取向，引导个体采取其认为最合理、最容易接受的方式来应对疾病、寻求健康。应对疾病、寻求健康是人类普同性的需要，在这种需要的基础上形成的医学体系构成了文化的必要组成部分。在任何文化中的主要制度都是相互联系、相互影响的，医学体系作为文化的必要组成部分，与宗教信仰、政治、经济、道德、法律、教育都有内在的联系，意味着只有将其放在文化整体中其才能得到全面的评估与正确的认识。只有了解了文化整体，才能正确理解个体与群体的医疗行为。

医学相关知识和实践的传播与采集、医学体系之间的互相影响和涵化以及医学体系的跨文化传播，使得一个社会或文化中多种医学体系并存，称为医学多元主义（medical pluralism）。医学体系的大规模传播与交流是 16 世纪新大陆发现之后的事情，其间生物医学随着殖民扩张、海外贸易、传教等方式逐渐遍及世界各地，成为不同社会文化中占主导地位的专业医学，与地方医学并存（也有一些国家、地区，地方医学完全被生物医学所取代）。医学多元化的形成与发展是一种复杂文化现象，反映了复杂社会的等级关系（陈华，2006）。不同医学体系及其背后的话语，支撑它们的政治、经济力量的消长，医学市场需求等不同程度塑造了一个国家的医学多元格局。医学多元主要有三种形式：分开使用、层级性的诉求和同时使用。疾病并非只有一种病因，人们根据经验总结出哪种医学适合治疗哪种病，造成不同医学分开应用的情况。人们的患病求医过程常具有层级性：患者在亲友、邻居等非专业人士建议下进行自我药物治疗，若不见效再去医院接受专业治疗，如果医生治疗无效，再求助占卜、巫术等民族医学。而往往在应对疾病与健康问题时，人们有时会同时采用不同的治疗方法。

尽管生物医学在实践层面存在文化差异，但仍被视为唯一严格的科学医学，当生物医学与本土医学发生碰撞时，选择哪种医学不仅涉及疗效，也涉及民族认同的问题，常常演变成科学与民族主义之争。"文化相对论"（cultural relativism）是人类学一直积极倡导并坚守的学科理念，因此，在比较各民族的文化时，必须抛弃以西方文化为中心的"我族文化中心主义"观念。借鉴"文化相对论"的观点来理解医学文化时，常常认为，正如一种文化价值不能用另一种不同范畴的标准来评价一样，一种文化中的医疗知识体系同样也不应简单地用另一个医学体系（如生物医学）来衡量和评价，那种认为自己的医疗知识优越无上的偏见恰是另一种变相的文化中心主义和霸权主义。因此，我们必须特别强调多元医疗文化体系存在的必要性，允许多种医学文化知识系统共存，提倡不同医学文化系统相互理解、相互尊重，只有这样医学文化系统之间才能做到相互包容、相互理解、共生共存。

五、文化对医疗实践的影响

文化通过环境、遗传、社会经济影响人的健康，以及个人对健康与疾病的看法和观念、个人的健康与疾病行为，文化通过语言，交流、居住、教育、经济状况、替代医疗、饮食服务、知识接受等方面也影响人的卫生保健。文化对医疗实践的影响是显而易见的。例如，美国的医院内感染率长期以来居高不下，与医疗护理人员的行为或工作习惯有很大关系，手术医师、麻醉师、手术室护士等人员的无菌观念不强，普遍存在穿旅游鞋、拖鞋、皮鞋进手术室的现象。医学人类学家在感染性疾病、残疾、物质滥用、卫生保健系统、生物伦理、流行病学的民族/种族特点、医患关系等领域的研究很活跃。当然，人类学家的兴趣不同于医生。人类学家可以寻求改善卫生和保健的方法，但其主要关心的是如何增进对社会、对世界的理解。民族志学者对家庭和社区的人们日常生活的关注必然会与医生和临床研究者的问题框架有重叠。反过来，医生与患者的家庭、工作和更广阔的生活情景不可避免的接触，会把医生引向民族志领域。

医学人类学认为，医疗卫生中的一个大问题是使医学科学中已发展的技术真正进入人们的生活。人口过分拥挤的社会应该可以从计划生育获益，并且节育技术是现成的，但是计划生育的推行却遇到很多问题甚至受到抵制，一方面是因为某些社会文化崇尚生育，另一方面计划生育还涉及人权等问题。现有的医疗技术遇到文化的抵抗。因此，计划生育项目必须既要考虑技术又要顾及文化背景。不同民族/种族的医疗保健研究表明，文化和躯体障碍一样，都会影响到诊所和医院。一项对埃及劳动妇女的人类学研究表明，她们独特的体像文化会影响到避孕药的使用。

建立更为有效和公正的卫生保健系统的主要障碍并非通常所说的资源有限、沟通不足或缺乏专业技术知识，而是低估贫困者卫生保健需求的社会系统。人类学家采用一种广阔的社会卫生观点，将政治的、经济的、道德的和医学的观点融为一体。从这种观点出发，卫生问题常常有社会后果和社会根源。因此，就人群健康而言，应该是用哪个框架更合适的问题。不同的人对健康、病因和治疗是否恰当会有不同的感知和认识，直接影响不同卫生保健资源的可接受性及就诊行为。

由于"科学的"和客观性的生物医学观点盛行一时，人们将注意力转向疾病，更多地把患者当作机器而不是一个完整的人来对待。在绝大多数医疗系统中，疾病的最重要方面，与其说是内在病理，不如说是内在病因，其常常被认为是患者生活中缺少和谐或平衡。人类学的贡献在于它阐明了有关疾病的信念差异是文化的一个基本特征，由此凯博文提出了解释模式的概念。在患者及其家庭的疾患体验中经过文化塑造的感知、交流和应对，影响医生和研究者在实践中的体验。

在强调疾病的社会过程时，生物医学认为有些疾病是先天素质决定的，具有"自然"病程，可以独立于患者的生活史和社会情景，与作出预后判断的观念截然相反。疾病的社会过程涉及各种情况，如性别、财产、患病者在特定历史条件下具有突出道德含义的问题、饮食的文化塑型、运动、习惯、可以得到和认可的应对种类，以及特定社会角色的建构和当地环境的制度和关系方面。

六、医疗职业需要跨文化知识

从文化角度看，健康职业需要文化与跨文化的知识，因为健康服务只有在满足文化需求时才更有效，医学人类学只有从文化角度才能提供有效的保健、有效的就医健康计划和基本的健康教育。

医疗职业人员的基本任务是，利用精湛的专业知识和技能为医疗活动和健康教育工作提供有利的条件和帮助，为患者服务。但随着社会和科技的发展，对医疗职业人员的知识结构和水平提出了更高的要求，除了需要懂得医学相关知识，还要懂得医学人文方面的知识。随着高新技术的引入，给医学领域带来了很多社会学、心理学和伦理学的问题，医疗职业人员需要掌握医学、心理学、社会学等多学科知识，从生物、心理、社会、环境等多方面着手，才能妥善处理相关问题。如果专业知识狭窄，只懂身体疾病，不懂心理疾病；只懂医术，没有医德；只知治疗，不知预防，那么在当今的时代已不能称为一个合格的健康职业人员。

无知便无智，知识也能塑造人的品格。医疗职业人员需要具备多学科的文化知识。古语有云，从医要"上知天文、下知地理……中知人事""医之为通……非精不能明其理，非博不能至其约"。现代医学涉及学科范围更为广阔，从基础科学到天文地理，从生物到人文，从伦理到法学等，要适应现代医学发展的需要，必须要涉猎有关科学文化知识。

文化素质对于专业素质、身心素质、道德素质的养成和提高有很大的影响力和渗透力。健康职业人员应努力提高文化修养，学习和吸收民族的优秀文化传统，我国传统文化历来重视人文精神。"若不读五经，不知有仁义之道；不读三史，不知有古今之事；不读诸子，睹事则不能默而识之；不读内经，则不知有慈悲善舍之德；不读庄、老，不能认其体运，则吉凶拘忌，触涂而生"（唐代孙思邈）。一个优秀的健康职业人员，只有了解方方面面的文化知识，才能"于医德无所滞碍，尽善尽美矣"。中国现代医学引进了西医先进的技术和方法，因此我们应该了解西方现代文化的发展，不仅要学习西方科学的人文精神，还要学习西方医学科学求实、批判的精神。

由于全球化，全球经济产生的货物流、通信贸易交通产生的信息流及移民产生的人流推动和促进了全球文化交流。随着人口迁移和交流越来越频繁，从事医疗职业的工作人员所面对和服务的对象可能来自于不同的国家、民族和族群，必须要了解不同民族、国家及群体之间的文化差异，对民族文化差异或冲突的文化现象、风俗、习惯等有充分正确的认识，在此基础上以包容的态度予以接受与适应。由于文化影响人们对健康的认识，在营造健康生活与工作环境时文化会决定人们健康行为的选择。

对于生物医学来说，要提供有效的健康保健计划，提供者需要知道患者是否信任医生和医生是否值得依靠，诊断是否可接受，症状是否有问题，医疗是否可接受、是否有效。不了解文化，很难成为一个好的健康保健的提供者。

早期一些援外项目的工作人员并未考虑人的文化差异、环境差异，而是照搬美国的模式招致失败，如依据美国的食谱替代非洲和印度的原有食品，由于当地人不习惯食用奶制品，引起严重腹泻与过敏，遭到抵制，最后这些奶制品用于饲养动物、做肥料，甚至用于铺飞机跑道等（福斯特，1992）。总而言之，作为一名21世纪的医疗职业人员，需要具备多学科的知识，需要有极高的文化修养和素质，需要对本民族和其他民族的文化有一定程度的了解，只有如此才能在当今复杂的医疗环境中为患者提供正确、适当的指导与服务。

第四节　文化与健康

WHO 对健康的定义是："健康是身体的、精神的和社会的一种完整的安康状态，而不仅仅是没有疾病或衰弱。"文化是人类解决生存问题的手段，所有文化发明都服务于扩大能量获取机会、增进健康的目的。WHO 在第六次报告中指出：一旦人们的生活水平超过起码的需求，有条件决定生活资料的使用方式，文化因素对健康的作用就越来越重要了。人类学家克来得·克鲁克洪曾经说过，"文化是无处不在的"，它从不同的视角和方向影响着人们的思维、行为及健康。健康与疾病是文化的一部分，健康与疾病不可能摆脱文化的影响。

一、卫生领域中的文化

不仅仅是医院，甚至大学、科学实验室、全球卫生慈善机构及政府机关均拥有自己的文化，尽管它们的文化与人类学家研究的文化类型相比欠缺"文化性"。当某个群体的成员遇到与自身意识存在实质性不同的行为和信仰时，文化价值观就会变得越来越清晰。当一位临床医生尝试去照顾来自另一个社会的患者时，文化影响力会变得十分明显。当我们思考文化是如何影响医院行为时，一般不会在本质上将这些行为视为一种文化。文化不仅包括人们能够意识到的日常行为和实践，也包括那些隐藏的和被认为理所当然的行为。因此，人类学家弗雷德里克·巴斯（Fredrik Barth）曾将"文化"比喻成一个空的容器，即一种以容器边缘外围来加以定义的概念。容器的四壁是有形的，它们将容器的里外分隔开来，但内容就很难定义了。

文化可以被认为是由某一群体的风俗、习惯、语言和地理位置等决定的一系列实践和行为。正如人类学家泰勒（Edward Burnett Tylor）提出的那样，我们需要理解风俗习惯、道德价值观和信仰体系如何在特定背景下显示出来，尤其是医学人文科学的方法可以被用来重塑医学和卫生保健事业。

卫生领域对文化系统性的忽视是提高全球卫生服务质量的最大障碍。虽然我们经常会讨论有关疾病痛苦和人类同情心的话题，但如果医务人员任意忽视自己的行为对另一个生命的价值和意义，就会难以使患者的健康状况得到改善。非常规产前检查和拒绝参加常规产前筛查是全世界面临的难题，非常不利于产妇和婴儿的健康。英国一项针对南亚妇女的调查研究显示，与卫生专业人士的想法恰恰相反，未能坚持做这些检查和筛查的产妇并非对产前保健持消极态度，而是她们缺乏知情选择权。

相比之下，尼日利亚的一份研究显示，该地区的孕妇之所以预约第一次产检的时间很迟，是因为在尼日利亚所有的临床护理都被视为治疗疾病所需，对于健康母亲来说并没有任何意义。因此，接受卫生保健服务的行为受到人们卫生保健文化理念的影响。一项针对阿拉伯和土耳其其民族/种族人群孕期叶酸补充的研究显示，未充分补充叶酸的孕妇与经济压力有关，而不是因为她们缺乏或忽视相关的卫生信息。这些案例真实反映了世俗观点对临床就医产生的实际且长远的影响。除非能够解决人类健康问题的地方思维模式，即与我们假设中的普遍概念有所不同的地方观念，否则将无法理解患者的日常行为，而这也是人类较高健康水平所依赖的重要因素。

理解以下两点事实就会显得尤为重要：①人类健康概念是怎样从社会文化角度生成和被理解的；②价值观文化体系该如何与卫生内涵和卫生服务提供体系相联系。人类健康日益被认为既与生物学相关，也与社会学相关。只有卫生服务提供者认为有必要去理解促使人们实现健康或更加健康（即感觉很好）的社会文化条件，才能提高卫生结果。实现这种理解力，也就意味着人们要质疑一个问题，即忽视患者、卫生服务提供方、卫生监管方、慈善机构和调查研究人员的价值观文化体系，对于卫生保健服务来说到底意味着将失去什么？

在高卫生成本、低医疗资源的背景下，评估地方和全球层面的密切关注将如何促进全球卫生水平的提高，需以批判的眼光审视以下四个问题：一是在文化存在差异的背景下如何成功（或未成功）地提供卫生保健服务；二是卫生保健文化在面对价值观改变时是如何成功运转或陷入崩溃的；三是卫生文化到底是如何改善或恶化普遍存在的不平等和不公正的；四是在任何既定的社会文化群体内部，卫生本身会如何受到普遍健康概念存在或缺失的影响。

二、文化对健康的影响

文化因素对健康的影响常持续于生命的整个过程，不仅仅限于个人，还包括整个人群。文化影响个人对健康与疾病的接受、服务，影响个人的健康观念、个人的行为、病因及谈论健康的内容（王净，2006）。人群健康主要取决于生活方式、社会环境及预防保健的方法。总之，文化的方方面面会直接或间接影响人们的健康。

中国哲学家对生命本质及如何养生等问题进行过多方面的探讨。《老子》中包含丰富的养生思想。老子认为，"道"及由它派生的天地万物按其本性来说都是自然而然的，并非人为如此的。人与自然应当保持和谐，力求达到"天人合一"的境界。只有如此，才能保证人的身体健康。如果人与自然失去平衡，就可能发生疾病，导致衰老。所以，老子在养生上极力主张"人法地，地法天，天法道，道法自然"。按照"道法自然"的原则，只有在生活起居和自然饮食方面顺应自然，按自然本性办事即可达到养生的目的。养生包括养心与养身两个方面。养心的具体要求很多，其中较重要的一条是掌握"中庸"原则，以保持平衡的心态。这种和谐气氛下的心态平衡，对健康是极其有益的。

儒家创始人孔子曾提出了一个著名的命题——"仁者寿"，这是中国古代最早的具有理论形态的养生学命题。在孔子看来，心平气和，才能延年益寿。这里既讲了人的修养，又讲了人的健康，并把人的修养水平、精神状态作为健康的首要因素。继孔子之后，孟子、荀子等哲学家都提出了许多与养生问题有关的论述。

宗教是统治人们的自然力量和社会力量，是人们头脑中虚幻的、颠倒的反映，是由超自然实体即神灵的信仰和崇拜来支配人们命运的一种社会意识形态。宗教对健康的影响有积极的一面，也有消极的一面（邱鸿钟，1998）。宗教有心理调节功能，指通过特定的宗教信念把人们原来心态上的不平衡调节到相对平衡的心理状态，并由此使人们在精神上、行为上和生理上达到有益的适度状态。不少西方学者把这种心理的调节功能称为信仰治疗，因为这种心理上的调节功能的结果，往往起到一定的心理和生理治疗作用。宗教的某些规定对健康也有积极作用，如犹太教对男性婴儿都要举行割礼，即包皮环切仪式，因此犹太人几乎没有阴茎癌。由于斋戒在教徒生活中的持恒性，宗教的精神力量使心理得到平衡，佛教的戒杀、戒淫和戒酒的戒条对健康都是有利的。因此，宗教作为一种文化因素给这些人的生活方式，乃至身心带来深刻的影响。流行病学调查已经显示，实行斋戒的教徒许多疾病的发病率与对照人群具有差别。例如，美国犹他州的摩门教徒不吸烟、不喝咖啡和含酒精的饮料，不服用任何成瘾的药物；提倡平衡饮食，重视健全的家庭关系。结果表明，该教门徒患癌率明显低于对照组的美国人。但教徒的盲目信仰也会为健康带来危害。例如，霍乱是由经典（古典）霍乱弧菌引起，是存在于印度的古老疾病，1961 年以前曾在世界各地广泛流行 6 次，世人称它为亚洲霍乱，以示来自亚洲的印度。印度恒河三角洲与雅鲁藏布江下游汇合处的孟加拉河网地区及邻近地带是霍乱地区性流行的中心和发源地，主要原因是印度教徒崇信管理瘟疫的女神，人们每年数次从各地聚集到加尔各答圣地举行宗教祈祷，并在恒河中沐浴、生饮河水以祈求女神保佑消除灾难，却反而因此遭受霍乱病原体感染和扩大传播，使这一地区霍乱终年不断，成为散播传染的中心。这种情况一直延续至今。

作为文化组成部分的风俗习惯、生活方式、个人卫生习惯、社会交往对人类的健康有着不可估量的影响。据专家研究，60%的疾病与人们的生活方式有关。目前，引起人类死亡的重要疾病（心血管疾病、恶性肿瘤、脑卒中等）都往往与不良的生活习惯（如吸烟、酗酒、食糖过多、摄盐过量、起居不规律等）有关。如西方人的分餐进食方式比围坐一桌共享菜肴卫生得多，共餐虽在一定程度上能密切感情、交流思想，但很容易传播某些疾病，弊大于利。很多社会还存在这样的文化风俗，给个体带来痛苦和疾病，但文化内部却认为它们是必须存在的。例如，我国西南部一些民族的文身文面风俗、传统汉族妇女缠足、伊斯兰教的割礼、清教徒禁食禁欲等，都可能对健康造成不同程度的危害，尤其是女性割礼，这是世界范围内存在的一种宗教仪式，主要存在于非洲和中东，其在不同地区的手术形式各有不同，会对女性的健康造成不同的影响，如常引起休克、出血、感染、破伤风等，甚至闭尿、闭经症、慢性盆腔炎、分娩时阻塞、不孕等长期影响，给女性带来终身的痛苦。在苏丹，割礼是女童死亡的主要原因。

道德是调整人们之间以及个人与社会之间的行为规范的总和，是一种依靠社会舆论、个人的信仰、习惯和教育起作用的精神力量。良好的道德对人类健康和生存起着保护作用。如中国传统的性道德是预防和控制艾滋病的巨大卫生资源和有效的预防措施。

教育水平是反映一个国家和民族文化水平及素质的重要指标。教育有助于感知疾病，改变不良的传统习惯，参与社会卫生活动和更多地享用卫生服务，使人们对生活中的危险因素具有更好的辨别能力。据 WHO 疾病监测中心统计，结核病、流感、肝炎、糖尿病、脑血管疾病、冠心病等常见病和多发病的死亡率与文化素养有着千丝万缕的联系。文化程度越高，这些疾病的死亡率越低。有人将受教育水平不同的国家进行比较，发现教育水平与健康水平呈现一定的正相关趋势（表 2-1）。随着生物医学模式向生物-心理-社会医学模式的转变，社会文化对健康的影响将被越来越多的人所关注，它的重要性也将越来越显现出来。我们不但要拥有一个新的健康观念，而且要从实际上作出努力，争取拥有一个更长寿、更健康、生命质量更高的未来。

表 2-1　美国 45～60 岁白人死因别死亡率（‰）与受教育的关系

死因	受教育不足 8 年	初中文化	高中文化	大学及以上文化
全死因	115	106	97	77
结核	184	119	80	21
肿瘤	109	112	94	83
糖尿病	103	80	124	71
脑血管病	117	102	90	92
动脉硬化性心脏病	101	101	107	81
流感和肺炎	163	106	76	63
意外死亡	145	116	92	64

资料来源：崔小波，2016。

三、文化与卫生保健

人人都需要健康，而健康是需要保护的，这就是保健。对于个人来说，保健就是个人保持健康的愿望与行动，如选择健康的生活方式、讲究卫生、生活规律、健康饮食、适度锻炼等。对于社区、地方和国家而言，保健指专业人士针对不同个体的实际需要提供的卫生咨询和保健服务。人人都享有保健权，而保健权并不是保证不生病，而是要求政府和公共服务部门拿出政策和行动计划，这些政策和行动计划将在最短时间内保证人人享有力所能及的保健。这就要求以政府为主导建立所谓的卫生保健体系，以医务工作者、患者、家属、社区等力量参与为主，动员各种社会力量，预防疾病的发生，保障人民的健康。当然保健权不仅指有权得到及时和适当的卫生保健，而且包括那些对健康有决定性影响的因素，如能得到干净的可饮用水，足够的卫生设备，安全的食品、营养和住宿的充分供给，健康的职业和环境条件，能受到健康方面的教育等。

由于遗传特征、文化价值观和信仰等的影响，文化多样性成为健康和疾病不可分割的组成部分（MacLachlan，2006）。为了给不同文化背景的人们提供适合其文化背景的卫生保健服务，卫生保健一定要考虑文化、民族/种族因素（Napier et al，2016）。文化多样性主要体现在关于健康的价值和信仰、语言和交流、食物和饮食偏好、个人空间和时间、家庭组织等方面。

当谈论健康、如何保持健康、卫生保健等问题时，首先需要关注的问题是关于健康的价值和信仰。不同的民族或文化对此问题都有不同的看法，其中宗教信仰对于个人健康和疾病的看法影响很深。在一些族群中，将疾病分为自然疾病和非自然疾病。所谓自然疾病是指自然界中的危险因素导致的疾病，如受凉可能引起急性发热。所谓非自然疾病是指违反了上帝的旨意而遭受的惩罚，这种类型的疾病则可通过赎罪获得原谅而治愈。同样关于健康也有不同的定义和看法。阿米什人认为健康是上帝的礼物，严谨的生活和平衡的饮食有助于维持健康。西班牙人和拉丁美洲人认为健康是上帝的奖赏或是一种好运。美国白人认为健康即没有疾病。对于亚洲人来说，健康的身体是祖先给我们的礼物，疾病则是身体阴阳失调。处于这些不同文化背景的人愿意相信民间或传统治疗者，认为他们可以通过神的干预而知晓自身到底哪里出了问题。那些习惯于求助传统治疗者的患者可能认为卫生保健服务并没有太大用处，在为其提供卫生保健服务之前应该尽可能多问他们一些问题，以了解他们真实的看法。

不同文化的人对于生死也有不同的理解。阿米什人认为，人死后将继续活着，或在天堂或在地狱，前者为永久的奖励，后者为惩罚。伊斯兰教认为停止医治违反安拉旨意并且遗体只能由穆斯林接触和处理。犹太教反对使用药物延长脑损伤不可逆的患者生命，患者死后禁止解剖尸体与火葬。基督教在人死前可举行圣礼，佛教在人死后需要诵经等。了解不同信仰的人对于死亡的理解，可为其提供合理的临终关怀服务。

文化多样性除了会使不同地区或不同文化的人，对于疾病和健康有不同的理解外，也会使其有不同的保健行为。阿米什人使用传统医疗保健和另类医疗保健措施与习惯，如信仰疗法、草药和按摩。他们中的很多人选择不要医疗保险，因为他们认为医疗保险属于"世俗产物"，缺少对上帝的信任。西班牙和拉丁美洲有些人可能坚持一些非传统性健康措施，如草药、咨询信仰治疗师、采用寒热食物恢复平衡、祈祷及宗教奖励。欧美白人通常以现代西方医疗保健服务体系为主。

交流与文化有关。交流指运用文字、声音、信号及行为等方式向他人表达自己的想法、情感和感受，分为语言交流和非语言交流，前者运用语言，后者运用眼神接触、肢体语言等。

在提供卫生保健服务过程中所进行的交流可称为治疗交流，进行交流的过程经常会遇到双方使用不同的语言，或者一方，尤其是服务对象（来自于不同文化背景的患者）有语言障碍或口吃，这时一个拥有专业背景的翻译至关重要，同时也需更多地借助非语言交流。在非语言交流中，眼神接触是最具有文化差异性的交流方式之一。亚洲人、非洲人、阿拉伯人及印第安人往往会尽量避免直接的眼神接触，只有当跟某人讲话时才会将眼神转移过去。而美国主流文化则非常强调眼神接触，认为其代表了信任和真诚。

肢体语言是一种表达自己情况、意图和想法的体质行为，包括身体动作、身体姿势、面部表情、点头、沉默等。不同国家或不同文化可能有完全不同甚至相反的肢体语言的解读，如点头在很多文化里的意思是代表同意对方的观点和想法，但是在非洲一些文化则只是反映一种人与人之间和谐相处的价值观。不同文化或民族对于沉默通常会有各种不同的解读，取决于文化或民族及具体情况。对亚洲人来说，沉默通常代表抗议、批评、不同意、不尊重，但是印第安人认为沉默则代表对讲话者的尊重。而对美国白人来说，沉默既可能是尊重，也有可能是不尊重，要看具体情境。

饮食偏好与文化有很大的关系。每个族群都会有属于其较为固定的主食，甚至人们到了不同的国家也依然会保持自己原来的饮食习惯。另外，宗教也会影响饮食习惯。不同宗教在礼拜天也有不同斋戒要求。在不同的地区推行卫生保健服务时，也需要了解当地人的饮食偏好，一是尊重他们的习惯或宗教信仰，入乡随俗，避免引起反感；二是提供更能被接受的帮助；三是饮食习惯会影响人的体质，某些特定的饮食偏好可能还会引起某些疾病发病率升高，如高盐、高脂肪的饮食会增加高血压、高血脂的风险。

个人对于空间和时间的概念与文化有很大的关系。个人空间指一个人周围不希望被打扰的安全空间范围。不同文化有不同的个人空间范围。欧洲人通常会轻拍小孩头来表示喜欢，而亚洲人喜欢正式的个人空间，例如，他们认为头承载精神而神圣，摸别人头是一种不礼貌的行为，在交谈中通常也不会触摸对方。非洲人则享受与朋友和家人之间非常亲密的个人空间。关于时间、停顿和等待的概念实际上由文化决定。例如，非洲人通常认为所发生的事件本身比时间重要，因此他们约会经常迟到。

家庭组织结构以及家庭中谁是主导成员在不同文化中有很大的差异。现代社会大部分家庭的主导成员通常是男性，一般是父亲或丈夫，如阿米什人未婚妇女受父亲管制，结婚后妻子顺从丈夫。在西班牙和拉丁美洲家庭中男性一般是决策者，女性是家庭主妇。但是在非洲很多家庭以单亲母亲为家长。了解患者的家庭组织结构在提供卫生保健服务中是非常重要的一部分，例如，对非洲一个孕妇来说，说服她去医院进行生产并不是一件太难的事情，但是如果承担她接生任务的是她的母亲或是其他亲属，那么去医院生产则是对亲人的不信任，可能会导致家庭问题。对患者实施任何诊断和治疗及疾病的预后等情况很多都需要告知其家庭，经过其家庭会议讨论后才能做出最终决定。在亚洲，如果患者罹患绝症，家庭甚至还会要求医院和医生向患者保守秘密。

卫生保健在不同的文化或地区推广实行，一定要考虑文化的多样性，其中需要关注的内容包括参与卫生保健的每一个人的文化背景、他们对于健康的期望和信仰、当下所处的文化环境（包括医院、临床和家庭）、医疗交流中的两个人关于健康与疾病的价值和信仰之间的异同点等。只有将这些因素综合考虑才能最终保证当地人获得合适的医疗帮助，达到预期效果。

四、文化变迁与健康

健康是人们在物理、生物与文化环境中处于适应状态的表现，反映的是个体或群体与环境之间的一种动态平衡。人类所处的环境从来都不是固定不变的，一旦环境发生变化，人们就有可能因一时无法适应而出现健康问题（张有春，2011）。同样文化也不是一成不变的，为了应对一些具体问题文化总在发生变迁。文化变迁的一个最重要的结果是它对健康模式，即疾病和死亡率的影响。

发明或者创新是一切文化要素的来源，也是文化变迁的根源。农业的发明已经产生了许多跟健康有关的衍生物，如传染病、营养不良、龋齿等。戴蒙德甚至认为，导致国家文明诞生的农业发明是人类这个物种在历史上最糟糕的错误。这虽然言过其实，但是，文化变迁的一些重要门槛对一些人有好处，但却伤害了另一些人。有些文化发明，如汉堡包和汽车，分别通过饮食和运动方式来影响健康。长期食用汉堡包这类高盐、高糖、高脂的快餐食品，可能引起高血压、高血脂、糖尿病等疾病。而汽车发明后大大降低了人类步行的时间和距离，使得人们肥胖的风险增高，而肥胖相应地也会引发一系列的并发症而危害健康。

五、健康与人权

健康与人权正越来越受到国际社会的高度重视（MacLachlan，2006）。自1930年以来，和健康与人权有关的国际协定与公约有20项，国际宣言、准则和标准有13项，地区性文件有13个，国际性会议文件及补充有13个。健康与人权之间有着复杂的联系。忽视或侵犯人权可产生严重的健康后果；卫生保健政策和项目在设计和实施时可以推动或侵犯人权；尊重、保护和满足人权可以减少健康不良状况及其影响。

　　健康是每个人应该享有的基本权利。首先，人们有权积极、自由和有意义地参与、寻求、接受和传递各种健康信息与理念，享有科学技术进步及其应用所带来的好处，有权获得接受教育的机会，以使他们对诸如儿童健康与营养、母乳喂养的好处、卫生习惯、环境卫生和防止意外事故等的基本知识的了解。其次，人人有权获得一定的生活水准，包括适宜的食物、衣物、居住、医疗保健服务和必需的社会服务，有权得到社会保障，包括社会保险。最后，人人有权不受残酷、非人道或质量低劣的治疗或惩罚，尤其是在未经本人自愿同意下，不得对其进行医学或科学实验；应采取一切必要的立法、行政、社会和教育措施以保护儿童免于一切形式的躯体或精神摧残、伤害、虐待或粗枝大叶的治疗甚至是剥削利用；采取有效和适当的措施取缔有损于儿童健康的传统实践。

　　健康应该以人权为基础，在人权框架内发展健康，评估任何健康政策、项目或法律时，要充分强调其人权意义。具体地说，要维护人的尊严；关注社会中最弱势的人群——儿童、青少年、老人、妇女、土著与部落民、移民、少数民族、不同宗教和语言者、难民、残疾人、囚犯、经济困难人群。例如，对于儿童，首要考虑的是孩子的最大利益，孩子本人的看法应予以尊重。要在法律上和实践上，确保所有人都能进入医疗保健系统且没有歧视；要认识到生物和社会文化因素对两性健康差异的显著影响，政策和项目的制定要有意识地强调这些差异；确保健康发展政策或项目的受益方自由、有效地参与制订过程；把健康立法、政策或项目的人权意义放在与期望达到的公共卫生目标同等重要的位置，在良好公共卫生目标和促进与保护人权间取得平衡。

（胡　荣）

第三章　人的生长发育

人的生长发育反映了人形态与功能的年龄变化，这种年龄上的变化（即年龄差异）正是人类学研究的核心问题之一，生长发育又是反映环境质量最敏感的指标，因而人的生长发育是人类学的重要题目。

人一生要经历生长发育的多个时期，从生命开始到生命结束是人体结构和功能按照一定规律分化、发育、成熟直至衰退的复杂过程。从胎儿期到青春期，人体在生长发育过程中功能逐渐成熟，而成人期后直至老年期则出现了人体功能的衰退。人在生命的各个时期和阶段都有特定的生理和心理特点，也会受到多种因素的影响，面临各种健康问题。了解人的生长发育规律、状况和影响因素，是制定健康促进规划，提出改善措施的前提。

第一节　人的生长发育研究

人的生长发育研究已历经几个世纪，最早可追溯到公元前 2000 年古代苏美尔人（Sumerian）/闪族人（Samium）对人妊娠期的各阶段的记载（Boyd，1980）。到 18 世纪末，医学领域已确定了人出生与死亡的重要统计指标及身体测量标准，特别是胎儿与新生儿。1806 年查尔斯·贝尔爵士（Sir Charles Bell，苏格兰的解剖学家与外科医生）出版了《解剖学和哲学表达》（*Anatomy and Philosophy of Expression*），书中详细记载了从出生到成年的面部和头部比例的变化。在当时这是卓越非凡的工作，因为突破了权威的面部比例（Boyd，1980）。1812 年威廉·斯梅利（William Smellie）翻译并更新了布冯的《自然史》（*Georges—Louis Leclerc de Buffon's Natural History*：*General and Particular*），首次对从出生到成熟的人的生长速度进行全面研究和完整的论述。在 19 世纪和 20 世纪初，该书再版了几百版并成为现代人体测量学开始的标志（Birx，2010）。

1833 年，统计学家和天文学家凯特勒（Lambert Adolphe Quetelet）出版了带有插图的文章，认为当时生长与发育的速度与古希腊和古罗马雕塑家的身体比例不同。凯特勒也考虑，人的生长速度可能在世界范围内存在差异，某些疾病（如侏儒症）患者的生长速度可能不同，1835 年凯特勒具有里程碑意义的著作——《论人类》（*Sur L'Homme et le Développement de ses Facultés，ou Essai de Physique Sociale*）——标志着系统地和定量地评价人生长发育速度的开始。凯特勒还创立了 Quetelet 指数。

在发展人体测量方面，高尔顿（Sir Francis Galton）是另一位重要人物，起初其也是一位统计学家，后来创造了人生长发育的一个分支领域。高尔顿还创建了一个人体测量实验室，从 1874 年到 20 世纪之交出版了他的一些研究著作。

1918 年赫尔德利奇卡（Ales Hrdlicka）把体质人类学定义为研究人的差异。很多人类学家把人的生长发育的专业定在医学部，健康科学和解剖学等学科对生长发育的研究不只限于生物人类学家。该研究领域包括：测量、数学模型、评价策略、出生体重标准、母乳喂养、体重/身高比例、童年成熟状态、疾病及处理研究等。

早期由 Murat 报告了 9 个月胎龄胎儿的长度，在《科学词典》（*Dictionnaire des Science*）（1816）的"胎儿（foetus）"中，凯特勒用穆拉特（Murat）的数据于 1835 年建立了一个胎儿到童年整个过程的公式，但到 20 世纪，胎儿生长速度的研究仍不太完整。1918 年赫尔德利奇卡（Hrdlicka）指出，尽管美国新生儿研究不断发展，但有关胎儿和儿童的研究远远不完整，他认为研究儿童生长发育对个体以后的生命具有重要的影响。人体测量在处理具有异常生长或病理性发育的人中特别有益。1876 年，高尔顿（Galton）已发现，14 岁男孩体重和身高的关系出现一些问题，生长状态与儿童的生长速度及后来的生长、体成分、身体比例有关。这些生长测量与当时及未来的危险因素（如一系列疾病的不同形式的营养不良）有关。

19 世纪初，第一个公卫统计学家路易斯·雷内·维勒梅（Louis Rene Villerme）就注意到，某一人口的身高与土壤生产力呈正相关。他发现在富裕国家，人身材高、生长快。维勒梅（Villerme）可能是第一个认识到营养不良和不同人口生长阻滞关系的科学家。拉杜利（Emmanuel Le Roy Ladurie）也作为第一个历史学家系统地研究地理差异和 19 世纪法国人身高间的社会经济关系，一系列的出版物显示 19 世纪 40 年代晚期出生于法国的士兵的身高与他们的教育程度及富裕程度呈正相关。

1929 年，在费尔斯（Fels）基金的资助下，美国费尔斯研究所开始了生长、成熟和体成分的追踪研究，直到今天，积累了丰富的从儿童到老年的连续资料，涵盖了骨龄、体成分、体质测量、血液指标等。此外还有俄亥俄州克利夫兰的凯斯西储大学（Western Reserve Uni.）（Cleveland, Oho）的博尔顿-布拉什（Bolton-Brush）生长研究中心的研究、加利福尼亚大学伯克利分校生长研究和向导研究（Berkeley Study Growth, Guidance Study）、哈佛大学的公共健康生长研究（Roche, 1992）、英国伦敦大学儿童健康研究所的研究等。A.F.Roche 教授为生长发育研究做出了重要贡献，他除了领导费尔斯研究所外，还出版了《人体测量标准》及评价手腕部和膝部骨龄的两本书，制定了全球儿童生长发育曲线及老年人的测量手册。国内吴汝康、邵象清、席焕久等编写了人体测量方面的著作，张绍岩、席焕久还出版了骨龄方面的书。我国从 1985 年开始建立了学生体质健康调研制度，每 5 年一个周期，对全国 31 个省（自治区、直辖市）的中小学生进行体质调查。

生长发育常常以不同的方法测量，包括身高、体重、头围、胸围等形态学指标，以及认知、语言、情绪、个性及社会化发展等心理行为指标。身体的生长速度在不同的部位是不同的（如头很早就可达到成人的大小，手腕部骨龄与膝部骨龄也不相同），生理学上儿童和青少年的生殖成熟出现得比较晚。

人体测量学（anthropometry）一般是非侵害和无创性的，有标准化的方法和可靠的测量器材，因而在世界广泛应用（详见第一章）。

人体测量学资料包括重要的生长发育的数据，如脂肪储备、肌甚至骨矿物质含量，是一个动态领域。生活方式、营养和人口、民族/人族的变化可能导致世界范围内身体尺寸的改变。对人类学家和儿少卫生学专家来说，主要的挑战是如何确定一个适合跨全球的具有不同饮食和文化背景人的测量标准。由于社会不断进步，人的生长发育不断发生变化，所以需要不断更新测量标准，寻求新的测量技术（Birx, 2010）。

（席焕久）

第二节　儿童少年生长发育

儿童少年生长发育水平是反映个体和群体健康状况的重要内容之一。只有在全面认识生长发育一般规律，深入探究各种影响生长发育因素的前提下，才能提出有效的干预措施。

一、生长发育的基本概念

生长可分为形态生长和化学生长两方面。前者是指细胞、组织、器官在数量、重量和大小上的增加；后者是指全身或局部化学组成成分的变化。

发育是指身体组织、器官和系统在组织上的分化及功能的不断完善，包括心理、智力、语言、行为的成熟和运动技能的获得等。

生长和发育有不同的概念和内涵，是互相依存，密不可分的。器官在形态逐渐增大时，必然伴有功能的分化和增强，也就是说生长是发育的前提，发育寓于生长之中。生长和发育两个词有时互相替代，有时则不能替代。

成熟是指生长发育过程基本结束，标志个体在形态、生理功能、运动能力、心理行为等方面达到成人水平，具备独立生活和生养下一代的能力。

二、生长发育的一般规律

生长发育的一般规律是指大多数儿童在生长发育过程中所具有的一般现象。生长发育是遗传和环境因素共同作用的结果，遗传、环境等因素使儿童生长发育有早有晚，速度有快有慢，个体差异很大，但每个儿童的生长发育都具有特殊性，同时又都遵循一些比较普遍的规律。

（一）生长发育的连续性

生长发育是一个连续的过程。身体各组织、器官和系统及心理行为在不同时期有不同的生长速度，个体差异较大，但变化过程是渐变的连续过程，都有一个共同的目标——成熟。

生长轨迹现象是指群体儿童少年在正常环境下，生长过程将按照遗传潜能决定的方向、速度和目标发育。在正常环境下，个体儿童的发育过程是比较稳定的，在群体中上下波动的幅度是有限的，呈现一种轨迹现象，受遗传、疾病及治疗、体育锻炼、营养、情感、环境等多因素影响。图 3-1 为一名甲状腺功能低下患儿的生长曲线，该患儿 4 岁时身高已开始落后，12 岁时已下降到正常标准的 P_{10} 以下，经甲状腺素治疗后表现出明显的赶上生长，17 岁时身高又恢复到 P_{50} 左右。

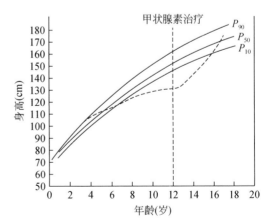

图 3-1　某甲状腺功能低下患儿的赶上生长

资料来源：Prader，1963

儿童在生长发育过程中由于疾病、内分泌障碍、营养不良、心理应激等因素而出现生长迟缓，一旦这些不良因素被克服而表现出的加速生长并恢复到正常轨迹的现象称为赶上生长。这种现象年龄越小越明显。

患儿能否出现赶上生长并恢复到原有正常轨迹，取决于患病的原因、持续时间和严重程度。如果病变涉及中枢神经系统和一些重要内分泌腺，病程长和病变比较严重，就不能出现赶上生长。

（二）生长发育的阶段性

伴随着量的积累和功能的成熟，人体形成了不同发育阶段。前一阶段发育为后一阶段奠定必要的基础，任何一个阶段的发育出现障碍，都将对后一阶段产生不利影响。

1. 年龄分期 根据生长发育的阶段性特点，不同年龄段儿童生活和学习环境的不同，可将儿童少年的生长发育过程划分为以下几个年龄期：

胎儿期：胎儿阶段。

婴儿期：生命第 1 年。

幼儿期：生命第 2～3 年。

学龄前期：3～6 岁。

童年期：6 岁至青春期开始。

青春期：10～20 岁，一般女孩比男孩约早两年，也称青春发育期。

青年期：18～25 岁。

年龄期的规定是人为的，是为满足医疗和卫生保健工作的需要，也与教育阶段的划分基本一致。WHO 将 18 岁以下的人群都界定为儿童。

2. 关键生长期 许多重要的器官和组织都有"关键生长期"，此时若器官和组织正常发育受到干扰和损害，常成为永久性缺陷或功能障碍，这个时期就是关键生长期。一旦不能抓紧时机治疗，这些器官和组织即便出现赶上生长，也往往是不完全的。例如，大脑神经组织经历了增殖、增殖同时增大、增大和成熟四个生长阶段。前两个阶段是脑组织发育的关键期，也就是胎儿中后期到出生后 6 个月，此时若发生病变或严重的营养不良，脑细胞的分裂、增殖速度会减慢；即使未来采取积极的干预措施，患儿的脑细胞数量也不能恢复到正常，其智力也受到较严重影响。青春发育早期是长骨组织的关键生长期，如此期受到不良因素的作用，会使骨骼发育过程受阻；过了此期，即便采取积极治疗措施，也会由于骨骺和骨干的愈合，儿童身高将丧失继续生长的机会。2～3 岁是儿童口头语言发育的关键期，4～5 岁是辨别字和词的关键期；6 岁前是社会化行为的关键期；平衡能力在 6～8岁、速度在 14～16 岁发展最快，灵活性和柔韧性在 10～12 岁发展迅速。人类的语言、运动、心理、社会行为的发育也有关键期，早期训练非常必要。

（三）生长发育的程序性

儿童生长发育各阶段时间顺序衔接，不能跳越，具有鲜明的程序性；身体各组织、器官和系统的发育也是不平衡的，在发育的时间上有先有后，速度上有快有慢。

1. 儿童动作发育

（1）头尾发展律：胎儿发育和婴幼儿期粗大动作发育遵循"头尾发展律"。胎儿 2 个月时头颅占全身长 1/2，躯干占全身长 3/8，短小的下肢只占 1/8。从生长速度看，胎儿头颅生长最快，婴儿期躯干增长最快，2～6 岁下肢增长幅度超过头颅和躯干，6 岁时有较为匀称的比例（图 3-2）。头颅发育早于躯干，躯干早于四肢，可以优先保证发展神经系统。婴幼儿的粗大动作是经过抬头、转头、翻身、直坐、爬行、站立、走、跑、跳等发育步骤，也遵循此规律。

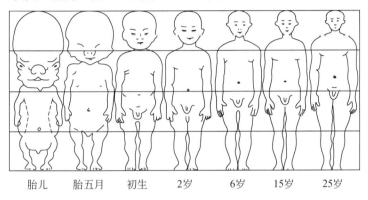

图 3-2 由胎儿到成人身体发育的比例

资料来源：季成叶，2012

（2）近侧发展律：粗大动作和精细动作遵循近侧发展律。近躯干的肩部肌肉先发育，然后是上臂、前臂，最后是手指远端的细小肌肉。初生儿只会上肢无意识地乱动；4 个月时见到妈妈，会高兴地挥动整个上肢，开始有取物动作，但只能用全手一把抓；8 个月能用拇指和其余手指抓物，但握住不松手；12 个月时才会用手指拿细小物体。2 岁左右手的动作更准确，会用勺子吃饭。然而手部精细动作的发育如写字、画图等却要到五六岁才较完善。

（3）向心律：青春期发育遵循向心律。身体各部的形态发育顺序：下肢先于上肢，四肢早于躯干，呈现自下而上，自肢体远端向中心躯干的规律性变化。青春期时足最早开始生长突增，然后是小腿、大腿、骨盆宽、胸宽、肩宽、躯干高，最后是胸壁厚度。上肢突增的顺序依次为手、前臂和上臂。手的骨骼增长和骨骺融合也由远及近，顺序为指骨末端→中端→近端→掌骨→腕骨→桡骨、尺骨近端。成熟也遵循此规律。

2. 身体器官、系统的发育类型 Scammon 通过对器官、系统的发育水平曲线的描述，归纳为一般型、神经系统型、淋巴系统型、生殖系统型四类。后来研究者又发现子宫、肾上腺等不同于这四种类型，形成五类生长模式（图 3-3）。

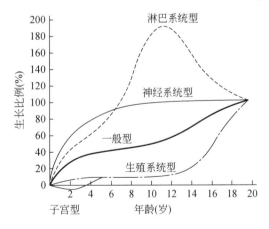

图 3-3 Scammon 五类生长模式

资料来源：季成叶，2012

（1）一般型：包括全身的肌肉、骨骼、主要脏器、血流量及身高、体重等体格发育指标，出生后第 1～2 年增长快，之后增长平稳，到青春期初期出现第二次突增，然后增长趋势再度减慢，逐步停止。

（2）神经系统型：中枢神经系统，视觉器官，反映脑大小的头围、头径等，只有一个生长突增期，6 岁前生长迅速，成熟度为 90% 左右。这种优先发育模式对儿童的生存能力，以及保证其他组织、器官、系统有序、健康发育有特殊的重要意义。

（3）淋巴系统型：胸腺、淋巴结、扁桃体、间质性淋巴组织等在出生后头 10 年生长非常迅速，12 岁左右约达成人的 200%。在第二个 10 年期间，淋巴系统即逐渐萎缩，成年时仅相当于儿童高峰期的一半，到老年更加衰退。因此，体检时评价儿童的淋巴系统状况不应以成人标准来衡量。

（4）生殖系统型：在出生后第一个 10 年内，除子宫外的生殖器官几乎没有发育；青春期生长突增开始后生殖器官迅速生长并通过分泌性激素，促进机体全面发育和成熟。

（5）子宫型：子宫、肾上腺在出生时较大，后迅速变小，青春期开始前又恢复到出生时的大小，然后迅速增大。

机体各系统的发育是相互影响、相互适应的结果，不平衡但协调。同时，这也提示任何一种会对机体发挥作用的因素，都可能影响到多个系统。

（四）生长发育速度呈波浪式特点

在整个生长期内，儿童的生长速度有时快，有时慢，生长发育速度曲线呈波浪式。从胎儿到成人期，全身大多数器官有两次生长突增高峰：第一次是从胎儿 4 个月开始，持续到出生后第 1 年；第二次在青春发育初期开始，女孩比男孩约早 2 年出现。

身长在胎儿 4～6 个月时增长约 27.5cm，是一生中生长最快的阶段；体重在胎儿 7～9 个月时增长约 2.3kg，也是一生中增长最快的阶段（图 3-4），出生后增长速度有所减慢，第 1 年中身长增长 20～25cm，体重增长 6～7kg，是出生后生长最快的一年。出生后第 2 年，身长增长约 10cm，体重增长 2～3kg。2 岁以后生长速度减慢并保持相对稳定，平均每年身高增长 4～5cm，体重增长 1.5～2kg，一直到青春期。自青春期开始生长再次加快，身高一般增长 5～7cm，处在生长速度高峰（PHV）时一年可达 10～12cm，男孩增幅更大些。体重年增长值一般为 4～5kg，个别可高达 8～10kg。青春期突增后身高生长速度再次减慢，女子在 16～17 岁、男子在 18～20 岁停止增长（图 3-5）。由于男孩生长时间持续较长、突增期间的增长幅度较大，所以成年时绝大多数身体形态指标数值高于女孩（图 3-6）。

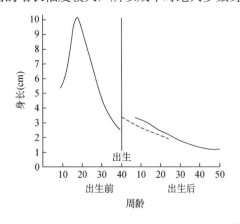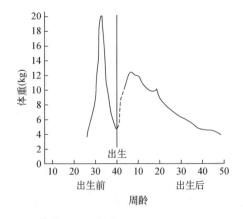

图3-4 出生前后身长、体重增长速度

资料来源：季成叶，2007

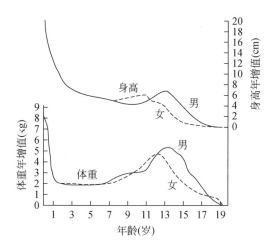

图 3-5 男女身高、体重增长速度曲线

资料来源：季成叶，2007

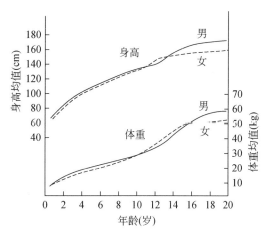

图 3-6 身高、体重随年龄增长水平曲线

资料来源：季成叶，2007

从图 3-4 可看出，体重的峰值较高，而身长峰值较低。胸围、四肢围度的生长速度曲线形状与体重类似；坐高、四肢长与身高生长速度曲线类似；肩宽、盆宽则处于两者之间。

在出生后的整个生长发育过程中，由于身体各部分增幅不同，身体各部分增长的比例大致是：头颅增 1 倍，躯干增 2 倍，上肢增 3 倍，下肢增 4 倍（图 3-7）。人体的整个形态也从胎儿早期特大的头颅（占全身 4/8）、较长的躯干、短小的下肢（占全身 1/8），最终形成以较小的头颅（占全身 1/8）、较短的躯干及较长的下肢（占全身 4/8）为特征的成人体态。

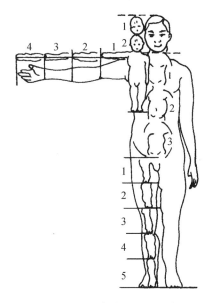

图 3-7 婴儿至成人身体各部分发育的比例

资料来源：季成叶，2007

第三节 生长发育的影响因素

影响生长发育的因素有遗传因素和环境因素两大类。遗传因素决定了生长发育的潜力及各组织器官的生长顺序，神经、激素、生长因子及外界各种因素则在不同程度上影响该潜力的正常发挥，决定发育的速度及最终可达到的程度。目前社会因素对生长发育的影响愈加明显，与遗传和其他环境因素一起，严重影响了儿童少年的生长发育。

一、遗传因素

父母双方基因的不同组合及其表达，使子代可呈现亲代的形态、功能、性状和心理素质等特点，形成每个儿童各自的生长发育潜力，但遗传潜力能否充分发挥，受到环境因素的制约。儿童生长发育的家族聚集性及民族/种族差异是遗传影响的具体表现。

（一）遗传的家族影响

遗传信息的亲—子代传递过程称为家族性遗传，是生长发育性状的主要遗传方式。身高、体重、性成熟早晚、智力等都与家族遗传有关。在良好生活环境下成长的儿童，其成年身高在很大程度上取决于遗传。对双生子的研究显示，儿童的成年身高与父母平均身高间的遗传度为 0.75，即身高的 75% 取决于遗传，只有 25% 取决于环境因素。一般而言，父母为高身材，子女的身材也高，但子女成年身高超过父母身高的可能性较小，而低于父母身高的可能性较大；父母为矮身材，子女的身材也矮，但子女成年身高超过父母身高的可能性较大。人群里中等身材者占大多数，遵循正态分布规律。另外，身高也呈现家族聚集性，即父母与子女身高的相关系数有随年龄上升的趋势，表明遗传因素越在接近成熟阶段表现得越充分。生长突增模式、性发育等也与家族遗传有关。所以在预测儿童成年身高时，可根据儿童当时的年龄、身高、骨龄并结合父母身高等进行预测；也可根据女孩月经初潮年龄和初潮时的身高来预测。

智力受遗传影响，但环境因素亦可影响遗传效应。高智商父母会有较高的概率生出聪明的孩子，他们也更倾向于为孩子准备书籍、合适的玩具等有利于智力发展的环境条件，而这些儿童常能主动寻求有利于自身智力发展的环境，因此，个体智商的高低是遗传和环境因素共同作用的结果。

遗传对不同年龄段儿童心理-行为发展的作用和影响是不同的。心理学研究发现，遗传对感知觉和气质有较大的影响；而对个性品质、道德行为习惯影响比较小，且随着年龄增大而减弱，尤其是到青少年时期，其作用不如环境和教育的影响那么明显和直接。

（二）遗传的民族/种族影响

我国多数地区少数民族儿童少年的生长低于同龄汉族儿童，表现为学龄期体格增长较缓慢，青春期生长突增晚、突增幅度小，导致其成年身高和身体充实度都较低。随着各少数民族生活水平的提高，儿童少年出现了生长长期趋势，未来差距会越来越小。因此，各民族出现生长发育的差异，是遗传和多种环境因素综合影响的结果。

在美国的同样生活环境下长大的日本儿童，其腿长却低于同等身高的白人儿童；而在同样生活条件下成长的非裔和欧裔美国儿童，成年身高的均值虽无明显差异，但前者的腿长超过后者，说明了种族对体型、躯干和四肢长度比例的影响。研究还发现，手腕部继发性骨化中心出现的中位数年龄，黑人自出生后 1~2 年起就领先于其他种族；黑人儿童的恒牙萌出时间平均比白人早 1 年。中国、日本、韩国等东亚各国婴幼儿时骨龄一直落后于非裔和欧裔美国儿童，但在青春期阶段骨骺融合速度却显著超过后两者。这种青春期骨龄成熟的加快现象，被认为是亚洲儿童成年身高矮于白种人的主要原因。

人群的月经初潮年龄存在民族差异，也存在地域差异。全国汉族女生月经初潮平均年龄为 12.96 岁，少数民族中只有壮族、朝鲜族、羌族、苗族四个民族学生的月经初潮年龄早于汉族女生，其余民族都较汉族晚（中国学生体质与健康研究组，2012）。从少数民族间的初潮年龄来看，其差异既来自环境，又来自遗传；在相似的自然和社会条件下生活的不同民族间的差异，可看成是由民族/种族遗传因素造成的；各省汉族间的差异，主要来自环境差异。

（三）双生子研究

双生子分同卵双生子和异卵双生子。同卵双生子由同一个受精卵发育成两个遗传结构相同、表型特征极相似的胚胎，其在外显性状上的差异完全来自环境；异卵双生子由两个不同的受精卵发育而成，其遗传基因只有 50%相同，故两者间的性状差异可来源于遗传和环境两个方面。对这两类双生子进行研究，比较他们的表型差异，就能区分出遗传和环境因素相对作用的大小。

国内外许多研究表明，同卵双生子身高差别小，头围、头径数值很接近，外貌、指纹、血清型、抗体、生理功能（如呼吸、心率、脑电波）等都非常相似。学者发现，月经初潮年龄在同卵双生子之间平均相差不到 3 个月，而异卵双生子间的差异大者可达一年之久，提示性发育受遗传因素的影响也较大。

季成叶（2010）利用大样本双生子数据研究（李玉玲等，2005；王伟等，2004）结果显示：身高、坐高等身体线性指标受遗传的影响显著大于围度、宽度、体重和体成分，而且男性大于女性；不同激素水平在单卵和双卵双生子的表现也不同；智商受遗传影响较大。男性言语智商受遗传影响大于环境，随年龄增长越来越明显。女性操作智商受遗传影响大于男性；儿童个性主要受环境影响；整体上环境因素对双生子行为的影响大于遗传，随年龄增长，影响越来越大。但女性"社交退缩""多动""残忍"等行为遗传度都高于 0.7，提示在儿童行为的遗传、环境因素交互作用方面，性别差异显著。而董礼艳（2004）对双生子骨龄遗传度的分析显示骨发育受遗传影响比较大。

二、环境因素

营养、体育锻炼、疾病、生活作息制度、气候和季节、环境污染等环境因素都影响生长发育。近年来，随着经济的快速发展，儿童少年营养状况不断改善，身高和体重逐年增高，但不良生活作息和缺乏体育锻炼成为影响生长发育和健康的主要因素，且随着环境污染的加剧，各种环境毒物也对儿童少年身心发育和健康造成影响。

（一）营养

儿童少年正处于旺盛的生长发育阶段，适宜的营养不仅能促进生长发育、智力发展和健康，还能预防各种营养相关性疾病和成年期多种慢性疾病的发生。

1. 营养对生长发育的影响　生长发育过程是能量和营养素需要的过程。儿童少年对各种营养素的需要量相对较大，如热能和营养素摄入不足，不仅会引起生长发育迟滞，而且影响智力发育，严重者可引发急、慢性营养不良和各种营养缺乏症。

（1）能量与生长发育：热能本身不是营养素，而是由蛋白质、脂肪、糖类三类产能营养素提供。能量是生长发育的动力，儿童少年每日热能需要可归纳为基础代谢、食物特殊动力作用、活动、排泄与分泌、生长发育五个方面。不同发育阶段的儿童，对热能的需要量不同。按千克体重计算，新生儿要比成人多消耗 2～3 倍热量；3～6 个月的婴儿每天 15%～23%的热量用于生长发育。在青春期前，男女对热能的需要量相似，但青春期男孩蓄积更多的瘦体重，而女孩蓄积较多的体脂肪。瘦体重需要更多的热能和营养素，所以男孩比女孩需要更多的热能。

当膳食热能摄入轻度不足时，体重可维持不变，但有明显的身体活动减少；若热能摄入减少到需要量的 80%以下，则出现体重下降。发育期的男女对热能供给量极其敏感。热能供给过多，可引起肥胖；热能供给不足，可影响蛋白质、维生素和矿物质的有效利用，导致体重降低，身高增长缓慢或停滞。因此，儿童少年时期应注意热能摄入与机体能量消耗间的平衡，避免因食物热能供给过多或过少，影响儿童少年的健康成长。

（2）蛋白质与生长发育：正常的生长发育需要足够数量的优良蛋白质。食物中蛋白质的必需氨基酸的比例与机体需要的氨基酸比例相符，才能被机体充分吸收利用，否则会造成某些必需氨基酸的摄入数量不足，影响机体蛋白质的生物合成，可导致生长发育迟滞，免疫功能低下，严重者出现消瘦、矮身材、贫血、性发育落后、智力发育迟滞等。

不同发育期儿童每天所需蛋白质的量不同，但每天摄入的蛋白质应有一半以上为优质蛋白质。所谓优良蛋白质就是指膳食中蛋白质氨基酸模式与人体蛋白质氨基酸模式十分接近。牛奶含优质蛋白质和丰富的钙，牛奶中的乳糖有促进钙消化吸收的作用，每天应摄入 300～500ml。另外，大豆也属于优质蛋白质，生活在经济不发达地区的儿童，多吃些豆类及其制品可增加优质蛋白质的摄入量，对生长发育有促进作用。

（3）脂肪与生长发育：脂肪通过所含的不同类型的脂肪酸对生长发育发挥作用。必需脂肪酸人体自身无法生成，是生长发育所必需的，其对神经髓鞘的形成和脑的发育、维持细胞膜的完整性和皮肤的屏障功能，以及婴幼儿视力的发育有极其重要的作用。必需脂肪酸缺乏会引起生长发育迟缓、生殖障碍、皮肤损伤，以及肝、肾、神经和视觉等方面的多种疾病。研究显示，α-亚麻酸在体内可衍生为二十二碳六烯酸（DHA），适量的 DHA 有利于神经系统发育和智力发育，对增强视力有良好作用。由于 DHA 主要存在于海产品的脂肪组织中，建议每周摄入 1～2 次海鱼或海产品。食物中饱和脂肪酸有升高血脂的作用，而多不饱和脂肪酸能降低血脂，建议以植物油为主，减少油炸食品的摄入量，可适量摄入核桃、芝麻、花生、瓜子等坚果类，增加必需脂肪酸和磷脂的摄入。

（4）糖类与生长发育：糖类是保障身体发育和维持大脑正常功能的重要能量来源，而且糖类在体内消化后产生的葡萄糖是脑细胞唯一能利用的能源。如果膳食中糖类摄入不足，儿童少年可表现为头晕、嗜睡、注意力不集中、记忆力下降、学习效率降低，严重时体重减轻等。

膳食纤维是植物性食物中不能被消化吸收的多糖，如纤维素、半纤维素、木质素和果胶等。膳食纤维不提供营养，但有利于粪便排出并有降血脂、控制体重和减肥的作用。谷物的麸皮、粗粮、杂粮、豆类、水果、蔬菜等都是膳食纤维的良好来源。儿童少年要经常吃些富含膳食纤维的食物。

（5）维生素与生长发育：维生素是维持人体生命活动过程所必需的一类低分子有机化合物，其种类多，大多数在体内不能合成，必须由食物供给，所以膳食中长期缺乏某种维生素就可导致该维生素的缺乏，影响生长发育和健康。维生素 A 可维持正常视觉功能，促进细胞生长和分化。维生素 A 缺乏会导致暗适应能力下降，引发眼干燥症、骨发育不良导致的生长停滞，甚至影响免疫功能。动物肝脏富含维生素 A，深色蔬菜富含胡萝卜素，其也可以在体内转变为维生素 A，注意应每天在膳食中摄入。维生素 D 可促进骨骼、牙齿发育，缺乏会影响膳食钙的吸收利用，使骨密度降低，不仅阻碍生长，而且会增加患骨质疏松症的危险。经常参加户外活动和晒太阳是身体获取维生素 D 的最好来源。另外维生素 B_1、B_2、B_6、B_{12} 及叶酸和生物素等是促进智力发育所必需的神经营养物质，维生素 C 作为强还原剂，能促进胶原和神经递质合成，促进铁的吸收，提高机体免疫力。

（6）矿物质与生长发育：矿物质是人体的重要组成部分，为维持生命活动所必需。矿物质对维持机体的水电解质平衡、维持身体运动和肌肉收缩、提高神经细胞兴奋性和酶的活性等发挥重要作用。当摄入体内的某种矿物质量减少到一定的限值时，就会影响生长发育并引发相关疾病。铁缺乏可引起贫血；钙缺乏可导致儿童期的佝偻病、低钙性手足抽搐，以及成人期的骨软化病等；碘缺乏可导致儿童克汀病、智力低下、身体发育迟缓；铬能参与糖和蛋白质代谢，加速生长发育；缺锌儿童可能发生生长发育迟缓、味觉减退、食欲降低、厌食、异嗜癖、皮肤溃疡和口腔黏膜溃疡，机体免疫力全面减弱。大年龄的儿童可引起性生殖器官和第二性征发育不良、智力发育迟滞等。

以植物性食物为主的饮食最易缺乏铁、钙、锌、碘等。儿童少年平时应多摄入含钙丰富的食物，如牛奶、豆类及其制品、虾皮、芝麻等；含铁丰富的食物，如动物肝脏、全血、瘦肉、海鱼及海产品、黑木耳、芝麻酱等；含锌丰富的食物，如贝壳类海产品、瘦肉、动物内脏、花生等；含碘丰富的海产品。同时，也要注意微量元素摄入过多同样有害。高氟可引起氟斑牙，导致骨发育迟缓，同时抑制 DNA 和 RNA 的合成，对脑发育产生不利影响；锌过量，则会影响铁、钙等的吸收和利用等。

2. 营养对脑发育的影响

（1）营养不良对脑发育的影响：营养不良对脑发育和智力发育的潜在性危害是国内外学者的研究热点。研究发现，妊娠后期至出生后半年内如果持续出现营养不良，对胎儿脑功能可产生不可逆性的损害，导致细胞数量减少、脑重量减轻。日后营养状况改善可出现体格上的赶上生长，但智力缺陷则很难完全弥补。随年龄增长，这种早期营养不良对儿童少年智力活动的不良影响越来越明显。

（2）宏量营养素对脑发育的影响：脑神经元和神经胶质细胞的成熟和代谢受糖类、脂肪、蛋白质的影响很大。例如，谷氨酸可纠正脑细胞的生化缺陷；酪氨酸直接参与脑的功能演进和神经环路构成；色氨酸是 5-羟色胺的前体，5-羟色胺有提高注意力、改善记忆的功能；糖类分解产生的葡萄糖是脑细胞活动的唯一能源。适量糖类可为智力活动提供能量保障；长链多不饱和脂肪酸如花生四烯酸（AA）、二十碳五烯酸（EPA）和二十二碳六烯酸（DHA）等脂类是脑细胞和髓鞘的重要成分，是脑发育和学习-记忆功能所必需的。膳食中长期缺乏 α-亚麻酸、亚油酸等必需脂肪酸，会对调节注意力及认知过程产生不良影响。研究还发现，孕期摄入 n-3 系多不饱和脂肪酸有利于婴儿认知功能发展，并对学龄期儿童记忆功能有长期益处，若缺乏，可能与儿童神经行为问题发生有关，还可能加速脑衰老。

（3）微量营养素对脑发育的影响：各种维生素和微量元素对脑发育有促进作用，缺乏会引起损害。维生素 A 影响脑发育和学习-记忆功能，缺乏可引起与大脑海马旁回有关的空间认知功能的损伤；叶酸影响脑神经细胞的分化、发育及中枢神经系统的功能，妊娠早期体内叶酸缺乏，可导致胎儿脊椎裂和无脑畸形；婴儿期维生素 B_1 缺乏可导致语言发育障碍等。如果儿童缺铁会引起脑功能下降，学习能力降低；在胎儿脑发育过程中，缺碘会导致认知缺陷和智力低下；早期发育过程中锌缺乏可导致脑功能异常；钙在维持中枢神经系统生理功能中也发挥重要作用。因此，儿童每日多吃蔬菜、水果等，保证充足的维生素、矿物质摄入，可以促进智力发育、改善学习-记忆能力。

（二）体育锻炼

体育锻炼是促进儿童少年身体发育、增强体质的最重要因素之一。运动时，伴随体力消耗，产热增加，分解代谢加速，新陈代谢增强。在合理营养供给情况下，体育锻炼可促进身体各部的生长发育。

儿童少年运动时，可使骨组织获得丰富的血液供应和更多的营养物质，加快造骨的进程。跑、跳、跃等运动可使骨骼增粗、骨质坚实，软骨板增生，肌纤维逐渐变粗、弹性增加；长期运动，还可使关节韧带变得更坚韧、结实，关节更灵活，身体素质明显改善，提高运动能力和技术水平，改善神经系统的功能及促进身高增长。

科学、长期的体育锻炼是控制体重、调节体成分的重要手段。Wells 等观察发现，青春期女孩坚持数月锻炼后，瘦体重显著增加，体重却变化不大，原因是体重中的脂含量相应减少（季成叶，2007）。

长期锻炼可使心脏容量增大、心肌增厚、心脏的收缩力增强、每搏量增加、静态心率减慢，呼吸肌发达，肺通气量和肺活量等都显著提高，增强抵抗疾病的能力，上呼吸道感染性疾病的发生率明显降低。

体育锻炼能有效调节内分泌系统，加快青春期生长发育。经常锻炼可提高神经系统的工作强度、均衡性、灵活性、协调性和耐久性，也有助于消除神经紧张和脑疲劳，提高学习效率。合理利用空气、日光、水等自然因素进行锻炼，可以增强体质、减少疾病、促进生长发育，提高机体免疫功能。

体育锻炼必须与卫生保健相结合，应及时补充能量和各种营养素以促进生长发育，提高健康水平。

（三）疾病

各种疾病都可能影响生长发育，但程度不同，主要取决于疾病的性质、严重程度、累及组织和器官的范围及系统的功能、病程的长短及是否留下后遗症等。因此，早期发现、确诊和及时治疗疾病，对保护儿童少年生长发育和健康非常重要。

发热是机体抵御外来侵害的本能反应，是各种感染性和非感染性疾病最常见的症状之一。发热可造成机体功能失调，一般体温每升高 $1℃$，基础代谢率将提升 13%；同时，伴有食欲下降、胃肠功能紊乱、营养吸收障碍，会导致生长速度减慢。及时治疗发热不会影响生长发育；而持续频繁的高热性惊厥则与智力发育迟滞程度呈正相关。

消化性溃疡、腹泻、吸收不良综合征、急慢性肝炎等，均可干扰胃肠道正常的消化吸收功能，引起机体营养缺乏，长时间会影响生长发育。

蛔虫、钩虫、血吸虫等寄生虫感染，均可导致营养不良或贫血。碘缺乏病、大骨节病、地方性氟中毒等地方病都严重影响儿童生长发育。

各种先天性、遗传性疾病会影响儿童的生长过程。严重的唇裂、腭裂等会影响小儿对食物的吞咽及消化、吸收功能，导致营养缺乏；先天性心脏病（尤其青紫型）可导致全身组织缺氧、身材矮小，严重影响生长发育和智力发育。唐氏综合征患儿智力和体格发育指标低下，骨发育和性发育延迟；先天性睾丸发育不全综合征、卵巢发育不全综合征、先天性代谢异常、小儿糖尿病、肾炎、风湿病、结核病、肝炎等都会影响儿童正常的生长发育。

（四）生活作息制度

合理安排生活作息制度对生长发育有良好的促进作用。在合理生活制度下，身体各部分合理的活动和休息，及时补充营养，有利于促进生长发育。睡眠是各种能量物质的储备过程，也是大脑皮质功能的恢复过程。年龄越小，睡眠时间越长，越应有充足的睡眠；要保证儿童少年摄入足够合理的营养，在注意平衡膳食的同时，还应有好的膳食制度（包括每次进餐的数量、间隔和时间等），而且进餐后需要一定时间的休息，也不应立即从事大运动量的锻炼，从而保证食物的消化、吸收；每天应保证1小时左右的运动，尤其保证户外活动时间。

中小学生还要注意减轻过重的学习负担，保证锻炼和自由活动时间，以及充分的休息和足够的睡眠。

（五）气候和季节

地理气候因素对生长发育影响的作用尚难得出肯定结论。研究表明，日照时间越长、气温年均差越大的地区，身高等体格发育水平越高。相反，生活在温热、降水量大、相对湿度和大气压高的地区的儿童群体，体格发育水平一般较低。

季节对身高、体重等有明显影响。春季身高增长最快，秋季体重增长最快。3～5月份身高的增长值为9～11月份增长值的2～2.5倍；体重9～11月份增加较快，而在炎热季节有些儿童体重不增或有减轻趋势。月经初潮同样受季节影响，我国女孩的初潮高峰普遍发生在2～3月份和7～8月份。

（六）环境化学性污染

化学性污染包括空气污染、铅污染、环境雌激素等。儿童少年对化学性污染物的易感性远高于成人，化学性污染不仅阻碍身心发育，而且可引发各种疾病。

1. 大气污染 儿童是大气污染的最大受害者。污染物浓度越高，儿童肺功能下降越明显。美国一项历时8年的前瞻性研究发现，居住在高速公路附近的儿童比远离高速公路的儿童肺功能水平低20%，交通污染显著阻碍儿童肺功能发育。那些居住在严重受二氧化硫、硫酸、铝、铜、砷等飘尘污染的炼钢厂附近的儿童体格发育水平较无污染地区的儿童生长发育水平落后，尤以女孩突出。还有研究显示，由于大气污染使紫外线含量降低，污染区儿童的佝偻病发病率显著高于对照区。我国广州、武汉、重庆、兰州四城市调查显示，大气中 PM_{10} 和 $PM_{2.5}$ 污染水平与儿童呼吸道炎症、哮喘的患病率呈线性关系（季成叶，2012）。

2. 室内空气污染 美国环境保护署（EPA）的统计表明，室内空气污染程度平均比室外高 1～4 倍。我国学者也发现，一些城市室内空气污染程度比室外高数十倍。由于人在室内时间长，室内空气质量直接影响人体健康。严重的室内空气污染会导致儿童哮喘病发病率增高，能诱发血液系统疾病并影响智力发育。

甲醛危害主要包括刺激、致敏、致癌、致突变等方面。长期接触低剂量甲醛可引发慢性呼吸系统疾病、免疫功能异常、智力下降等。北京儿童医院的一项调查结果显示，90%以上的白血病患儿的家庭住房曾在半年内装修过，罪魁祸首是有害气体甲醛；苯在人体内蓄积，可损害造血功能，长期接触可引起再生障碍性贫血或诱发白血病。甲苯、二甲苯可刺激黏膜和皮肤，损害中枢神经系统。通常挥发性有机物（VOC）中的苯、甲苯、三氯乙烯、苯乙烯等在室内单种浓度不高，但其联合效应必须重视。VOC 是造成儿童神经系统、血液系统、心脏疾病的重要原因。研究发现，生活在这种环境中的孕妇，胎儿畸形率远高于常人，并且也会影响孩子的智力发育（季成叶，2012）。

3. 铅   是环境污染物中毒性最大的重金属之一，其形成的化合物很稳定，广泛用于合金、颜料、弹药、蓄电池、电缆、汽油添加剂等。儿童可通过含铅的尘土、学习用品、玩具色漆、含铅食物摄入；还可通过胎盘和乳汁将铅转入体内。约 85%的铅通过消化道、15%通过呼吸道被人体吸收。儿童是铅中毒最易感人群，成人摄入铅后大约吸收 10%，儿童却吸收 40%～50%，而儿童肾脏排铅能力仅为成人的 66%，铅容易滞留于体内；铅容易通过血脑屏障进入脑内并选择性地蓄积和作用于海马部位，影响儿童正常的学习-记忆过程；儿童骨骼中的铅容易向血液和软组织中移动，微量的铅就可以影响血红素生成，导致几乎所有细胞的多种代谢功能障碍；铅使甲状腺素和性激素水平降低及垂体肾上腺轴功能下降；铅可直接抑制甲状旁腺素功能，影响维生素 D 和钙磷代谢，阻碍儿童体格生长。

儿童的铅损害往往是慢性过程。由于铅是多亲和性毒物，能抑制体内很多酶的活性，干扰多种细胞的代谢和功能，因此铅中毒的靶器官几乎是全身性的，尤以对神经系统的毒性最强。儿童铅中毒主要表现为注意力不集中、淡漠或多动、记忆力降低、缺乏自信、眼手协调能力差、视觉和听觉能力下降、学习能力和学习成绩低于同龄儿童。Rosen 的研究表明，婴儿血铅为100μg/L 时，即可出现神经行为和认知缺陷（季成叶，2012）。铅还可引起小儿贫血、牙齿损伤、肌肉发育障碍、四肢活动不灵活、身材矮小等，不同血铅水平与儿童的智力及身体发育水平呈负相关。研究发现，即使在低水平（<0.48μmol/L）铅暴露下，环境铅污染仍会带来其生物学毒性。因此，儿童理想的血铅水平应该是 0。

4. 环境雌激素   这是一类环境内分泌干扰物。在体内可模拟细胞内雌激素作用或改变其活性，通过多种途径表现出拟天然雌激素或抗天然雄激素的效应。主要包括：人工合成雌激素、植物性雌激素、有雌激素活性的农药、工业化学物质及生活类化学物质等。

环境雌激素可通过食物链或直接接触等途径进入人体，扰乱正常的生殖、内分泌、神经系统、免疫系统等。儿童对环境雌激素更易感，尤其在胎儿期至青春期受到环境雌激素干扰，将对男女性生殖系统的生长发育与未来生殖能力造成严重损害。

（七）环境物理性污染

环境物理性污染因素包括噪声、电磁辐射、放射性辐射、光辐射等。物理性环境污染物对儿童少年生长发育和健康的危害应引起高度重视。

1. 噪声污染   国家规定，居民住宅区噪声白天不能超过 50dB，晚上不宜超过 45dB；

适宜的学校环境应≤50dB。环境噪声的来源主要有交通噪声、工业和施工噪声、生活噪声及学校噪声等。

儿童少年长期接触噪声，可导致头痛、头晕、心悸、失眠多梦、记忆力减退等神经衰弱症状。在长期强噪声刺激下，人体的心血管系统、消化系统、内分泌系统等均可产生功能紊乱或器官损伤。

2. 电磁辐射污染　电磁辐射是指可导致生物组织电离的电磁波，波长越短，频率越高，对人体的生物效应越大。非电离辐射是频率<300Hz 的极低频电磁辐射和频率在 300kHz 至 300GHz 的射频辐射。极低频电磁辐射主要来源于电力设施和家用电器；射频辐射主要来源于手机及其通信基站、广播、雷达等无线通信设备。

射频辐射主要影响儿童青少年的神经系统发育，引发神经衰弱综合征、影响视力等。此外，有研究报道，长期生活在超高压输电线附近，可能增加儿童白血病的发病率。

3. 放射性污染　是指因人类活动而排放的放射性污染物造成的环境污染及其健康危害。放射性物质分为天然放射性物质、人为放射性物质、意外事故造成的放射性物质污染、居室装修污染等。微量的放射性辐射一般不影响人体健康，只有达到一定剂量才会发生有害作用。放射性物质对人体的损伤包括出现临床症状、改变组织结构、破坏分子结构、引起基因突变和染色体畸变，极高量急性损伤可直接致死。儿童受放射性损伤的损害重于成人。

三、社会因素

社会因素对人生长发育的影响是多层次、多方面、综合性的，其不仅影响儿童少年体格发育，同时也影响心理、智力和行为发展。社会因素包括社会的政治制度、经济状况、文化教育、卫生保健、社会福利、生活学习环境等，还有家庭结构和家庭生活质量、父母职业和受教育程度、亲子感情联结、个人与社会其他成员的关系等，这些因素相互交织共同对生长发育产生影响。

（一）社会经济状况与生长发育

儿童生长是社会经济发展状况的一面镜子。在经济快速发展、都市化进程迅猛的国家或地区，社会经济因素对儿童生长发育有直接的影响，而且完全独立于自然环境，集中体现在城乡差异上。伴随农村经济发展和社会进步，该差距可望逐步缩小；当社会经济发展到一定阶段时，如热量、优质蛋白质摄入量等直接与生活水平挂钩的指标将逐渐失去灵敏度，而被父母职业、受教育程度、子女数量等社会文化素质指标所取代。

（二）家庭因素与生长发育

家庭是社会的组成细胞，是儿童最早、最多接触的生活环境。社会经济状况中的许多因素主要通过家庭直接或间接地影响着儿童少年的生长发育。其中，家庭经济状况、父母的受教育水平和文化素养、家庭结构、教养方式等，对儿童少年身心发育的潜移默化作用最大。

1. 家庭经济状况　经济收入高的家庭在为儿童提供良好的居住环境、平衡的膳食、丰富的社交活动的同时，也能提供更多玩具、读物、视听条件、学习用具等，有利于孩子开阔思维和想象,促进身心发展;贫困家庭的双亲为满足基本生活需求而奔波,居住拥挤、卫生条件差,生病不能及时医治,都会阻碍儿童身心健康。研究发现,高收入家庭,父母忙于工作,不关心孩子的成长,孩子会出现情感淡漠、抑郁、焦虑、敌对、人际关系紧张等问题。

国内外大量调查表明,在同样的经济条件下,多子女家庭儿童的身高、体重、胸围、肺活量、握力、皮褶厚度都显著低于独生子女(或少子女)家庭儿童。家庭收入少和父母精力有限,子女物质需求得不到满足,同时也易忽视对子女的关心教育,对其放任自流,从而影响其健康成长。

2. 父母受教育水平 国内外研究都证实,双亲文化程度对儿童体格生长和智力发育都有显著的影响,既可以通过与其他家庭因素综合起作用,也可以单独起作用。父母教育程度高,则可能重视子女智力开发和早期教育,注重孩子知识和素养的培养、良好的饮食习惯和卫生习惯的形成,同时也非常重视为子女提供温暖、理解的情感支持。多数研究认为,母亲与孩子相处的时间越多,母亲受教育程度越高对促进儿童身心健康发育影响越大。文化程度低的母亲通常关注孩子的基本需求,而文化程度高者对孩子的心理需求更敏感、更重视,反应性也高。所以母亲的文化素养对保证儿童合理营养、促进语言发展、性格形成有更重要的作用。

3. 家庭结构 是指家庭成员的构成及相互作用和由此形成的联系模式,是最重要的家庭环境因素之一。核心家庭和大家庭(有祖父母辈)是完整家庭;父母一方或双方都不存在的家庭属于残缺型家庭。目前,我国的核心家庭占多数,部分是大家庭,少数为单亲家庭或重组家庭。完整家庭的儿童体格、智力发育水平都显著优于残缺型家庭。有研究报道,大家庭中儿童行为问题检出率最低,核心家庭次之,单亲和重组家庭最高。单亲家庭儿童生理功能水平相对较低,也容易产生孤独、恐惧或忧郁心理,进而出现行为问题。但父母经常吵架或再婚家庭的儿童健康危险行为发生率很高,如发生离家出走、结伙打架、斗殴、焦虑、多动、过早性行为及违纪行为等,也可能出现心理调适方面的障碍。

4. 教养方式 父母的教养方式作为家庭教育的主要形式,与亲子关系相辅相成,通过影响儿童的情绪和行为而间接地对儿童的心理发展、人格形成、学业成绩、社会适应性起着重要作用。父母的理解、给予情感温暖的教养方式,会使子女形成外向、情绪稳定、具有同情心等心理特征;过分干预、过度保护等养育方式,子女可能形成内向、情绪不稳及胆小怕事的心理特征;而父母采用拒绝、否认、惩罚和严厉等的养育方式,子女易形成残暴、缺乏同情心和反社会倾向等个性特征。因此,父母要给予子女多的关爱、少的忽视和惩罚,儿童少年心理、情绪等问题会随之减少,自尊和独立等能力也随之增强。

(三)现代媒体与生长发育

现代媒体文化与我们的日常生活息息相关,而儿童少年是现代媒体的主要消费群体。电视和网络在带来信息与方便的同时,也会因使用不当或过度沉溺,对儿童少年的身心发育与健康带来不利影响。

1. 电视 对儿童生长发育的影响主要取决于看电视的时间及内容两个方面。

(1)时间:看电视时间过长会缩短儿童的体力活动时间,影响其正常的生长发育速度;会影响儿童的脑发育、情绪和认知技能及语言发育等;对儿童性格发展、语言表达能力等也会产生不良影响；同时，儿童少年的近视和肥胖发病率会明显增高。

美国儿科学会推荐，2 岁以下的儿童不应该看电视，2 岁以上儿童每天看电视的时间不应超过 2 小时。在观看过程中，每 30 分钟应闭上眼睛做短暂休息或向远处眺望，或做些伸展运动等（季成叶，2012）。

（2）内容：电视节目对儿童少年的心理行为会产生较大的影响。国外研究证实，发现和探索、科普知识宣传和教育、全国地理频道等节目，会增加儿童的知识面和培养较强的阅读能力；而离婚、犯罪、谋杀等电视节目，会对儿童心理发展产生不良的影响，分散注意力，增加儿童少年的暴力和侵略行为，也会增加如吸烟、酗酒和性行为等高风险行为的发生率。所以，家长在规定的时间内应帮助孩子选择适宜儿童少年健康成长的电视节目，而不是放任自由。

2. 网络　是把"双刃剑"，它可以帮助儿童少年查阅信息、学习新知识、求学求职，也有助于拓宽儿童少年的思路和视野；但如网络游戏成瘾，会严重影响儿童少年健康的生长发育，现已成为日益突出的社会难题。

（1）网络与身体发育：儿童少年长期沉溺于网络，会严重影响睡眠、体育锻炼和其他活动，导致身体素质下降；影响食物的消化、吸收和利用，造成消化系统疾病；易导致眼睛干涩、模糊和视力下降，轻者引起近视，重者可导致视网膜脱落等。

（2）网络与心理、行为发展：儿童少年长期沉溺于网络，会导致个性的自我迷失，社会交往能力弱化，不思进取，变得易怒、冲动、攻击性强、孤僻等，严重影响身心发展和个人前途；网络上一些不健康的信息会导致吸烟、饮酒、暴力、吸毒、性侵犯等健康危害行为增加，使青少年暴力犯罪增加。因此，家长、学校和社会应正确指导和监督儿童少年科学合理地使用网络。

第四节　生长发育的调查和评价

生长发育调查是用科学方法对个体或群体儿童少年生长发育状况进行观察和测量，其目的是研究生长发育规律和影响生长发育的因素，为提出相应的预防卫生措施和评价卫生保健工作的效果提供科学依据。生长发育评价是对生长发育调查得到的资料进行分析，了解个体或群体儿童现时的生长发育水平，如是否有发育异常及发展趋势等；儿童生长发育评价结果可作为反映社区健康水平的指标之一，是评价学校卫生措施实效的依据。在筛查、诊断生长发育障碍，评价环境因素对生长发育的影响，以及提出保健咨询建议、选拔运动人才等方面起到非常重要的作用。

一、生长发育评价标准

生长发育标准是评价个体和群体儿童生长发育状况的统一尺度。评价需要标准，但常用的"标准"实际是指"正常值"，两者概念和性质不同，但都可用于评价。不同的评价目的选用不同的评价标准。

正常值是通过大样本调查得到的某些生长发育指标的测量数据，经过统计学处理，按性别、年龄计算出的各指标的统计量。正常值是相对的、有时段性，受生长长期趋势影响，每 5~10 年修订 1 次。"标准"是建立在正常值基础上，样本尽量接近"理想"，排除明确的不良环境因素；原则上全国应制定统一的评价标准，也可根据自身需要，建立省级正常值，但不能取代全国统一标准。有条件的地区可同时应用国际通用标准，便于进行跨国、跨文化比较研究；使用先进的统计方法，避免非正态分布影响；用于临床筛查的界值点，原则上以临床症状为依据。

最常用的制定正常值的方法有两种：一种利用均值和标准差制定。理论依据：正常儿童多数发育指标是呈正态分布的，如 68.3%、95.4% 和 99.7% 的儿童发育水平是在均值 ±1、±2 和 ±3 个标准差范围内。另一种利用百分位数制定，适用于正态分布指标，也适用于非正态分布指标。它以人群指标的第 50 百分位数（P_{50}）为基准，以 P_3、P_{25}、P_{50}、P_{75}、P_{97} 等百分位数划分 5 个发育水平。当发育指标为正态分布时，两种方法所得结果基本一致；当发育指标为非正态分布时，百分位数法的误差比均值标准差法要小得多。

二、生长发育调查

（一）常用的指标

1. 形态学指标　最基础的形态学指标有身高、体重、坐高、胸围。身高是准确评价生长发育水平、发育特征和生长速度不可缺少的指标，受遗传因素的控制较强。未满 2 周岁的婴幼儿要卧位测量，故称之为"身长"。体重是身体最易变化和最活跃的指标，其与身高的比例还可辅助说明儿童的营养状况。胸围在一定程度上说明身体形态及呼吸器官的发育，能反映体育锻炼的效果。此外，头围、臂围、腿围和各部位皮褶厚度可用于评价营养状况。

2. 功能指标　常用的生理方面的功能指标有反映肌肉力量的握力、拉力和背肌力，反映呼吸功能的呼吸频率、呼吸差、肺活量、肺通气量，反映心血管功能的脉搏、心率、血压，反映运动时心肺功能状况和训练水平的最大耗氧量。常用的生化方面的功能指标：反映肌肉代谢水平的尿肌酐、三甲基组氨酸测定，反映骨代谢水平的尿羟脯氨酸测定及总体钙测定，还有用于诊断和治疗各种生长发育异常的血红蛋白、血清铁、生长激素、甲状腺激素、雄激素、雌激素等。

3. 身体素质指标　身体素质包括力量、速度、耐力、灵敏性、柔韧性、平衡和协调能力等。常用的指标：短距离快跑、中距离耐力跑、投掷、仰卧起坐、引体向上、立位体前屈和反复横跳等。

4. 心理指标　心理发展包括感知觉、言语、记忆、思维、想象、动机、兴趣、情感、性格、行为及社会的适应能力等。心理指标包括智力测验、人格测验、诊断测验和特种技能测验等。其指标通常通过一些经过专门设计的测试量表或问卷调查获得。

（二）生长发育调查方法

1. 现况调查

（1）日常资料描述：通过统计分析学校学生的体检资料、儿少卫生、儿童保健等建立的各类报表、体质健康状况登记表等，对儿童的生长水平及发育障碍、常见疾病等的发生率、患病率等进行分析。

（2）横断面调查：在某一较短时间内、在一定的地区范围，选择有代表性的对象，对几种指标进行一次大数量调查，其目的是建立该地区某项指标的正常值，或建立该地区儿童少年生长发育的"标准"；对不同地区、不同民族或不同历史时期人群结果进行比较，了解本地儿童的发育水平并作为检查该地区儿童少年卫生保健工作效果的评价依据；对同地区同一人群连续多次调查，可比较不同时期动态变化和特点，了解生长的长期变化趋势。

横断面调查规模大、时间短，需集中较多的测试人员；调查前应有周详的方案；根据调查目的确定调查对象，对象要具有较强的代表性，并对民族、地域、城市、农村、家庭经济状况等应有明确规定。

（3）生长检测：指对某地区、某群体、某些生长发育指标的连续收集、整理、分析过程。为保障科学性，要明确检测目的；监测对象可在人群、医院、学校、社区等不同基础上进行，如不是同一批研究对象，来源应相对稳定；监测体系要稳定，要有操作性强的质量控制；分析结果应及时交流和反馈以便参与的监测单位能及时改正存在的问题；行政部门应根据监测结果及时制定相应的政策、调整干预策略措施。

2. **前瞻性调查**　包括追踪性调查、队列研究和序列研究。序列研究是一种横断面和追踪调查两者混合的调查方法，是为克服追踪调查所需时间长和观察对象易流失的缺点而产生的一种设计。如研究8～12岁某项指标的发育状况，8岁、10岁组分别追踪3年，8岁组追踪到10岁；10岁组追踪到12岁，从而利用3年的时间得出了8～12岁某项指标的数据。此法虽然节省了观察时间，但所获生长速度数据是近似的。在10岁出现年龄重叠，数据不是一个出生群组，会产生差异，需要修正。

3. **回顾性调查**　是根据研究对象对既往事件的回忆，或查阅其既往信息，分析影响体质健康的因素，获得的发育信息、危害健康的行为等资料。通常不设对照。可以在短时间内获得调查结果，但避免要回忆的事件或信息过于久远，影响准确性。样本应足够大，对象要有代表性，年龄分布要均匀，避免统计结果出现偏移。

病例-对照研究：属于回顾性调查，但需设立两组或多组研究对象。此类调查需高度关注个体因素与社会人口因素和目标危害因素间的关联，若分析发现某因素在病例组的分布比例明显较高，就可能是目标因素的"易感"或"危害"因素。

4. **人群干预研究**　在干预研究前，先将靶人群随机分为干预组和对照组。通过外在添加方式，向干预组提供某种措施，干预结束后比较两组指标在干预前后的差异，来判断该措施是否有效。本类研究有明确的前瞻目标，经常应用于研究病因、提出或验证某干预措施或解决存在问题的途径等方面。人群干预研究应遵循医学伦理学原则，做到知情同意、无伤害、尊重和保护隐私等。

5. **非连续性发育资料调查**　适用于具有非连续性特征的发育资料，如独立发生在某一特定时间内的事件，如月经初潮和首次遗精年龄等；某些连续出现而无法定量的指标，如乳房、阴毛、腋毛发育等；对生长发育、健康有影响的暴露因素，如疾病史、家族史、生活方式、锻炼、学习情况等。以月经初潮为例，对已来潮女生采用回顾性调查法，回忆自己初潮的时间；对正出现初潮的群体（至少包括一个最早来潮和一个最晚来潮的年龄组），采用现状调查法，回答"是"或"否"；对未初潮的群体采用前瞻调查法，定期、连续询问调查对象，记录来潮时间，这是最准确的月经初潮年龄调查方法。

（三）生长发育调查设计

1. 制定调查计划 无论进行何种调查，在具体实施前都必须制定一个周密的调查计划。

（1）抽样：根据采用的调查方法要求确定样本数量；抽样要严格遵守随机原则；样本一定要有代表性。抽样的方法有单纯随机抽样（以个体为单位随机抽取）、系统抽样（机械地间隔一定数量抽取）、分层抽样（先按城乡、年龄、性别等分类，再随机抽取）、整群抽样（随机抽取某一人群全部调查）等。

（2）样本量和分组：应保证各性别-年龄组都有足够人数。儿童生长发育与年龄关系密切，可1岁或半岁分一组，例如6岁前一般1个月内新生儿为一组；1～6个月，每月为一组；7～12个月，每2个月为一组；1～2岁，每3个月为一组；3～6岁，每6个月为一组；男女各组都应在100人以上，发育较快的年龄组最好保证在200人左右。

年龄计算必须严格统一。我国按测试时的年、月、日和出生年、月、日之差来计算实足年龄，如满8岁到差一天满9岁一律计为8岁。各国在年龄的算法上不完全一致，国外有按照7岁半到8岁半前一天算作8岁之类的计算方法，在国与国发育资料比较时，要注意年龄计算方法是否有差异。

（3）调查指标：根据调查目的和不同发育阶段选择有针对性的指标，要合理选择不同类指标，指标应少而精，易测试，重复性高。

（4）调查表的设计：一次一人一表；项目实行统一编码，以便于计算机录入；项目名称要规范并准确标明度量单位；应有明确的填表说明。

调查表一般由三部分组成：①受检者一般情况，包括姓名、性别、出生日期、民族、住址、所在学校和班级、近期及既往健康状况、家庭经济收入、父母职业和受教育程度等；②调查项目，是调查表的主要内容，应根据调查目的确定指标项目并记录测试结果；③调查者项目，包括测试者姓名、调查日期等。

2. 遵循伦理学原则 向当地或高校伦理委员会提交申请报告，介绍研究目的和内容，提供保证，批准后方可实施；以口头或书面形式取得调查对象的同意；可能造成伤害的试剂盒药品不得用于儿童少年；正确对待对照组，除干预的项目外，其他待遇与实验组一样。

3. 调查实施方法

（1）检测仪器和方法：测量仪器要精确，测量方法必须统一。正式检测前应按规定的精确度、灵敏度对所有仪器进行检修和校准。要求现场测试人员按照统一正确的方法操作。在追踪调查中应使用同一方法和同一种仪器。

（2）检测时间和季节：许多生长发育指标在一天内变化较大。身高早晨最高，傍晚时身高可降低1～2cm；体重则会因进食、饮水、排便、出汗、运动能量消耗等原因发生变化；清晨时血压较低，心率、脉搏较慢，午后则有明显升高现象。因此，在追踪调查时每个儿童前后测量时间应相对固定，至少应限定在上午或下午。横断面调查样本量大，一般需全天测试。应尽可能将同一年龄组样本均匀分配在上、下午。检测时间还应考虑季节和生活制度对生长发育的影响，一般以5～6月和9～10月最适宜。

（3）技术培训：在测试前应对所有测试人员进行严格培训，考核合格方可上岗。正式调查前进行预实验，发现问题及时解决，也可使操作者熟悉检测程序和步骤，明确职责。

（4）检测程序：周密合理的检测程序是顺利完成调查的重要条件。测试现场的检查室要合理配置，要有明显的标识牌，各检查项目按规定顺序实行流水作业，以免漏测。

4. 质量控制　人员检测通常在检测队内部进行。可 2 人一组，分别测试 5～6 人，比较误差，分析原因；同测试者测量 5～6 人，7 日后再测，比较前后误差，分析原因；多名测试者将测量结果进行比较，分析差异的原因。

调查资料的现场检验和运算前逻辑检验两部分，是整个调查中提高和控制质量水平的重要环节，应由业务能力较强的专业人员专门负责实施。

现场检验的主要任务是逐一核对调查表，对项目填写结果认真检查，发现缺、误、疑数据，要令其补填、补测、重测；检验体检项目是否按规定标准进行，书写是否合乎规定，字迹是否清楚；检验人员应每日抽取 5～10 张卡片，对生理变异较小的形态指标进行复测。计算复测卡片检测误差的发生率，其公式如下：

$$P = \frac{\sum n}{AN} \times 100\%$$

式中，P 为检测指标误差发生率；$\sum n$ 为复测卡片中检测误差超过允许范围的项次数；A 为检测指标数的总和；N 为复测卡片数。

$P > 5\%$ 时，要及时查找原因并改进办法，对超过允许误差范围的指标进行复测复检并改正。若 $P > 20\%$，则提示检测质量很差，当天全部检测数据无效，必须重测。

运算前要再次进行逻辑检验，按调查设计要求逐项检验剔除不符合条件、缺项、字迹无法辨认，或有明显逻辑错误的调查表，直到全部符合要求，再进行统计运算。

三、生长发育评价

生长发育评价由生长发育水平、生长速度、发育匀称度和体质综合评价等内容组成，但没有一种方法能完全满足对个体和群体儿童的发育进行全面评价的要求。因此，要根据评价目的选择适当的方法，力求简单易行、精确、直观、重复性好。同时，结合体格检查、生活环境条件、健康和疾病状况综合进行分析，得出一个比较全面而准确的评价结果。

（一）等级评价法

等级评价法是应用离差法原理，用标准差与均值相离的位置远近划分等级。评价时将个体某项指标的实测数值与同年龄-性别的发育标准比较确定发育等级，国内常用五等级评价标准（表3-1）。

表 3-1　生长发育评价的五等级划分

等级	均值标准差法	百分位数法
上等	$> \bar{x} + 2s$	$> P_{97}$
中上等	$\bar{x} + s \sim \bar{x} + 2s$	$P_{75} \sim P_{97}$
中等	$\bar{x} \pm s$	$P_{25} \sim P_{75}$
中下等	$\bar{x} - s \sim \bar{x} - 2s$	$P_3 \sim P_{25}$
下等	$< \bar{x} - 2s$	$< P_3$

个体儿童的身高、体重值在判定标准均值加减 2 个标准差范围以内，均可视为正常（包括大约 95%的儿童少年）；在加减 2 个标准差以外的儿童少年，需要定期连续观察多次并结合其他方面的检查，慎重地做出结论。如家族性身材矮小智力发育正常者，应认为是正常的；出生时体重不足及后天生长缓慢，也只有少数人属于病态；也有些矮小者是后天长期营养不良所致等。

等级评价法的优点是简单、直观、易掌握，但不足之处是只能对单项指标作出评价，无法对儿童的发育匀称程度作出正确判断，而且不能直观反映动态变化。

（二）曲线图法

曲线图是将某地不同性别、各年龄组某项发育指标的均值、均值加减一个标准差值、均值加减两个标准差值，分别点在坐标图上（纵坐标为指标，横坐标为年龄），然后将各年龄组同一等级的各点连成曲线，即为某指标发育标准曲线图（图 3-8）（甲乙分别表示身高在曲线中的位置）。

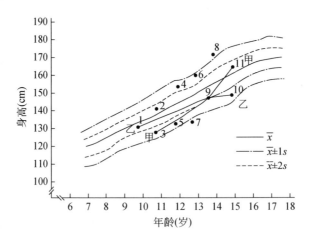

图 3-8　某市 7～18 岁男生身高发育标准曲线图

曲线图法使用比较广泛，评价方法简单、直观、使用方便，既能说明儿童的发育水平等级，又能连续观察其发育动态，但该图必须分男女，且不能同时评价几项指标来说明儿童发育的匀称度。

（三）指数法

指数法是根据人体各部之间的比例关系，借助数学公式编成指数，用以评价发育水平、体型、体质或营养状态的方法。指数大致可分为三类，即体型指数、营养指数和生理功能指数。

1. 体型指数　见表 3-2 中 1～7 项。

2. 营养指数　表 3-2 中的体重指数（BMI）、Quetelet 指数、Rohrer 指数、身高胸围指数等也是营养指数。

3. 生理功能指数

（1）主要包括握力指数和背肌力指数（表 3-2 中 9、10 项）：肌力与体重关系密切，用单位体重的握力、背肌力来矫正体重的干扰，分别显示前臂、腰背部肌力将更具有可比性。

表 3-2　体型指数、营养指数和生理功能指数的意义

序号	指数名称	公式	意义
1	身高体重指数（Quetelet）	体重（kg）/身高（cm）×100%	显示人体充实度和营养状况
2	Rohrer 指数	体重（kg）/［身高（cm）］^{3}×10^7	人体单位体积充实度，反映体型胖瘦，受身高影响大
3	身高胸围指数（Livi）	胸围（cm）/身高（cm）×100%	反映胸廓发育状况和躯干体型
4	身高坐高指数	坐高（cm）/身高（cm）×100%	反映体型特点，可按此做体型分类
5	肩盆宽指数	盆宽（cm）/肩宽（cm）×100%	反映青春期男女生肩、盆、臀状态
6	腰臀围比（WHR）	腰围（cm）/臀围（cm）×100%	揭示脂肪分布
7	腰围身高比（WHTR）	腰围（cm）/身高（cm）×100%	评价肥胖
8	BMI	体重（kg）/［身高（cm）］^{2}×100%	评价肥胖及超重
9	握力指数	左右手平均握力（kg）/体重（kg）	
10	背肌力指数	背肌力（kg）/体重（kg）	
11	体重肺活量指数	肺活量（ml）/体重（kg）	
12	身高肺活量指数	肺活量（ml）/身高（cm）	

（2）体重肺活量指数和身高肺活量指数（表 3-2 中 11、12 项）：由于肺活量和体重、身高有一定相关关系，利用单位体重或身高的肺活量反映机体的肺通气能力大小。前者常用，后者更真实可靠。

由于身体指数存在着显著的民族/种族、城乡、性别、年龄和身高差异，而且比较机械，应用时要充分考虑民族/种族差异、身高的因素及多数指数呈偏态分布等问题，要结合专业知识合理解释评价结果。

（四）百分位数法

百分位数法包括表和图两种形式（李辉等，2009），原理同离差法，该方法形象直观，使用方便，无论用哪项指标、是否正态，都能较准确显示群体内分散程度，其也适用于群体儿童的比较或动态观察，但制定标准时必须有较大的样本。

（五）Z 分法

Z 分法是一种特殊类型的离差法。它以中位数为中心，将偏态分布的资料转换为正态分布，再取±1Z、±2Z、±3Z 值为界值点，建立正常值。发育等级：>2Z，上等；1Z～2Z，中上等；±1Z，中等；-2Z～-1Z，中下等；-2Z，下等。

它在群体中均以 Z 值表示，方便个体、群体间的横向比较及纵向比较，而不用考虑性别、年龄等因素；Z 没有单位，离均值越近，越接近 0；离均值越远，值越大。但 Z 分法对个体差异大的流行病学调查资料进行处理时易出现明显的偏移。

（六）生长速度评价法

通常选择一些能表示身体各部分长度、围度和重量等形态指标测量值的变化来评价。群体的生长速度评价，作为判断标准的正常值，主要建立在群体横断面调查的基础上；个体生长速度评价的最常用方法是生长监测图，所用正常值标准是以追踪性资料为基础建立的。生长速度的计算方法有年增加值和年增加率两种：年增加值以身高为例，由群体两连续年龄组的身高均值相减而得；年增加率以身高为例，将身高年增长值除以身高基数而得。对于集体儿童可通过横断面调查资料，利用上述公式计算其逐年增长值及年增加率进行发育速度的评价，并了解儿童少年身体发育速度及其变动规律。

（七）发育年龄评价法

发育年龄评价法是指用身体某些发育指标（如形态、功能、性征等）的发育平均水平及其正常变异，制成标准年龄来评价儿童个体的发育状况。利用发育年龄进行儿童少年发育评价，目前常用以下四种发育年龄：

1.形态年龄 用身高、体重等形态发育指标所制成的标准年龄来表示儿童个体的发育状况，如身高年龄、体重年龄等。优点是用法简便，结果明确。但某一形态指标只反映儿童全身发育的一个方面，所以只用单一形态年龄评价是不全面的。

2.第二性征年龄 即用第二性征发育指标所制成的标准年龄。此评价方法只适用于青春期发展阶段。最常用的指标为乳房、腋毛、阴毛、胡须、喉结和变声等。每一性征指标从开始发育到成熟，按不同的发育程度划分成不同的发育阶段，利用多元分析模型，或制成等级评分标准，判断性发育的程度。

3.牙齿年龄 即按儿童牙齿发育的顺序制定的标准年龄。其评价方法有两种：第一种是以儿童牙齿萌出的数量和质量来表达发育年龄，此法适用于出生后 6 个月至 13 岁左右（第三磨牙除外），一般 6 个月至 2 岁半 20 个乳牙全部萌出，直到六七岁才开始脱落，恒牙在 6～13 岁萌出并出齐。第二种是利用 X 线摄片方法进行观察，包括从第一个牙齿开始钙化到最后一个牙齿钙化完成的牙齿全部发育过程。该方法准确可靠，但儿少卫生领域应用尚不普遍。

4.骨骼年龄 简称骨龄（skeletal age），是儿童少年骨骼发育（钙化）程度同骨发育标准比较求得的发育年龄。骨龄能较客观和精确地反映从出生到成熟各年龄阶段的发育水平，其在很大程度上代表生物学发育年龄。骨龄对探讨生长发育规律、判断发育障碍性疾病、预测女孩月经初潮、预测儿童成年时的身高及运动员选材等方面发挥着重要作用。

判断骨龄主要利用 X 线摄片，以手腕部最为理想，以手腕部与膝部骨龄结合最为准确。判定骨龄标准目前国内外主要有以下两类方法：标准图谱法和计分方法。

（八）营养状况评价

儿童少年营养状况评价是生长发育和卫生保健工作的重要内容，观察的项目主要有身高、体重、皮褶厚度、上臂围、腰围、腹围和营养指数等。

1.年龄别体重和年龄别身高 年龄别体重是以时间年龄来比较其体重大小的一种方法，主要适用于新生儿和婴幼儿，可筛查发育迟缓、营养不良或肥胖等。但如不联系身高，就不能有效反映当时的营养状况，也不能准确反映那些主要表现为身高生长迟缓的长期营养不良现象。

年龄别身高是以时间年龄来比较其身高大小的一种方法，通常青春期前儿童采用，进入青春期后应用会导致误差。

在筛查学龄儿童营养不良时，可先使用年龄别身高，排除生长迟缓，再用年龄别体重筛查出消瘦。

2. 身高标准体重 这是 WHO 积极推荐的指标，能反映儿童现时营养状况。其是以同等身高比较体重的大小，可消除青春期前因性别、发育水平、遗传甚至种族的差别等原因造成的身材发育不同的影响。该方法使用起来简便、准确、灵活和客观。

WHO 推荐了用于小年龄儿童的参考值，不分性别，男女共用。我国现在使用的身高标准体重标准是根据 1985 年"中国学生体质与健康研究"在全国 29 个省、自治区、直辖市的大样本现状调查资料制定的。按现行使用的身高标准体重表，以标准体重（100%）±10% 为正常范围；低于 90% 标准体重为低体重；低于 80% 标准体重为中度营养不良；低于 70% 标准体重为重度营养不良；高于 110% 标准体重为超重；高于 120% 标准体重为肥胖。

第五节　生命中的重要阶段

从受精卵开始，在经历了胎儿、儿童、青春期、成年期等生命过程时，身体始终是处于量和质不断变化的动态过程。即使进入了老年期，也有许多细胞在不断复制，以补充正常的损耗或因疾病所致的损伤和破坏的组织。

一、儿童期

（一）胎儿期

胎儿是一生中体格发育增长最快的阶段，但由于胎儿生理功能的发育尚未成熟，特别容易受内外环境中不利因素的影响而发病，严重时可导致死胎、死产或早期新生儿死亡，有时也可能损害胎儿脑组织及身体的重要器官，引起智能发育障碍、各种功能障碍，最终形成终身残疾残障。研究发现，低出生体重可以独立增加成年女性高血压的风险，而高出生体重与成人高体重指数有关（Curhan et al, 1996）。陶芳标等研究表明，孕期环境暴露除了影响胎儿生长发育和出生结局外，对儿童心理、行为及神经发育也具有较大的影响（陶舒曼等，2016）。

通常将胚胎发育分为两个时期，一是组织形成、细胞和组织分化期的胚胎期（1~8 周）。此期是主要器官系统雏形形成时期，对环境的影响十分敏感，如受有害因素的作用，胎儿容易发生先天畸形；二是胎儿期（9 周至出生），为器官和功能分化期，但 8~10 周是胎儿神经管发育的敏感时期，也是发育危险期。因此，胎儿的健康和安全需要孕母与胎儿双方的特殊保健，以避免不良因素的影响。

（二）新生儿期

小儿生后由于排出胎粪、摄取水分和食物少、体液丧失而体重减轻，通常在出生后的第二周恢复到出生时体重。新生儿心率为 120~140 次/分；具备完善的吸吮及吞咽功能；肾脏已具有成人相同数目的肾单位，但功能还不完善；能量代谢较旺盛，产热能源主要来自糖代谢；体温调节中枢发育尚不成熟；脑细胞数已达成人水平，中枢神经系统已具备一定功能。新生儿已有视觉感应功能，听觉和嗅觉已发育成熟，痛觉反应较迟钝，温度觉较敏感，而触觉高度敏感。总之，新生儿身体各器官的功能发育尚不完善，对外界环境的适应能力差，抗病的能力弱，如果护理不当，易患各种疾病，且病情变化快、死亡率高。新生儿早期是适应的关键期，也是生命的最脆弱时期。

（三）婴儿期

婴儿期是出生后体格发育最快的一年，也是动作和语言发展、智力和个性发展的关键时期。乳牙萌出早者 4 个月、晚者 9～10 个月，一般 6～7 个月萌出；婴儿肠的长度超过了身长的 6 倍，但婴儿肠神经支配尚未完善，消化力差；婴儿肝脏占体重的 4%～5%；呼吸道的管腔狭小，肺泡数目较少；视觉在婴儿 6 个月前发展非常迅速，是视力发育的敏感期，12 个月时视觉调节能力基本完成；2 个月的婴儿已能辨别不同人说话的声音，6 个月时能区分父母的声音，8 个月时眼和头能同时转向声源，而 12 个月时对声音的反应可以控制；人类的味觉系统在婴幼儿期最发达，3～4 个月时能区别愉快和不愉快的气味，7～8 个月时开始分辨出芳香的刺激；6 个月后从母体获得的被动免疫抗体逐渐消失，而主动免疫功能尚未成熟，易患感染性疾病；婴儿神经系统的发育还不成熟，给其以适当的训练，可以促进大脑的发育。

婴儿运动发育与大脑发育、肌肉功能有着密切的关系并遵循一定的规律。1 个月的婴儿俯卧时稍能抬头；3 个月时可以控制头部和抬胸；4 个月婴儿能够翻身并能抓住玩具；6 个月时能从仰卧翻到俯卧，此时能独自玩弄小玩具并可从一只手换到另一只手；8 个月时可以坐得很稳，开始用上肢向前爬；9 个月时可以灵活地使用拇指和示指拿捏物品或撕纸；10 个月可拉着双手向前走；12 个月时可以独自站立行走。婴儿期是语言的准备期，主要是通过哭、表情变化和身体接触与人交流。5 个月左右开始出现咿呀学语，9 个月达到高峰；8～9 个月已能听懂大人的一些语言并作出反应；9～12 个月能够辨别母语中的各种音素，经常模仿成人的语音，11 个月开始真正理解词的意义；大多数 12 个月的小儿开始会说第一个与特定对象相联系的词。此时，婴幼儿有依恋、高兴、喜悦、愉快等良好的情绪，也可以有恐惧、焦虑、愤怒、嫉妒等不良的情绪。婴儿 7～8 周会出现第一次社会微笑；2～3 个月对人的接近和语音产生了兴趣；2～7 个月婴儿可能会出现快乐、惊奇、愤怒、悲伤和恐惧情绪，但看见熟悉的面孔会发出有意识的微笑。6 个月时可区分母亲和陌生人，对母亲有一种特殊的亲热感，7 个月左右对家庭成员亲密感也增加，但 6～8 个月时见陌生人可能出现焦虑的情绪。8～10 个月的婴儿在不确定的情况下，能开始根据他人的情绪线索做出相应的反应。

（四）幼儿期

幼儿期的体格生长速度较婴儿期缓慢，语言和动作能力明显发展。出生后第二年，幼儿身长约增加 10cm，体重增加 2～3kg，2 岁后生长速度急剧下降并保持相对稳定，平均每年身长增加 4～5cm，体重增加 1.5～2kg；周岁时，已有 6～8 颗切牙，1.5 岁时已有 12 颗牙，2 岁时已有 16 颗牙，2.5 岁时 20 颗乳牙均出齐；此阶段多表现为生理性的远视，随着年龄的增加而逐渐改善；脑发育快速，2～3 岁幼儿的脑重已增加到 1000g 左右，主要的运动神经已髓鞘化。神经细胞突触数量增多，长度增加，向皮质各层深入。

幼儿能灵活上下楼梯、奔跑、双脚跳，能不扶东西迈过矮的障碍物，能用勺子吃饭并做简单的游戏。例如，3 岁时，能独立玩耍，在大人协助下，能自己洗脸、脱穿简单的衣服等；2~3 岁是口头语言发育的快速期；1~5 岁时，能听懂成人告诉他的生活中的事情；2 岁时能说出自己的姓名和年龄，能用简单的语言来表达自己的意思；3 岁时已能说出较长的句子，会唱歌、跳舞等。

幼儿期的感知觉和认知能力发育迅速、智力发展也很快，是智力开发的最佳时期。1.5 岁的幼儿能注视 3m 远的小玩具；2~3 岁能分辨物体的大小、方向、距离和位置，能辨别各种物体冷或热或硬等属性，并能识别几种基本颜色，认识日常生活中的物品，分辨男女；1 岁左右的幼儿出现随意注意的萌芽，随意注意不超过 15 分钟，2~3 岁能集中注意 10~20 分钟；幼儿期的记忆多为自然记忆，容易遗忘。1 岁以内小儿只有再认而无再现，1 岁再认潜伏期是几天，2 岁可达几个星期，3 岁可保持几个月。而 2 岁时再现潜伏期只有几天，3 岁时可延至几个星期；1 岁以后小儿才出现一些形象性思维活动，2~3 岁时才有直观性思维；1~2 岁仅有想象的萌芽，3 岁后才进一步发展，有意想象已初步形成；社会感情增多，得到表扬和称赞就高兴，受到责备就会伤心或愤怒。如 12 个月的婴儿已具备兴奋、愉快、苦恼、喜爱、得意、厌恶、愤怒等各种情绪体验，1 岁半至 2 岁左右又分化为嫉妒和喜悦。3 岁时儿童对物体、动物、黑暗等客观环境容易产生恐惧；在 2~3 岁时幼儿产生了自我意识，自主性逐渐增强，进入"第一反抗期"。

（五）学龄前期

儿童体格生长较以前缓慢，但儿童智力、语言、动作等发育较快。5~6 岁时，乳牙开始松动脱落，新的恒牙开始长出，一般要到 12 岁全部乳牙更换为恒牙。小儿能完成各种需高度协调的体育动作，学会快跑和跳跃，能自如地上下楼梯、玩乐器、绘画、做手工，以及能参加一些轻微的劳动。

1.5~2 岁的幼儿掌握的词汇开始迅速增加，3 岁时增加更快，5~6 岁时增加速度开始减慢。3 岁时能听懂约 8000 个单词，会使用 300~500 个词，说出 3~4 个词的句子；4 岁时能简单叙述不久前发生的事，说出许多实物的用途，读 100 以内的数；6 岁时说话已流利，句法正确；3~6 岁儿童的情绪体验已经非常丰富，出现信任、同情、道德等高级情感，也逐渐学会了忍耐、自制、坚持等品质；3 岁儿童通过衣着、发型等外部特征来判定男女，3~4 岁儿童出现行为上的性别倾向，从衣着、玩具、选择和做游戏的特点上都表现出不同性别特点倾向；4~5 岁能够准确理解性别概念；6~7 岁知道性别是不可改变的，必须遵循要求去行事。

学龄前儿童多数喜欢与同性伙伴在一起玩耍，开始喜欢与其他人玩合作性游戏，3~4 岁儿童在一起玩过家家、警察与小偷等模仿游戏；4~5 岁喜欢听精彩故事，也能复述并自己编故事及自己搭积木、做手工，还非常喜欢在室外骑车、玩沙、玩滑滑梯、奔跑、翻滚、玩水等；5~6 岁喜欢表演、听故事、讲故事、朗诵儿歌、背唐诗、唱歌等。

（六）学龄期

儿童大脑功能更加完善，认知能力、理解能力更强。部分女生在学龄期的中后期、少部分男生在学龄期的后期进入了青春期，体格发育开始加快；恒牙在 6 岁左右开始萌出，13 岁左右除第三恒磨牙外全部恒牙萌出完毕；儿童骨骼弹性大，不易骨折，但易变形；呼吸系统已发育成熟，肺活量不断增大；心率、脉搏随年龄增大而下降，血压随年龄增大而上升；儿童的肝脏对病毒和其他化学毒物比较敏感，解毒能力差，但再生能力强；儿童年龄越小，不成熟和不起作用的肾单位越多，如肾功能受损将影响肾的发育；6 岁儿童脑的重量达 1200g，为成人脑重的 80%，7～8 岁儿童的脑重已接近正常成人，9 岁后是大脑皮质内部结构和功能的复杂化过程。另外，儿童如用眼卫生不良，易发生近视。

此时，学习取代游戏，成为主导活动形式，是儿童心理发育的重要转折时期。小学低龄期，注意力、观察力、记忆力等能力全面发展；记忆也从无意识向有意识快速发展，10 岁时机械记忆能力达到一生的最高峰；小学生仍然爱玩，喜做集体游戏，但情绪易波动，伙伴关系不稳定；低年级小学生的模仿能力很强，想象力的发展也以模仿性想象为主。

高年级小学生随着口头言语向书面言语的发展，从具体思维形象向抽象逻辑思维发展；情绪发育不断深化，责任感、义务感、社会道德等开始体现在行为表现上。情绪的稳定性和调控能力逐渐增强，冲动行为减少，但如受到不良因素的影响，也可能同时滋长一些消极的不健康的情绪和情感。

二、青春期

青春期是由儿童发育到成人的过渡时期，它从体格生长突增开始，到骨骺完全融合、躯体停止生长、性发育成熟而结束。人体在形态、功能、性征、内分泌及心理、行为等方面都发生着巨大的变化，是生长发育的最后阶段。

WHO 专家委员会建议，青春期的年龄区间为 10～20 岁，女童的青春期开始年龄和结束年龄都比男童早 2 年左右。青春期可以分为早、中、晚三期。青春早期的主要表现是从身高生长突增开始，出现突增高峰，性器官和第二性征开始发育，一般约持续 2 年；青春中期以性器官和第二性征的迅速发育为主要特征，出现月经初潮或首次遗精，体格生长速度逐渐下降，持续 2～3 年；青春后期体格生长明显缓慢，但仍有所增长直至骨骺完全融合，性器官及第二性征继续发育至成人水平，社会心理发展加速，通常持续 2 年左右。

（一）青春期的内分泌变化

影响生长发育的激素有生长激素、催乳素、促激素（促甲状腺素、促肾上腺皮质激素、促性腺激素等）、性激素、甲状腺素、胰岛素、肾上腺皮质激素、瘦素、抑制素和激活素等。

1. 腺垂体　是人体最重要的内分泌器官。

（1）生长素（GH）：是控制儿童少年生长发育最主要的激素之一，其有促进糖、脂肪代谢，促进组织生长、蛋白质合成增加及青春期发育等作用。儿童对生长素的敏感性高，GH 的最突出作用是促进骨、软骨和其他软组织生长，可以促进儿童身高增高。

入睡时 GH 分泌明显增加，入睡后 60 分钟左右血中 GH 浓度达高峰，慢波睡眠时相，GH 分泌量明显增多，转入快波睡眠时相，GH 分泌减少；饥饿、运动等可使血糖降低，刺激 GH 分泌。血中脂肪酸与氨基酸增多，均能促进 GH 分泌。

（2）催乳素（PRL）：可促进乳腺发育，启动和维持乳腺泌乳。因雌激素只促使乳头、乳晕的增大及部分乳腺的发育，乳房最终发育成熟和发挥功能有赖于催乳素的作用。在男性，催乳素可促进前列腺和精囊的生长，促进睾酮的合成。催乳素分泌受下丘脑催乳素释放因子和催乳素释放抑制因子控制。在正常生理情况下催乳素释放抑制因子对催乳素分泌的抑制作用始终占优势。

（3）促激素：各类促激素的作用主要是调节各靶腺分泌相应的内分泌激素。其中卵泡刺激素的主要生理功能是促进女性卵泡成熟及分泌雌激素，以及促进男性的精子形成。黄体生成素的主要功能是促进男女性发育，例如可促使女性排卵及黄体生成，同时分泌雌激素与孕激素；对男性，可促使睾丸间质细胞的增殖，合成睾酮。

2. 性腺　指男性的睾丸与女性的卵巢，主要功能是产生生殖细胞精子或卵子，分泌特有的性激素。

（1）雄激素：包括睾丸分泌的睾酮、双氢睾酮和脱氢表雄酮，其中最主要的是睾酮。在胚胎发育期，睾酮对正常男性胎儿生殖器的分化起关键作用。在儿童时期，睾酮的主要生理功能是促进体内蛋白质的合成及骨骼肌肉的发育，其与卵泡刺激素一起促进睾丸精细小管发育和促使精子生成与成熟，还可刺激性器官的发育。同时还广泛作用于中枢神经系统，参与调节具有雄性特征的行为活动，维持正常的性欲。

（2）雌激素：主要由卵巢分泌。雌激素可促进女性内外生殖器及乳房的发育，促进月经初潮及月经周期的形成；刺激乳腺导管和结缔组织增生，促进脂肪组织在乳腺的聚集，促进其他女性副性征的发育，形成特有的女性体型；刺激成骨细胞的活动，加速骨的生长，促进骨中钙、磷沉积，但同时又促进长骨骨骺的融合；促进胆固醇的代谢和转运，降低血胆固醇的浓度。

（3）黄体酮：主要维持月经周期与雌激素及催乳素的协同作用，促进乳腺发育成熟，保障受孕女性维持妊娠、防止子宫收缩排出胚胎。它还可兴奋体温调节中枢，使体温升高。

3. 甲状腺素　对人生长发育、神经系统、心血管系统的功能状态及物质代谢过程都有重要的调节与促进作用。它可直接加强组织细胞的分化与细胞内 DNA 的合成，促进蛋白质合成。刺激骨化中心发育、软骨骨化，促进长骨与牙齿的生长发育，还可增强生长素对组织的作用。尤其对 2 岁前小儿的骨骼生长、神经系统发育和智力发展更为重要。甲状腺激素是促进机体生长与发育成熟必需的激素，尤对脑和骨的生长与发育影响更为重要。

4. 肾上腺　由皮质与髓质两部分组成。肾上腺皮质分泌三种激素：糖皮质激素、盐皮质激素及性激素。前两类激素主要调节水与电解质的代谢与平衡。与生长发育有关的主要性激素是雄激素（脱氢表雄酮）与雌激素。肾上腺合成的雄激素主要对女性的第二性征作用较大。

（二）青春期形态发育

进入青春期的儿童少年，在神经-内分泌系统的统一调控下，生长发育明显加速。随着生殖系统的发育和第二性征的出现，男女两性在身体形态方面的差别也更为显著。

1. 生长突增　以身高、体重为例，生长速度在童年期较平稳的基础上出现加快增长，1～2 年达到高峰，即"身高速度高峰"（PHV）和"体重速度高峰"（PWV）。突增开始的早晚和突增的幅度有很大个体差异。男女两性在突增起止的早晚、突增的幅度与突增的侧重部位等方面也存在着明显的差异。女童一般 10 岁、男童 12 岁进入突增阶段，约持续 3 年。在整个青春期男孩身高平均增加 28cm；女孩约增长 25cm。男孩青春期发育开始年龄比女孩晚 2 年左右，骨骼停止生长的时间也相应晚，加之突增幅度大，因此到成年时男性的平均身高一般比女性高 10cm 左右。

在生长发育过程中，儿童身体各部分的青春期突增的开始和增长速度是不同的，导致身体各部比例不断变化。青春期前，四肢的增长早于躯干，下肢的增长稍早于上肢，顺序大致是足长—小腿长—下肢长—手长—上肢长。足最先突增又最先停止生长，可以用足长来预测成年身高。

2. 男女生长曲线的两次交叉现象 从群体资料来看，男女身高、体重等指标在突增年龄和幅度上的性别差异，使男女身高和体重的生长曲线出现两次交叉现象；女孩突增早，其平均身高超过男孩，出现了第一次交叉；女孩在生长突增高峰过后，生长速度明显减慢，而男孩的生长突增却正处在高峰阶段，所以出现第二次交叉（图 3-9）。

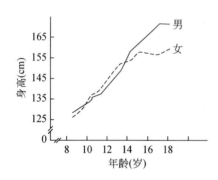

图 3-9　男女生长曲线的两次交叉现象

资料来源：季成叶，2003

3. 生长模式及发育类型 同性别儿童出现二次生长突增的年龄也早晚不一，一般可分为早、中、晚三种成熟类型。①早熟型：突增开始早，身高增幅猛，但结束也早，生长期较短，最终成年身高和其他类型相差不大，可能更矮。早熟者骨盆宽而肩窄，矮壮体型多见，偏向女性体态。②一般型（平均）：突增开始年龄和幅度、成年身高都处于人群平均水平。③晚熟型：突增开始晚，结束更晚，生长期长，成人身高达到平均水平或更高。晚熟者消瘦体型多见，偏向男性特征。

（三）青春期性发育

性发育包括生殖器官的变化、生殖功能的发育成熟、第二性征发育等。

1. 男性性发育

（1）性器官形态发育：生殖器官在青春期前发育都很缓慢，几乎处于静止状态，进入青春期后，在性激素的作用下，迅速发育。睾丸最先发育，其后是阴茎，与此同时身高出现突增。青春期前睾丸很小，单侧容积仅有 1～2ml，仅稍大于婴儿期。平均 11.5 岁开始睾丸增大，15 岁时平均容积为 13.5ml，18～20 岁时可达 15～25ml。睾丸增大 0.5～1 年阴茎开始增大，平均突增年龄为 12.5 岁，2～3 年的时间从青春期前不到 5.0cm，增至青春期末的 12～13cm。

（2）性功能发育：睾丸的功能是产生精子与性激素。随着睾丸的生长，生殖功能也开始发育成熟。遗精是青春期后健康男性都有的正常生理现象。首次遗精一般发生于 12～18 岁，大约比女性月经初潮年龄晚 2 年。首次遗精多数发生在夏季，初期精液有活力的成熟精子不多，主要是前列腺液，直至 18 岁左右，随着睾丸、附睾进一步发育成熟，精液的成分也与成人接近。首次遗精发生后，体格发育趋势减慢，而睾丸、附睾、阴茎发育迅速，很快接近于成人水平。

（3）第二性征发育：男性第二性征发育主要表现在阴毛、腋毛、胡须、发型等毛发方面的改变，还有变声、喉结出现等。阴毛一般在 11～12 岁出现，1～2 年后出现腋毛，再隔 1 年左右胡须开始萌出，额部发际后移，13 岁左右出现变声。绝大多数男性 18 岁前完成第二性征发育。

2. 女性性发育

（1）性器官形态发育：在青春期前发育缓慢，基本上处于幼稚状态，进入青春期后，在性激素作用下，内外生殖器迅速发育成熟。卵巢主要功能为排卵与分泌性激素，它从 8～10 岁起发育，以后呈直线上升；重量从 6～10 岁时的 1.9g 到 11～15 岁时的 4.0g，至 18～20 岁时达 8.3g。但月经初潮来临时，卵巢重量仅为成人的 30% 左右，尚未发育成熟；随着卵巢的发育增大，其功能逐渐完善；开始排卵后，卵巢表面从光滑而变得凹凸不平。子宫的重量与长度在青春期有明显的增加，宫体长度增加比宫颈更为明显。

（2）性功能发育：月经初潮是女性青春发育过程中的重要标志，通常作为女性性发育水平的评定指标。子宫内膜在性激素影响下，发生周期性坏死、脱落，伴出血，即为月经。月经初潮多数发生在夏天，发生年龄各国各地有所不同，范围波动在 11～18 岁，多数在12～14 岁来潮。初潮后第 1～3 年，月经周期常不规则，且不排卵，但每一月经周期仍存在排卵的可能性。

月经初潮年龄受种族、遗传等因素影响。多数国家的初潮平均年龄（MMA）为 12.5～15.0 岁，发达国家早，发展中国家晚；城市早于农村，经济发达地区早于落后地区。我国汉族无论居住在沿海平原还是青藏高原，其初潮年龄都是类似的，均早于各少数民族（羌族、水族为 12.49～14.87 岁）；1995 年我国汉族女孩的城市组为 13.08 岁，乡村组为 13.43岁，2005 年城市组为 12.64 岁，乡村组为 12.73 岁。2005 年无论城市还是乡村女孩月经初潮都早于 1995 年，这说明随着社会经济发展和生活水平的提高，女孩初潮平均年龄有逐渐提前的长期趋势。

生长长期趋势是指 19 世纪以来，发达国家全面出现儿童少年群体身材一代比一代高、性发育提前、成年身高逐步增长的趋势（Tanner，1980）。研究者收集 19 世纪 40 年代到20 世纪 70 年代欧美各国 130 余年的初潮资料，发现女孩月经初潮年龄平均每 10 年提前 3～4 个月；德国女孩初潮年龄从 19 世纪末的 15～16 岁提前到 1960 年的 13 岁左右；美国 1910～1968 年，初潮年龄从 14.3 岁提前至 12.5 岁；西欧国家 1860～1960 年平均每 10 年提前了4 个月。我国女孩的月经初潮年龄提前得也非常显著，北京女孩 1964～2000 年从 14.5 岁提前到 12.5 岁；上海女孩 1972～2000 年从 13.9 岁提前到 12.1 岁。但我国还有乡村尚未完全消除贫困，长期趋势还将继续。生长趋势是有限度的，目前发达国家已大体停滞，其是遗传及营养、疾病防治、文化教育等环境因素共同作用的结果。

气候、疾病、家庭与社会因素等也影响女孩的月经初潮年龄。

（3）第二性征发育：主要指乳房、阴毛、腋毛发育。第二性征发育出现的年龄和顺序有明显的个体差异，乳房发育是最早出现的第二性征，平均开始于 11 岁（8～13 岁）。乳房开始发育后 0.5～1 年出现阴毛，再其后 0.5～1 年出现腋毛。身高的生长突增开始几乎与乳房发育同时或稍前，而出现身高速度高峰的年龄，一般要在乳房发育后 1 年左右。

（四）青春期性心理发育

青春期是少男少女迷茫的一个阶段，会出现特有的心理现象。随着性生理的发育产生了性意识，开始意识到两性的差别，产生一种朦胧的对异性的眷恋和向往。同时，随着身心成长，独立意识逐渐增强，社会交往也逐步扩大，渴望与成人平等相待。因此，了解青少年心理行为和社会的特点，顺利帮助他们度过青春期是非常重要的。

1. 性生理发育成熟与性心理相对幼稚的矛盾　随着第二性征的发育和月经的来潮，有些女生会由于身体的变化和不适而出现心情烦躁、情绪波动、紧张、焦虑、注意力不集中、心理有负担等问题，需要适当的教育和引导，正确看待性发育。

性生理发育成熟的同时，存在性心理相对幼稚的矛盾。在性发育早期，表现为异性间故意疏远或排斥，但随后就相互效仿出现其认为的恋爱，这其中更多的成分是好奇和模仿，好像很认真，但实际上对爱情及其包含的社会责任和义务自知甚少。其主要原因是少男少女还不懂得"爱"的社会性，特别是无法驾驭"爱"的社会性。

2. 独立与依赖的矛盾　随着身体的发育和社会交往的增多及独立意识的增强，少男少女表现为具有一定程度的成熟度和寻求独立的强烈愿望。他们希望别人把自己当作成人来对待，希望自己独立解决自己的问题，不希望父母、教师对自己干涉过多，期待自己的想法和建议得到承认和尊重。但事实上，在经济上和其他很多方面他们必须依附成人和家庭，常常导致独立和依附的矛盾心理。这种矛盾态度使他们从心理上疏远父母或老师，如处理不好，会使亲子关系、师生关系紧张。青少年对社会的认识较肤浅，缺乏对复杂社会生活的直接体验，往往受事物表面现象的影响，思考问题简单、直观、肤浅，易上当受骗。另外，他们敢想敢干，但行动上容易冲动、偏激、摇摆和脆弱。

3. 情感激荡与表露内隐的矛盾　青春期学生经常出现抑制含蓄与外露行为并存；强烈冲动与温顺驯服并存；激烈变动与固执并存。他们常常内心激动、高兴或生气、苦恼，外表却显得平静；他们想找人诉说、倾吐，但不跟老师和家长倾诉。这种矛盾如处理不当，会影响青少年的情绪和社会适应，甚至会发生焦虑和抑郁的情绪问题。

另外，青春期学生热情活泼、爱幻想。他们对事物认识不够全面，容易受社会、环境和伙伴的影响，容易染上不良习气，如吸烟、盲目减肥等，应及早发现、及时制止。

三、青年期

青年期（18～25岁）生理功能发育已处于完全成熟的阶段，认知功能也获得很大提高，人格特征逐渐形成。青年期面临就业、恋爱等一系列问题，也面临各种心理应激与矛盾，若不能妥善解决这些矛盾，就会带来许多心理问题，甚至引发精神心理疾病。

青年期体魄健壮，肌肉丰满有弹性，脂肪所占比例适中。各种功能也发育成熟，心脏血液输出量和肺活量都达到最大值；个体消化功能良好，食欲旺盛；体力和精力均处于鼎盛期，能承担繁重的脑力劳动和体力劳动，自身的抵抗力也强，疾病的发生率相对较低，即使患上某些疾病，也能在较短时间内治愈恢复；性发育成熟，男性和女性都有良好的生殖和繁育能力。

青年期认知的发育表现为逻辑性强，具备思维的独立性、批判性和创造性，喜欢怀疑与争论，对事物有独特见解，对人生观、价值观、世界观等三观问题感兴趣。记忆和分析能力有了较大发展，自我意识确立，理想与信念初步形成，但情绪较为敏感而不稳定，青年人的社会接触增多，随之产生大量的心理体验，使他们的情绪、情感不断分化，对事物的反应带有明显的双向性，时而热情奔放，时而抑郁消沉，内心世界表现得较封闭，容易产生苦恼和迷惑。

在青年期，人格逐渐形成。青年人在与外界接触的过程中，不断学习知识和积累经验，调整自己的行为方式，形成了对客观事物稳定的态度，完成了社会化的过程，同时形成了自己的人格特点。此外，在性心理方面不断成熟，随着年龄增长，个体在与异性接触过程中，不断修正完善自己的性观念，到了青年期，对性问题有了比较系统和稳定的认识，性观念基本完善，性心理发育成熟。

青年期是人生各阶段中发展最为迅速的阶段，心理卫生问题比较复杂，影响因素也比较多，因此需要重视青年常见的心理卫生问题，帮助青年顺利完成青春期到青年期的心理过渡。青年期常见的心理卫生问题主要包括社会适应问题。青年期自我意识发展迅速，独立感、自信心和自尊心越来越强烈，期望能得到他人尊重，但社会经验不足，社会生活中常常遇到挫折和人际关系矛盾，因此，易产生社会适应问题。此外，在处理情绪情感问题上，因为逐渐走向心理成熟，认识上还有一定局限性，不善于处理情感与理智间的关系，如不能满足需要则会引起不满情绪，甚至表现为萎靡不振、自卑、自弃。在青年期还表现为性生理成熟提前，但性心理相对延缓，对性好奇而敏感，容易产生性冲动，因此，还易产生异性交往的问题。

四、成年期

成年期（25~60岁）是人生跨度最长的时期，又分为成年早期（25~35岁）、成年中期（35~50岁）及成年后期（50~60岁）。从发育学的观点来看，以成年中后期，即中年期的各种生理功能和心理社会功能变化最大，在这个阶段的个体表现出很强的事业心和创造性，成为社会发展的主力军，但他们又处于家庭和事业的矛盾中，因此常处于紧张、焦虑状态。成年期的身心健康状况不仅影响本人和家庭幸福，同时也会给事业和工作带来很大影响。充分了解成年期的生理、心理特点，随时解决出现的身心问题是保证成年期健康的主要任务。

进入成年期，机体的各组织、器官、系统的生理功能从完全成熟开始走向衰退，各类疾病发生的危险亦增高。呼吸系统主要表现为肺组织的弹性降低，肺活量变小，支气管抵抗能力下降，容易受到各种感染；消化系统对营养物质需求减少，胃酸、胃蛋白酶分泌也逐渐减少，心脑血管系统功能的衰退逐渐加快，可能导致心、脑血管疾病的发生。此外，内分泌激素和免疫系统功能开始减退，免疫系统功能整体水平下降，成年后期可出现内分泌功能紊乱而导致更年期综合征。其他生理变化还包括毛发逐渐稀少、变白，皮肤出现褶皱，体重增加，脂肪重新分布，腹部脂肪明显增加及感知觉功能减退等。

成年期也是个体心理能力最成熟的时期，但心理状况因人而异，心理特征主要表现在认知、情绪、自我意识和社会功能方面。感知觉是心理发展过程中最早开始衰退的，随着年龄的增长，成年期的认知能力也不可避免地会逐渐发生变化，在情绪方面，成年期个体更善于调控自己的情绪，决定自己的行为，较少冲动性；成年期自我意识明确，对自己的才能、学识、地位等均有较客观的认识和评价。在自我与社会相互作用的不断成熟过程中，成年期会以自己特有的行为方式和态度建立人际关系，适应社会环境、完成工作任务。但成年期属于社会的中坚，扮演多种社会角色，承担了工作、家庭、社会等多方面的压力，因此成年期面临的压力大、心理冲突多。此外，经常过量饮酒、缺少业余爱好，使之患有慢性疾病的可能性增加，睡眠不足、工作时间延长等也是影响成年期心理健康的危险因素，形成有碍于其心身健康的各种心理疾病。

尤其值得关注的是更年期综合征，女性更年期指妇女绝经前后的一段时期。多数女性更年期发生在 45~55 岁，但也有少数女性要到 55 岁左右才开始进入更年期。更年期综合征多表现为自主神经系统功能紊乱等一系列症状，如面部潮红、出汗、头痛、眩晕、情绪不稳定、心慌、失眠、易怒等表现。男性更年期虽然没有女性那样以绝经期为明显标志，但在 50 岁左右，也会出现烦躁、易怒的情绪。此外，还表现为自主神经功能障碍如心悸、恐惧、耳鸣、食欲缺乏、便秘等，且会经常感到疲乏无力，出现睡眠减少、做事缺乏兴趣、性功能减低等一系列症状。

五、围绝经期

围绝经期是指妇女一生中自性成熟期进入老年期的一个过渡时期，实质上是卵巢功能退化、生殖能力停止的以性腺为主的老化过程。卵巢功能退化的最显著临床指标是绝经。这一时期，机体会出现一系列的生理和心理变化，不少妇女出现明显症状，影响工作、学习或生活，也给家庭和社会带来一定的负担。

（一）生理特点

围绝经期妇女的生理特点主要表现为卵巢功能的衰退、生殖能力下降和月经周期的改变。

1.内分泌变化

（1）卵巢的衰老：卵泡是卵巢的基本结构和功能单位，其不可逆地减少是绝经发生的原因。妇女卵细胞在出生后不再增加，卵母细胞有 70 万~200 万个，一生排卵 400 个左右，大部分闭锁退化。卵泡的数目随年龄的增加而逐渐减少，绝经时卵泡基本耗尽。

卵巢的重量和体积随着年龄的增长逐渐减轻和萎缩，绝经后卵巢的重量相当于 20 岁时平均重量的一半，并逐渐为纤维化的白色组织所取代，表面变得凹凸不平。

（2）性激素变化：卵泡在衰退的同时，其内分泌功能也在衰退。首先是孕激素，40 岁左右可能表现为孕酮的相对不足，随增龄发展到绝对不足。绝经后孕激素仅为卵泡期的30%，主要来自肾上腺。

卵巢内分泌功能的衰退主要在于合成和分泌雌二醇能力的降低。随着卵巢功能的逐渐衰退，卵巢分泌的雌激素水平逐渐下降，当下降到不能引起子宫内膜增生的水平时，就发生月经停止。绝经后几年，妇女体内还能维持一定的雌激素水平，主要来自肾上腺皮质分泌的雌酮。雄激素水平与绝经前大致相同。

2.性激素变化对身体的影响

（1）月经变化：由于卵泡发育，导致月经周期缩短，随之出现无排卵型月经，月经周期紊乱、经量减少，然后进入绝经期（menopause）。绝经年龄不同民族/种族间存在明显的差异。据报道欧美妇女平均绝经年龄为 50.0~52.0 岁，亚洲妇女 48.0~49.4 岁，阿拉伯及一些发展中国家妇女 47.1～48.9 岁，非洲妇女 48.0～49.0 岁（Dhillon et al，2007；Lee，2008；Jassim et al，2008；Karaçam et al，2007）。我国是多民族国家，调查范围局限，只能反映当地平均水平。国内汉族平均绝经年龄为 45～49.5 岁，苗族 46.0 岁，侗族 46.4 岁，布依族 47.3 岁，黎族 48.2 岁，傣族 48.2 岁，维吾尔族 47.0 岁（张钰华等，2010；胡艳文等，2010；莫秀兰，1997；魏向群等，2004；徐秦等，1995；周小丹，2012）。

（2）生殖器官及第二性征的变化：阴毛减少、脱落，阴唇变薄，大阴唇平坦，小阴唇缩小。阴道伸展性减弱，酸度逐渐降低；子宫体萎缩，重量减轻。子宫颈萎缩变小。黏液分泌减少，极易受伤出血；第二性征逐渐退化，乳房逐渐萎缩。少数出现多毛现象。

（3）泌尿系统：随着雌激素的减少，膀胱和尿道黏膜萎缩变薄，抗炎能力减弱，易发生反复的尿道感染。

（4）心血管系统：雌激素具有促进胆固醇下降和排泄的作用，雌激素水平下降，易引起血脂蛋白代谢功能紊乱。

（5）自主神经系统：围绝经期妇女会出现自主神经系统功能紊乱，使血管舒缩功能失调，出现潮红、潮热、出汗、夜间盗汗、心悸、眩晕、疲乏、抑郁、紧张、情绪不稳、头昏、耳鸣等。个体差异较大。

（6）骨骼系统：雌激素能加强降钙素的分泌，雌激素分泌减少，使降钙素分泌减少，破骨细胞活性增强，骨消融加速。同时，雌激素有使钙盐和磷盐在骨质中沉积的功能，雌激素水平低下，骨基质就不能合成。所以，雌激素分泌减少，骨吸收、骨消融加快，钙吸收又减少，使骨基质合成减少，钙盐无法沉积，结果就导致骨质疏松。

（7）糖代谢：胰岛 B 细胞分泌的胰岛素直接参与糖代谢。给围绝经期妇女过多的葡萄糖，可见血糖明显升高。有研究认为，雌激素有刺激胰岛 B 细胞分泌胰岛素的作用，进入围绝经期后雌激素减少，血浆胰岛素水平就下降，从而可影响糖的氧化和利用。也有人认为，生长激素及促肾上腺皮质激素等也在起作用。该阶段常常表现为不典型的糖尿病症状。

（8）皮肤及其他：皮肤是激素敏感器官，雌激素减少，皮肤就出现皱纹、显得干燥和粗糙等；出现老花眼、听力减弱、牙齿开始松动、口干及味觉异常等。

（二）心理和社会特点

职业妇女往往面临竞争、退休等新的问题；同时，又面临子女外出学习或成家独立生活、父母年迈多病需要照顾，或承受失去亲人的痛苦。再加上围绝经期所发生的生理改变，特别是绝经，会使围绝经期妇女心理发生不同程度的变化。有的妇女可能会因为月经停止、生育能力的消失，感到自己衰老，或因为性兴趣的减少、性交不适感的增加，出现性生活困扰及痛苦。这些都会使围绝经期妇女产生不适应或失落感。更有甚者会有忧郁、绝望无助感等。

1. 焦虑心理 围绝经期妇女情绪的易激惹性高，很小的刺激就会引起很大的情绪波动，如无缘无故的紧张焦虑、心神不宁、惊恐不安。坐立不安和搓手跺脚是常见的表现。

2. 悲观心理 顾虑重重，有疑病心理。情绪消沉、沮丧、唉声叹气、忧郁悲观、言行消极、思维迟钝等。

3. 个性行为的改变 主要表现为敏感、多疑、自私、唠叨、遇事急躁，有时不近人情等。

4. 性心理的改变　对性生活产生了消极心理。过早终止了性生活，容易使夫妻关系冷淡、疏远等，家庭关系的不和谐，又使妇女情绪变得更加糟糕。

妇女进入围绝经期后，尤其进入绝经后期，全身各器官系统生理功能进一步衰退，妇女将面临一系列健康问题，主要有更年期综合征、更年期功能失调性子宫出血、更年期妇女的性问题、绝经后骨质疏松症、更年期泌尿系统常见疾病、更年期心血管疾病、更年期精神障碍及妇科肿瘤等，这些健康问题会严重困扰她们的身心健康。因此，必须重视早期预防，及时治疗出现的健康问题。

六、老年期

我国通常将 60 岁以后定为老年期，而发达国家通常将 65 岁以后定为老年期。随着人口老龄化，老年疾病的患病率也在增高，致残率明显上升，老年期的人口康复医疗需求越来越大。为此，对老年期群体，主要目标即为延缓衰老变化过程，延长寿命，提高健康水平，预防疾病或促进疾病痊愈，改善其精神和心理状态。

到老年阶段，头发变白或脱落、皱纹明显增多、皮肤松弛、眼睑下垂、牙齿脱落、步态缓慢及反应迟钝等，呈现出整体水平的衰老，其生理功能也发生了明显变化。肺活量降低、气管支气管黏膜上皮和黏液腺退行性变，呼吸道防御功能降低，对外界气候变化抵抗能力减弱，易患呼吸道疾病；胃黏膜变薄，平滑肌萎缩、弹性降低，消化功能减退；随着年龄的增长，老年人心脏和血管结构会发生不同程度的老化，易患心血管疾病，表现为血管韧性降低、心肌收缩力下降，心排血量减少，血管壁增厚、变硬、弹性减弱，管腔变窄，周围血管阻力增加，血压波动过大等；运动系统表现为骨关节退行性变化，以膝关节、腰椎和脊柱最明显；肌肉弹性减低，肌力下降，产生动作迟缓、笨拙等功能衰退的表现。肾脏和膀胱的组织形态改变与功能的减退，如膀胱括约肌收缩无力、膀胱缩小、膀胱容量减少，因此，老年人易出现尿频、尿外溢、夜尿量增多等表现。随着年龄增加，生殖系统功能逐渐衰退，老年男性睾丸逐渐萎缩，体积变小，睾丸血供减少；老年妇女子宫体积缩小，内膜萎缩，腺体分泌减少，绝经后期分泌功能几乎完全消失。免疫功能也会随着年龄的增长而衰退，因此，老年人容易患上感染性疾病和自身免疫性疾病。此外，老年期易出现皮下脂肪减少、弹性减弱、皮肤色素沉着增加、对感觉刺激较为迟钝等问题。

老年期由于各方面原因，易兴奋、激惹、喜欢唠叨；易产生消极情绪；初级记忆保持较好，次级记忆减退较多，回忆能力衰退明显，有意记忆处于主导地位，机械记忆明显衰退，但远期记忆会准确生动，而近期记忆效果较差。在人格特征方面，稳定、成熟、可塑性小是老年期人格的主要特点，老年人会产生衰老感，常常被孤独感所困扰。经常是以自我中心，不易听取反面意见等。总之，由于衰老及外界环境的改变，在情绪、生活习惯和人际关系方面，往往不能迅速适应而产生不同的心理变化。

老年期易产生的心理卫生问题包括老年抑郁症，患者自觉情绪低落、伤感、悲伤，对任何事情都缺乏应有的兴趣；睡眠不佳、腰酸背痛、胸闷、焦虑、食欲缺乏、极易疲劳。老年期抑郁症自杀的危险要明显大于其他年龄段，且成功率高。此外，还易患老年期神经症（神经官能症），人进入老年期，性格往往比较固执、心胸狭窄，多以自我为中心，而此时老年人的躯体各器官功能老化、衰退，自我控制与心理耐受能力减弱，一旦有心理刺激出现，亦可引起老年人的心理状态失衡，出现神经症。阿尔茨海默病是影响老年期生活质量和健康的一种进行性发展的神经退行性疾病，即所谓的老年痴呆症。临床表现为认知和记忆功能不断恶化，日常生活能力进行性减退并有各种神经症状和行为障碍，是威胁老年人健康的严重疾病，无特效治疗方法，重点在于预防和护理，延缓疾病进程。

第六节　中国儿童青少年体质和健康问题

儿童是世界的未来，儿童的健康状况也是衡量一个国家或地区健康发展水平的重要指标。当前我国青少年体质和健康状况如下所述。

一、体格发育水平继续提高、体能下降得到控制

（一）形态发育水平继续提高

中国改革开放 30 余年来，经济高速发展和人民生活水平显著提高，儿童青少年体格发育水平迅速提高，显著提升了全民健康素质。2010 年全国学生体质与健康调研结果显示，我国城乡学生的身高、体重和胸围等形态发育水平继续呈增长趋势（表 3-3）。

表 3-3　儿童青少年体质与健康指标的变化（2005～2010 年）

指标	年龄分组（岁）	城市男性	城市女性	乡村男性	乡村女性
平均身高增长（cm）	7～18	1.01	0.79	1.55	1.12
平均体重增长（kg）	7～18	1.35	0.80	2.02	1.15
平均胸围增长（cm）	7～18	0.71	0.59	1.26	0.94
肺活量增长（ml）	7～18	89	84	94	81
	19～22	137	102	185	123
立定跳远平均增长（cm）	7～18	1.12	1.03	0.76	基本持平
坐位体前屈（cm）	7～18	基本持平	0.49	0.04	0.53
握力平均提高（kg）	7～18	0.43	0.42	0.36	0.16
50m×8 折返跑平均提高（s）	7～12	基本持平	0.05	基本持平	0.02
耐力跑平均提高（s）	13～15	3.03	3.58	基本持平	基本持平
	16～18	0.48	0.46	0.34	0.91
肥胖检出率（%，2010 年）	7～22	13.33	5.64	7.83	3.78
增加比例（%）		1.94	0.63	2.76	1.15
超重检出率（%，2010 年）	7～22	14.81	9.92	10.79	8.03
增加比例（%）		1.56	1.20	2.59	1.42
轻度营养不良检出率（%，2010 年）	7～22	2.87	5.81	2.69	5.45
降低比例（%）		0.02	0.21	0.27	0.27
低体重检出率（%，2010 年）	7～22	17.32	25.94	20.03	27.03
降低比例（%）		1.40	0.78	2.80	1.35

指标	年龄分组（岁）	城市男性	城市女性	乡村男性	乡村女性
视力不良检出率（%，2010 年）	7~12（小学生）		40.89*（48.81 城）	（32.98 乡）	
增加比例（%）			9.22*		
	13~15（初中生）		67.33*（75.94 城）	（58.74 乡）	
			9.26*		
	16~18（高中生）		79.20*（83.84 城）	（74.59 乡）	
			3.18*		
	19~22（大学生）		84.72*（84.14 城）	（85.30 乡）	
			2.04*		
乳牙龋齿患病率（%，2010 年）	7	32.17	36.43	24.12	26.95
上升比例（%）		8.71	8.76	10.56	10.32
恒牙龋齿患病率（%，2010 年）	7	55.84	57.48	62.10	62.55
上升比例（%）		8.04	8.78	3.70	3.95
	12	19.80	18.64	18.64	23.85
		8.90	3.94	6.64	8.05
蛔虫感染率（%，2010 年）	7	—	—	3.66	3.14
下降比例（%）				4.48	5.24
	9	—	—	2.71	2.42
				3.86	4.87

*城乡合并。

资料来源：中国学生体质与健康研究组，2007；2012。

（二）生理功能发育水平有所改善

随着社会经济发展、膳食改善、疾病控制及儿童保健水平的提高，儿童生理功能发育水平也有所改善。肺活量在连续 20 年下降的情况下，出现了上升（表 3-3）。

（三）儿童青少年运动素质下降趋势得到控制

儿童期是各项身体素质发展的关键时期。20 年来，除乡村男性 50m 折返跑外，城市男女和乡村女性运动素质都出现下降；立定跳远是唯一仍呈正向增长的项目；肌力下降趋势很明显；中长跑是我国学生运动素质的最薄弱环节，所有性别-年龄组运动素质均呈下降趋势。2010 年的结果显示，与 2005 年相比，7~18 岁中小学生身体素质指标有了不同程度提高（表 3-3）。

生活水平的提高、医疗卫生条件的改善及生长长期趋势等都使儿童总体生长水平得到提高。但自 2000 年，中国儿童的体能整体上停滞甚至下降，可喜的是，2010 年的结果显示运动素质下降趋势得到控制。现代化生活方式使学生身体活动机会减少；社会上重视智力发育及学习成绩，忽视体育锻炼；家长缺乏体育锻炼意识，学校也不重视学生运动，对体育设施投入不足等都是造成学生体能下降的因素。因此，必须个人、家庭、学校、社区共同努力，转变观念付诸实践，才能彻底扭转学生体能下降的现状。

二、营养不良状况继续改善，肥胖检出率继续增加

我国儿童青少年中，有相当比例的男、女生超重、肥胖，也有一定比例的男、女生营养不良。1985年沿海大城市男女儿童青少年肥胖的检出率仅为0.3%和0.2%，超重率为1.5%和1.6%；从20世纪90年代开始超重率大幅度上升，城市大于乡村，男生大于女生。2000年前后，肥胖进入全面增长期，男孩肥胖率为9.1%，女孩肥胖率为4.8%，超重率为14.5%和8.9%（表3-3）；目前不断递增的儿童肥胖检出率已成为大、中城市学生的主要健康问题之一，必须尽早采取预防措施，防止事态的进一步发展。

1985~2005年，儿童营养不良的检出率呈现持续下降趋势。2010年的调查结果显示，学生低体重及营养不良检出率下降，基本没有重度、中度营养不良（表3-3）。轻度营养不良也是由于缺乏食物或膳食结构不合理、营养素摄入不平衡，以及偏食、挑食、吃零食过多等不良习惯造成的。因此，政府相关部门在降低儿童青少年肥胖的同时，也要关注儿童营养不良问题，及时制定合理、有针对性的营养改善措施，解决学生营养不良的问题。

三、儿童疾病谱发生变化，学生常见病患病率居高不下

（一）儿童疾病谱发生变化

由于我国儿童计划免疫的实施，烈性传染病的患病率和死亡率大幅下降；又由于政府、社会、学校和家庭的重视，一些学生常见病患病率和严重程度也显著降低，但近视和肥胖等常见病流行还在加剧；随着国家对传染病、常见病的有效控制，伤害已成为儿童青少年群体的首位死因，发生率有不断上升的趋势；同时，过敏性疾病等的发生越来越普遍；另外，儿童心理-行为问题和青少年精神负担也越来越严重，青少年吸烟、酗酒、滥用药物、危险性行为等健康危险行为的发生率呈上升和早龄化趋势。

以上原因使中国儿童青少年群体的疾病谱发生了深刻的变化。致死的绝对人数减少，但防治难度加大，具有个体针对性的"精细化"防治将成为主体。伤害、近视、肥胖在新的疾病谱中所占比重增大，也给防治工作带来越来越严峻的考验。

（二）学生常见病患病率居高不下

1992年卫生部、教育部、全国爱国卫生运动委员会制定了《全国学生常见病综合防治方案》，确定沙眼、蛔虫、贫血、营养不良、龋齿和牙周炎、视力不良与近视等六项为重点防治的学生常见病，前四项的患病率已大幅下降。

2010年的调查结果发现，各学段学生视力不良检出率继续上升。值得注意的是，低年龄组视力不良检出率增长明显（表3-3）。

2010年与2005年相比，多数年龄组学生乳牙龋齿患病率、恒牙龋齿患病率出现反弹（表3-3）。

另外，乡村小学生蛔虫感染率持续降低（表3-3）。

针对蛔虫、沙眼等与贫困关联密切的疾病，采取群防群治措施疗效显著。而龋齿、营养不良、贫血等疾病，要在群防群治的基础上，对不同群体或个体采用有针对性的措施。

这些常见病涉及的人数多、危害大，只有采取有效措施，使其患病率持续下降，才能保证学生身体健康。

（三）意外伤害成为儿童主要死因

伤害是威胁儿童青少年健康及生命的重要公共卫生问题。卫生部 2012 年颁布的《中国儿童伤害报告》证实，伤害是中国青少年的首位死因（季成叶，2012）。2004～2005 年监测数据显示，中国儿童伤害死亡率为 27.8/10 万，其中 1～17 岁为 25.1/10 万，占该年龄段死亡构成的 53.2%。其中，15～17 岁伤害死亡率男性远远高于女性（男性 48.1/10 万，女性 16.6/10 万），而且乡男高于城男（乡男 56.0/10 万，城男 30.6/10 万），乡女高于城女（乡女 19.1/10 万，城女 11.3/10 万）。交通事故、溺水、自伤（含自杀）和中毒分别位居 15～17 岁伤害死亡率的第 1～4 位。从表面上看，伤害约占中国目前疾病负担的 15%，低于发达国家 19%，但专家们预计 15 年左右就会赶上后者，并且在中西部，人群期望寿命虽不低，但 5 岁以下儿童死亡率高。

WHO 报告的 1977～1981 年 5 岁以下儿童非故意伤害死亡率，全球 58 个国家中有 26 个国家男性儿童非故意伤害死亡率、22 个国家女性儿童非故意伤害死亡率上升。与相关资料比较发现，城市 5 岁以下死亡率由 20 世纪 70 年代的 17.0/10 万降至 90 年代的 14.5/10 万；农村由 131.5/10 万降至 84.5/10 万，其中 90 年代的伤害死因顺位、伤害占总死亡率都比 70 年代显著上升（季成叶，2012）。

儿童青少年伤害的预防控制涉及的领域较广，政府和卫生部门、社会和家庭共同协同努力是关键。可以通过健康教育，提高儿童、父母、教师及公民的知识及自我保健意识；采取各种措施，消除和避免可能导致伤害的危险因素；建立意外伤害的信息报告和监测体系，完善科学管理机制。

（四）心理行为问题增多

随着经济的发展和医学的进步，许多威胁生命和健康的传染病、地方病得到有效控制，儿童青少年躯体疾病发病率明显下降，但社会急速变迁带来的社会结构、家庭功能、生活方式改变及新旧观念冲突等诸多因素，给儿童少年身心发育带来不利影响。家庭结构和功能、亲子关系、学校环境等发生的较大变化，导致儿童青少年各种心理、情绪、行为问题的发生，尤其贫困家庭子女、受暴力和虐待的儿童、学习重压下的学生此类问题更加严重。

研究证实，心理问题在儿童青少年中很普遍。联合国儿童基金会（UNIEF）报告全球范围儿童心理障碍的发生率约 20%；WHO 报告，在发达国家 3～15 岁儿童少年中发生持久且影响社会适应的心理卫生问题的概率是 5%～15%。一些发展中国家的报道也大致接近此水平。1994 年我国对国内 22 个城市 4～16 岁儿童青少年行为问题进行调查，行为问题检出率为 12.97%（季成叶，2012）。研究发现心理-行为问题一般男孩高于女孩，青春期高于童年期，大城市高于小城市、乡村，工业化地区高于农村。

儿童的行为问题多数随着年龄增长而逐渐减少或消失，但也需要适当引导和帮助，如这些心理问题没有得到及时解决，时间持续过长，就会造成心理障碍。近年来，全国各地调查表明，学龄期儿童行为问题检出率显著增加，严重影响了学生的正常生活和学习，而且还可能造成成人期社会适应不良，甚至引发更为严重的社会问题。越来越多的证据提示，青春期精神障碍和儿童期心理行为问题密切关联，如注意缺陷多动障碍儿童在青春期物质滥用和反社会行为等方面发生率高于正常儿童。在青春期发生心理行为问题，会造成学习成绩差、自杀、物质滥用、犯罪、危险行为等发生，不仅影响身体健康，也可能导致过早死亡。另外，城市流动儿童、乡村留守儿童的增加，也给中国公共卫生工作带来新的考验。如消极应对会加剧社会不公平，也给构建和谐社会留下隐患；加大投入的正向应对，不仅能促进这些孩子的健康和生长发育，也将给社会的健康发展增添强大的动力。

（王忆军　武丽杰）

第四章　人的生物学差异现象——形态学方面

大千世界，千姿百态；人类社会，神奇各异。世界上没有完全一样的生物，人也同世上万物一样，在 70 多亿人口中没有完全一样的人。全世界的人不仅肤色、眼色、发色不同，面部形态各异，而且有不同的语言、风俗习惯及行为方式，这就是人的多态性（human diversity）、人的差异。人的差异是一个多方面的题目，是人类学的中心问题，这种多态性反映了我们异乎寻常的适应不同环境的能力（Stanford et al，2013）。

人的差异影响着疾病易感性和自然选择的一些动力，影响着人类的健康与疾病，人的差异也是个体识别的前提，是个性化医疗的基础，对医学实践具有重要意义，也是人因工程学的根据（Strkal et al，2011）。人的差异表现为多维度，民族/种族、时空、性别、心理、性格、文化等方面及生物学上的差异等。人生物学上的差异包括形态学上的差异、功能代谢上的差异、免疫与疾病易感性上的差异、体成分和体能上的差异。本章只介绍生物学上的差异。

第一节　概　　述

一、人的差异研究历史

人的差异研究从人种分类开始（详见第一章）。早在公元前 1350 年，古埃及就根据人的皮肤颜色对不同的人进行分类，后来称为人种，表 4-1 就是早期根据皮肤颜色、面型、颅型等对人的分类（最后一列除外）。

表 4-1　人种的分类

	公元前 1350 年	时代（年）					
		1684	1735	1749	1775	—	1962
作者	—	柏利埃 Nernier	林奈 Linnaeus	布冯 Buffon	布鲁门巴赫 Blumenbach	居维叶 Cuvier	库恩 Coon
分类依据	肤色	地理与体质	头型、发色身高等	—	遗传特征等		
人种	埃及人（红） 东方人（黄） 北方人（白） 非洲大陆人（黑）	欧洲人 非洲人 拉普人 北美印第安人	欧洲人 亚洲人 美洲人 非洲人	拉普兰人 鞑靼人 南亚人 欧洲人 埃塞俄比亚人 美洲人	高加索人种（白） 蒙古人种（黄） 美洲人种（红） 埃塞俄比亚人种（黑） 马来人种（棕）	高加索人 蒙古人 尼格罗人	高加索人种 蒙古人种 澳洲人种 刚果人种 好望角人种

资料来源：Blumenbach，1965；吴新智等，2016。经整理。

传统的人口分类法是按照不同的特征如肤色、发色、眼色、发型、面型结合在一起进行分类的。第二次世界大战前，人的差异集中在大的地理意义的人口之间可见的表型上。

第二次世界大战后，重点转移到人口内或人口间的等位基因频率及表型与基因型的适应上。20 世纪后半叶，应用进化理论研究现代人的差异代替了 19 世纪只根据观察表型分类，人类学家也认识到：人种也并不是一个令人信服的概念，特别是从遗传学角度看，组内基因的差异大于组间存在的差异。

20 世纪 50 年代开始，现代人的差异的研究主要集中在血液不同成分及身体化学方面。把 ABO 血型作为特征表型，其是直接的表型产物。20 世纪中期这一方面的研究获得很大的成功，发现 12 对位点并获得很多等位基因的频率。南非印第安人"O"等位基因频率达 100%，另一个高频率的"O"等位基因发现在澳大利亚北部远离澳大利亚海岸外的一个岛，超过 90%。20 世纪 90 年代开始，由于基因型研究新技术发展（直接测序），开始进行人的差异基因多态性的研究。

20 世纪 60 年代，个体基因多态性的种群研究已成为另一个普遍的人类多态性研究的题目。发现人类很多特征或多或少存在连续分布，如从一个地区到另一个地区，一般认为种群分布反映了自然选择和（或）基因流对微进化的影响。最后，种群以进化方式表达（Stanford et al，2013）。

19 世纪前半叶，进化正式被大多数自然史学家接受，但当时仍几乎不知道化石可代表人类祖先，当时生物人类学的基本研究是关于人的个体水平和群体水平的差异。现代人表现出明显的个体差异，但生物人类学家感兴趣的是群体或人口水平的差异，其中人口的差异是广泛的，利用遗传和形态学方法可以测得。

20 世纪以来，对人的差异的研究逐渐进入分子水平，从生态水平、个体水平、器官水平、细胞水平到分子水平继续进行多态性的研究。从侧重形态、功能到代谢（含药物代谢），以及免疫功能与疾病易感性、体能、体成分等，使得人的差异的研究不断进入新的层面。

今天，生物人类学家把人的差异看作进化的结果，如突变、基因漂变、基因流和自然选择。在进化过程中，文化适应起着非常大的作用。为了生存，所有的生物体必须在一个不断变化的环境中维持器官内、组织和细胞内的正常功能，引起生理反应以适应环境变化。

二、人的差异的分类

人的差异的分类非常复杂，包括遗传的与环境的、暂时与持久的、体质与精神的、自发与非自发的等，包括人的性别、颜色（皮、毛、眼）、人种、血型、体型和结构大小、体能、精神能力（智力、创造力、肌肉才能、天资、领导力等）、有无能力（聋、哑、盲、色盲、缺肢、过敏、恐惧）、性格（外向、好奇、内向、易冲动等）、对特殊疾病的易感性、对特殊物质的敏感性、文化差异（语言、宗教、食物的喜好、空间的偏爱）、定位能力等。

真正进行人的生物学差异而不是文化上的差异分类，并不是一个简单的问题。过去，有三种分类方式：分类学、人口学和种群模式（Dennis，2013）。

1. **分类学模式**　19～20 世纪，人类学家和生物学家把人按不同的地理分布分类，即人种的分类方法，这是林奈（Carolus Linnaeus，1707～1778）根据人的性状如肤色、毛发形状、身体构型、身材提出的分类方法。事实上，当我们看到某一个体时，很难区别是什么人种，如按肤色分类，可能是某人种，但按鼻型、体型或血型分类又是另一人种。按单一的特征也不可行，因为好多生物学性状是连续的。如按体型的纤细、中等、肥胖分，但体重大小又是连续的，因而这种方法常导致错误。很多美国人认为，非洲后裔宽鼻，但事实上最宽、最窄的鼻在非洲都有。最近对 DNA 的序列研究发现，90%的人的遗传差异存在于种群，而 10%的差异在人种间。

2. 人口学模式　20 世纪 40 年代早期，大多生物人类学家采用人口模式分类。人口模式分类首先要寻求生育人口，然后从解剖学和生理学上加以区分。但历史上人很少在一个族群内婚配，族群间文化与地理障碍常被打破。大量移民、旅行使人口混杂速度加快。生物人类学家发现只有很少的生育人口还存在，因此该模式对理解如今大多的人类差异帮助不大，但对研究尚存的相对孤立的群体仍是有价值的。

3. 种群模式　20 世纪 60 年代初，有了充足的材料理解种群模式，可准确反映人类生物学差异的真实性质。该模式是基于遗传性，大多是按频率从某一地点到另一个地点变化。如 B 型血等位基因频率从西向东（东欧洲）逐渐变化。我们能用频率区别地区或种群，与前两种模式不同，该模式不需要确定不同人种或种群。

基因频率从某一地区到另一个地区逐渐变化。婚配常与我们生活的距离有直接关系。若祖先生活的时间离我们很近，经历几代的后人比生活距离远的人更可能分享祖先的遗传性状。但用种群模式并不能完全解释人类差异的类型，有些性状分布不连续，如红发（英格兰），又如 B 型血等位基因频率从东亚到中亚是增加的，其遗传性状大多是种群，但部分是不连续的。

目前，有些资料从以下三方面理解人的差异：

1. 个体水平与群体水平的差异　人的基因组差异被认为是个体水平上的差异（即一个人的基因组不同于另一个人的）和人口水平上的差异。人口水平上的差异有些是正态分布的，有些是双峰分布的。Dr. Jorde 利用全球的样本（非洲、欧洲、亚洲，比例为 150∶120∶700），进行 Alu 插入，微卫星、限制性片段长度多态标记（restriction fragment length polymorphism，RFLP），发现 Y 染色体差异和常染色体显性遗传区的改变，平均差异约 1∶1000。

2. 人口内与人口间的差异　所有的人类遗传特征都是从一个个体到另一个个体，有些差异由每个基因位点的等位基因组成，有些差异是基因型与环境相互作用引起的。形态与功能的性状表现出异乎寻常的人口间差异，如皮肤色素、乳糖酶抵抗已经作为适应局部环境的候选基因进行研究。表现型受到较少的个体作用，从而影响了很多差异的产生。人的表现型的高度多基因性实际上降低了（减少了）与有意义的单基因或寡基因性状有关的适应性差异。

3. 连续的与间断的差异　连续的差异如身高，可以测量且能以数据表达。有一些很难用数据表达，如肤色、头发卷曲程度。连续的差异有基因积累作用。不连续的差异是由于自然选择所致。重要的问题是对健康和疾病（或生理）的影响，如囊肿性纤维化（cystic fibrosis）和皮肤病多发于欧洲后裔，而非洲后裔却多发有风险的镰状细胞贫血。若暴露在冷环境中，更易患冻疮。对于连续性差异而言，人口间差异小于人口内差异。

4. 物种间差异　在医学实验中，常遇到物种间差异问题，若忽视这一点会导致严重后果。

大鼠、小鼠与人的 DNA 差异很小，但鼠间相互关系比人更近。大小鼠种内主要存在着种内差异，其药物代谢和疾病（如癌）易感性有明显的不同。已经证明从啮齿类外推人的药物代谢实例并不是一个简单的问题。

（1）癌：鼠的模型被广泛用于癌的研究，这些特殊的动物模式实际上是人类致癌的模型。大鼠的癌光谱范围明显不同于人。大多数小鼠的癌是肉瘤、白血病，而人肿瘤中有 8% 是癌，对大鼠有效的很多疗法治疗人时却常常失败。已知有 26 种人的肿瘤，今天应用治疗大鼠的材料治疗人，其结果并不支持从啮齿类到人的推断假设。

（2）糖尿病：一种治疗 2 型糖尿病的药——曲格列酮（troglitazone），2000 年 3 月从美国市场上消失了，尽管在啮齿类研究中证实其安全有效，但有超过 65 人（2/3 为女性）死亡，且由于曲格列酮片的毒性使很多人需要肝移植。临床上有症状的有 2500 人，约 2% 表现出谷丙转氨酶高于正常人上限的 3 倍。因此一个种间差异的急性结果是患者摄入曲格列酮增加了 CYP3A4 的活性。物种间的差异是有医学意义的。这些在催化酶活性方面的差异来源于基因表达的进化差异。

在比较内分泌水平时，物种的差异至少导致对进化后果的一系列思考。环境中的大量物质已经影响到了雌性激素、雄性激素和甲状腺激素的活性。差异存在于种群间与种群内，如某一物种的祖先群体之间的起初差异，在连续的几代中被放大，在某一群体中的罕见等位基因，却在另一群体中成为普遍性的（Shanks et al，2007）。

（席焕久）

第二节　形态学上的差异

形态学上的差异包括很多方面，如体型、肤纹、肤色、眼色、发色、发型、面部特征和体部特征等。本节从以下几个维度加以描述。

一、民族/种族差异

（一）种族间形态学的差异

在身高、肢体、面、鼻、耳、口、唇的各部长度及径线和外部形态方面，世界各民族/种族之间存在明显的差异，各种指数也有差异（表 4-2）。

表 4-2　种族差异

项目	黄种人	白种人	黑种人	棕种人
分布	亚洲大部及美洲	欧洲、西亚、北亚、北非	非洲	澳大利亚、新西兰及南太平洋岛屿
肤色	黄	浅	黝黑	棕色或巧克力
头发	黑粗直	波形、色浅	黑卷曲	卷曲、棕黑
眼色	黑或深褐	浅	黑	棕黑
眼褶	多见	无	无	无
胡须与体毛	稀少	发达	较少	发达
鼻	较低、中等宽、孔圆	高窄、孔纵径大	宽扁、孔横径大	极宽、中等高，孔横径大
唇厚	中等至厚	薄至中等	特厚而外翻	厚

续表

项目	黄种人	白种人	黑种人	棕种人
唇型	部分凸唇，但无凸颌	正唇	凸唇	凸唇
口宽	中	少	特大	大
铲形门齿及第三磨牙缺乏	多见	少见	少见	少见
头型	中至短圆	中至短圆	长头	长头
面型	颧突，面平扁，眉脊不显	颧不突，面前突，正颌高，眉脊稍显	凸颌，眉脊薄	凸颌，眉脊显著
身材	中偏低	高	变异大	中等
四肢比例	短	适中	长	长

资料来源：吴汝康，1991；经整理。

1. 面部差异

（1）传统测量发现：蒙古人种面部显得宽阔一些，而大多数印欧人种和尼格罗人种面部高而阔，如北亚蒙古人种面部扁平，颧骨体发达。

非裔美国人的鼻子比白种人的相对更短、更宽，鼻背更低。西班牙裔工人有 14 个面部特征明显大于白种人，而其鼻子的突出度、高度和头部长度明显短。亚洲人与白种人相比，有 16 项人体测量值都有显著性差异。测量对象的 19 项人体测量值至少到达 45 岁以上才与 18～29 岁的测量对象有统计学差异。在制造、消防、医疗、执法和其他职业组工人的面部特征较建筑工人有显著的差异（Zhuang et al，2010）。

（2）通过三维成像（3dMDface™）系统比较中国人和休斯敦白人的鼻尖、眶周区域、颧突、唇区、额头和下巴：总的来说，中国女性和休斯敦女性面部差别平均为 2.73mm± 2.20mm。两地女性和男性的容貌相似度分别为 10.45% 和 12.13%。中国成人和休斯敦成人面部截然不同（Wirthlin et al，2013）。毛利人和新西兰裔欧洲人群面部进行比较发现，虽然他们的面部比例通常是相似的，但是，与新西兰裔欧洲人相比，毛利人的脸更宽，下巴更向前突出，面部凸性减少（Antoun et al，2014）。对来自于匈牙利布达佩斯市、美国休斯敦市的男女进行研究发现，这两组白种人在鼻腔、颧骨、嘴唇和更低的面部区域可以看到明显的差异。一般来说，面部差异的平均值女性为 0.55mm±0.60mm，男性为 0.44mm ±0.42mm（Gor et al，2010）。

（3）颅骨：Kasai 等（1993）对古代的头盖骨进行测量，发现与澳大利亚土著居民相比，日本人表现为颅长、颅底长、鼻底长、腭长，而下颌维度（联合高度除外）、面部深度、后面高度和面部轮廓角度较小，颅的宽度和高度、上颌骨宽度、腭的宽度、前面高度和咬合下颌平面角都较大。澳大利亚土著人以狩猎为主，他们需要咀嚼较大的食物，因而需要更强大的咬肌，而日本人较少有这种情况，所以其相应的咀嚼肌也不发达。这说明不同遗传背景的族群其颅面形态的差异也受到不同生活环境的影响。

吴新智（2006）研究发现，下颌圆枕不见于非洲人，只存在于东亚人和欧洲人（尽管出现率不高），正中矢状凸隆不见于非洲人，有一小半东亚人具有此特征。

（4）眼部：上眼睑褶皱在白种人被视为异常，但在亚洲蒙古人种中发生率很高，但其并不影响眼睑功能。一般说来，亚洲蒙古人种具有相对发达的上眼睑皱褶，特别是北亚地区的蒙古人种中上眼睑皱褶出现率很高。蒙古褶（内眦皱襞、内眦褶）发达程度有明显的族群差异，蒙古褶在白种人是一种异常性状。很多染色体畸变都会出现蒙古褶，如 4p-、5p-、13-三体型、13q-、18p-、21-三体型、22q-、Turner 综合征、XXXXX 综合征等。蒙古褶最常见于中亚、北亚和东亚等地蒙古人种。一般来说，欧洲人、澳大利亚人、美拉尼西亚人及大部分非洲人等都没有蒙古褶，但非洲南部的布须曼人有蒙古褶。

细窄的眼裂是中亚、北亚及东亚蒙古人种各族群的特点，他们同时具有发达的蒙古褶和上眼睑皱褶；高而宽的眼裂是黑色人种各族群的特点。

眼裂倾斜度有族群的差异。欧洲人眼外角较眼内角稍高；蒙古人种各族群，眼裂往往是斜的，眼外角明显高于眼内角，这与眼内角具有蒙古褶有关。

Rhee 等（2012）的研究发现，有吸引力的韩国人的面部都有相对宽大的眼睛，并且内侧和外侧睑裂高度高于韩国人的平均高度，他们的眼睛比一般韩国人要大，上眼睑并不像很多韩国人那样下垂且拥有比较狭窄的双眼皮线。而有吸引力的亚洲人则拥有比较高的双眼皮线，其脸型都没有内眦赘肉，而且眼球的内侧和外侧都有大范围的眼白暴露。迷人的高加索人和非洲人的面部则拥有猎豹一样的眼睛形状。有吸引力的亚洲人的眼裂倾斜度比一般亚洲人平缓，但有吸引力的高加索人和非洲人的睑裂倾斜度要比一般人大。有吸引力的高加索人和非洲人的睑裂高度和宽度比其平均数值小。

Saonanon（2014）发现，亚洲眼睑的最明显特征是眼睑皱褶缺失或非常少。高加索眼睑通常有一个双眼皮，但亚洲眼睑可以分为三种类型：单眼睑皱褶、低眼睑皱褶和双眼睑皱褶。可能与不同人种眼睑内皮不同层次的构成有关。

（5）牙齿：不同群体的铲形门齿出现率不同（表 4-3），中国人可达 89.6%～94.2%，而美国人只有 7.8%～12.5%（邵象清，1985；Molnar，1998）。

先天缺失第三磨牙在东亚人出现率最高，在非洲人和澳大利亚人中则完全没有出现（吴新智，2006）。

表 4-3　铲形门齿出现率（%）

群体	男性	女性
中国人	66～89	82～94
日本人	78	—
蒙古人	62～91	91
因纽特人	84	84
皮马印第安人	96	99
普韦布洛印第安人	86～89	86～89
阿留申语人	96	—
美国黑种人	12	11
美国白种人	9	8

资料来源：Molnar，1998；经改编。

（6）鼻和头型："夹紧状"的鼻梁明显多见于东亚近代人，大多分布在因纽特人，不见于非洲近代人（吴新智，2006）。

不同人种头型有很大不同（表 4-4）。近 1 万年以来，人类的头型呈现出逐渐变短的趋势。在现代各人种中，以长头型为特征的族群主要包括澳大利亚人、美拉尼西亚人、非洲的大部分居民、南亚居民、南/北欧地区的居民、美洲的因纽特人和部分印第安人。头型较短的族群主要分布在欧洲中部、巴尔干半岛、外高加索、小亚细亚、中亚细亚、东南亚及美洲等地。中国人的头型比例较大，在北亚蒙古人种中某些族群的典型特征为低颅型。

头指数最小的为澳大利亚人（Arnhem Land），最大的为挪威的拉普人（表 4-5）。Molnar 的研究还发现，南非布须曼人鼻指数最大（103.9），而伊朗人最小（63.7）（表 4-6）。

表 4-4　头型比较

长头型	中头型	短头型
澳大利亚土著		欧洲腹地及巴尔干半岛居民
非洲、美拉尼西亚人		外高加索人，南美土著
印度、欧洲（北）	蒙古人种大部	南亚、中亚、东南亚人
因纽特人，非洲土著	（中国等）	北美（西北沿海地区）人
亚马孙河流域的巴西人		亚洲、中北亚某些居民

资料来源：朱泓，1993；经整理。

表 4-5　头指数

人群	平均指数
澳大利亚人（阿娜姆地）	71.8
班图中部	74.1
南非（布须曼人、霍屯督人）	75.1
维达人	75.6
伊图里俾格米人	76.5
新几内亚和美拉尼西亚人	77.7
因纽特人	78.0
马达加斯加和印度洋	78.7
苏人（美国中部）	79.6
伊朗，亚美尼亚，爱沙尼亚	80.2
日本人	80.8
挪威人	81.0
中国东部人	81.7
德国人	82.5
矮小黑种人（菲律宾人）	82.7
夏威夷人	84.0
挪威拉普人	85.0

资料来源：Stearns，2012；经改编。

表 4-6　鼻指数

人群	平均鼻指数
南非布须曼人	103.9
姆布莱俾格米人	103.8
澳大利亚矮小黑种人	99.6
北班图人	95.5
中班图人	93.8
维达人（印度）	85.5
美国印第安人	72.0
因纽特人	68.5
欧洲人	66.0
伊朗人	63.7

资料来源：Molnar，1998；经改编。

2.体部差异

（1）身高：世界上最矮的群体包括中非、东南亚俾格米人，南非布须曼人，中非雨林中居住的姆布蒂族、特瓦族、埃费族和巴亚卡族的巴卡匹美人，其平均身高不足 1.5m，以及刚果河流域的黑种人等。世界上最高的群体是热带森林以北的尼格罗某些群体，如苏格兰人、马克萨斯群岛的玻利维亚人，非洲乍得湖东南的黑种人等。

（2）体表面积和体型：西藏藏族学生的体表面积低于汉族，但其体型与我国汉族、蒙古族、达斡尔族相似，而与白种人（芬兰人、匈牙利人）、黑种人（尼日利亚人）明显不同（席焕久，2009）。我国青年总体属宽肩、窄胸、亚长腿或长腿，多为瘦长或中间体型，且各地青年的体型存在明显差别，南方青年较北方青年更消瘦，乡村青年较城市青年更显消瘦（尚磊等，2004）。不同人种的体表面积也不同，尼罗特人 300cm²/kg，非洲俾格米人和东南亚尼格利陀人＞300cm²/kg，北极的因纽特人 260cm²/kg。

（3）下肢：对 500 例中国湖南成人的近端股骨进行影像学检测发现，与西方人相比，中国人的偏移量较小，而颈体角明显较大。中国人大多数股骨近端髓腔直径的参数比西方人小得多。中国人的髓腔闪烁指数远远大于西方人。根据 Nobel 分类法，中国人的香槟槽型的比例明显大，而标准类型的比例明显小于西方人，中国人和西方人的近端股骨之间有显著差异（Pi et al，2013）。

Mahfouz 等（2012）利用三维图像技术对三个族群 1000 例成年人的膝关节分析发现：在任何一个族群，男性都比女性有更大的膝盖，平均前后径大于 5mm。非洲裔美国女性较高加索女性髌骨沟深 7.4mm、胫骨左右径小于 2.3mm、胫骨前后径长 2.5mm。非洲裔美国男性较亚洲男性股骨前后径长 4.3mm、股骨左右径长 10.1mm、胫骨前后径长 6mm。

欧洲（法国）人群和加勒比黑种人（法属西印度群岛）人群的成年男性的形态学研究表明，欧洲人群的股骨直径更大，两者比例为 14.3（11～19）∶13.4（11～15.6）。然而加勒比黑种人人群的外侧骨皮质更厚，两者比例为 8.50（6～12）∶7.72（5.4～11.5）（Uzel et al，2011）。

发现墨西哥人的骨盆倾斜度（分别为 11.9° vs.[①] 15.78°）和骨盆投射角（分别为 51.91° vs. 56.68°）与高加索人比较有显著差异。与亚洲人群相比，墨西哥人的骨盆倾斜度（11.5° vs. 15.78°）、骨盆投射角（47.8° vs. 56.68°）和骶骨水平角（36.3° vs. 36.3°）也有显著差异。腰椎前凸角墨西哥人为 60.17°，亚洲人为 52.3°，高加索人为 61.3°（Zárate-Kalfópulos et al，2012）。

Tamari 等（2006）对日本人和澳大利亚白种人人群进行股胫角（femorotibial angle）、股骨前倾度（femoral anteversion）和胫腓骨扭矩（tibiofibular torsion）测量，发现日本人的股胫角更大，其股骨前倾度中年龄组（30~59 岁）、高年龄组（60 岁及以上）比低年龄组（18~29 岁）更小，但与澳大利亚白种人各年龄组两两对比没有差异。日本人的胫腓扭矩在女性低、中年龄组比高年龄组更大，但是在男性各年龄组均没有显著差异。

Overfield（1985）发现，朝鲜人和日本人坐高值较大而腿相对短。美国黑种人有较短的躯干和较长的腿。加拿大人、挪威人和美国人马氏指数（Manouvrier's skelic index）最高，其值与坐高、身高变化趋势基本相符。坐高-身高标准指数（坐高/身高×100%），朝鲜人与日本人分别为 54.1%、54.4%，中国西安城区男性为 53.69%，女性为 54.00%；辽宁农村青少年为 54.21%。坐高/身高比率，黑种人＜白种人，黑种人的上肢＞白种人的上肢，黑种人四肢远端部分的比例较近端大，黑种人的肩臀之比相对较大（席焕久等，1995）。

（4）椎骨数目：其变异数目见表 4-7，正常有 24 个椎骨（颈、胸、腰）者占 85%~93%，有 23 个椎骨者占 3%~11%，有 25 个椎骨者占 3%~18%。

表 4-7　椎骨数目变异比例的种族和性别分布（%）

种族	正常数目（24）		变异数目			
			23		25	
	男性	女性	男性	女性	男性	女性
美国黑种人	91	87	4	2	5	11
美国白种人	90	90	7	4	3	6
因纽特人和印第安人	85	93	12	4	3	3
日本人	91	90	5	5	4	5

资料来源：Kaufman，1974。

（5）指长比（手第 2 指第 4 指，2D：4D）：女性高于男性。波兰、英国、西班牙、匈牙利某些群体，2D：4D 均值相对较高，而立陶宛、印度、芬兰、牙买加，以及中国回族和汉族群体相对较低。我国辽宁汉族男女指长比均高于宁夏汉族与回族（席焕久等，2010a）。

（6）其他：发型是重要的人种特征之一。中亚、北亚、东亚的大多数居民及美洲印第安人都是直发，一般认为，因纽特人的头发最硬。澳大利亚土著人和南亚、东南亚居民波状发较多，欧洲人有浅波发的较多。属于卷发的有非洲黑人及新几内亚和美拉尼西亚等地的居民。在卷发中有人将松螺旋形发和紧螺旋形发单独列为一类——羊毛状发。羊毛状发

---

① vs. versus，比。

则为布须曼人及霍屯督人所特有。

头发的密度与粗细有关，头发越细则越密。头发的密度以每平方厘米的根数来表示。在现代各大族群中，澳大利亚人最多，白种人次之，黑种人再次之，黄种人最少。头发的密度与遗传有关，父母头发浓密，其子女头发多浓密；反之亦然。群体中绝大多数人具有中等密度头发，提示头发疏密可能受多基因控制。

关于发型的年龄差别问题，在典型的直发族群和卷发族群中并不明显，但是波发族群的儿童，发干更为弯曲些。

胡须一般在 40 岁以后逐渐增加，老年期更发达。澳大利亚人、虾夷人、阿伊努人和外高加索地区的一些居民胡须特别发达，平均级数为 5（25 岁以上）；北亚一些族群，特别是拉摩脱人是世界上胡须最不发达的族群，平均级数为 1。中国西北地区的回族和维吾尔族等的胡须软，但比西南地区少数民族发达。

辽宁锡伯族长睫毛率为 67.24%，汉族为 80.30%。根据目前资料，中国东北、华北少数民族前额发际有尖率为 42%～56%。

Jacobs 等 1976 年报道，蒙古斑的分布频率白种人为 9.6%，黑种人为 95.5%，亚洲人为 81%。中国学者报道，新生儿蒙古斑出现率蒙古族为 82.17%，汉族为 70.43%。新生儿蒙古斑分布以臀部最多，骶部次之，腰、背、下肢较少，头面、颈、上肢、手掌、足底未见。蒙古斑左侧出现率高于右侧。新生儿蒙古斑颜色以黑青色、青灰色为主，浅灰色较少。随婴儿发育，深色斑比例下降，浅色斑比例上升，而且蒙古斑出现率也逐渐下降。4 岁以后，下降更为明显。新生儿蒙古斑数量 1 块居多，2 块次之，3 块较少，4 块极少。其面积与体表面积之比蒙古族为 1.10%，汉族为 1.06%。其比例随发育而减少（席焕久等，2010a）。

浅肤色人种常伴以浅的发色和眼色，而深肤色人种常伴深的发色和眼色。例如，北欧人皮肤是白色的，头发是金黄色的，眼睛是碧蓝色的；黑色人种无论肤色、发色和眼色都是黑的。

绝大多数少数民族拇指直型率高于 50%。中国族群𧿹趾长型率为 50%～68%，多数族群指甲以长型率最高，大多数族群扣手右型率大于 50%。

（二）国内各民族间形态学的差异

中国国内各民族、各地区人群的形态学也表现出明显的差异。

1. **活体测量** 北方人与南方人有明显的不同（表 4-8）。由于项目数据众多，所以只列出各项目指标的最大值和最小值。

表 4-8 北方人与南方人的体质比较

特征	北方人	南方人
头发	较粗硬，少见波状发	较黑而细软，广东、广西和福建波状发多见
眼型	丹凤眼（眼裂较狭长，眼睑单层）较多。蒙古褶多见	30%为马来眼（眼大而圆，眼窝较深，眼睑双层），蒙古褶少见
鼻型	鼻梁较直，鼻型较窄而长	鼻梁宽直，鼻型短而宽
脸型	较宽阔，卵圆形较多	颜面较窄，菱形、五角形多见
唇型	较直立，厚唇比例很少	唇较厚，略向下凸
身材	较高	较矮
头型	窄长	宽短

资料来源：张振标，1981。

（1）头部测量数据见表 4-9。

表 4-9 头部测量各项最大值与最小值对应的民族及其数值

头部项目	男性				女性			
	民族	平均值±标准误（mm）	标准差（mm）	发表时间（年）	民族	平均值±标准误（mm）	标准差（mm）	发表时间（年）
头最大长								
最大值	普米族（云南）	193.56±0.51	5.60	2002	普米族（云南）	185.42±0.57	5.98	2002
最小值	汉族（辽宁）	178.63	7.90	2010	汉族（辽宁）	169.95	7.37	2010
头最大宽								
最大值	哈萨克族（新疆）	162.20±0.58	7.13	2002	赫哲族（黑龙江）	174.10±1.15	8.80	2002
最小值	基诺族（云南）	141.21±0.27	6.16	2002	基诺族（云南）	136.38±0.28	5.97	2002
全头高								
最大值	蒙古族（新疆）	251.55±0.60	8.66	2002	苗族（云南）	240.27±1.70	13.78	2002
最小值	毛南族（贵州）	213.65±0.88	14.19	1997	毛南族（贵州）	198.38±0.85	12.20	1997
头水平围								
最大值	柯尔克孜族（新疆）	577.10±1.69	17.62	2002	柯尔克孜族（新疆）	557.20±1.74	17.84	2002
最小值	拉祜族（云南）	542.18	14.10	2001	毛南族（贵州）	515.36±4.54	65.03	2001
头指数								
最大值	锡伯族（新疆）	87.24±0.40	4.56	2002	锡伯族（新疆）	87.46±0.31	2.94	2002
最小值	基诺族（云南）	76.76±0.19	4.39	2002	普米族（云南）	77.08±0.33	3.51	2002
容貌面高								
最大值	鄂伦春族（内蒙古）	199.75±1.18	10.04	2002	鄂伦春族（内蒙古）	188.96±1.16	12.50	2002
最小值	布朗族（云南）	181.49±0.37	8.81	2002	独龙族（云南）	171.50	7.60	2002
形态面高								
最大值	锡伯族（新疆）	133.27±0.96	10.95	2002	裕固族（甘肃）	126.78±0.55	7.76	2002
最小值	崩龙族（云南）	112.35±0.94	6.45	2002	崩龙族（云南）	102.63±0.75	5.20	2002
容貌面指数								
最大值	黑衣壮族（广西）	149.79	7.97	2004	黑衣壮族（广西）	155.31	8.41	2004
最小值	哈萨克族（新疆）	127.12±0.64	7.93	2002	基诺族（云南）	127.40±0.35	7.36	2002
形态面指数								
最大值	裕固族（甘肃）	103.63±0.60	8.69	2002	裕固族（甘肃）	100.70±0.57	8.04	2002
最小值	布依族（贵州）	81.90	4.50	2005	布依族（贵州）	80.10	4.50	2005

续表

头部项目	男性				女性			
	民族	平均值±标准误（mm）	标准差（mm）	发表时间（年）	民族	平均值±标准误（mm）	标准差（mm）	发表时间（年）
面宽								
最大值	哈萨克族（新疆）	150.40±0.54	6.68	2002	柯尔克孜族（新疆）	142.67±0.61	6.25	2002
最小值	毛南族（贵州）	130.06±0.58	9.40	1997	汉族（河南）	123.80	9.60	2010
下颌角间宽								
最大值	柯尔克孜族（新疆）	123.05±0.88	9.25	2002	达斡尔族（黑龙江）	123.00±0.80	7.70	2002
最小值	侗族（广西）	105.14±0.39	5.67	2002	侗族（广西）	98.58±0.39	5.51	2002
额最小宽								
最大值	裕固族（甘肃）	131.15±0.59	8.55	2002	裕固族（甘肃）	128.94±0.71	10.02	2002
最小值	拉祜族（云南）	101.35	4.54	2001	壮族（旧称僮族）（广西）	97.80±0.43	3.35	2001
容貌额高								
最大值	蒙古族（新疆）	71.92±0.62	8.94	2002	蒙古族（新疆）	69.94±0.57	6.87	2002
最小值	塔吉克族（新疆）	67.97±0.68	6.73	2002	塔吉克族（新疆）	62.48±0.99	7.33	2002
两眼内宽								
最大值	赫哲族（黑龙江）	36.90±0.51	3.70	2002	黎族（海南）	37.80±0.20	2.27	2002
最小值	柯尔克孜族（新疆）	29.53	—	1998	白族（湖南）	23.42±0.18	2.64	1998
两眼外宽								
最大值	锡伯族（新疆）	103.10±0.52	5.90	2002	锡伯族（新疆）	100.57±0.66	6.22	2002
最小值	俄罗斯族（内蒙古）	81.82	5.51	2005	俄罗斯族（内蒙古）	78.60	4.77	2005
容貌耳长								
最大值	柯尔克孜族（新疆）	66.93±0.48	5.06	2002	柯尔克孜族（新疆）	63.90±0.51	5.27	2002
最小值	苗族（云南）	57.30±0.35	3.68	2002	苗族（云南）	54.75±0.52	4.20	2002
容貌耳宽								
最大值	达斡尔族（内蒙古）	36.80±0.24	3.30	2002	达斡尔族（内蒙古）	35.30±0.28	3.60	2002
最小值	布依族（贵州）	28.60	2.50	2005	傈僳族（云南）	27.44±0.26	2.14	2005
耳屏间宽								
最大值	蒙古族（新疆）	150.10±0.53	5.70	2002	蒙古族（新疆）	140.40±0.52	5.00	2002
最小值	满族（吉林）	108.10±0.82	8.79	2002	满族（吉林）	104.25±0.86	8.61	2002
鼻高								
最大值	裕固族（甘肃）	62.94±0.37	5.36	2002	裕固族（甘肃）	59.94±0.31	4.37	2002
最小值	瑶族（广西）	45.55±0.25	3.54	2002	瑶族（广西）	40.17±0.21	2.92	2002

续表

头部项目	男性				女性			
	民族	平均值±标准误（mm）	标准差（mm）	发表时间（年）	民族	平均值±标准误（mm）	标准差（mm）	发表时间（年）
鼻宽								
最大值	黎族（海南）	40.35±0.11	2.38	2002	苗族（云南）	41.64±0.24	2.76	2002
最小值	塔吉克族（新疆）	32.24±0.29	2.89	2002	撒拉族（青海）	31.84±0.28	2.88	2002
鼻指数								
最大值	崩龙族（云南）	83.48±1.23	8.41	2002	瑶族（广西）	88.61±0.56	7.98	2002
最小值	维吾尔族（新疆）	62.08±0.68	6.77	2002	裕固族（甘肃）	58.44±0.44	6.21	2002
口裂宽								
最大值	侗族（广西）	56.33±0.27	3.90	2002	普米族（云南）	60.94±0.35	3.71	2002
最小值	黎族（海南）	47.66±0.18	3.86	2002	撒拉族（青海）	44.15±0.43	4.36	2002
颈围								
最大值	柯尔克孜族（新疆）	368.90±1.87	19.65	2002	柯尔克孜族（新疆）	325.70±2.08	21.53	2002
最小值	塔吉克族（新疆）	352.11±2.09	20.82	2002	塔吉克族（新疆）	309.38±3.34	24.11	2002
耳上头高								
最大值	白族（湖南）	138.09±0.60	8.54	1998	撒拉族（青海）	134.67±1.20	12.20	1998
最小值	布依族（贵州）	119.40	9.80	2005	阿昌族（云南）	112.31±0.70	7.60	2005

（2）体部测量数据见表 4-10。

表 4-10　体部测量最大值与最小值的民族及其数值

体部项目	男性				女性			
	民族	平均值±标准误	标准差	发表时间（年）	民族	平均值±标准误	标准差	发表时间（年）
体重（kg）								
最大值	乌孜别克族（新疆）	86.70	11.30	2004	乌孜别克族（新疆）	59.20	12.40	2004
最小值	布朗族（云南）	50.12±0.21	5.10	2001	拉祜族（云南）	42.45	4.87	2001
身高（cm）								
最大值	维吾尔族（新疆）	169.26±0.76	5.96	2002	维吾尔族（新疆）	158.88±0.67	5.30	2002
最小值	苗族（广西）	155.77±0.22	5.75	2002	苗族（广西）	145.43±0.30	4.98	2002
坐高（mm）								
最大值	锡伯族（新疆）	924.40±6.61	75.36	2002	锡伯族（新疆）	852.38±4.28	40.62	2002
最小值	布朗族（云南）	815.01±1.25	29.97	2002	基诺族（云南）	767.95±1.25	26.46	2002
躯干后高（mm）								
最大值	锡伯族（新疆）	660.72±2.60	29.70	2002	锡伯族（新疆）	618.74±3.09	29.36	2002

续表

体部项目	男性				女性			
	民族	平均值±标准误	标准差	发表时间（年）	民族	平均值±标准误	标准差	发表时间（年）
最小值	崩龙族（云南）	529.30±4.20	28.79	2002	崩龙族（云南）	483.20±3.80	26.33	2002
躯干前高（mm）								
最大值	乌孜别克族（新疆）	560.00	36.80	2004	乌孜别克族（新疆）	599.30	29.50	2004
最小值	达斡尔族（内蒙古）	442.00±2.35	32.12	2002	徕人（广西）	498.90±3.79	27.10	2002
胸围（mm）								
最大值	俄罗斯族（内蒙古）	941.82	85.71	2005	俄罗斯族（内蒙古）	904.98	88.79	2005
最小值	瑶族（广西）	812.11±2.85	40.68	2004	壮族（黑衣）（广西）	737.49	41.69	2004
胸前后径（mm）								
最大值	裕固族（甘肃）	214.68±3.32	48.11	2002	裕固族（甘肃）	197.68±1.60	22.57	2002
最小值	布朗族（云南）	163.48±0.46	10.97	2002	布朗族（云南）	150.41±0.55	11.08	2002
胸左右径（mm）								
最大值	达斡尔族（内蒙古）	301.00±2.60	31.10	2002	达斡尔族（内蒙古）	271.90±2.10	19.10	2002
最小值	布朗族（云南）	244.17±0.54	13.01	2002	布朗族（云南）	229.06±0.69	13.73	2002
腰围（mm）								
最大值	回族（甘肃）	815.30±8.91	91.25	2002	柯尔克孜族（新疆）	790.40±7.77	79.63	2002
最小值	水族（贵州）	699.49±3.40	48.44	2002	水族（贵州）	678.52±3.38	48.32	2002
肩宽（mm）								
最大值	汉族（湖南）	404.62±1.60	18.20	2002	汉族（湖南）	374.69±1.70	15.70	2002
最小值	苗族（广西）	322.54±1.40	31.13	2002	布朗族（云南）	280.20±0.86	17.20	2002
肩最大宽（mm）								
最大值	蒙古族（新疆）	426.33±1.64	23.76	2002	哈萨克族（新疆）	390.60±2.24	23.09	2002
最小值	徕人（广西）	401.60±2.31	17.90	2002	徕人（广西）	346.50±2.88	20.60	2002
上肢长（mm）								
最大值	鄂温克族（内蒙古）	777.10±3.33	48.30	2002	鄂温克族（内蒙古）	723.10±2.43	38.80	2002
最小值	白族（湖南）	680.15±2.28	32.25	1998	白族（湖南）	626.44±2.57	36.83	1998
上臂长（mm）								
最大值	乌孜别克族（新疆）	326.80	17.50	2002	哈萨克族（新疆）	295.90±0.55	15.92	2002
最小值	水族（贵州）	285.46±0.97	13.85	2002	水族（贵州）	264.10±0.96	13.67	2002
上臂围（mm）								
最大值	柯尔克孜族（新疆）	299.90±2.43	25.51	2002	柯尔克孜族（新疆）	280.40±2.94	30.16	2002

续表

体部项目	男性				女性			
	民族	平均值±标准误	标准差	发表时间（年）	民族	平均值±标准误	标准差	发表时间（年）
最小值	保安族（甘肃）	241.04±1.61	16.45	2002	保安族（甘肃）	229.43±1.54	15.68	2002
前臂长（mm） 最大值	柯尔克孜族（新疆）	263.60±1.49	15.64	2002	柯尔克孜族（新疆）	244.70±1.37	14.03	2002
最小值 前臂围（mm）	布依族（贵州）	214.00	1.80	2002	布依族（贵州）	196.00	1.80	2002
最大值	俄罗斯族（内蒙古）	279.29	22.15	2002	俄罗斯族（内蒙古）	255.63	24.36	2002
最小值 手长（mm）	保安族（甘肃）	241.01±1.27	13.06	2002	东乡族（甘肃）	220.15±1.37	13.78	2002
最大值	塔吉克族（新疆）	192.82±0.91	9.08	2002	黎族（海南）	179.70±0.68	9.10	2002
最小值 手宽（mm）	布朗族（云南）	175.71±0.45	10.71	2002	壮族（黑衣）（广西）	165.50	14.67	2002
最大值	达斡尔族（内蒙古）	104.60±0.50	5.50	2002	达斡尔族（内蒙古）	93.80±0.50	4.90	2002
最小值 指距（cm）	布朗族（云南）	80.56±0.16	3.73	2002	基诺族（云南）	73.83±0.17	3.61	2002
最大值	柯尔克孜族（新疆）	175.39±0.68	7.14	2002	柯尔克孜族（新疆）	161.63±0.62	6.37	2002
最小值 骨盆宽（mm）	独龙族（云南）	158.93	6.48	2002	独龙族（云南）	146.27	5.21	2002
最大值	俄罗斯族（内蒙古）	294.21	20.44	2002	纳西族（云南）	293.10±1.63	16.76	2002
最小值 下肢长（mm）	白族（湖南）	227.10±1.08	15.38	2002	羌族（四川）	248.65±1.01	15.90	2002
最大值	柯尔克孜族（新疆）	950.50±3.61	37.83	2002	柯尔克孜族（新疆）	884.50±3.77	38.60	2002
最小值 大腿围（mm）	普米族（云南）	822.38±3.65	39.94	2002	藏族（四川）	737.72±1.35	34.78	2002
最大值	汉族（辽宁）	510.88	55.64	2002	汉族（辽宁）	506.11	55.44	2002
最小值 小腿长（mm）	布依族（贵州）	411.00	3.40	2002	布依族（贵州）	420.00	3.90	2002
最大值	乌孜别克族（新疆）	389.20	23.10	2002	回族（甘肃）	387.23±2.32	26.24	2002
最小值 小腿围（mm）	侗族（贵州）	351.87±1.40	19.74	2002	水族（贵州）	327.15±1.22	17.43	2002
最大值	俄罗斯族（内蒙古）	352.38	35.01	2002	俄罗斯族（内蒙古）	351.59	33.81	2002
最小值 足长（mm）	塔吉克族（新疆）	322.78±2.66	26.47	2002	独龙族（云南）	305.70	20.60	2002
最大值	哈萨克族（新疆）	251.00±0.91	11.22	2002	蒙古族（新疆）	235.3±0.48	9.14	2002

续表

体部项目	男性				女性			
	民族	平均值±标准误	标准差	发表时间（年）	民族	平均值±标准误	标准差	发表时间（年）
最小值	布朗族（云南）	230.11±0.42	10.05	2002	布朗族（云南）	214.47±0.48	9.60	2002
足宽（mm）								
最大值	东乡族（甘肃）	103.42±0.51	5.21	2004	塔吉克族（新疆）	95.21±0.74	5.45	2002
最小值	羌族（四川）	91.73±0.46	91.73±0.46	2001	赫哲族（黑龙江）	83.70±0.72	5.50	2002
指距/身高（%）								
最大值	景颇族（云南）	105.71±0.27	2.75	2002	柯尔克孜族（新疆）	103.62±0.23	2.34	2002
最小值	裕固族（甘肃）	100.45±0.17	2.46	2002	撒拉族（青海）	99.29±0.23	2.30	2002

全国汉族 26 940 例的城乡身高、体重调查显示，平均身高最高的前三位，其中农村是江淮、华北和吴语方言语族，而城市是东北、华北和江淮方言族群；体重最重的则是华北、东北和江淮平原地区汉族（Li et al，2015，2014）。

2. **活体观察** 将活体观察数据分为面部特征、眼部、鼻部、耳部、口部、毛发、肤色等，由于项目数据巨大，所以只列出各观察指标不同形态特征所占比例最大的民族。

（1）面部形态特征见表 4-11。

表 4-11 面部形态特征

观察指标	男性		女性	
	民族（%）※	发表时间（年）	民族（%）	发表时间（年）
额倾斜度				
明显	水族（贵州）41.40※	2006	壮族（广西）83.01	2004
中等	傣族（云南）97.09	2002	白族（贵州）92.90	2007
直立	壮族（广西）77.11	2004	傣族（云南）97.38	2002
眉脊发育度				
微显	藏族（四川）76.83	1997	藏族（四川）99.25	1997
中等	傣族（云南）96.70	2002	哈尼族（云南）98.05	2002
显著	基诺族（云南）40.21	2002	毛南族（贵州）22.50	2006
西部扁平度				
平	藏族（四川）96.83	1997	藏族（四川）99.40	1997
中等	傣族（云南）82.10	2002	汉族（全国）93.62	2002
紧收	塔塔尔族（新疆）50.98	2004	彝族（贵州）48.30	2007
颧部突出度				
甚突	水族（贵州）41.00	2006	水族（贵州）39.00	2006
中等	傣族（云南）98.25	2002	傣族（云南）99.81	2002
微突	怒族（云南）48.30	2008	独龙族（云南）55.00	2008
额部突出度				
直型	壮族（广西）71.08	2004	壮族（广西）72.89	2004
微前突	土家族（贵州）84.10	2012	土家族（贵州）83.00	2012
显前突	维吾尔族（新疆）33.33	1993	维吾尔族（新疆）30.01	1993

※民族（%）表示某民族观察指标占比，如水族额倾斜度明显者占 41.4%，以下同。

（2）眼部形态特征见表4-12。

表4-12　眼部形态特征

观察指标	男性		女性	
	民族（%）	发表时间（年）	民族（%）	发表时间（年）
上眼睑皱褶				
无	满族（吉林）52.63	1993	满族（吉林）39.00	1993
大于2mm	瑶族（广西）74.57	2002	瑶族（广西）77.64	2002
直立1～2mm	侗族（贵州）72.96	2006	侗族（贵州）78.26	2006
达睫毛	赫哲族（黑龙江）50	2002	哈萨克族（新疆）46.71	2001
无	白族（贵州）80.70	2007	白族（贵州）90	2007
蒙古褶				
微显	畲族（贵州）96.00	2006	畲族（贵州）96.00	2006
中等	基诺族（云南）59.61	2002	侗族（贵州）56.83	2006
甚显	哈尼族（云南）28.69	2002	哈尼族（云南）32.81	2002
眼裂高度				
细窄	锡伯族（新疆）86.15	2002	赫哲族（黑龙江）74.10	2002
中等	白族（贵州）94.80	2007	白族（贵州）95.00	2007
高宽	柯尔克孜族（新疆）81.90	2002	塔吉克族（新疆）74.54	2002
眼裂倾斜度				
内角高	塔吉克族（新疆）87.88	2002	塔吉克族（新疆）87.27	2002
水平	柯尔克孜族（新疆）92.73	2002	柯尔克孜族（新疆）82.86	2002
外角高	藏族（四川）97.56	1997	藏族（四川）98.66	1997

（3）鼻部形态特征见表4-13。

表4-13　鼻部形态特征

观察指标	男性		女性	
	民族（%）	发表时间（年）	民族（%）	发表时间（年）
鼻根高度				
低	土家族（贵州）93.13	2012	土家族（贵州）94.57	2012
中	哈尼族（云南）89.75	2002	哈尼族（云南）85.16	2002
高	柯尔克孜族（新疆）64.54	2002	景颇族（云南）51.30	2002
鼻梁（背）侧面观				
凹	汉族（全国）90.00	2002	汉族（全国）95.74	2002
直	傣族（云南）96.30	2002	傣族（云南）96.44	2002
凸	水族（贵州）82.50	2006	畲族（贵州）58.00	2006
波	壮族（广西）33.80	2004	壮族（广西）53.80	2004
鼻翼高度				
低	畲族（贵州）40.50	2006	柯尔克孜族（新疆）55.24	2002
中	哈萨克族（新疆）90.08	2001	哈萨克族（新疆）90.66	2001
高	布依族（贵州）79.60	2005	布依族（贵州）80.80	2005

观察指标	男性		女性	
	民族（%）	发表时间（年）	民族（%）	发表时间（年）
鼻翼显著度				
不显	白族（贵州）43.09	2007	白族（贵州）63.86	2007
中等	景颇族（云南）93.30	2002	景颇族（云南）98.10	2002
很显	哈尼族（云南）24.59	2002	藏族（四川）29.21	1997
鼻尖				
上翘	瑶族（广西）77.83	2002	瑶族（广西）85.00	2002
水平	白族（贵州）98.38	2007	白族（贵州）97.00	2007
下垂	塔吉克族（新疆）77.78	2002	塔吉克族（新疆）47.27	2002
鼻基				
上翘	瑶族（广西）99.51	2002	瑶族（广西）98.00	2002
水平	哈尼族（云南）85.66	2002	哈尼族（云南）89.70	2002
下垂	土家族（贵州）52.34	2012	苗族（贵州）35.30	2006
鼻孔最大径位置				
横	哈萨克族（新疆）55.34	2001	毛南族（贵州）45.10	2006
斜	彝族（贵州）97.53	2007	彝族（贵州）98.82	2007
纵	塔塔尔族（新疆）94.12	2004	塔塔尔族（新疆）85.71	2004
鼻孔形状				
方或圆	回族（甘肃）67.00	2011	回族（甘肃）61.00	2011
三角或卵圆	傣族（云南）99.02	2002	傣族（云南）98.50	2002
椭圆	基诺族（云南）64.59	2002	布朗族（云南）61.46	2002

（4）耳部形态特征见表 4-14。

表 4-14　耳部形态特征

耳垂	男性		女性	
	民族（%）	发表时间（年）	民族（%）	发表时间（年）
圆形	俄罗斯族（新疆）70.97	2005	俄罗斯族（新疆）68.00	2005
方形	白族（贵州）77.10	2007	白族（贵州）85.70	2007
三角形	汉族（四川）47.40	2011	汉族（山东城市）65.30	2011

（5）口部形态特征见表 4-15。

表 4-15　口部形态特征

观察指标	男性		女性	
	民族（%）	发表时间（年）	民族（%）	发表时间（年）
上唇侧面观				
凸唇	维吾尔族（新疆）80.15	1993	维吾尔族（新疆）73.44	1993
正唇	彝族（贵州）91.90	2007	白族（贵州）92.90	2007
缩唇	畲族（贵州）9.80	2006	苗族（贵州）18.60	2006

续表

观察指标	男性		女性	
	民族（%）	发表时间（年）	民族（%）	发表时间（年）
上唇皮肤部高度				
低	水族（贵州）29.00	2006	佤族（云南）33.70	2007
中	塔塔尔族（新疆）96.08	2004	塔塔尔族（新疆）100	2004
高	汉族（山东城市）37.10	2011	水族（贵州）28.80	2006
上红唇厚度				
薄	汉族（辽宁）70.04	2010	汉族（江西）73.50	2011
中	白族（贵州）87.50	2007	白族（贵州）87.10	2007
厚	汉族（海南城市）24.00	2001	苗族（贵州）21.70	2006

（6）发色、眼色、肤色见表4-16。

表4-16　发色、眼色、肤色

观察指标	男性		女性	
	民族（%）	发表时间（年）	民族（%）	发表时间（年）
发色				
黑色	汉族（海南城市）100、门巴族（西藏）100、佤族（云南）100	2001、2009、2007	佤族（云南）99.5	2007
黑棕色	白族（贵州）87.50	2007	白族（贵州）94.30	2007
棕色	俄罗斯族（新疆）19.89	2005	俄罗斯族（新疆）30	2005
眼色				
浅黑色	布依族（贵州）25.00	2005	独龙族（云南）14.60	2008
黑褐色	土家族（贵州）88.00	2012	白族（贵州）95.00	2007
褐色	汉族（四川）81.30	2011	汉族（四川）76.50	2011
肤色				
浅褐色	布依族（贵州）30.50	2005	俄罗斯族（新疆）20.66	2005
灰蓝色	白族（贵州）91.70	2007	白族（贵州）95.70	2007
暗黄色	汉族（海南乡村）78.20	2001	汉族（辽宁）21.02	2010
黄色	汉族（四川）77.80	2011	汉族（海南城市）87.40	2001
浅黄色	土家族（贵州）98.90	2012	土家族（贵州）98.20	2012
浅棕色	佤族（云南）31.40	2007	佤族（云南）16.80	2007
白色	俄罗斯族（新疆）39.25	2005	俄罗斯族（新疆）34.67	2005

二、地域上的差异

（一）高原地区人的体质差异

参见第六章。

（二）地域差异

从肤色上看，地域不同，肤色不同。一般来说，纬度越低，肤色越深，体型越小。在干热、低纬度高原大陆（非洲）生活着黑种人，湿热多雨的热带岛屿生活着棕种人，温热带生活着黄种人，而白种人生活在寒温带。美洲和其他国家出生的人，没有头发与色素上的差异，南美洲的波兰移民比出生在波兰的双亲身材高得多。生活在夏威夷的日本人同生活在日本的亲属有差异。"老的美洲支系"大多接近英格兰人，只有头发和眼睛色素较深，身材较高大。

身高呈现北高南矮的世界趋势，局部地区略有不同。中国人与日本人身高高于东南亚人；中国东北人高于西南人；沿海高于内陆，平原高于山区；城市高于农村；经济发达地区高于非发达地区。东北三省和广东是南高北矮的例子。

牙齿的地域差异明显。牙冠的翼状结构、阻断沟、咬合结节、卡氏尖、牙根的根数等，不同地域的人有很大不同（表4-17）。

表4-17　牙形态变异的地域分布

形态名称	变异等级	分布地域	世界范围变异（%）
牙冠翼状结构（双翼）	低（0～15%）	西欧亚大陆、撒哈拉沙漠以南的非洲、Sunda-Pacific	4.2～50.0
	中（15%～30%）	东亚与中亚、美洲北极、Sunda-Pacific	
	高（30%～50%）	西伯利亚东北部、北美洲西北部、北美与南美洲	
铲形门齿	低（0～15%）	西欧亚大陆（最近）、撒哈拉沙漠以南的非洲、Sahul-Pacific	0～91.9
	中（20%～50%）	Sunda-Pacific、西欧与印度（史前）、萨摩耶、西伯利亚南部、中亚、绳文、阿伊努人	
	高（60%～90%）	东亚与北亚、美洲	
双铲形门齿	低（0～15%）	西欧亚大陆、撒哈拉沙漠以南的非洲、Sahul-Pacific、Sunda-Pacific	0～70.5
	中（20%～40%）	东亚与北亚、美洲北极	
	高（55%～70%）	美洲印第安人	
阻断沟	低（10%～20%）	撒哈拉沙漠以南的非洲、Sahul-Pacific	10.4～65.0
	中（20%～40%）	Sunda-Pacific、西欧亚大陆	
	高（45%～65%）	中美洲	
中间尖牙嵴（布须曼尖牙）	非常罕见（0%～3%）	中美洲、Sahul-Pacific	0～35.1
	罕见（4%～7%）	波利尼西亚	
	中（12%～35%）	西欧亚大陆、Sunda-Pacific 撒哈拉沙漠以南的非洲	
前磨牙咬合结节	几乎无（0～1%）	西欧亚大陆、撒哈拉沙漠以南的非洲、新几内亚、绳文、南西伯利亚	0～6.5
	非常罕见（1%～3%）	澳大利亚、美拉尼西亚、Sunda-Pacific、西伯利亚东北部	
	罕见（4%～7%）	东亚、美洲	
卡腊贝利性状（上第一磨牙只形成结节或尖）	低（0%～10%）	北亚、因纽特-阿留申人、美洲印第安人、绳文、阿伊努人（史前欧洲和印度？）	1.9～36.0
	中等低（10%～15%）	东亚	
	高等低（15%～20%）	撒哈拉沙漠以南的非洲、Sahul-Pacific、Sunda-Pacific	
	高（20%～30%）	西欧亚大陆	

续表

形态名称	变异等级	分布地域	世界范围变异（%）
上第二磨牙尖3	低（0~10%）	撒哈拉沙漠以南的非洲、澳大利亚、新几内亚	0~35.0
	中（10%~20%）	Sunda-Pacific、东亚、绳文、美洲印第安人、北非、美拉尼西亚？	
	高（20%~35%）	欧洲、印度、西伯利亚东北部、美洲北极	
上第一磨牙尖5	低（10%~25%）	西欧亚大陆、中美洲	10.4~62.5
	中（30%~40%）	Sunda-Pacific、撒哈拉沙漠以南的非洲？	
	高（45%~60%）	撒哈拉沙漠以南的非洲？、Sahul-Pacific	
釉质扩展	低（0~10%）	西欧亚大陆、撒哈拉沙漠以南的非洲、Sahul-Pacific、绳文	0~54.6
	中（20%~30%）	Sunda-Pacific、西伯利亚南部	
	高（40%~60%）	东亚和北亚、美洲	
下第一磨牙下次小尖（缺）	低（0~3%）	撒哈拉沙漠以南的非洲、中美洲、Sunda-Pacific、澳大利亚	0~20.0
	中（5%~10%）	新几内亚、美拉尼西亚、史前欧洲	
	高（10%~20%）	欧洲大陆西部	
下第二磨牙下次小尖（缺）	低（10%~30%）	The San、美洲	0~84.4
	低度中等（30%~60%）	南非、东亚、北亚、阿尔泰语（蒙古/通古斯语）、Sunda-Pacific、澳大利亚？	
	高度中等（60%~80%）	新几内亚、美拉尼西亚、东非、阿尔泰语（突厥语）	
	高（>80%）	欧亚大陆西部	
沟型	低（5%~20%）	欧亚大陆西部、中美洲、Sunda-Pacific、澳大利亚	7.6~71.9
	中（25%~40%）	东部和南部非洲、新几内亚、美拉尼西亚	
	高（60%~70%）	The San	
下第一磨牙齿尖6	低（0~10%）	欧亚大陆西部	4.7~61.7
	中度低（10%~20%）	撒哈拉沙漠以南的非洲、南西伯利亚、阿尔泰语者、新几内亚	
	高度低（35%~50%）	北亚和东亚、美洲、美拉尼西亚	
	高（>50%）	波利尼西亚、澳大利亚	
下第一磨牙齿尖7	低（0~10%）	欧亚大陆西部、中美洲、Sahul-Pacific、Sunda-Pacific	3.1~43.7
	高（25%~40%）	撒哈拉沙漠以南的非洲	
Deflecting Wrinkle（下第一磨牙）	低（5%~15%）	欧亚大陆西部	4.9~39.5
	中（20%~35%）	撒哈拉沙漠以南的非洲、东亚、阿尔泰语人、Sunda-Pacific	
	高（35%~55%）	Sahul-Pacific？北亚、美洲	
Distal trigonid crest（下第一磨牙）	低（0~10%）	欧亚大陆西部、Sahul-Pacific、Sunda-Pacific、撒哈拉沙漠以南的非洲	0~18.7
	中（10%~20%）	阿尔泰语人（突厥语）、西伯利亚东北、东亚	
	高（20%~30%）	阿尔泰语人（蒙古语）、美洲北极	
上第一磨牙（UP1）牙根数	低（5%~15%）	北亚、美洲	4.9~66.7
	中等低（20%~30%）	东亚、绳文	
	高等低（30%~60%）	欧亚大陆西部、Sahul-Pacific、Sunda-Pacific	
	高（>60%）	撒哈拉沙漠以南的非洲	
上第二磨牙根数（UM2）	低（35%~45%）	美洲北极、北美西北部	37.4~84.5
	中等低（50%~70%）	欧亚大陆西部、东亚、北美洲和南美洲印第安人、波利尼西亚、新几内亚	
	高等低（70%~80%）	北非、东南亚、密克罗尼西亚、美拉尼西亚	
	高（>80%）	撒哈拉沙漠以南的非洲、澳大利亚	

续表

形态名称	变异等级	分布地域	世界范围变异（%）
下尖牙牙根数	低（0~1%）	撒哈拉沙漠以南的非洲、中美洲、Sahul-Pacific、Sunda-Pacific	0~6
	中（2%~4%）	北非、南西伯利亚	
	高（>5%）	欧洲	
Tomes根（下第一前磨牙）	低（0~10%）	欧亚大陆西部、绳文、美洲北极、新几内亚	0~38.7
	中等低（10%~15%）	北亚与东亚、北美西北部	
	高等低（15%~25%）	Sunda-Pacific、美拉尼西亚、南西伯利亚、北美南美印第安人	
	高（>25%）	撒哈拉沙漠以南的非洲、澳大利亚	
下第一磨牙根数（3RM1）	低（0~5%）	欧亚大陆西部、撒哈拉沙漠以南的非洲、绳文、南西伯利亚、Sahul-Pacific	0~31.1
	中（5%~15%）	Sunda-Pacific、美洲印第安人	
	高（>20%）	北亚和东亚、美洲北极	
下第二磨牙根数（LM2）	低（0~10%）	撒哈拉沙漠以南的非洲、绳文、澳大利亚、美拉尼西亚	3.6~39.8
	中等低（10%~20%）	北非、密克罗尼西亚、新几内亚	
	高等低（20%~30%）	欧洲、东南亚、波利尼西亚	
	高（>30%）	北亚和东亚、南西伯利亚、美洲	

资料来源：Scott et al，1997；经整理。

三、时间上的差异

（一）时代不同

不同时代化石人的进步与古老特征是明显不同的（表 4-18）。

表 4-18　直立人与智人的比较

项目	直立人	智人
脑	小	大
头顶	低矮	高
头骨骨壁	厚	薄
眼上眉嵴	粗厚	细薄
嘴、颅面下部	向前突	—
牙	大	小

1. **颅容量**　Henneberg 等（1993）研究发现，全新世欧洲男性平均颅容量由 1593ml 降至现代 1436ml，女性由 1502ml 降至 1241ml；从石器时代晚期到现代，非洲地区男性的颅容积降低了 95~165ml，女性降低了 74~106ml；Ruff 等（1997）也指出，颅容积从 35 000 年以来就有一个减小的趋势。Balzeau 等（2013）和 Beals 等（1984）的研究证实，晚期智人，也就是"解剖学意义上的现代人"（anatomically modern human，AMH），与现、当代的人对比，存在颅容积下降的现象。

现代人与北阡新石器时代人类男性平均颅容积对比发现，北阡新石器时代人类，男性平均颅容积为 1514ml，女性平均为 1368ml。现代人男性平均颅容积为 1471ml，女性为

1289ml。很明显，相对于现代人，北阡遗址新石器时代人类的颅容积比较大。也就是说，从新石器时代到现代，颅容积有下降的趋势。他们同时发现额叶最宽处位于两侧的 Broca 运动语言中枢，现代人的额叶宽和额叶宽与脑宽比值明显大于新石器时代人类（刘超等，2016）。

2. 下颌骨 杨楠（2013）分别选取第四军医大学解剖教研室保存的完整的现代人下颌骨、陕西省考古所始皇陵考古队保存的完整的秦代（距今约 2200 年）人下颌骨、陕西省考古所泾渭考古基地保存的完整的西周时期（距今约 3000 年前）人下颌骨，与现代人相比，3000 年前组和 2000 年前组下颌体、下颌支及下牙弓的三维测量数据均较大，而 3000 年前组与 2000 年前组相比，除下颌角间宽、下颌支高等五项外，其余项目均为 3000 年前组大于 2000 年前组，其中下颌体厚、颏孔高度等七项差异具有统计学意义，其余项目差异则无，说明 3000 年前组与 2000 年前组下颌骨测量数据差异不大。在三个样本中，下颌骨整体呈缩小趋势，其中以下颌体部和下颌角的变化最为明显，下颌支的宽度变化较高度变化明显，髁突前后径整体呈缩小趋势，但内外径变化并不明显。

Lam 等（1996）比较了南非出土的早期上更新世原始人类化石、上更新世的尼安德特人化石和现代人标本，与现代人相比南非出土的原始人类化石具有明显不同的颏部形态，表现为颏部不明显，南非出土的原始人类化石形态类型与尼安德特人和现代人有明显不同。近年来，国外很多学者对全新世考古遗址出土的一些古代人群的遗骸进行了研究，发现近万年来全新世人类的体质特征仍在进化，人类颅骨的尺寸和形状具有微观演化的趋势：Rothhammer 等（1982）发现，智利北部地区人群颅骨 70% 的性状有明显的时代变化；美洲居民头盖部变长变窄，面部变窄变高（Jantz et al，2000）；非洲东北部的努比亚人颅骨的粗壮程度降低，头骨趋向圆隆化，牙齿和下颌骨渐渐变小（Carlson，1976），日本居民的身高和上面部高度增加等（Nakahash，1993）。

3. 颅面部 我国学者王令红（1986）和张振标（1999）的一些探索性的研究显示，新石器时代以来头骨的一些测量特征发生了变化。从新石器时代经过青铜铁器时代到现代，颅面部的高度趋于增大，宽度和长度趋于缩小。韩康信（2005）研究发现，黄河流域古代居民在某些特征如眶型、鼻型和面型上有微小的变化等。

不同时代人的颅盖高及其指数和头指数等也是不同的（表 4-19～表 4-21）。

表 4-19 颅盖高指数等项目比较

群体	颅盖高指数	前囟位指数	前囟角	额角
柳江人	42.9	44.2	45°	76.5°
克罗马农人	46～55	28～37	46°～57°	74°～90°
资阳人	45.3	41.8	47.5°	81°
尼安德特人	33～43	33～40	39°～49°	50°～74°
周口店直立人	35～41	37～42	38°～45°	56°～63°
爪哇直立人	33～37	36～43	38°～43°	48°～55°
现代人	51～59	—	—	—

资料来源：刘武等，2014。

表 4-19 说明，柳江人较资阳人为原始，但比尼安德特人进步。

表 4-20　南巴伐利亚各人种类型的头指数时代性变异范围（%）

头型	民族大迁徙时代	中世纪初	中世纪末	现代
长头型	42	32	50	1
中头型	44	36	—	16
短头型	14	33	50	83

资料来源：罗金斯基等，1993。

表 4-21　颅盖高度（mm）

群体	高度
爪哇猿人	66.0
北京猿人	74.6
尼安德特人	82.5
现代人	87.4

4. 身高　周亚威（2014）根据 Trotter 和 Glesser、邵象清和陈世贤制定的公式，对西屯墓地男性古代居民的身高进行推算。西屯墓地汉代组男性居民的身高变异范围为 164.54～165.81cm，平均身高165.34cm；北朝组古代居民的身高变异范围为 163.10～164.41cm，平均身高 163.79cm；明清组古代居民的身高变异范围为 164.94～165.56cm，平均身高 165.32cm。女性身高值依据陈世贤公式所得，汉代组女性身高变异范围为 149.67～169.62cm，平均身高 159.18cm；北朝组女性身高变异范围为 154.15～168.52cm，平均身高162.97cm；清代组女性身高变异范围为 148.05～170.50cm，平均身高 158.57cm。

表 4-22 说明英国人身高的时代变化。在这个以田园生活为主的社会中，人们享有较好的健康体质。身高变化可能是新流入的人群与英国本地人混血的结果，相比农村人口的身高有了明显增加。

表 4-22　中石器时代到后中世纪时代英国人平均身高

时代	男性		女性	
	身高（cm）	例数	身高（cm）	例数
中石器时代	165	3	157	2
新石器时代	165	71	157	36
青铜时代	172	61	161	20
铁器时代	168	113	162	72
罗马时代	169	1296	159	1042
中世纪早期	172	996	161	751
中世纪中期	171	8494	159	7929
中世纪晚期	171	558	160	540

资料来源：Roberts et al，2003。

5. 牙齿　孟勇（2011）分析了陕西半坡遗址和唐代遗址出土 6000 年和 1000 年前古

人龋病和牙齿磨耗的流行状况,其中6000年前古人共有33人患龋,占观察总人数的41.8%;57颗龋齿,占观察总牙数的5.7%。而1000年前古人患龋率和龋齿率分别为62.9%和14.6%,明显高于6000年前古人的患龋率(41.8%)和龋齿率(5.7%),同时6000年前的古人牙齿磨耗程度明显重于1000年前的古人(Mann-Whitney)。

通过Micro-CT对陕西半坡和唐代遗址出土的6000年和1000年前古人上颌第二前磨牙不同部位的牙釉质厚度、密度进行比较,发现6000年前古人上颌第二前磨牙各测量部位的牙釉质厚度、密度与1000年前古人无显著性差异。同时6000年和1000年前古人上颌第二前磨牙不同部位的牙釉质厚度、密度分布规律有相似之处。牙尖区的牙釉质厚度、密度明显高于咬合面的中央窝处;上颌第二前磨牙颊舌和近远中相对应部位的牙釉质厚度比较发现,舌尖顶点的牙釉质厚度高于颊尖顶点,舌尖颊斜面的牙釉质厚度高于颊尖舌斜面,远中邻面的牙釉质厚度高于近中邻面。

应用IRIS Advantage高分辨率全谱直读等离子体光谱仪测定了6000年和1000年前古人牙齿样品中锶(Sr)、铜(Cu)、铁(Fe)、锰(Mn)、钙(Ca)、磷(P)、镁(Mg)、锌(Zn)和钡(Ba)9种微量元素的精确含量,结果显示,1000年前古人牙齿中铁、铜、锶和钡元素含量明显高于6000年前古人;而锌元素含量则低于6000年前古人。其他元素含量在两批古人牙齿中无显著性差异。通过MAT-251型质谱仪双路进样系统和Finnigan MAT Delta Plus型质谱仪测定6000年和1000年前古人牙齿胶原中C、N元素含量和C、N稳定同位素比值,结果显示,6000年和1000年前古人牙齿胶原C/N(摩尔比)分别为3.15 ± 0.03和3.08 ± 0.04,差别有统计学意义。6000年前古人牙齿胶原$\delta^{13}C$、$\delta^{15}N$和C_4比例均高于1000年前古人,而C_3比例明显低于1000年前古人。

(二)年龄差异

不同时代人的体质有差异,各器官因年龄不同也存在差异,这一现象在儿童青少年时期比较明显(表4-23、表4-24),且在人生长的不同阶段也是不同的。

表4-23 儿童青少年时期脑大小的年龄变化

年龄	体重(g)	脑重(g)	脑重占体重比(%)	脑量(ml)	颅容量(ml)	比例(%)
新生儿	3 100	380.0	12.3	330	350	94.3
3个月	—	—	—	500	600	83.3
6个月	—	—	—	575	775	74.2
9个月	—	—	—	675	925	73.0
1岁	9 000	944.7	10.5	750	1 000	75.0
2岁	11 000	1 025.0	9.4	900	1 100	81.8
3岁	12 500	1 108.1	8.9	960	1 225	78.4
4岁	14 000	1 330.1	10	1 000	1 300	76.9
6岁	17 800	1 359.1	7.6	1 060	1 350	78.5
9岁	25 200	1 408.3	5.6	1 100	1 400	78.6
12岁	37 100	1 428.0	3.8	1 150	1 450	79.3
18岁	59 500	1 444.5	2.4	1 200	1 500	80.8

资料来源:Molnar,1998;经改编。

表 4-24 不同年龄器官的平均重量（g）

器官	新生儿	1 岁	6 岁	青春期	成人
脑	350	910	1200	1300	1350
心	24	45	95	150	300
胸腺	12	20	24	30	0～15
双肾	25	70	120	170	300
肝	150	300	550	1500	1600
双肺	60	130	260	410	1200
胰	3	9	—	40	90
脾	10	30	55	95	155
胃	8	30	—	80	135

资料来源：Molnar，1998；经改编。

　　尽管表 4-23 和表 4 -24 与第三章的某些数据因民族/种族、时代不同而略有不同，但可以清楚地看出，人的器官发育随着年龄增长而有不同的重量。

　　Mahdi（2012）研究发现，伊朗人刚出生时拥有高阔的脸型和高头盖骨，而变老的时候，中面高度增加，脸变得更加突出，下巴变短，颅面部改变为头部宽大型和特狭面型。伊朗与加拿大男孩（4 岁）之间的颅面部大小比较结果发现，两者的颅面比率有显著差异。

　　蒙古褶有明显的年龄变化。一般来说，儿童中蒙古褶较明显，但是随着年龄的增加而出现率逐渐下降。例如，朝鲜人在 20～25 岁时，92%有蒙古褶；26～39 岁时，约 79%有蒙古褶；40～45 岁时只有 50%出现蒙古褶。俄罗斯人和日耳曼人，在成年时期完全没有蒙古褶，但在儿童时却可看到；女性中蒙古褶比同年龄的男性稍多。

（三）昼夜节律

　　不仅不同时代、年龄的人存在差异，即便一天中，人的一些指标也表现出昼夜节律（表 4-25、表 4-26）。在 12：00 处于免疫活性细胞数峰值的是 T 细胞、K 细胞、NK 细胞和中性粒细胞，在 0：00 则为 B 细胞、单核细胞、嗜酸性粒细胞等（王正荣，2006）。

表 4-25 各种参数的昼夜变动

项目	变动范围（%）
外周组织红细胞	>100
脉搏	31
白蛋白	9
球蛋白	20
总蛋白	13
IgA	5
IgG	7.30
IgM	4.70
IgE	10

表 4-26　人体血清免疫球蛋白节律参数

免疫球蛋白	中值	振幅（%中值）	峰值时间
IgA	2.189mg/L	5.0	13：50
IgG	13.230mg/L	7.3	15：09
IgM	964.000mg/L	4.7	16：05
IgE	228.400μg/L	10.0	11：28

资料来源：金观源等，1993；经整理。

综上，人的形态学差异很多，因篇幅所限只介绍这些，想了解更多的资料可查阅相关文献。

（张海龙）

第三节　肤 纹 差 异

一、肤纹概念

肤纹学（dermatoglyphics）是体质人类学的经典科目。人类的肤纹包括指纹、掌纹和足纹，统称皮肤纹理，简称肤纹、皮纹。

肤纹的特性是各不相同，终身稳定。可为个体鉴定提供证明，在法医、侦探上有物证之首的作用。

肤纹形态在民族群体中有固定频率，能世代遗传，是民族群体甄别的天然标记，通过观察群体的外在生物学性状即群体肤纹参数的变化，能发现群体的遗传距离的大小，可推算几个群体间的肤纹差异或他们的融合程度。

肤纹性状外露、观察方便、分类清晰、性状稳定、表型多样，长期以来为体质人类学家所青睐，用于生物群体的追根寻源、分化融合之研究。

肤纹是人类的生物表型，它具有法律保护的生物特征权、私人肖像权和个体隐私权（张文君，2004）。肤纹捺印要遵守法律原则，遵循生物伦理学和知情同意法则（张海国，2004）。

现在，捺印技术有突破性改进，废除原来的油墨捺印法，采用电子扫描法。在伦理学上对肤纹图的捺印、研究、保管、传输等有一系列的规范、规则。

指纹的表型见图 4-1。指纹分为三类，即弓（arch，A）、箕（loop，L）和斗（whorl，W）（Cummins et al，1943，1961，1976）。弓细分为两种：一种是简单弓，又称为简弓（simple arch，As），另一种是帐篷式弓，又称为帐弓（tented arch，At）。按箕纹的开口方向，箕也细分为两种：一种是尺箕（ulnar loop，Lu），占多数，又称正箕；另一种是桡箕（radial loop，Lr），占少数，又称反箕。斗型指纹还可细分为两种：一种是有两个箕纹互相缠绕的，称为双箕斗（double loop whorl，Wd），双箕斗的中心必须有一条完整的"S"形嵴或线并把两个完整箕头分开；另一种是一般斗（simple whorl，Ws），即除双箕斗以外的所有斗。

指纹总嵴线数（total finger ridge count，TFRC）参见图 4-1。从箕的中心（core）到指纹三角（fingerprint triradius）画一条直线，计算经过直线的嵴纹（含嵴的线、棒、点、眼），起点和终点不计，是为一枚指纹的嵴线数（finger ridge count，FRC）。斗型纹有一个中心和两个三角，可有两个 FRC 计数，按取大舍小原则，以大数参加总加权计算。若弓型指纹没有三角和中心，FRC 计数为 0。把 10 个手指的计数加起来，即得指纹总 TFRC 值。

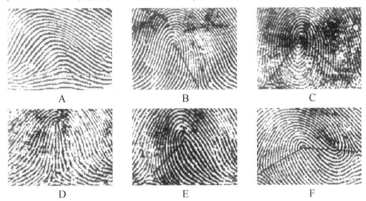

图 4-1　指纹的三类 6 型图和 FRC 计数法

A.筒弓；B.尺箕；C.一般斗；D.帐弓；E.桡箕；F.双箕斗

库明斯指纹指数（Cummins index）也称指纹强度指数（pattern intensity index，PII），是一种常用的肤纹指数。其求法为

$$指纹指数=（2W+L）/N$$

式中，W 为斗型指纹的百分率，L 为箕型指纹的百分率，N 为常数 10（十个手指）。例如，汉族人的斗型指纹为 50.86%，箕型指纹是 47.12%，指数是 14.88，即

$$指纹指数=（2×50.86+47.12）/10=14.88$$

掌纹的表型见图 4-2。区域：大鱼际和第 I 指间区纹（thenar pattern/ I ，T/ I ）、第 II 指间区纹（interdigital pattern Ⅱ， Ⅱ ）、第 Ⅲ 指间区纹（interdigital pattern Ⅲ， Ⅲ ）、第 Ⅳ 指间区纹（interdigital pattern Ⅳ， Ⅳ ）、小鱼际纹（hypothenar pattern， H），在各区域内分析计算真实花纹（true pattern）（如同指纹的箕或斗），不计算非真实花纹（non-true pattern）（如同指纹的弓型纹）。指根的指垫部上的指三角（digital triradius）a、b、c、d 的有无，手掌近侧部的轴三角（axial triradius，t）（简称 t 三角）和 a、d 组成的 atd 三角的度数，都是观察的项目。a 和 b 间的嵴数（a-b ridge count，a-b RC）也是常用的项目。

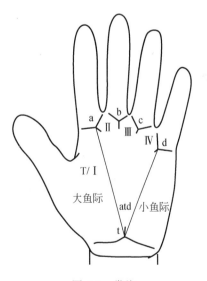

图 4-2　掌纹

手掌上的屈肌线（flexion crease）共有 3 条（图 4-3），图 4-3E 的三条线分别称远侧屈肌线（distal crease）、近侧屈肌线（proximal crease）和纵侧屈肌线（vertical crease）。纵侧屈肌线环绕着大鱼际，也称为大鱼际屈肌线（thenar crease）。远侧屈肌线在手掌的远端，它的起读点处于尺侧。近侧屈肌线和纵侧屈肌线的起读点在虎口处。屈肌线并不是由嵴（ridge）线形成的，系由表皮与深筋膜相连而成，故对屈肌线的分析仅为肤纹研究的附属内容。

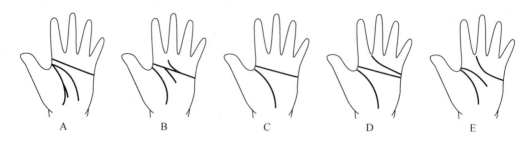

图 4-3 屈肌线及通贯手

屈肌线的分析主要看其主支（main branch）是否横贯整个手掌，横贯者即为通贯手。通贯手大约可分为 4 种（图 4-3A～D 示通贯手的 4 种类型）：①远侧屈肌线单独横贯整个手掌。②远侧和近侧屈肌线相互沟通而横贯整个手掌。③远侧和近侧屈肌线互相融合（已分不出远侧和近侧屈肌线）而横贯整个手掌。④近侧屈肌线单独横贯整个手掌。前三种也称为猿线（simian line），第 4 种通贯手称为悉尼线（Sydney line）。悉尼线是由近侧屈肌线单独横贯手掌形成的。相互沟通而形成的猿线，是从近侧和远侧屈肌线的起读点开始分析，只有当两条屈肌线的主支相互沟通时才认为是猿线。

近侧屈肌线和纵侧屈肌线在虎口处多数有共同起读点。观察发现少数个体手上有 2 个起读点，如同"川"字纹。

图 4-3E 为一般型屈肌线。屈肌线具有年龄上的变化，年龄越大，手上的屈肌线也将变得越复杂，进行通贯手分析时要注意。猿线观察误差多是对第 2 种类型的判断失误所造成的。通贯手分类还有其他的方法和命名，无非是在第 2 种类型中进一步细分。第 2 类型也称为过渡型或桥贯型，还可以对此进一步细分为过渡 I 型和过渡 II 型（或称桥贯 I 型和桥贯 II 型）。

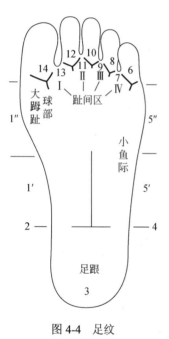

图 4-4 足纹

足纹的表型见图 4-4。足部可分为 14 个区。足的大拇趾球纹（hallucal pattern，H）（简称球纹）有各种弓、箕、斗的花纹出现。球纹和第 I 趾间区纹不能区分，通常一同分析为 H/I。第 II 趾间区纹、第 III 趾间区纹、第 IV 趾间区纹、小鱼际纹都只分析计算真实花纹（如同指纹的各种箕和斗）。足跟纹（calcar pattern）也只分析计算真实花纹，足跟纹中以胫箕（tibial loop，Lt）为主。

二、标准问题

（一）技术标准

技术标准即分析方法的选择（张海国，2012a）。分析肤纹有各种方法，如德国方法、日本方法、阿根廷方法等。现在世界肤纹界最常用的是美国的 Cummins 方法。又由于 Cummins 继承了英国肤纹研究的传统（Mavalwala，1977），因而又把 Cummins 方法称为欧美法。我国近 50 年来关于肤纹的研究，基本上都来用欧美法。目前我国出版的有关肤纹的书籍中大多都介绍了肤纹的分析方法。

（二）项目标准

项目标准就是肤纹参数的多少（张海国，2012a）。30多年前，在一个个体的肤纹中采用多少项目参数是个大问题，例如除了指纹数据，是否需要掌纹内容、足纹指标？近年来，我国采样依最人公约数原则：尽可能保护最多的国内实验室的成果、尽可能接轨最多的国际实验室的数据，使国内国外的数据模式相吻合。

依照《项目标准》提取的项目数，模式样本（model swatch）可分为三级等次。

1级模式样本（one class model swatch）——含有指纹的A、Lu、Lr、W、TFRC项目。

2级模式样本（two class model swatch）——包含全部1级模式样本和掌纹的a-bRC、T/I、II、III、IV、H项目。

3级模式样本（three class model swatch）——包含2级模式样本项目和足纹的hallucal（A、L、W）、II、III、IV、H、calcar项目。

在三个级别的样本中，其他项目多而不限。

在今后的研究中，提倡向3级模式群体的规模努力；2级模式群体是基本要求；1级模式群体基本不再采用。

依三级模式标准建立我国肤纹库，现已有28个民族建立了三级模式的大样本数据库，今后要努力建设全民族大样本的三级模式数据库。

三、群体间的肤纹差异

人类肤纹在个体上不同，在民族/人种、群体（population）之间也不相同，表现出生物群体的多态性和民族体质特征的多样性。

（一）人种和民族间的肤纹参数

1. 黄种人与白种人比较　肤纹因人种不同，人类学家运用肤纹频率上的差别及其他参数的不同，进行人种上的分类。黄种人与白种人手肤纹的比较见表4-27。

表4-27　黄种人与白种人的手肤纹比较

肤纹项目	汉族1040人（黄种人）	美国明尼苏达人400人（白种人）	差异显著性测验
弓型指纹（%）	2.03	7.95	$P<0.001$
箕型指纹（%）	47.12	65.85	$P<0.001$
斗型指纹（%）	50.86	26.20	$P<0.001$
第III指间纹（%）	14.66	37.65	$P<0.001$
第IV指间纹（%）	73.46	45.85	$P<0.001$
小鱼际纹（%）	17.27	35.20	$P<0.001$
猿线（%）	10.24	6.50	$P<0.001$
TFRC	143.63	131.65	$t>2$
a-bRC	38.00	41.35	$t>2$

经统计处理表明，表4-27所列的各个项目间都有显著差异。白种人的斗型指纹频率仅为黄种人的1/2。小鱼际纹在白种人中很高，为黄种人的2.0倍。白种人的第III指间纹的频

率是黄种人的 2.6 倍。

2. **黄种人与黑种人比较** 汉族人群（黄种人）与利比里亚人群（黑种人）的肤纹参数比较见表 4-28。

表 4-28 汉族人群与利比里亚人群的肤纹参数比较

肤纹项目	汉族 1040 人 （黄种人）（%）	利比里亚人 75~401 人 （黑种人）（%）	差异显著性测验
弓型指纹（401 人）*	2.0	6.0	$P<0.01$
箕型指纹（401 人）	47.1	64.0	$P<0.01$
斗型指纹（401 人）	50.9	30.0	$P<0.01$
大鱼际纹（75 人）	8.7	14.0	$P>0.05$
第 II 指间纹（75 人）	0.9	10.0	$P<0.01$
第 III 指间纹（75 人）	14.7	29.0	$P<0.01$
第 IV 指间纹（75 人）	73.5	90.0	$P<0.05$
小鱼际纹（75 人）	17.3	19.0	$P>0.05$
大拇趾球纹 W（96 人）	29.4	56.0	$P<0.01$
第 II 趾间纹（96 人）	9.3	30.0	$P<0.05$
第 III 趾间纹（96 人）	50.3	2.0	$P<0.01$
第 IV 趾间纹（96 人）	5.7	0	$P<0.01$

*括号内的数目是利比里亚人群的数量。

在表 4-28 中可以看到，黄种人的第 III 趾间纹是黑种人的 25 倍之多。而黑种人的第 II 趾间纹是黄种人的 3 倍之多。在指间区项目中，黄种人的第 II 指间纹仅为黑种人的 1/10。

3. **同一人种不同民族的比较** 广西壮族人群的肤纹参数与上海汉族比较见表 4-29。

表 4-29 广西壮族与上海汉族的肤纹比较

项目	广西壮族 500 人（%）	上海汉族 1040 人（%）	显著性测定
弓型指纹	3.98	1.69	$P<0.05$
箕型指纹	50.20	44.37	$P>0.05$
斗型指纹	45.82	53.95	$P<0.05$
大鱼际纹	5.50	9.23	$P<0.05$
小鱼际纹	14.30	15.97	$P>0.05$
第 II 指间纹	2.60	0.97	$P>0.05$
第 III 指间纹	25.00	16.73	$P<0.05$
第 IV 指间纹	75.60	71.25	$P>0.05$

表 4-29 显示一些项目具有统计学意义上的差别，但是两民族之间有差异的项目其差异完全不像人种间那么大。壮族人群的肤纹参数更接近于同一人种的汉族，并且壮族人群的肤纹参数频率在秩次上有许多项目与汉族人群一致。因而可以明显看到人种间的差别大、项目多，而民族间的差别小、项目少。

四、现代多元统计学支撑肤纹研究

SAS 软件（PC statistical analysis system 6.12，SAS）可对 156×11 数据矩阵做运算（高惠璇，1997），通过聚类分析（cluster analysis）和主成分分析（principal component analysis，PCA），

画出聚类图及第一主成分（PCⅠ）和第二主成分（PCⅡ）组成的 X-Y 轴的散点分布图。

（一）肤纹地方群标记的产生

肤纹的地方族群标记（local population dermatoglyphics marker）指在民族肤纹学基础研究中，用已知特征、明确定位、指示标杆作用的地方族群为分析的标记，简称群体标记（population marker，PM）。监视标记（supervise marker，SM）是 PM 模型的校对、甄别标准。

通过遴选 PM，可利用的聚类方法有五种：类平均法（average linkage）、最长距离法（complete method）、可变类平均法（flexible-beta method）、相似分析法（McQuitty's similarity analysis）和最小方差法（Ward's minimum-variance method）。这些方法都可以把 31 个民族样本区分出南方群（14 个民族）、北方群（15 个民族）、Africans 和 Caucasians 人种群（2 个群体）四大群类。虽然在五种方法中每一族群在聚类图上的位置（在 Y 轴）不尽相同，或者聚类的距离（在 X 轴）单位大小不一，但每一族群必须是在四大群类中有相对稳定的位置。例如，南方样本可能在 14 个位置上有变化，但不能聚类到北方样本里，也不可能聚类到 Africans 和 Caucasians 样本里。

（二）聚类分析

中华 56 个民族聚类图（cluster tree）上有南方群和北方群出现，表示我国各民族仍有其相对独立的肤纹学体质特征（Zhang et al，2010；张海国，2012b）。

南方群含有 71 个样本（越南-京族，Gin-VieT 除外）。其中有少量的北方样本（共 9 个）出现。北方样本中的 56%（5 个）集中在 57～66 区段，成为富含北方样本的区段，可看成南方群向北方群的过渡地区，或者叫混合区段。由南向北或由北向南在肤纹体质特征上，有一个逐步融合的过程，民族迁移和混杂仍然受到地理条件的限制。

北方群含有 83 个样本。在 115～126 区段中，都是南方样本，成为富含南方样本的区段。可看成北方群向南方群的过渡地区。在北方群中，有取材于新疆的哈萨克族、柯尔克孜族、维吾尔族、乌孜别克族、塔塔尔族、塔吉克族和青海的撒拉族共 7 个样本自成一群。除了撒拉族外，新疆的这 6 个样本的指纹频率的 W 显著少于 L（P<0.01），指间Ⅲ区真实花纹的频率多于 20%。我国新疆样本表现有明显的西北民族（中西亚民族）特性，似乎可以单列为西北民族群。

作为监视标记的越南京族（Gin-VieT）、南非黑人和北美白人在聚类系统树上有明确和合适的位置。越南京族聚类在中国南方群内。北美白人先和塔吉克族聚类，后与西北样本聚类。南非黑人样本聚类在最外围。

有 32 个民族是多个群体参与了聚类分析，在分析之前已做了人数加权合并，合并后的群体基本上可以在系统树上得到比较客观的分类，由此可见大样本的优势。

四川是我国少数民族人口和种类较多的西南省份，该省的 11 个样本（包括羌族合并群）有 10 个样本聚在北方群内，只有 1 个样本聚类在南方群内。300 年中，这里由 10 万人口增至今天的 1 亿人口（含现在的四川与重庆），可能是因为四川是民族体质交流的中间驿站，民族融合在这里得到较充分的表现。

历史上多次南来北往的民族大迁移，以及促进东西交流的丝绸之路的开辟，使原来的一个民族分为多个群体而与本民族主支的差异日趋扩大，或成为聚类图上的混合群体，或聚类于其他人群。例如，蒙古族、回族等迁徙群体与当地民族（南方群）聚类，表现出肤纹体质特征与地理区域的平行关系。远离主支的群体与主支群体有较大的差异。

藏族的 9 个样本（含合并群）都聚类在北方群中。在区段中，有 5 个藏族样本是藏族群体较集中的区段。藏族肤纹表现为北方群特征，是北方民族，非"南来（印度）"之民族。藏族的族源与古羌族等有关。肤纹表明拉萨等地的藏族主支有较多的北方血统。

白马藏族（Baima Tibetan people）是一支族属有争议的群体，在全民族的聚类图上与甘肃藏族聚类，提示白马藏族与藏族主支有较大的差别。印度的藏族移民样本与西藏拉萨郊区的样本聚类，表明这两个群体的亲缘相近。

苗族样本中取材于海南岛（省）的苗族聚于南方群，而四川和贵州的苗族则聚类在北方群。海岛的地理隔离对体质变化仍有影响。

台湾闽南的汉族是台湾人口最多的群体，占总人口的80%左右（陈尧峰，2007）。研究发现台湾闽南汉族人肤纹项目参数类同于我国北方群。闽南人来自于福建南部即闽南，而闽南人源于我国中原等地。我们还发现，因为闽南人群一段时期内较少与外属通婚，所以在闽南时就有基因淀积，世居台湾（岛）后，这种基因淀积得到加速和纯化。岛居住民特有的基因淀积和纯化现象在别的较封闭的环境也有所表现。在"岛式淀积"作用下，发生表型"返祖现象"，回归到群体原来固有的频率和肤纹的 Hard-Weinbery 平衡。"岛式淀积"理论是肤纹理论的重要内容。我们通过肤纹研究，发现台湾闽南人因"岛式淀积"的作用，其肤纹更具有北方群特征。台湾客家汉族人的肤纹项目参数的分布情况及其在聚类树系图上所处的北方群的位置，都支持肤纹的"岛式淀积"假设。

台湾高山族的 2 个样本分别是人数最多（16.7 万）的阿美（Ami）样本（Gaoshan-2）和人数很少（约 800）的噶玛兰（Kamalan）样本（Gaoshan-1）。台湾高山族样本都聚类在北方群内，与"原住民源于南洋"的结论有所不同。结论还有待更多证据的支持。

云南的彝族有 2 个支系样本参与分析，彝族的撒梅（Samei）支系与彝族的罗罗卜（Luoluobo）支系分别聚类在南方群和北方群，族内各支系之间的差异很大。

（三）汉族肤纹表现出强烈的杂合性

汉族的 16 个样本（包括合并群），其中 4 个样本聚入南方群，12 个样本聚入北方群。北方群里有相邻的样本分别取材于南方和北方。取材于北方的 2 个样本聚类于南方群。取材于南方的 9 个样本聚类于北方群。上海汉族 3 个样本，每个样本的人数都在 1000 人以上，都聚类在北方群。在富含汉族的区段的 6 个样本中，汉族有 4 个，汉族样本并没有单独聚类成为一群。我国汉族是中国乃至世界人口最多的民族，分析中发现各地（华东、西北、东北、西南）所有的汉族样本都与当地的民族聚类一群，中华民族多元一体，汉族是中华民族集合的后代。目前的资料表明，中华民族的古老遗传标记在今天还有表现。汉族的肤纹特征表现出强烈的民族杂合性。

（四）中国民族肤纹的地方族群标记 PM

把待测定的上海汉族演示样本的参数和 32 个 PM 参数做聚类和主成分分析。在主成分分析中，发现北方群中有上海汉族样本。主成分（principal component，PC）Ⅰ和 PCⅡ做散点分布图（图 4-5），其样本分布的格局与聚类分析的结果相同（图 4-6）。如同聚类树系图一样，主成分散点图（图4-5）提供了较为直接的又一种视角。

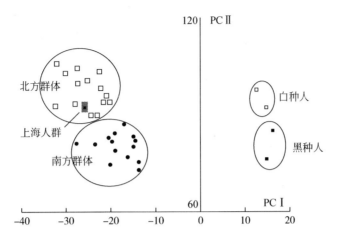

图 4-5　上海汉族和 32 个民族 PM 的主成分散点图

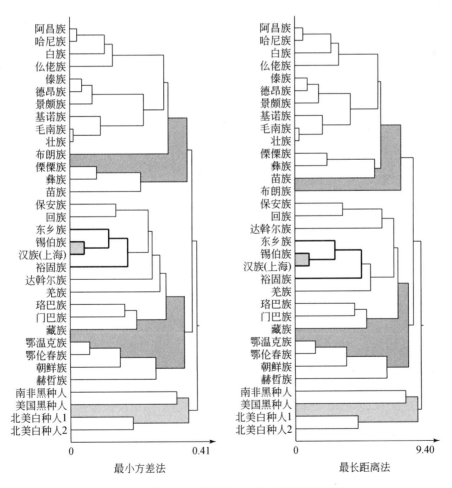

图 4-6　利用 32 个群体的 PM 做上海汉族的聚类

对 32 个样本的 11 个项目参数做主成分分析，发现前 3 个主成分贡献率累积达到

72.33%，前 4 个的信息贡献率为 82.72%（39.26%、21.74%、11.33%和 10.39%）。对 DNA STR（short tandem repeat，短串联重复序列）的 38 个基因位点做主成分分析，前 4 个主成分的信息贡献率为 65.84%。相比于前 4 个主成分的贡献率，群体肤纹的贡献率大于 DNA STR 16.88 个百分点。

中华 56 个民族的肤纹参数为不同目的的 PM 或 SM 筛选（如研究民族渊源关系、语言系统关系、体质形态关系等）提供了多种选择。

图 4-5 根据标准化主成分得分（z_{i1}，z_{i2}）数据所画。在作散点图前，先做了 3 个标准化处理：标准化项目参数、标准化得分系数、标准化主成分得分。X 为 PC I （39.26%），Y 为 PC II（21.74%）。作一常数 a 为-1、斜率 b 为 1 的直线，把 PM 南和 PM 北分为两群。上海汉族（Han-10）在北方群之中。

根据最小方差法和最长距离法作聚类图，确定 PM 和用 PM 进行分析的两个步骤：①聚类图上的南方人、北方人、非洲人种和欧洲人种必须各聚类在一群内，作为检验方法的标准；②待测定群体与 32 个 PM 做联合分析，发现待测群体（Han-10）聚类在北方民族群的位置。据此可以看出上海汉族（Han-10）的肤纹基本属性为北方特征。

五、生物医学人类与肤纹学

肤纹为医学诊断提供辅助手段。21-三体综合征（Down's syndrome）曾称为伸舌样痴呆症、先天愚型、唐氏综合征等。

21-三体综合征婴儿出生率大约为 1/700。中国目前约有 60 万 21-三体综合征患者（未统计港澳台）。21-三体综合征患者的染色体在 21 对上有 3 条，比常人多了 1 条，因而导致此遗传病，患者有特殊扁平脸、与众不同的肤纹组合等，平均寿命为 20～30 岁。21-三体综合征的早发现、早诊断至关重要，21-三体综合征（1～2 岁）的早治疗、早训练，可以大大提高 21-三体综合征患者的生活质量，使之生活自理，能够简单劳动，也能够减少对家庭、社会的不良压力和负面影响。

130 多年前，有两位专家（Faulds，1880；Herschel，1880）在 *Nature* 杂志上发表文章阐述指纹的特性，引起科学家的高度重视，大量研究发现肤纹与疾病有关联。Reed 等（1970）教授的研究将 21-三体综合征患者的肤纹探索推向高潮，其发现根据肤纹的 4 项指标对 21-三体综合征患者的正确诊断率可达 81%。Reed 的诊断方法极其方便、无痛。有 5 位专家为 Reed 的研究提供了多元计算支持，在还没有计算机的时代，大量的人力物力都花在计算统计上，能有 81%的正确率实属不易。

由美国 Johns Hopkins 大学医学院 Victor A.McKusiek 教授主编的《人类孟德尔遗传》（*Mendelian Inheritance in Man*：*Catalogs of Human Genes and Genetic Disorders*，MIM）一书，自 1966 年初版（McKusiek，1983）以来，一直是医学遗传学最权威的百科全书（Mckusiek，1996），被誉为医学遗传学界的"圣经"。MIM 包括所有已知的遗传病、遗传决定的性状及其基因，除了简略描述各种疾病的临床特征、诊断、鉴别诊断、治疗与预防外，还提供了已知有关致病基因的连锁关系、染色体定位、组成结构和功能、动物模型等资料并附有经缜密筛选的相关参考文献。MIM 制定的各种遗传病、性状、基因的编号，简称 MIM 号，为全世界所公认。有关疾病的报道必须冠以 MIM 号，可见 MIM 在国际医学界的权威性。互联网联机形式的"在线人类孟德尔遗传"（online Mendelian inheritance in man，OMIM）

于 1987 年应运而生且免费供全世界科学家浏览和下载。DS，OMIM#190685 是 21-三体综合征患者的编号，OMIM#190685 引导的论文都表明 21-三体综合征患者与其肤纹高度相关，确立肤纹辅助诊断 21-三体综合征患者是唯一成功的范例。

（一）21-三体综合征患者的诊断例线图

例线图可以非常简捷、精确地代替判别函数。

21-三体综合征患者列线图是由 Reed 教授设计的（Terry et al，1970），此图非常巧妙地用两点成一线的方法做诊断。

每个个体贡献 4 个变量。使 2 个变量（左足大拇趾，右 atd）标点相连成第 1 直线。又使 2 个变量（左示指，右示指）标点相连成第 2 直线。有第 1 直线和 a 线的交点 A，第 2 直线和 b 线的交点 B。A 和 B 相连成第 3 直线，第 3 直线与诊断线相交的位置就是诊断结果（图 4-7）。

或在 a 线两边的性状标点连接为第 1 直线，第 1 直线通过 a 线并留有交点 A。在 b 线两边的性状标点连接为第 2 直线，第 2 直线通过 b 线并留有交点 B。再连接 A 和 B 两个点作第 3 直线，看此第 3 直线在诊断线的

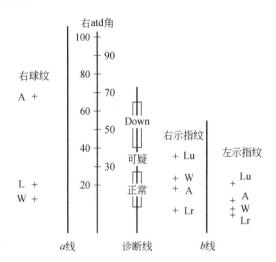

图 4-7 21-三体综合征诊断列线图

资料来源：Reed et al，1970

位置，依照通过诊断线的不同区域，直接读出诊断结果，从而使很复杂的数学计算过程，变为图上轻松快捷的作业，结果非常精确灵敏。

（二）其他

凡涉及染色体构造或数量畸变的遗传疾病患者，都有肤纹异常的报道（Schaumann et al，1976）。

Turner 患者（先天型卵巢发育不全者），女性，X 染色体少 1 条。肤纹的 TFRC 明显小于正常群体的平均数值。

Klinefelter 患者（先天型睾丸发育不全者），男性，X 染色体多 1 条。肤纹的 TFRC 明显小于正常群体的平均数值。手大鱼际和第 I 指间区纹显著少于正常群体。

有些患者的肤纹与普通正常人群体的肤纹表现出统计学上的差异，但是尚未如 21-三体综合征患者的肤纹那样达到可以临床诊断应用的水准。

（张海国）

第五章　人的生物学差异现象——功能代谢及其他

第一节　功能代谢上的差异

人体功能代谢上的差异包括生理学上的差异、生物化学上的差异和药物代谢方面的差异。

一、生理学上的差异

（一）血型

血型是人体血液的一种遗传性状，血液中的红细胞、白细胞、血小板及某些血浆蛋白在个体之间均有抗原成分的差异，受独立个体的遗传基因控制，由若干个相互关联的抗原抗体组成血型系统。随着对血型研究的进展，以及白细胞、血小板和血清中血型抗原的发现，血型已经被认为是各种血液成分的遗传多态性标记（杜若甫，2004）。

1901 年美籍奥地利人卡尔·兰德茨坦纳发现了人的 ABO 血型系统，奠定了输血的基础，为此其获得 1930 年诺贝尔生理学或医学奖（昝加禄等，2011）。此后，又发现不少红细胞血型，截至 1983 年已经报道的人类红细胞血型有 20 多个系统，每个血型系统可含有 1 个或若干个不同的抗原。此外，还有一组高频率血型抗原组（在群体中分布频率极广）和低频率血型抗原组（群体中分布频率极低），总共至少有 400 多种血型抗原。在研究人类种族差异问题时经常涉及的红细胞血型系统包括 ABO 血型、MNSS 血型、Rh 血型、Kell 血型、Duffy 血型、Diego 血型和 HLA 系统等。血型在人类学、遗传学和法医学等方面的应用日益广泛，特别是对木乃伊组织、古代骨片、毛发、组织、血迹的鉴定。血型物质的个体发育早，胚胎 37 天就可以检查出 A、B 血型物质，从出生到 20 岁红细胞抗原凝集敏感性逐渐增加，20 岁后保持基本恒定，因而进行血型鉴定要注意年龄的影响。

1. ABO 及血型系统　发现高"A"型频率——见于一些欧洲人、北美印第安人、因纽特人、格陵兰人、澳大利亚土著人。高"B"型频率——出现在中亚，特别是在喜马拉雅山地区，从这里向外逐渐下降，也出现在撒哈拉非洲。B 等位基因几乎不存在于整个美国或澳大利亚。世界上测定 O 等位基因频率为 62.5%，A 为 21.5%，B 为 16.0%。A、B 抗原研究强烈建议，自然选择以某种方式影响人口的分布（表 5-1）。过去几年几项研究提示，感染性疾病对 ABO 在不同人口分布方面起着关键作用。2004 年 Robert Seymour 和其同事提出，在有细菌性疾病沉重负担的人口中维持 A、B 等位基因的平衡，期望 O 在更易受到病毒性疾病攻击的人口中占优势，ABO 等位基因的相对频率由人口中的细菌和病毒性疾病的影响来维持。人类以不同方式适应疾病、热、冷、湿、阳光和海拔等的环境压力，如天花已影响了人的血型分布。

表 5-1　血型的差异

血型	人群	差异
ABO	美洲印第安人和秘鲁人	O 多，A 和 B 少
	欧洲人	A 和 O 多，B 少
	澳大利亚土著人	A 多 B 少
	阿拉伯、土耳其人	B 多
	亚洲人	B 多
	非洲和太平洋岛屿居民	A 和 B 多
Rh（阴性）	黄种人、澳大利亚土著人	少见（1%）
	非洲黑种人	4%
	白种人	15%
MN	M 澳大利亚和苏格兰人	极低
	非洲南撒哈拉地区	逐步上升
	美洲印第安人	高峰
	N 澳大利亚土著	极高（65%~95%）
	新几内亚	高
Ss	澳大利亚人	S 基因频率几乎为 0
	亚洲蒙古人种	<0.1
	非洲尼格罗人种	<0.2
	欧洲欧罗巴人种	>0.3
Kell	白种人、黑种人	k 基因频率分别为 0.95、0.99
	我国汉族	几乎全为 kk 型
Diego	南美印第安人	Di2 抗原频率 36%
	亚洲蒙古人种	Di2 抗原频率为 8%~12%
	白种人和澳大利亚土著	极罕见
Duffy	欧洲后裔	Fya 频率达 9%
	整个中非红海两岸居民	Fy4 很少
	伊拉克库尔德人、伊朗人	Fy4 达 100%

资料来源：朱泓，1993；经整理。

2. Lutheran 血型系统　主要由 Lu^a 和 Lu^b 两种抗原组成，用抗 Lu^a 和 Lu^b 的血清确定了全部 4 种表型：$Lu^{(a+b-)}$、$Lu^{(a+b+)}$、$Lu^{(a-b+)}$、$Lu^{(a-b-)}$。截至 1981 年，属于 Lutheran 系统或与该系统相关的抗原已发现 16 个。$Lu^{(a+)}$ 在所有人种中的频率都不高，但相对来说，白种人比黑种人稍高，黄种人最低。

检测红细胞血型的传统方法是免疫学方法，即用已知抗体滴到未知血型的被检测者的血液中，从被检测者的红细胞是否凝集来判断被检测者的红细胞上带有什么抗原，或不带什么抗原。

（二）人类白细胞抗原

参见第六章。

（三）体温

体温调节（thermoregulation）是指温度感受器接受体内外环境温度的刺激，通过体温调节中枢的活动，相应地引起内分泌腺、骨骼肌、皮肤血管和汗腺等组织器官活动的改变，从而调整机体的产热和散热过程，使体温保持在相对恒定的水平。

热带地区的人与寒温带相比，前者体温高，而且平均寿命短，生育能力强。赤道黑种人汗腺发达，因而易于散热。欧洲人体表汗腺达 130 个/cm^2，黑种人为 128 个/cm^2。室温 37.8℃，活动时黑种人比欧洲人流汗要少，直肠温度也低一些；高温 76.6F（42.6℃）时，15 分钟内，白种人流汗 107cm^3，黑种人流汗 170cm^3。过热条件下，黑种人的热调节功能比白种人更完善，恢复正常体温更快，非洲黑种人的汗腺比欧洲人更大（吴新智，2002）。人的体温有日夜节律，2：00～5：00 最低，15：00～17：00 最高。

（四）耵聍

耵聍（cerumen）俗称耳垢或耳屎，是外耳道耵聍腺的分泌物。人类的耵聍有干湿两种类型：干型耵聍一般为灰白色，干燥，呈片屑状；湿型耵聍则多为暗黄色，潮湿，呈黏稠的油状。现代人中具有湿型耵聍的人群数量较多，而在包括非人灵长类在内的哺乳动物中，耵聍一般都是湿型的。因此有人认为干型耵聍是在远古时代由于遗传漂变的作用随机地在某些人群中固定下来的一种变异。

大量的遗传学和人类学研究资料表明，耵聍类型属于典型的常染色体单基因遗传性状。湿型耵聍为显性性状，干型耵聍为隐性性状。两种耵聍类型在世界各种族、各民族中所占的比例差异很大，因此是重要的种族遗传指标。一般来说，白种人和黑种人中耵聍湿型频率都接近 100%，而在蒙古人种内部却存在着较大的变异。北方蒙古人种中湿型耵聍的出现率很低，一般均在 15% 以下，频率最低的华北汉族仅为 4.17%。南方蒙古人种却具有较高的耵聍湿型频率，如马来人为 73.08%，台湾高山族为 71.41%，海南岛黎族为 44.57%，福建籍和广东籍的汉族分别为 21.17% 和 35.10%。我国北方少数民族中，耵聍湿型频率多不高，如满族为 12.28%，鄂温克族为 13.77%，达斡尔族为 10.05%，蒙古族为 13.08%，鄂伦春族仅为 5.43%。但是，在维吾尔族和哈萨克族中该频率却分别为 88.21% 和 88.29%，这主要是由于这两个民族中融入了欧罗巴人种的血统所致。

（五）味觉

1. 味觉感受器 即味蕾，主要分布在舌背部的表面和舌缘，口腔和咽部黏膜的表面也有散在的味蕾存在。人的舌味蕾总数大约有 5000 个，但存在明显的个体差异，从 500 到 20 000 个不等。每一个味蕾都由味细胞、支持细胞和基底细胞组成。味细胞的顶端有纤毛，又称味毛，是味觉感受器的关键部位。味细胞的更新率很高，平均每 10 天更新一次。

人类的味觉感受器能辨别多种味道，通常以咸、甜、酸和苦这四种基本味道为主。舌尖部对甜味比较敏感，舌两侧对酸味比较敏感，而舌两侧的前部对咸味比较敏感，软腭和舌根部对苦味比较敏感。味觉的敏感度往往受食物或刺激物温度的影响，在 20～30℃ 时味觉的敏感度最高，另外，味觉的分辨能力和对某些食物的选择也受血液中化学成分的影响。味觉强度与物质的浓度有关，浓度越高，所产生的味觉越强。此外，味觉强度也与唾液的分泌有关，唾液可稀释味蕾处的刺激物质，从而改变味觉强度（姚泰，2003）。

2. 苯硫脲味盲 苯硫脲（phenyl-thio-carbamide，PTC）是一种由尿素合成的白色晶体状化合物，由于其含有 N—C≕S 基因而有苦涩味，但对人无毒性作用。不同种族、民族和个体之间，对该物质的尝味能力不同。人体对苯硫脲的尝味能力是由位于第 7 号染色体上 7q33d 的一对等位基因 Tt 所控制的，T 对 t 不完全显性，正常尝味者能尝出浓度小于 1/750 000 PTC 溶液的苦味，为纯合了尝味者，基因型为 TT；而 Tt 基因型的个体（杂合子）尝味能力稍低，只能尝出浓度为 1/500 000～1/40 000 的 PTC 溶液的苦涩味，该个体为 PTC 的杂合尝味者。当 PTC 浓度大于 1/24 000 才能尝出其苦味的人，称为 PTC 味盲，基因型为 tt；有的味盲个体甚至对 PTC 结晶也尝不出苦味来。PTC 味盲的比例在各个人群中差异是极大的。在北美，黑种人的味盲比例仅为 3%，而白种人高达 30%。中国各民族间的差异比较大，西北的民族比例较高，而南部民族比例较低，各地的汉族人群中味盲比例接近 10%。

苯硫脲尝味能力测验表明，欧罗巴人的味盲率为 30%～40%，日本人为 8%～20%，中国汉族为 10.96%，美洲印第安人为 1.2%（席焕久等，2010a）。

（六）色觉

1. 视锥细胞与色觉 视网膜内含有对光刺激高度敏感的视杆细胞和视锥细胞，能将外界光刺激所包含的视觉信息转变为电信号并在视网膜内进行编码、加工，由视神经传向视觉中枢作进一步分析，最后形成视觉。颜色视觉简称色觉，是对不同颜色的识别，即不同波长的光线作用于视网膜后在人脑引起不同的主观印象。正常视网膜可分波长为 380～760nm 的约 150 种不同的颜色，每种颜色都与一定波长的光线相对应。因此，在可见光谱的范围内，波长只要有 3～5nm 的增减，就可被视觉系统分辨为不同的颜色。

色觉的产生是视锥细胞的重要功能，该细胞在视网膜中央凹的密度最高（15 000 个/mm²），从中央凹向两侧迅速降低至 4000～5000 个/mm² 并一直保持这一水平。

2. 色盲和色弱 色盲是一种对全部颜色或某些颜色缺乏分辨能力的色觉障碍。色盲可分为全色盲和部分色盲。全色盲极为少见，表现为只能分辨光线的明暗，呈单色视觉。部分色盲又可分为红色盲、绿色盲及蓝色盲，其中以红色盲和绿色盲最为多见。目前认为，大多数绿色盲者都是由于绿敏色素基因的缺失，或是该基因被一杂合基因取代，即其起始区是绿敏色素基因，而其余部分则来自红敏色素基因。大多数红色盲者的正常红敏色素基因被相应的杂合基因所取代。色盲绝大多数是由遗传因素引起的，只有极少数是由视网膜病变引起的。有些色觉异常的产生并非由于缺乏某种视锥细胞，而是由于某种视锥细胞的反应能力较弱，从而使患者对某种颜色的识别能力较正常人稍差，这种色觉异常称为色弱，色弱常由后天因素引起。

在世界上，白种人的色盲率较高，男性为 6.18%～10.07%，其中挪威男性色盲率最高（10.07%）；蒙古人种色盲率较低，男性为 3.62%～6.18%；黑种人的色盲率更低，仅 1.7%～4.7%；印第安人也较低。在我国汉族人群中，男性陕西人群色盲率最低（1.02%），上海人群最高（8.63%）；台湾女性和四川人群色盲率最低（0.23%），江苏徐州人群最高（1.68%）；南方少数民族色盲率较低。有学者认为，人群色盲率的高低与分布和选择等很可能并无太大的关系，而主要是在突变的基础上，受民族/种族、人群间的基因流动及漂变的影响而形成的。

（七）结合珠蛋白

结合珠蛋白（haptoglobin，HP）又称触珠蛋白，是一种分子量为 85 000 的酸性糖蛋白，广泛存在于人类和多种哺乳动物的血清及其他体液中。在醋酸纤维薄膜（CAM）电泳及琼脂糖凝胶电泳中，结合珠蛋白位于 α_2 区带，分子中有两对肽链（α 链与 β 链）共同形成 $\alpha_2\beta_2$ 的四聚体。结合珠蛋白主要在肝脏合成，其降解也在肝脏，半衰期为 3.5～4 天。

人的结合珠蛋白为一种 α_2 球蛋白，其结构受遗传控制，每个人的表型可用简单的电泳法加以检验。结合珠蛋白为常染色体不完全显性遗传，分别由 HP1 和 HP2 两个基因控制，因此个体之间可有多种遗传表现型。不同个体间，由遗传获得的特征基因型决定了血浆中 HP 的性质，这就是所谓基因多态性（polymorphism）的表现。结合珠蛋白基因与人种有关，我国汉族 HP1 基因频率较低，故正常值较有些国家低，此外因不同表型在正常人中都有分布，故实验室检查正常值的标准差较大，正常值变化幅度也较大。

结合珠蛋白是有特别意义的一种 α_2 球蛋白，具有与氧携带色素和血红蛋白结合的能力，是在红细胞寿命结束前大约 9 天破坏红细胞进入血浆，通过与球蛋白结合防止血红蛋白从肾脏排泄。结合球蛋白最重要的作用是储存和转运血红蛋白，共有三种类型，分布广泛，其最高的基因分布频率是北美墨西哥的 Lacando 和非洲北部尼日利亚的 Ycruba，最低的为亚洲印度南部的 Tamils 和太平洋岛屿的北昆士兰（Molnar，1998）。

（八）肺功能

肺活量是指在不限时间的情况下，一次最大吸气后再尽最大能力所呼出的气体量，代表肺一次最大的功能活动量，是反映人体生长发育水平的重要功能指标之一。体育运动对提高肺活量及其指数发挥了重要作用，中等强度体育运动能明显刺激呼吸系统，提高通气量，改善肺功能。

与高加索人种的肺功能相比，中国男性的最大呼吸（FVC）、最大肺活量（FEV_1）平均约低 5.3%，女性平均约低 3.3%。其中华南地区差异最大、华北地区差异较小。中国人的残气量（RV）和肺总量（TLC）均低于高加索人（男女分别低 4.8%、5.5 %和 5.5%、6.0%）（郑劲平等，2002）。人种不同肺功能也不同（表 5-2）。

表 5-2　不同种族的肺功能

种族	例数	最大呼气 FEV（L）	最大肺活量 FVC（L）	FEV/FVC（%）
白种人	465	3.22	4.30	74.4
黑种人	98	2.85	3.70	76.7
东方人和美国当地人	59	2.53	3.27	77.0

资料来源：Oscherwitz et al，1972。

（九）月经来潮与绝经

参见第三章。

（十）血红蛋白

一般来说，从低海拔到高海拔，人的血红蛋白（Hb）浓度会上升。Cynthia Beall 的几项研究表明，在平均 3859m，习服的低海拔的人 Hb 浓度为 18.2g/dl，安第斯山人为 18.1g/dl，西藏人为 16.9g/dl，埃塞俄比亚男性为 15.9g/dl，2% 的美国男性在海平面水平是 15.3g/dl。然而，埃塞俄比亚人（2400m）与生活在 3500m 的人有相近的 Hb 浓度，这表明该地方人口 Hb 浓度没有随海拔的升高而升高。

过多产生红细胞和高的 Hb 水平与慢性高原病有关。藏族明显抵抗慢性高原病，其可避免过多地产生红细胞和高的 Hb 水平。EPAST 基因与红细胞产生有关，看来在藏族人口中这是经过了强烈的自然选择，使个体患慢性高原病的可能性减小。

二、生物化学上的差异

不同个体对乳糖耐受情况不同。耐受不良者，食用牛奶可引起腹胀、排气、胃痛等，有时会产生腹泻。乳糖酶缺乏比例较高的是泰国人和美国印第安人，对乳糖吸收最好的是瑞典人和欧裔美国人，吸收最差的是斐济人、中国台湾人和日本人等。此外，黄种人耐受乳糖的能力比白种人低得多（Swallow，2003）。乳糖酶基因在 2 号染色体上。不同人口的乳糖吸收不同（表 5-3）。乳糖耐受的进化是一个生物与文化因素相互作用塑造人类差异的明显的例子，此外还有镰状细胞贫血、与平衡多态性相关的疾病有泰-萨克斯病（Tay-Sachs disease，TS）及囊肿性纤维化（cystic fibrosis，CF）。

表 5-3　不同人口的乳糖吸收率

人口	乳糖吸收率（%）	人口	乳糖吸收率（%）
班图 Bantu（西非）	4	瑞典	100
瓦图西 Watutsi（东非）	83	意大利	25～50
尼罗河 Nilotic（苏丹）	39	欧裔美国人	80～94
南非	17	非裔美国人	25～30
南印度	33	阿帕切族 Apache	0
日本	0	齐佩瓦族 Chippewa	30
泰国	2	斐济	0
中国台湾	0	新西兰毛利人	36
英国	94	澳大利亚土著	16
德国	85	巴布亚新几内亚	11

资料来源：Stanford et al，2013。

不同人的体内乙醛脱氢酶是有差异的。有些人缺乏 6-磷酸葡萄糖脱氢酶，这是性连锁的，多发于男性，这种酶缺乏多发于黑种人、东方人和地中海地区的人。我国朝鲜族中缺乏 I 型乙醛脱氢酶的人最少，只占其全部人口的 24.8%，土家族、蒙古族和白族的缺乏率分别为 27.1%、29.7% 和 30.5%，广西侗族缺乏率最高，达 48.3%，其次为广西壮族（45.3%）（吴汝康，1991）。

此外，血细胞表面抗原血清蛋白及 α_1-抗胰蛋白酶也因人而异。白细胞介素-6、血管紧张素转换酶、白细胞抗原-E 基因在不同的民族与种族存在着不同的基因型频率和等位基因频率（Guo et al，2007；高静等，2007；Tom et al，2009；潘玉玲等，2007）。

三、药物代谢上的差异

由于药代动力学、药效动力学不同，同一种药物个体差异很大。药物代谢酶的差异，编码酶蛋白的基因多态性导致同一剂量有的有效、有的无效、有的发生不良反应，有的药代谢速率不同（表 5-4）。Mahgoub 等报道，异喹呱在羟化代谢中存在双态性分布，羟化速度快者具有野生型细胞色素酶 P450D6 基因，而羟化速度慢者具有突变型 P450D2，产生代谢缺陷。药物个体反应的遗传多态性与药物代谢酶基因、药物转运体基因、药物受体基因及药物靶标基因的多态性有关。这些多态性导致药物治疗中毒副作用的个体间差异和种族差异，非典型的假性胆碱酯酶对黑种人、东方人、美印第安人的危险性非常低，对白种人略高，对德系犹太人、阿拉斯加人、因纽特人非常高。因此，对不同人种、不同地区人进行手术时，应注意术前检查（Overfield，1985；金立等，2006）。

表 5-4　CYP2C19 慢代谢率（%）

群体	代谢率	群体	代谢率
欧美白种人	3.0～5.0	美国白种人	3.0
瓦努阿图人	>70.0	美国印裔	20.8
中国人	15.0～17.0	美国日裔	22.5
		美国非裔	6.0
		美国华裔	14.3
		美国韩裔	12.6

资料来源：金立等，2006；经整理。

根据异烟肼灭活的快慢，人群可分为两类：一类为快灭活者，血中异烟肼半衰期为 45～110 分钟；另一类为慢灭活者，半衰期为 2～4.5 小时。不同种族快灭活者发生率不一样，白种人为 40%，黑种人为 60%，美国印第安人、因纽特人为 60%～95%，东方人为 80%～95%。普萘洛尔产生的β受体阻滞和降压作用的强度和代谢清除率，中国人>白种人，口服同一剂量时血浆浓度平均差异，一般个体差异>10 倍，而中国人与白种人差异却<1 倍（Overfield，1985）。

有两个基因（CYP2D6 和 CYP2C19）特别重要，因为它们影响了药物在人体内约 25%的代谢，例如异喹呱（debrisoquine）是抗高血压药物，3%～10%的高加索人很少代谢，CYP2D6 经过 75 次等位基因变异，变异中，等位基因在不同民族中分布的频率是不同的。对于*10 等位基因，有较低的 CYP2D6 基因活性，见于 20%的日本人，这与中国人和高加索人不同，活性降低的原因是不同的、复杂的。但另一方面，高活性的 CYP2D6 基因的迅速代谢与下面事实有关：它们具有基因的复制。高代谢的 CYP2D6 基因活性需要更多的标准剂量药物以取得治疗效果，这些结果是不会从非人类的实践中得到的。这说明有些动物实验并不能代替人（Shanks et al，2009）。

抗癫痫药，如美芬妥因等特殊药物，30%的高加索人和 20%多的日本人难于代谢。

CYP2C 亚族的酶已经表现出对美芬妥因代谢有效，CYP2C19 对主要的酶有效。代谢差异看来稳定。在东方人和 87% 的高加索人中存在 CYP2C19*2 和 *3 等位基因，代谢不良占99%，在考虑代谢活性时要注意种内的差异。

在 132 项与心血管疗法有关的研究中发现，对不同民族组的患者，心血管药物的毒副反应有不同的危险，所以民族可能是决定个体治疗有无害处的因素之一，因为民族是基因构成的代表性指标或因为文化因素改变了危险（McDowell et al，2006）。

四、能量代谢上的差异

能量代谢具有人种差异。印度人的基础代谢率为 5.8MJ/d，而意大利人为 7.2MJ/d，这是由他们的体重和身体构成所致，意大利人体重比印度人重，所以基础代谢率高。研究还发现，不同种族的人即使从事同一种工作，其能量消耗也有差异，如洗衣服，中国妇女需要 268kJ/(kg·24h) 的能量，而冈比亚妇女则需要 394kJ/(kg·24h) 的能量。在同一生理时期不同种族的人群消耗的能量也不同，如苏格兰妇女孕育一个胎儿需要 280.9MJ 的能量，菲律宾妇女需要 207.6MJ 的能量，而冈比亚妇女仅需要 77.7MJ 的能量。

（温有锋　姚　婕）

第二节　免疫与疾病易感性

人之所以容易患感染性疾病，特别是会被细菌这种微小的生物轻易击倒，很大程度上与人体免疫功能低下有关，免疫缺陷最常见的表现是感染，感染又导致宿主免疫功能严重低下，易患疾病。人体的免疫功能对疾病易感性至关重要，因此免疫功能保持一个适度的稳定水平对人体健康有益，免疫系统过强不行，过弱也不行。

一、发病率和患病率的不同

在发病率和患病率上存在很大的民族/种族差异。许多疾病的分布都表现出民族/种族的差异，如不同的民族糖尿病患病率有显著差异（Kurian et al，2007）。

美国科罗拉多登记表明，非西班牙语种人群 1 型糖尿病的危险性是西班牙语种人群的2.5 倍。美国白种人 1 型糖尿病发病率显著高于黑种人。亚洲国家 1 型糖尿病发病率（0.1/10万～2.0/10 万）明显低于欧洲国家 [10.0/(10 万～600 万)]，黄种人也明显低于其他人种。

不同民族/种族 2 型糖尿病患病率亦不同，患病率最高的是美国亚利桑那州的比马印第安人，其次是印第安人，瑙鲁人，太平洋岛国的斐济人、萨摩亚人（南太平洋）、汤加人（西太平洋）的患病率也较高。患病率最低（20%）的是阿拉斯加的因纽特人及Athabansca 印第安人。印度洋次大陆的其他民族/种族、日本、中国和印度尼西亚患病率相对较低（詹思延，2015）。墨西哥裔美国人和非洲裔美国人的胰岛素抵抗综合征发生率比高加索人高。

1988～1996 年我国 15 岁以下儿童 1 型糖尿病发病率的民族差异较大，哈萨克族最高为3.06/10 万，满族最低为 0.25/10 万，相差 12 倍，但该病遗传不均一。1 型糖尿病在某些民族高发，可能与遗传有关，但也不可忽视环境因素的作用。如具有相同遗传背景的中国台湾人（1.5/ 10 万）、中国香港人（2.0/10 万）、移居美国的华人（4.9/10 万）和中国内地（大陆）儿童，由于生活环境不同，1 型糖尿病的发病率差异较大，可能与生活环境等因素有关。

在美国的黑人男性中，其前列腺癌的发病率（180.6/10 万）在全世界遥遥领先。白人基底细胞和鳞状细胞癌的患病率为非洲裔美国人的 80 倍，据报道，美国 1995～1999 年黑色素细胞瘤的平均年发病率在非西班牙裔白人的男性和女性中分别是 23.5/10 万和 15.7/10万，西班牙裔白人男性和女性发病率分别为 3.8/10 万和 3.7/10 万，亚裔男性和女性发病率分别为 1.8/10 万和 1.3/10 万，美洲印第安人/阿拉斯加土著男、女发病率分别为 1.5/10 万和0.9/10 万，黑人男、女发病率分别为 1.2/10 万和 0.9/10 万（Saraiya et al，2004）。

不同民族或人种高血压患病率有明显差异。美国的调查结果表明，20 岁以上人群中，非西班牙裔黑人高血压患病率最高，男性为 43.0%，女性为 45.7%，非西班牙裔的白人男性为 33.9%，女性为 31.3%，而墨西哥裔的美国人男性为 27.8%，女性为 28.9%。

镰状细胞贫血白种人罕见，黄种人偶见，黑种人常见，主要为撒哈拉非洲后裔，也常见于拉丁美洲一些国家、印度、沙特阿拉伯及南欧如土耳其、意大利、希腊，血友病情况与此相反。非洲人、本土美国人白化病的发病率最高，欧洲人则不同。

波多黎各人儿童哮喘患病率是白人儿童的 2.4 倍，非洲裔美国儿童则为白人儿童的 1.6倍，美洲印第安人/阿拉斯加土著儿童为白人儿童的 1.3 倍（Hill et al，2011）。婴儿早产的发生率在人种之间也有相当大的差异，非洲裔美国女性发生早产的概率为欧洲美国裔女性的 2～3 倍（Wang et al，2006）。

2002 年中国居民营养与健康状况调查分析数据显示，我国民族标化患病率最低的是苗族（7.70%），其次是土家族（10.70%），最高的是藏族（24.70%），其次是满族（20.50%）。同一地区不同人种脑卒中发病情况有明显差异。鼻咽癌在中国广东人群中发病率最高，并且具有明显的家族聚集性，遗传因素可能是该肿瘤的主要病因。马来西亚居住着三种不同的民族，他们虽然在同一环境条件下生活，但其恶性肿瘤的发生率却表现出了极大的差异，如马来人患淋巴癌较多，印度人患口腔癌较多，而中国人患鼻咽癌和肝癌较多。

最近的研究表明：非洲裔美国人较白人明显不接受骨质疏松症药物，男性与女性相比，男性不接受治疗更甚，平均而言，与白人相比非洲裔美国人有较低的骨质疏松风险。

许多疾病也会表现出地区分布差异，例如，黄热病在世界上仅局限于南美洲和非洲，登革热只在热带、亚热带流行，疟疾一般多分布于北纬 62° 至南纬 40° 的一些国家。显然这些疾病的分布与媒介昆虫或中间宿主的分布呈现出一致性。还有一些疾病可呈全球分布，但在不同的国家其发病率差异较大，例如，乙肝呈世界性分布，但以亚洲感染率较高；乳腺癌在北美洲、北欧、西欧等国家发病较多，东欧次之，亚洲和非洲各国相对较少。

最近收集的从中石器时代到后中世纪时期（公元前 8000 年至公元 19 世纪中期）英国人群的数据表明，除中世纪早期龋患出现率有所下降以外，其他时间龋患率都有所增加并一直与蔗糖、精炼面粉的消耗有关。因为除了中石器时代，其他时代的人都或多或少地从事农业生产。与之前的时期相比，罗马时期龋患率相对较高（7.5%），中世纪早期下降到4.2%，到了中世纪后期和后中世纪，龋患率相应地升高至 5.6% 和 11.2%（表 5-5）（Moore et al，1973）。

表 5-5 英国龋齿病流行状况

年代	病变牙齿在所观察的全部牙齿中的百分率（%）
新石器时代	3.3
青铜器时代	4.8
铁器时代	2.9
罗马时代	7.5
中世纪早期	4.2
中世纪晚期	5.6
后中世纪时期	11.2

资料来源：Moore 等，1971，1973，1975；经整理。

二、死亡率的差异

不同个体的疾病死亡率存在差异。美国黑种人高血压、脑血管疾病、结核、梅毒的发病率和死亡率高于白种人，而白种人动脉粥样硬化和白血病的死亡率较高（Kurian et al，2007）。非洲裔美国人肺癌、支气管癌、结肠癌和直肠癌，以及女性乳腺癌、宫颈癌和男性前列腺癌的死亡率都高于美国的其他族群（Ward et al，2004）。1996～2000 年，黑种人男性中，经年龄校正后的前列腺癌死亡率为 73.0/10 万，比非西班牙裔白种人的30.2/10 万高 1 倍多（Woods et al，2004）。此外，黑种人宫颈癌死亡率明显高于白种人，而白种人乳腺癌死亡率明显高于黑种人。美国黑种人因哮喘住院和死亡的频率比白种人高3 倍。波多黎各人哮喘死亡率最高。Howard 在分析 1995～2000 年美国死亡统计数据时发现，在纽约，年龄为 65～74 岁的非裔美国人比同龄白种人的脑卒中死亡风险高 36%，而在南卡罗来纳州，非裔美国人比美国白种人的脑卒中死亡风险高 153%。不同人种冠心病的发病率和死亡率不同（表 5-6、表 5-7）。WHO 资料显示，除个别国家外（如新加坡），总的来说亚洲黄种人冠心病死亡率低于白种人。我国冠心病调查发现各民族间患病率和死亡率存在差别（詹思延，2015）。

表 5-6 不同人种死亡率比较

死因	白种人/10 万人	黑种人/10 万人	黑种人/白种人
所有死因	842.9	1101.2	1.3
心脏病	245.6	316.9	1.3
冠心病	177.5	211.6	1.2
猝死	56	78.8	1.4
癌	197.4	243.1	1.2
慢性阻塞性肺疾病	47	30.9	0.7
肺炎/流感	21.7	24.1	1.1
糖尿病	22.1	49.2	2.2
HIV 感染	2.1	22.8	10.9

注：按年龄调整死亡率。

资料来源： National Center for Health Statistics.Health，US 2003。

表 5-7　前列腺癌发病率、死亡率的全球比较（%，2008 年）

地区	死亡率/发病率	发病率/(10^5人·年)	死亡率/(10^5人·年)	地区	死亡率/发生率	发病率/(10^5人·年)	死亡率/(10^5人·年)
世界	0.26	28.5	7.5	中国	0.22	4.3	1.8
北美洲	0.12	85.7	9.9	日本	0.18	22.7	5.0
大洋洲	0.16	94.5	15.3	韩国	0.20	22.4	4.1
欧洲	0.20	61.4	12.1	新加坡	0.52	20.0	3.9
南美洲	0.32	50.2	16.2	菲律宾	0.59	10.1	5.3
亚洲	0.44	7.2	3.2	越南	0.63	3.2	1.9
非洲	0.71	17.5	12.5	马来西亚	—	9.2	5.8

资料来源：Zhang et al，2011。

三、影响因素分析

影响民族/种族健康差异的因素很多，主要有遗传上的差异，另外地理环境、国家、宗教、生活习惯、文化风俗、社会、卫生水平及文化素质等因素也影响民族/种族的健康差异，但是民族/种族内遗传基因的差异起着决定性作用。有很多单基因遗传病由于区域不同，不同人群发病率不同。囊肿性纤维化（cystic fibrosis，CF，遗传性胰腺病）常为常染色体隐性遗传病，北欧高发，与黏液腺及汗腺分泌有关，症状是过度出汗导致水电解质紊乱以致出现心脏问题，在肺、肠堆积很多黏液，CF 平均寿命达 30 年，欧洲发病人数占新出生人口的 0.5‰，在北欧（白种人）多发。珠蛋白生成障碍性贫血（thalassemia），主要发生于地中海后裔。泰-萨克斯病（Tay-Sachs disease）为隐性常染色体遗传病，是脂肪物质在脑神经细胞中堆积所致，儿童前几个月不正常，逐渐进展失去心理和生理功能，几年内死亡，欧洲后裔德系犹太人［（0.2～0.4）/1000］较其他犹太人和非犹太人高发。遗传性血色病（hereditary hemochromatosis）多发于北欧后裔，特别是凯尔特人后裔。终身乳糖不耐受、过敏等影响着 25% 的欧洲人，50%～80% 的西班牙人、西印度和德系犹太人，以及近 100% 的美国本土人。感染 HIV 的黑种人男性在进食等方面一般比白种人和西班牙人更差，CD4⁺T 细胞计数（标准是 50 个细胞/μl）有较低的比例，黑种人 3 年存活率为 80.6%，较白种人男性（84.5%）和西班牙男性（85%）低（Wikipedia，2016a）。

在美国黑种人男性前列腺癌的研究中，有学者扫描了 1597 名非洲裔美国人的全基因组，辨识出第 8 号染色体第 24 区与对前列腺癌的敏感性有非偶然性的联系（Freedman et al，2006）。过敏性哮喘不能完全用环境、社会、文化或经济因素来解释，遗传因素的作用不应该忽视。目前研究显示，在候选的基因（如 STAT6、ADRB2 和 IFNGR1）中，此病高危变异的频率在非洲裔美国人、波多黎各人和墨西哥裔美国人之间是不同的，这可能是此病发病率在各族群中不同的原因之一（Barnes，2006）。

糖尿病和高血压等与肥胖有关的疾病在美国少数民族中比在美国白种人中多发，但是在少数民族中也有一些区别：与肥胖有关的高血压在非洲裔美国人中发病率高，而与肥胖有关的糖尿病在墨西哥裔美国人中发病率高。研究人员指出，在与肥胖有关的疾病和患病后果方面，不同族群/人种生活方式和经济水平的差异也可能对上述族群、人种差异的产生起到或大或小的作用。但环境因素不能完全解释不同人种在这些疾病上所表现出的差异，其中遗传和分子的因素起到决定性的作用（Cossrow et al，2004）。

到目前为止，除了单基因疾病的致病基因之外，还鉴定出其中少部分基因。遗传因素参与与传染性疾病的最初证据来源于流行病学调查，调查显示，暴露于同一病原体的不同群体的患病率及疾病严重程度都存在显著差异，说明这可能是由遗传因素决定的。双生子、寄养子、家系和基于群体的关联研究表明，机体遗传因素在决定人类传染性疾病的易感性中起着极为重要的作用。除少数基因已被揭示与疟疾和艾滋病的遗传易感性强烈相关外，还有其他大量基因显示与结核病、麻风病、幽门螺杆菌感染和慢性乙型肝炎等传染性疾病的易感性相关，尤其是慢性传染性疾病（周钢桥，2004）。对丹麦 960 名寄养子的一项研究揭示，亲生父母死于传染性疾病的寄养子，其死于传染性疾病的风险增加了 6 倍，表明遗传因素的重要性。该项研究同时还揭示遗传因素在感染致死中所起的作用比在癌症、心血管疾病致死中所起的作用还要明显。此外李志婷等（2008）研究 GSTM1 基因多态性与胃癌遗传易感性的关系，提示 GSTM1 基因缺失可能会增加胃癌发生的危险。对人类白细胞抗 Aso（HLA-Aso）基因与中国北方汉族人的阳多阴少型体质关系研究表明，它们之间密切相关，而 HLA-B13 基因与阴多阳少型体质密切相关。李剑松等（2007）的研究结果提示，阴虚体质的系统性红斑狼疮患者与热休克蛋白基因（HSP70）多态性显著相关。

宿主免疫功能的变异是决定传染性疾病易感性的重要因素，中国内地人群调查显示，甘露糖结合凝集素（MBL）基因密码子 54 的多态性与 SARS 易感性相关，而在香港人群中未发现这种相关性（王艳等，2008）。

相同的基因差异或成组的基因差异，在不同的人口中产生不同的作用，如对 AIDS 和 HIV 感染者死亡的进展就是如此。在白种人和西班牙人中，HHC 单体型与疾病病程的减慢有关，特别延长了死亡进程，而非洲裔美国人具有 HHC 单体型者与疾病进程加速有关，情况正好相反。CCRZ-641 等位基因在非洲裔美国人中有减缓疾病的作用，但白种人中却没有发现。131 份流行病学报告表明，高的 HIV 的流行在少数民族中数量约是大民族的 2 倍。对毒品性的 HIV，少数民族在很多文化背景下，产生很大压力，抑郁、压抑，导致高发病率的危险行为。社区的领导不了解毒品的应用，所以不能提供适当的干预性服务。大多毒品应用者因性活跃引起性传播疾病。

某些人种常见的疾病可能有利于医生早期预防或诊断，如与无镰状细胞贫血的患者相比，患镰状细胞贫血的女性要终身监测。从遗传学上看，某些疾病由易感人群决定，遗传起了重要作用，但环境、生活方式同样也起很大作用。要准确判断一个人患病的原因不太容易，但很明确这三个因素（生活方式、环境、遗传）都在起作用。据 WHO 估计，非洲撒哈拉以南地区结核病发病率高达 300/10 万，而结核病病例负担最大的国家则在亚洲的印度和中国。全球 22 个结核病高负担国家多为低、中等收入国家，2009 年，大约 81％的结核病新发病例发生在这 22 个国家。

研究表明，与白种人患者相比，非洲裔美国人中充血性心力衰竭患者，一般对传统治疗反应有效性差。少数民族与低收入的社会经济状态（在工业化和美国偏僻地区）有关。低收入的少数民族个体，其饮食、教育、卫生都构成其很高的负担。结果低收入者的就医多，消费沙漠食品（food desert）更多，这些地区的居民更易肥胖，导致慢性肾病、高血压或糖尿病发生。生活在偏僻地区，经历了城市化后的少数民族地区引入快餐时常发生这种情况。泰国的研究表明，按照早期生活方式时的 BMI 标准被诊断为非肥胖者，如今 2型糖尿病或被判定为成人肥胖的风险增加了，他们与早期居住在偏僻地区的年轻人不同，早期生活在城市，可能促进了不健康的饮食习惯。因为普遍存在着便宜的快餐，来自比较偏僻地区然后迁入到城市化、大城市的不同人群可发展为固定的西方饮食。由于失去了传统的价值，出现了这种生活方式的典型变化，以适应新的环境。

个体差异是由于性状的遗传编码不同或环境相互作用影响了基因的表达和性状的遗传。一般来说，平均80%的差异存在于当地的人口中，10%存在于同一大陆的地方人口，8%存在于不同大陆的人口中。因为人种与人口常相互变化，科学和医学的种族化可能导致相反的结果。

基因可在强烈的选择中对地方疾病做出反应。如 Duffy 血型抗原阴性者往往对疟疾有很高的抵抗力，大部分非洲人是 Duffy 阳性。很多遗传性疾病在疟疾流行地区流行，可以证明这是对疟疾的遗传抵抗，包括镰状细胞贫血、珠蛋白生成障碍性贫血、6-磷酸葡萄糖缺乏。基因流的混合也能对人种及与人种有关的疾病发生作用，如多重硬化症就是典型的与欧洲人后裔有关的疾病。

流行病学资料表明，相同环境下不同种族2型糖尿病的患病率不同。新加坡的印度裔、马来人、中国人患病率分别为6.1%、2.4%和1.6%。印度人患病率高不是肥胖所致，而是因为该人群体重最轻。南非的开普敦印第安人患病率（19.1%）高于班固人（4.2%）和高加索人（3.6%）。印第安人男/女城乡患病率均高于斐济的美拉尼西亚人。比较我国同一省区不同民族糖尿病患病率，发现贵州、青海、广西三省（自治区）中，苗汉、藏汉及壮族内部之间无显著差异。新疆维吾尔族的患病率高于汉族和其他民族。这些不同民族之间及同一地区不同民族间糖尿病的差别提示，民族间的某些因素（如遗传、生活方式）可能与糖尿病的发生有关，但尚未明确。

2型糖尿病特别易发，常见于拉丁美洲人（90%）和非洲人（60%），且较白种人多，非洲加勒比后裔比其他人口高发。发现不同的种族不只是携带不同的基因，而且在基因的表达上有很大差异（Cheung，2007）。用混阵列技术，分析黄种人和白种人之间很多过去曾经表达过的基因，发现大量的 DNA 变化也与民族/种族有关，核对了4197个基因并在黄种人与白种人间对比发现，其表现出不同的水平，主要是在非编码区的基因差异。Cheung指出，11个基因有不同形式的调节点基因，"白人，很可能打开调节基因的频率更高，过度表达，虽更多的亚洲人有这种调节基因，但表达低下"。

生活方式、遗传易感因素和环境因素可能与肿瘤发生有关。如印度人口腔癌发病较多，可能与印度人有咀嚼烟叶的习惯有关。

不同人种还在文化方面有不同的表现，如墨西哥裔美国人较白种人和黑种人吸烟少。美洲印第安人/阿拉斯加土著较白种人吸烟多（Kurian et al，2007）。

苯丙酮尿症（PKU）是由于苯丙氨酸（PA）代谢途径中的酶缺陷，使得苯丙氨酸不能转变成酪氨酸，导致苯丙氨酸及其酮酸蓄积并从尿中大量排出。本病在遗传性氨基酸代谢缺陷性疾病中比较常见，其遗传方式为常染色体隐性遗传。该病临床表现不一，主要临床特征为智力低下、精神神经症状、湿疹、皮肤抓痕征及色素脱失和鼠气味、脑电图异常。如果能得到早期诊断和早期治疗，则前述临床表现可不发生，智力正常，脑电图异常也可得到恢复。人群的免疫功能和疾病易感性不同，苯丙酮尿症发病率就有人群差异（表 5-8）。

高血压是一系列涉及心、脑、肾、血管等多器官的复杂综合征。高血压病理生理学的特异性与种族密切相关，每个基因的分布在不同人群中可能都不相同。高血压的基因型源自多种基因的组合，每种基因的贡献不同。多基因疾病其不同基因类型的临床效果，会明显受环境因素的影响，与高血压近年来的众多研究结果互相印证。种群差异决定了高血压不同的病理生理学特征，这也影响高血压的治疗管理及其最终结果。

表 5-8　不同群体苯丙酮尿症发病率

群体	发病率
欧洲人、欧洲裔美国人	高
日本人、非洲裔美国人、Ashkenazic 犹太人	极低
东爱尔兰人	0.014
伦敦	0.007
斯堪的纳维亚	0.003 8

白种人高血压主要为高肾素型，而黑种人以低肾素型为主。随年龄的增长，糖尿病和种族差异是低肾素型原发性高血压发生的主要因素。血浆肾素激活随年龄增长而降低，80%的老年高血压患者为低肾素型；黑种人高血压发病年龄较早，且靶器官损害不同于白种人（李虹伟等，2009）。大多数研究表明，黑种人中高血压及血压正常者，肾素活性均低于白种人。国外学者指出，大多数年轻高血压患者对β受体阻滞剂降压反应好，而老年患者则对利尿剂敏感，这与肾素水平随年龄增长而下降有关；国内学者报道，我国高血压糖尿病患者肾素型居多。此外，不同种族的人群高血压发病率也存在差异（Kramer et al，2004）。

人类最可见的紫外线（ultraviolet，UV）辐射作用可引起阳光烧伤和皮肤癌。黑色素可阻挡或过滤 UV，所以黑色素多的人对 UV 辐射不太敏感。在美国，皮肤癌发病率男性为 28/10万，女性为 15/10 万，在澳大利亚昆斯兰（热带）男女发病率更高（265/10 万和 156/10 万）。

（肖艳杰　曲泉颖）

第三节　体能差异

一、体能概述

群众体育是大众对高品质生活的追求，竞技体育是运动员对运动表现的"更高、更快、更强"的追求，学校体育是对提升学生体质健康的追求，这些都使得改善体能的训练或锻炼备受重视。

（一）体能的概念与分类

1. **体能概念**　广义的体能是指人体各器官、系统的功能在体力活动中表现出来的综合能力，由力量、速度、耐力、灵敏度和柔韧性等基本身体素质，以及走、跑、跳、投掷、攀登、跨越和支撑等基本活动能力两部分构成（陈安槐等，2000）。狭义的体能，是运动员完成高水平竞技运动所需要的、通过先天遗传和后天训练获得的体能，是在形态结构、功能调节、物质能量的储存和转移方面所具有的潜在能力，以及与外界环境结合所表现出来的综合运动能力。运动素质是体能的主要外在表现形式，在运动时主要表现为力量、速度、耐力、灵敏度和柔韧性等运动能力（袁运平，2004）。任何一种运动素质都不是由单一器官或系统的形态结构和功能决定的，而是若干个器官和系统相互影响，相互制约，作为一个整体表现出的结果。

此外，现代军事体能则指军人在各种特殊环境下，为完成各种长时间、大强度、高标准的军事任务所必须具备的综合生物学能力，是一个融心理学、生理学和时间生物学等多学科素质为一体的综合生物学素质（孙学川，2001）。

2. 体能分类 体能主要由三方面内容构成，其中身体形态结构和生理功能是体能的物质基础，运动素质是体能的外在表现。如运动员体能发展水平是由形态结构、生理功能和运动素质的发展状况所决定的，其体能水平主要通过力量、速度、耐力、灵敏度、柔韧性、平衡能力和协调性等运动素质表现出来，运动素质训练是竞技体育体能训练中最重要的内容。

通常体能可分为基础体能、专项体能及综合体能。①基础体能是指为保障身心健康和生存，完成工作、学业任务所必须具备的一种基础性生物学素质或能力，是专项体能和综合体能的基础。其主要影响因素包括遗传、运动训练、健康状况及生活方式、外部环境及工作性质等。②专项体能或称专业体能，指为满足特定专业活动（如体育、军事、公安等）的特殊需要而需选择定向发展的一种职业性体能，是运动员运动能力的重要组成部分和重要评价指标之一。③综合体能是将基础体能与相关专项（业）岗位其他工作能力有机结合起来并在专项活动实践过程中加以综合运用的一种复合型生物学素质或能力。在社会活动或体育运动过程中，人的体能往往是以复合形式表现出来的（王瑞元等，2012）。

3. 体能与体质 体质是指人体的质量，是在先天遗传性和后天获得性的基础上表现出来的人体形态结构、生理功能和心理因素综合的、相对稳定的特征，包括身体发育水平、功能水平、运动能力、心理发育水平、适应能力、对疾病和其他影响健康因素的抵抗力等。可见，体能是体质的重要组成部分，体能的发展程度是衡量体质水平的一个重要标志。

（二）体能与人类生活

体力活动与身心健康和生活质量密切相关，体力活动不足，体能下降，会严重影响身心健康，使生活质量下降。具有良好的体能，是身体健康最重要的标志之一，是人类享受生活、提高工作效率和增强对紧急突发事件应变能力的重要物质基础。健康不仅是机体健全、没有疾病和不虚弱，还是一种在身体、精神、行为和道德意识上适应人类日常生活、学习、工作和休闲娱乐的"身心合一"的完美状态。

1. 人类劳作依赖体能 劳作是人以自身的活动来引起、调整、控制人与自然之间关系的过程，是人对自然界的积极改造，劳动就是人的生产方式，劳动的发展史也就是人类生产方式的发展史，这是人类社会存在和发展的基础。人的劳动是完全建立在体能之上的，没有体能就没有劳动，没有劳动就没有人类发展史。

2. 生活自理离不开体能 体能与日常生活关系密切，日常的走、跑、上下楼梯、搬运东西都离不开体能。体能的优劣是决定生活质量的重要因素之一。此外，肢体功能残障者，因其难以完成正常人的一般身体活动和体力劳动且容易产生局部疲劳，所以对肢体功能残障者开展的针对性体能训练（即功能性训练），对其生活自理、提高生活品质是非常有帮助的。

3. 休闲娱乐活动需要体能 休闲娱乐活动是大众对高品质生活的需要，其中最引人注目的是以素质拓展为代表的户外拓展运动。户外拓展运动是根据人的心理设计的，利用户外自然环境变化来锻炼体能，特别是在不失娱乐性的前提下对体能提出了更高的挑战，既能够发展每个人的最大潜力，又增强了队员之间的信任关系，提高团队合作能力。

（三）体能的测评与运动改善

1. 与健康有关的体能测评——一般性体能 身体功能是身体活动能力的基础，与人的健康息息相关。一般性体能主要是指体能要素中不具有明显专项性质或作用的身体工作能力或素质，如国民体质测定中的身体形态、生理功能和运动素质等指标，它不仅包括人体运动的功能能力，也包含人体劳动和生活的功能能力，影响着生活和工作质量。通常测试的功能指标包括心率、血压、心电图及心血管系统对运动负荷的反应，例如哈佛台阶式实验；肺活量、最大摄氧量等；视觉、听觉和平衡功能等。经常测试的运动素质：力量素质的握力、纵跳；肌肉耐力的男子俯卧撑和女子1分钟仰卧起坐；反应速度测试的选择反应时；柔韧素质测试的坐位体前屈；平衡素质测试的闭眼单脚站立等（王瑞元等，2012）。

此外，体型是直观反映人体基本健康状况、身体活动能力的重要形态学指标，所以一般采用身体纵轴和横轴的比例关系来直观显示体型，如身高与体重的比例关系：身高标准体重、克托莱指数、BMI、腰臀围比等。人体内脂肪与非脂肪组织的比例及脂肪组织的分布情况存在着较大的个体差异，从而导致体型的较大个体差异，因此也常采用体脂百分比、瘦体重（LBM）等指标来进行体型的测评。

2. 与竞技运动有关的体能——专项性体能 专项性体能是指与特定职业岗位或运动项目紧密结合，具有显著项目特点和作用的躯体工作能力或素质。运动员在不同的专门运动项目中表现出来的具有项目特点的力量、速度、耐力、灵敏度、柔韧性和平衡能力等以及综合这些运动素质所表现出来的运动能力，如运动员投掷项目中表现的爆发力、武术项目中的柔韧性、长跑运动员的心肺耐力，以及公安、军队人员克服特殊环境表现出来的身体素质和运动能力，这些就是专项性体能。

力量素质通常可以从最大力量、快速力量、相对力量、力量耐力和躯干稳定性力量等方面进行测评；提高最大力量素质的方法有重复训练法、极限强度法、极限次数法、静力练习法和金字塔训练法等，提高快速力量素质的方法有传统快速力量训练方法、超等长训练法、最大向心-离心用力法和复合训练法等，提高力量耐力的方法有持续训练法、间歇训练法和循环训练法等，提高躯干稳定性力量则一般采用徒手练习、平衡板练习和悬吊练习等。

速度素质通常可通过反应速度、动作速度和移动速度来反映；反应速度可通过测定反应时进行评定，其训练方法分为信号刺激法和运动感觉法；动作速度的测量是与技术参数测定联系在一起的，如出手速度、起跳速度、角速度和加速度等，提高动作速度常用的方法包括提高技术的训练方法、提高力量和柔韧性的训练方法及专门的训练方法；移动速度的常用测定方法是短距离跑，除了时间参数外，步数、步频和单腿蹬地时间也是重要的评价参数，提高频率、幅度、起动能力、速度耐力等常用训练方法来提高移动速度（王瑞元等，2012；田麦久，2000）。

大脑中枢神经系统的工作能力或素质，以及精神意志品质、心理承受能力、自我调控和适应能力等素质也是决定运动员运动表现的重要因素之一，如棋牌类项目中运动员的思维能力、球类运动员现场观察和战术灵活运用能力等；射击和球类运动项目比赛中运动员抗干扰、保持注意力高度集中的能力，比赛前及比赛中运动员心理调节能力，运动员对跨地区跨时区参赛的自我调整能力等。

此外，体型与运动能力也具有密切的内在联系，不同运动项目对运动员有不同的体型要求。体型受遗传影响很大，因此不同运动项目进行运动员选材时应充分考虑先天的体型特征，对遗传度高的体型指标应严格筛查，如身高、指间距、下肢长、小腿长、跟腱长等。世界上人类身高的算术平均数的地理差异可达 40~41cm，最矮的是刚果流域的黑种人，最高的是非洲乍得湖东南的黑种人。在人类学上，不同种族具有不同的身高，最高的种族为尼格罗人种和欧罗巴人种及其变种，亚洲人种则属于中等身材（李力研，1994，2001）。

二、体能差异现象

（一）体能的年龄差异

体能的自然发展也遵循着人体生长发育的规律，它是遗传和环境因素共同作用的结果。遗传和环境因素不仅使人体向一定的方向发展，具有共同的基本规律，同时也因遗传和环境的不同导致体能的个体间差异。

1. 体型的年龄差异　身体形态是指身体内外部的形态，包括长度、宽度、围度等外部形态特征及肌肉横截面等内部形态特征。在生命全过程中，身体形态的生长发育过程存在明显的阶段性和顺序性（详见第三章），下肢在身高中所占比例的相关指数（如下肢长/身高×100 等）随着年龄的增长逐渐增大。在男性 13 岁、女性 12 岁左右，下肢长占身高的比例达到峰值，此后随年龄的增长逐渐减小，直至定型。

男、女性在青春期突增前体脂百分比均上升，男性的增长高峰在 11 岁，随后下降，青春期后期再度持续上升；女性整个青春期体脂百分比都在上升。瘦体重随年龄增长而增长，男性 15 岁和女性 13 岁为增长高峰年龄。

2. 运动素质的年龄差异　人体各项运动素质在人体生长发育过程中随着年龄的增长而增长，即运动素质的自然增长。在不同年龄阶段，各项运动素质的增长速度不同，且增长高峰时间出现早晚不同，表现为运动素质发展的阶段性特征和顺序性。在身体素质发育过程中，有一段时间某项身体素质发育速度特别快，这段时间则称为该身体素质的快速增长期或敏感期。一般情况下从儿童到成年的整个过程中，速度、速度耐力、柔韧性领先增长，其次是下肢爆发力和腰腹力量，最后则是臂部肌群的静力性力量、耐力素质。

肌肉力量从出生后随年龄的增加而发生自然增长，通常在 20~30 岁达到最大，以后逐渐下降。身体发育成熟后，只有经过超负荷训练才能使肌肉力量增加。如果不进行力量训练，随着年龄的增长，肌肉力量会同其他器官系统功能一样出现衰减。如果持续进行超负荷训练，可使力量显著增大，超过刚成年时的力量水平。但是，如果肌肉只承担较小的负荷，力量将随着年龄的增加而下降，到 65 岁时力量约下降 20%（黎鹰等，2003）。

（二）体能的性别差异

1. 体型的性别差异　在青春发育前，体型没有明显的性别差异；青春发育期后，由于内分泌发生较大的性别差异，导致男、女性体型产生显著差异。男性身高、肩宽及指数（肩宽/身高×100）、体重、胸围、肌肉横断面积明显大于女性，下肢长/身高×100指数高于女性。女性骨盆宽度及指数（骨盆宽/身高×100）、臀围明显大于男性。

瘦体重和体脂量的变化有明显的性别差异。成年男性体脂百分比一般低于女性。因雄性激素的作用，成年男性肌肉较女性发达，骨密度相对高，瘦体重百分比高于女性，女性瘦体重仅为男性的2/3。所有这些性别上的差异始于青春期。青春期开始男孩常伴有瘦体重的急剧增加，女孩伴体脂的明显增加。有研究表明成年人体重的波动主要是由于体脂量的变动造成的。

2. 运动素质的性别差异　运动素质的性别差异主要出现于青春发育期后。由于雄性激素的作用，男性肌肉发达、力量大，速度快；女性肌肉体积小、力量弱，但是肌肉的延展性好，柔韧素质优于男性。耐力素质是中长距离项目的基础，特别是有氧耐力与长距离项目成绩相关。有氧耐力的基础是氧运输系统的功能，最大摄氧量能很好地反映有氧耐力。在性成熟期前，9～10岁以前，男女儿童的最大摄氧能力（V_{O_2max}）无明显差别；性成熟期后男性呼吸系统的摄氧能力、血液运输氧的能力和骨骼肌利用氧的能力都强于女性，因此其V_{O_2max}高于女性25%～30%。可以从田径运动项目的世界纪录明显看出运动素质的性别差异，男性优于女性（陆绍忠，1999）。

（三）体能的人种差异与竞技优势项目

在三大主要人种中，不仅形态、功能、代谢、疾病易感性等方面存在人种差异，体能与运动成绩上也明显表现出人种的项目优势。

1. 运动成绩的人种差异现象　以2008年北京奥运会奖牌获得数为例，我们不难看出：白种人在各个大项上奖牌贡献率比较均衡，其中，马术、现代五项、铁人三项为最高；自行车、皮划艇、游泳类、赛艇、击剑、艺术体操、曲棍球、水球等耐力项目的优势比黄种人和黑种人明显，田径项目的投掷和跳高等小项占据绝对的优势；射击和拳击项目的金牌与黄种人成绩相当，而奖牌总数远远高于黄种人。白种人以其身材高大的体态特征，在田径、球类、游泳和力量（如投掷）项目比赛中占据着天然优势。黄种人的优势项目是举重、柔道、射箭，以及小球项目中的乒乓球和羽毛球等。黄种人在灵巧性、技能和心智等方面有着特殊的天赋。黑种人夺取奖牌最多的是田径项目中的径赛和跳远，在跳、跑方面有其他种族无可比拟的优势，但是在其他项目没有优势。1960～1984年的奥运会中，短跑冠军中黑种人占50%以上。因此，根据人种体能存在的差异在运动训练中有所偏重地进行选择，可以在竞技体育领域中发挥出最大的人种体能优势（席焕久等，2010b）（表5-9）。

表5-9　2008年北京奥运会不同人种获得的奖牌比例（%）

项目	白种人	黄种人	黑种人
竞技体操	60.4	39.6	0
游泳类	86.1	13.9	0
田径	45.9	29.4	24.7
举重	35.8	45.3	18.9
射击	68.2	31.8	0
柔道	38.2	42.2	19.6

续表

项目	白种人	黄种人	黑种人
自行车	98.1	1.9	0
皮划艇	95.8	4.2	0
拳击	43.2	25.0	31.8
跳水	54.2	45.8	0
射箭	33.0	67.0	0
跆拳道	46.9	40.6	12.5
帆船	78.8	15.2	6.0
赛艇	95.2	4.8	0
摔跤	72.2	22.2	5.6
击剑	86.7	13.3	0
羽毛球	8.0	92.0	0
乒乓球	0	100.0	0
马术	100.0	0	0
沙滩排球	33.3	33.3	33.3
棒球	61.1	33.3	5.6
篮球	72.2	0	27.8
足球	61.1	0	38.9
艺术体操	83.3	16.7	0
蹦床	50.0	33.3	16.7
手球	73.8	16.7	9.5
曲棍球	83.3	16.7	0
现代五项	100.0	0	0
垒球	64.4	0	35.6
花样游泳	66.7	33.3	0
网球	83.3	8.3	8.4
铁人三项	100.0	0	0
排球	42.9	14.2	42.9
水球	98.7	0	1.3

2. 主要体能因素的人种差异 生活条件、饮食习惯、地理因素、气候等生态条件对体型都有影响，从而导致了不同人类种族之间体能的差异。①肢体比例差异。人类形态学的研究成果表明，生长在高纬度寒冷地区的种族，其身材相对高大，而生长在低纬度温热地区的种族，身材相对矮小。从四肢与躯干的比例关系上比较，黄种人的四肢短而躯干长，黑种人四肢相对长，且其坐高/身高指数约为50%，明显小于白种人和黄种人（53%～54%），

躯干短且臀部较窄，臀肌发达上翘，小腿细长，有利于奔跑和跳跃，但却制约了自身的举重能力；而黄种人相对较矮的身高和相对短的上肢，在举重运动项目中更占优势。②身体密度的差异。黑种人体脂少，骨骼和肌肉组织比其他人种要重，使其在速度性和跳跃项目上更具优势；但其皮下脂肪薄、身体密度大，浮力小，制约了其游泳能力。③骨骼肌纤维类型。肌纤维的功能代谢特征有明显的类型差别，快肌（Ⅱ型）纤维无氧代谢酶活性高，收缩速度快，力量大；慢肌（Ⅰ型）纤维有氧代谢酶活性高，收缩力量小，速度慢，但耐疲劳。因此肌纤维类型与运动能力之间存在一定的关系。短时间、大强度运动项目运动员快肌百分比大于耐力项目运动员；耐力项目运动员快肌百分比大于非耐力运动员；既要求速度，又要求耐力的运动项目运动员的快肌百分比与慢肌百分比相当。研究表明，人的肌纤维类型的百分比组成主要受遗传的影响，因此，肌纤维类型可以作为运动员选拔的指标之一。黑人运动员具有更多典型的快肌（ⅡA型）纤维而缺少慢肌（Ⅰ型）纤维，并且肌肉中的氧化酶活性不同，非洲西部和中部黑种人的骨骼肌较白种人拥有更多的ⅡA型肌纤维和更强的糖酵解酶活性，组织中的乳酸脱氢酶（LDH4～LDH5）活性更高，在缺氧条件下，这种肌纤维组成能保持较高的收缩功能。

黑种人是人种学与体育运动中的特殊现象。黑种人在速度、耐力和跳跃能力方面表现出令人惊叹的天赋。长期生活在非洲高原的黑种人具有较高的最大摄氧能力，因此在耐力项目中同样出色，如肯尼亚黑人运动员在长距离跑项目中表现出众。耐力运动除了与心肺功能有关外，与神经内分泌对体温的调节也有密切的关系，黑种人长期生活在高温热带，具有很强的耐热能力和调节稳定的生物学优势。但在游泳项目中黑种人无任何优势，这与黑种人的肌肉结构特征有关。在水中，白种人肌比重为 $1.5g/cm^3$，黑种人则为 $11.3g/cm^3$，而黄种人介于两者之间。因此较大的身体密度使黑种人难以在水中漂浮。同样，由于黑种人四肢修长，在手持重物举到头顶时，修长的四肢增大了阻力，从而使黑种人在举重项目中不占优势。而蒙古人种、蒙古-欧罗巴混血人种等桶型五短身材，则能表现出较大的绝对力量，在举重中易于发力（李力研，2001；刘忠伟，2013）。

三、影响体能差异的因素分析

体能是通过先天遗传和后天训练获得的，具有先天性和后天可塑性特征，遗传因素为后天的发展提供了可能，后天的训练是体能获得的积极动因，即体能可以通过遗传得来，即使没有任何训练，一个人也可以表现出一定的体能水平，但这只能是一种低水平的体能状态，要想充分挖掘其潜力就需要积极的后天训练。

（一）遗传对体能的影响

人的运动能力的高低依赖于天赋的基因类型和科学的运动训练。运动能力的遗传表现是显著的，尤其是身体形态、生理功能、身体素质和行为等方面更为显著，因此出现了许多体育世家，如我国的陈氏举重家族，陈镜开及其弟弟陈满林、其侄子陈伟强，都曾获得举重项目的世界冠军，创造了 16 个举重世界纪录，被称为"一门三杰"；穆氏游泳家族中穆祥雄具有"蛙王"称号，而穆祥豪曾连续 8 年担任中国国家队游泳总教练；著名男篮运动员姚明出生于篮球世家，其父曾效力于上海男篮，其母曾任中国国家女篮队长；泳坛新秀孙杨也出生在体育世家，其父曾是安徽省体工队男子排球队运动员，其母也是一位排球好手。在国外，击剑、拳击和射击等项目上也有不少运动家族出现。体坛双子星也反映了体能的遗传影响，如我国知名的体操世界冠军兄弟李小双、李大双；国际网坛双子星鲍勃·布莱恩和迈克·布莱恩；荷兰足球的骄傲弗兰克·德波尔和罗纳德·德波尔；美国体操双子星摩根·哈姆和保罗·哈姆等。联邦德国著名的运动医学专家霍尔曼教授曾指出："人体机能至少有 60% 取决于遗传，只有 40% 受训练等外界影响的制约。"

有资料显示，肺的面积和肺容量遗传度可达 60%，对家族中直系亲属进行心脏结构和功能的超声波测定，结果显示左心室剖面存在明显的家族相似性，左心室直径和容积遗传度达 50% 以上，心率的遗传度则高达 86%。以上指标对有氧工作能力均有很大的影响。血红蛋白的含量直接影响氧气的供给与运输，对有氧代谢能力有直接影响，特别是在长距离项目中，人体血红蛋白含量遗传度可达 80% 以上。

人体运动中物质代谢的变化及其适应能力也受到遗传的影响。人类的骨骼肌，如肌纤维类型的百分比组成也主要受遗传决定。

（二）通婚对体能的影响

美洲大陆的黑种人主要来自于殖民运动时期的迁移，其中大都是欧洲人贩去的非洲奴隶，主要是身材高大的尼格罗黑种人，这为种族混血、体质类型和体育运动奠定了基础，因此美洲黑种人多身材高大，北美黑种人在篮球、田径和拳击等项目中表现优秀，南美黑种人则在足球、跳跃等项目方面比较优越。

我国种族迁徙对人种特征也有很大的影响。在"匈奴-鲜卑时期""契丹-女真时期"和"蒙古人时期"，发生的三次大的人口迁徙及之后的蒙藏联姻通婚，促进了外族血统融入中原，从而使中原居民的身体增高。在"中华民族"的构成中，几乎没有"欧罗巴人种"（在新疆和黑龙江等地依稀可见），看不到"尼格罗人种"，因此在身高和速度上具有明显的弱势，唯有在"科学选材"和"科学训练"等方面弥补先天不足。

（三）地理环境性因素对体能的影响

众所周知，人种与环境之间遵循着"物竞天择，适者生存"的生物学规律。不同人种体貌差异的形成是人群长期适应周围自然环境的结果，且运动能力天赋的差异也能在地理环境中找到其存在的理由。自然环境因素会对不同人种群体产生一定的影响，如身体形态、功能和素质等指标的南北差异。黑种人起源于热带赤道地区，这一地区气温高、紫外线强烈，人体皮肤内黑色素含量高，体毛少，便于散热；恶劣的地理环境和生存条件，使黑种人具备了特殊的耐力和长距离奔跑能力；白种人起源于较为寒冷的地区，这一地区光线弱、紫外线低，人体皮肤呈浅色，体表毛发稠密，以防寒冷，在田径素质和绝对力量方面占据一定优势；黄种人起源于温带地区，这一地区地理条件相对优越，人种本能运动能力退化严重，其肤色和身体特征的适应性具有黑白两色人种的过渡性，与其他人种相比，黄种人在绝对力量、速度等田径素质方面处于劣势。

（四）运动训练对体能的影响

体能具有一定的方向性，是对特定专项适应的结果。某一专项运动员所获得的体能，是在这一专项的特定训练刺激下形成的，不同的专项具有不同的体能特征，这对运动员体能评价具有重要意义。

体能具有稳定性的同时存在着可变性，已获得的体能增长在缺少训练刺激或停止运动训练的情况下是可以消退的，且消退的速度往往与获得的速度成正比。这就对体能训练提出了一定的要求，即体能训练必须长年坚持不懈才能够保持或者提高。

四、人种体能差异在竞技运动领域的应用

不同竞技运动项目对运动员的身体形态、功能、运动素质和心理素质等的要求不同，这些不仅受先天遗传决定，还因地理环境、风俗习惯和生活方式等不同而产生较大的差异。所以不同人种在体能上的差异为确定各国重点发展的竞技优势运动项目提供了依据，也为各运动项目的运动员科学选材和科学训练提供了指导。对于要求爆发力的项目，如短跑、跳远，需要选择骨盆稍窄、跟腱长、臀大肌发达上翘型；肌纤维以快肌纤维比例占优势、爆发力好、速度快。这些是黑种人运动员的典型特征。对于投掷类项目要求身材高大、肩阔腰圆、躯干呈桶形、上肢长、手大、绝对力量大、爆发力好，这些特点在白种人中比较突出。小球类（羽毛球、乒乓球）从空间控制能力上来讲，要求尽可能身材高、臂长，但最重要的是灵敏素质好；体操也需要个小、体轻，长臂短躯，而身材较小、体轻灵敏则是黄种人的优势所在。

在运动员的科学选材中，不仅要充分了解相关运动项目的特点和对运动员体型、运动素质及功能的要求，还要参考在该项目中具有突出表现不同种族运动员的特征，选出具有相关优秀运动能力的"天才"，同时还应充分了解自己的优势和弱势，最大限度地发挥体能优势，扬长避短，使运动员科学选材与运动训练有机结合，达到事半功倍的效果，获得运动佳绩。

（何玉秀）

第四节　体成分的不同

一、概述

人的体成分反映了人生命过程中营养的积累和从环境中获得并存留体内的物质。从元素到组织、器官这些成分组成了身体的各部，使生物有了质量、形状和生物功能。科研人员通过体成分测量来研究和描述不同体成分的功能，以及伴随疾病、生长和代谢而发生的变化。临床医生根据体成分进行疾病诊断、危险预测和疗效评估以改善临床结果。重复的体成分测量结果是简单而可靠的营养指标，可以用此预测和防止营养不良及测定营养状况的改善，了解人体成分在生长、成熟和老化过程中的正常变化有着重要的临床和健康指导意义。但是，由于健康人群的个体内和个体间体成分存在很大的差异，常常难以区分体成分的差异是与年龄有关还是与疾病相关。近年来应用人体测量学的方法（如身高、体重和皮褶厚度）、双能量 X 线吸收法（DXA）和生物电阻抗法（BIA）等测量，已经制定了儿童青少年体脂百分比生长曲线，但成人的标准尚未建立。

人体内有近 50 种化学元素，组成 10 余万种化合物、200 种细胞类型和 4 种主要组织。

体成分评价采用 5 层次模型：原子、分子、细胞、组织器官和整体水平（Wang et al，1992）。不论用何种方法测量每层次体成分，这五层次的体成分都是相关的，因而用某一层次的体成分可以推导出另一个层次的体成分。反映这些关系的规律都体现在各层次模型中，而体成分最后评价的准确性取决于这些规律的有效性。

1. **原子水平**　指身体质量由 11 种主要元素组成，其中氧、碳、氢和氮 4 种元素占身体质量的 96%以上，主要的元素与高层次的体成分有关。其次是钙、钾、磷、硫、钠、氯和镁，大部分元素都可用中子活化分析或整体计数方法从活体上测得（Ellis，2005）。虽然这些原子测定方法在临床上应用并不广泛，但对建立模型却很有用处。

2. **分子水平**　包括 6 种重要成分：水、脂类、蛋白质、糖类、骨矿物质和软组织矿物质。可以创建 2～6 种成分的模型。二室模型包括体脂质量和去脂质量两部分，是最常用的模型；二室模型把所有的非脂类成分都集合在去脂质量中。去脂质（FFM）是活跃的代谢成分，常作为代谢功能指标的参考。二室以上模型称为多室模型。这些模型把去脂质细分成能在活体上测量出的不同成分（Friedl et al，1992）。二室模型对一些人群不适用，如儿童、老人和患者（因其去脂参数不稳定），但多室模型测量复杂，若细分测量可能误差偏大，故也要谨慎地考虑其应用。

3. **细胞水平**　常见的模型包括 3 种成分：细胞外固体、细胞外液和细胞。细胞质量又可进一步分成脂肪和体细胞质量（body cell mass，BCM）。在细胞水平上，BCM 是活跃的代谢成分（Moore et al，1963）。在评价体成分时，脂类有别于脂肪。脂类包括所有的从脂类溶剂中提取的生物物质，包括三酰甘油、磷脂质、结构性的脂类（在活体定量中量小）（Gurr et al，1991）。而脂肪指的是由三酰甘油组成的特殊的家族（Wang et al，1992）。

4. **组织器官水平**　包括脂肪组织（AT）、骨骼肌（SM）、内脏器官和骨。有些组织器官水平的体成分是单独的实质性器官，如脑、心、肝、脾，但其他成分（如骨骼肌和脂肪组织）则是散布在全身的。脂肪与脂肪组织两个词常常被错误地互换使用，其实两者是不同的。脂肪与脂肪组织处于不同水平，它们有不同的质量和代谢特点。虽然脂肪主要存在于脂肪组织，但在肝、骨骼肌和其他器官也发现了细胞间三酰甘油库，特别是在肝脂肪变性和各种形式的脂沉积症时更是如此。也有小的三酰甘油库以脂蛋白的形式循环于细胞之外。脂肪组织由脂肪细胞、细胞外液、神经和血管组成。脂肪组织遍布全身，其代谢特点取决于所处的位置（Going et al，2010）。脂肪组织与疾病危险密切相关。

5. **整体水平**　按四肢、躯干和头部几个区域划分。躯干和四肢并非以不同成分来测定，而是利用常用人体测量指标，如周长、骨长、宽和皮褶厚度（Frisancho，2008）等来描述。其他整体水平的测量包括体重、体积、密度和电阻抗。应用身体测量指标估测体成分已有长久历史，如用腰围预测与肥胖有关的死亡率和发病率（Sardinha et al，2005）。校正皮下脂肪组织后，上臂、臀围是常用的营养状态指标。整体水平上的测量指标还常常被用来估测其他水平的体成分，如脂肪质量和非脂肪质量。

在进行体成分测量中，恒态（steady state）是一个重要概念，当体质量和能量储存处于稳定恒态时，大部分体成分也是恒定的并保持着可预测的相互关系。虽然五层次模型中各自的体成分是不同的，但是这些体成分是相关的并能预测同层次和其他层次的体成分。任何一种体成分测定和预测方法的有效性和准确性都取决于人体恒定状态的程度。

二、人的身体组成

（一）身高和体重

1.身高　由骨骼的大小决定，与去脂质量有关。去脂质量是活跃的代谢细胞成分，也是估测能量需要的重要因素。成人身高常用于估测理想体重（IBW）（Hamwi，1964），IBM 可用于评估维持健康体重与身高比值时每天所需营养。虽然体成分测量方法可以准确估量新陈代谢活跃组织，但身高的测定却可快速和相对准确地在田野工作时估测出理想体重。

2.体重　反映人体能量的存储情况，故可作为营养状态的间接测量指标。因为人体内糖类和蛋白质的氧化率相对稳定，所以任何长期的体重变化都被视为反映相应的体脂储存比例的变化。理想体重在决定营养摄取的指导方针和健康体重范围的背景参数方面是很有用的。然而一个人的通常体重（UBW）（而不是理想体重）却可为评价个体的营养状态提供另外一些信息。当前体重与通常体重或理想体重之间的差异可以对照临床参数来评估死亡率和发病率的危险。健康成人每天体重的变化不超过 0.1kg，若每天体重降低超过 0.5kg 表明能量和（或）水负平衡。有临床意义的体重减少率：1 周体重减少 1%～2%、1 个月 5%，3 个月 7.5%或 6 个月 10%。绝对体重的减少可评估体重降低的严重程度，也可用于评估愈后的恢复情况。绝对体重如是 80%～95%的通常体重或 80%～90%的理想体重，表示轻度营养不良；75%～84%的通常体重或 70%～79%理想体重表示中度营养不良；≤75%的通常体重或≤69%的理想体重，表示重度营养不良（Blackburn，1977）。绝对体重减至 <55%～60%理想体重表明人处于饥饿的极限（Heymsfield et al，1999）。一个患者如果在 6 个月中体重减轻 10%～20%，有可能出现功能异常，若体重减轻大于 20%，表明明显的蛋白-能量性营养不良。人最小的可存活的体重是 48%～55%理想体重或体重指数（BMI）接近 13kg/m^2（Pietrobelli et al，2002）。

过度肥胖会增加发病率和早期死亡率。这是因为脂肪组织不仅有能量存储的功能，而且还会对内分泌功能、代谢及免疫调节等有显著的影响。最大的可存活体重是 500kg（或 BMI 150kg/m^2）（Heymsfield et al，2005）。

在用体重评定人体能量和蛋白质的需求时，临床医生必须考虑影响体重波动的因素，如人体内水分在细胞内外的分布和含量的变化等。例如，水肿和炎症及有关治疗可导致细胞间液增加，可能掩盖体成分的变化造成体重增加的假象；肿瘤的生长或疾病导致的器官异常增大也可使体重增加，由此可能掩盖体成分的变化（如脂肪和去脂质重量的减少）；因为病态肥胖的个体快速有意减重可能是源于半饥饿和营养不良，会造成肌肉和脂肪的同时减少；体育活动或者食源性能量摄入和支出的变化等都会引起体重波动。

（二）体重指数

体重指数是一个有用的指标，因为身高的平方最小化了身高与体重之间的关系，至少在成人如此。尽管 BMI 和体脂质量是相关的，但用 BMI 作为一种肥胖指数存在一些问题，这是因为身体比例（即躯干/腿长比例）、脂肪分布和身高与体成分的相关性都会影响 BMI 和体脂质量之间的关联。例如，超过平均肌肉发达水平的个体可能被误认为过重或肥胖；老年个体可能是正常体重的肥胖，即不管肌和骨丢失多少，由于脂肪质量增加，仍表现为一种正常体重。另外，体成分和肥胖的部位因性别、种族和年龄而不同，但 BMI 无法反映出这些差异（Forbes，1991）。尽管有这些局限性，但在预测疾病危险和评估过重或肥胖时 BMI 标准定义仍在应用。最近，Silventoinen 等（2017）研究认为，遗传对 BMI 有明显的影响，特别是成人期，不管人口的肥胖水平如何均如此。

欧美国家现行的体重超重判断标准是 BMI≥25kg/m²，肥胖的判断标准是 BMI≥30kg/m²。黄种人平均 BMI 比白种人低 1~2kg/m²，但黄种人的体脂百分比比白种人高 2%~3%。最新研究表明，对不同年龄和不同种族人群，正常 BMI 的标准应当不同（Chen et al，2017）

WHO 成人数据库 BMI 资料表明：平均来说，女性比男性更胖，男性比女性胖得早，城市过重/肥胖发生率比偏僻地区高，早胖提前，胖的时间延长。WHO 对 BMI 的分类：正常为 18.50~24.99kg/m²，Ⅰ度过重为 25.00~29.99 kg/m²，Ⅱ度过重为 30.00~39.99 kg/m²，Ⅲ度过重≥40.00kg/m²。亚洲的标准比 WHO 的界限低。BMI 与体脂百分比的关系不仅依赖于性别与年龄，而且还有民族差异。生活在纽约的亚洲人与性别、年龄相匹配的白种人相比，前者有较低的 BMI 和较高的体脂百分比。印度尼西亚、日本、波利尼西亚、新加坡、中国、马来西亚和印度等地区的人与白种人比，上述两指标也有不同。北京人与荷兰人相比未发现差异。肥胖率最高的地区为大洋洲（瑙鲁 74.9%、汤加 56.0%、库克群岛 43%、法属波利尼西亚 40.9%），其次为北美（美国 30.9%）；较少的是亚洲（印度 0.45%、老挝1.1%、韩国 2.4%、日本 3.1%、巴勒斯坦 3.4%）和非洲（冈比亚 2.3%、加纳 3.1%）。过重无明显性别差异。平均来说，女性比男性脂肪多，只在 81% 的国家中男女脂肪相差 4.6%。女性肥胖比例超过男性最多的国家是非洲地区：南非超过比例为 20.8%，埃及为 20.4%，塞舌尔为 19.7%。男性肥胖人数大于女性的地区在欧洲：克罗地亚、丹麦、爱沙尼亚、爱尔兰、意大利、西班牙和瑞士。在 28 个国家中男性比女性平均早肥胖占 5.4%。目前调查，29 个国家中有 22 个国家在第二次调查中女性肥胖人数在增加，平均增加 1.4%；男性肥胖人数，在 29 个国家中有 21 个国家在增长。在过去的 10 年中，美英两国早胖和肥胖率明显增加（Mascie-taylor et al，2007）。

（三）去脂体质量

去脂体质量（fat-free mass，FFM）的基本成分是细胞内、外液，蛋白质，骨骼和非骨骼矿物质。以往最常见的 FFM 评估方法是通过水下称重法测定身体密度（BD）（Going，2005），用整体计数测定身体钾（TBK）（Ellis，2005）和用液体比重法测定全身水含量（TBW）（Schoeller，2005）等。每种方法都依赖于所测量组分和 FFM 之间的恒定关系的假设转换因子。多组分模型（3 组分和 4 组分）比 2 组分模型更准确，因其可测量更多的组分，需要更少的假设。在儿童和水肿患者中，结合 TBW 和 BD 的测量，显著改善了 FFM 的估计。同样，对于老年人和明显的骨质疏松患者，衡量身体矿物质和 BD 会给出更精确的 FFM 估计。当多组分的模型不可行时，可以使用针对随着生长、成熟和老化而发生的预期变化，调整群体特异性方程来提高精确度。

（四）体细胞质量

体细胞质量（BCM）包括肌肉、内脏、血液和大脑的细胞质量。研究涉及能量消耗的身体成分最好使用 BCM 作为指标，但常见的是使用体重或 FFM。

在年轻的成年人中，男性 BCM 范围是 47%～59%的体重，女性是 36%～46%的体重（Ellis，2005）。BCM 由约 73%的水和 27%的固体组成（Moore et al，1963）。通常认为这些组织结合在一起时平均钾-氮的比例为 3mEq/g，氮占非固体重量的 4%。按照这种假设，Moore 和同事（1963）估计 BCM = 0.008 33×TBK（mmol）。与成人相比，婴儿的瘦组织含有更多的水，这降低了 K 浓度，TBK / BCM 比率约为 92.5mmol/kg（Burmeister，1965）。

从生理或临床的角度来看，BCM 的概念比 FFM 的概念更重要（Picrson ct al，1991）。BCM 是 FFM 的组成部分，最有可能在短时间内显示疾病进展、药物、营养的变化或身体活动减少的最初影响。在这种情况下，TBK 的变化将反映 BCM 的变化，但不一定是反映总 FFM。将患者的 TBK 与年龄和体型相似的健康人的 TBK 比较，可以对患者的损耗水平做一定的评估（Ellis，2005）。因为 BCM 仅为 FFM 的 50%～60%，所以总 FFM 中有相当一部分是和 TBK 无关的。这样 TBK 和总 FFM 的变化不是完全一致的。

（五）身体水分

脱水使人体水分减少。当水分减少达到 15%就会威胁生命。即使是微小的总体水（TBW）发生变化也可导致体重测量值变化，因此，确定 TBW 是测量身体成分的核心。

在分子水平上，水由单一分子、氢氧化物组成。在细胞水平上，水分为两部分：①BCM，约包含 73%的水和 27%的固体；②细胞外液，约包含 94%的水和 6%的固体（Wang et al，1992）。在组织水平上，水分为五部分：①细胞内液（ICW），在每种组织的细胞质和细胞核中；②等离子体；③间质水，在淋巴系统；④结缔组织水，包括骨、软骨和其他致密结缔组织中的水；⑤细胞外液（ECW）（包括大量分泌液如胆汁、胃肠道分泌物、黏液、脑脊液和其他组分（Edelman et al，1959）。

细胞内液和细胞外液都是 FFM 的一部分，但 ICW 与身体代谢特性的关系比 ECW 或 TBW 和身体代谢特性的关系更紧密，因此，测量 ICW 在细胞水平的身体组分是很重要的（Moore et al，1963）。

（六）骨骼肌和骨骼肌质量

骨骼肌（SM）占健康男性体重的 40%～50%、女性体重的 30%～40%。在成人中，大部分的 SM 在腿部，头部、躯干和手臂较少。以往，体成分评价偏重于体脂肪的测量及其与慢性疾病的相关性，特别是与心脏病和非胰岛素依赖型糖尿病的关联。如今，骨骼肌评估的重要性被逐渐认识。例如，儿科医生可以通过监测 SM 了解生长和发育的状况；临床医生通过检测 SM 以评估代谢疾病的预后和治疗的结果；老年科医生需要对 SM 进行纵行评估，以监测老年性肌肉减少、功能效应衰退，旨在保持老年人骨骼肌含量、活动能力和生活质量。

在分子水平上，SM 代谢的内生组分或代谢产物被用于估计全身 SM。先后已使用两个代谢物，即肌酐和 3-甲基组氨酸。使用任一标记的假设：①该标志物仅在 SM 中发现；②标志物的量是恒定的；③标志物的转换率相对长期不变；④标志物的化合物不进一步代谢。这些假设并不完全正确。来自不同研究的数据表明，24 小时内 1g 肌酸来自 18～20kg 的肌肉（Talbot，1938）。这个范围无疑反映了不同的肌肉抽样和研究之间的其他方法学变化的差异。对于自我选择饮食的个体，每日尿肌酐（11%～30%）具有大的个体内变异。

饮食明显影响肌酐集合、尿肌酐排泄，可能有些影响不以体成分不同而变化。实际测量时需要注意的问题是测量前 1 周需严格采用无肉饮食和重复 3 天 24 小时尿液收集。在形态学方法中，用测量到的上臂长、大腿围、皮褶厚度、体重和身高等数据，通过解剖数据推导出的估测公式可计算出骨骼肌含量。双能量 X 线吸收法（DXA）、生物电阻抗分析方法（BIA）和影像技术如计算机体层摄影（CT）及磁共振成像（MRI）都可以用来测定骨骼肌质量（陈昭等，2010）。

骨骼肌含量随年龄增长而减少，肌肉逐渐萎缩将导致肌肉减少、功能性肌弱并增加慢性疾病的风险。

（七）脂肪、脂肪组织与脂肪分布

脂肪质量是身体成分中差异最大的组分，为体重的 6%～60%。Baumgartner 等（2005）描述了其年龄变化趋势：婴儿出生时脂肪含量平均为体重的 10%～15%，6 个月时增加到 30%，随后逐渐下降。5～8 岁时，发生青春期前的"脂肪重集聚"，青春期女孩以 1.4kg/yr、男孩以 0.6kg/yr 的速率持续增加。9～20 岁，女孩的体脂百分比从 20% 增加到 26%，男孩则相反，13 岁以后随着 FFM 迅速增加，体脂百分比从 17% 下降到 13%。当一般的发育模式不变时，体内脂肪的绝对水平受长期趋势影响。根据美国 NHANES 数据，最近研发了 6～18 岁男孩和女孩的体脂百分比增长曲线。年幼的男孩和女孩之间存在微小的差异。青春期时差异扩大，女孩的体脂百分比增加，男孩体脂百分比减少。青少年男孩和女孩的体脂百分比中值分别为 15.5%～18.6% 和 23.1%～27.8%。

中青年人总体体脂百分比随年龄增加缓慢。增加的速率可能因性别和种族而有差异，但是缺乏全面的数据。脂肪差异在不同年龄的女性中一般为 0.37～0.52kg/yr，男性为 0.52～0.57kg/yr。一些数据显示，与年轻男性（18～45 岁）相比，中年男性（45～66 岁）脂肪增加的比例较低。50～65 岁体脂肪达峰值，之后体内脂肪保持平稳直到老年后开始降低。脂肪及其分布对健康和疾病的风险具有显著影响。慢性疾病的风险在一定程度上可以通过全身脂肪（TBF）评估。体脂百分比可以用 FFM 和体质量（WT）来计算，一般公式为 Fat %=（WT-FFM）/ WT×100。

Laurson 等（2011）最近根据身体脂肪和慢性疾病风险之间的关系制定了儿童和青少年的体脂百分比标准（表 5-10）。成年人也需要类似的分析。

表 5-10　儿童青少年体脂百分比标准

年龄（岁）	女性			男性		
	HFZ	NI-some risk	NI-high risk	HFZ	NI-some risk	NI-high risk
5	9.8～20.8	20.9	≥28.4	8.9～18.8	18.9	≥27.0
6	9.9～20.8	20.9	≥28.4	8.5～18.8	18.9	≥27.0
7	10.1～20.8	20.9	≥28.4	8.3～18.8	18.9	≥27.0
8	10.5～20.8	20.9	≥28.4	8.4～18.8	18.9	≥27.0
9	11.0～22.6	22.7	≥30.8	8.7～20.6	20.7	≥30.1
10	11.6～24.3	24.4	≥33.0	8.9～22.4	22.5	≥33.2
11	12.2～25.7	25.8	≥34.5	8.8～23.6	23.7	≥35.4

续表

年龄（岁）	女性			男性		
	HFZ	NI-some risk	NI-high risk	HFZ	NI-some risk	NI-high risk
12	12.7~26.7	27.8	≥35.5	8.4~23.6	23.7	≥35.9
13	13.4~27.7	26.8	≥36.3	7.8~22.8	22.9	≥35.0
14	14.0~28.5	29.2	≥36.8	7.1~21.3	21.4	≥33.2
15	14.6~29.1	29.8	≥37.1	6.6~20.1	20.2	≥31.5
16	15.3~29.7	30.5	≥37.4	6.5~20.1	20.2	≥31.6
17	15.9~30.4	30.5	≥37.9	6.7~20.9	21.0	≥33.0
>17	16.5~31.3	31.4	≥38.6	7.0~22.2	22.3	≥35.1

注：HFZ，健康标准；NI-some risk，需要改善，有风险；NI-high risk，需要改善，高风险。用于体适能训练、健康相关评估的标准参考（存在或不存在代谢综合征）。

资料来源：Laurson et al，2011。

脂肪主要储存部位在皮下、腹腔内，少量在肌内和肌间（Lohman，1992）。脂肪分布的评估常常需要测量一个点或相对于另一个点的变量，以识别两点的脂肪分布类型 "脂肪模式"这一术语指皮下 AT 分布，区别于内部积累的脂肪。脂肪模式的年龄、性别、民族/种族差异经常被用于人体测量及各种指标和比率的研究（Sardinha et al，2005）。一般来说，青春期男孩躯干皮下脂肪（SAT）增加，女孩臀部脂肪增加，导致成年男性和女性不同的脂肪模式特征。这些变化与性成熟、性激素水平、血浆脂质和脂蛋白胆固醇浓度的变化相关。在成年人中，不论男女，脂肪模式与慢性疾病的一系列代谢危险因素相关，包括高皮质醇、高胆固醇血症、高血压和胰岛素抵抗。与 SAT 模式相比，代谢性疾病的风险与腹内脂肪（VAT）相关。虽然缺乏具有代表性样本的追踪数据的支持，但许多研究仍使用腰围和腰臀围度的比值进行 VAT 的估测。一些数据显示，一生中，虽然女性腰围增加（0.28cm/yr）比男性（0.18cm/yr）多，但是相对于总体脂肪，男性比女性的腰臀围度比值要大。用腰围和腰臀比值来估测内脏脂肪是不够精准的，尤其是测量内脏脂肪变化和测量老年人群内脏脂肪时更是如此。然而，少数使用影像技术来描述与年龄相关的 VAT 变化的研究普遍证明，使用人体测量方法来估测内脏脂肪还是可行的（Baumgartner et al，2005）。VAT 随年龄增长，特别是在中年、女性绝经期间明显增加。在老年期，虽然 VAT 可能相对于总体脂肪增加，但其绝对值保持相对稳定，因为总体脂肪在衰老期间下降。尽管有其局限性，腰围仍被广泛用作估测 VAT 且已经研发出相应的参考数据。结合 BMI，腰围预测疾病风险比任一单独测量指标要好。

随着肥胖的发展，脂肪细胞的大小和数量增加，从而导致脂肪沉积在参与能量代谢的器官和组织内或周围。例如，过多的脂质被转移到肝、骨骼肌、心脏、血管和胰腺 B 细胞中。这种类型的"异位"脂肪浸润通过分泌舒张因子、促动脉粥样硬化细胞因子和平滑肌细胞生长因子，以及通过增加血管硬度而改变血液和淋巴的流动，导致糖尿病和心血管疾病的风险增加。例如，肝脂肪变性在 BMI 高于 $30kg/m^2$ 的个体中更常见，并且肝脂肪变性可促进产生胰岛素抵抗、非酒精性脂肪肝炎（NASH）和肝硬化等病症。

总体脂（TBF）、VAT、SAT 都随年龄增加。女孩在青春期以后往往沉积较多的是 TBF

和 SAT，尤其是在臀部与下肢区；相反，男孩往往在腹部沉积更多的脂肪，特别是 VAT。性成熟明显地影响着 TBF、VAT、SAT。VAT 在白种人、西班牙人中往往较高，而 SAT 在非洲裔美国人中较高。亚洲人臀部很少有大量脂肪，但脂肪在 VAT 的分布比白种人多。这些和脂肪含量与分布有关的健康危险因素，如胰岛素抵抗、肝脂肪变性、代谢综合征和高血压等，均受遗传、环境和生活方式（如体育活动、营养和压力）的影响（Staiano et al，2012）。种族是影响脂肪分布的重要因素。白种人的脂肪含量最多，非洲裔者的脂肪含量最少。亚洲人躯干脂肪和内脏脂肪占总脂肪量的比例最高（Bellisari et al，1993）。

不仅体成分有民族/种族上的差异，而且这种差异的大小还和采用不同的测量方法有关。例如，在任何民族/种族中，电阻抗分析仪（BIA）与双能量 X 线吸收法（DXA）相比都是低估体脂百分比、脂肪质量、脂肪质量指数，但高估非脂肪质量和非脂肪质量指数。然而 BIA 与 DXA 之间的这些偏差的大小在不同的民族/种族中却各异。

老年人体成分会发生一些变化：骨骼肌质量下降，脂肪总量逐渐升高，脂肪再分布（包括肌间、肌内、内脏脂肪含量升高），皮下脂肪逐渐丢失。这些变化与健康和功能下降相关（如胰岛素抵抗、肌功能下降）。近年的研究表明，肌肉含量与功能的减弱是步速不良和死亡危险的预测指标。

根据 2014 年我国国民体质监测［22 个省（区、市）国家监测点］，20～69 岁城乡居民共计 107 330 人的调查表明：①20～69 岁样本人群超重和肥胖合计达到 45.24%，中心性肥胖人数过半，揭示城乡居民身体形态处于超重、肥胖和中心型肥胖的高发期。②超重、肥胖和中心型肥胖的检出率随年龄增长而增加，男性高于女性。其中，城镇男性高于乡村男性，乡村女性高于城镇女性（张艺宏等，2016），详见表 5-11。

表 5-11　国人肥胖数据（2014 年）

	BMI	超重率（%）	肥胖率（%）	腰围（cm）超过	腰臀比超过	腰围身高比超过
男女总	23	34.26	10.98	—	—	—
				49.67	50.21	50.34
男总	24.40±3	39.91	13.29	85.88	0.904	0.507
				55.31	54.19	54.70
女总	23.24±3	28.42	8.59	78.81	0.845	0.498
				43.86	46.11	45.84
城市男女		34.03	10.19	—	—	—
乡村男女		34.70	12.47	—	—	—

资料来源：张艺宏等，2016；经整理。

（八）骨矿物质含量和骨密度

骨骼不仅能为人体提供结构、运动、支持和器官保护，而且还是人体最主要的矿物质储存器。超过 80% 的人体矿物质储存在骨骼中，因而由于老化或其他原因导致的低骨量会对人体功能产生明显的影响。

目前，中老年人中的骨质疏松症和低骨量导致的各类骨折已受到全球广泛关注。骨折中，股骨骨折危害最大，其发生率正在增长。1990 年全世界有 166 万例股骨（或髋骨）骨折，随着老龄人口增加，预计 2050 年骨折病例可能上升到 600 万例（Danijela et al，2013）。

骨质疏松和骨折风险有明显的人群（民族/种族）和地区差异。据世界 63 个国家和地区按标准化年龄统计，东、西方人口之间的髋骨骨折风险差异超过 10 倍。全球最低的骨折率是非裔人口，但也有例外（如非洲大陆，特别是撒哈拉以南非洲）。20 世纪 60 年代，日本、中国香港的髋骨骨折发生率比过去增长了 15 倍，但中国内地未有同样的增长报道，泰国有较高的骨折发生率（Danijcla ct al，2013）。虽然亚洲的髋骨骨折率明显低于美国，但香港和新加坡的髋骨骨折率和美国比较接近。

减慢随老化产生的骨量丢失一直是主要的预防策略。因为超过 90% 的骨矿物质是在儿童青少年期间累积的。青春期达到理想的峰值骨强度可以说是一生中最好的预防骨质疏松和骨折的措施。

骨骼、肌肉和脂肪是相互依存的。总体质量通过脂肪和瘦组织的独立效应影响骨。虽然我们比较清楚肌肉对骨的积极影响，但对肥胖和骨之间的关系还需进一步研究。脂肪和骨有多条途径相互联系，脂肪对骨骼有一定保护作用，并且作为体重的一部分，脂肪会增加骨骼的负重，有利于防止骨密度降低。然而，最近的研究表明，内脏脂肪和肌内脂肪是独特的"致病"脂肪组织，与骨骼强度呈负相关。2 型糖尿病患者比一般人群有更高的脆性骨折发生率，表明葡萄糖耐量和胰岛素抵抗对骨骼也有负面影响。

骨密度是常用的检测骨质疏松和评价骨折风险的指标，受遗传、运动、营养、疾病等多种因素影响。虽然遗传起主要作用，但是调节后天因素却是预防骨质疏松和骨折的关键。许多因素会干扰正常的骨骼发育。遗传异常可能会产生稀疏、脆弱的骨或过于致密的骨。慢性营养不良（如维生素 D、钙缺乏）导致矿化不良和骨质脆弱。严重的能量摄取限制对骨也有严重的负面影响，例如，当体重下降时，多达 25% 的组织丢失是骨和瘦组织。甲状旁腺功能亢进或性腺功能减退可导致成人骨质大量流失并抑制儿童骨骼生长。生活方式因素，如体育活动不足、长时间伏案和吸烟对骨密度和强度都可能产生严重的负面作用。使用糖皮质激素治疗炎症性疾病（如克罗恩病或类风湿关节炎）可影响儿童骨骼生长，导致成年期骨质流失。骨关节炎或细菌感染的炎症可通过炎性白细胞的作用产生更多的骨的局部效应，引起骨质丢失、骨畸形，以及关节内、关节周围的骨折。用定量 CTC（QCT）评价老年人股骨近端的 vBMD 等一些指标提示，当前和以前吸烟者与骨健康呈负相关，特别是当前吸烟的老年人骨质丢失的速度会加快（Marques et al，2018）。

然而，骨的几何形状［如股骨颈的轴长（hip axis lengh，HAL）和角度］、骨的微细构筑和骨的物理特性也是骨强度和抗骨折能力的决定因素（Danijela et al，2013），但因这些指标不易测量，所以未在临床应用。研究表明，骨的结构和微细构筑也存在着民族差异，这可能是导致骨折风险不同的原因。DXA 检查面积骨矿密度（aBMD）发现，在美国的女性中，华裔、日裔与白人间无差异，但骨的结构差异很大。日裔美国人股骨颈横断面积比美国白人大，日裔骨的断面模数（section modulus，DXA 法）比白人高。较大的横断模数有利于抵抗轴压力和弯曲力。按身高调整，居住在英国的非洲-加勒比海人的股骨颈轴长比白人、南亚人都短。按身高校正后，冈比亚女性有最短的 HAL，非洲-加勒比英国男性的 HAL 比英国白人男性、南亚英国男性都短。长的 HAL 与高风险髋骨骨折相关。

停经前女性桡骨干的皮质厚度检测（QCT 法）发现，绝经前英国白人比南亚裔英国人有较低的皮质体积骨矿密度（vBMD）、骨矿量（BMC）和厚的骨皮质（在桡骨干），但骨强度（strength strain index，SSI，程度应变指数）相近。

在另一项研究中，发现绝经后，南亚裔英国女性在桡骨和胫骨有低的 SSI 和骨折负担。在骨质疏松性骨折男性研究中，美国黑人男性和亚裔美国人都比美国白人有更厚的骨皮质（用轴 QCT），使髋骨有很大的骨强度，与英国白人男性相比，非洲-加勒比海英国人和亚裔英国男性的骨强度都较大（在桡骨中段）。

成年美国黑人（男）平均骨密度比白人高 8%～12%，黑人的脱脂骨较重，管状致密骨的横截面积较大，骨质密度也较大。成年黑人、白人骨的密度之间差异平均为 4%～8%，黑人妇女体钙浓度和骨中矿物质浓度比白人高 5%～8%。白人脂肪最多，非洲人最少，亚洲人躯干/内脏脂肪水平最高（Zengin et al，2014）。值得注意的是，亚裔妇女的腰椎骨折率可能类似，甚至高于白人，但她们的腰部骨质疏松发病率也较高（Cong，2014）。因而，进一步研究脂肪和骨强度、骨折危险性对预防腰椎骨折非常必要。

与美洲白人男性（DXA 法）相比，黑人有高的骨股颈和髋骨总 aBMD。用 QCT 法检查骨质疏松的结果显示，与美国白人男性相比，美洲黑人和东亚裔美国人男性都有高的骨密度比（尤其是股骨颈 vBMD）。南亚裔英国人和英国白人的 aBMD（在各部位）都比非洲-加勒比-英国人高，但远端桡骨（QCT 检测）无组间差异。

用 aBMD 研究骨质疏松风险最大的一项研究表明：美国黑人女性风险较高，亚裔美国女性较低。女性是骨质疏松的高发人群，在男性中只有20%的骨质疏松导致骨折发生，但老年男性骨质疏松或骨折患者治愈效果不佳。例如，在 80 岁的人群中，男性髋骨骨折患者骨折一年后死亡率比同性别的非骨折人群高18%，而女性只高8%（Cawthon，2011），因此，更要加强对老年男性骨质疏松和骨折的预防工作。

用高分辨率的四肢固定量 CT（high-resolution peripheral quantitative CT，HRpQCT）检测发现：绝经前的美国妇女中，与白人相比，华裔有较小的骨、较高的皮质 vBMD 和不同的骨小梁微构造。华裔美国人有骨小梁微构建上的优势，大的多板状小梁和大的板-杆结合密度（plate-rod junction）表明，小梁呈网状连接，因为板状结构比杆状结构对张力（强度）的贡献大。这些结构不同可能解释了骨折风险不同的民族差异（Zengin et al，2014）。

在评价工具方面，双能 X 线法（DXA）除了测定骨面积密度，还可以估测骨骼几何形状用于骨折风险评定。DXA 测定的骨面积密度（aBMD）受骨骼大小的影响可产生偏差，进而会误导骨折危险的评估。例如，美国亚裔妇女的骨骼小，使得测量的骨面积密度小，而美国白人妇女的骨骼大，导致测量的骨面积密度大，这与亚裔妇女的骨折率低于美国白人妇女的事实不符。DXA 测量的骨矿平面密度解释不了人群间骨折发生的差异。

QCT（定量 CT）法测定的骨体积密度（vBMD）不受骨骼大小的影响，因此可减少对骨质疏松评估的偏差，但是由于 QCT 花费高和放射性强等原因，不为临床所选用。QCT 法测定的 vBMD 进一步表明，黑人男性比白人和亚裔男性的骨密度高，这同其低骨折率相吻合。

（Scott Going　文　李文慧　译　陈　昭　校）

第五节　习　惯　行　为

很多学者进行的两侧不对称性研究表明，人体左右侧肢体长度、周长等，以及面部的两侧、左右侧脑的沟回和习惯行为（包括不对称行为和舌运动类型）等方面也有很大差异。不对称行为包括扣手、利手、交叉臂、交叉腿、利足、起步类型、优势眼，舌运动包括卷舌、翻舌、尖舌、三叶舌等。

在世界所有的人群中，右利手率明显超过左利手率，我国族群右利手率大于85%。

Plato 等和 Patta 等研究认为，交叉腿存在着明显的性别差异，男性左型率高于女性。交叉腿右型率明显高于50%，如我国内蒙古18个族群的右型率占69.41%~82.00%，印度北部3个群体右型率均大于60%，巴基斯坦拉其普特人为75.13%，印度锡金14个族群为66.8%~81.6%。我国族群利足右型率明显高于左型率（席焕久，2011）。

目前资料多认为优势眼与性别无关，各族群的右型率高于左型率（郑明霞等，1999）。已发表的资料显示，卷舌率在所有的族群中都高于非卷舌率。1952年，Gahres 调查结果显示美国华盛顿特区白种人翻舌率为 36.88%，我国族群翻舌率一般低于 50%。我国各族群中叠舌率一般不超过13%（郑连斌等，2011）。

（温有锋）

第六章　人的生物学差异原因分析

人的生物学差异的原因有很多，主要来自两个方面：一是遗传；二是环境，两方面相互作用造就了人的生物学差异。

第一节　人的差异的遗传学基础

各种生物体包括人在内，都以其独特的代谢方式利用从周围环境获得的物质，将其改造成为自身可利用的物质，从而获得能量、维持生命并将代谢废物排出体外。独特的代谢方式取决于生物体独特的遗传结构（左伋，2008；陈竺，2005）。

一、遗传的细胞学基础

（一）细胞分裂

细胞分裂（cell division）是生命得以生长和延续的基础。细胞分裂主要分为有丝分裂和减数分裂。通过细胞分裂，获得了与母细胞同样遗传信息的子细胞，细胞数量得以增加，此过程又称为细胞增殖（cell proliferation）。细胞增殖是细胞生命活动的基本特征之一。细胞增殖是以遗传物质 DNA 的复制和细胞分裂为基本事件，通过细胞周期的方式实现的。

（二）细胞周期

细胞从上一次有丝分裂结束到下一次有丝分裂完成的全过程，称为细胞周期（cell cycle）。一个细胞周期包括两个阶段：分裂间期（interphase）和分裂期（mitotic phase，M）。分裂间期是两次细胞分裂之间的相隔时期，是遗传物质 DNA 合成和细胞代谢活动旺盛的时期。根据 DNA 合成和染色体形态的变化，又把间期分为三个时期：DNA 合成前期（gap 1 phase，G_1）、DNA 合成期（synthesis phase，S）和 DNA 合成后期（gap 2 phase，G_2）。

不同生物、不同组织及机体发育的不同阶段，细胞周期的时间是不相同的。一般来说，间期占细胞周期的 90%～95%，分裂期占细胞周期的 5%～10%。$S+G_2+M$ 期的时间变化相对较小，而 G_1 期持续的时间差异却很大。

高等生物的细胞从增殖的角度可以分为 3 种：持续分裂的细胞、暂不分裂或静止期细胞和终末细胞。①持续分裂的细胞：在细胞周期中连续运转，因而又称为周期细胞，这类细胞分化程度较低，如骨骼造血干细胞、皮肤基底层细胞等。②暂不分裂或静止期细胞：暂时脱离细胞周期、已经分化、不增殖的细胞，但在某些因素的刺激下可重返细胞周期，又称为 G_0 期（G_0 phase）细胞，如某些淋巴细胞、肝细胞、肾细胞等。③终末细胞：指不可逆脱离细胞周期、停止在 G_1 期、丧失分裂能力、保持生理功能的细胞，如神经细胞、肌细胞等。

二、遗传的分子基础

（一）基因

基因是具有功能的 DNA 序列片段。DNA 作为遗传物质，储存着大量的遗传信息，精确地编码细胞生长、分裂、分化和对内外环境反应的所有指令。随着人类基因组计划研究的深入和结构基因组学的基本完成，已知人类基因组有 20 000～22 000 个基因。近年来发现人类基因组存在 8000 多种非编码 RNA 基因，表明了人类基因组实际上具有很高的复杂性。

（二）基因组的组成

根据 DNA 序列在基因组中的拷贝数，可将真核基因组中 DNA 序列分为单拷贝序列、重复序列两大类。

1. 单拷贝序列　　在基因组中仅有一个拷贝或少数几个拷贝，在真核基因组中占 50%～80%。绝大多数编码蛋白质的结构基因属于这类单拷贝序列。人类单拷贝序列长短不等，一般由 800～1200 个核苷酸对组成，大部分相隔分布。单拷贝序列的两侧是间隔序列和散在分布的重复序列。

2. 重复序列

（1）中度重复序列：指 DNA 分子中重复次数为 10^2～10^5 的序列，占基因组 DNA 的 15%～30%。大部分中度重复序列是不编码蛋白质的，它们分散在结构基因之间，参与基因表达的调节，少部分中度重复序列是编码蛋白质或 RNA 的结构基因，如 rRNA 基因、tRNA 基因、免疫球蛋白基因、组蛋白基因和人类白细胞抗原基因等。中度重复序列具有较强的种属特异性，可作为区分不同种哺乳动物细胞 DNA 的探针。

（2）高度重复序列：真核生物细胞基因组中重复出现达 10^6 次数以上的 DNA 序列，在人类基因组中占 10%～25%，它的重复单位一般很短，可少到几个或十几个核苷酸对。大部分高度重复序列位于染色体的结构异染色质区域中，主要位于染色体的着丝粒和末端，高度重复序列的功能主要是参与 DNA 复制、基因表达的调节；参与基因转位作用；参与减数分裂过程中的染色体配对。高度重复序列常有反向重复序列（inverted repeat sequence）和卫星 DNA（satellite DNA）两类。①反向重复序列：指在同一 DNA 分子上两个相同的序列呈反向排列。反向重复序列的排列有两种形式：一种是两个反向排列的拷贝之间存在一段间隔序列；另一种是两个拷贝反向串联在一起，中间没有间隔序列。反向重复序列常见于基因组调控区内，推测其作用与复制和转录的调控有关。②卫星 DNA：是在氯化铯（CsCl）密度梯度离心时发现的一类高度重复的 DNA 序列，这些序列出现在 DNA 主要条带的上方或下方，像主要条带的卫星，所以被称为卫星 DNA。人类基因组中卫星 DNA 占基因组的 5%～6%，根据其重复单位的大小可分为三类：大卫星 DNA、小卫星 DNA 和微卫星 DNA。卫星 DNA 的长度变化较大，短的可小于 150bp，长的达 100kb 甚至几个 Mb。而且卫星 DNA 是可变数目串联重复序列，在同一种属的不同个体中重复序列的重复次数不一样，这可作为每一个体的特征，即 DNA 指纹（DNA fingerprint）。卫星 DNA 在不同个体表现的多态性可用于分析和诊断遗传病，但卫星 DNA 的确切功能尚不明确，一般认为与染色体的折叠压缩和减数分裂时染色体的配对有关。

（三）人类线粒体基因组

线粒体基因组由 16 569bp 组成，不与组蛋白结合，呈双链环状。两条链分别命名为重链（外环）和轻链（内环）。mtDNA 分为编码区与非编码区。编码区包括 37 个基因，其中 2 个基因编码线粒体核糖体的 rRNA（16S、12S），22 个基因编码线粒体中的 tRNA，13 个基因编码与线粒体氧化磷酸化相关的蛋白质。各基因之间排列紧密，部分区域还出现重叠；而且基因间隔区很短，因而 mtDNA 任何区域的突变都可能导致线粒体氧化磷酸化功能的改变甚至导致疾病。非编码区与 mtDNA 的复制及转录有关。

mtDNA 的重链和轻链均具有编码功能。重链编码 2 个 rRNA、12 个 mRNA 和 14 个 tRNA；轻链编码 1 个 mRNA 和 8 个 tRNA。重链按逆时针方向转录，而轻链按顺时针方向转录。基因之间无终止子，两条链各自产生一个巨大的多顺反子初级转录产物，而不像真核基因产生的是单顺反子初级转录产物。成熟的 mRNA 没有真核细胞 DNA 通常所具有的 5′ 帽子结构，但是有 polyA 尾。此外，mtDNA 的遗传密码与核 DNA 不完全相同。例如，UGA 是编码色氨酸而非终止信号，AGA、AGG 是终止信号而非精氨酸，AUA 编码甲硫氨酸兼启动信号，而不是异亮氨酸的密码子。

（四）基因的突变

人类基因组既要保持相对稳定又要有所变化。自然界中会发生 DNA 自发突变，但突变率比较低。人类的突变率约为百万分之一，大多数会自发进行 DNA 修复。通过物理、化学和生物因素引起的 DNA 损伤称为诱发突变。DNA 突变可以发生在编码序列或非编码序列，可以发生在体细胞，不传递给子代，也可以发生在配子，传递给子代。基因突变既是遗传变异的主要来源，也是进化的动力。有害的基因突变构成了群体的遗传负荷，是导致某种表型异常的直接原因，也会导致个体对疾病易感性的增加。常见的突变是单个碱基的替换、缺失或插入，也可出现多个碱基的变化。

1. **点突变**（point mutation） 指一个碱基被另一个碱基所替代，又称碱基替换，这是最常见的突变。碱基替换可以发生在基因组 DNA 序列的任何部位。当碱基替换发生在基因外 DNA 序列时，一般不会产生效应。如果发生在基因的调控区域，可能造成基因表达的改变。如果突变发生在基因的编码序列，导致 mRNA 的密码子改变，对多肽链中氨基酸序列的影响可能会出现不同的突变效应：①同义突变，指碱基替换后，一个密码子变成另一个密码子，但所编码的氨基酸没有改变，因此并不影响蛋白质的功能。②错义突变，指碱基替换后使 mRNA 的密码子变成编码另一个氨基酸的密码子，改变了氨基酸序列，从而影响蛋白质的功能。③无义突变，指碱基替换后，使一个编码氨基酸的密码子变为不编码任何氨基酸的终止密码子，使多肽链的合成提前终止，肽链长度缩短，成为无活性的多肽片段。

2. **移码突变**（frameshift mutation） 指 DNA 编码序列中插入或丢失一个或几个碱基，造成插入点或缺失点下游的 DNA 编码框架全部改变，导致氨基酸序列都发生改变。

3. **动态突变** 人类基因组中的短串联重复序列，尤其是基因编码序列或侧翼序列的三核苷酸重复，在一代代传递过程中重复次数发生明显增加，从而导致某些遗传病的发生，称为动态突变（dynamic mutation）。

4. 线粒体基因组的突变　mtDNA 突变率极高，多态现象比较普遍，两个无关个体的 mtDNA 中碱基变化率可达 3%。两个多态性高发区分别位于 16 024～16 365 核苷酸和 73～340 核苷酸区域。这两个区域的高度多态性导致了个体间的高度差异。现已报道了 100 多个与疾病相关的点突变、200 多种缺失和重排，大约 60% 的点突变影响 tRNA，35% 影响多肽链的亚单位，5% 影响 rRNA。mtDNA 突变类型主要包括点突变、大片段重组和 mtDNA 数量减少。

（李长勇）

第二节　从基因多态性分析人的差异

人类遗传多样性是生物多样性的重要组成部分（金立等，2006）。

一、人群遗传多样性的经典标记

一个物种的遗传多态性从根本上讲就是该物种各基因座位上等位基因的多样性和群体间等位基因频率的差异，因此遗传多样性研究的最理想的标记便是基因本身的核苷酸序列。

被调查过基因频率的基因座位目前已达 74 个，其中属红细胞血型的 14 个，属红细胞酶的 9 个，属血清血浆蛋白的 16 个，属白细胞抗原 HLA 的 4 个，属形态和生理形状的 31 个。涉及的红细胞血型是 ABO、MNS、P、Rh、Lewis、Duffy、Kidd、Kell、Diego、Lutheran 和 Xg 这 11 个血型系统。涉及的红细胞酶是腺苷酸激酶、磷酸葡萄糖变位酶、6-磷酸葡萄糖酸脱氢酶、酯酶 D、酸性磷酸酶、腺苷脱氨酶、乙二醛酶、谷丙转氨酶和葡萄糖-6-磷酸脱氢酶等。涉及的血清血浆蛋白是免疫球蛋白同种异型 Gm 和 Km、转铁因子、珠结合蛋白、组特异性成分、α-抗胰蛋白酶蛋白、备解素、Bf，以及补体 C2、C3、C4、C5、C6、C7 和 C8 等。涉及的形态和生理性状是耵聍的干湿、红绿色盲、苯硫脲味盲、眼色、发色、鼻孔宽窄、蒙古褶的有无、舌运动、耳垂有无等（金立等，2006）。例如，通过基因频率的调查发现，我国民族在某些基因座位上有其明显的遗传结构特点。红细胞酶中的酯酶 D 基因座位，其等位基因 esd^2 的频率在被调查过的白种人和黑种人中一般为 0.1～0.2，纯合体比率更低，甚至为 0（如澳大利亚土著人），而我国被调查过的汉族和少数民族人群，绝大多数都为 0.27～0.40，纯合体亦为常见表型（徐玖瑾等，1989）。再如血清蛋白中的转铁蛋白基因座位，其等位基因 tf^{Dchi} 的频率在我国被调查过的汉族和少数民族人群中为 0.0095～0.0381，日本人为 0.0063，而在所有被调查过的黑种人、白种人和澳大利亚土著人人群中，其频率都为 0。因此，tf^{Dchi} 基因是蒙古人种特有的标记（王晓明等，1991）。

二、应用 HLA 标记研究中国人群的基因组多态性

HLA（human leukocyte antigen）是人类的主要组织相容性复合体。HLA 系统是一个由一系列紧密连锁的基因座所组成的具有高度多态性的遗传复合体，也是目前已知的多态性最丰富的一个基因系统，拥有极大数量的等位基因，赋予种群巨大潜力以适应多变的内外环境。HLA 等位基因频率分布、单体型组成及单体型频率分布，在不同人种、不同地区

均有明显差异，因此 HLA 基因的研究可作为一种遗传标记，广泛应用于民族的起源、进化、迁徙、融合等人类遗传学研究中。HLA 基因编码的分子不但在 T 细胞分化发育中是必需的，而且在天然免疫和特异性免疫的启动和调节中也发挥重要作用。HLA 的生物学功能与人类的生老病死息息相关，因此成为免疫学、遗传学研究的热点之一（金立等，2006）。

（一）HLA 复合体的结构特点

HLA 复合体是迄今所知人类多态性最丰富的遗传系统，定位于第 6 号染色体断臂的 6p21.31 区，长 3.6Mb。1999 年已完成全部序列分析及基因定位。在 3.6Mb 区域内共确认了 224 个基因座位点，到 2000 年该区域又新命名了 15 个基因座，共有 239 个基因座。其中 128 个为功能性基因，有产物表达。此区域结构具有以下几个特点：①是免疫功能相关基因最集中、最多的一个区域，128 个基因中 39.8%的基因产物均具有免疫功能；②是基因密度最高的一个区域，平均每 16kb 就有一个基因；③是多态性最丰富的一个区域，至 2005 年底已正式命名的等位基因数目超过 2300 个；④是与疾病关联最为密切的一个区域（金立等，2006）。

（二）HLA 基因的多态性

1. **多态性** 丰富的多态性是 HLA 基因系统的一个最重要特点。HLA 复合体中很多基因座位的 DNA 序列在人群中存在大量变异体，称为等位基因。大量的等位基因往往为经典 HLA 基因所拥有，如 B 座位的等位基因数高达 748 个。对每一个体，任何一个座位均有 2 个等位基因，分别来自父母，这些等位基因均能得到充分的表达，成为共显性。由于人类是随机婚配的杂合群体，一般情况下来自父母的两条第 6 号染色体所有 HLA 等位基因完全相同的概率极小，这不仅使 HLA 成为人体中多态性最丰富的系统，也使每一个体所具有的 HLA 等位基因及其产物成为该个体独特的生物学特征，即个体性的标志。HLA 系统的多态性保证了种群能显示对各种病原体合适的免疫应答，以维持群体的稳定性。

HLA 等位基因频率在不同人种、不同民族、不同地域存在明显差异。HLA-A2 是世界范围内绝大多数民族常见的抗原，但在巴布亚新几内亚则不存在；又如 HLA-A3、HLA-B7、HLA-DR1 是白种人中较为常见的抗原，但在东方人中出现频率很低；东方人中最常见的 HLA-B7、HLA-DR9 在白种人中却十分罕见。因此，HLA 系统在人类遗传学上成了一个极好的群体标志，对研究人类起源、迁徙、混杂及某些疾病的高发有很大价值。但是，HLA 高度多态性也为器官移植时寻找合适的供体带来了困难。HLA 基因的多态性及其在不同种族中分布差异的原因是自然选择所造成的（金立等，2006）。

2. **HLA 系统中的连锁不平衡** 连锁不平衡（linkage disequilibrium）指在某一群体中，不同座位上某两个等位基因出现在同一条单体型上的频率与预期值有明显的差异。连锁不平衡的差异程度可由连锁不平衡参数 $\varDelta$ 来表示。HLA 系统中经典的 I 类区域座位和 II 类区域座位均存在连锁不平衡。如白种人中，HLA-A1 基因频率为 0.275，HLA-B8 基因频率为 0.157。A1 与 B8 在同一条单体型上的预期频率为 0.043（0.275×0.157），但在人群中 A1-B8 在同一条单体型上的频率为 0.098，连锁不平衡参数 $\varDelta$ 为 0.098-0.043=0.055。II 类区域中 DQ 亚区与 DR 亚区之间存在强连锁不平衡，特别是 DRB1、DRA1、DQB1 三座位某些等位基因之间往往呈现很强的连锁不平衡，可能反映它们之间缺少交换或这些等位基因的组合经历了特殊条件下的自然选择。连锁不平衡的存在，造成不同人群中，尤其在隔离群体中，出现Ⅰ类座位和Ⅱ类座位不同等位基因的非随机组合，由此构成的单体型称为祖先单体型（ancestral haplotype）。这些祖先单体型在一定程度上可作为该群体的遗传标志。

3. 中国人群中的 HLA 遗传多样性　自 20 世纪 80 年代开始，我国科学工作者用国际上统一的血清学方法及分子生物学方法，对我国主要城市的汉族群体及至少 18 个主要的少数民族群体进行了 HLA Ⅰ类、Ⅱ类及Ⅲ类抗原/基因频率分布研究，初步调查了中国人群中的 HLA 遗传多样性（金立等，2006）。

HLA-A 座位基因频率在我国各民族与群体中均是以 A2 为最常见，基因频率为 0.21～0.38，几乎每 2 人中就有一个个体有 A2 基因。这一点与世界范围内绝大多数群体具有相似性。截至目前，除巴布亚新几内亚外，黑种人、白种人各群体中也是以 A2 基因最常见，提示 A2 基因在人类早期就存在。除 A2 基因外，中国人群中常见的基因有 A11、A9、A10、A19。A11 基因中占主要的是 A*1101 基因，A9 基因中主要是 A*2402 等位基因，A10 中占优势的是 A*2601，A19 基因中最常见的是 A*3301 和 A*3001，而 A1、A3、A23、A25 和 A28、A29、A31 均为低频率基因。这些分布在日本、韩国等黄种人中十分相似。我国常见的这些 A 位点基因在白种人和黑种人中正好是低频基因，而常见的 A1、A3、A23、A28 又是蒙古人种中的低频基因，基因频率差异很大，如 A1、A3 在中国人中的基因频率均小于 1%，而在白种人中均在 10% 以上。即使是三大人种中均为常见的 A2 基因，其等位基因频率的分布也具有明显的种族特异性，如德国白种人中 A*0201 基因占了绝对优势，97% 的 A2 阳性个体均为 A*0201，在上海地区汉族人群中 A*0201、A*0206、A*0207 均为常见等位基因（范丽安等，1997），而 A*0204 和 A*0214 则为黑种人的典型 A2 等位基因（Kransa et al，1995）。

HLA-B 座位基因频率在中国各群体中以 B40（尤以 B60 为主）为最高，占 15%～23%，其次是 B46、B13 和 B15，其基因频率基本上都在 10% 以上，这四个基因频率的总和已超过了 50%。与白种人、黑种人相比，我国群体中常见的 B 基因正是其低频基因，而其高频基因如 B7、B8、B44 却又是黄种人中的低频基因。特别值得一提的是 B46 基因，该基因在白种人中频率极低，而在黑种人中几乎不存在，因此被称为东方人种基因。黑种人中除了与白种人一样，B7、B8 为常见基因外，B42、B53 和 B70 均为较常见基因，与黄种人和白种人明显不同。

HLA-C 座位基因频率在三大人种之间有相似性和独特性。HLA-Cw7 在三大人种中均为最常见的基因，频率为 12%～28%，除 Cw7 外，中国人群中常见的 Cw 基因为 Cw1、Cw3 和 Cw6，白种人中除了 Cw7 外，常见的基因为 Cw4、Cw5 和 Cw6。黑种人中 Cw2 的基因频率则明显高于黄种人和白种人。

HLA-DRB1 座位基因在三大人种中也存在明显的频率差异。中国人群中常见的 DRB1 基因按频率高低一般为 DR*15、DR*09、DR*07、DR*12 和 DR*04（杨丛林等，2003；冯明亮等，2003）。白种人中常见的基因依次为 DR*07、DR*04、DR*13、DR*15、DR*01、DR*03。黑种人中最常见的基因是 DR*03，其次为 DR*13 和 DR*11。值得提出的是 DRB1*09 基因，黄种人中其基因频率一般不低于 10%，甚至可高达 17%，而在白种人和黑种人中的基因频率极低，大多数人在 1% 以下，因此 DBR1*09 基因也被称为黄种人基因。

DQB1 基因和 DRB1 基因有较强的连锁不平衡，因此，中国人群中最常见的 DQB1 等位基因为*0303、*0301、*0201、*0601，而欧美白种人中最常见的 DQB1 基因为*0301、*0201、*0501，黑种人中最常见的 DQB1 基因则为*0602，其次为*0201 和*0301。最引人注目的是黄种人中与 DRB1*0901 处于连锁不平衡的 DQB1*0303 等位基因，该基因在白种人和黑种人中基因频率均极低。

DPB1 的基因频率在三大人种中的分布也有十分明显的特点（范丽安等，1993）。我国南北汉族和日本、泰国人群中主要等位基因均为 DPB1*0501，检出率为 59%~74%，而该等位基因在白种人中均为低频基因，黑种人中则未检出，因此 DPB1*0501 可看作黄种人的一个标志性等位基因。DPB1*0401 为白种人的主要等位基因，约 50%的人有该基因。黑种人中的主要等位基因则为 DPB1*0101，该基因在黄种人及白种人中的等位基因频率均极低，因此可看作黑种人中的 DBP1 的标志性等位基因。

三、应用微卫星标记研究中国人群的遗传多样性

在人类基因组中存在着大量串联重复序列，根据序列重复单位的大小不同，人为地将它们分为卫星序列（satellite DNA）、小卫星序列和微卫星序列。卫星序列一般存在于异染色质区，主要存在于着丝粒区域，重复单位长度达上千个碱基，重复次数可达上百次。而小卫星序列和微卫星序列被合称为数目可变的串联重复序列（variable number of tandem repeat，VNTR），通常将重复单位大于 10~15bp、重复序列长度在 0.5~100kb 的串联重复序列称为小卫星序列（minisatellite DNA），而将那些重复单位只有 1~6bp、重复序列长度仅为几十到几百个碱基的串联重复序列称为微卫星序列（microsatellite DNA）。微卫星序列也称为微卫星标记，或短串联重复序列（short tandem repeat，STR），于 20 世纪 80 年代早期被发现且广泛存在于真核生物基因组中，原核生物基因组中也有少量的微卫星标记。STR 在染色体 DNA 中散在分布，其数量可达 5 万~10 万，现在仍是最常用的遗传标记之一（金立等，2006）。

随着微卫星位点不断被发现和确定，微卫星的检测分型技术也得到了迅速的发展，国外相继开展了应用微卫星进行基因定位和世界不同人群遗传多样性研究，以及人类起源、进化和迁徙的分析探讨。我国的研究工作者参考国外研究进展，结合我国的实际情况，在微卫星研究的方法学和不同民族群体遗传多样性方面进行了探索研究。

1998 年，在褚嘉祐等我国人类基因组多样性计划成员的努力与合作下，收集了中国 28 个民族群体的样本，即广东、河南、北方省份和云南 4 个汉族群体；24 个少数民族群体：哈尼族（爱尼支系）、布朗族、傣族、德昂族、侗族、鄂温克族、回族、景颇族、朝鲜族、拉祜族、黎族、满族、畲族、藏族、土家族、维吾尔族、佤族、瑶族（布努支系）、瑶族（金秀支系）、彝族及台湾高山族的 4 个支系（阿美、阿塔雅、排湾、雅美），应用在引物末端分别标记不同荧光染料的 15~30 个微卫星位点进行了基因扫描和分型，得到的数据与国外的 15 个群体[Japanese，Buyat，Yakut，Cambodian，Karitiana，Mayan，Australian，New Guinean，Burushaski，Italian，Basque，CEPH，Pygmy（Car），Pygmy（Zai），Lissongo]的数据，根据 Cavalli-forza 和 Edwards 方法计算不同群体间的遗传距离，分析其遗传分化关系并以邻接法构建了 32 个东亚人群的系统树，探讨了这 28 个民族群体间的遗传关系及其与 15 个国外群体的关系。其结果揭示：①中国南北人群间存在差异，北方群体的基因池有 2 个来源，一个来自东亚人群，一个来自迁入亚洲北部的阿尔泰人，而这些阿尔泰人

要么来自于中亚地区，要么就起源于中亚地区；②被研究的这些群体间的相互关系与语言学划分不一致，说明这些民族群体间存在过实质性的基因交流；③东亚人群的基因池有多个来源：有来自东南亚人群的基因流，有来自东北部阿尔泰人的基因流，还有来自中亚或欧洲人群的基因流（Chu et al，1998）。

之后，俞建昆等利用 30 个荧光标记引物的人类常染色体微卫星位点（D19S210、D19S220、D19S414、D19S420、D20S100、D20S115、D20S117、D20S171、D20S196、D10S537、D12S373、D16S677、D19S152、D1S484、D21S1435、D2S434、D6S1009、D7S493、D17S1824、D17S1873、D22S1158、D4S2989、D5S407、D10S187、D18S1131、D18S1144、D18S452、D18S456、D19S601、D3S1768）对我国的白族、纳西族、土族、撒拉族、山东汉族和畲族6 个民族群体进行了基因扫描和分型（俞建昆等，2001）。用 Shriver 的 DSW 法计算了遗传距离，用 Neighbor-Joining 法和 UPGMA 法构建了系统发生树，结合有关资料分析了它们之间的遗传关系。结果揭示，在构建的系统发生树中，纳西族、撒拉族和土族聚成一簇，汉族、白族聚成一簇，畲族单独为一支。这些结果与它们的地理分布和民族历史基本上是一致的。

此外，班贵宏等通过对中国 13 个民族群体，即云南汉族、广东汉族、山东汉族、白族、傣族、拉祜族、黎族、纳西族、撒拉族、畲族、土族、佤族和云南藏族，共 577 份样本进行了 MICA 基因微卫星的扫描分型，获得了该微卫星的不同等位基因在各个民族群体中的遗传数据。结果表明，该微卫星位点在这 13 个民族群体中都符合 Hardy-Weinberg 平衡，该位点的多态信息含量（PIC）在云南汉族、广东汉族、山东汉族、傣族、纳西族、撒拉族和畲族中均大于 0.70，在白族、黎族、土族和藏族中介于 0.60～0.70；在拉祜族和佤族中则较低，分别为 0.552 1 和 0.539 2，但也都大于 0.50。MICA 基因微卫星在 13 个民族群体中的分布存在显著性差异，即使在同一民族的不同群体间也有显著性差异，如山东汉族与云南汉族和广东汉族之间就有很大差异。而不同民族之间的差异则更为明显，如拉祜族和佤族与其他民族群体之间就存在显著性差异，黎族和畲族也与多数民族群体之间存在显著性差异（班贵宏等，2001）。这些群体分析的结果提示，MICA 基因微卫星是一个遗传多态性较高的遗传标记，在人类进化研究、个体识别、亲子鉴定、基因作图与定位及疾病诊断方面有较大的潜在应用价值。

2002 年 Rosenberg 等应用 377 个微卫星位点对世界的 52 个民族群体的 1056 个个体进行了遗传结构分析，其中有我国的傣族、达斡尔族、北方汉族、美国华裔汉族、赫哲族、拉祜族、苗族、蒙古族、纳西族、鄂伦春族、畲族、土族、土家族、锡伯族、彝族等 15个民族群体，其研究发现，各大洲的民族群体能通过微卫星位点的遗传多样性的差异区分开来（Zhivotovsky et al，2003）。

国内针对我国丰富的民族群体遗传资源，也开展了一些关于 15 个法医学常用的微卫星位点的研究，但这些研究所选取的位点和民族群体都是零星分散的，主要是研究了几个微卫星位点在这些民族群体中的等位基因频率分布、杂合度、个体识别率和非父排除率等群体遗传学指标，而进行不同群体间分析研究的却不多。主要研究的微卫星位点有 TPOX、D7S820、D8S1179、D2S1338、D13S317、VWA、D5S818、D19S433、D18S51、D21S11、D16S539、D3S1358、TH01、CSF、FGA 15 个。研究的民族群体有维吾尔族、锡伯族、乌孜别克族、柯尔克孜族、畲族、白族、纳西族、阿昌族、怒族、傈僳族、独龙族、普米族、回族、蒙古族、藏族、瑶族、维吾尔族、东乡族、朝鲜族、黎族、京族、毛南族、水族、苗族、哈萨克族、汉族等 45 个民族群体。

此外，一些其他常染色体上的微卫星位点也已进行了人群中等位基因及其频率分布、杂合度、个体识别率、非父排除率等的检测分析。如胡羽等检测了康巴藏族 D18S495、D3S1754、D12S391、D12S375、D18S865 五个微卫星位点等位基因的频率分布，5 个位点的基因型分布均符合 Hardy-Weinberg 平衡，分析了各位点的杂合度、个体识别率、非父排除率，认为这 5 个位点在康巴藏族群体中有较高的法医学应用和群体遗传学研究价值（胡羽等，2004）。同样，邱广容等分析了我国北方汉族人群 7p14—p15 区域内 6 个微卫星位点和 12q13 区域内 8 个微卫星位点的遗传多态性，这些位点的基因频率分布均符合 Hardy-Weinberg 平衡，在北方汉族中呈现较好的遗传多态性（邱广容等，2003）。

也有学者利用法医学研究常用的微卫星位点的等位基因频率对一些民族群体的相互关系和遗传距离进行了比较研究，结果揭示种族之间的差异大于民族之间的差异，阿昌族与藏族、汉族的遗传距离较近，而与维吾尔族的距离则较远（Lin et al，2000），而王维新等也用法医学中常用的 10 个微卫星位点对云南怒族和新疆的维吾尔族、锡伯族进行了基因扫描和分型并进行了遗传结构分析，获得了 3 个民族群体微卫星位点遗传分布特征和遗传方式等数据，与美国黑种人和白种人数据进行比较发现，不同民族和种族之间等位基因频率分布存在差异，但中国民族群体间的差异不显著，与国外民族相比则差异显著（王维新等，2003）。

四、应用 mtDNA 标记研究中国人群基因组多样性

我国民族众多，各民族在长期繁衍生息过程中，不断发生交流融合，也不断有迁徙和隔离，从而形成如今各具特色的民族群体。各民族独特的文化是否有其遗传学基础？汉族人群和当地少数民族人群间的遗传亲缘关系如何？我国历史上的古老人群和现代人群间的遗传结构是否有异同？这些涉及民族的形成、演化和融合等问题，都可以通过遗传分析来尝试解答。当前，社会经济生活的发展客观上促进了各民族加速走向融合，因此，及早开展我国人群遗传多样性工作，显得尤为迫切。人类 mtDNA 由于自身比较特异的遗传特性，即母系遗传、缺乏重组、进化速率高、群体内变异大等特点，而被广泛地应用于研究人类群体的起源、演化和亲缘关系。基于我国人群 mtDNA 的系统研究，一方面可以为探讨中华民族源流提供更多的遗传佐证；另一方面对法医科学和疾病研究也有借鉴和参照作用。

母系遗传、缺乏重组和高进化速率是 mtDNA 重要的遗传特性，也是它作为研究现代人类起源、人类迁徙历史和人群遗传多样性很有用的一个遗传标记的内在原因。母系遗传、缺乏重组使得我们能够从人群中分布的 mtDNA 世系来追踪人群的史前历史，推测人群间的母系基因交流和区域性人群的微分化；高的进化速率（是核基因组的 10～20 倍）一方面为法医鉴定提供了可能和依据；另一方面也使得我们能够通过群体中 mtDNA 世系上积累的变异来比较群体间的遗传多样性差异，推测人群的史前扩张、迁徙和经受建立者效应发生的大致时间（金立等，2006）。

（李长勇）

第三节 人的差异形成的表观遗传学机制

一个多细胞生物机体不同类型细胞的基因型是完全一样的，然而它们的表型各不相同，这是由于不同类型的细胞之间存在着基因表达模式的差异。通过有丝分裂或减速分裂来传递非 DNA 序列信息的现象称为表观遗传（epigenetic inheritance）。表观遗传学（epigenetics）就是研究不涉及 DNA 序列改变的基因表达和调控的可遗传的变化。表观遗传的异常可引起表型的改变、机体结构和功能的异常甚至导致疾病的发生。

一、概述

表观遗传学的发展建立于对多种不符合经典孟德尔定律的遗传现象的揭示。经典遗传学将突变置于核心地位，认为不同表型的遗传是由 DNA 序列突变导致的等位基因差异造成的，如豌豆、果蝇的多种相对性状的界限是由突变界定的。而不符合孟德尔定律的性状遗传性是在同样的细胞核环境中，无 DNA 序列改变的情况下仅有两个等位基因中的一个得到表达，其中的一个重要问题便是等位基因的选择性调控机制。例如，从传统遗传学角度来说，同卵双生子具有完全相同的基因型，如果在相同的环境中成长，两者应该具有非常相似的性格、体质、气质及疾病易感性等，但事实并非如此。近年来科学家们发现，同卵双生子个体发育中这些可遗传的差异主要是由于"表观遗传修饰"所导致的，各种环境因素都可以通过表观遗传影响基因组的表达，即同卵双胞胎的外部表型差异是由个体生长过程中多种表观遗传修饰积累所造成的（Leimar，2005）。

多细胞生物体是由单个受精卵逐步发育而来的，从干细胞（受精卵）到完全分化的众多细胞虽然具有同样的 DNA 序列，但其基因表达却相差悬殊（即选择性基因表达），发育过程中细胞之间的这种表型差异被称为"表观遗传学全貌"。即由一个受表观遗传调控的单基因组发展为 200 多种表观基因组（epigenome），这种程序性变化被称为表观遗传密码。表观遗传密码大大扩展了经典遗传密码中所隐藏的遗传信息，经典遗传信息提供生命所必需的蛋白质的模板，而表观遗传信息提供的是基因表达的具体时空、表达方式的指令。所以，在个体发育过程中，一个基因组可以衍生出许多不同类型的表观基因组。

基因组是指某一个体不变的所有 DNA 序列的总和，表观基因组则是指染色质的总体构成，对应所有特定细胞中的整个染色体组即细胞整体的表观遗传状态。表观基因组在细胞分化过程中发生变化，分化或去分化需要表观基因组重新编程，所以不同的细胞类型具有不同的表观基因组。

表观遗传学是指不涉及 DNA 序列变化而在细胞代间传递的遗传现象的一门科学。表观遗传学的含义包括：①可遗传性，即可通过有丝分裂或减数分裂在细胞或世代间传递；②无 DNA 序列变化；③可逆性。表观遗传修饰的精细调控机制及其准确无误的遗传对个体的正常发育非常重要。相反，表观遗传修饰异常将导致多种疾病如肿瘤、神经退行性病变。近年来，表观遗传学已逐步成为生命科学领域的研究热点之一，推动着并将继续推动传统遗传学的新发展（Nussbaum et al，2007；傅松滨，2007）。

二、表观遗传学研究内容

在结构基因组之后的功能基因组的研究中，生物个体的不同组织、不同发育阶段的基因选择性表达的调控机制已成为揭示各种生命现象本质的重要领域。目前已知真核生物的基因表达调控包括经典的遗传调控（genetic regulation）和表观遗传调控（epigenetic regulation）。其中，遗传调控包括细胞核、细胞质的多水平调控，如转录、转录后加工、翻译、翻译后修饰等，其中具有高度选择性的环节是转录水平的调控。而表观遗传调控是以染色质为基础的基因表达调控，是指转录前染色质水平上的结构调整，但基因的核苷酸序列没有发生改变。

目前表观遗传学研究范畴非常广泛，如 DNA 甲基化（DNA methylation）、基因组印迹（genome imprinting）、基因沉默（gene silencing）、染色质重塑（chromatin remodeling）、假基因、RNA 剪接、RNA 编辑、RNA 干扰、X 染色体失活、组蛋白共价修饰、蛋白质翻译后修饰等。总体来说，表观遗传学研究范畴可分为两大类，即基因转录水平调控和基因转录后调控。其中，转录水平调控包括 DNA 甲基化、基因组印记、染色质重塑、假基因、组蛋白修饰等；转录后调控包括各种 RNA 分子介导的调控（傅松滨，2007；埃利斯等，2008）。

三、DNA 甲基化

（一）DNA 甲基化现象

DNA 甲基化是常见的 DNA 水平的表观遗传现象，也是最早被发现的与基因抑制相关的表观遗传机制，几乎存在于除酵母以外的所有真核生物中。甲基化的 DNA 主要分布于基因组的非编码区（如着丝粒、端粒异染色质）和散在的重复元件区（转座子），而非活化基因的 CpG 岛区。高等真核细胞基因组中 DNA 甲基化水平的提高与非编码区和重复 DNA 序列的增加有关。DNA 甲基化主要参与细胞的防御机制即能够沉默基因组中的大部分外源序列。

DNA 甲基化是指在 DNA 甲基转移酶（DNA methyltransferase，DNMT）的作用下，将甲基添加在 DNA 分子的碱基上，最常见的是添加于胞嘧啶的 5 位碳原子上而形成 5 甲基胞嘧啶（5mC）。

哺乳动物基因组中 DNA 甲基化是必不可少的，其中约 70% 的 5mC 位于二核苷酸 CpG 上。CpG 二核苷酸常位于结构基因的 5′ 端调控区，且常串连成簇排列，这种富含 CpG 二核苷酸的区域被称为 CpG 岛（CpG island），含 500～1000bp。CpG 岛有如下特点：①CpG 岛主要位于基因的启动子区，只有少量位于基因的第一外显子区。②CpG 岛一般是非甲基化的。管家基因（house-keeping gene）的启动子区富含 CpG 岛并保持非甲基化状态。组织特异性基因的启动子 CpG 含量少，但常常甲基化。③CpG 岛的甲基化一般与基因沉默（gene silence）相关联；而非甲基化一般与基因活化（gene activation）相关联；去甲基化（demethylation）则与沉默基因的重新激活相关联。一般认为 5mC 修饰在空间上会阻碍转录因子复合物与 DNA 的结合。

（二）DNA 甲基化与其他表观遗传修饰的关系

DNA 甲基化和组蛋白的甲基化密切相关。如 H3K9 的甲基化是 DNA 甲基化的必要条件，同样 DNA 的甲基化也能导致 H3K9 的甲基化。DNA 甲基化、组蛋白的甲基化与染色质的异固缩、基因转录受抑制及功能静止相关；而 DNA 的去甲基化、组蛋白的乙酰化和染色质解压缩、基因转录的启动及功能活化相关。也就是说，DNA 的甲基化、组蛋白的甲基化提示基因处于沉默状态，DNA 的去甲基化、组蛋白的乙酰化提示基因处于打开状态。

RNAi（RNA interference）与 DNA 的甲基化及组蛋白的甲基化之间也有密切的关系。RNAi 可能通过直接触发中心粒周围异染色质区特异位点的甲基化及组蛋白修饰（如 H3K9 的甲基化），进而导致可遗传的稳定基因沉默。

四、基因组印记

基因组印记（genomic imprinting）是一种不符合孟德尔遗传定律的表观遗传修饰，父源和母源的基因对个体发育有着不同的影响。即父源和母源的等位基因在通过生殖细胞传递给子代过程中发生了某种修饰，使后代只表达父源或母源等位基因中的一种，又称基因印记（gene imprinting）或遗传印记（hereditary imprinting）。

在人类基因组的大约 25 000 个基因中，大多数基因在两条同源染色体上有相同的表达模式，只有几百个基因有基因组印记现象。雄性和雌性个体都受基因组印记的影响，与性别无关，而与基因的来源有关。

按照传统的中心法则，基因型决定表型，但很难解释一些无 DNA 序列改变的、可遗传的基因表达机制。按照表观遗传学理论，多种表观修饰引起的基因突变或基因表达方式的改变，如果发生在生殖细胞中，则可传递给下一代，这样便很好地解释了环境因素对遗传的影响。

在二倍体细胞中，非印记基因的父源和母源拷贝都会表达，而印记基因只表达其中的一个拷贝，即印记基因是二倍体细胞中的父源或母源特异性表达的基因。还有些特异性表达的基因是由父母对胚胎遗传物质的不等贡献导致的，如线粒体基因由母方贡献较大；Y 染色体的连锁基因只出现于雄性。

基因组印记能够防止哺乳动物的孤雌生殖。孤雌生殖是指由相同母源基因组的两份拷贝产生二倍体子代。哺乳动物是二倍体生物，雌性虽然在结构上被赋予了生殖能力，但胎儿生长所需的一些重要基因只在父源染色体上表达，而在母源染色体上被沉默了。一般认为亲本印记发生于生殖细胞形成过程中和受精后 12 小时之内。用核移植技术从刚受精的受精卵中取出供体雌原核（或雄原核），通过显微注射方法注入受体受精卵（相应去除雄原核或雌原核），产生新的二倍体的孤雌和孤雄胚胎（gynogenetic and androgenetic embryos）。实验证明，孤雌胚胎和孤雄胚胎均不能存活，而只有由一个雌原核和一个雄原核重建的二倍体胚胎才能存活可育。如拥有父源两套染色体的受精卵将发育为葡萄胎，拥有母源两套染色体的受精卵将发育为卵巢畸胎瘤，双雄受精或双雌受精的三倍体也都发育为畸胎儿。印记失调会导致发育上的一些先天性疾病。

五、X 染色体失活

在哺乳动物中，雌性和雄性具有相同数目的常染色体，另外还有一对性染色体，其中雌性有两条 X 染色体，分别来自父本（Xp）和母本（Xm）；雄性有一条 X 染色体和一条 Y 染色体。雄性的 Y 染色体小于 X 染色体，含有较少数目的基因，而且其 X 染色体总是来自母本。这种性别间 X 染色体剂量的差异如果不被调节，会引发 X 连锁基因表达水平（RNA 和蛋白质）的不平衡。生物进化过程中出现的剂量补偿效应（dosage compensation）机制避免了这种不平衡现象的发生。

仅有三种机制能够实现同型配子和异型配子间 X 连锁基因转录水平的平衡：①关闭两条雌性 X 染色体中一条上的基因转录；②使雄性的单条 X 染色体的基因转录效率加倍；③使两条雌性 X 染色体的转录效率均减半。哺乳动物中的剂量补偿效应是通过第一种机制，即完全沉默 XX 个体中的一条 X 染色体实现的。除哺乳动物外，其他模式生物也具有剂量补偿效应机制，其中果蝇是通过第二种机制即 XY 个体中单一 X 染色体上基因表达上调一倍实现的；而线虫则是通过第三种机制即 XX 个体中两条 X 染色体的基因表达同时下调一半实现的。

六、RNA 调控

RNA 干扰是细胞内通过双链 RNA 分子在 mRNA 水平上诱导的特异性序列的基因沉默。因为 RNAi 发生在转录后水平，所以又将其称为转录后基因沉默（post-transcriptional gene silencing，PTGS）。

Fire 等于 1998 年最先提出了 RNAi 的概念。他们首次描述了线虫体内外源性 dsRNA 诱导的高效、特异的基因沉默现象，甚至每个细胞只需要几个 dsRNA 分子。后来发现 RNAi 广泛存在于各种生物中，而且有些 dsRNA 还能诱导非特异性的基因沉默。dsRNA 可以是外源性的，如病毒 RNA；也可以是内源性的，可由重复 DNA 元件双向转录形成，或由链内碱基能够配对的 RNA 转录物形成，如反向重复序列区转录而来的 RNA 能够自身回折形成发卡状结构。

2000 年以来，RNAi 的分子机制逐步被揭示。RNAi 中，长链 dsRNA 首先被 Dicer（RNA Ⅲ型核酸酶）从 3′ 端反向剪切为小干扰 RNA 分子（small interfering RNA，siRNA），siRNA 为 21～25nt 的互补的短双链结构，且 3′ 端有 2nt 的突出碱基。然后通过碱基互补配对，已解为单链的 siRNA 被定位到 mRNA 上而引起基因沉默。siRNA 也可直接定位于染色质的特定区域，抑制转录，故又称为转录水平的基因沉默（transcriptional gene silencing，TGS）。

较早被揭示的小分子调控 RNA 为 siRNA 和 miRNA。两者有许多共同之处：大小为 22nt 左右；需多种同类酶和蛋白质因子参与；在转录后水平负调控基因表达。两者的主要区别：siRNA 可能是内源性或外源性的，miRNA 则均是内源性的；siRNA 引发 mRNA 的降解，而 miRNA 主要抑制转录后的翻译。

RNAi 已经成为基因功能研究的一个非常有价值的工具。具有调控功能的小 RNA 可以通过转录后水平、转录水平调控基因组的表达，通过引入和 mRNA 互补的 siRNA，就能够做到抑制靶基因的表达、沉默转座子等。而内源性 miRNA 则通过转录抑制而调控个体发育过程。目前 RNAi 也应用于临床治疗，其重点就是如何把 siRNA 有效地导入靶细胞中而使其发挥抗病毒等作用。

目前鉴定的含有 siRNA 的复合体有 RISC（RNA-induced silencing complex）和 RITS（RNA-induced transcriptional silencing）。其中，RISC 即 RNA 诱导的沉默复合物中，siRNA

通过碱基互补配对原则，识别并靶向目标 mRNA，启动相应 mRNA 的内切降解。在 RITS 即 RNA 诱导的转录沉默复合物中，来源于 dsRNA 的 siRNA 定位于染色体的某些区域而引发 DNA 及染色质的修饰。

七、组蛋白修饰

组蛋白是核小体的重要结构组分，在真核细胞中参与 DNA 包装形成染色质。染色质中的组蛋白是在进化上高度保守的碱性蛋白质，但其结构通过各种共价修饰处于动态变化之中。组蛋白的共价修饰可通过影响组蛋白与 DNA 双链的亲和性，从而改变染色质的松散或凝集状态。组蛋白作为染色体结构元件和基因表达的负调控因子，其修饰状态对被其所覆盖的基因的表达起着非常重要的调节作用。目前组蛋白的翻译后修饰已成为表观遗传学研究的重要领域。

组蛋白是多种翻译后修饰的底物。组蛋白被修饰的氨基酸的种类、位置、修饰类型等被称为组蛋白密码（histone code）。常见的组蛋白修饰方式有乙酰化、甲基化、磷酸化、泛素化、瓜氨酸化、ADP 核糖基化、生物素化、糖基化及 Sumo 化等，它们是构成组蛋白密码的基本组分。组蛋白密码不像 DNA 密码那样具有通用性，而是在不同生物间具有不同的机制，组蛋白密码在更高水平上赋予了遗传信息的多样性，提供了机体在不同条件下基因表达的表观遗传信息。

组蛋白修饰及组蛋白密码是表观遗传调控的重要内容，因为它不仅直接调控基因的表达，而且可以通过对 DNA 的修饰而影响相关基因的活性。

（一）组蛋白的乙酰化和去乙酰化

组蛋白在参与核小体的组装时，其 N 端为不稳定、无一定组织的结构并常延伸到核小体之外，容易受到各种化学修饰。组蛋白乙酰化常发生在核心蛋白（尤其是 H3、H4）的 N 端碱性氨基酸富集区的特定赖氨酸残基上。核小体的组蛋白有多个位点可提供乙酰化，但特定基因部位的组蛋白乙酰化和去乙酰化以一种非随机的、位置特异的方式进行。组蛋白的乙酰化修饰大多在 H3 的 Lys9、Lys14、Lys18、Lys23、Lys56 和 H4 的 Lys5、Lys8、Lys12、Lys16 等位点。组蛋白乙酰转移酶（histone acetyltransferase，HAT）并不与 DNA 直接结合，而是使与 DNA 结合的转录因子能够聚集于启动子附近。

1. 组蛋白乙酰基转移酶和组蛋白去乙酰化酶 组蛋白的乙酰化是由 HAT 和组蛋白去乙酰化酶（histone deacetylase，HDAC）协调作用的，HAT 催化的组蛋白特定氨基酸的乙酰化作用可被 HDAC 所逆转。目前被人接受的组蛋白乙酰化修饰的模型为：HAT 结合于基因的上游激活序列（UAS）并招募转录激活因子，催化附近的组蛋白乙酰化而激活转录；HDAC 结合于基因的上游抑制序列（URS）并招募转录抑制因子，催化附近的组蛋白去乙酰化而抑制转录。

目前发现的真核细胞的组蛋白乙酰化酶有多种类型。按来源和功能分为两类：HAT-A 和 HAT-B。HAT-A 存在于核中，参与基因表达调控；HAT-B 存在于胞质中并参与新合成的核心组蛋白的乙酰化。根据结构特点的不同，又可将 HAT 分为三个家族，即 GNAT（Gcn5-related *N*-acetyltransferase，Gcn5 相关的乙酰化酶）家族、MYST 家族（包括 MOZ、Ybf2 / Sas3、Sas2 和 Tip60 等）和 CBP/p300 家族。其中 GNAT 以 H3 为主要底物，MYST

以 H4 为主要底物。几乎所有组蛋白乙酰化酶都能以非组蛋白作为底物进行乙酰化。HAT 复合物参与转录激活、基因沉默、细胞周期调控、DNA 复制、修复及染色体组装等许多重要的生理过程。

组蛋白去乙酰化酶包括Ⅰ类、Ⅱ类和Ⅲ类（即 Sir2 相关酶）。其中，Ⅰ类包括 HDAC1、HDAC2、HDAC3 和 HDAC8，只存在于细胞核中；Ⅱ类包括 HDAC4、HDAC5、HDAC6、HDAC7、HDAC9、HDAC10 和 HDAC11，在信号转导过程中穿梭于细胞核与细胞质之间；Ⅲ类与酵母的 Sir2 同源，至少有 7 种亚型。Sir2 相关酶需要辅酶 NAD，且不能被Ⅰ、Ⅱ类 HDAC 抑制剂所抑制。大多 HDAC 是多亚基复合物中的一部分，其他亚基能够将酶靶向于目的基因，抑制其转录。

2. 组蛋白乙酰化的生物学功能

（1）参与转录调控：组蛋白的乙酰化与常染色质和有转录活跃的基因相关联，而低乙酰化的组蛋白常见于转录非活跃的常染色质或异染色质区。组蛋白的乙酰化和去乙酰化常处于动态平衡中，从而精细调节基因转录。

（2）组蛋白乙酰化与 DNA 甲基化：甲基化 CpG 结合蛋白（methyl-CpG binding protein）MeCP2 是最早发现的甲基化 DNA 结合蛋白。研究中发现，MeCP2 能募集 HDAC，两者在细胞中共存于一个复合物中，因而有理由认为 DNA 甲基化与组蛋白去乙酰化在调节基因表达方面有密切的关系。MeCP2 含有 2 个结构域，即甲基化 DNA 结合结构域和转录抑制结构域（transcriptional-repression domain，TRD）。MeCP2 以甲基化依赖的方式结合到染色质上，通过 TRD 和含 HDAC 的共同抑制复合体结合，以 HDAC 依赖的方式抑制转录。

（3）组蛋白乙酰化与染色质的重塑有直接的关系：乙酰化可以中和组蛋白中赖氨酸残基上的正电荷，从而使染色质解聚，DNA 构型变得松散，便于转录因子和核小体包裹的顺式激活部位结合，而且转录因子能够募集多种反式激活因子如 CREB 结合蛋白（CREB binding protein，CBP），CBP 作为 cAMP 反应元件结合蛋白的激活蛋白，能够进一步乙酰化组蛋白，促进相应启动子启动转录。

（4）组蛋白乙酰化与肿瘤：肿瘤的发生与核小体核心组蛋白 N 端赖氨酸残基的乙酰化和去乙酰化的失衡有密切关系。HAT 基因的突变会导致正常基因不能表达，HDAC 基因的突变或 HDAC 相关蛋白异常，将导致 HAT 错误募集蛋白，从而引发肿瘤。目前，组蛋白去乙酰化酶抑制剂（histone deacetylase inhibitor，HDACI）已经成为抗肿瘤药物研究的热点，如苯丁酸在临床上已用于白血病和一些实体瘤的治疗。

（二）组蛋白的甲基化

组蛋白的甲基化是常见的基因表达调控方式，也是最为复杂的共价修饰。组蛋白甲基化是由组蛋白甲基转移酶（HMT）催化的，其特点如下：①HMT 包括两个家族，即组蛋白赖氨酸甲基转移酶（HKMT）和组蛋白精氨酸甲基转移酶（HRMT）；②组蛋白甲基化标记可能促进基因表达，也可能抑制基因表达，其调控作用取决于甲基化位点和甲基化程度；③组蛋白甲基化修饰的复杂性，其中赖氨酸残基能够单甲基化、双甲基化、三甲基化，精氨酸残基能够单甲基化、双甲基化；④组蛋白甲基化机制的复杂性，如甲基化可能是可逆的。组蛋白甲基化修饰主要在 H3 和 H4 的赖氨酸和精氨酸残基上。

（三）组蛋白的磷酸化

目前组蛋白的磷酸化是最为大家熟悉的翻译后修饰，尤其在基因转录、DNA 修复、染色质凝聚、细胞凋亡等方面受到较多关注。

组蛋白 H3 的磷酸化与基因活化相关。H3 第十位丝氨酸（S10）的磷酸化能够增强乙酰转移酶的催化活性，从而提高基因的转录活性。相反，S10 的缺失突变体中，被诱导表达基因的转录活性则大大降低。

组蛋白 H3 的磷酸化介导了染色质结构的变化，进而与 DNA 的损伤修复有关。如在基因转录的起始及有丝分裂过程中染色体凝聚时的结构改变需要组蛋白 H3S10 的磷酸化，该修饰起始于 G_2 期初。

H3S10 是基因转录调控过程中磷酸化激酶作用的主要靶点。Rsk2 和 Msk1 是哺乳动物细胞中能催化 H3S10 磷酸化的蛋白激酶。在细胞因子引发的炎症反应过程中，NF-κB 调控的启动子（如 IκBα 启动子）组蛋白 H3S10 也发生磷酸化，IKKα 被鉴定为相应的磷酸激酶。哺乳动物生物钟的控制也与光诱导产生的下丘脑神经元细胞中 H3S10 的磷酸化有关。

组蛋白 H3S28 和 H3S10 存在于一个相同的保守序列（2ARKS2），它们的磷酸化与基因转录的起始和有丝分裂期染色质凝集有关。可能与共同募集致密因子复合物和有丝分裂纺锤体导致染色质的凝集有关。

组蛋白 H2A 的磷酸化也和减数分裂过程中染色体的凝聚有关。哺乳类细胞中 H2AX 作为 H2A 家族成员，在 DNA 发生双链断裂损伤时发生磷酸化，磷酸化的 H2AX 参与 DNA 损伤修复和维持基因组稳定性。提示磷酸化介导染色体结构的变化，从而对损伤修复有利。

组蛋白 H1 的磷酸化是翻译后的主要修饰方式。组蛋白 H1 参与染色质二级结构的构建，其磷酸化与染色体凝集状态改变有关。激活 DNA 复制的蛋白激酶也促进组蛋白 H1 的磷酸化，组蛋白 H1 磷酸化与 DNA 的复制存在一个协同发生的机制。

磷酸化和甲基化存在交互作用。在多种细胞的有丝分裂过程中，H3S10 的磷酸化水平较高，而 H3K9 的甲基化水平较低，甚至 H3S10 的磷酸化能够完全阻滞 H3K9 的甲基化。其机制可能是一定数量 H3S10 的磷酸化能添加许多磷酸基团而影响相邻氨基酸残基的构象，抑制了 H3K9 的甲基化。

组蛋白磷酸化修饰活化基因转录的可能机制：一般认为，磷酸基团所携带的负电荷能够中和组蛋白的正电荷，造成组蛋白与 DNA 之间亲和力减弱，促进转录因子的结合而促进转录。也可通过改变组蛋白的电荷分布，改变组蛋白与 DNA 的结合特性；修饰能够产生蛋白识别模块（protein recognition module）的结合表面，介导与特异蛋白复合物的相互作用。

（四）组蛋白的泛素化

泛素（ubiquitin）又称遍在蛋白，是真核细胞中由 76 个氨基酸残基组成的高度保守的蛋白质，在细胞内可游离存在或共价结合于蛋白质上。泛素化是指即将降解的蛋白质连接上泛素化标记的过程。泛素化调节途径共有三类酶催化：泛素激活酶（ubiquitin-activating enzyme，E1）、泛素结合酶（ubiquitin-conjugating enzyme，E2）和泛素-蛋白质连接酶（ubiquitin-protein ligase，E3）。

蛋白的多聚泛素化修饰起到靶信号的作用，诱导发生蛋白酶体介导的靶蛋白的水解过程。这种选择性蛋白降解途径在细胞重要生命活动中起着重要作用，如受损或错误折叠蛋白的清除、应激反应、信号转导、细胞周期调控、DNA 修复等。细胞内一些重要蛋白如 p53、细胞周期素（cyclin）、转录因子等均通过泛素-蛋白酶体通路降解而发挥其调节作用。染色质组蛋白的泛素化而导致的构型改变参与基因的复制、表达及修复的调节。

组蛋白 H2A 的 H2AK119 位点常常发生泛素化修饰。组蛋白 H2B 也可以被泛素化修饰，如哺乳动物 H2BK120 位点和芽殖酵母的 H2BK123 位点。组蛋白 H3、H1 的泛素化形式比 H2A、H2B 少。

组蛋白的泛素化与甲基化之间有一定的联系。对酵母的研究发现，组蛋白 H2BK123 泛素化先于 H3K4 和 H3K9 甲基化的发生，而 H2B123 单泛素化的缺陷导致 H3K4 和 H3K9 甲基化的完全缺失，说明 H2B123 的泛素化是 H3K4 和 H3K9 甲基化所必需的上游修饰反应。另外，转录过程中泛素化和乙酰化之间可能起到协同作用。

组蛋白的泛素化是可逆的，而且泛素化水平是动态变化的。如 H2BK123 的去泛素化是 H3K36 甲基化和基因表达激活的必要条件，同时去泛素化可降低 HK4 三甲基化的水平。去泛素化酶具有序列多样性，目前分为两个家族即泛素羧基端水解酶家族（Ub C-terminal hydrolase，UCH）和泛素特异性加工蛋白酶家族（Ub-specific processing protease，UBP）。

（五）组蛋白的 SUMO 化

SUMO（small ubiquitin-like modifier）是泛素类多肽链超家族的重要成员之一。蛋白质的 SUMO 化被认为与其在细胞内的定位、稳定性及转录活性有关，也可能参与调节异染色质的结构。SUMO 化可降低异染色质的稳定性，促进组蛋白 H3K4 的甲基化，可作为染色质活化的标志之一。

SUMO 结合酶 Hus5/Ubc9 在异染色质区高度富集并能和维持异染色质蛋白 Swi6、Chp2 及 Clr4 等相互作用，表明 Hus5 对异染色质的形成起直接作用。

（六）组蛋白的瓜氨酸化

单甲基化的精氨酸上亚氨基和甲基以氨基甲烷的形式去除，生成瓜氨酸，整个过程称为去亚氨基化（deimination）或瓜氨酸化（citrullination），精氨酸特异的去亚氨基酶（deiminases）为 PADI4，它能将组蛋白的精氨酸转变为瓜氨酸。组蛋白 H3、H4 上瓜氨酸的出现伴随精氨酸甲基化的消失。PADI4 在组蛋白上的作用位点众多，主要修饰位点是 H3R8、H3R17 和 H4R3。由于其只能催化单甲基化的精氨酸及反应生成了另一种氨基酸，致使其不能成为真正的去甲基化酶（methylases）。

（七）组蛋白密码

单一组蛋白的修饰往往不能独立地发挥作用，一个或多个组蛋白尾部的不同共价修饰依次发挥作用或组合在一起，形成一个修饰的级联，它们通过协同或拮抗来共同发挥作用。这些多样性的修饰及它们时间和空间上的组合与生物学功能的关系可作为一种重要的表观标志或语言，也被称为组蛋白密码（histone code），在不同环境中可以被一系列特定的蛋白质或者蛋白质复合物所识别，从而将这种密码翻译成一种特定的染色质状态以实现对特定基因的调节。组蛋白密码扩展了 DNA 序列自身包含的遗传信息，构成了重要的表观遗传学标志。

（八）染色质重塑

核小体是真核细胞染色质的基本结构单位。和病毒、细菌相比，真核细胞的遗传物质因为有组蛋白的参与而变得更加稳定。在以染色质为基础的遗传物质中，组蛋白和核小体都是基因表达的抑制性成分。基因在复制、转录、修复和重组过程中，染色质的包装状态、核小体中和组蛋白及相应 DNA 分子发生的一系列改变就称为染色质重塑（chromatin remodeling）。

（九）染色质重塑复合物

染色质重塑用于描述在基因组调节过程中所发生的一系列染色质的结构变化，其基本生物化学特点是染色质的一定区域对核酸酶敏感性的改变，物理特点是核小体的位置和状态的改变。染色质重塑可以和转录调节等过程相偶联。染色质重塑过程是由染色质重塑复合物介导的，参与基因调节、DNA 重组和修复等生物学过程，是重要的表观遗传学修饰。

八、表观遗传学与疾病的关系

表观遗传修饰控制基因在细胞中的表达模式为修饰稳定并可继承。表观遗传基因型（epigenotype）即基因座的表观遗传状态，由 DNA 甲基化状态、染色质修饰及非编码 RNA 的一系列活性所建立。人类的许多疾病，遗传突变和表观遗传都可以导致相同的表型，因为遗传突变位点为表观遗传缺陷所影响的基因座。有些疾病可能是由遗传突变引起某些与表观遗传修饰（如 DNA 甲基化、染色质重塑等）相关的蛋白失去功能，其表型由一个到多个基因座的表观遗传状态改变引起。这些疾病可能是继承性的或获得性的、遗传的或表观遗传的，甚至有些疾病会受环境因素（如饮食、生活习惯等）的影响。可见基因组和表观基因组之间有着密切的关系。因本书涉及很多相关疾病，故这里仅简单介绍基因组印记紊乱所致的表观遗传疾病。

大多数印记基因对胚胎的生长发育、神经系统发育及出生后的生长发育和行为均有重要的调节作用。印记基因的异常表达会导致表型缺陷的人类疾病，该类疾病常常由于印记丢失导致两个等位基因同时表达或突变导致有活性的等位基因失活所致。基因组印记的本质为 DNA 修饰或蛋白质修饰，印记相关的蛋白质的突变也能够导致表观遗传疾病。

（一）Prader-Willi 综合征和 Angelman 综合征

Prader-Willi 综合征（PWS）的主要特征为儿童早期开始的多食和严重肥胖，身材矮小，轻度智力低下，手、脚很小，特征性面容，促性腺激素低下性性功能减退等。Angelman 综合征（AS）的主要特征为严重智力低下、特征性面容（大嘴、多口水、伸舌、凸颌等）、共济失调、奇怪的愉悦表情等。两种综合征都可能由 15q11—q13 缺失引起，只是 PWS 的缺失来自父亲，而 AS 的缺失来自母亲。除缺失外，两种综合征也可能由点突变或单亲二体（uniparental disomy，UPD）导致，但具有上述同样的亲本来源。

（二）脐疝-巨舌-巨人症综合征

脐疝-巨舌-巨人症综合征（BWS）主要特征为胎盘和胚胎过度增生、巨舌、巨大发育，儿童期多发生肿瘤如 Wilms 肿瘤。该病由定位于 11 号染色体上的 Igf2 和 CDKN1C 两个印记基因的异常表达引起。Igf2 为父本表达的基因，CDKN1C 为母本表达的等位基因。BWS主要是由父本单亲二体型导致的，即父本的 Igf2 基因的双倍表达、母本的 CDKN1C 基因不表达；也可能是母本的 CDKN1C 基因突变导致的。此例也说明了父本等位基因的表达促进胚胎的生长发育，而母本等位基因的表达限制了胚胎的发育。

与基因组印记有关的疾病还包括本书所述及的 Huntington 舞蹈病和强直性肌营养不良病。两种疾病均是由特殊的动态突变所导致的，其基因突变的亲本来源与其发病年龄、临床表现的严重程度有一定的相关性。另外，基因组印记也与多种肿瘤的发生有关，除 Wilms肿瘤外，还包括急性早幼粒细胞白血病、成神经细胞瘤、散发的骨肉瘤等（Cooke et al，2001；Han et al，2016；Moore，2016）。

（李长勇）

第四节　环境的影响

人产生差异的原因有很多，不只是遗传结果，也是表观遗传学和环境因素相互作用的结果，基因作用非常重要，但是是动态的、可变的（Chakravarti，2014）。自然选择、气候、疾病、饮食、医疗技术等都影响人的多态性（Kotta，2015），这种多态性表现出人的差异。人的这些差异通过自然选择，表现出一种适应性的变化。在长期进化过程中，人类不断地适应各种气候，也利用文化应对环境。这些文化适应与生物适应相互作用塑造了人的差异。

一、适应

适应（adaptation）反映有机体在特殊环境中生存繁殖的遗传性变化。适应不仅是生物所特有的现象，也是生物界普遍存在的现象。人为了生存必须适应各种环境压力，如疾病、炎热、寒冷、温度、阳光和海拔等。《牛津字典》中适应的定义：某一群组中，成功的一代的结构与功能上能更好地适应环境的任何变化。适应可以是生物性（物理的、生理性的）或行为的（文化上的）。

人的皮肤有 150 万个汗腺，可产生大量的汗，加上相对少的体毛，出汗提供了很有效的冷却系统，这是热适应。人群对冷的适应则不同，非裔黑人在冷水中有更低的平均手指温度。欧洲人有较好的生理反应，北极和高原人口生理反应更有效。不同的耐受水平是由血管舒张不同所致。高原的人口胸径和肺活量大，有矮的身材，这是高原适应。动物（包括人）为维持生存，自身做出种种改变，经受自然选择，这种现象称为生物适应（biological adaptation）。

人与动物不同，除受环境制约外还可有意识地改造环境以适合自己的生存，这叫文化适应（cultural adaptation）。文化适应如衣服轻、松，有利于蒸发和与热隔离；沙漠中的房屋接触阳光的表面积很小，色淡能反射热，门窗小可保持室内凉爽，人在早晚活动。

因纽特人并不穿很重的衣服，但会穿几层衣服，衣服像口袋一样把各层之间的空气隔开，且像沙漠居民那样，衣服设计有瓣（兜）、开放，能在需要预防汗液积累时加以调节，因纽特人的房屋也是高度特化的，房子整个嵌入地下，可挡风（Birx，2010）。这些是文化适应。

生物适应是缓慢的长期的过程，而文化适应可以是很快的短期的过程，有利于人的生存，但有时可以引发自然灾害。一般而言，一个物种对某一特定环境的生物适应性太强，会限制其对其他环境的适应，这对生存不利，而不太强的生物适应可使该生物适应多种环境。人类的文化适应削弱了人类的适应，因而不利于人类在不同环境中生存。

无论是文化适应还是生物适应都是维持身体在最适应的生理生化状态，使新陈代谢有效进行，达到体内平衡（homeostasis）（吴汝康，1991）。

实际上，差异就是对古典进化意义的一种适应。所有的生物都表现出某种程度的生物可塑性，在一定环境中这是个体对环境的某种生理反应，如在食物短缺的环境中动物会变瘦。

由于短期或长期暴露在不同环境时，生物的表现型反映了这种积极变化时，即称为适应能力（adaptability）。

适应的层次可分为习服（acclimatization）、适应能力和适应。当人从海平面水平到高原时，其必须应对高原含氧量的减少，起初呼吸和心跳加快，接着血中红细胞增加，这就是习服。

习服、适应能力和适应用于描述应对环境而进行调整的不同的生理水平。习服、适应能力和遗传学上的适应相互作用引起个体表现型的变化。

人对环境有各种适应，包括对热的、冷的、高原的、紫外线的、水的适应。蒸发 1L 水从身体带走 560cal 热量，身体降温 2～3℃时会出现颤抖。哺乳动物与鸟进化很复杂，可通过生理机制来维持其体温的恒定。人适应环境温度的范围较宽，对热的反应通过汗腺蒸发散热。对冷环境，通过调节代谢率、颤抖、血管收缩、减少从皮肤来的血流、血管收缩增加代谢率释放能量（以热的形式）来适应。高原意味着低氧、强烈的紫外线、寒冷、低湿、大风。感染性疾病对人口施加选择性压力，疾病影响某些等位基因，基因影响免疫反应。A、AB 型血者比 O 型血者有较高的天花发病率，有 A 型抗原的人类免疫系统不识别天花，所以成为一种危险。全球变暖可能扩大了热带病的范围，大量人口的增加导致了过度拥挤、不良的卫生和疾病的扩散。

没有人生活在水下，在东南亚有一个莫肯部落的海岛吉布赛人（sea gypsies），生活在海边几千年，他们格外善于潜水，有超常的游泳能力。这个部落沿着缅甸和泰国海岸生活。莫肯儿童善于长游，可在海浪中采集蛤蜊及海参。而大多数人在海中很少看见东西，因为眼睛没有这种聚焦能力，看海中物体很模糊、很小甚至看不见。在水下，莫肯儿童视觉是欧洲儿童的 2 倍。Anna Gislen 及其同事（2003）的研究表明，由于水下黑暗，正常人瞳孔扩大，而莫肯儿童能改善聚焦而收缩。尚不清楚这是遗传适应的结果还是人类习惯适应新的环境的结果。这一传统的生活方式所表现出的水下适应能力可能具有强烈的选择能力（Birx，2010）。

此外，生活在沙漠中心的澳大利亚土著有异乎寻常的体质适应能力，这一地区能短期结冰，这里的人们能在寒冷的沙漠中心过夜，从而进化出使身体进入低温环境而未引起平常颤抖的反应。

人的平均颅指数（cephalic index，头宽/头长）可以反映人的头型（圆、椭圆形）。比较干热、湿热、干冷、湿冷四种主要气候状态下的头型发现，冷气候下有最高的颅指数，非洲与大洋洲有最低的颅指数（Beals，1972）。欧亚和美洲新大陆有较高的颅指数。各洲气候不同，所得结果不能恰当地区别开气候，也不能决定人口颅指数与全球气候的关系。在考虑极高纬度人口时，颅型、面型与平均年气温有关。3 个大陆人的鼻指数是最小的，所有人都有窄鼻，这与欧洲情况不同，而亚洲及新大陆美洲人口有绝对的高鼻，往北的人口往往有绝对宽的脑颅。

目前的证据表明，脑颅的形状很可能主要与某些人口历史有关，而脑颅大小的差异很可能与气候适应有关，特别是高纬度人口，气候适应的表现主要在面部，特别是鼻区。发现鼻的绝对突起与湿度有最明显的关系，鼻的突起在干的气候状态下增加，在 1 年中较冷的几个月突出。最近 Noback 等（2011）用 3D 几何形态定量对地球上 10 个人口鼻腔内外的形状分析发现，鼻容量和温度与气压有强烈的关系。有趣的是，鼻内膜形态与湿度有关。

颌面部主要与咀嚼行为有关。狩猎-采集时代与农业时代人口的咀嚼及用软硬食物喂养动物的实验研究都表明，咀嚼活动和下颌、面部形态有关。对农业或狩猎-采集社会人口的全球比较发现，颅与下颌形状差异都比较一致，差异很小，但狩猎社会与农业时代却明显不同。

农业与畜牧人口往往有相对短的下颌（从前向后）和相对长的下颌支。在狩猎-采集社会中人口有相反的解剖学类型。这些结果提示：①这种变化的机制是表现型的可塑性，与自然选择相反；②它为史前从狩猎-采集向农业转变中发生的咬合不正和牙齿拥挤现象提供了一个解释（Von Cramon-Taubadel，2014）。

极端环境的人类生物学研究为理解个体和群体水平上的适应做出了贡献，例如，热、冷、干燥、潮湿和高原等环境有关的压力对人体的大小、外形和生理学等的影响。安第斯山人通过红细胞携带更多的氧来适应，但呼吸频率与海平面上的人相同，藏族通过比海平面上的人每分钟呼吸更多的氧、扩张血管、合成更多的 NO 来适应缺氧，埃塞俄比亚的高原人口却与之都不相同（Mayell，2004）。

与欧洲裔美国人组相比，非裔美国人的高血压、心血管病、心猝死和肾衰竭有很高的发病率，这种情况可能是对古代气候热带雨林环境的适应，而与相对寒冷环境的高盐（现代北美的特点）有时是不适应的。

非洲人口的祖先在热带环境中适应湿热环境。例如，生理学上的大量排汗，使身体冷却以降低体内盐量；在低盐饮食时，肾小管滤过过程中的肾脏保钠能力加强，只要环境仍是热的并有大量盐缺乏时，这种生理学机制才是非常适应的。然而当人口从热带非洲迁移出来，到较冷且盐较多的环境时，需要有排出更多盐的能力，而不是保持盐的能力，若身体不能把更多的钠排出时，会导致体液潴留引起高血压。

Young 和其同事已经报道了，从赤道到两极热适应等位基因变异出现在 5 个功能性基因位点上，它调节体内盐的保留和血管弹性。这些资料显示，赤道 10° 内的当地人口平均只有 74% 的热适应等位基因变异，而北极只有 43% 的热适应等位基因变异。若对冷环境不适应会出现高血压。

20 世纪中期以来，很多研究已证明，季节性血压变化出现在一些人口中，最高的血压发生在冬季，季节性变化引起血压波动可达 15mmHg。这些进化意味着人类祖先的热适应生理学，通过冷气候而进一步变成今天这样。

生活在温带的非洲-美洲人和生活在冷气候的北美人经历了几个月冬天，会出现潜在的慢性血管收缩，这可能导致高发的高血压（James，2013）。

对局部环境的适应涉及下调生理功能，如欧洲人口减少皮肤色素。阳光中的紫外线辐射是必需的，在深层皮肤发生的光解作用（phototoxic reaction）是维生素 D_3 的主要来源。赤道人口的黑皮肤可保护皮肤细胞不受强烈的紫外线照射而引起 DNA 损伤，移民到北方纬度的人口接受的紫外线照射很少，但是由于适应而被抵消了，潜在性地减少了制造维生素 D_3 的能力。这种适应是通过皮肤最大量地转换而减少了黑色素的量。最明显的贡献者是 SLC24A5 基因的非同义突变引起了 P 点上的丙氨酸（alanine）被苏氨酸替代。

SLC24A5 蛋白是一个钙转换蛋白，它是调节黑色素的产物，AIIIT 的变化引起黑色素生成的缺乏。AIIIT 变异固定在欧洲人口中作为选择性清理的结果。表 6-1 就反映了这种适应性变化。

表 6-1　适应性变化

环境改变	适应及其作用	有关的遗传变异
减少阳光（低 UV 暴露）	增加色素；增加皮肤的黑色素能更有效地转换少的 UA 到深层真皮，在深层需要合成维生素 D_3	SLC24A5 变异主要在欧洲人口，是最近选择性清理的结果
高原居民（低氧张力）	藏族有低血红蛋白水平和高密度的毛细血管，对低氧提供保护	变异在 EPAS1，这是对低氧反应的一个关键基因
终身饮用鲜奶	成人中持续的乳糖酶产物可有效消化乳糖	13910T 等位基因，约 14kb 乳糖酶的上游，LCT
疟疾感染环境	红细胞生理学的变化影响，恶性疟原虫与间日疟原虫增加了对疟疾的抵抗	在恶性疟原虫疟疾的 HBB 或 G-6-PD 的病原突变。无活性的 DARC 变异不表达间日疟原虫中的 Duffy 抗原
高水平的食用淀粉	需要增加酶产物以有效消化淀粉	高 AMY1A 复制数目

注：SLC24A5，溶质载体家族 24 的成员 5（solute carrier family 24，members 5）；HBB，β-球蛋白基因；LCT，乳糖酶基因（把乳糖转换为半乳糖和糖）；AMY1A，唾液α-淀粉酶（salivary α-amylase）基因（把淀粉转变成单糖成分的混合物）；Duffy 抗原，是无所不在的表达的细胞表面蛋白，被间日疟原虫感染的红细胞所需要。

资料来源：Principles of genetic variation，2013。

人类适应某种环境已有数千年历史，然而人类的科技能力既能探索也能创造新的环境。在一个新的环境中生存，身体就要对环境变化发生生理反应，如在空间站微重力的情况下出现肌肉萎缩、肌张力丧失及心血管的变化，最重要的变化是骨钙丢失（可比正常降低 2 个标准差），这将影响返回地球后维持血压的能力。尽管回到地球后可恢复，但不知道长期飞行会有什么后果，并且不清楚不同疾病的症状会受到什么影响，如在宇宙空间，微重力对胃肠道的结构和功能会有什么影响，对阑尾炎有什么影响，这都是适应问题。

学者们把过去几个世纪，保护某些人在食物短缺情况下免于饥饿的基因称为"节简基因"。古代波利尼亚人在太平洋上经历了很长时间的长期艰苦的旅程，食物来源不定，经历了长期的饥饿但仍存活下来。假定的"节俭基因"可以有能力处理过多的食物并转变为体脂，以便在饥饿时应用。这样的人口，即使有充足食物供给，也很少变胖，而在现在社会中，天天有丰盛的食物，"节俭基因"不能发挥作用了，导致肥胖并易患糖尿病，通过糖尿病和肥胖对抗营养丰富的环境。

糖尿病患者普通饮食其血中也有较高的糖，这些糖大部分应转变为脂肪并存储，尽管糖尿病本身是一种不健康状态，类似于上述波利尼亚人的情况，其也可能是一种适应现象。

含糖丰富的食物商品工业及从游动到定居的生活方式均增加了糖尿病的风险，食用丰富糖类的定居者的风险是较高的，因为这些环境变化使曾有优势的那些基因，在某种情况下变成一种倾向，使具有这种基因型的人处于糖尿病的危险状态。

在纳瓦霍人和皮马人（Pima）中已发现，恢复长跑可使其人口健康并明显降低长跑者的糖尿病发病率，节俭基因没有足够的时间改变人口的等位基因频率，但恢复到早期生活方式的人改变了环境压力，降低了糖尿病发病率。

人类的适应不仅表现在宏观上，也表现在微观上。组织与细胞对生理生化因子也发生适应性变化。内皮细胞各种功能的改变受切应力影响。由于细胞外生理环境变化，内皮细胞的功能也发生变化，以适应细胞外生理环境的变化。一些学者用犬做实验，发现进行慢性运动的实验组犬，其内皮一氧化氮基因表达比对照组增加 2～3 倍，由于人类周围环境广泛不同，细胞外环境也不同，且细胞功能不同，因而存在着生理学差异，把内皮细胞的功能与对外环境的适应联系起来就可以看出，功能与形态对环境的适应是多么敏感。

人工光线对人存在着正向与负向作用，即使夜间人工光线通过计算机展示也对人的生理功能和睡眠有影响。此外，对光的生理性反应存在着大量的个体差异，这些差异被认为是现代社会中人对自然与人工光线的适应（Mascie-Taylor et al，2010）。

二、环境作用

（一）人类的环境

人作为生物的一种，与环境之间发生相互作用。环境对人的影响是多方面的，可影响人的生长发育，以及人的健康与疾病。全球气候变化引发了很多新的健康问题，这就是环境的作用。生态系统与饮食、有毒化学物质、环境化学、建筑环境、物理活动等都可影响健康。由于环境变化，人自身要不断地调整机体的形态、功能和行为，以适应环境中生态因子的变化，在不同的环境中，人经过长期的进化产生不同的适应性变异，如生活在高原环境中的西藏藏族和安第斯山人，为适应缺氧，经过长期进化胸径和血红蛋白与平原地区不同，这就是适应性的差异。人并不是被动地适应环境，而是改造环境、破坏环境。当今气候变暖及其引发的一系列自然灾害都与人对环境破坏有关。

环境健康的危险因素包括：①物理性危险因素，如洪水泛滥、暴风雪、雾霾、滑坡、紫外线照射、辐射、电离。②化学性危险因素，如消毒剂、杀虫剂、苯、汽车尾气。③生物性危险因素，如病毒、细菌感染。④文化或生活方式危险因素，如酗酒、吸烟、不良饮食、邻居犯罪。⑤室内危险因素，如塑料和消耗品、铅管、石棉、多溴二苯醚（PBDE）防火阻断剂。⑥毒物，今天市场上有 100 000 种化学合成物质，很多没有做过有害作用检查。2002 年美国地质调查局（USGS）的研究显示：美国 80%的小河中含有废水，包括抗生素、香料、洗涤剂、药、类固醇、未消毒物等。快节奏的社会使人产生心理和社会经济压力。大气、土壤、水的污染可引起肿瘤、突变、致畸、过敏、神经中毒、内分泌紊乱。1938～1992 年世界范围男性精子数目明显下降和 1968 年建造阿斯旺（Aswan）高水坝（埃及灌溉系统）引起血吸虫病与疟疾流行就是最明显的例子。

疟疾是自然选择的产物，世界范围内每年有 1.1 亿例疟疾，导致 200 万人死亡并引起其他疾病，同时营养不良、结核、麻疹也造成很多人死亡，并且热带和亚热带比温带高发。通过蚊子灭绝计划和排干湿地，疟疾的危险在工业发达国家已经不存在。然而，20 世纪前半叶，在佛罗里达、路易斯安那、密西西比、维吉尼亚出现了几千例疟疾病例，这就是环境的作用。

在地中海的很多国家（西班牙、意大利、希腊、北非、土耳其、黎巴嫩、以色列、塞浦路斯）很多人患不同的无力型的贫血，称为珠蛋白生成障碍性贫血。这种病在东南亚国家（如老挝和泰国）也出现过。

在朝鲜战争期间（1950～1953 年）美国士兵处在极其寒冷的冬季环境，很多士兵患冻疮，大部分欧裔美国士兵（高加索人）对治疗反应良好，不成比例的非洲裔美国士兵却不然，很多人失去了他们的手指和脚趾。在这种情况下，美国军方命令，研究如何抵抗极端环境。军方对不同背景的士兵经过一系列的检查，认为需要在各种气候条件下对新兵进行医学训练。在热、湿气候下，非裔美国士兵组能很好地连续工作很久。亚裔和土著美国士兵组与非裔美国士兵组的工作几乎差不多。在干燥沙漠状态下，亚裔和土著美国士兵组能很好地工作，其次是非裔美国士兵组，而欧裔美国士兵出现脱水。在极冷环境下，欧裔美国士兵组做得最好，其次是亚裔和土著美国士兵组。非裔美国士兵大部分害怕寒冷，有些人因太冷而不能工作。这些实验表明，在相同的环境压力下，不同的体质体型对环境压力的抵抗是不同的（Schuman，1953）。

一些生理学家也进行了实验。成年男性自愿者把手臂插入冰水直至肩部，非裔美国人迅速失去体热（用温度计检测），欧裔美国人和亚裔美国人可持续较长时间，但最后还是失去体热，只有因纽特人无任何不舒服和害怕，能浸入很长时间。饮食也是一个因素，因纽特人自愿者是高蛋白高脂肪饮食者（传统的因纽特人饮食），其耐寒能力远好于习惯于美国饮食的因纽特人。Harvati 等（2006）研究结果表明，颅骨和颞骨形状与中性遗传距离有关，而面部的形状反映气候的变化；重心大小与气候变量有着微弱的关系；颅区的相对位置/方向和这些因素没有表现出相关性。

这些事例说明，上述存在的差异是不同的环境塑造的，人有很大的可塑造性，可以不断地适应新的环境。

迁徙也有很大的作用。我们的祖先——现代智人有能力进行远距离跨越全球的迁徙。在现代，历史性迁徙的时代是 500 年前开始的：从欧洲移向新大陆，取代了原来的美洲人口，后来殖民主义从欧洲、亚洲和非洲到世界不同的地方，有时是自愿的，有时是非自愿的，他们在短期内进入新的文化和生理环境，现代社会的这些迁徙受到"推的因素"（人口压力和民族、政治的意志刺激），其他受到"拉的因素"（领悟开放的领土或不开化人技术上的禁止，土地或各种经济机会）。人类的迁徙在那个时期不断高水平地进行，伴有经济、政治、民族的活动，形成具有"推"和"拉"的迁徙流。"推"是原定居环境的推动，如自然资源的枯竭，"拉"是迁徙目的吸引。然而问题是，从现在到过去，迁徙的这种相似性是与人种学的相似性类似的。史前迁徙群体扩张到无限制区是明显不同于过去 1000 年中迁徙历史类型的。

早期人类和晚期智人的迁徙，使个体扩散到新的环境，那里的进化过程，由于时间的充足、选择、遗传适应、基因流、基因漂变都能进行。可塑性（包括行为与发育适应）在这个进化过程中是很重要的。来源于文化的人类的可塑性和适应性已经成为人类进化的印记。过去500年中即最近的迁徙，遗传学的、生物学的和文化的可塑性与基本的进化过程一起起到了日益增长的重要作用。

人类迁徙的结果，促进了人类种群遗传基因的融合，同时又促进了文化的交流与融合。

体质因素引起的自然选择带来更多的人口差异，除疾病外还有其他因素如气候、温度或阳光，气候恶劣使食物更加缺乏，引起人口差异。

（二）生态法则

长期生活在极端环境中的人，通过进化变异，在机体的结构、生理功能和行为等方面也表现出不同的适应性。19世纪两位生物学家观察了野生哺乳动物身体大小与气候的关系，提出两个法则（规律）。

1. 阿伦规律（Allen's rule）　肢体与温度的关系通过自然选择更加适合环境。19世纪美国动物学家阿伦（Joel Asaph Allen，1838～1921）总结出一条动物学的规律，主要集中在身体附肢上。该规律指出，在寒冷地区生活的内温动物（指通过自身内氧化代谢产热来调节体温的动物）与在温暖地区生活的动物相比，身体突出部分（如四肢、尾巴、耳朵等）变小或变短，以减少身体的散热。这是动物对寒冷环境的一种适应，表现出保暖的特征。如热带非洲常见的是大耳狐，而温带常见的是赤狐，寒带常见的是北极狐，沙漠野兔的耳朵比北极野兔的耳朵长，随栖息地由热向寒，外耳由大变小（图6-1），这就是Allen规律。

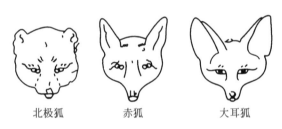

北极狐　　　赤狐　　　大耳狐

图6-1　北极狐、赤狐和大耳狐的外耳比较

资料来源：孙儒泳，1987；转自牛翠娟等，2015

在温暖地方生活的动物其露在外面的部分（如臂、小腿、耳、尾）是长的、瘦的，而在寒冷的地方是短的、胖的。这个原则说明，动物表面积大，可有效散热，适合生活在温带。在寒冷地方，由于体表面积减少，储存了热量。人类一般遵循这一原则：因纽特人身体矮壮、肢体短胖，而大多热带非洲人肢体细长、苗条。寒冷地区生活的人的胸腔比温暖地区生活的人大、双侧对称宽体。我国北方人显得高大魁梧，而南方人就比较矮小苗条。因纽特人与马赛人比较，在北极的因纽特人往往有短的臂和小腿，东非的马赛人往往非常高和苗条，具有长的臂和小腿。

2. 贝格曼规律（Bergmann's rule）　1847年，德国生物学家贝格曼（Carl Christian Bergman，1814～1865）观察到，在恒温动物的同一物种中，身体在冷地方的往往大，在温地方的往往小，主要集中在身体大小、体型与温度的关系上。从形态上看，来自寒冷气候的内温动物，往往比来自温暖气候的动物个体要大，导致相对体表面积变小，单位体重热散失减少，有利于抗寒，如东北虎颅长331～345mm，而华南虎仅长283～318mm，这个规律称为贝格曼规律。

若一个大动物的三维尺度是另一小动物的 2 倍，那么大动物的产热组织体积是小动物的 8 倍（2×2×2），但表面积只有小动物的 4 倍，8/4=2。大动物的身体比小的更利于保持热量，更适合在冷环境中生活，有助于维持体温。一项人的差异的调查发现，最大的平均体重往往存在于生活在冷地方的人（如西伯利亚），而大多热带地区的人（所有人种）体重较轻。在大样本调查中还发现，年平均气温每下降 1°F，成年男性平均体重增加 0.3kg，热带气候生活的俾格米人的体重符合这种温度与体重的关系。这是长期遗传变异的影响，也是长期自然选择的结果。

以上这两个规律是应用于动物（哺乳动物与鸟）的，阿伦规律应用较为广泛，而贝格曼规律应用较少。这两个规律对人也有一定的适用性，我国居民的身高有从南向北不断升高的倾向，这说明人的体质特点也基本符合这些法则，只不过不如动物那么丰富罢了。但总有一些例外，很多沿赤道森林聚集的人口的身体比阿伦规律预测的更小，尽管他们通常有细长的腿。而且，刚果民主共和国简称刚果（金），有最高的图西人（Tutsi）和距离图西人只有几百里的最矮的曼布提人（Mbuti），类似的还有菲律宾的矮黑人（Negritos），都表现出类似的体型，这表明气候并不是唯一影响自然选择、影响肢体长短和群体内整个身高的因素，可能还有其他因素在影响人的形体，因为人形体的大小、体积、线性度不只与温度有关，与营养、其他环境因素也有关，是一个综合性的环境因素与遗传共同作用的结果。

3. 格洛洛规律（Gloger's rule） 动物颜色在暖湿气候环境中显现深色，而在干寒气候呈现较浅颜色。身体着色选择的阳光水平由第三生态地理法则——格洛洛规律决定。贝格曼和阿伦规律，只是考虑温度，格洛洛规律考虑了阳光和湿度。按格洛洛规律，在地理上的不同种类的鸟类和哺乳动物都有浅色或白色（在冷、湿区）、黑色（在温、湿区）、带红和带黄的颜色（在干旱区）。在人类中，赤道附近生活的人往往皮肤呈黑色，而远离赤道的人的皮肤较之浅。

此外，鼻与温度的关系被称为汤姆森鼻子法则（Thomson's nose rule）（Thomson et al，1923），即在平均气温较低的地方，平均鼻子长度倾向于更长，这是根据人类种群鼻子长度的地理分布发现的（康拉德·菲利普·科塔克，2014）。总之，气候是造成人生物学差异最明显的贡献者。

三、环境对体质的影响

科技的发展与社会的进步使全球发生巨大的变化，移民、城市化及科学技术高速发展的同时也带来了国家政治不稳定、经济不平衡、社会不安宁、气候不正常、空气不干净、食品不安全、饮水不放心。全球面临着严重的问题：①气候变暖。生物圈如空气、水、海洋、土壤、森林承受人类破坏的容量已达临界点，气候变化给生态环境带来不可挽回的损失。②生物多样性受到破坏。2006 年 40% 的陆生脊椎动物、60% 的鱼类、95% 的海洋无脊椎动物、87% 的微管类植物正面临绝种、濒危、脆弱、接近威胁或依赖保护；22% 的鸟类（10000 多种）处于困扰中，40% 的哺乳动物、50% 的两栖动物、77% 的爬行动物处于绝境的边缘。③人类更加关注健康。拥挤的城市人口为感染性疾病提供了大量宿主，环境的变化影响疾病的发展，社区与家庭对卫生等提出新的要求，但是医疗保健不公平，民族/种族、社会等级影响健康服务，科技发展影响生活方式和人的体质。

这些变化使研究人类体质和文化的科学——人类学，从全球、国家、地区到社区、家庭，从生产到生活，从群体到个体，深入各个角落和层面。人类学成为 21 世纪全球性的学科，越来越深刻地影响着人们的生产、生活等各个领域，与人类健康和疾病密切相关的医学人类学越来越受到重视。生物医学人类学成为当今非常活跃的领域，充分反映了人们对与健康相关的社会、文化、生物和环境的广泛兴趣。

生态健康包括家庭、社区、社会和生态层面，现在扩展到器官、系统、细胞（含细胞器和细胞信号）层面（Stein et al，2011）。任何一个层面都受到环境的影响。环境因素不仅塑造人的生物学差异，而且通过影响疾病导致人的差异。环境因素是很多常见慢性病的关键驱动力，环境因素改变是导致常见慢性病的关键性生物学通道（Stein et al，2011）。20 世纪，人类的活动实际上已改变了世界生态系统的各个方面，合成的化学物质普遍扩散、空气和水污染、工业化的食品供应、重要自然栖息的破坏加重了生态系统的恶化和气候变化。这些环境变化引起了一系列的后果。

建筑环境对很多人来说增加了孤立性，减少了体力活动。收入差距的日益加大增加了疾病风险。文明病——肥胖、糖尿病、心血管病、高血压增加。

（一）海拔对人形态的影响

西藏是青藏高原的主体，海拔平均 4000m 以上，空气稀薄，是典型的高原环境，藏族长期生活在高原环境中，体质发生了适应性的变化：高原居民胸深（男）和胸宽（女）明显，胸骨长和宽、锁骨长和宽的数值很大；肋骨长且面积很大，曲度数值很小；有最大的氧摄能力，运动时运送氧能力上升，有更大的肺活量和肺容量残气量；睡眠质量更佳；有更好的高海拔体力劳动表现；有较低的 Hb 浓度，青春发育期瘦素水平随年龄变化。两个 HIF 靶基因（PRKAAL，NASZA）是西藏和安第斯山居民的候选基因。只有 HIF 通路基因 EGLNI 是两地共同的（Bigham et al，2010）。藏族高原适应达到了形态、功能、体成分的完美统一。

1. 对青春期启动年龄的影响 在中等海拔地区，青春期启动年龄与平原地区相近，但持续时间较长。在高海拔地区，青春期启动明显较晚，但比中等海拔和海平面地区持续时间更长，而海拔对最终达到的身高与体重影响不大（Freyre et al，1988）。很多研究认为，高原缺氧对生长发育的影响很大。持续在 4000m 以上生活形成了适应，中等程度地减少了儿童青少年的线性生长（席焕久，2009；Argnani et al，2008）。

2. 对身高的影响 高原居民身材较矮已为多数学者所认同（Panesar，2008），藏族青少年的研究也证实了这一点（席焕久，2009）。高海拔地区生活者坐高相对大，腿相对短，而躯干长差别不大（Tripathy et al，2007）。四川（海拔 3100m）藏族儿童比汉族明显高、胖（Bailey et al，2007）。根据对 17～72 岁在高原（3150m）出生长大和 17～76 岁在海拔 500m 的地区出生长大的沙特阿拉伯居民的身高与体重测量发现，高海拔地区出生长大者与低海拔者相比，前者明显高、重（Khalid et al，1994）。在安第斯山地区生活的所有人口的身体大小与肢体相对长度都随着海拔的梯度而变化。沿海个体的身材较高大，高原个体的肢体相对长但较小（Weinstein，2005）。这些不同研究结果的原因还需要进一步探讨。

3. 对胸深和胸宽的影响 对欧洲和玻利维亚 Aymara 高原儿童的比较说明，欧洲儿童具有较小的胸深和胸宽，两地儿童的胸宽对胸深的比例无显著差异（Stinson，1985）。藏族有明显的胸深（男）和明显的胸宽（女），这可能是对低氧的适应（Weitz et al，2004），藏族儿童青少年的胸围低于平原地区水平（席焕久，2009）。

4. 对BMI和围度的影响　对西藏和尼泊尔居民的测量发现，BMI、腰围和腰臀比这三项指标随海拔升高而降低，很可能是低温低氧产生直接的代谢分解作用所致（Sherpa et al，2010）。Tripathy发现低海拔地区的藏族的上臂围高于高海拔地区（Tripathy et al，2007）。

5. 对体重的影响　Tripathy等（2007）比较了不同海拔（3521m、970m和800m）印度藏族的体测指标，发现低海拔的藏族体重高于高海拔地区。从平原进入高原普遍都有体重减轻现象，低氧是体重减轻最充足的理由（Lippl et al，2010）。高原地区的过重与肥胖者（55.7%）明显大于低海拔地区（42.9%）（Khalid et al，1994）。

6. 环境因素作用　席焕久等曾用文献法对国内（1997～2010年）14个省会城市的107 986名7～18岁学生的身高、体重、胸围、体质指数与所在城市当时的15个环境变量（4个自然环境变量，如海拔、年均气温、降水量等，11个社会经济变量，如人均GDP指数、人类发展指数、恩格尔系数、医疗条件、受教育程度等）进行分析，发现随着社会经济条件的好转，儿童青少年的身高、体重等不断增长。海拔代表一组变量，对儿童青少年生长发育的影响是基本的，社会环境因素对儿童青少年的生长发育起到重要作用，而教育在社会环境变量中起到更突出的作用。

从低海拔组到中海拔组、高海拔组，儿童青少年的生长发育指标逐步下降，其中体重与BMI有统计学意义，但身高和胸围无统计学意义，低海拔组发育指标明显好于高海拔组；生长发育水平与海拔的相关系数大于它与年均气温和日照时数的相关系数，与年降水量不相关；回归分析表明海拔每增加1000m，身高、体重、胸围和BMI分别减少0.112、0.101、0.043和0.118个Z分数。在四项自然环境因素中，海拔对生长发育的影响最大，对身高、体重、胸围和BMI的贡献率分别是28.0%、26.8%、12.0%和16.8%。在对青藏高原和安第斯山高原地区儿童青少年身高、体重和胸围比对中发现：①青藏高原儿童青少年男女身高高于安第斯山男女。②青藏高原儿童青少年的体重与安第斯山儿童青少年相近。③青藏高原儿童青少年的胸围明显小于安第斯山儿童青少年。高原地区与非高原地区儿童青少年生长发育相比有相似性又有特殊性［如发育水平低、胸径较大、生长发育指标普遍低于WHO（2007）标准和本国国内水平］。西藏藏族儿童青少年比安第斯山儿童发育得好，两者具有不同的体质特征，这可能与生态环境、高原缺氧、遗传因素和社会经济文化等多种因素有关（Xi et al，2018）。

（二）文化在人的适应能力方面起着重要作用

艾滋病就与社会文化密切相关。海默研究发现：海地艾滋病（AIDS）流行是因为贫穷而卖血、卖淫、吸毒，以及男性至上主义，认为女守单一配偶制，男追求多重性关系，女用安全套是不忠贞的。从生物学上看，AIDS是最易预防的，只要采血、输血有严格规程，性交使用安全套，静脉注射一人一针即可预防。这说明疾病不单纯是生物学的问题，也是文化问题。人是自然人，又是社会人，而单纯生物医学往往把人当作自然人或生物体，认为死亡就是分子的瓦解，疾病就是系统、器官、组织、细胞、分子的异常，忽视心理、社会、情感、思想的作用。

营养过剩导致生活方式疾病不断出现，严重威胁人类健康。据统计，发达国家和发展中国家每年死于慢性病（肥胖、高血压、高血脂、冠心病、脂肪肝、动脉硬化、糖尿病等）的人数分别达 820 万和 1170 万，发病率大幅上升。在食品工业方面，精制米保质期长，但损失了 80%～90% 的矿物质；种植蔬菜依赖复合肥料使营养的损失达 60%。

另一个影响健康的环境因素是城镇化，正如古人类学家研究的那样，居住密集的定居人群比流动人口更可能经历一定范围的健康问题，包括感染性疾病和营养不良。

土地恶化对疾病也有作用。土壤通过食物与水可间接造成人类的化学污染和病原感染。疾病对人口的压力特别大，如镰状细胞贫血、维生素缺乏症、心脏病、恶性肿瘤（癌）、感染性疾病（疟疾），在疾病扩散方面，文化因素同生理性原因一样重要。

生物与文化影响疾病在个体与群体中的表达（如肥胖），人体不能进化到处理现代生活的很多问题（如过腻的食物、低出生率、噪声等），一些疾病是机体不适应环境的结果，很多基因在过去环境中没有适应，只是简单的有害，使我们必须处理、应对诸如阿尔茨海默病、癌等疾病。有些已经适应了，如高原环境下的体质。

（三）人体表观形态适应性分析

形态与功能的性状表现出异乎寻常的人口间差异，如皮肤色素、乳糖酶抵抗已经作为适应局部环境的候选基因进行研究。大比例的表现型受到小比例个体作用产生很多差异。人的表现型的高度多基因性质实际上降低了（减少了）与有意义的单基因或寡基因性状有关的适应性差异（Stein et al，2011）。

1. **身体大小**　大部分的身体大小测量的遗传学认为，约 80% 的变异来自于遗传因素，约 20% 来自于环境因素。

（1）性别差异：在所有人口中女性身体大小相当于男性身体的 90%～95%。

（2）目前的倾向：世界上大部分的人口身体看来是变得越来越大。①一小部分人认为这实际上是遗传进化倾向，其次是环境影响，主要是饮食。②一些人类学家建议，目前这种倾向部分原因是选择的结果（婚配选择或性选择）。③现在大部分男性身材很高，1949 年日本男性平均身高还不到 162.6cm，现在则相当于欧洲人身高（177.8cm）。在巴基斯坦，1972 年男性平均身高超过 162.6cm，现在 18～35 岁的男性身高上升，正好略低于欧洲男性平均身高。④卫生系统的变化，水供也可能是重要的因素，大部分人口仍有相当多的疾病（如寄生虫病等），这些疾病会争夺人体的能量。很多都是通过人的废物传播的，或通过水和食物传播。

（3）身体大的优点：①强壮；②大的身体是更好的容器——一头狮子能比家猫吃更多的食物；③有益于在寒冷环境中生活。大的动物可保持更多的热量，这就是为什么冰川时代很多动物身体发育很大的原因。平均来说，生活在两极的人比在赤道的人体型要大，但也有很多例外。确实，在新大陆亚马孙盆地生活的当地美洲人是所有美洲人中最矮的。大部分人跑得快，由于肌肉大（发达）可提供更多的力/步，跑得很快的人其步态都较长。

（4）身体小的优点：①在身体大小的选择性压力下，最主要的是小身体需要较少食物，在食物有限时可更好地生存，饥饿引起死亡的顺序是最大的首先死亡，最小的最后死亡。②小身体的人一般是机敏和灵巧的，这是由于物理学的原因，惯性大的身体改变方向时要比小的身体运用更多的力来运动身体。

（5）身体大小的贡献：①欧洲人具有很大的平均身体，贝格曼规律得到了最明显的体现，最大的欧洲人来自最北部，越往南人越小。②非洲有世界上最高的和最矮的人，努尔人、马赛人、瓦图西人和中东非的一些人是世界上最高的，身体是世界上最大的，中东非的卑格米人和南非的克瓦桑语族与布曼族是世界上最小、最矮的。③亚洲和本土美国人介于中间范围，只有几个人群是大的，萨摩亚人可能是其中之一，很多人口都是小的。

2. 身体的建构　人类身体建构的大部分差异可能在减少，从苗条线性建构到两侧对称性建构。身体建构也是为了适应。短胖型建构是典型的生活在冷气候人的表现。瘦长的肢体是典型的生活在热气候人的表现。

（1）极端的线性立体建构：中东非洲人个子很高且（纤细）苗条，胸、肩、臀非常窄，肢体极长，特别是小腿。

（2）极端的两侧宽大建构：在亚洲和美洲本土因纽特人、日本人、萨摩亚人、欧洲人和很多南美人、印第安人都表现出两侧建构，少数几组的高加索人也接近宽大，特别是北欧人，双侧对称，往往有较宽的躯干（胸、肩、臀）；最宽的臀可发现于欧洲，肢体往往短，小腿很少对身高做出贡献。宽体型人在耐力跑上有长处，这是因为大的胸廓为大的心肺提供更大的工作空间。

（3）构建比较：苗条的体型往往对整个健康有明确的益处，特别是比宽体型的人较少患心脏病和糖尿病；苗条的人跑得快，更适合短跑，可用杠杆和力来解释其细长的小腿更适合快速度。牛与羚羊的对比是常用的例子，两者亲缘关系密切，牛极为宽大，羚羊较为苗条，很明显羚羊比牛跑得快。

窄的臀是适应的另一个优点。这是因为大多男性比大多女性跑得快，女性具有宽的臀更适合于生育。在移动腿时窄臀的人肌肉排列更适合速度和力量。欧洲人有很宽的臀，可能是世界上跑得最慢的运动员。

3. 头发　黑人卷曲的头发与其抵抗强烈阳光的能力有关，毡帽样的隔热层可有效保持头面部有较低的温度。发色和眼色也是如此，是毛干皮质部和虹膜内上皮及后缘层所含黑色素的色质密度、分布不同决定的。

（1）颜色：一般说黑头发有深色皮肤，淡色头发有浅色皮肤。也有黑头发、浅色皮肤的，但罕见浅色头发具有黑色皮肤。胡子和阴毛的颜色往往浅于头发，罕见黑色，眼色可能不同（异常黑）。人的头发也随年龄而变化，大部分人从童年到老年头发先变黑，尔后随年龄增长变为灰色，金发有少量黑色素，黑发（实际为黑褐色）有较多黑色素。与皮肤黑色素相比，棕色头发中的黑色素或褐色或红色，从浅红色到草莓红一个很宽的范围。在红色黑色素与褐色黑色素相比中，一般褐色黑色素的色比红色黑色素更强烈，褐色可能掩盖红色。在欧洲各种颜色的头发几乎都可见到，世界其余的大部分地区有黑褐色发，欧洲越往北，头发越可能是金发，越往西头发越可能为红色。

（2）头发弯曲度：弯曲度可分直、波、卷三类。发中毛囊的形状是毛发弯曲度的决定因素。圆的毛囊产生直发，椭圆的毛囊产生波发，扁形的毛囊产生卷发。世界大陆和美洲、亚洲、欧洲的一部分都是直发。欧洲存在很大的差异，从直发到严重波形都有。中东和北非波发很多，卷发很少。撒哈拉沙漠以南的非洲，从卷发到明显卷，特卷的头发存在于科伊桑人，其头发看起来像辣椒的角，称为牛角发。世界范围内直发占优势提示，它是最初的头发类型。若如此，我们要解释非洲卷发的发展，一种解释是依据这样的事实：科瓦桑语族和布须曼语族居住在一个非常干热的环境中，在这样环境中身体要通过排汗冷却自己，但当出汗时就失去水引起脱水。已观察到克瓦桑语族和布须曼语族的椒角形的头发保持住了头部的汗，在头部蒸发并冷却了身体的同时保持了水分。

（3）头发长度：头发长也有基因变异。像很多哺乳动物一样，我们每个人都有一定的发长，并非简单地生长。头发最长的人具有圆的毛囊，因为毛囊能更好地控制头发，所以长发人有头发生长更长的潜能。头发最短的人与扁平的毛囊有关。

头发长短男女有别，并非由于文化原因，事实上女性比男性在大多情况下有更长的头发。对欧洲人进行测量发现，男性波发最长可达肩，直发最长达背中部，对欧洲波发女性来说，头发通常可达腰部，直发达臀部或更长。

4. 鼻 生活在寒冷地区的白种人的鼻子高耸、狭窄，鼻腔黏膜面积也较大，这有利于寒冷空气进入肺过程中的加温和湿润。生活在温热气候的人，鼻往往宽扁，使吸入的空气湿润，呼出时水分被保留下来，而在寒冷干燥的气候中，鼻明显变窄，突出的鼻小、长，以便加温、湿润吸入的空气。欧洲人和西伯利亚黄种人的直颌可使吸入的空气流速变缓，有利于寒冷空气的加温。

5. 面型 因纽特人适应极冷气候，通过脸上的脂肪保护层保温。北亚和北极人往往有宽扁面，以抵御严寒。

6. 眼 眼色和形状具有显著的变异范围。

（1）颜色：眼的颜色在于虹膜，有多层细胞，其中有两层细胞含黑色素，所有眼的黑色素都是褐色的，眼色的变异是由虹膜外层色素的性质决定的，虹膜可有色或可无色，色素分布不均。若虹膜外层有黑色素，则眼将是褐色的。若缺乏色素，虹膜就有色，看上去是蓝色的，像天色、湖泊一样。若有黑色素但分布不均，看似褐色，则称作橄榄色或黑金色。纯绿色是很罕见的，只有几例文献报道。真正绿眼色是因为虹膜外层色素存在，黄色的胡萝卜素与无色的虹膜结合显示出绿色外观。

世界上大多数人为褐色眼（色素分布不一致）。蓝色、黄褐色或绿色的眼睛仅存在于欧洲，非褐色眼的优点是打猎时可对抗白色的雪或浅色背景，蓝眼在暗光下视力更好，比暗色眼有更多的光线。

（2）眼褶：内眦褶（mongoloid fold）存在于很多亚洲人中，是眼睑向下弯曲的眼内角形成的，大多亚洲人有这个特点，在某种程度上很多欧洲人也有，可预防雪盲（阳光对雪的反射）和免受风沙的影响。这可能与风沙地带的气候有关。这种结构有利于保护眼睛免受风沙、尘土侵袭和取暖时烟火的熏烤，也能防止多雪地区雪光反射对眼的损伤。

7. 耳 在耳大小、耳垂形状突出和是否耳垂游离或附着方面有很大的变异。非洲人耳型相对较小，无耳前突，有小的耳垂。美洲印第安人在耳平均大小、突出方面是另一个极端。亚洲人有最高频率的耳垂附着现象，欧洲人变化最大，耳变异处于人类变异整个范围，还没有人提出耳这些特点的优缺点，但是物理声学告诉我们，大的耳突在声音定位上可能有一定长处。

8. 口裂与唇 黑人口裂宽度比其他人种为大。宽阔的口裂和厚厚的嘴唇增加了水分的散失面积。

有明显的唇是人类唯一的现象，其他哺乳动物（含其他灵长类），口闭时见到的有毛的口唇，毛向下到开口外。所有人都有唇，只是红唇外露到什么程度（红唇外露又称唇的外翻），唇似乎有轻度的能力能帮助身体变冷，因为毛细血管遍及唇表面，唇的轻度湿润，可通过蒸发使身体冷却，外翻唇见于某些非洲人，最轻的外翻唇见于欧洲人，在地方人口中唇的外翻变化是很大的。厚唇有大的表面积，有助于蒸发和冷却身体。

9. 皮肤颜色　存在地理差异。欧洲几个世纪都以浅皮肤人为主，非洲与热带的南亚则主要为深色皮肤人，亚洲和美洲干燥沙漠地区主要为略红或带黄色人，但在某洲内同一类型皮肤颜色也有地理差异。从欧洲-西亚-印度连续的一大组中，发现色浅的皮肤（含眼、发色）从斯堪的纳维亚和苏格兰到接近地中海时逐渐变黑，接着从中东跨过伊朗到巴基斯坦和印度进一步变黑，最黑的是印度南端和斯里兰卡岛。在亚洲已见类似的梯度变化，如从日本北部向南过中国到菲律宾和印尼。

皮肤颜色的深浅是因黑色素细胞合成黑色素速率的不同和移入角质层形成细胞数量的不同而不同。各人种间黑色素细胞数几乎相同。黑色素可保护皮肤内的重要结构；肤色对阳光十分敏感，可避免过多的紫外线照射。阳光照射强烈，制造黑色素颗粒速度过快、数量多，分布集中，则皮肤较黑；反之则相反。当黑色素密集于生发层时，皮肤呈棕色或棕黑色。若生发层中黑色素含量中等或以颗粒状均匀分布，皮肤呈黄色或浅黄色，所以，人类的肤色是人种形成过程中的一种生物生态适应。黑人的肤色比白人深，南欧人肤色比北欧人深，东南亚人肤色比西伯利亚人深，大洋洲人及美拉尼西亚人肤色比纬度更北的所有波发人的肤色深。长期生活在赤道的非洲黑人和西太平洋赤道附近的澳大利亚土著具有深黑的肤色。黑人血液中含较多的铜，这与形成较多的黑色素有关。

10. 汗腺及体温调节　发汗功能的获得使人类能适应某些气候与活动。人的汗腺数达500万个，能动汗腺为100万～300万个。汗腺因民族和人种而异：俄罗斯人为189万个，日本人为228万个，菲律宾人为280万个。手掌与脚底单位面积中的汗腺数与肤色有关，深色者较浅色者多。非洲黑人比欧洲人多，所以黑人的体温调节比后者完善。

（席焕久）

第七章 生活方式与健康

从古至今，人类的生活方式都随着社会的变化而不断地演化，疾病随着人类生活方式的变化而表现出不同的类型，使人类表现出不同的健康水平。

人类的生活方式属于文化，与健康、疾病密切相关，生活方式引起的疾病占整个疾病很大的比例，科学的生活方式对健康十分重要，而不良的生活方式是很多疾病的根源。

第一节 概　述

《中国百科大辞典》（2002）中描述，生活方式是"受一定社会条件和价值观念制约的个人、群体或社会为满足其生活需要的行为及活动的典型方式"。生活方式就是人们在一定历史时期和社会环境中，利用和摄取生活资源以维持并寻求改善生活的方式，是依一定的社会条件所形成的具有一定稳定性、普遍性和典型性的日常生活及闲暇的方式。它决定人们的生存状态和生活质量、生活形式、行为规则和社会制度及价值观念，属于文化范畴，是世俗文化的载体（马玉枝，2015）。生活方式是社会学领域中一个重要的理论范畴，它与社会文化、生态文化、医学文化密切相关，直接影响人类的健康与疾病，所以也是生物医学人类学的重要内容。

生活方式的概念最早是在马克思、恩格斯的《德意志意识形态》一书中出现。以马克斯·韦伯为代表的社会学家曾进行了生活方式的研究，后来凡勃伦在《有闲阶级论》中系统地论证了特定的生活方式与特定阶级的相关性。当时主要用于说明阶级的差别，从消费的角度认识生活方式，第二次世界大战后，开始把生活方式作为消费方式来研究（陶冶，2006）。20世纪70年代后期，沿袭了马克思主义研究生活方式的传统。之后还有迈克尔·索贝尔、林顿及盖恩和克罗依特等对生活方式进行研究。我国学者于光远、费孝通、王雅林、卢元镇等也做了一些研究。不少学者认为生活方式应有广义与狭义之分。前者指的是人们在一定社会条件下和一定的价值观指导下，满足自身需要的一切生活活动的特征和表现形式，含劳动生活方式、消费方式和政治生活方式。后者指人们日常生活活动的特征与表现形式，主要包括习惯行为、工作活动、闲暇活动、消费方式等生活活动。

生活方式不同于生产方式，生活方式说明人们是如何凭借一定的生产方式和全部社会条件，满足自身需要的生活活动，受生产方式、社会政治状况制约，一般来说有什么样的生产方式就有什么样的生活方式，它是生产方式的表现。经济发展程度不同、社会民主程度不同的社会，民众的生活方式也不同（马姝，2004）。

1961年，澳大利亚心理学家 Alfred Adler（1870～1937）提出，生活方式是一个特别的人或特别的族群的一系列气度、习惯或占有。这种态度是时髦的、流行的或需要的。虽然有很多学者对其进行研究，但生活方式仍没有一个统一的定义。

人类出现以后，生活方式实际上就出现了。随着人类社会的诞生，生活方式更明显了，只是不同社会有不同的生活方式罢了。从最早期的 600 万～700 万年前开始，人类就开始生活了。要生活首先就要解决食的问题，之后逐渐解决衣的问题以至于住的问题，这是人类为了生存最基本的活动。后来为了寻找食物，利用石头、木棍等追赶猎取动物，制造各种石器，用兽皮、树皮、树叶做所谓的"衣服"，居住在树上、洞穴中。随着人类社会的诞生，出现了食物过剩，有了物质交换，产生了语言及文化，社会分工越来越细，人的衣食住行逐渐发生变化，有了生活习惯，产生了生活方式，从此生活方式贯穿了人类历史。

一定的生活方式依赖于一定的生活条件，物质生活资料和精神生活资料是生活方式产生的基础。衣食住行等这些物质生活资料是维持生命活动的资料，包括思想、意识、文化、信念等精神生活资料，也构成社会生活方式的重要方面（徐庆文，2002）。

在原始社会，生产力水平极低，人们整天为食物奔波，常常没有食物，出现最简单的生产生活方式。到了农业社会，开始了农业生产、饲养家禽家畜、发展种植业，逐渐出现产品剩余，开始进行商品交换。而工业社会与后工业时代，生产力高度发展，这时的生活方式也出现了新的变化。

在人类历史上存在着多种生活方式，但有代表性的生活方式有两种。其一是类似于肉食动物的生活方式；其二是类似于草食动物的生活方式。肉食动物的生活方式类似于老虎的生活方式，如西欧，其社会经济结构特点是：实行长子或者幼子继承制度，家庭中的其他男子要么离开家庭，要么只能作为雇佣存在，男子结婚时间较迟，独立式居住，类似于生活在非洲和欧亚大陆上的老虎，为一种排他式、独居生活，存在领地和势力范围概念。移民模式是"一山不容二虎"，且很早就开始向外移民。草食动物生活方式完全不同于肉食动物，非洲大草原上的角马和羚羊就是代表性的草食动物，它们以群居的方式生活。草食动物没有领地的概念，一般逐水、草而生活，居住的范围只是在周围地区。在种群数量增加时，整个群体的生活质量下降，即如果它的数量过剩，它的每一个个体依然生活在原有的空间中，不会有某一个体被赶出其群体。这种生活方式为"块移动"方式，即"食尽一山移一山"。这种生活方式中通常由于无法觅食而饿死或者被肉食动物捕杀而减少种群的数量，在一定生存空间中维持一定的种群数量，不像肉食动物那样有一个自我调节机制来减少种群的数量，而是被动地由外界因素诸如天敌的存在、食物的充足与否等来控制其种群的数量。古代中国即属于这类生活方式，其社会经济结构有其独特的地方，即实行多子平均继承制度，家庭中每一个男子都是一个经济单元（徐旺生，2006）。

人是杂食动物，处于生态系统最顶层，可以选择偏向于肉食，也可以选择偏向于素食。什么因素促成古人选择肉食动物式的生活方式或者草食动物式的生活方式呢？原因可能很复杂，也许与最初的自然环境有关。如早期的人类如果以狩猎为生，后来可能发展到定居的养殖、附带种植，其食物中肉食占主体。如果早期以采集生活为主，那么后来可能发展到定居时，以种植为主，食物中素食的比例就高。食物的结构确定以后，继承制度就会强化这一特征。因为在定居的生活环境下，人的生活空间是有限的，如果允许多子继承，那么提供给后代的生活空间势必缩小，经过若干代以后，就会人满为患，且在利益空间上相互穿插。只有不可分割，肉食动物的生活空间才能得到保证。素食生活、群居方式，很早就形成了。中国古代，经常是一个村落由若干个同祖同宗的小家庭聚族而居，形成一个大的群体（徐旺生，2006）。

生活方式的明显变动是伴随社会的结构性变动而出现的。文化的变迁影响着生活方式的演变。社会生态变化催生新的生活方式，制度变革导致生产关系的转变与社会文化相互影响。新的生产方式往往与旧的传统并存。生活方式是社会生活的重要方面，它与生产方式共同构成经济基础。

生活方式是否科学合理直接影响着人们的身体健康，也影响我国生态文明的进程。现代生活方式疾病已成为困扰现代人们的最主要疾病。近代西方的不健康、不可持续的现代生活方式极大地阻碍着生态文明的发展。工业时代后形成的一些不健康的生活方式（如贪欲无限、消费无度、缺乏理性、远离自然、精神空虚等）对生态环境和人类生存构成了严峻的挑战。20世纪80年代，健康行为和健康的生活方式成为发达国家风行的话题。90年代初，由于医学模式转变再度引起西方公众的关注。关注点主要为：①特殊人群（如失业人员，老年人群等）的生活方式；②生活方式与肥胖、冠心病、癌等疾病的关系；③探讨新的生活方式以预防现代生活方式疾病。

人类60%左右的疾病是由不健康的生活方式引起的，获得健康最好的方法是培养科学的生活方式。若人们每天蜗居在城市的高楼大厦，忙于工作、应酬易引发慢性疲劳综合征，容易导致"三高"症、心脑血管疾病、肥胖症、重度脂肪肝、神经衰弱、内分泌紊乱等疾病。近年来，我国学者重视生活方式的研究，力图建立健康的生活方式，克服不利的生活方式，控制各种生活方式疾病的发生（符明秋，2012；陶冶，2006）。

（席焕久）

第二节　远　古　时　代

原始人类面对险恶的自然环境如何生存和发展是各种神话和传说的主题。大约在距今71万年至23万年的旧石器时代早期，生活在北京周口店一带的远古人类才开始学会用火。据考古发现，他们以草本植物、灌木、乔木的叶子和枝梗为燃料，把自然火种长期保存下来，用于烘烤食物、取暖、照明、防寒和抵御野兽侵袭。当时人们只能用锤打、砸、击等办法制作一些简单的石器，但依靠这些工具根本不可能对付肉食猛兽，最多只能猎取鹿等草食动物，得到的肉食非常有限。采集是获取食物的主要手段，食物主要是朴树子，还有胡桃、楸、栎、榛、蔷薇、鼠李、松、榆等的果实、种子和叶子，以及禾本科、豆科植物的茎和种子。当时只排除双亲与子女、祖父母与子孙发生性关系，实行同辈男女相互婚配的群婚，有血缘关系的兄弟姐妹互为夫妇。《礼记》中提到，"昔者先王未有宫室，冬则居营窟，夏则居橧巢，未有火化，食草木之实，鸟兽之肉，饮其血，茹其毛"（陈长喜，2015）。意指远古的人类，在寒冷的冬天就住在洞窟中，炎热的夏天则休憩在树枝搭起的巢中，也不知道如何运用火，基本是生吃鸟兽之肉与果木之实，饥渴就饮用动物的血和河里的水，冷了就披上动物的外皮。这种茹毛饮血的生活方式，对当时人类的消化道特别是胃肠造成巨大损害，人的健康受到直接影响。甚至人类的政治生活乃至军事战争都可能导致疾病的传播，如16世纪西班牙人入侵阿兹特克帝国（墨西哥）就遭遇天花病毒，导致阿兹特克帝国的消亡。

一、饮食方式的改变

人类最初的饮食方式，同动物没有太大区别，大都是生吞活剥式的生吃，即茹毛饮血，

《白虎通义》中提到，"古之时未有三纲六纪，民人但知其母，不知其父……茹毛饮血，而衣皮苇"（陈立等，1994）。人类并非一开始就是吃肉的，根据考古发现，远古人类是素食动物，因其还没有用于撕裂食物的尖利牙齿，大约在250万年前人类开始大量食肉，因研究人员在距今250万年的动物遗骨上发现了牙齿的咬痕。美国科学家彼得乌恩格研究发现，远古人类已经产生比其祖先——南方古猿更尖利的牙齿，而这些牙齿正是具有切割功能的撕裂食物的工具，也就是说人类的牙齿已经不再局限于简单的研磨功能了，人类的食物已经从素食植物向动物食物拓展。而牙齿的倾斜度是判断牙齿具有撕咬更坚韧食物能力的根据，在远古人类的骨骸上，齿端的倾斜度已经比大猩猩的大得多，牙齿如此的倾斜度足以撕咬动物的躯体（聆声，2004）。"马鞍山遗址上、下文化层动物个体组成的差异应该是远古人类的猎食对象发生的变化，在早期他们可能更倾向于狩猎大型动物，主要对象是水牛、中国犀和东方剑齿象，而晚期则倾向于猎取水鹿和猕猴等"（张乐等，2009）。

素食向肉食的进化，大大提升了人类抵抗自然界各种威胁的能力，无论是从食物摄入量还是从消化吸收的功能而言，都对人类的健康产生重大影响。但以素食为主的饮食习惯转变为素食、肉食间杂的生活习惯，也影响人类疾病的发生发展。虽然尚未有充足证据证明，人类从最初的杂食动物进化为以稻谷为主的素食动物，也与人类的疾病息息相关，但现代医学研究证明：经常食用肉食性食物的人，罹患心血管疾病的概率变大。美国农业部和卫生与公众服务部联合发布的新版《美国人饮食指南》就建议以肉食为主的美国人多食用素食。

布赖恩特认为，穴居的史前人类不可能过度肥胖，相反，他们是瘦削而强健的。考古学家们在研究了各种人粪化石后发现，史前人类的饮食中富含复杂碳水化合物（淀粉），而缺乏简单碳水化合物（果糖），盐的含量极低，因此推测那个时代人们对食盐的需要主要来自他们所吃的食物及他们所喝的水。饮食中的蛋白质来自植物和动物，但是动物蛋白质主要取自缺乏脂肪的瘦小的动物。植物性食物往往是新鲜且富含纤维素的。更为重要的是，远古人类不吃无热量的或高热量的精制食物（夏凌，1985）。

考古研究长期以来都认为，在远古人类进化过程中，男人是天生的狩猎者，从而形成以家庭为核心的社会组织或者氏族团体，女人则采集植物和照管孩子，由此推动了人类社会的进化。但现有研究发现，在远古人类进化的初期，也许女人在社会进化方面特别是食物提供方面可能更重要，也就是母亲和祖母起到更大的作用。这也许跟女性作为植物采集者，对食物供应起到关键作用不无关系。而作为狩猎者的男性，更多的时候是不能确保家庭生活必需的食物，他们主要是在原始的池塘或水流边，享用死亡动物的尸体，最多也就是将正在分享尸体的其他动物赶走，所以女人在当时的进化过程中对食物的提供具有更大的作用，而这种食物供给除确保人类必需的营养之外，也延长了人类的寿命，提升了人类预防疾病的能力。

最初的原始人是生吃食物的，有的食物是植物的果实，生吃虽然有利于各种微量元素的吸收，但动物性食物特别是捕获的野兽，也被生吞活剥连毛带血食入，这种茹毛饮血的饮食方式不仅不利于消化，还会因食物中带有各种各样的病毒、细菌、寄生虫而导致食用者罹患疾病。在多次不断尝试中发现，自然界中的火可能将食物烤熟（在周口店的北京人遗址上，已发现用火的痕迹，说明那时候人们已经知道利用火），而烤熟的食物特别是肉类食物不仅味道更香且也更安全，既促进了消化吸收，还提高了人类抵抗疾病的能力。自然界早就存在火的现象，火山爆发可以产生火光，雷电击中树木也可能起火，最初的人类看到火很害怕，因火的温度要远远高于周围的温度。人类在远古时代的险恶自然环境下，不断同自然界中的各种动物斗争，逐渐了解到火的温度比较高，也比较暖和，而在不断地学习中发现：捡到的被火烧死的野兽味道更好，人们渐渐学习用火烧东西吃。把燃烧的树枝带到山洞里去，用火作为战胜寒冷、防止野兽侵袭的武器。由最初的从自然界的天然火中捡取烤熟的食物，到后来在不断的进化中力图将火种保存下来。但保存火种的方式并不能确保其长久不息，因此就在钻取木头的过程中保留出现的火星，即把坚硬而尖锐的木头在另一块硬木头上使劲地钻，也有的把燧石敲出火来取火（从考古材料发现，山顶洞人已经懂得人工取火）。火的使用，特别是摩擦生火的发明，对远古人类身体健康特别是饮食习惯的改变产生了重大影响。人工取火是人类进化中一个伟大的发明或发现，从那时起人类可以随时吃到烧熟的东西，而且食物的品种也大大增加。生产工具——火的发现和使用，是旧石器时代原始人的一项特别重大的成就。火的发现和利用，对于人类健康具有巨大意义。人类认识并掌握了火，就增强了同寒冷气候做斗争的能力；火还可以烧烤食物、用来围猎和防御野兽；也可以用来照明、烘干潮湿的物品及化冰块为饮水等。恩格斯明确地指出："摩擦生火第一次使人支配了一种自然力，从而最终把人同动物界分开。"

二、生产工具的改变

在原始社会大部分时间里，人们用石头制造的工具进行生产。人类社会至少已有二三百万年的历史，其中，绝大部分时间属于原始社会。石器作为人类制作的最初工具在原始社会有长期的决定意义，人们用它来抗击敌人、取得食物、制作服装、建造住所和绘画雕塑。

据说，燧人氏在生产生活中教人捕鱼，生的鱼、鳖、蚌、蛤等水产品都有腥臊味，有了保存的火种特别是有随时随地取火的办法后，这类水产品甚至海产品都可以烧熟食用（蒋南华，2015）。从此，人类不再受自然界火种的限制，能自行取火，提高了人类抗击自然界的能力，也保护了身体，促进了身体的健康。传说中发明火的人就是燧人氏。自从人类掌握了用火、发明了取火和保存火种的方法，便获得了光明、温暖和熟食，人类最早使用的是天然火种，包括火山熔岩、岩石碰击引火、闪电雷击和陨石落地形成的火。人类自从有了自己造出的火，就有了比较稳固的烧烤食物，因而大大加快了人类身体发育进化的速度，体质形态也发生变化。"人的生命活动就不再是纯粹适应自然以维持自身存在的生存方式，而是改变自然以创造人的世界的生活方式。"

人们开始用绳子结网打猎，在追逐动物的过程中还发明了弓箭、石球等工具，这比简单的木棍、石器打猎的效果好很多倍。这种工具方面的进步，不仅将陆地上的野兽纳入人类的食物范畴，还将天空中的飞鸟、水中的游鱼都纳入人类的食物范畴。这种工具的发明，大大提升了人类生存的能力。因为人类射杀、捕捉的鸟兽大大多于人类短期的消费，特别是少量的野兽被活着捕获，消费剩下的就被饲养起来，以待下次食用。如此，人类又学会了饲养动物，犬、猪、羊等野生动物也逐渐成为人类饲养的家畜。原始畜牧业是从狩猎中发展起来的，早在旧石器时代的后期，原始人已经驯养了犬，用驯化的犬帮助打猎。这不仅改善了人类的食物结构，还改变了人类的生产生活方式，使之不必再单一依靠在自然界的捕猎供应食物，而可以在家圈养驯化的动物。在中国的传说中对这种生活方式改变最大的贡献者之一为伏羲氏（庖牺氏）（伏俊琏，2014）。养殖畜牧业的产生和发展，是原始社会生产方式的又一重大进步，且在人类生产史上特别是保养人类自身的健康方面具有深远的影响。人类把羊等其他动物饲养起来，畜牧业的发展，不仅比天然打猎更可靠，即提供更丰富的食物，而且这种生产方式也有利于储备食物，在天然打猎无法充分保障食物来源时，可以及时将饲养驯化的动物宰杀作为食物。食物的及时安全补充，促进了人类消化系统的吸收，尤其是定期饮食习惯的形成，对人类充分适应自然界和自身身体需求、提升自我能力具有重要作用。随着被驯养动物的日益增加，出现了专门以饲养大规模畜群为生的人群，从而使那些有新鲜水草、适于畜牧的草原成为畜牧业发展的快速地区，生产者们沿着河流在肥沃的草原谋生，这种群体也从传统的农业中分离出来成为独立的生产生活群体。正因为此，恩格斯将畜牧业看作人类解放的新手段。

三、种植业的兴起

在人类渔猎时期后很长时间，人类在生产生活方式上又有了进一步的发展：种植方式的发现。作为原始农业的种植业是在采集中逐渐发展而来的，在最初的人类生产生活方式中，采集树上的野果用以食用是人类维护自身身体需求的重要途径，在原始社会，采集业是妇女们的专业。起初，人类在野外摘取野果的过程中发现，伴随时间的推移，不同植物开花结籽并且这些植物是定期开花结果的，而一粒种子在下一次结籽时将产生更多的种子，所以在不断循环中植物种子的储备也逐渐多起来，于是人类就大量栽种起来。他们用木头制造一种耕地的农具——耒耜（一种带把的木锹）用以耕地、种植五谷，收获量增大了。在中国的古老传说中，用耒耜种庄稼的人叫神农氏。传说中的神农氏还亲自尝过各种野草野果，有甜的，也有苦的，甚至碰到过有毒的。在长期的观察、摸索中，人类发现一些野生植物的种子经过定期栽培成长后，可以提供更多的食物，因而就将其引种到住地周围，于是就产生了原始种植业。原始农业的出现，对人类社会包括人类自身健康的发展有着极其重大的意义，因为这种生产方式为人类提供了相对比较可靠的生产生活资料，同时，这种固定的种植方式也有利于人类建造稳定的居住住所。从构木为巢、钻木取火，一直到渔猎、畜牧及发展农业，反映了原始人生产力的发展，从有巢氏到神农氏，不但发现了许多可以吃的食物，还发现了许多可以治病的药材。1952年，在陕西西安半坡村发现了一处大约六七千年以前的氏族村落遗址。从遗址中发掘出来的东西证实那个时期的人已经学会饲养和农耕了。远古人类以小规模部落或氏族方式聚集在一起，如同大草原上的动物迁徙一样，不断为寻找丰富的食物而奔波，身体和行为方式随环境条件而进化。伴随农业种植生产方式的出现，人类缓慢的适应平衡逐渐被打破。因为人类可以在种植区域周围进行永久定居，永久定居的生活方式使更多新鲜的食物、疾病及形成的习惯以极为迅猛的方式暴露在人类面前。加利福尼亚大学贾里德·戴蒙德教授甚至认为：农业"是人类犯下的最大错误"。人类不得不面对因洪水、干旱和其他灾害导致的频发饥荒。农业种植为人类提供了更多的食物，而这种更多食物的出现，为人类自身的繁衍生息提供了更多的可能，使得人类生产出了多于身体消耗的必要食物，从而为繁衍后代提供了更多的可能。一方面提高了人类的自然抵抗力，为应对传染病和生存压力提供了更多的物质储备；另一方面这种更多食物的供给也创造了更密集的人口群居，引起传染病传播和生存压力增加。利伯曼就认为：以种植为主的农业也许给人类进化带来了文明和其他形式的进步，推动了人类身体的强壮，但也为大规模贫困和死亡提供了基础。甚至人类在近现代社会中遭受的诸多适应不良性疾病都源自从狩猎-采集向农耕过渡的时期。

种植业和近现代大规模产业的出现，人类避免了过多的体力劳动，获得充足良好的饮食供应、清洁的居住环境和舒适的生活消费方式，这些都成为当下人类遭受部分疾病困扰的根本原因。上述导致疾病的因素在远古乃至古代时期都不存在，因为当时的自然环境和社会生产方式不允许人类储备过多的能量，当然也就不会出现现代社会的肥胖病、抑郁症等疾病。在不断活动中，人体的肌体得到充分锻炼，使得人类更适应自然界和社会变迁，现代社会中的适应不良症根本不存在。利伯曼将这种情况定义为"过度进化"（罗力群，2015）。这种过度进化成为人类适应不良性疾病的成因，因此病痛总是存在，甚至以更具侵略性的方式体现，人类的肌体健康却日益遭受到由此带来的灾难。人类不得不为生存而颠沛流离，其身体在不断奔波中消耗能量，自然不可能储备过多的能量，上述疾病也就不大可能大规模发生。

食物的不足也会增加人类高尿酸血症及消化道疾病的风险。现代研究表明，饥饿可导致糖原异生增加，有机酸（如β-羟丁酸、自由脂肪酸、乳酸等）的产生增多。这些有机酸对肾小管分泌尿酸起竞争抑制作用而使尿酸排泄减少，导致高尿酸血症。同时，饥饿可能引发同型半胱氨酸，同型半胱氨酸升高是引发心脑血管疾病的诱因。美国《新英格兰医学杂志》就将结肠癌、食管癌、肾癌、乳腺癌和子宫癌等 8 种癌症列为体重超标的风险因素之一。国际癌症研究机构（international agency for research on cancer，IARC）工作组组长、华盛顿大学（圣路易斯）医学院的格雷厄姆·科尔迪茨研究证实：超重或肥胖引发的癌症种类远远超乎我们的想象，对于新近确定的与超重相关的癌症种类，大众并没有意识到其中很多其实与体重相关。而这种肥胖在远古时代乃至古代的人类中并不存在，所以，当时的人类此类疾病的发生率大大低于现代人。科尔迪茨因而建议，人类要学习古代乃至远古时代人的健康饮食，保持正常标准范围内的体重，改变生活方式，降低患癌的风险。国际肥胖大会发布报告认为：全球因患肥胖症死亡的人数是因营养不良导致死亡人数的 2 倍多。医学家发现近百种疾病与肥胖有关，肥胖已经成为人类健康和生命的威胁，高血压、糖尿病、心脏病、脑血管病、癌症、胆囊疾病等都与肥胖有关，居人类疾病死亡谱的前几位。不良饮食习惯已经成为影响健康的重要因素，生活方式疾病就是因不良饮食习惯、吸烟、酗酒等生活方式导致的疾病。而食物缺乏的远古时代及古代，不良饮食习惯引发的心脑血管疾病发病率比现代社会低得多，并且彼时荤素兼备的饮食现状，预防了心脑血管疾病的发生。

四、服饰的出现

从人类进化史上看，人类是从裸体进化为穿戴服饰的。穿戴服饰前的漫长一段时期是人类服饰文明曙光尚未出现的时间，一旦有了衣物，人类对形体的要求就高了起来，人类创造形体的能力迅速发展，而衣物对人体形状包括骨骼的改变也具有巨大影响。"人类为了满足自然人体的防护和心理（包括安全、防寒暑、伪装猎物、求生存和繁衍后代、性差别、审美意识、阶级意识、对敌意识、神灵意识等）的需要所进行的努力，是服装起源的最基本的动机"。衣服的最初功能是御寒保暖，从而大大降低人类的能量消耗。根据鲁生业等的研究，最初的植物纤维分别从植物种子、茎秆韧皮、叶子、果实中获得，如棉花、木棉、亚麻、黄麻等。动物纤维主要是来自动物皮毛，如羊毛、兔毛、牦牛绒等。科学家通过对剥兽皮用的石质工具进行测年时研究认为，大约 30 万年前的原始人就已经穿上了兽皮衣服。此前的若干年间，人类都是不穿衣物的。原始社会的人类大都不穿衣物，一方面是原有的毛发还没有完全褪去，另一方面是原始人还没有意识到衣物对保持身体温度的重要意义。在生产生活不断发展中，赤身裸体的"原始人"逐渐产生意识，特别是自我身体保护的道德观念，开始在身体的隐私部位挂几片树叶用以"遮丑"。

远古人类穿戴衣服的最早时间可追溯至 7.2 万年前，在俄罗斯北部冰冻岩层中发现的一具男孩遗骸，已经穿着皮革裤和靴子，证明人类已经用兽皮做成了衣服（田野，2014）。在莫斯科还发现 3 万年前人工缝制的皮毛短裤和套头衫，以及专门用来缝制兽皮服装的原始剪刀、刮刀、骨针等。在法国 3 万年前克罗马农人岩画中，男性穿半截裤，女性穿吊钟状裙或扎着腰装蓑类的衣物。在中国《后汉书》中记载："上古穴居而野处，衣毛而冒皮"（张玉坤等，2010）。在中国旧石器晚期的湖南石门县燕儿洞遗址、福建三明市三元区船帆洞遗址都发现了骨锥（田野，2014），距今 2 万～3 万年，据推测这种骨锥正是用来缝制毛皮类衣服的。比较确切的证据在北京周口店山顶洞人遗址中，考古专家发现 1.8 万年前的骨针（陶园，2015）。一般认为，远古人类在新石器时代就已经穿上植物纤维材料的衣服。根据发展历程，衣物的材料最初是麻类植物纤维，因为这种材料可以直接从自然界获取；在瑞士曾发现过距今 1 万年的麻布残片（田野，2014），在中国河北徐水距今已 1 万年的南庄头遗址，也发现与纺织技术有关的陶器绳纹纹饰，西亚的土耳其、印度也都发现过棉织物残片。从植物纤维纺织物发展以来，人类的衣物制作技术水平飞速发展。中国广西邕宁顶蛳山遗址的骨针，河北武安磁山、河南新郑裴李岗、河南灵宝西坡等遗址丝织品的出现，开启了"丝绸之国"的先河（田野，2014）。骨针、骨梭、纺轮等纺织工具的出现，大大提升了人类制作衣物的能力，为人类保持自身健康的体魄提供了保证，提升了人类抵抗自然的能力。在商周时期，人们穿着上衣下裙的麻布"套装"，贵族则在裙子外系一片革制或丝绣的斧形服饰，这种服饰更多是为了显示身份尊贵，保暖的作用已经不复存在了。春秋时代，人们则穿如同连衣裙的下摆垂到脚踝的"深衣"。服饰对人类疾病有重要影响，《黄帝内经·素问》认为寒疟的主要病因是夏天出汗后遇寒，至秋天伤风，在保暖方面《周礼·天官冢宰·疾医》曰："四时皆有疠疾……秋时有疟寒疾……"（赵成春等，1956），即指秋季的发病，原因在于"时气不和，天气冷热无常，发为寒热休作之疾"。而服饰的发展逐渐满足人类适应天气变化的需求，其所具有的保暖作用也日渐得以实现，伴随人类保暖需求的满足，服饰的装饰美化作用就成为人类的追求。

（牛志民）

第三节　古　　代

生活条件的改变，也促进了人类生活方式的改变。如人类已经意识到洗澡对维护身体清洁的重要性，沐浴成为人类从潜意识的泥塘中洗刷进化出来的新方式。在中国的周朝时代就明确规定："沐"即为洗发，"浴"即为洗身（张雁勇，2016），根据《周礼》的规定，上层社会人士需要每三天洗一次头、每五天洗一次澡，否则就不能列入有修养人群。根据现有记载，早在公元前 1800 年的商朝，商汤王就已经使用专门的青铜浴盆泡澡。发展至先秦时期，皇宫的浴室设备也比较齐全，类似于今天的供水、供暖和排水系统都一应俱全。

甚至在中国的汉朝还规定，上朝的大臣们每工作五天就必须回家洗一次澡，而皇帝也专门放"休沐"假。《左传》记载了人们用淘米水洗头发的过程（韩扬，2015），此后的魏晋时代还发明了一种"澡豆"，由豆粉合药制成，除了去污的功能外，还兼具保护皮肤的作用。后来逐渐出现了公共浴池，士农工商各个阶层的人员都可以自由地洗澡，此外还可以享受泡脚等相应服务，提升了人类的保养水平。此外中国古代日出而作、日落而息的作息时间规律，都遵循了人体生物钟的作息时间，提升了人体抵抗疾病的能力。特别是古代尚未发明电灯，煤油灯仅能实现基本的照明作用，无法为夜间劳作、娱乐提供更多的方便条件，所以古代人的生活作息相对比较固定，即便是劳动，也仅借助月光和煤油灯光进行简单的手工操作，基本能做到起居有常、作息有时、生活有序，以适应自己生物钟的最佳状态，从而大大减少人体罹患现代各种疾病的概率。这种慢节奏、变化不大的生活作息规律也大大降低了人体心脑血管疾病的发病率。现代医学临床研究表明，心脑血管病除遗传因素外，还与工作压力过大、生活方式不良等因素有关，现代社会习以为常的熬夜、喝酒、吸烟、缺乏锻炼等生活方式，包括精神高度紧张或高度焦虑都是引起或加重冠状动脉痉挛乃至心肌梗死的原因之一。我国古代社会的鄂伦春族长期过着游猎生活，天然的生存条件相对比较差，天花、麻疹、疟疾、肺结核等疾病经常在人群中传播，根据资料记载，此类疾病发病率高达30%，86%的妇女患有不同程度的妇科病（王江鹤，2014）。

一、饮食方式的进一步发展

人类的饮食也直接影响人类的健康，特别是食物种类对人类肌体具有直接的影响。新乐文化遗址是我国东北地区新石器时代比较早的文化遗存之一，距今约 7000 年。其中发现的食物有两种：一种是谷物；一种是肉食。谷物只有一种：黍；肉食有猪、羊、鹿、鱼等（王禹浪等，1997）。丹东后洼文化遗址中有谷物（粮食）、兔、猪、鱼、羊等。新乐文化遗址中出土了"猪""羊""鹿"等食草类动物的兽骨，也出现了诸如渔网坠和箭镞等的捕鱼工具和狩猎工具，说明新乐文化的氏族主要肉食来源靠狩猎和捕捞获取。"长江三峡地区远古人类墓葬中测定得出：在大溪遗址偏早阶段，男性的平均生长年龄要高于女性。在大溪遗址偏晚阶段，男性和女性的平均寿命都有增长的趋势，尤其是女性的平均寿命延长的趋势非常明显"（杨华，2000）。这种男女寿命的不同，与男女从事不同的工作及其面对的自然环境具有直接相关性。男性多以狩猎等体力型生产方式为主，面临更多的危险和压力，而女性以种植业为主的生产生活方式，导致其面临的风险低、压力小，从而提升了寿命。

饮食工具有壶、罐、杯、勺、碗等，据推测，杯子与饮酒相关。皖南地区北部的宣芜平原地势低平、水网密布、气候温和，成为人类早期农业发展的重要地区之一。在新石器时代后期遗址中就发现了稻谷，先民已经食用稻米，史书中记载吴越之民"饭稻羹鱼"。皖南土墩墓青铜尊、青铜提梁卤和原始青瓷盉，以及饮酒器觯、原始瓷尊、七连禁、壶等饮酒器皿，都证明当时饮酒已经成为生活方式之一，这种生活方式以粮食足够食用为前提，所以商周的先民已经能确保粮食足以果腹，当时对粮食的食用需求已经满足，对保养体力和促进身体健康发展都具有重要意义。而饮酒在一定程度上也提升了人类的体力，但不同民族在饮酒方面有所不同，鄂伦春族有人说：他们民族喜欢吃肉，有时还喜欢吃烧烤，烧烤对身体不好。在山上打猎生活时，比较喜欢吃烧烤；有时，烤得半生不熟的"（杨华，2000）。

饮食是人类赖以生存的先决要件，而饮食的器皿则对饮食的习惯产生重要影响。在我国瓷器问世前，各地人们的饮食方式特别是饮食器具多种多样，只是尚未发明理想的饮食餐具。当时欧洲等少部分发达地区的上层人物大都使用金、银、铜、锡等金属材料制作的餐具。在落后地区和发达地区的普通人群中，几乎没有饮食的器皿，更多的是借助自然条件提供的简陋用具，包括植物的茎叶乃至果壳等，而这种饮食工具不仅不方便使用，因这种饮具无法进行必要的清洁，也不利于预防传染病等疾病的侵袭，不同个体疾病可能在相互之间进行传播，而当时传染病对人类的威胁最大，一旦患传染病，则整个群体可能都无法幸免，甚至导致群体的消失。《宋会要辑稿》中记载："阜通货贿，彼之所缺者，如瓷器，茗醴之属，皆所愿得"（徐松，1957）。明初郑和大规模远航贸易后，我国瓷器逐渐成为亚非地区普遍使用的食具。作为饮食器具的瓷器曾被当作治疗疾病的一种重要方式和手段。太平洋岛屿上的民族除用草药和祈祷医病外，还借助于瓷器，例如，患伤风病，他们就把符写在白色的瓷碟上或杯上，置其水中，然后饮之。据说这是治疗伤风的最好方法（张瑞，2014）。

二、居住场所的建造

在人类从古猿向人进化的初期，远古人类较早的活动大多在山林之中，人类还不能独立建造自己的居住场所，所以最早的庇护所是天然山洞。后来则逐渐居住在半人工半天然的洞穴中。洞穴多在向阳、近水处，因为这些地区往往具有环境与资源的多样性和可选择性，可以满足古人类各种生存需求，包括水源、动植物食物资源等。随着人类不断进化，特别是农业种植业的出现和发展，远古人类逐渐脱离世居的天然洞穴，走向更适宜农耕发展的平原地带，从而开始搭建简单的住所，这样就出现了最早的穴居。这种洞穴生活，也导致原始先民们衍生出了对高山峡谷、对自然界万事万物的敬畏和崇拜。特别是在中国，对自然界这种深深的敬畏和崇拜无处不在，人们敬畏、崇拜天地、日月、风火、高山峡谷、奇石洞穴、大江大河等，并希望通过祭祀它们驱灾避祸、祈求福佑（刘雪梅，2013）。

在中国，现有文献可查的较早的穴居是黄河中下游一带原始先民建造的袋形穴。有学者研究发现，中国古代的"坎"等字就是对长期穴居生活的概括。到古代的殷商时期，还过着这种"陶复陶兴"的日子。此后，穴居逐渐发展为半地下穴洞乃至地上的房屋：周围以土培墙，屋内立木柱支撑屋顶，屋顶用树枝或蓬草覆盖。穴居巢处是人类原始的天然住所，人类的住所一是为谋求稳定栖身的地方，以避风雨寒暑；二是为了保存生活中不可缺少的火种，因为任何简单的棚幕和茅屋，其中心位置便是火坑。进入氏族社会后，人类开始独立建造简易的住所，从而出现原始的居住区。在半坡村遗址中，整个遗址分为居住区、制陶窑场和公共墓地三个不同区域（杨亚长等，2008）。居住区周边挖有一条深5~6m的壕，居住区共有40多座房屋，或平地建筑或半地穴，长形圆形不一，布局合理，虽然都很简陋，但都抹有一层拌草的泥，能一定程度上防止潮湿，满足人类取暖的需求。

原始人群到氏族公社初期，人类生活中往往由头领统一带领，发明了诸多简单的工具，原始人的工具十分简单，其周围又有许多猛兽，随时随地会遭到它们的伤害。原始人在不断学习观察中发现，鸟儿在树上做屋，野兽爬不上去无法伤害到它们，原始人就学习鸟的样子，在树上做窝，"构木为巢"（王云，1988），这种情况在有些民族仍然存在。在不断做窝的过程中既锻炼了思维，也保护了躯体的安全，在发展中人们将窝逐渐修建为小屋，其对人类健康的作用日益凸显，在中国的传说中，第一个发明树上小屋的人被称为"有巢氏"。房屋的建造，大大改善了人类的居住环境，提高了人类的身体保护能力，有力地促进了人类健康。

新乐遗址中的房屋大都为半地穴式，平面呈长方形，最大房屋面积近百平方米。房屋内，火堂在房子正中，地面留有明显的用火痕迹（赵永军，1995）。在丹东后洼文化遗存中有 16 座房址，均为半地穴式，平面呈圆形或方形。比较大的房屋是方形，比较小的房屋为圆形，房屋内留有柱洞和石块砌成的灶址，还留有用火的痕迹。大连小珠山房址为半地穴的方形圆角，面积约为 $6m^2$，距地表 1.40m。房址北面有灶、磨盘和磨棒，证明人类已经有稳定的食物来源，种植业成为人类的主要生存依赖，粮食已成了当时人们的主要食物。陶纺轮、骨针和骨锥则用来缝衣物，人类的保暖技术已经成熟，有利于保护肌体的温度，从而减少外界对身体的影响，提高了健康水平。公元前 3000 年末期到公元前 2000 年的前半期，赤峰地区夏家店的遗址数量剧增、规模变大，该地区首次出现大规模公共建筑（吉迪等，2004）。与此相应，人口也得到急剧增加，密集分布于较低的台地上，已经有比较明显的防御工事，个别的建有半圆形的"瞭望台"。房屋分布在围墙内，以石头为主要建筑材料，兼用石头和泥砖，多数为半地穴式，也有少量单个建筑和窖穴遗址。夏家店上层建筑则是用土坯和一些不容易腐烂的原料建成的半地穴式或地上式房屋。

古老的侗寨仍处于自然经济发展阶段，更多的是聚族而居。也就是一个村寨即为一个父系家族。寨内房舍按姓氏集中分布，寨内每个家族都有自己的族长，又称为寨老。侗族人住宅都依山傍水而建，或在河溪两岸沿河而建，或排布于山梁的参天古树中。为了取暖的需要，更为了安全美观的需要，侗族更多地构建雄伟壮观而又玲珑雅致的鼓楼，镶嵌在郁郁葱葱的山岭间（廖君湘，2006）。侗家人总是逢水架桥，侗族村寨有绕寨而过的河流。鼓楼高低不同，高者近 20～30m，低者 10m 左右，全部为木质结构，既是遮风避雨的场所，也是人类休息娱乐的场地。俄罗斯北极地带、远东和西伯利亚区域的土著少数民族祖先，传统的活动包括畜牧、养蜂、捕鱼（其中包括海洋狩猎业）、狩猎、耕作、种植和加工药用植物、艺术行业和传统房屋建筑（张缘园，2016）。在复杂的自然气候条件下，必须改变传统的生活方式和原始居住环境。我国的鄂伦春族就曾或居山岩之上，或处地穴之内，或以竹木为屋，他们用兽皮、树叶做成衣服，以草根、野兽为食物。云南的俪族就有一个名为"司岗里"（石洞里出来的人）的古老传说（时墨庄，1980）。

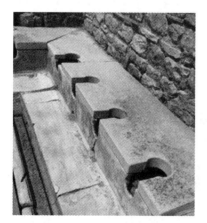

图 7-1 土耳其千年前的厕所

根据考古资料显示，人类逐渐从毫无保障的狩猎和不定居的采集生存方式转变为定居发展种植业后，人类的健康受到重大影响，这是因为：定居前的人类没有固定的居所，处于游荡状态，这就为食物种类的丰富提供了可能，从而为人体多营养吸收提供了便利，定居下来后人们的食物种类过于单一集中，缺乏高营养品种，导致营养缺乏症的出现，进而导致儿童死亡率剧增。

图 7-1 为土耳其千年前的妓院厕所，从其建筑结构可以看出，当时已经对厕所的构建进行了科学设计，青石板上的圆洞是用来坐下方便的，而下面深达 2～3m，有流水将排泄物冲走，设计十分合理（许俊杰，2012）。

三、生产工具的改变

人类为了生存必需获取生活资料，而获取生活资料的生产工具和生活工具就成为社会发展的客观标志。古人类的原始工具十分简单，基本是直接取自自然的石块、木棒，以及动物的骨、角、硬壳等，藏族仍把天然的石块称作"天铁"。云南苦聪人和独龙族使用带尖的木棒、尖竹器从事挖翻和采集，也利用天然的树权制成带钩的掘器，提高了挖掘的能力。但木制的工具容易损坏，在不断挖掘过程中，人类又学会在木钩上安装石铲，变为木石结合的复合工具。这一复合工具迅速满足了原始种植农业的发展需要。"石器类有斧、锛、凿、杵、铲、刀、纺轮等。石器类多经磨制，石质坚硬并大部分都有使用过的磨损痕迹。骨器类有锥、矛、匕、刮刀、针、纺轮……锥和针条多由兽足类肢骨磨制而成，多数通体磨光，尖锋锐利。矛、凿、匕多用劈开的骨管制成，刃部锋利（矛、凿仅见于晚期墓）"（杨华，2000）。此后，铜器出现并发展繁荣起来，常见的青铜器有刀、斧和凿等工具，匕首等武器，马具和装饰品，大规模的采矿和铜器铸造同时进行。最初的人类只能捕获抵御能力低的小动物，特别是徒手狩猎，更多的是一种机遇性的事情，人类的捕猎成功率十分低。随着狩猎工具的出现，人类狩猎的成功率明显提高，人类的食物来源日益得到保证。狩猎工具有原始的木棒、木扎枪和弓箭等，木棒、木扎枪属于短距离的刺杀武器，弓箭则是远射程的武器。后来改进了带扳机的弩，增强了射击的威力，还在箭头涂抹各种毒药，增加了弓箭的杀伤作用。

在山西省阳高县古城乡许家窑村一个史前社会旧石器时代遗址中发现了古人类制作的石球。石球产生于原始社会旧石器时代的初期，盛行于旧石器时代的中、晚期。挑选一些易加工成球形的河卵石和石块进行制作，用石锤把河卵石和石块加工成有棱脊的球状体，然后用两个球状体的标本对敲，去掉标本上的棱脊，或用一个球状体的标本在石砧上不断地敲琢标本上的棱脊，形成圆形的石球。石球主要是作为狩猎和防身的武器，也可当作加工石器和砸击坚果的石锤。原来由飞旋投掷的石球，逐渐变成可以用弹弓发射的弹丸。在原始社会的新石器时代陶丸开始取代石球的地位。铁器使用以后，土枪土炮中的铁球又取代了陶丸的地位。石球是原始社会旧石器时代具有典型意义的狩猎工具，它伴随着原始猎人的成长而发展，也伴随着石器时代的结束而逐渐消亡（李超荣，2016）。

夏家店上层遗址分布在靠近水源和耕地的地方，农业依然是重要的经济生活方式来源，发现大片的空地和农耕工具诸如锄、斧、收割工具与加工工具等，并在很多夏家店上层文化的遗址中发现了储藏用的窖穴，表明当时的农业产量已经很高（李水城，2002）。丹东后洼文化遗址中的人像都身着布衣，为右衽服饰，衣上大都有两道斜向衣带。陶纺轮证明当时的古人已经能够纺线织布。新开流遗址的服饰主要以兽皮为主，已经依水草而居，食物主要是湖泊中的鱼。在丹东后洼遗址中还出土了一件舟形器，这种器物在图们江流域和大连郭家村遗址也曾出土，证明当时的人类已使用船只作为交通工具（王禹浪等，1997）。

四、保护牙齿和预防保健观念的出现

饮食方式改变后，人类为了促进自身牙齿的健康，除了动物本能性的"揩齿"或"剔牙"外，还发明了刷牙的方法，以提高牙齿的健康水平。现已发现至少在西周时期我国居民就有清洁牙齿的习惯（详见第八章）。中国古代贵族墓葬中，三国时期贵族墓葬中出现

了专门剔牙的金制小牙签，是墓主人生前用来剔除牙缝中残留食物的（秦筱，2015）。这种良好的清洁口腔的习惯，在隋唐时代逐渐开始在民间流行。工具大都相对简陋，用浓茶、酒、盐水漱口，用手指或咬软的杨枝蘸上盐当"牙刷"，或者从不同树上摘取树叶进行咀嚼，以清洁口腔。在宋朝，人类就用马尾巴毛和动物骨头做成原始的牙刷，又用柳枝、槐枝、桑枝和生姜等兑水熬制刷牙的专用水，类似于现代的牙膏。

雅典大学心脏病专家研究证实，慢性牙周病与血压升高及高血压之间有一定的关联性。而刷牙可以有效预防牙周病，大大降低高血压发病率。英国纽卡斯尔大学研究者发现：糖尿病可能增加牙周炎的发生危险，而牙周炎将加大血糖控制难度（于文凤，2013）。对妇女而言，罹患牙周病的妇女，其早产率比较高，在古代，妇女早产将大大增加胎儿的死亡率，在缺少必要的医药设施保护和没有基本的医疗技术的当时，早产的婴儿无法得到科学合理的保养，其抵抗能力比较低下，从而增大了罹患传染病的危险，导致较高的死亡率。

（牛志民）

第四节　近　　代

近代以来，西方新的生活方式的传入，打破了中国的封闭、单调与宁静，好奇的人们逐渐开始接受和仿行西方生活方式并顺应中国文化潮流对之加以改造和创新，使城市日益走向西化、多样化和现代化（扶小兰，2007）。

一、城乡结构变化

第二次世界大战后，发达工业国家经过恢复发展，经济取得持续增长（各国 GDP 年增长率为 4%～7%），国民的生活水平达到了一定水平（人均 GDP 达到 3400 美元及以上，家庭恩格尔系数[①]下降到 25%～40%），同时社会各阶层的收入分化也日趋明显，各国基尼系数[②]分别是：芬兰为 0.308（1981），美国为 0.406（1980），日本为 0.3（1980）（余芳东，2013）。居民的生活方式出现了新趋势：①工业生产的发达使商品供给非常充裕，人们进入了不只是为谋取生活资料而工作的阶段。芬兰学者罗斯认为当时西欧"人生存的外在条件所起的作用同以前不同了"。现在，对生活在工业发达国家的大多数人来说，人的活动已经不只是提供生活资料。②社会各阶层收入分化使各不同收入的家庭、个人形成不同的生活方式。大多数家庭的收入不仅满足衣食住行等基本需要，而且达到富裕（恩格尔系数达到 40%以下）或最富裕层次（恩格尔系数达到 30%以下），进入享受、发展的层次。个人生活的社会领域大大拓展了，个人在业余参与社会性活动、社会交往，个人兴趣爱好方面得到发展等，"社会生活领域和私人生活领域有了明显的区分"。③价值观对个人生活方式的支配作用显现出来。欧美各国人们在较充裕的物质条件下舒适地生活，西欧学者观察到"各种意识现象在人们的行为调节中有重要意义"。

李长莉（2008）在其著作中曾写道，中国人生活方式的巨大变化是在中西新旧诸因素

---

① 恩格尔系数（Engel's coefficient）是食品支出总额占个人消费支出总额的比重。

② 基尼系数（Gini coefficient）是指在全部居民收入中，用于不平均分配的那部分收入所占的比例，介于 0～1，值越小，收入分配越平均；值越大，收入分配越不平均。

交互作用下，由传统小农生活方式向近代工商业为主导的生活方式演变。

19 世纪 40 年代五口岸开放通商到 1900 年庚子赔款，伴随着西方势力的入侵及清政府的苟且腐败，通商城市的生活空间和社会形态发生了变化，人们的衣食住行、休闲娱乐等生活方式开始发生商业化、城市化、社会化的变化。

从 1901 年清朝廷开始实行新政，到 20 世纪 20 年代生活方式的剧变，出现了以制度化、急剧化、全面化和普通化为主的新的生活方式。除城市外，农村也受到波及，出现了以近代工商业化和城市化为主导的近代化转变。19 世纪中叶到 20 世纪初，中国人的生活方式由传统向近代转变，逐渐萌生了生产市场化、社会化、大众化。这种生活方式的变化，不仅引起社会形态变化，也带来了文化观念和价值观念的变化。

城市的生活日用品由手工自给而趋向工商业化和市场化，交通通信由自然力而转变为初步机械化；服饰由自给与等级制而趋向市场化、多元化、平等化与自由化；城市休闲娱乐方式由家庭村社式趋于商业化与公共化；文化生活由封闭单一趋于市场化、大众化、世俗化与多样化，逐步形成跨地域、跨阶层的社会公共文化空间。

中国人的生活方式由传统的城乡一体化的小农家庭形态转变为以近代城市化、社会化、大众化的"公共生活领域"为主导，从传统农业生活方式向早期近代商业化生活方式转变。生活空间由封闭的自给自足的城乡一体化结构转为部分商业化和城市公共化，开放化的城乡二元结构（李长莉，2008）。

二、农业发展

一般来说，农业意味着开垦，开垦势必造成水土流失，导致生态环境的破坏，只是不同的农业生产方式，对环境的破坏程度不同。人类历史上的农业生产方式，大致可以分为 4 种类型：类似于采集的粗放式种植、游牧、单纯的种植业、种植与畜牧并重的混合种植业。类似于采集的粗放式种植近似于刀耕火种，对环境破坏较大，代表地区为中国西南的云南地区；游牧经济不直接开垦土地，且社会化程度较低，所供应的人口数量也有限，对环境的破坏相对较小，代表地区如内蒙古高原；混合式经济由于不单纯依靠种植业，单个家庭占有的土地面积较大，养殖、种植和休闲三者轮流，对环境的破坏不大，代表地区为西欧（徐旺生，2006）。

冰河时代的欧洲，主要生活的是一些狩猎民族，农耕和畜牧的出现，首先是以畜牧为主，农耕从西亚传播到欧洲，所以恩格斯根据雅利安人的历史指出，农耕是晚于畜牧产生且是为了给牲畜提供饲料才产生的（徐旺生，2006）。由于欧洲人的祖先主要以畜牧生产为主，食物结构中肉食占有较大的比例，所以才会出现土地一部分用于家畜放牧的情况。

西欧主要是一种混合式的农牧结合的生产方式，土地对于一个家庭来说，实行单子继承，不存在分割的情况，且不允许买卖，所以地块比较整齐，管理比较方便。由于人口压力不大，无须从事养活人口较多、劳动强度较大、需要较多劳动力的单一种植业，从事混合式的农牧结合式的生产方式即可。放牧对于劳力的需求不像单纯从事农耕那样多，甚至于因为土地面积较大，放牧时可以不需要劳动力。所以欧洲人对土地的利用是一种破坏程度很低的方式，一部分土地用于种植，一部分土地用于放牧，另外一部分土地用于休闲，这就是所谓的三圃制。从公元 9 世纪前的一份西欧农民的田地清单中可以看出，当时的英国只有不到 20% 的土地可以耕种，其他部分是森林、沼泽、水潭或者荒地。可耕地中一半左右是牧场或者草地，实际上农场的面积只有总面积的 10% 左右。当时所有的耕地实施双田制，即每年都是一块地种谷物，另外一块地休闲（陈立军，2011）。也就是说只有 5% 或者更少的土地真正用于农作物种植。通过休闲的方式恢复地力，节省劳动力，在很大程度上利用自然再生产，而不是依靠人的体力体现社会生产。这种生活方式，给后代留下了足够的生存空间，由于土地面积较大，劳动力是稀缺资源，于是后来选择粗放的方式，节约劳动力，类似于广种薄收。到了近代则是通过机械化生产来提高劳动生产率，进一步将多余的劳动力分离出去，寻找另外的生存空间，为工业革命之后提供产业工人。

中国古代农业实际上自秦汉以后形成了单一的种植业生产方式，生产效率高，但是对环境的破坏程度较大。黄河流域一带的上古文明发展较快，很早就以种植业为主，畜牧业处于次要的地位。由于以种植业为主的农业生产方式，劳动强度大，生产的季节性强，对土地的需求不像以家畜饲养为主的欧洲那样多。在所能耕种的有限土地上，以种植业为主的民族要比从事畜牧的民族养活更多的人口。同时由于实行多子继承，家庭中的财产一代一代地被分割，家庭聚居的生活方式限制了向外移民，所以古代中国人均土地数量越来越少，不得不提高土地利用率，提高复种指数。汉代就开始出现了一年两熟耕作技术。单一农业结构的生产方式，在需要劳动力的同时，增加了消费支出，土地和劳动力的关系难以协调到最佳状态。

生活方式和农业结构都对古代乃至今天的生态环境产生了巨大的影响，继而对社会经济和文化产生影响。通过回顾我国文明的发展进程，可以清晰地看出生活方式、生产方式和生态环境在其中扮演的重要角色。

三、工业文明出现

在前工业时代，文明的产生和发展主要依赖于农业，随着人口的增加，人们开始想方设法从土地中创造更多的财富，生产更多的粮食，人们便将雨水条件好的地区开垦出来，随之再将一些坡地、山地的森林砍伐、开垦用于种植，但是这也带来了明显的负面效应，即土壤被风雨侵蚀，数百万年形成的地表土被雨水冲刷，水土流失，随着土壤肥力的下降，必须寻找新的可种植土地。世界历史表明，文明越是灿烂，其所持续的时间就越短，这主要是人为地破坏了赖以发展的基础——生态环境。近 6000 年来的历史表明，一种文明在一个地区持续进步从未超过 30～40 代人及以上，也就是 800～2000 年。明显的例外情况有 3 个，即尼罗河流域、美索不达米亚、印度河流域。因为这些文明处于河谷地带，土地肥沃，采用了灌溉方式，土地相对平坦，土壤不被冲刷而流失。除此之外，人类主宰环境仅仅只持续几代人，在一个相当优越的环境中仅仅保持几个世纪的发展与进步，之后就迅速衰退、覆灭，不得不转向新的土地。有史以来已经有 10～30 多种人类文明走上了毁灭之路（徐旺生，2006）。

四、娱乐方式

1896 年 8 月 11 日，上海徐园"又一村"首映"西洋影戏"，为电影正式传入中国的开始，为中国人带来了一种全新的娱乐方式，引起了人们的极大兴趣。清光绪二十九年始，此项新兴的艺术引起了多数人兴趣，当时上海专门放映电影的剧院有 33～36 所，每日为百万人消遣。西俗文明带来了西方的新思想，从而促进了人们价值观念、行为方式和生活方式的转变，因此逐渐形成自由开放城市的社会心理和社会风气。同时，城市民众因电影带来的逐渐开放的思想观念与城市文化环境的改变又必然会推进电影娱乐业的发展进步（扶小兰，2007）。

扶小兰（2007）还指出，当时学校的业余演出、话剧创作和专业演出也都达到了高潮，除学校业余剧团之外，还出现了一批专门从事社会演出的话剧团社（如职业话剧团），演出中外名剧、现实话剧，尤以独幕剧占多数。"戏曲改良运动"也在上海开始。创立了所谓的"海派京剧"，梅兰芳等还进行了古装新戏和时装新戏的尝试。

西方体育活动也完全是新鲜、稀奇之物，好奇求异的人们逐渐接受和效仿西方体育运动项目，使竞技体育和观赏体育等逐渐成为市民一项重要的休闲娱乐活动。自晚清以来，中国最早的体育活动仅限于军队，主要操练洋操，随后各类新式学堂成为近代体育传播和发展的摇篮。以上海、江苏等地为中心掀起一股倡导体育的热潮并逐渐波及全国各地。体育活动开始从军队、学校走向社会，成为城市民众重要的文体娱乐活动之一。春秋两季赛马，引起社会上极大的反响，促进了校内、校际及全国性运动会的召开。1910～1948 年，就有七届全国运动会先后在南京、北京、杭州、上海等城市举办，推动和加速了体育娱乐活动走进广大民众的生活。此外，还开辟了各种棋室等近代体育活动空间（扶小兰，2007）。

鸦片战争后，伴随着基督教的传入和移居中国的欧美侨民的增加，一些教会赞美诗和西方音乐小品传到中国。20 世纪初，大量的西洋乐器和音乐作品逐渐为国人所知晓，如大合唱、独唱，管弦乐、钢琴、风琴、提琴的表演，丰富了市民的文化娱乐生活。辛亥革命后，西洋音乐在中国得到了进一步的发展，风琴已被人们广泛应用，钢琴亦开始流行，社会中上层人士在家庭和社交活动中也常演奏，甚至送殡、举行婚礼时也会见西洋乐队奏曲参加。1940 年 5 月，中华交响乐团在重庆成立。中国的民族音乐与西洋音乐相映成趣，既各处一隅，又杂糅相融。文人对古琴、琵琶的乐曲做了整理和创新，保存了不少传统曲目，也改编和谱写了一些新的曲目。著名音乐家刘天华等致力于吸收西洋音乐的长处，改进民族器乐。这些都显示了近代音乐的中西并存、土洋结合的特点（扶小兰，2007）。

晚清以来，西学东渐，中外交流频繁，中国官员不断出访欧美，每到一处，作为外宾必被邀参加舞会，寓华外国人也常举办舞会。1897 年 11 月 4 日，上海道蔡钧为配合慈禧"万寿庆典"，在上海洋务局举办的盛大舞会是中国官方举行的第一场大型舞会。上流社会的这种时髦生活方式迅速在市民阶层中传播，夜总会、舞厅、高级饭店等也相继出现，各大旅馆都另辟舞场，供摩登青年娱乐，打破了中国封建社会"男女授受不亲"的祖传训诫。有伤风化避而不观的中国人，随跳舞潮流由沿海一带向内陆澎湃涌来，其旧有之念渐次支离俱碎（扶小兰，2007）。

旧式的戏园、茶园被新颖的舞台、影戏院所取代，夜总会、舞厅、赛马场、综合性娱乐厅等新式公众文化娱乐场所在城市不断出现。"大世界"当时是上海娱乐业的代名词，高 4 层，中为露天娱乐空间。进门有哈哈镜，屋顶辟有咖啡厅、茶座与酒吧，可眺望上海远景；中间场子演出各种弹词、滩簧、淮剧、申曲、滑稽戏，以及曲艺、杂耍、魔术与电影，从早到晚不间断地轮番演出；另设游戏室、娱乐厅、百货商场、零食小吃、中西餐馆。游客只需买一张票进门，即可从白天玩到深夜（扶小兰，2007）。

读书看报、外出旅游等也成为民众文化娱乐生活的新方式。人们开始在闲暇时间阅读书籍和报章杂志、收听广播等以此获取现代知识信息，以充实和提高自己，如上海外资电厂的工人在工余时间打球、读书,看报、写字。伴随着市民读报需求应运而生的阅报社、讲报社在各城市纷纷出现。公众文化教育场所也成为市民充实精神世界、提高文化生活不可或缺的途径。民众教育馆设图书室、阅报室、儿童读书会、民众学校,还有运动场。近代城市人的娱乐生活还有踏青、打猎、逛公园、养育花草鸟虫等,但这些多限于中上流社会(扶小兰,2007)。

扶小兰曾把文化娱乐生活方式变迁概括为:①中西杂糅、新旧并举。一定的社会生活,总是一定社会经济、政治、文化的反映,中西文化的激烈碰撞、冲突中发生着从传统向现代的转型,而这映现出来的社会氛围和时代特点,给近代城市生活方式的发展注入了新鲜血液,既体现了中西两种文化的汇通融合,又反映了转型时期社会多元、纷呈复杂、新旧交替的特点。②多元复杂。由于内外相互渗透、相互作用、相互制约,出现多元并存、交错共生的复杂情况。大批移民的涌入使城市中出现多元社会群体,每个群体都有自己的生活方式,导致不同的需求和审美情趣。③不平衡性。半殖民地半封建社会的政治、经济、文化发展不平衡必然引起城市文化娱乐生活变迁,从地域来看,传入的中国城市亦呈现出某种阶梯性特征,引起生活方式的变化,再向次一级城市传播,最后辐射到广大的内陆城市及乡村市镇,经历了一个由点到面的分层梯度推进的过程。④城乡相互交融渗透。城市生活方式蔓延到农村并使农村生活方式向城市靠拢,使都市中产生乡村生活方式,如俚俗、粗散的乡村戏曲、皮影戏及一些娱乐形式在向都市的迁移过程中发生了许多本质的蜕变(扶小兰,2007)。

五、卫生状况

中世纪的卫生,特别是公共卫生,远不如西罗马时代。这一时期街道污秽、住宅狭小且缺少必要的阳光和通风设备。当时恶劣的公共卫生环境为传染病的流行提供了条件。中世纪的欧洲,传染病流行猖獗,其中以麻风、鼠疫和后来的梅毒为甚。此时人们才注意到对传染病的预防,在此之前欧洲并未接触"传染"这一概念和预防疾病的思想。由于中世纪欧洲传染病的猖獗流行,死亡人数令人恐怖,迫使人们不得不采取隔离、检疫等预防措施。

麻风在东欧流行后,又沿地中海逐渐向北方扩展,遍及整个欧洲,13世纪这一情况更为严重。据不完全统计,当时每200人中就有1位麻风患者。之后人们开始对其他类似的疾病也实行隔离,例如,鼠疫、斑疹伤寒、肺结核、结膜性眼炎或疖疮、丹毒等都被视为传染病(程之范,1997)。

在中世纪鼠疫被称为黑死病,14世纪时肆虐欧洲,且波及亚非两洲。据统计14世纪黑死病在欧洲共夺去了2500多万人的生命,约占当时全欧洲人口的1/4。英国是这场瘟疫受害程度较严重的国家之一。1348年,英国发现首例瘟疫感染者之后几年内患者成千上万地增加。据估计,英国总人口的1/4~1/2死于瘟疫,仅牛津大学就死了2/3的学生(张友元,2008)。

梅毒是一种古老的疾病,但其有文字记载的历史却只有四五百年。15世纪,哥伦布远涉重洋发现美洲新大陆,当时梅毒在美洲的西印第安居民中普遍流行。哥伦布和水手们以及之后到来的移民与美洲大陆土著居民共同生活,水手们和移民很快染上了梅毒。1502年,哥伦布和水手们从美洲返回西班牙,同时也把梅毒带回了欧洲。由于战争频繁,士兵大量移动,成为欧洲梅毒的传播者,就连宫廷内的皇室贵族也不能幸免。梅毒的猖獗流行始于巴塞罗那。

17 世纪，除麻风、梅毒以外的传染病，如白喉、伤寒、痢疾、天花、鼠疫、斑疹伤寒等也很常见且流行很广。1618～1648 年德国曾暴发了一场"战争热"，可能就是斑疹伤寒。17 世纪天花从亚洲大陆蔓延到非洲北部和欧洲，1660～1669 年曾在英国大规模流行。鼠疫在中世纪时期的欧洲泛滥成灾，到了 17 世纪虽没有类似的大流行，但小范围的流行仍较频繁，死亡率也较高。如俄国在 1601～1603 年曾暴发一次大流行，仅莫斯科就有 12.7 万人因此死亡。1603～1613 年德、法、荷兰、英等国都有不少人因感染鼠疫而死亡。1625 年荷兰又因鼠疫导致 7000 人死亡（张友元，2008）。

18 世纪英国产业革命以后，都市扩大，城市人口逐渐增加，食物供给需求增加，土地要开发，灌溉排水要改进，这些新问题促进了农作技术的革新。排水方式的改善也减少了疟疾的传播。大都市的仓促形成对人体健康不利，农村的卫生状况更差，且防病常识缺乏，特别是少儿卫生知识。都市卫生在 18 世纪中叶以后才开始改善，如伯明翰（1765）、伦敦（1766）、曼彻斯特（1776）先后实行卫生法规，开始掩盖污水、修建街道、安设路灯、改良下水设施等。之后其他小城市也效仿大城市实行卫生法规。尽管还有很多地方有待改进，但 18 世纪末，英国所有的大都市在外观上都已具备了现代化都市的雏形（张友元，2008）。

英国产业革命后，小儿健康得到重视，少儿卫生水平逐步提高。据 1740 年统计，英国不足 5 岁的幼儿死亡数占小儿总数的 75%，1800 年以后死亡率下降到 41%，20 世纪（1915～1925）死亡率又下降到 14%。18 世纪初英国很多儿童患有佝偻病，死亡率很高，产业革命后死亡率明显下降。

19 世纪，西方各主要资本主义国家继英、法之后爆发了资产阶级革命。英国完成了自 18 世纪中叶开始的产业革命，法、德、俄、美等国也相继完成产业革命。资产阶级革命和产业革命摧毁了封建势力，促进了社会的发展和生产关系的变革，使生产力大大提高。资产阶级在不到 100 年的时间内创造的财富比以往任何时间积累的财富都要多。英国通过与西班牙、荷兰、法国等国的殖民战争，到 19 世纪中期成为"日不落帝国"。此后，英国工业继续维持在世界工业之首。英国的城市人口也不断增多，至 1870 年城市人口达到总人口的 66%。英国生产的产品既能输出到最遥远的国家，也能进入到最贫穷的国家。日本在 1889 年完成明治维新，成为资本主义国家并很快成为东方的强国。美国南北战争（1861～1865）以后，资本主义经济飞速发展。到 19 世纪末，美国的工业生产总值一跃成为世界之冠，成为世界第一工业大国。

20 世纪，人类经历了两次世界大战，给人类带来空前灾难。第 3 次科技革命的形成，使研究工作越来越深入，在热带病研究方面取得了很大进展。黄热病是一种常见的古老的热带病，17～18 世纪，在美洲大陆特别是西海岸流行，也波及纽约、波士顿、巴尔的摩、南美洲等地，其最后一次流行是在 1878 年的马德里。这是蚊虫（伊蚊，*Aedes aegypti*）传染的疾病。疟疾也是很常见的热带传染病。此外，常见的热带病还有在非洲广泛流行的睡眠病，英国的埃弗里特·达顿在睡眠病患者血液里发现鞭毛虫状的病原体，即冈比亚锥虫（*Trypanosoma gambiense*）。1901 年福德（B. M. Forder）等确定彩彩蝇（tsetse fly）是睡眠病的传播媒介。1910 年以后又发现黑热病是一种带鞭毛的微生物传染所致，遂被命名为利什曼虫（庞雪晨，2016）。

这些热带病是 19 世纪末 20 世纪初伴随着资本主义国家向热带地区殖民掠夺而发现

的，如阿米巴痢疾、日本血吸虫病等，其中日本血吸虫病在 1904 年由日本桂田富士郎等发现并找到了中间宿主（张友元，2008）。

（李文慧）

第五节　现　　代

一、现代社会生活方式的发展

（一）生活方式创新

现代生活方式是现代社会发展的必然结果，环境的变化导致人们产生新的生活观念，信息化的发展冲破了传统的时空界限，智力经济的发展改变着生活资源结构。这些因素使人们创造出一种新的现代的生活方式。这种新的生活方式是在传统生活方式基础上形成的，体现了时代特征和新的价值观。创新型社会也带来了生活方式的创新。人们的衣、食、住、行不断更新换代。在新的生活方式中，人们既重视物质消费，也追求精神需求。物质生活水平的提高也提高了人们的精神文化消费水平。除享受物质生活外，看书看报，计算机、手机的应用，电影电视、旅游等休闲娱乐活动明显增多，文化品位不断提升。科学技术的大发展，使作息方式、视听方式、学习方式、消费方式、娱乐方式都发生了重大变化。不同地域、不同民族由于经济文化发展的不平衡，形成了自己的生活方式。由于改革开放、旅游、信息化的发展，这些群体或区域的生活方式既有自身的特点，又融入大众的生活方式中（马玉枝，2015）。

以市场化、社会化和大众化的"公共生活领域"为主要特征的现代生活方式，已经成为世界上主宰人类社会的主要的生活方式，经济全球化与信息化带来了新的社会结构的变化，人们的生活方式再次发生巨大变化。过去比较稳定的生活方式更趋于多样化，新旧、中西、城乡、工农多种生活元素交织在一起，在冲突、碰撞中发展。社会的发展和科技的进步，一方面带来物质生活的丰富，满足了人们的物质文化生活的需要，使人们的生活呈现出前所未有的舒适与便利；另一方面也加快了工作与生活节奏，使社会矛盾增加、心理压力增大、观念冲突、价值观念的多元化、道德失范和人际关系紧张，带来了人口爆炸、过度消费、过度医疗及功利短视和颓废消极等负面因素。

现代生活方式是现代社会发展的必然产物，经济基础在生活领域的体现是在工业革命，特别是当代信息技术发展基础上逐渐形成发展起来的。相对于古代生活方式而言，其主要具有两个特征：①突出现实物质生活，淡化了古代社会对精神生活的追求。②突出个人的自由与利益，淡化了社会整体的利益。

现代生活方式存在一些弊端：①异化消费造成了能源资源严重浪费。②人们追求大都市生活，喜欢高楼大厦，逐渐远离自然。③由于片面追求物质生活，人们普遍缺乏对精神生活的追求，迷茫空虚成了许多人惯常的精神状态。现代生活方式的弊端严重影响了人与自然的和谐可持续发展。伴随着大量工业文明的出现，人与自然的关系日趋恶化，资源日渐枯竭，污染严重，人口膨胀，疾病肆虐，环境破坏，物种灭绝，臭氧层破坏，厄尔尼诺现象频繁……这种生活方式在给人类带来便利的同时也破坏了生态环境，威胁到了人类健康（马玉枝，2015）。

人类进入工业社会后，随着大量物质财富的创造，人类主宰自然的信念越来越坚定，将大自然视为为自己服务的奴隶。人类在无休止地掠夺资源的过程中，感受到物质财富带来的便利与舒适，因此在满足生存需要的基础上，开始追求物质享受，将追求个人财富和消费奢侈品作为自己身份和地位的象征，崇尚奢侈消费、追求享乐、过度消费。这种以耗费大量自然资源为代价的消费，不仅浪费资源，而且破坏生态平衡，影响人与自然的协调发展。消费主义盛行的社会，人们的消费观念发生了巨大变化，人们不再重视节俭，开始盲目攀比、铺张浪费、追求奢华甚至挥金如土。富裕阶层的消费为满足口福和享受，常吃珍禽异兽，专穿稀有动物皮毛、羽毛制成的衣服；一些人喜欢追求品牌和个性，服饰、化妆品非名牌不用；有的常常是衣服鞋帽买来还没来得及穿就因为过时而丢弃；手机、笔记本电脑、台式电脑等电子产品也因为厂家推出新品而义无反顾地抢购；汽车开几万公里就更新或一家三口每人一辆汽车……总之，追求奢华、过度消费。这些带来了严重后果。

1. 造成了环境压力　使用过的一次性木制品、白色污染等造成严重的环境污染。异化消费超出了生态承载能力，必然引发生态环境危机，使人与自然的关系日趋紧张。异化消费阶层是高端吃穿用品的主要消费者，这些用品大多经过过度包装和长途运输，并且是一次性用品，对环境造成了很大的影响。制造豪车需要消耗钢铁、金属和塑料等材料，在制造过程中产生了大量污染环境的废物，在汽车使用过程中产生了大量的二氧化碳、二氧化硫和噪声，是引发雾霾的罪魁祸首。异化消费阶层消费的大量一次性用品大多是过度包装或使用价值不大的物品，这些物品造成了废弃物的增加，污染了环境。

2. 使生态殖民主义扩大　随着生产力水平的提高，人类生活方式更加文明进步，然而先进的生活方式也使人们越来越远离自然。高度城市化、工业化在给人类带来极大便利的同时，也减少了人与自然的接触机会。便利的交通工具、先进的通信设备、林立的高楼大厦、发达的网络技术等消耗了人们大量的时间，人类很少能享受到大自然的美好和惬意，城市里的土地越来越少，仅有的一点草坪也不能随意入内，人们居住在笼子一样的楼房里，在充斥着化学味、汽车尾气、工业烟尘的空气中穿行。

3. 钢筋水泥群林立　大城市中的高楼林立、水气供应紧张、线路铺设繁杂、道路拥挤等，过多的钢筋水泥建筑在给人们提供了足够的办公和休息空间时也抢占了其他生物的栖息地。电视不仅屏幕大且可以收看各种各样的节目；网络发达，包罗万象；通信设备功能齐全，不仅能通话、发信息，还能上网、购物、导航、玩游戏等。正是因为现代科技产品强大的综合功能占用了人们大量的时间，使人们的生活与自然越来越远（马玉枝，2015）。

（二）信息技术

飞速发展的信息技术，在给人们带来便捷的同时，也使越来越多的人变成了"宅男宅女"。在家里可以几乎可以解决所有的事情，如购物、工作、炒股、就医、投诉、营销等。宅文化的蔓延使人外出的机会越来越少，与自然的接触与交流越来越少。交通工具主要是用于人类代步或运输。科技进步使交通工具的数量和种类增多，给人们带来的便利也越来越多。人们早已习惯在网络世界和电视机前寻求快乐，不愿也难以体会与自然融为一体的乐趣。发达的交通工具载着人们行驶在高楼大厦之间，使人无暇去欣赏山林中苍翠的高山、美丽的花朵、翠绿的青草、洁白的雪花、皎洁的月光……

然而，远离自然不利于人们的身体健康，使人们的身体功能下降，免疫功能低下，疾病丛生；远离自然不利于培养人们亲近自然、热爱自然的情感；远离自然是一种异化的生活方式，人们不接触自然，不了解生态环境的恶化情况，不利于人们培养保护环境的意识。

现代生活方式的特征：①人与自然关系失衡，出现各种噪声、光污染，特别是土壤、水、大气这些直接关系人类健康的基本自然要素的质量正在急剧下降。②物质与精神失衡，这是当今社会的一个严重问题。③生存竞争激烈，现代社会生活节奏加快。

商品经济迅速发展，人们的消费从单一性向多元化发展，从物质消费为主逐渐向同时追求精神消费方面转化，现代生活方式改变了家庭传统的生活方式，引起了家庭成员结构的变化和家庭内部感情的变化；妇女综合素质提高，撑起家庭经济的半边天，独立性增强；生活节奏越来越快，导致家庭生活的社会化。

现代化的生产工具和交通工具大量使用，人们的体力劳动和体力活动减少，在城市中以车代步已是普遍现象；饮食结构中动物食品增多，高脂肪、高热量食品增多，施用化肥、农药的食品增多，烟酒等嗜好人员增加。

现代医疗技术的发展也引起了医疗资源的浪费。目前，有人统计医疗资源浪费率高达20%~30%，大处方滥开药（普通感冒即用价格昂贵的抗生素）、滥检查（简单的磕破皮即做 CT、MRI 检查）、大处理（即使能顺产也要做剖宫产，门诊能确诊的病也要住院），医源性疾病增多，每年药物性肝伤害达 3%~4.5%，CT、X 线损害成倍增加。这种过度医疗消费是全球性的。据《健康报》报道，有 13 000 万美国人服用、涂用、注射、吸服各类药物，居世界之首。美国医院的一项统计表明，15 万住院患者的 116 009 次检查中 939 次是不必要的，80%的尿常规、生化、尿培养不必要。一项统计提出，10%的药物可有可无，60%的药物无效，只有 10%的药物有效。西班牙某杂志调查显示，60 种病可不治而愈，其中 30%~40%不应手术。

情绪紧张刺激增加、饮食结构不合理、环境污染、吸烟饮酒者增多等方面的因素，导致了心脑血管、糖尿病、恶性肿瘤、意外伤亡等疾病发病率增高，成为早亡、致残的重要原因。

现代生活节奏加快，竞争观念增强，独生子女及老年人口增多，心理因素和情绪反应已成为一个重要的致病因素，经常熬夜、作息不规律、饮食不规律使得很多人的身体处于亚健康状态。

在脑力劳动者中间，久坐、脑力疲劳、视力疲乏比较常见，饮食结构不合理、肥胖病、心理障碍在青少年中日益增多，生活方式疾病将成为人类的头号杀手。WHO 研究报告显示：癌症患者中"生活方式癌"所占的比例高达 80%（秦秀红，2013）。

（三）生活方式转变

1. 由一元向多元过渡

（1）从"老票证"到各种"消费卡"的变化：在计划经济年代，物资短缺，人民群众的生活必需品都要凭票供应，改革开放后，居民消费从限量供应的抑制型消费转为敞开供应的自主型消费，老票证退出历史舞台，各种名目繁多的"新票证"闪亮登场，如信用卡、交通卡、美容卡、健身卡、学习卡、购书卡、各种 VIP 卡。这些新票证的出现表明了人们生活的日益丰富。

（2）从"老三件"到"新多件"的变迁：新中国成立以来，特别是改革开放后，我国城乡居民家庭用品的更迭速度明显加快，家庭耐用消费品不断升级，从自行车、手表、缝纫机"老三件"，到摩托车、录音机、电风扇、电视机、电冰箱、洗衣机"新六件"，再到抽油烟机、热水器、电话、空调等商品，档次越来越高。近几年又开始转向以家用电脑、家用轿车等为主要代表的新的消费热点。

（3）从乏味单调到丰富多彩的转变：改革开放前，人民的精神生活和文化消费十分匮乏，娱乐方式非常单一，看露天电影便是一大享受。改革开放后，影视歌舞、读书看报、琴棋书画、上网冲浪、旅游远足、运动健身等项目纷纷进入百姓家庭，大大丰富了百姓的业余生活。

2. 生活方式由趋同化向个性化转变　在计划经济年代，个人的自主性和社会生活领域的独立性受到极大限制。1978 年以后，人民的自主性不断得到发展和释放，服饰的变化就是一个明显的事例。20 世纪 60 年代被称为黄、绿、蓝三原色年代，70 年代则以灰、黑、蓝为色彩基调，80 年代起，五彩缤纷的服饰开始出现，到了 90 年代，不同品牌、不同款式的服饰更是争奇斗艳，21 世纪人们穿衣打扮更是追求个性和多变。

3. 生活方式由传统向现代化转变

（1）住房由拥挤到宽敞：从中华人民共和国成立后到改革开放前，我国居民的生活方式是"四世同堂十平米，五代家人居陋室"。今天，人们的居住都向着"更高大，更宽敞，更环保"发展。房屋的结构也由传统走向了现代，先后从草舍结构—砖木结构—砖混结构—砖混瓦结构再到小洋房演进。

（2）交通由闭塞到便利：过去，普通居民上班、出行只能靠两条腿。经过改革开放的大发展，人们上班出行，近途有自行车、电动车、摩托车、公交车、私家车、出租车，远途有火车、汽车、飞机、轮船等，居民可时时处处感受到生活的便利。2015 年每百户家庭拥有家用汽车 22.7 部，摩托车 42.2 台，电动助力车 47.6 台（中国统计年鉴，2016）。

（3）信息由慢速到快捷：写信曾是大多数中国人与外界的交流方式。如今，电话、短信、微信、电子邮件、快递业务使信息沟通变得如此容易。据统计，我国电话用户数从 1978 年的 203 万户飞速增长到近 10 亿户，互联网用户从零增长到 2015 年的 9.6 亿（袁秋琴，2011；中国统计年鉴，2016）。

二、现代生活方式

（一）生活方式新变化

20 世纪 60～70 年代，中国处于简单、平淡、温饱型，居住条件差，家庭规模大，家餐为主，家务量繁重。服饰以蓝灰为主，款式陈旧单一，文化生活简单。1978 年家庭的恩格尔系数，城市为 57.5%，乡村为 67.7%；改革开放之后，中国处于小康型、营养型社会，生活方式丰富多彩。居住条件变好，家庭规模变小，外餐增加，洋餐登陆，服饰多样化，文化生活丰富。2015 年家庭恩格尔系数为 29.7%（城）和 33.0%（乡）。

仅从 2000 年与 2014 年中国人均收入和消费情况看，变化非常明显。城镇居民人均可支配收入 2015 年比 2000 年增长 3.68%，农村居民人均纯收入增长 3.39%。粮食消费在减少，而肉类、食用油、奶蛋类和耐用消费品（如家用汽车、洗衣机、电冰箱等）在增加。

2000 年全国人均卫生费用支出比 20 世纪 90 年代增加 3.9 倍。社会卫生费用支出增加 2.4 倍。居民个人卫生费用增加 7.36 倍。2015 年城镇居民人均粮食消费量比 2000 年下降 15.2%，牛羊肉、禽蛋、水产品消费增加 10.9%～37.5%。无论城市还是农村，人民的生活都发生了巨大变化（表 7-1～表 7-3，图 7-2）。

表 7-1　2000 年、2015 年城市和农村居民消费结构（%）

项目	城市		农村	
	2000 年	2015 年	2000 年	2015 年
食品	39.4	35.2	16.1	34.3
衣着	10.0	9.7	7.4	7.6
居住	11.3	9.7	18.0	11.3
家庭设备及用品	7.5	7.3	5.8	7.4
交通通信	8.5	15.8	7.2	15.1
文教娱乐	13.4	12.8	14.5	12.8
医疗保健	6.4	6.2	6.8	9.2
其他	3.4	3.2	4.1	2.4

表 7-2　全国居民人均主要食品消费量（kg）

食品	2000 年	2015 年	食品	2000 年	2015 年
粮食	249.49	134.5	牛肉	0.55	1.6
谷物	207.09	124.3	羊肉	0.64	1.2
薯类	—	2.4	禽类	2.85	8.4
豆类	5.49	7.8	水产品	3.92	11.2
食用油	7.06	10.6	蛋类	4.97	9.5
植物油	5.45	10.0	奶类	—	12.1
蔬菜、食用菌	111.98	97.8	干鲜瓜果类	—	44.5
鲜菜	—	94.9	鲜瓜果	—	40.5
肉类	—	26.2	坚果类	—	3.1
猪肉	13.44	20.1	食糖	1.28	1.3

表 7-3　2000 年、2015 年全国居民平均每百户近年来主要耐用消费品拥有量

消费品	2000 年	2015 年	消费品	2000 年	2015 年
家用汽车（辆）	—	22.7	空调（台）	1.32	81.5
摩托车（辆）	21.94	42.2	热水器（台）	—	71.2
电动助力车（辆）	—	47.6	抽油烟机（台）	2.75	45.7
洗衣机（台）	28.58	86.4	固定电话（部）	26.38	—
电冰箱（台）	12.31	89.0	移动电话（部）	4.32	224.8
微波炉（台）	—	36.9	计算机（台）	—	55.5
彩色电视（台）	48.74	119.9	照相机（架）	3.52	20.4

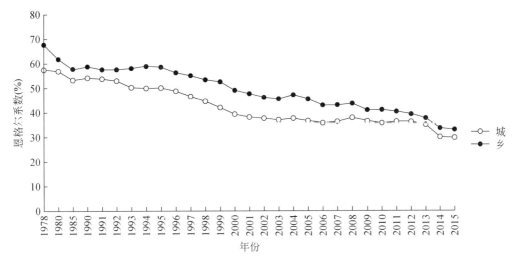

图 7-2　1978~2015 年国内恩格尔系数的变化

资料来源：中国统计年鉴，2016；经整理

（二）现代与狩猎时代的饮食与生活方式对比

狩猎时代的生活方式不同于现代生活方式：①狩猎时代整体是天然的新鲜食品，为未经过处理的高血糖负担饮食。②消耗水果、菜、坚果、浆果、粗谷物和粗糖，营养丰富。低血糖负担的水果、菜包括浆果、李子、橘、苹果、甜瓜、花生、土豆、西兰花、菜瓜、梨。③增加富含Ω-3脂肪酸的鱼、鱼油和植物食物的获得。④彻底避免反式脂肪（trans-fats entirely）和有限摄取饱和脂肪酸。这意味着排除油炸食品、硬植物油、商用烤熏食品和大多包装食品、处理过的快餐，由单/多不饱和脂肪酸代替了饱和脂肪酸。⑤增加瘦蛋白质消耗，如无皮的家畜、鱼、野味和瘦肉，避免了每天的高脂肪和高盐处理的饮食。⑥混合的橄榄油和（或）非反式脂肪（non-trans-fatty）。⑦大量饮水。⑧每日运动（表7-4）。

表 7-4　狩猎时代饮食与现代饮食间的比较

饮食成分	狩猎时代饮食	现代饮食
能量	高热量摄入和消耗活动的生活方式	不活动的生活方式，用少热量，储存>消耗
微量营养素（铁、维生素、锌）	高消耗（65%~70%），来自水果、植物根	低消耗
电解质（Na、K）	高消耗 K（10 500mg/d）vs. Na（770mg/d），高血压罕见	低消耗 K（3000mg/d）vs. Na（4000mg/d），高血压
糖类	提供 45%~50%热量（每天），多来自水果、蔬菜	45%~50%热量（每天）来自加工处理过的食物
脂肪	提供 20%~25%热量（每天），来自瘦的跑动的动物，比家养动物饱和脂肪酸少，导致低血清胆固醇	40%热量多来自肉类
蛋白质	高消耗，30%热量（每天），来自野生动物	推荐允许12%的总热量
纤维	50~100g/d	20g/d

三、现代生活方式病

狩猎时代生活方式与现代生活方式有很大区别，现代生活方式引发了生活方式疾病，如心血管疾病（冠心病、动脉粥样硬化、高血压）、癌、糖尿病、骨质疏松等。

进化本身是进步的，但进化的结果并不能确保都是合理科学的。现代社会出现的糖尿病正是进化带来的负面结果，在人类与自然的数百万年斗争中，促使人类身体更倾向于将剩余的高热量储存起来，而糖类正是储存最多的物质。一方面，多余的糖类物质将转化为脂肪，有利于提升人类的抗饥饿能力，作为人体不时之需。另一方面，这种不断积累的糖类储存，增加了人类罹患糖尿病的危险。而恰恰是远古时代人类的低抵抗力，促使其不断地与自然和周围的危险因素斗争，这种斗争所消耗的体力需要大量的食物补充，而有限的热量补充导致糖类无法过多储存，从而大大降低了人类罹患糖尿病的危险。

哈佛大学古生物学家、进化生物学教授丹尼尔·利伯曼认为：虽然医药取得了卓越成就，影响人类健康的传统最大威胁——传染病得到一定程度的控制，但影响社会的健康因素并没有消失，远古时代直至近代从未出现或者极少发生的糖尿病、肥胖、焦虑和抑郁等疾病在现代都因生活方式变化而快速发展。在原始狩猎、种植的社会很少发生包括失眠、近视、背部疼痛等疾病。物资匮乏的时代，促使人类不停地为获取食物而劳作，在人类的进化长河中保障生存的能量储备在最初的健康方式下具有重要作用，但在现代，这种过分的能量储备已经危及健康本身，甚至过分的能量储备就能导致疾病的发生。

2005 年，在美国因心血管疾病死亡的人数几乎达 1 000 000。冠心病是美国第一位死因，心源性猝死是第三位死因，它们占所有死亡的 40%。1900 年以来，冠心病成为美国第一杀手，每天 2600 名美国人死于冠心病，男女死亡人数几乎相等。在症状发作的 1 小时内就有一半人死亡。48% 的男性、63% 的女性突然死亡，无预兆。女性心脏病的发病时间比男性平均晚 10 年。1984 年以来，女性死于冠心病者多于男性。1/2 的妇女死于冠心病，1/26 死于乳腺癌。引发肿瘤的不可变危险因素是年龄、性别、遗传；而可变的危险因素是久坐的生活方式。若去掉所有类型的心血管疾病，预期寿命将提高 10 年，若去掉癌的话，预期寿命将提高 3 年。

2000 年与 2015 年相比，我国居民的疾病谱和死亡率也发生了变化（表 7-5、表 7-6），2015年恶性肿瘤成为城乡男性的第一位死因、城市女性的第二位死因、乡村女性的第三位死因。

表 7-5　城市居民主要疾病死亡率及死因（前 10 位）构成（2014 年）

死因	死亡率（1/10 万）			构成（%）			位次		
	合计	男	女	合计	男	女	合计	男	女
传染病（含呼吸道疾病）	6.64	9.15	4.05	1.08	1.30	0.77	10	8	10
恶性肿瘤	161.28	203.37	117.88	26.17	28.82	22.49	1	1	2
内分泌、营养代谢病	17.64	15.56	18.75	2.86	2.35	3.58	6	7	6
神经系统疾病	6.91	7.13	6.69	1.12	1.01	1.28	8	10	8
心脏疾病	136.21	140.43	131.85	22.10	19.90	25.15	2	2	1
脑血管疾病	125.78	139.60	111.53	20.41	19.78	21.27	3	3	3
呼吸系统疾病	74.17	85.22	62.77	12.03	12.08	11.97	4	4	4
消化系统疾病	14.53	17.83	11.13	2.36	2.53	2.12	7	6	7
泌尿生殖系统疾病	6.65	7.44	5.83	1.08	1.05	1.11	9	9	9
损伤和中毒	37.77	50.06	25.10	6.13	7.09	4.79	5	5	5

资料来源：国家卫生统计年鉴，2015，2016。

表 7-6　农村居民主要疾病死亡率及死因（前 10 位）构成（2014 年）

死因	死亡率（1/10 万）			构成（%）			位次		
	合计	男	女	合计	男	女	合计	男	女
传染病（含呼吸道疾病）	7.9	10.85	4.81	1.19	1.42	0.87	8	8	10
恶性肿瘤	152.59	196.32	106.87	23.02	25.66	19.23	1	1	3
内分泌、营养代谢疾病	13.13	11.77	14.55	1.98	1.54	2.62	7	7	6
神经系统疾病	6.66	6.81	6.49	1.00	0.89	1.17	10	10	8
心脏病	143.72	148.70	138.50	21.68	19.43	24.92	3	3	1
脑血管疾病	151.91	169.00	134.04	22.92	22.09	24.12	2	2	2
呼吸系统疾病	80.02	88.54	71.11	12.07	11.57	12.79	4	4	4
消化系统疾病	14.51	18.86	9.97	2.19	2.47	1.79	6	6	7
泌尿生殖系统疾病	7.09	8.17	5.96	1.07	—	—	9	9	9
损伤和中毒	55.29	75.32	34.35	8.34	9.84	6.18	5	5	5

资料来源：同表 7-5。

仅就 2007 年统计，美国每年有 170 余万人死于慢性病。4 种病——心脏病、癌、猝死、糖尿病几乎占所有死亡的 2/3，65 岁以上死因：心脏病 32%、猝死 80%、癌 22%、慢性呼吸性疾病 60%、糖尿病 3%、流感肺炎 3%、老年痴呆 3%。

面对环境恶化、生态破坏、资源枯竭等问题，人类也因此迎来了前所未有的生态压力，不得不寻求解决环境问题的对策。建设生态文明，着力推进绿色发展、循环发展、低碳发展，形成节约资源和保护环境的空间格局、产业结构、生产方式、生活方式，实现生态文明社会建设，倡导人们转变消费主义生活方式，构建生态友好型生活方式。

目前，学术界将生态生活方式称为绿色生活方式、科学生活方式等，主要包括科学消费、亲近自然、精神闲适、人与自然和谐相处等方面。生态生活方式的基本理念是转变人类中心主义的价值观念，追求人与自然的和谐；在物质消费方面，强调适度消费；重视人与人之间、人与自然之间的和谐，重视精神层面的追求和满足。适度消费、和谐共生、全面发展（马玉枝，2015），只有这样才能促进人类健康。

（席焕久　刘大华）

第八章 疾病进化

从猿到人的进化过程，经历了剧烈的环境变化，这是一个漫长的生物生态适应过程，但人类的进化并未停止，只是现在的进化并不像以前那样戏剧性，这些进化不仅表现在形态功能上，还表现在与人密切相关的微生物和疾病的一些变化上。进化医学对这些问题作出了最好的诠释。

第一节 人的形态功能变化

一、形态变化

猿与人的主要区别在于两足直立行走，由于直立行走，骨骼及脑发生了一系列的变化。今天，人类有很多表观的多样性，从早期人类到现代人类越来越明显。人类的早期成员生活在非洲，虽进化了体质，但在当时的气候条件下生存，互相都很相似，后来人类向不同地区扩散，遇到了各种不同的气候条件，表现了新的体质特征以适应新的气候变化。DNA研究也证明，在最近4万年DNA变化速率和进化速度加快了。

猿怎么变成人？目前一般推测，作为人类祖先的古猿原先都生活在树上，后来由于干旱，森林变稀，林中食物变少，古猿不约而同地从树上下到地面上来寻找食物，发挥上肢的作用，用手握石块或拿树枝保卫自身，并用手制造工具、猎取食物，用两腿负重行走。手逐渐越来越灵活，腿越来越粗壮。脊柱形成了特有的弯曲，头移到脊柱上方。由于直立，人的视野扩大了，头部的各种感受器更加发达，同时也促进了脑的发展。由于直立行走，人的嘴部后移。手得到了分化，拇指的功能更加完善，抓握的功能进一步加强。直立行走可减少身体暴露在阳光下的面积，有利于保护在炎热环境下头部不过热，还能呼吸凉爽的地面空气。总之，上肢更加灵活，下肢更加适应持重和奔跑。脑量变大，沟回变多，左、右半球的功能趋于明显，出现了语言功能区，能制造工具并创造了自己特有的文化，使人类成为世界万物中最聪明、最具智慧的动物。

（一）身高

早在18世纪，工业化国家儿童生长速度加快。1950~1970年，日本7岁和12岁儿童分别增长3cm/10年和5cm/10年。更近的倾向是在韩国，2000年21岁男性比1965年时身高增加5.3cm，体重增加12.8kg；女性则分别增加5.4cm和4.1kg。青春期启动提前，原因是营养的改善，减少了疾病。在欧洲和北美，1900年以来5~7岁儿童平均增长1~2cm/10年。近100~200年来，全球的儿童青少年身高增长有长期加速的趋势，平均每10年增加1cm（Tanner，1980）。近年来，这种趋势变缓。

生活条件与环境对身高影响明显。移民的研究表明，在美国加利福尼亚和佛罗里达长大的玛雅儿童，平均比在危地马拉长大的玛雅儿童高 5.5cm、重 4.7kg。

4 万年前，欧洲第一批现代人——克鲁马农人（旧石器时代欧洲的高加索人种）男性平均身高是 183cm，居住在欧洲，这些以狩猎-采集为主的人生活在一个需要体力的环境中，当时的生活方式比今天需要更大的力量。

1 万年前，欧洲男性平均身高为 162.5cm，很多科学家认为这是全球气候变化对农业发展的影响所致。农业人口营养不良是谷物缺乏和限制饮食的结果，也与家庭饲养家畜有关，使新的疾病引入人群。

600 年前，欧洲男性平均身高为 165cm，当时饮食、卫生条件不良。今天，欧洲男性平均身高为 175cm。几百万年以来，身高增长的部分原因是饮食、卫生保健得到改善，也可能与遗传有关，工业扩展和城市化带来了遗传学上的孤立人口，减少了近亲繁殖。从化石人也可以看出身高的这种变化趋势（表 8-1）。

表 8-1　化石人身高的比较

时间（万年前）	化石人	身高（m）
440	地猿始祖种	1.2
300 多	南方古猿阿法种	1.5～1.7（男）和 1.0（女）
200	能人	与南方古猿阿法种接近
160	非洲直立人	1.8

资料来源：吴新智等，2015。

从表 8-1 看出，200 万～160 万年前，身高迅速增高，在此之前增长幅度较小。从直立人到现代人，不同区域、不同时代的人群身高差异很大，如西欧的尼安德特人（简称尼人）粗短、西亚的尼人瘦长、东亚人矮小、非洲黑人瘦高。

（二）头面部

在人类进化中，最明显的变化是脑的绝对大小与相对大小的增长。现代人脑的大小平均为 1330ml，大小差异较大，是预测的灵长类脑/体生长尺度的 31 倍。人的嗅球的大小相当于相应灵长类的 1.6 倍。人的小脑的大小相当于人大小的灵长类的 2.9 倍。人主要的视皮质的大小相当于灵长类的 60%，但却是黑猩猩绝对大小的 1.5 倍（Schoenemann，2012）。

最近几百万年人脑有增大的倾向（表 8-2），颅变圆，枕大孔前移，颅容积增大。

表 8-2　不同时间人类脑量的比较

时间（万年前）	人类	脑量（ml）
700～600[*]	撒海尔人乍得种	350
400[*]	地猿始祖种	300～350
300[*]	南方古猿阿法种	375
280～160	人属早期成员	600
50	直立人	1225
—	现代人	1350～1400

[*]都没有超过大猿脑量的变异范围。

资料来源：吴新智等，2015。

Birx（2010）对人脑的进化做了分析，指出从南方古猿到智人，绝对脑的大小几乎增加了 2 倍，平均由 450ml 增到 1250ml。在漫长的进化过程中又不断分化出语言脑、意识脑和情绪脑。当环境变化很迅速时，原来的适应性行为可能变得不适应了。语言与大脑是密切相关的，Broca 区的语言中枢具有特殊的语言功能，临床患者的情况已证明了这一点，社会性的变化使脑不断产生复杂的进化性适应。

人颅枕骨大孔位于颅下前方，脊柱承受更重的头。扁平的面部有助于头在枕骨髁上维持平衡。头处于直立位，人没有突出的眶上缘和明显的肌附着性突出，而猿有。人颅前肌只是用于面部表情。240 万年前，脑开始增大，直至 50 万年前，现代人脑还在变化。颅骨变薄、变大，出现含气骨以减少头的重量，改善发音与共鸣。颅最宽处升高，由近颅底到顶骨下部或颞骨上部，颞骨鳞部抬升，额部随大脑额叶的扩大而由扁塌变得饱满。枕骨圆枕和矢状脊变弱甚至消失，颅后下部出现枕外隆突（吴新智，2015）。

下颌骨异常突出回缩、骨密质变薄。从祖先到现在，牙和颌有变小的倾向。从古老型智人到解剖学上的现代人，牙逐渐变小，咬合面的花纹变得简单，牙尖变少，牙髓腔变小，根变细。直立人常有的齿扣，智人没有（吴新智，2015）。由于这种回缩使现代人的嘴和前额几乎处于同一垂直平面上，嘴的回缩引起 1/3 的舌坠入咽腔内，像乐器的簧片可产生振荡和颤动。这是人具有语言能力的一种生态适应，而猿类和哺乳动物的舌平摆在口腔中（周泓，2002）。某些人的颌骨缺少第三磨牙或智齿，饮食和技术起了很大的作用，这种缺少发生在 3 万年前，然而，这种倾向有轻度的逆转。20 世纪以来牙变大，部分原因是氟化物的影响，加厚了牙釉质，使牙略变大（Darey，2016）。牙齿中尖牙变小，磨牙变大，牙间隙变小乃至消失，切牙与尖牙间隙变小，原因是非研磨性咀嚼（non-honing chewing），这些变化与食物加工能力减弱有关。

有人研究，北亚、中亚和东亚的黄种人具有许多特有的牙齿特点，如铲形门齿，磨牙的齿间有三角形隆起。据统计，黄种人铲形齿约占 91.5%，而白种人和黑种人不足 15%。人的牙齿在缩小，现代人牙齿比史前人缩小 45%，门齿自 144mm^2 缩小到 80mm^2，人类牙齿每 2000 年缩小 1%（邵象清，1985）。

人类牙齿的退化速度不均且缓慢，在能人、直立人阶段，退化最明显，上颌牙比下颌牙退化更甚，在同组牙中（如磨牙组），远侧牙比近侧牙退化明显，上颌牙的颊舌径比近远中径退化明显。由于人类食物由粗变细，咀嚼器官及咬合力变小，引起咀嚼肌、颌骨、牙退化缩小。在演化过程中，牙要适应颌骨的退化，还要适应咬合力的减小，所以牙的形态也随之变小（皮昕，2008）。

（三）四肢

现代猿的性差较大，最早的人骨骼的性差也较大，之后变小。440 万年前的地猿始祖种上肢比下肢长，160 万年前的匠人的上下肢长度接近，以后上肢变短，下肢粗壮。440 万年前的地猿的大脚趾与其他四趾岔开，300 多万年前的南方古猿五趾并拢。早期人类手指略弯，之后变直。从直立人到解剖学上的现代人，四肢骨的骨髓腔变大，骨壁变薄，近 1.2 万年来，骨密度降低，以下肢为著（吴新智，2015）。

直立行走需要有结构上的变化。两足动物的直立行走对神经器官具有直接或间接的作用，视觉系统对平衡和定位有重要影响，神经通道和运动区起着主要作用。为达到直立行走和有更高的效率，人体呈典型的下端开放式。

成人骨盆表现出明显的性差，传统的从产科的角度解释是：生育头大和身体大的婴儿需要宽阔的骨盆，而有效的双足运动需要狭窄的骨盆，究竟哪种因素对成人骨盆形态学的差别起主要作用，这是一个难题。用生物图像和几何形态学方法分析了从胎儿晚期阶段至成人骨盆的变化，结果显示：至青春期，两性骨盆只表现出轻微的形态性差，接着是很相近的发展轨迹。随着青春期的到来，女性的骨盆发育轨迹完全不同于常规过程，迅速扩大与产科相关的径线直至 20～30 岁。40 岁以后，骨盆发育模式与男性相似，引起明显的妇产科径线的变小。这种复杂的发展轨迹与青春期及停经前雌二醇水平下降有关，引起产科上最大的骨盆形态学变化（在最大的生育期）。这说明，产科难题的解决不仅取决于自然选择与适应，而且与弹性发展有关，这是女性对生态/营养因素的一种反应。人的进化特征中两个唯一的发展：大脑增大和直立行走步态。这两点结合在一起使骨盆成为最明显的骨性变化，从出生到婴儿大脑增大和直立行走已产生明显的性差（Hogevorst et al，2009）。

骨盆的狭窄引起了产道（birth canal）的缩窄，改变了人类的发育类型，对人类来说，延缓发育比其他灵长类更明显。延缓出生后成熟具有几种作用：人类已经开始用手来移动物体，包括抛石头、制造工具、寻找食物、身体语言交流。所有这些都需要一系列抓拿活动能力的释放，这些动作必然引起相对脑的运动控制区的再器官化，引起脑变化及语言的发生。直立行走需要有选择性压力，多数学者都同意，直立行走是在寒冷和干燥时期发生的。

为适应直立行走的生理需要，脊柱出现了 4 个生理弯曲。人步行大约比四足动物和黑猩猩节省 75% 的能量消耗，人跑比人走效益少 75%。这表明，获得两足直立行走的人类明显地比四足动物有更高的效率，但它们的消耗是一样的。

现代人的髋关节外形比四足祖先都大，这种造型变化使脊柱与髋关节密切相连，为直立行走提供稳定的支撑基础。由于两足直立行走，人平衡需要一个相对灵活的球窝关节，脊柱与髋关节的位置使人在平衡中花费较少的肌肉力量。髋关节造型变化可导致减少髋的伸展程度，这是一种有效的能量适应，髋骨从长窄型到短宽型，耻骨的壁面向外。这些变化为臀大肌附着提供了一个不断增大的区域，有助于稳定躯干。骶骨也变得更宽，增加了产道的径线使分娩更容易。为了在直立位时支撑腹部内脏，为韧带附着提供更多的骨面，坐骨棘更加突出转向体部中线。

像髋关节一样，人的膝关节变大，可以更好地持重。膝伸展的程度也下降，步态的类型也有助于平衡。

由于两足直立行走的进化腿变长，有利于肢体自然摆动。在步行时，人不需要肌肉来回摆动。人的上肢不需要过多运动，它们只用来携带、拿和准确地操作，这使人比猿的前肢力量减小。人的股骨从髋到膝轻度成角，这种适应使人膝与人体重心紧密连在一起，长期直立行走而不需要肌肉付出更大力量。黑猩猩的这组肌肉小，而在两足直立行走的人类中这组肌肉却表现出更重要的作用。

为了承受重力，人足增大了后跟，作为一个平台支撑身体体重，而不是早期人类抓握动作时的结构，所以现代人比他们的两足祖先有较小的趾，包括一个不能对掌与外翻的踇趾，与其他趾在一条线上移动。进而人有了足弓，而不再是扁平足。非人灵长类的直立行走，重量传递是从跟部沿足外侧，然后到中趾，而人的重力传递是从足跟沿足外侧，最后至大趾。这种重量传递节省了运动中的能量（Wikipedia，2016b）。

二、功能变化

人的功能也发生了很大变化。19 世纪 50 年代至 20 世纪 70 年代，在欧洲、北美洲人口中女性初潮年龄由 16～17 岁降到 12～13 岁，美国白人为 12.9 岁，黑人为 12.2 岁，绝经通常发生在 50 岁左右。刚出生的女婴卵巢有 200 万个卵母细胞，青春期时降到 40 万个，一生中，女性只有 400 个成熟的卵，其余的将死亡或闭锁。若女性保持这样的萎缩速度，对大多成人来说，一生中她们就要有足够的卵母细胞以持续到绝经期。然而，萎缩速度的增长是在 40 岁，约 50 岁引起停经。

近百年来，世界各国，特别是发达国家女性月经初潮时间明显提前，我国最早的初潮年龄可达 9 岁（席焕久，1987）。与此同时，绝经期年龄错后，有的可延缓 20～30 年，这些都与社会环境的变化有关，遗传与生活方式（如饮食、技术）对此也有影响。

对寿命来说，原始社会平均寿命只有 10～20 岁，18 世纪初达 18 岁，20 世纪以来，如 1977 年提高到 61 岁。1982 年发达国家的平均寿命为 72 岁，发展中国家为 58 岁，中国人口的寿命已超过 70 岁（表 8-3）。

表 8-3　人类各历史时期的平均寿命

历史时期	平均寿命（岁）	历史时期（年）	平均寿命（岁）
青铜器时期	18	1920	55
古罗马	29	1957	57
文化复兴时期	33	1981	67.9
18 世纪	34	1990	68.6
19 世纪中叶	40	2000	71.4
19 世纪末叶	45	2016	72.5

资料来源：席焕久，2004。

在高原人口中，呼吸和生殖的生理功能也发生了适应性变化，使他们存活下来并繁衍，在高原低氧状态下，这些基本的生理变化发生在 1.5 万～3 万年。

生物化学和代谢也在发生变化，乳糖酶耐受就是一个明显的例子。牛羊等动物的奶在断奶之后是不能利用的，但为什么有人能喝奶？乳糖耐受人口的分布可能解决了这个问题。乳糖耐受的欧洲人中有一部分是中东后裔，欧洲人从经济上依靠畜牧业，这些人饲养牛或羊，可能喝了大量奶，在这种文化环境下，强烈的选择压力促进了人体对乳糖的耐受，这些人口的现代欧洲后裔明显地保留了这种古代能力。从北欧到中欧的遗传证据支持了这种解释。牛和人的 DNA 分析提示，牛和人最近，是相互影响的。牛生产了大量高质量的奶，有遗传能力的人可消化它。换言之，5000 年前，中、北欧人就选择性地饲养牛以得到高质量的奶。这些人口日益增加了对鲜奶的依赖，其并非故意选择这种基因，而是自身产生了对乳糖的分解能力。非洲大部分人对乳糖不耐受，如富拉尼人（Fulani）和图西人（Tutsi）。这些人或许是已经放牧几千年了，比非放牧人有更高的的乳糖耐受率。推测，他们极像欧洲人，仍保留着产生乳糖分解酶的能力。乳糖酶耐受地理分布与文化上依赖鲜奶产生的历史有关。然而有些人口依赖饮奶并没有高的乳糖酶频率，这提示，这些传统的人口消耗奶的形式以奶酪和酸奶为主，在这些副产品中，乳糖酶已被细菌分解了。这是人类文化环境及乳糖耐受变化的另一个生物文化进化的先例。欧洲的白种人及阿拉伯和苏丹的一些沙漠居民有较高的乳糖酶，有利于消化牛奶。东亚和南亚人群这种酶较少，中国南方缺少该酶的人也较多，最高可达 95.5%。

农业的发展引起了人饮食的明显变化。在某些人口，小麦和水稻的栽培导致高淀粉的饮食。家庭饲养牛和羊导致终身饮鲜奶。对高淀粉的适应性反应和广泛应用奶与增加酶的产物有关，以满足淀粉或乳糖代谢的需要（主要是奶中的糖）。

代谢淀粉的酶主要是唾液α-淀粉酶，这是由 AMY1A 基因产生的，而与人关系最近的动物——黑猩猩，其基因是单拷贝，人正常是有多个 AMY1A 基因的。饮食中摄取大量淀粉的个体比摄入低淀粉的个体有明显高的 AMYIA 拷贝数目以增加唾液淀粉酶的产生。

像很多哺乳动物一样，世界上大部分人都是乳糖不耐受的，食用少量的乳会出现消化道症状。而在饲养牛羊的人口中，文化传统催生了终身喝动物奶的习惯。为调整 DNA 变异的选择，文化实践的垂直传承导致了终身表达乳糖酶基因，在这种情况下，突变发生在一个位于起始密码的 14kb 上游的调节 DNA 区域。

高纬度的北极地区的人和因纽特人、楚克奇人等，体重较重、胸围较宽、腰部较粗、四肢粗大、肌肉发达。北极地区居民最显著的特点是圆柱形胸廓，这是对血氧过少的一种适应。因纽特人的骨髓腔管径粗大，这也是对缺氧的适应，以提高造血功能。此外还发现，北极地区居民骨矿物含量通常比温带和大陆性气候地带的居民高，但该地区环境中成骨过程需要的常量元素与微量元素并不高。北极地区长期食用高蛋白、高脂肪食品，但几乎不发生痛风病、高尿氮排泄、高血清胆固醇量，并且几乎没有动脉硬化。该地区居民在低温下，手脚温度较其他地区高、血流速度快。在沙漠地区的阳光下，人裸体时承受的热负荷比在热带地区高 2.4 倍。沙漠居民新陈代谢的活性降低，身体蒸发/单位面积增加。土著居民的昼夜温差强烈使血管舒缩、神经调节反应灵敏。

作为长寿命的物种，人已进化了先天的免疫机制和幸存下来的对感染的免疫记忆。然而个体一生中，这些免疫机制不断变化，首先适应于从胎儿到婴儿，从生长到成熟，从孕期的隐约出现免疫功能到最后老年时降低。幼稚淋巴细胞的产生和形成新的免疫记忆逐渐不重要，因为一生中已遇到过并建立了很多病原的记忆库。免疫系统主要受到进化的影响，从年轻人对急性感染的有效应答反应，到适应妊娠，母体把保护机制传递给婴儿，应对很多慢性感染，这可持续几十年。除与病毒、细菌、真菌和寄生虫斗争外，免疫系统也可保证组织修复、伤口愈合、清除死亡的细胞和癌细胞等，形成正常的肠道菌群。假如人生殖年龄以后没有主要的选择压力，就要为以后出现的免疫表型（如慢性炎症）付出遗传性状的选择压力代价以保证早期生活的适应（Simon et al, 2014）。

老年免疫系统可能是进化的结果，没有预料到的抗原会暴露在个体的一生中。由于中性粒细胞和巨噬细胞、树突状细胞和 NK 杀伤细胞的减少与降低，老年有机体的免疫系统有点类似新生儿，抗原表达有时缺乏适应性淋巴细胞的反应而使抗微生物活性下降，非常年幼的个体和老年人的免疫系统同样缺乏应对典型病毒感染（如流感）的能力，而年轻成人（非妊娠者）的机体对这些挑战有更好的装备应对，个体内免疫系统的进化反映了年轻成人为存活而具有的生殖能力。

语言也有差异。对世界范围内 246 个人口的微卫星多态性和 2082 种语言音素库存一起和单独分析发现，人口间遗传距离和音素距离明显与地理距离相关。从地理上说，语言相近的一对与语言不相近的一对相比，前者明显有更多的共同音素。人的扩散与语言差异有关，相对隔离地区比距离近地区的语言对音素的变化更敏感（Creanzaa et al，2015）。

三、环境、气候的影响

形态和功能上的变化与环境变化密切相关。开始的冷干天气引起了非洲森林的退化、减少，呈现斑斓状大草原的外观。这种生态环境的变化引起了人觅食方式的改变。直立行走使人觅食范围扩大，包括偶然食腐动物、合作捕猎、挖植物茎、海边捕海产品。当原始人脑开始增大时，胸廓和胸开始由宽、扁型（处理低质量食物的指征）向狭窄桶状型（小的内脏处理高质量食物）发展。

这些变化又常常与增加动物蛋白质有关。有学者认为，面对这种环境变化引起的可塑性行为是人类进化的重要因素。在上新世晚期和更新世，气候变化更加频繁且剧烈，特别是非洲经历了气候波动，戏剧般地改变着生态和地貌。这些变化对可变的反应或行为能力产生强烈的选择压力。由于可塑性行为常常与脑进化有关，栖息地的不固定性和人脑进化可能联系在一起。

在人类整个进化过程中，人的生理功能已经适应了很多环境因素，如紫外线照射，冷、热气候和食物的利用，很多人类生物学现象已经经历了 400 万年。人类走出非洲就开始了皮肤暴露，以皮肤中低水平的黑色素为特点，呈现浅的肤色。近赤道的皮肤颜色为黑色，由于阳光照射充足，产生更多的黑色素以保护皮肤免受阳光照射损伤。此外，黑色素的增加阻碍了过多维生素 D 的产生。从赤道向南或向北移动，皮肤含黑色素逐渐减少，肤色变浅。生活在极北、极南纬度的个体，因为维生素 D 缺乏，可能引发一些疾病。17～19 世纪北欧国家的儿童很多患佝偻病，这是一种维生素 D 缺乏病。

阳光是皮肤颜色选择的一个因素。早期人类生活在热带，比温带有更强的太阳照射，人们每天在户外，不穿衣服，不能免于太阳的照射。从热带非洲走出来后，非洲赤道（热带）有更强的紫外线照射，智人皮肤色素明显减少，而北欧人更少。太阳发出的紫外光按纬度分布，到达地球是不均匀的。黑色素的颗粒颜色范围从褐色到黑色，防止出现维生素 D 的过多产物，高水平的紫外线照射表现出高皮肤黑色素，产生黑皮肤。

热带比温带有更直接的阳光照射，地球表面接受的阳光是随纬度增加而减少的。世界上所有居住区中，欧洲阳光照射最少，欧洲与其他洲相比有最高纬度的人口。伦敦和其他 14 个欧洲国家的首都均位于北纬 50°，只在北美、亚洲的几个大的城市和大量的居住陆地处于这个纬度。欧洲即使有充足阳光时，也常有浮云遮挡，结果高纬度和多云使欧洲人比大多数人的紫外线照射少。

阳光对维生素 D 合成很重要，维生素 D 合成的最后阶段是在阳光中的紫外线的帮助下完成的。欧洲人肤色较浅，使阳光可最大限度地穿过皮肤，有很多文化适应（如吃奶酪和其他富含维生素 D 的奶制品，北欧人大量时间在室外，经过传统桑拿后裸体匆忙扎进雪中）。北欧人的皮肤里有一种 7-脱氢胆固醇，可转化成维生素 D，促进钙的新陈代谢，防止佝偻病和软骨病。

北欧黑肤色人可能有高危的维生素 D 缺乏，因为黑色素阻止了大量的阳光紫外线照射。但在接近赤道的纬度大量的紫外线照射也存在其他的问题，如紫外线是引起癌的原因之一。皮肤癌一般发生于白肤色人，因为他们过多暴露在阳光直射下。最近研究发现，过多的阳光下的紫外线辐射可破坏身体储存的叶酸（folate），导致一种重要维生素缺乏疾病。

黑色素可过滤掉紫外线，防止皮肤癌和叶酸缺乏。生活在赤道附近的人种经过了几千年的选择形成黑色的皮肤，而浅色皮肤的人很少能适应赤道环境的生活，因为他们易患皮肤癌，常早期死去或产生畸形、残疾儿童。黑色素虽可吸收更多的紫外线防止黑肤色人患皮肤癌和叶酸缺乏，但仍允许一定的紫外线通过以合成维生素 D。除环境因素外，还有 12 种基因产生的酶可能影响黑色素和其他皮肤色素的合成。

浅色皮肤进化有三个不同时期。同一人口中，尼安德特女性比男性的皮肤浅一些（在同一人口），女性需要更多的 Ca/维生素 D，男性需要较多的叶酸以保护精子产生。在阳光下，深色皮肤者需要消耗浅色皮肤者 5 倍的时间才能达到相同水平色素的维生素 D。

北极地区的因纽特人皮肤不是很浅，且因纽特人生活在很冷的地方，又穿很厚的衣服，很难暴露在阳光下，但他们有自己维持健康的方式。世界上含维生素 D 最丰富的组织是鱼的肝脏，特别是冷水鱼中，如鳕鱼肝油含维生素 A、D 最丰富，而且鱼油的维生素 D 是完全合成的，不需要阳光照射。因纽特人有捕冷水鱼、吃整条鱼（包括肝）的习惯，这些习惯使他们在特别冷的气候中也能保持健康，而其他人却需要更多的阳光。

另外影响皮肤颜色的还有隐性遗传基因引起的白化病（albinism）或黑色素过少症等，它们都以皮肤、毛发和眼的黑色素缺乏为特点。

毛发和眼的色素含量变化引起毛发和眼色的变化。大多数人有褐色、黑色毛发和眼色，比红发或金发者会有更多的黑色素。不同眼色含不同密度的黑色素，且分布不同。蓝眼含最少的黑色素，黑褐眼含最多的黑色素。

黑或浅色皮、眼、毛同时发生是对环境的适应。浅色皮、眼、毛有助于北方地区的人产生适量的维生素 D，而这里有少量的紫外线照射到地球表面。在赤道，大量的皮、眼、毛的黑色素可保护其免受过量紫外线照射。皮、眼、毛色并不完全由地理因素决定，还有相当复杂的遗传类型可以影响颜色。

气候是另一个影响进化的因素，其在人的生理学方面的影响是非常明显的。在适应极端冷或热的状态下，身体脂肪可作为绝缘体来保存热量，但也有例外。

刚果俾格米人只生活在离世界上身材最高的图西人几百里远，为什么？一种可能的解释是刚果俾格米人生活在湿热的热带雨林，俾格米人的身体完全不同于最高的群体，而是适应热环境。俾格米人身体内产热减少，代谢和肌质量减少，体重减轻，而其邻居图西人却需要发汗的热调节。俾格米人对居住的湿、热环境习惯或适应，菲律宾的矮黑人（Negritos）和新几内亚人也表现出类似的体型，也居住在类似的高湿地区。

除环境因素外，还有饮食、疾病及复杂的遗传与变异，这些对决定体型和身高也起重要作用。

人们还发现在热的气候中高的纤细的个体具有较高的体表面积/体质量比。按照傅里叶热流定律，一个物体能散失的热决定于体表面积/体质量，研究者都知道约 67%的热散失（人在静息状态）是由于辐射导致的。身材高的人表面积大，体表面积/体质量比也大，更利于辐射散热。矮的人的体表面积/体质量比小，更有利于保存人的热量。

在冷的气候中，矮胖人具有低的体表面积/体质量比。努尔赤道非洲人，表现出相对长的纤细身体和长的四肢。他们的身体适应在热的气候中，身体消散大量的体热；相反，北极因纽特人表现为矮胖身体和短四肢，他们在冷气候中保护身体热量。

（席焕久）

第二节　人口的变化

一、人口变动

人口（population）是指在某个时间居住在某个地区内的，具有一定数量、质量和结构的群体，并由此对社会运行和经济发展产生基础性的影响。人口数量是人口范畴最基本的内容，人口的存在必须有最低限度的人口数量，孤立的个人或几个人不能构成社会群体的人口。人口变动是指人口状况的变动过程，人口状况受经济、社会、环境及人口自身因素的影响，可分为三种：人口自然变动、迁移变动和社会变动。人口自然变动是指出生与死亡所引起的人口数量的增减，以及人口性别与年龄结构变化的过程。人口迁移变动指人口在地域空间上的移动，包括改变定居地点的移动和暂时性的移动。人口社会变动是指人口在一定的社会里从一个社会集团转移到另一个社会集团的变动。人口变动是自然变动、迁移变动和社会变动的总和（李竞能，2001）。在本节内容中的人口变动主要是指自然变动和迁移变动。

人口与健康有重要关系。人口的数量决定卫生服务的需要量；人口的结构反映了不同人群的健康水平；老年人口数量上升（达16.14%，2015）对卫生工作和社会保障体制提出挑战。

性别因素与健康也有关系。男性生理上脆弱于女性；社会心理因素决定男性期望寿命低于女性（男性为73.64，女性为79.43，2015）；女性患病率高于男性。总之，男性和女性所患疾病的类型相同，两性的主要差异在于患病的频率和死亡来临的速度。例如，冠心病是66岁以上妇女的首要死因，对于男性却是39岁以上者的头号杀手。

5万年前现代人类离开非洲大陆进入欧亚大陆，人类在漫长的岁月中，与饥饿、自然灾害、疾病、野兽等自然环境进行斗争，世界人口的数量保持着非常缓慢的增长速度（表8-4），在1.5万年前，世界人口为数百万，随着工具的进步，农业、畜牧业技术的发展，人类生命依赖的营养物质逐步能够得到保证，在公元元年，世界人口已经接近3亿，然而直至公元1000年世界人口仍然在3亿左右。世界人口在这一阶段似乎遇到了增长的顶板，战争、灾荒、瘟疫及社会动乱，使生产发展不断遭到破坏，这些可能是人口限制的原因。

从公元10世纪到公元15世纪左右，世界人口在将近500年的时间从3亿左右增长到4亿左右，到公元16世纪，世界人口则增长到5亿左右。在19世纪初，世界人口增长到第一个10亿用了125年的时间。世界人口从20亿增长到30亿、从30亿到40亿、从40亿到50亿、从50亿到60亿，分别用了35年、14年、13年和11年的时间。2011年世界人口已经超过70亿，未来世界人口将突破80亿、90亿甚至100亿（表8-4）。世界人口的数量仍然在增长之中，人口的结构变动和社会变动也面临着重要的调整和挑战。

表 8-4 不同时期的世界人口估计数

时期（年）	人口（×10^6）	时期（年）	人口（×10^6）
公元前 7000～前 6000	5～10	1970	3 696
公元 1	200～400	1980	4 440
1650	470～545	1990	5 266
1750	629～961	2000	6 055
1800	813～1 125	2010	6 930
1850	1 128～1 402	2015	7 349
1900	1 550～1 762	2020	7 758
1920	1 860	2030	8 501
1930	2 069	2050	9 725
1940	2 295	2070	10 548
1950	2 521	2100	11 213
1960	3 022		

资料来源：UN，1973。

中国人口在相应的时期内，经历从极度稀少，发展到初具规模，历史上，中国人口占世界人口的比例至少保持在 20% 之上。中国最早有记录的人口数量为 4000 年前的 1300 万，西汉平帝元始 2 年即 2000 年前的人口接近 6000 万，公元 1000 年左右的人口数量为 7000 万左右，公元 1500 年左右的人口数量为 1.5 亿左右，1750 年的人口数量达 2.5 亿，20 世纪之初人口数量为 4.3 亿左右，1950 年的人口数量为 5.5 亿，2000 年的人口数量为 12.7 亿，2015 年为 13.7 亿（表 8-5）。中国人口还在继续增长，在 2020 年左右将达到 14.0 亿，之后缓慢增长到峰值后预计会转入下降趋势。

表 8-5 不同时期的中国人口估计数

时期（年）	人口（×10^6）	时期（年）	人口（×10^6）
公元前 2205 至前 2198	13.5	1661	21.0
公元 2	59.6	1735	25.3
公元 57	21.0	1757	190.3
公元 220～263	7.7	1844	419.4
公元 280	16.2	1948	465.2
公元 606	46.0	1953	580.9
公元 627～649	约 15.5	1964	690.9
公元 754	52.9	1982	1005.3
公元 979	约 20.0	1990	1154.6
1110	46.7	2000	1270.0
1290	58.8	2010	1341.0
1621	51.7	2020	1402.8

资料来源：张羚广等，2006。

中华人民共和国成立以后，中国人口由死亡率的快速下降转变为生育率的快速下降，基本上完成了低出生率、低死亡率、低自然增长率的现代型人口转变，不仅控制了中国自身人口过快增长，而且为降低世界人口增长速度、减轻人口压力作出了贡献，对全球实现可持续发展提供了宝贵经验。

二、人口变动的两个理论

（一）马尔萨斯的人口理论

在马尔萨斯的人口理论中，人口在无妨碍的情况下以几何级数增长，而人类生存必需的生活资料只是以算术级数增加。人口变动的等式为（Preston et al，2001）

$$N（t）=N（0）+B［0，T］-D［0，T］+I［0，T］-O［0，T］$$

式中：$N（t）$、$N（0）$为时间 T、0 该人口中的存活人数；$B［0，T］$、$D［0，T］$为时间 0 和 T 之间该人口中的出生数、死亡数；$I［0，T］$、$O［0，T］$为时间 0 和 T 之间的迁入人数、迁出人数。

从人口变动等式的两端减去 $N（0）$，再除以时间 0 和 T 直接的存活人年数 PY［0，T］，就可以得出人口等式的另一种形式：

$$CGR［0，T］=CBR［0，T］-CDR［0，T］+CRIM［0，T］-CROM［0，T］$$
$$=CRNI［0，T］+CRM［0，T］$$

式中：$CGR［0，T］$、$CBR［0，T］$、$CDR［0，T］$为时间 0 和 T 之间的粗增长率、粗出生率、粗死亡率；$CRIM［0，T］$为时间 0 和 T 之间的粗迁入率；$CROM［0，T］$为粗迁出率；$CRNI［0，T］$为粗自然增长率；$CRM［0，T］$为粗净迁移率。

当粗出生率和粗死亡率相等时，人口自然增长率为零。在封闭人口中，人口不增不减，长此以往将形成静止人口。

经过变化，可以得出：

$$r(t) = \lim_{\Delta t \to 0} \frac{\Delta N(t)}{N(t)\Delta t} = \frac{\dfrac{dN(t)}{dt}}{N(t)} = \frac{d\ln[N(t)]}{dt}$$

进一步通过积分和整理可以得出：

$$N(t) = N(0)e^{\int_0^T r(t)dt}$$

该式反映了某段时期内人口数量的变动。实际上，包括零增长和负增长在内的任何增长都服从上式。当某个时间间隔内恒定的正增长产生了一系列 $N（t）$时，人们使用的"指数增长"用马尔萨斯所说的"几何级数式增长"或"持续增长率"来描述可能更为准确（Preston et al，2001）。

（二）人口转变理论

人口转变理论是以人口发展过程及其演变的主要阶段为研究对象的人口理论。它以西欧人口出生率和死亡率的历史资料为依据，对人口发展必然经历的不同阶段做描述性的分析和说明，并以此论证不同国家人口发展的特征和趋势（刘铮等，1985）。它考虑到总人口发展过程内部因素出生率和死亡率之间的关系，所以被看作"总人口论"和"人口变动内在因素论"的一种综合（李竞能，2001）。

法国人口学家兰德里（A. Landry）是人口转变理论的创始人，他结合西欧人口统计资料，对比分析人口出生率和死亡率的变动，把历史上的人口发展过程分为三个阶段：原始阶段、中期阶段和现代阶段。第一个阶段是原始阶段，生产力发展水平很低，经济因素对生育率没有限制作用，而是通过死亡率来影响人口发展，人口增长的最大限度取决于生活资料特别是食物的供应。第二个阶段是中期阶段，是节育方法普及的时代，所能提供的生活资料已不限于维持最低生活，包括舒适品和奢侈品，经济因素通过影响婚姻关系来影响生育率，人们为了维持较高的生活水平往往晚婚甚至不婚，从而降低生育水平并影响人口增长。第三个阶段是现代阶段，是人们自觉地限制家庭人口规模的时代，经济发展已经达到很高水平，生活水平普遍提高，改变了人们的生育观，死亡率已经降到很低水平，生育率普遍下降是人们自觉限制家庭规模的结果。人们自觉地限制生育已不是单纯为了较高生活水平，还有经济的、社会心理的各种复杂原因（刘铮等，1985；李竞能，2001）。

美国人口学家汤普逊（W. Thompson）、诺特斯坦（F. Notestein）等对人口转变理论作了进一步阐述。人口转变理论描述人口发展由高出生率、高死亡率、低人口自然增长率，经过高出生率、低死亡率、高人口自然增长率，转变到低出生率、低死亡率和低人口自然增长率的历史过程。自20世纪60年代开始，西北欧国家的生育率降到更替水平以下并出现人口负增长。经典人口转变理论受到不断质疑。荷兰学者范德卡（Van de Kaa）和比利时学者莱斯泰格（Ron Lesthaeghe）对人口转变理论进行了扩展，提出了"第二次人口转变"理论。"第一次人口转变"是死亡率长期下降的结果，与工业革命后经济社会的发展密切关联，其中文明、理性、世俗化及文化传播发挥了重要作用；"第二次人口转变"则解释为生育率长期低于合理标准之下的结果，与传统"社区"向现代"社会"演变密切关联，现代社会快速和不平衡的结构变迁、文化价值的多元取向及个人主义等对此产生了深刻影响。"第二次人口转变"不仅完善了人口转变理论的理论体系和分析框架，而且在实证研究上开始突破以国家为单位的研究传统，将人口转变理论带入新的历史时期。

三、人口转变的因素分析

（一）生物性因素

"第一次人口转变"的早期讨论一般都认为，在生育率下降之前，所有社会都普遍遵循"自然生育"（natural fertility）。路易斯·亨利（Louis Henry）将"自然生育"定义为没有避孕和堕胎的合法生育。现在，一般被理解为夫妇不加限制，即不根据已生子女数调整生育行为时的生育模式和水平。实际上，大多数人虽然不知道限制家庭规模，但并非所有的家庭都普遍生育很多子女。1956年，戴维斯和布莱克列出了11个可能解释自然生育率变化的中间变量，这些变量在一系列决定受孕和怀孕可能的连锁事件上发挥作用。1976年，邦戈茨用三类因素，即风险因素、主动的婚姻控制因素和自然的婚姻控制因素替代戴维斯和布莱克中间变量，并找到了导致生育能力和每个妇女实际生育子女数不同的四个最重要的"中间"或者"直接"决定因素。这些直接因素包括结婚比例、未避孕水平、堕胎和哺乳期不育持续时间。从人口转变理论的观点来看，即使在自然生育时期，生育率也不会达到生理上可能达到的水平。在自然生育时期，决定性的直接变量是在婚或同居时间及哺乳停经不育时间。通过流产或者避孕的主动控制具有年龄别效应，会最先出现在较高的生育年龄上。在一个没有避孕的社会中，如果哺乳期不育时间和产后禁欲时间的缩短出现在接受避孕方法之前，那么人口转变的进程会导致生育率呈现先上升、再下降的特征。生育率一旦因为自觉接受生育控制而开始下降，它将不可逆转地发展下去。

死亡率是解释"第一次人口转变"的核心指标，实际上它被视为这一阶段转变的动力。不过，在一些研究中将转变的起始点界定在稳定的婚姻生育率下降了 10% 或者更多。"第一次人口转变"时期，大量研究试图证明"死亡率下降导致生育率下降"这一命题。但正如克莱兰德（Cleland，2001）在对有关文献进行综述后得出的结论，死亡率下降和生育率下降之间没有作用机制关系。实质上，中间环节上的诸多因素掩盖了存活概率和生育率之间的响应关系。在各种各样的社会和经济环境中都有生育率的下降记载。就个别地区来说，生育率的下降并不总是晚于死亡率。实际上，我们假定的前提是，只有家庭意识到存活的子女数上升后，他们才会控制生育数量。其中，通过避孕来减少子女数可能是人们的第一反应。晚婚或者提高独身的比例更被认为是解决一个社会"生育过剩"行之有效的方法。从另一个角度来看，人们必须承认高死亡率不可能出现低生育率的观点。事实上，在没有死亡率下降的情况下，人们没有观察到生育率的下降。但是，即便出生预期寿命达到 50多岁或 60 多岁的死亡率下降，可能只是生育率下降的必要条件，我们也不能断定它就是充分条件。死亡率不是导致生育率下降的唯一因素。无论死亡率还是生育率的下降都可能是对广泛的社会变化的反应，如生活水平的改善、城市化水平的提高和人们不断膨胀的欲望等。

（二）经济和社会因素

在探寻第一次人口转变原因中，子女的经济价值成为人们关注的焦点。一般而言，至少从一个半世纪以来，快速经济发展已经消除了大家庭的吸引力，人口转变抑或"人口革命"更或"人口现代化"出现在欧美学者的文献之中。同早期法国学者不同，普林斯顿的学者们假定人口转变前的生育率是理性的，限制家庭规模是对收入增加的明智反应。在工业化和城市化社会中，子女必然要进入劳动力市场才能获得收入，拥有良好的教育成为一个受用终身的优势。因此，夫妇会将子女数量控制在有能力送他们上学和接受培训的水平。在由 Becker（贝克尔，1960，1991）论述和扩展的"家庭经济学"理论中，对子女的需求被认为随收入变化而变化。父母通过子女的数量和素质替代（trade off）来获得效用最大化。这一理论还认为，从子女身上所获得的效用和从耐用消费品上所获得的效用是没有本质区别的。在每个子女身上花费得越多，其质量就越高，因为父母从额外的付出中获得了额外的效用。

纯粹的生育需求理论招致了诸多批评。克莱兰德和威尔逊（Cleland et al，1987）认为，建立在这个理论上的模型没有发展前途，因为欧洲以外地区的人口变化提供了相反的证据，而且，需求模型没有考虑到供给方面，也没有考虑到人们的兴趣、偏好、抱负等问题。目前经济分析至少已经扩展到了更多方向：将子女作为"承诺商品"（commitment good）或"表现社会地位的商品"（status good）、人力资本投资的考虑、时间在市场和非市场活动上的分配、家庭户生产函数和将家庭或家庭户作为决定商品（包括子女）消费和生产的单位。人们还做了很多努力扩展其社会学和（或）生理学的框架。理查德·伊斯特林（Easterlin，1978）尝试将生育的需求理论和供给理论统一起来。在他看来，生育率及后来"第一次人口转变"时，生育率下降的决定因素被认为是通过家庭对消费、子女和生育控制的偏好及4个限制因素来发挥作用的。这4个限制因素包括：预算约束、家庭技术、生育率函数、死亡率函数。每个家庭存活子女数被认为从根本上取决于子女的"需求"和"供给"、生育控制（fertility regulation）的货币和心理成本及婴儿死亡率水平。在后来的《生育率革命》一书中，他的理论模型进一步深化，直接在"基本"决定因素中加入了供给、需求和生育控制等变量，这些变量受到现代化（教育、城市化）的影响，或者反映了文化和遗传因素及前面所讨论的直接决定因素。

关于第一次人口转变的早期讨论一般都假定并经常明确表述为，一旦死亡率下降，避孕信息、服务和用品的提供就会纠正一个大家庭这种"非理性的行为"。尽管如此，约翰·考德威尔还是于1976年提出了一个命题，经济理性行为所进行的控制都是由非经济因素决定的。这些非经济因素，即社会环境，在社会生活中居于核心地位。当把生育率降低到更低的水平在经济上是理性的时候，它们会防止其低于"地板"；当生育更多的子女在经济上是理性的时候，它们又会设置一个"天花板"。在考德威尔看来，人口转变的基本问题是"从成为父母到死亡这段时间内，代与代之间财富流的方向和规模或者两个流动——从父辈向子辈和从子辈向父辈——的净值"。他认为，传统社会财富流一般从子辈流向父辈，在这个流动转向之前，生育是不会下降的。他预测，"家庭在情感和经济方面基本实现核心化之前"，生育率下降同样也不会发生。财富流命题相信，传统的家族生产方式在经济上是有利于高生育率的。这种生产制度是有利于掌权者——家庭中年长的男性成员的规则规定。只有当非家族的商业资本主义生产模式成为主流，家庭的社会功能发生变化的时候，生育率下降才会出现。不过，无论家庭的功能如何及女性的地位如何，人口转变在多数国家或地区已经是不争的事实了。

显而易见，从家族社会到资本主义的生产模式的转变受到现代化/西化进程的深刻影响。如果现代化被看作对当地社会环境变化的一种渐进的影响，而西化被看作接受外来观念和习俗的过程的话，那么现代化就是历史上西方社会人口转变的核心要素，而对于发展中地区来说，"西化"的作用也将变得越来越重要。尽管如此，问题的中心是，无论在哪种地区，社会文化的发展（城市化、教育、职业类型）改变了家庭或者家庭户成员之间的关系。

有关研究认为，考德威尔的关于生育率下降的观点过于绝对化了。子女对父母也有社会人口和心理价值。他们有助于确保世代延续，为父母提供保障，满足父母的需要，给予家庭成员的幸福和关爱等。关于子女价值和负面价值（disvalue）的大量研究支持了子女经济作用的减弱、个人抱负的增长刺激了生育率的降低，从而出现第一次人口转变。

（三）创新和制度因素

创新及其传播长期以来一直被认为对转变过程有重大影响。虽然采用胎次别进行生育控制的人寥寥无几，但由于该方法具有优越性，越来越多的人开始效仿以致大多数人都采用了该方法。普林斯顿欧洲生育研究的结果为创新理论提供了佐证，因为技术普及与西欧国家生育率同时开始下降，以及生育率与婴儿死亡率或者城市化程度关系的减弱，均表明技术创新的传播正在起作用。克莱兰德和威尔逊（Cleand et al, 1987）认为，通过胎次别控制家庭规模的方法在传统社会从未出现，这意味着要解释人口转变必须包括创新和对新观点与新行为方式的采纳。

莱斯泰格为西欧人口转变过程中存在观念或者文化影响因素的观点提供了强有力的实例。20 世纪 80 年代，在其独立及合作研究中探索生育率转变的深层次维度，为欧洲人口转变中文化因素的作用提供了有力证据。他在文章中表达的思想是，控制生育的伦理考量不仅仅依赖于社会经济的变化，其本身就是思想文化发展的一部分。

根据以上对人口转变影响因素的分析，人口变动和人口转变是有客观历史发展规律的，影响人口变动和人口转变的因素是复杂的、分层次的。历史经验表明，人口变动是适应生产力发展的一定阶段，是受一定的社会生产发展制约的。社会生产力的发展必然引起生产关系和相应的上层建筑的变化，由此产生政治、经济、文化、科技等生活条件的变化，必然引起婚育观念和生育行为的变化，进而导致生育率、死亡率、自然增长率等基本变量的序列变化，促使人口再生产类型从原始人口再生产类型过渡到传统人口再生产类型，进而发展到现代人口再生产类型的转变。

（王志理）

第三节　疾病的进化与社会经济文化

一、流行病的历史性转换

（一）环境变化

现代人类与狩猎-采集时代生活的人相比，生活方式和环境发生了很大的变化，这些变化使现代人很易受到疾病的伤害而出现健康问题，引发"文明病""富裕病""发展性疾病"等。人类在寻找和利用资源的过程中，从石器时代进化到今天，环境的变化带来很多疾病与健康问题。

与早期狩猎搜集的饮食对比，现代西方饮食常含有大量的脂肪、盐和简单的糖类，包括精糖与淀粉（表7-4），这些都带来健康问题。这两个时代的饮食有很大的差别。现代饮食构成很丰富，在组成和质量上与狩猎时代有根本的不同。与现代饮食比，狩猎-采集时代的营养是高的微营养素、高的蛋白质、高的纤维和钾，以及低的脂肪和盐。营养的总热量和糖类摄取量在两个时代基本相同，但狩猎-采集时代的体力活动明显较多，所以需要更多的热量。糖类来自于水果、蔬菜，而不是处理过的谷物和精糖。

过去 30 年，科学家们构建典型的古代饮食，但很多研究者认为，人类的身体已经进化了这种适应营养环境的功能。从饮食上说，农业改变了每一个事件，新的食物不断被引入，同时很多食物被丢掉，特定营养缺乏成为农业人口中常见的问题。我们并不特别适应生活在营养不断丰富的环境，因此出现了很多与年龄相关的疾病：动脉硬化、心血管疾病、癌、关节炎、白内障、骨质疏松、2 型糖尿病、阿尔茨海默病等。这些疾病的发病率都随年龄增加而增加（如癌呈指数增加），全球每天死亡人数大约为 15 万，其中大约 2/3（11 000）的人死于与年龄相关的疾病，工业国家可能高达 90%。

现代人与古代狩猎-采集生活方式相比体力活动变少。业已提到的不活动时间的延长只发生在早期人类有病或受伤时（如炎症，现在可能是很多慢性病的原因），目的是为身体提供代谢储备和缓解压力而做出的相应反应。

现代人由于医疗、卫生条件改善，经常洗衣洗澡，大部分都无寄生虫感染（特别是肠道）。尽管卫生条件对保存良好的健康非常重要，但由于很多现代人没有暴露在微生物中，这就带来了免疫系统发展的问题。因为微生物与大生物（如污物、动物和粪尿中的蠕虫）在被动免疫调节中起重要作用，它们在建立和训练免疫系统战胜某些疾病方面起着重要作用，保护机体不患过多的炎症（Hogervorst et al，2009）。

我们的身体为不同的病毒、细菌、寄生物及更为复杂的生物寄生虫（如蠕虫）提供了活的生殖环境。生物病原或病原体若感染了一个宿主就可能使宿主发生感染性疾病。

感染性疾病对农业人口的威胁不一定比狩猎-采集人口大。然而大量密集农业人口可能为疾病提供了宿主，这就是第一次流行病学转变的基础。如一个儿童接触麻疹，其免疫系统经过 2 周才产生战胜该病的抗体。这意味着，为了在某一个人口维持下来，麻疹病毒需要每 2 周找到一个新的宿主，那么 1 年的时间里必须找到 26 个（56/2）新的儿童作为麻疹病毒的宿主，这在较大农业人口中是可能的，但在狩猎-采集人口中却是不可能的。

农业人口与非农业人口也不同，前者往往活动少，而后者是游牧的。不爱动的农业人口更易对细菌、寄生虫病敏感，其是通过与人的废物接触传播的。另外，很多疾病病原由水携带，农业人口比非农业人口更依赖一定数量的水源。农业人口常有家饲动物，对其共生动物（如鼠）来说也可作为宿主，这些都潜在性地携带感染源而影响人。

特殊的农业实践改变了环境，促进了诸如镰状细胞贫血和疟疾这些感染性疾病的扩散。刀耕农业导致更多的森林开发和死水池，这些死水池是蚊子理想的滋生地，蚊子又携带着疟原虫可引起疟疾。

农业需要广泛的灌溉，水槽使人接触到扁形虫（flatworms of genus schisto），这种扁形虫又会引起血吸虫病，该病以尿血为特点。血吸虫具有异乎寻常的生活周期，涉及几个不同的阶段，生活在内外两个不同的宿主中——人和特殊螺。该病可损伤膀胱、肾、肝、脾和小肠。

在大部分历史中，人类采用小群组生活方式，靠狩猎和采集食物为生。很明显，不同地区的食物是不同的，如撒哈拉非洲人不吃与西北太平洋当地美国人相同的食物。

狩猎-采集需要适应营养不足的环境的"节简基因"；相反，被选择出来的"节简基因"，通过糖尿病、肥胖来对抗欧洲环境中的丰富营养。欧洲的农业史和营养利用史说明这种"节简基因"不可能进化。

人口密度加大为疾病动力学带来更大麻烦。因为高密度的人口助长了人口中感染性有机体的增加与传播。人口的迅速扩张和环境的变化导致世界疾病的扩散。人类的瘟疫如黑死病、霍乱、结核、HIV 感染都是因城市人口密集引发的。

（二）历史转换

1971 年，Abdel Omran 独撰一个术语——流行病转换（epidemiological transition，ET），

以此来描述发达国家疾病类型和死亡率的变化。在少数发达社会，大多死亡由感染性疾病引起，在 20 世纪，经过流行病的转换，发达国家的死亡原因大部分是老年慢性病，感染性疾病的发病率骤然下降，这是好的营养和卫生条件所致（表 8-6）。

表 8-6　1900 年、2000 年美国前 10 位死因

位次	1900 年			2000 年		
	死因	死亡数（1/10 万）	所有死亡（%）	死因	死亡数（1/10 万）	所有死亡（%）
1	肺炎	202	12	心脏病	258	30
2	结核	194	11	癌	201	23
3	腹泻肠炎	140	8	猝死	61	7
4	心脏病	137	8	慢性呼吸病	44	5
5	肾病	81	5	意外事故	36	4
6	意外事故	76	4	糖尿病	25	3
7	猝死	73	4	流感和肺炎	24	3
8	儿童早期病	72	4	阿尔茨海默病	18	2
9	癌	64	4	肾病	14	2
10	白喉	40	2	败血症	11	1

表 8-6 中，1900 年和 2000 年意外事故分别为第 6 位和第 5 位死亡原因，几乎处于同一位置，但 1900 年的死亡数是 2000 年的 2 倍多。2000 年的心脏病、癌、猝死（三大死因）是老年人致死的主要疾病，1900 年对人造成死亡威胁的主要是感染性疾病。

Abdel Omran 提到的流行病，事实上是第二次转换，第一次发生在农业引入时，导致城市人口大发展，这些大的人口成为感染性疾病扩散的基地，1900 年大城市就发生很多疾病。流行病转换可分以下几个阶段：

史前：几百万年前，人类从树上居住转移到无树的大草原，继承了暴露给蚊子和壁虱时机体的一些变化。早期的人类日益依靠肉食，一些活动与动物毛皮应用有关，增加了暴露给地方性动物疾病病原体的机会，人类成了带菌者。这些直立行走狩猎-采集的人进入不熟悉的环境将暴露给新的不同的寄生物。早期转换解释了行为、社会和环境之间的密切关系，其相互作用对感染性疾病产生影响。在进化压力下，人的行为慢慢改变，同时也有社会关系的变化（如形成家庭和部落）。

1. **第一次历史转换**　早期人类的定居从 5000～10 000 年前开始，使动物性地方性病原进入智人，很多突变的微生物，从节约消耗的家用的动物到"城市"有害的动植物（啮齿类、跳蚤等）都将有机会与不熟悉的人种成员接触。大部分微生物肯定失败了，然而，有些像近期的 HIV/AIDS、尼帕（Nipah）病毒、SARS 仍存活并兴旺起来。它们是如今流感、结核、麻风、霍乱、伤寒、水痘、天花、麻疹、疟疾、血吸虫病和很多其他疾病的祖先。

2. 第二次历史转换 早期的欧亚文明不断扩大，有力地进入军事与商业领域。1500～3000 年前，发生了因微生物交流引起的交叉性感染，罗马、中国和地中海的微生物库各自得到交流，引起灾难性结果，如公元 542 年东罗马帝国时的灾难，毁坏了君士坦丁和罗马帝国。在这个时期，中国也经受了一系列的大面积疾病流行的痛苦。

3. 第三次历史转换 大约公元 1500 年，从欧洲探险和帝国主义开始，经过 5 个多世纪，发生了跨洋的常常是致命性的感染性疾病的扩散。由于西班牙入侵者的征服，感染产生的毁灭性的后果影响到美洲。类似的过程也随着欧洲人在澳大利亚的定居及跨大西洋奴隶贸易发生。

4. 第四次历史转换 今天我们正生活在第四次历史转换过程中。这种全球规模转变发生的时间和变化正出现在很多的前线地区。不同感染性疾病的扩散和易感人群在增加，新旧疾病的并存，反映了人口、环境、社会、科技和其他人类生存中的变化。全球性的气候变化是人类引发的全球性环境变化最大的问题，对感染性疾病发生的类型产生了不同的影响。人们的经济和文化活动使远距离的接触加快，城市化迅速铺开，日益依赖于错综复杂或重大的科技，这些又重新塑造了人类与微生物的关系，特别是我们以帮助 r 物种（r 即那些小的机会主义物种；相反，大的 k 物种，如我们自己）增殖的种种方式破坏生态系统，r 物种增殖迅速，大量产出具有有效扩散其后代的能力，病原是典型的 r 物种，它们有更多机会生活在世界上（McMichael，2004）。

（三）社会和环境对新感染疾病的影响

1. 旅行与贸易 人类的特点是流动，把感染性病原从某一人群传到另一人群，导致不可控制的疾病暴发。麻疹、天花、流感、百日咳、性传染疾病使欧洲、北美洲、南美洲、太平洋岛国、澳大利亚等地区的国家和人民付出了巨大代价，有些人群完全消失，其他人群严重迅速耗减以至于其文化受到破坏。如在北美，由于欧洲疾病的进入，当地的很多社区的人口丧失高达 90%。暴发前或区域化前感染性疾病常先发生于国家的社区。

鼠疫、菌疫伴随着罗马军团从中东返回。John Snow 笔记写道，鼠疫沿着亚洲和欧洲的主要商业路线流行。当进入新地区时，首先出现在海港，而今天微生物在全球的扩散是多潜力的路线。食品市场的全球化加速了病原从某地向另一地方的运动，特别是水果和蔬菜。这种商业运动把微生物抵抗基因与微生物作了再分布，如美国马里兰州的鼠疫暴发就追溯到进口的污染的冷冻椰子奶。迅速城市化往往促进旧的感染性疾病扩散（如儿童肺炎、腹泻、结核和登革热），也促进各种新的疾病的扩散（如 SARS）。

2. 土地利用和环境变化 目前环境干预的程度日益加剧，人为的（如土地开发、城市化）和附带的影响（如全球气候变化、物种灭绝）是不可避免的，它加快了新的感染性疾病出现的速度。由人引发的影响感染性疾病的环境变化主要包括热带森林砍伐、创建马路、灌溉水坝建设、局部地方/地区气候异常、强化农作物和动物生产系统、城市的无序、不良卫生习惯的继续、沿海地区污染。2002 年由 12 个世界科学家组成的小组认为，前 12 个影响感染性疾病的环境变化因素是农业发展、城市化、森林砍伐、人口运动、物种/病原引入、生物多样性丧失、栖息地破坏、水和空气污染、马路建设、HIV/AIDS 的影响、气候变化、水文变化（包括水坝）（McMichael，2004）。

生态环境的破坏引起增殖储备或带菌群体栖息地的改变，生物多样性变化和栖息地的破坏、栖息掠夺，加强农业耕作和动物资源管理，生态入侵，宿主转移，这些都可直接或间接引起疾病（McMichael，2004）。

生态系统生物多样性的变化、寄生虫的进化和外来物种入侵都经常引起疾病的暴发。生物体感染和环境恶化往往又是疾病盛行的结果。人口迅速增长是疾病上升的主要因素，拥挤的城市环境是旧的疾病复活、新的疾病发展传播的理想的生态系统。未预料到的空气、水、土壤污染，以及有机和化学废物，进一步损害了人类健康，增加了疾病的流行。特别是广泛的营养不良加重了人对感染性病原及其他疾病的易感性。此外，全球气候变化对某些疾病来说既改善了带菌者环境，又增加了谷类食物对某些有害动植物的易感性，从而加重了食物短缺和应用不良。

20 世纪中叶，科学进步（如抗生素类药物的出现）、对抗儿童疾病的疫苗的出现，以及卫生条件的改善都降低了感染性疾病的威胁。20 世纪 80 年代 HIV/AIDS 的发作和迅速流行，动摇了人类对这个时代的信心。由于国际旅游和移民、森林采伐、发展计划及其他的活动，新的接触与暴露的环境出现，旅游与移民引起了 HIV/AIDS 和 SARS 的传播。

二、进化与疾病

在漫长的进化过程中，人类经历了生物进化与文化进化。生物进化是基因的随机漂变通过自然选择实现的，其载体是遗传物质，受地理隔离与生殖隔离的影响；文化进化不是随机的，体现为人类创造文化，其载体是物化的符号系统，如典籍、人工制品等，有文化积累。文化进化比生物进化快，起作用的是社会规律、社会需求、集体利益等（胡文耕，2002）。

（一）疾病对进化的影响

疾病，作为人类环境中的一个因素，已经影响了人类的进化。例如，当少数西部非洲人镰状细胞增殖时，人体的适应性就发生了变化，使疟疾携带者产生相对免疫力。另一方面，疾病对人类文化的发展也起重要作用。

人类进化总是表现出曲折起伏的前进过程，有量的积累，也有质的变化（胡文耕，2002），包括生物学上的变化，也包括文化方面的变化。文化变化才是解释我们巨大物种成功的原因。事实上，人类进化从来不是一种纯文化生物学过程。古人类学的证据提示，基因与文化持续性的相互作用影响早期祖先的生存与繁殖。无论是生物性还是文化性的进化，都不一定意味着事情变得更好，这一点很重要。

进化论强调个体有机体的繁殖能力。无论周围有何种生存危机存在，任何提供选择优势的基因特征在时间长河里总会在某一种群中经常显现，这是因为带有基因特征的生物总可以有足够长的生存时间把自己的基因传给下一代。一个种群的基因构成多样性，对进化来说是不可少的。如果一个种群的所有成员只有完全相同的基因，那么这个种群将无法应对社会的挑战而作出选择。基因多样性的最终源头是突变，多数突变都向着劣势方向发展。在妊娠期或其他生命过程中，突变会导致机体的死亡。也有一些基因突变对个体既无益处也无害处，只有少数基因突变会产生对自然选择有利的特性，镰状细胞贫血就是典型代表。

进化性变化只有在特殊环境下才发生。例如，镰状细胞性状基因的进化就是在以疟原虫性镰状疟疾（plasmodium falciparum malaria）为特点的环境中发生的。基因是根据异常结构的红细胞中的血红蛋白分子编码的。在中等量时，异常的血红蛋白能保护个体免遭疟疾引起的死亡，因而是一种对疾病的适应性进化。目前，疟疾对人类的威胁仍然是世界范围内重大而日益增长的问题，然而，疟疾背景之外，这种基因适应性不具有这种优势。事实上，镰状细胞易位基因的纯合子携带者是处于极不利的境地的，因为他们大多死于镰状细胞贫血。

自然选择是生物学和文化系统中进化的主要驱动力量。一般来说这意味着，在环境中改善生存与繁殖机会的性状特点将以频率的形式维持或增加；反之，会引起成熟前死亡或低生育的性状。在长期发展中，这并不意味着生物或文化特点总能解决环境问题。自然选择只在基因或文化环境事先已经存在着差异时才发生，自然选择也取决于局部的生态情况，如与其他物种的竞争、食物与水的利用、气候情况等。在生物与文化进化中，被选择出来的性状特点又增强了适应性，然而这两个过程有重要区别，因为生物与文化进化在变异的单位（元）、变异的根源、适应价值的测量上是不同的。

生物文化进化中，自然选择的实际代表者很少是特定的，但一般影响不同死亡率的因素有5个：①疾病；②食物短缺；③创伤和事故；④物种间的掠夺与竞争；⑤气候与气温调节。在整个人类社会，疾病是很重要的自然选择动力，从而产生了生物学与文化。近年来，在进化医学中，埃沃德（Ewald）已经强调病因中的病毒进化，而内塞（Nesse）和威廉姆斯（Williams）分析了宿主对感染和症状学进化的影响。

疾病影响人生物学与文化进化主要有三种机制：①因疾病流行引起大量死亡；②地方性疾病引起死亡；③寄生虫病。

疾病引起自然选择的主要方式是通过疾病流行而引起大量死亡。在非常强大的选择压力下，某种疾病流行使进化可能迅速发生。换言之，流行性疾病在进化中起着重要的作用。1950年多发性黏液瘤病毒被引入澳大利亚野兔群中以控制野兔过度增长。引入的第1年，99.8%的兔子死亡，第2年死亡率为90%，到第7年时死亡率只有25%。第15年兔子数只有原来的1/5，但死亡率几乎接近0。这个变化就是兔群与病毒强力选择的结果。若兔在澳大利亚灭绝，则病毒在那里也要消灭，相互适应是这两个物种的优势。黏液瘤病毒的例子解释了一个重要的相互适应过程，病毒性流行病最终成为兔群群体中的地方性疾病。

高死亡率流行病对人类文化历史有重要的影响。麦克奈尔（McNeills）在 "瘟疫与人类"中证明了流行病在整个历史中起到帝国扩张的作用，而这种扩张是很容易的。他用"疾病汇合成塘（渊）"来形容，这些新的疾病造成大量人口的丧失和社会经济的混乱。流行病的历史作用的一般模式明显地有别于历史学家们的早期工作。这些历史学家把疾病看作较小的和额外的损害了的政治事件，疾病在加速掠夺、征服部落地，以及部落的文化适应性及首领的地位方面起着关键性作用。他提出，起作用的除了明显的历史性重要疾病如瘟疫、天花、梅毒外，危害不太大的如麻疹、水痘、白喉及无法命名的呼吸和胃肠紊乱也属于这种类型。北美印第安人口的减少及感染性流行病就是一个实例。

疾病影响自然和文化选择过程的第二个机制是，由于时间的推移，流行病引起的死亡造成人口逐渐减少。流行病有重要的人口统计作用，但这种作用并不被人本身所认识。例如，婴儿的高死亡率可能被认为是一种生命不可控制的事实，并可通过高的出生率使人口得到补充，与儿童空间和理想的家庭大小有关。人口统计学和社会经济对地方性儿童疾病的影响常常是隐匿的，因而也是潜在性的。热带环境中的地方性疟疾通常具有低的死亡率

（近 1%），成年的发病率也很低。然而，由于广泛蔓延的疟疾感染使患其他疾病的患者更加衰弱。在这种情况下，健康改善已经引起人口增长率突然的不可预料的增长。在斯里兰卡和沙地尼亚（Sardinia），疾病控制之后人口增长（增长率达 26%）。维多利亚湖边北岸疟疾流行的社区，4 年中通过使用杀虫喷雾这种健康干扰措施使婴儿、儿童发病率下降50%。

疾病能影响自然选择过程的第三个机制是寄生虫病。一般医学人类学家常常忽视这种情况。寄生虫病反映了一种为生命而斗争所进行的策略，在这种斗争中潜在的问题是要吃和被吃的问题。宿主与寄生虫通常是一种通过相互作用双向适应的，从而产生了一种平衡状态。根据寄生物是否能由宿主看见，麦克奈尔提出微观寄生物与宏观寄生物之间的区别是有用的，因为人类能比微观寄生物更好地适应宏观寄生物。尽管寄生物与宿主不能互相杀死，但宏观寄生物需要更大的能量消耗。在某种程度上，尽管大部分寄生物会引起宿主的伤害，但通过疾病可影响宿主群体（人口）的生存率。寄生物杀死它的宿主是不利于寄生性性物种从其宿主中吸取营养与能量的，因而影响了寄生物的适应性。有很多文献报道，在患几内亚蠕虫病、血吸虫病或疟疾病的人口中，寄生虫性疾病的经济消耗降低了农业生产力。寄生虫病主要通过三种方式影响文化：①消耗个体产生的生物能量；②产生疾病的症状；③限制人口生长。

（二）疾病与文化进化

人类学家已认识到，从原始的人类生活方式进化到现代工业化时代，乃至后工业时代的生活方式，人类所消耗的食物从简单到复杂，从低能量到高能量，是一个从史前到现代的一般历史性变化的过程，其特点：①增加了人口的规模；②扩展了技术；③增加了社会不平等；④环境发生很大的转变。

疾病生态学与流行病学类型是与文化进化有关的。一种最有效的与感染性疾病斗争的生物文化措施是预防接种，如接种牛痘。免疫系统是与感染性疾病斗争中最重要的进化性适应，如人口对 Diffy 血型的适应。

尽管总的发病率和死亡率随生态环境变化，但一般来说，历史上较小规模的流动人口，具有相对低的疾病感染率，达到传染需要有大量的人口接触，类似的疾病如麻疹、天花、流感、脑膜炎等。围绕农业产生的健康问题的古病理学研究已证明，新的经济形式与营养不良和感染性疾病增加有关。在古代文明中，工业前城市中高度流行的传染性疾病引起了持续性劳动力短缺和人口下降。19 世纪以来，由于先进的生物医学技术的出现，现代社会中疾病的流行方式出现新特点，肥胖病、高血压和心血管疾病等就是如此。总之，新的文化生活方式在整个历史上带来了新的疾病问题。

1. **疾病的生物与文化适应性**　适应意味着环境提出"问题"，有机体"解决"问题。自然选择是一种机制，通过这种机制解决问题。这个概念并不意味着，生物学结果或文化现象是唯一的或最适当的解决环境问题的办法。最重要的是它并不意味着适应对每个环境问题或疾病都存在。文化行动在疾病传播中起到直接的作用，并能阻碍疾病控制计划的施行，这是不容怀疑的。

适应不仅是进化生物学中应用的主要概念，也是生物医学人类学和文化生态学讨论的中心问题。人类学家关注着基因水平或文化水平成功的适应实例。疾病的基因性适应，集中反映在血红蛋白系统的多态性上，例如，镰状细胞性状和其他的血液遗传性疾病，很可能是疟疾自然选择的结果。同样，人的免疫系统也被看作是对疾病压力的基因性适应的产物。免疫系统的主要生物学特点是它的适应性。换句话说，这是能保护机体不受潜在性的病原体侵袭的全身性机制。免疫系统的进化是人适应疾病的产物；同时免疫系统也需要疾病的有机体适应其宿主。双方相互适应是人与疾病之间关系的重要特征。从这方面来说，急性的病原致死性传染病与地方性或慢性的感染病相比不太适应人类的环境，像艾滋病这样有高度致死作用的疾病具有较短的相互接触适应历史。疾病的文化适应性包括行为与信念，所以行为与信念具有限制发病率和死亡率的作用：首先有很多行为和信念具有预防功能；其次有适应某些疾病治疗的信念和行为。

特殊类型的社会组织和行为具有潜在的防止疾病扩散的作用，即使其自身未意识到也是如此。从离开低洼区定居到较高地区就是疟疾预防性适应的例子。现存的地方性疟疾表明，低洼地区不适合人类居住，疾病已经限制了经济或生产的发展，因而维护健康成了重要的战略。

与此相对，和治疗有关的文化行为通常是控制疾病与明智的健康选择，无论是传统的医学还是现代医学对全身的健康或生育力都有重要的影响。麦肯欧文（Mckeown）也证明，在过去的两个世纪中，健康主要是因为生活方式的变化（更好的卫生环境、营养和计划生育）而不是医学进展。

有趣的是，对疾病的预防行为也是非人灵长类社会的一个特点。菲兰德（Feeland）指出，旧大陆中的社会组织在很多方面都减少了个体获取新的病原的可能性或减少了个体对已经隐藏下来的疾病的影响。他讨论一组灵长类和个体灵长类对组内其他成员的性忠实度，认为这是避免新的疾病产生的选择性结果。同样，群组间亲属范围的维持和在领地运动的方式都可能是避免产生疾病的机制。最后，各组群在睡眠地点间的活动可能减少了与致命物质的接触，因此就限制了已经隐藏在这组成员中的疾病的传播。

2. 疟疾 人类学家特别注意疟疾问题，因为该病与其他疾病相比夺去了更多人的生命，而且对这种疾病的基因适应已做了很好的研究。人的行为因子对控制疟疾的重要性已被疟疾学家认识了很长时间。文化适应行为的确认需要疾病的社会分布知识和疾病的昆虫媒介生态学的地方差异知识。杰奎斯·梅（Jacques May）指出，城南的山区小部落的传统家庭与其他地方不同，那里的厨房与睡觉平台在高起的支架下［10 码（1 码=0.9144m）高的天花板］，从而减少了与蚊子（微小按蚊）媒介接触的机会。

布朗（Brown）在分析传统的沙地尼亚人文化中说，定居方式特别是跨越人群的畜牧的生活方式减少了与疟疾的接触。在非当地媒介的生态学背景下，期望社会群体以畜牧性的方式定居，这样会降低发病率。此外，针对瘴气（大量的潮气）而出现的传统行为也有预防作用。

麦克科马克（MacCormack）研究了文化传统、行为因子与坦桑尼亚控制疟疾的关系，这些工作导致了进一步预防的适应性。例如，在塞拉利昂的夜晚（蚊子飞行期）每个人把自己包在厚厚的棉被中，使蚊子不能穿过媒介叮咬。同样，非洲很多地方，人们习惯睡在当地的用蚊子驱虫剂浸过的纺织床网下。

在不同地区，卡弗兹（Kafz）和斯查尔（Schall）检查了蚕豆消耗量与地中海地区疟疾的关系。这里的人口具有很高的 6-磷酸葡萄糖脱氢酶（G-6-PD）缺乏症基因频率。这种饮食成分可能具有抗疟疾性质。然而，对缺乏 G-6-PD 的男性来说，蚕豆消耗能触发一种潜在的致命性溶血危险。G-6-PD 缺乏是一种广泛传染的性连锁基因性状，限制了一种重要的红细胞酶的产生。理解这种性状进化可以有助于确立发展抗疟疾药物的新途径。卡弗兹和斯查尔指出，通过基因–蚕豆之间关系的生物化学分析，非表现型基因和蚕豆消耗结合起来可保护妇女免受疟疾死亡。

草药专家或一般人口常应用抗疟植物治疗疟疾。这些药用植物已表明能改变红细胞的氧化状态，具有阻碍疟原虫发育的作用。艾弗金（Efkin）已证明民族医学中蒿属饮食可产生明显抗疟疾作用，在这方面，中医具有很强的优势。

上述文化行为限制疾病的实例解释了目前生物文化进化所提示的一般原则，然而这些讨论并不意味着文化行为总是有规律地改进健康。在历史记录与人种学的记录中还有很多例子证明，文化行为有增加疾病流行的作用。目前世界范围内的疟疾的复活，代表了感染源再现的经典例子。人类行为（包括过多地应用某种杀虫剂，不完全地应用抗疟疾药物预防）在很大程度上加重了蚊子对杀虫剂的抵抗性状和寄生虫的抵抗性状，从而影响了药物的疗效。

自 19 世纪末开始，疾病并不随机地在人群中分布。某些个体和人群的患病危险增加，原因常常不清楚。流行病学家不仅在时空上描述了疾病发生的类型，而且他们试图通过危险因子研究阐明致病因子。这些因子看来与疾病发生有明显的关系。疟疾危险因子有两种类型：①内源性危险因子，指那些从生物学上看是内在的、固有的，镰状细胞贫血或血友病就是内源性病因所致。②外源性危险因子，指对人宿主的机体来说是外来的、非固有的，有些是生物性的，如微生物，可引起感染；其他存在于环境之中是非生物物质，如工作车间的有毒化学物质。大多数疾病的内源性与外源性因子是相互牵涉的，因此称"多病因"或"多因子病因学"。

人类接触内源性和外源性的危险因子，增加了疾病的可能性。在很多病例中，疾病可能性增加可能是宿主与病原、环境之间的生态学关系的破坏所致。在这种方式中，人的行为本身可以说是一种疾病的危险因子，因为在导致疾病后果的事件链中，人类活动可能是一种必要的链条。

人类学家作为人类行为的职业观察家和解释者，在理解疾病病因学方面有至关重要的作用。通过描述与疾病分布有关的不同人类行为的类型，他们能很容易确定危险因子。或许，最重要的是人类学家在社会文化背景中，理解促进疾病的人类行为，包括这些行为在时空上分布以及对这些行为起作用的思想和政治经济因素。作为人类行为的解释者，能解释怎样和为什么人能按这种方式行动，人类学家可以直接对医学人类学理论构建做出贡献，并对疾病预防和控制起间接贡献作用。

传染病是人类进化（200 万年或更长的时间）的重要因素。通过人类"基因保护"机制，我们的祖先在单独和群体生活中能够战胜疾病威胁。西部非洲人群中对疟疾产生抵抗力的基因是这一进化进程显著的例证之一。近年来，美国人发现了"镰状细胞贫血"，这种疾病主要在黑人中流行。该病属于遗传性疾病，基因的特征表现为红细胞呈镰刀状而不是圆盘状。染上这种疾病的人往往年纪很轻就死亡了，至今尚无特效疗法。这些黑人把这种隐性基因传给孩子，而自身的健康却不受影响。目前，人们正在研究这种严重威胁美国黑人健康的镰状细胞特征，通过检查和遗传咨询控制这种基因的传播。

（三）病因分析

引起人类疾病的原因很多。然而，有很多疾病的病因尚不清楚，特别是有些慢性病（如冠心病、高血压、糖尿病和癌）更是如此。分析疾病的多种病因是流行病学的主要任务。WHO 称，人类健康的影响因素中，遗传占 15%，社会占 10%，气候占 7%，医疗占 8%，其余 60% 在于自己，即心理、生理和生活方式等。尽管人类行为因素有时起着次要的或间接的作用，但它们在每个疾病的病因中起着重要作用。人类疾病的主要病因包括：

1. 基因　基因性异常是遗传或突变的结果，这可能是引起疾病的原因，当它们干扰了受害个体的正常功能时更是如此。在基因性疾病中，包括镰状细胞性状（Hb5）引起的疾病、6-磷酸葡萄糖脱氢酶（G-6-PD）缺乏症及珠蛋白生成障碍性贫血。这些血红蛋白缺乏症已经引起人类学家的注意。

20 世纪 50 年代，研究者们开始怀疑，各种可遗传的人类生物化学物质具有保护受累个体不患特别的感染性疾病的作用。众所周知，镰状细胞性状的杂合子在非洲地区具有很高的频率，这种情况导致恶性疟疾存在。血红蛋白 S 存在于杂合子状态时，具有免于疟疾死亡的保护作用。

利文斯顿（Livingston）把西非的镰状细胞性状传播、分布与人类行为的历史、技术转化和该地区的生态破坏联系起来。他提出铁器工具的引入及随后的瑞典农业进入之后，疟疾才在西非广泛扩散。新的技术的传播导致生产能力的变化，改变了森林蚊子的栖息地，有效地增加了可耕种土地，减少了蚊子的媒介及久居人口的密度。这又使镰刀状疟疾在西非农业群体中，作为地方性疾病，也作为一种有意义的镰状细胞性状的选择因子而被确定下来。总之，人的行为通过其对环境的作用影响了西非一种甚至两种地方疾病（镰刀状疟疾和镰刀状细胞性贫血）的分布，以及这个地区基因库的结构。威伊森菲尔德（Wiesenfeld）证明，特殊类型的农业系统的应用对镰状细胞性状和镰刀状疾病具有明显的作用，特别是社会大量依赖树木、谷物，这种社会生产更适合疟疾发展环境，导致这些社会中具有杂合子状态个体的选择性进展。

2. 营养　营养缺乏或过度消耗等营养不良可引起疾病（详见第十三章）。在公元 600～1200 年的伊利诺斯山谷（Illnois Valley）中，人牙釉质普遍缺乏，骨生长速度减慢，特殊骨损坏与营养不良有关且发病率较高。

格林（Greene）的研究表明，营养缺乏性疾病的神经生物学后果与一种高度分层的社会系统有关。在这种背景下，当地饮食含碘低，且蛋白不足导致甲状腺肿和蛋白-能量性营养不良高发，后者由于儿童过早断奶而致低蛋白的饮食加重了这种情况。正如格林在解释这些人口中大量的精神障碍的个体时认为，这些个体明显的认知功能降低，需要重新定义正常并通过社会把受到行为影响的个体组合在一个社区中去。

3. 环境　自然界中的因子可作为外界环境影响人，这些因子都可以引起疾病。物理因子，包括异常温度、电、辐射及创伤都可以作为病原因子。此外，特别是在大城市工业区，空气与水的污染都可把普通大众置于增加疾病危险的位置上。

农药与化肥的大量应用，引起生态环境破坏和人体的化学污染，针对病因的直接对抗，很快出现抗药与病原变异，随后出现新的病原与疾病。

工作车间是重要的工作环境，可接触不同物质，特别是有毒化学物质。职业流行病学家指出，暴露在石棉（常用于建筑）尘埃中是发生间皮瘤的主要致病因子，并且暴露在石棉尘埃中加剧了吸烟对肺癌的致癌作用。在一项宾夕法尼亚钢铁工人的主要职业研究中发现，高炉旁的炼钢工人长期暴露在高炉烟雾中患呼吸道癌的发病率与死亡率明显增高。

在工作场所接触一些有害物质，使很多疾病处于高发状态，这包括接触不同杀虫剂的农业工人、棉织厂的工人、干洗工、塑料工业工人等。除了与有毒的物质接触的危险之外，工人可能患有重复而不轻松的手工劳动的痛苦。

4. 精神与心理因素　该因素可以引起疾病。压力性精神因素引起的全身性疾病常常发生。工业化国家由于工作紧张，节奏快，人人处于紧张状态，使现代疾病明显增加。失业与下岗带来的精神与心理方面的疾病也在增加。然而，遗憾的是对这些情况的病因学解释往往简单化了——不是涉及精神模式就是涉及生物模式，很少是两者结合在一起的模式。最近，从心理神经免疫领域的最新发展上看，两者要结合在一起。

5. 医源性因素　随着医学的发展，与医疗相关的有害作用已被认为是日益增加的致病原因。或许最常见的临床医源性疾病涉及具有副作用的药物疗法。然而，非药物疗法，甚至诊断过程都可能是医源性的，例如，用放射方法治疗青春期头颈部痤疮，后来发现这是引起个体甲状腺癌发生的原因。

人种学和临床医学文献的证据提示，医源性疾病并不是西方所独有的现象。西非圭尼亚海岸，人皮下组织有圭尼亚蠕虫感染，这与当地传统治疗者用一个红热金属棒穿入圭尼亚蠕虫溃疡区有关。这种实践引起很高的继发性感染，也是这种蠕虫寄生虫病的相当高发病率的部分原因。特洛特（Trotter）已指出，墨西哥-美国俗民用于治疗恩帕寇（墨西哥儿童消化不良伴腹泻）的药中含有大约90%的氧化铅，这是铅中毒的重要原因。

同样，埃及衣原体性沙眼是一种地方性的可导致视力损伤乃至失明的疾病，治疗者的实践可致视觉损伤，包括用未消毒的刮刀划眼睑的内面或用醮过血的鹅或鸽的羽毛划开婴儿的眼睛，目的是使儿童的眼睛大而漂亮。此外，埃及内科学仍保持着过时了的生物医学实践，由传统的治疗者重复治疗，这都导致明显的医源性疾病的发生。在妇产科学中，过时的和不合理的侵害过程都可能引起或加重患者的不育问题。

6. 感染　生物因子范围很复杂，从必须用显微镜观察的细菌、病毒到结构复杂的蠕虫等寄生虫都是人类感染性疾病的致病因子。人类宿主与感染因子的关系或宿主-寄生物之间的关系不再是共存时，人的疾病就发生了。然而最成功的致病因子不是被迅速确认并使宿主死亡的那些病原体，否则会妨碍它们自己的繁殖。所有的感染性病原体包括病毒、细菌、真菌、寄生虫和几种媒介形式的病原都是作为共生的或共栖体——作为可感染人宿主的致病微生物，但不引起疾病。

某一特定的微生物是否引起疾病取决于很多变量，其中最重要的是病原体的致病性（即引起疾病的内在能力）、病原体传播到宿主的程度、宿主防御机制的性质和强度，所有这些因素又受环境的影响，包括温度、湿度、纬度等自然因子，还有当地植物和动物，以及一些人为的因素如堤坝、灌溉情况、人类居住环境、家禽畜等都促进或限制感染性疾病的发生和传播。

传染性疾病一般分为两大类：急性传染病和慢性传染病。急性传染病，如麻疹或流感，一般以突然发病为特点，有明显的症状，最重要的是迅速结局，或被感染的个体死亡或自我限制了疾病的发展。在未感染人口中，急性传染性疾病往往以流行形式发生，当异乎寻常的病例出现在某一时期或地域，就说明这种疾病流行了。一种传染病的经典的诊断特征：①索引病例（即某一种主要病例可能对其他疾病起着感染原的作用）；②有一个潜伏期；③发作或病例比例；④流行病曲线。

由于某种疾病在社区已存在确定的水平，就必须了解存在病例的总数以及仍处在危险状态人口的新病例总数。某地区、某病在某时间的发病率显著超过历年的散发发病率水平即为流行。这种疾病发生超过 个广泛的区域（即一个地区，甚至超出国界、洲界或全球）就称为大流行。

另一方面，定义慢性传染性疾病更为困难，因为其出现在易感人群和传播的过程中，要经过几年而不是几天几周或几个月。慢性传染性疾病不仅比急性传染性疾病的病程长，而且一般来说慢性传染性疾病是地方性的，为在一个地区不变的或平时存在的一种感染或一种疾病。尽管急性流行性传染性疾病有潜在的破坏性，对受累人口中的行为和思想产生很大作用，但它们往往会在人口中迅速地被消灭。由于他们的发病率和在其地区的存在，慢性传染性疾病常是适应性反应的促发点，这种反应包括文化上、环境行为上的变化，无论是有意的还是无意的都可能降低疾病的感染。

7. 人的行为 这是传染性疾病扩散的主要因素。人们每天的活动影响着传染性病原的暴露，决定了病原是否能进入人体引起疾病。食品准备实践、卫生习惯、性实践、是否有时间接近大批成人与儿童，所有这些都能影响个人与传染性疾病的"契约"关系。另一个对传染性疾病易感的重要因素是整个的营养健康和幸福状态。由于食品短缺，饥饿或另外疾病特别易受到传染性疾病的攻击，正如个人的习惯在传染性疾病扩散方面起重要作用一样。所以，文化实践在扩散方面也能起重要作用。共用一个口杯易引起细菌性感染，而对同性恋的文化偏差和公开讨论性，可造成整个 AIDS 的流行。

生物文化观点认为，人类的行为是进化和文化塑造的，生物和行为影响个体和群体水平上疾病的表达。从生物和文化上可理解的例子是神经性厌食（anorexia nervosa），一种自我饥饿、减少正常体重、担心获得体重，表现出在接受他/她的体型或大小时的忧虑，这种人通过不吃、过多运动、吃完吐以减重。该病发病率为 0.5%~1.0%，其中约 90%为女性，6~12 年跟踪观察后，死亡率是预期的 9.6 倍。

一些女性强调苗条，这常被认为是一种文化压力，导致神经性厌食的发生。很明显，并非所有女孩在这种环境中都会患神经性厌食，但毫无疑问，这个问题有生物因素，使一些个体更易患此病。神经性厌食出现在非西方文化中，然而在中国香港，该病类型并没有肥胖恐惧，表现出常规的少食。这说明，即使是厌食也不仅限于西方文化，肥胖是西方文化关于苗条和减重塑造的焦点。20 世纪 90 年代，太平洋岛国——斐济通过电视，引入西方苗条的思想，使青年妇女对自己的身体形态不满意，引起节食。

研究认为，很多美国人为了保持其体重，他们的饮食遵循健康的生活方式而并不采取极端的措施。人类学家研究这个问题是重要的，有助于提供疾病表达的生物文化背景，但临床医生对这些并不感兴趣。（Craig et al，2013）。

迄今为止，病因中的行为因子主要应从文化生态学（微观社会学）方面进行观察，即个体行为被看作是疾病感染的危险因素。

在人口水平上，疾病的发病率与社会政治经济力量有关，且社会经济力量随着时间的推移而发挥作用。从某种意义上说也是世界水平的，宏观社会学主要强调社会力量而不是个体行为本身的文化作用，这是健康不良的最终原因。任何的医学人类学研究，都希望明确疾病与行为的关系。

（1）在政治-经济背景下人的行为：血吸虫病和水源。今天在非洲大陆蔓延的血吸虫病，主要是人类行为与生态因子相互作用产生的，需要在大的政治-经济背景下进行观察。血吸虫病是一种威胁人类生命的血吸虫感染。受感染的人将尿中、便中的寄生虫卵排到水中，卵在水中发育、孵化、释放出寄生虫的蚴虫，如果有适当宿主——螺存在，这些幼虫钻进螺的组织中，在那里发育几周之后，感染的幼虫从螺中出来进入水中，在水中独立生活 48 小时。这些能动的幼虫到处搜寻并穿过人的皮肤。一旦进入人的循环系统，就会发育成成虫并交配，到达门静脉系统，通过吸盘附着在静脉壁上，成虫成对生活，在 5～10 年中不断地交配，每天产生数以万计的卵，这些卵黏附在血管壁并引起胸腔或小肠的损伤，它们从人的废物中排出之后，又进行寄生生活，开始新的周期。由于血吸虫病生活周期的长期性且对人有明显损害作用，在过去 30 多年很多关于人水接触行为和血吸虫的传播的研究都已进行，这些研究受到 WHO 的倡导和支持，可能以宏观社会学研究为特点，这是由于血吸虫传播的原因主要集中在人类行为因素上。

20 世纪 60 年代开始的最大范围的研究是在埃及进行的，在那里法鲁克（Farooq）和他的同事在尼罗河三角洲每天对水在社会、职业和宗教中的应用做了细致的观察。最为惊人的发现是，穆斯林教徒比基督教徒有更高的血吸虫发生率，这是由于穆斯林教经常进行 Wudu 实践或祈祷前进行礼仪沐浴。进而，研究者做出结论：儿童夏季游泳是年轻人群高发病率的原因。

在长达 10 年的研究中，非洲新一代的血吸虫研究者开始进行接触水的研究。正如早期的研究一样，这些最近的著作大部分都提示，血吸虫是通过接触水而不是通过接触排入水中的尿、粪便引起个体感染。从血吸虫病传染和控制的观点看，在这些地区观察到 20% 的尿排泄和 53% 的排便远离身体用水的地点，事实上其中有 31% 的人排尿、便后洗手。

血吸虫病的大多数研究已经试图测定促进疾病行为和疾病流行的关系。然而，因为他们没有把观察的行为类型放在社会文化背景中去，所以这些研究很少是人类学方面的，而且没有一项研究把微观（接触水）和宏观（政治、经济和生态）原因的鸿沟填起来。

从水资源发展计划和血吸虫病传播的形式看，由于政治、经济发展计划而引起的生态破坏和健康危险方面的研究是以宏观社会学为特点的。正如哈吉斯（Haghes）和亨特（Hunter）在其非洲疾病发展回顾中指出，过去两个世纪中，在大陆上没有几个经济发展计划预先考虑到生态学原则。这种生态学观念的缺乏导致"发展源"性疾病逐渐增加，包括血吸虫病、盘尾丝虫病、锥虫病和疟疾。

在这些疾病中，血吸虫病传染最迅速，几乎涉及整个高坝水电站区域、养鱼人工湖、水库和农业灌溉系统。老的水渠的扩展和新的水渠的产生都为螺（中间宿主）提供了生态"自由带"，当螺蔓延到新的水环境中时就产生了血吸虫性寄生虫和人的感染。

血吸虫病传播最严重的地方是非洲，尤其是埃及，这主要是由于过去一世纪阿斯旺（Aswan）坝复杂的建筑所致。20 世纪 50 年代在埃及选择 4 个地点进行了横断调查，发现血吸虫发病率在 3 年中平均增加了 51%，尽管埃及政府在过去的 20 年中做出努力，在农村人口中通过大量治疗运动和杀灭软体动物来控制血吸虫病，但据埃及学者报告，真正能控制血吸虫病传播的方法很少。

　　埃及不是存在血吸虫病的唯一国家。在埃塞俄比亚 Anash 峡谷进行的研究中，可鲁斯（Kloos）及其同事已经描述了传染性血吸虫性螺的扩张性分布，以及每年逐渐升高的人的感染率。在苏丹，疾病的循环出现在大量的灌溉棉田工程计划开始的几年内。在这种情况下，灌溉方法由季节性洪水发展至应用灌溉泵，这种变化产生了更为广泛和稳定的螺居住环境，并使得人在农作物灌溉期间与水接触发生感染，在尼日利亚这种传播是土坝建成之后和大量人体接触被感染水之后飞涨的，这种增长可能是连续性的。

　　（2）文化作为生态背景：感染性疾病对人的作用是通过文化生物学介导的，很多文化因素如建筑风格、生存技术、人与饲养动物接触甚至宗教活动都影响着感染性疾病的发展和在人口内或人口间的持续时间。1 万～1.2 万年前，人类还生活在游牧和狩猎-采集状态中，他们很少与这些疾病的携带者接触。但随着饲养家养动物的出现，人类定居开始生活在一个小的村子，逐渐由村变镇，镇又发展为密集拥挤、不卫生的城市。人类居住加重了疾病的负担。对于选择因素，AIDS 提供了一个极好的例子。第一例 AIDS 是在美国，1981年 6 月 5 日在男性同性恋中首先报告了第一例。此后，约 150 万美国人感染了 HIV（人类免疫缺陷病毒），HIV 引起 AIDS。然而，发展中国家承担了大部分 AIDS 的负担，95%的HIV 感染者仍存活。2007 年底，世界上有 3300 万 HIV 感染者，其中至少 2300 万人已死亡，这是通过体液（血液或精液），从一个人传到另一个人。不接触不会扩散，感染 6 个月内，大部分人检查有抗-HIV 抗体，这表明免疫系统已辨认出外来抗原的存在，通过产生抗体作出反应，但一系列与 HIV 相关的症状可能几年没有出现。HIV 是一种慢性病毒，在美国其潜伏期超过 11 年，像其他病毒一样，HIV 侵入某种细胞改变其功能并产生更多病毒颗粒，最后引起细胞破坏，HIV 可攻击很多细胞，但其特殊的靶细胞——T4 helper 细胞，这是人免疫系统的主要成员，在 HIV 感染传播、T4 受到破坏时，人的免疫功能开始衰退，结果由各种病原引发一系列症状，当免疫低下达一定水平时即发展为 AIDS。

　　1990 年初，科学家就已发现有很多 10～15 年的 HIV 阳性者，但有症状的很少，科学家怀疑人体具有自然免疫功能或对 HIV 感染抵抗，1996 年后期，证明了这个怀疑是对的。

　　现在研究证明，具有特别等位基因变异体（mutant）纯合子的人可能对 HIV 感染很多类型有完全的抵抗，在杂合子者中感染仍发生，那么感染 HIV 病的过程缓慢，这种突变等位基因主要存在于欧洲后裔，其发生率为 10%左右，原因不清。有人报告，日本人和西非人没有这种突变，但 Dean 和其同事（1996）报告，在非裔美国人中约有 2%的等位基因频率。这种多态性存在于欧洲人中，是持续选择性压力的结果。

　　最初选择病原的不是 HIV，而是天花病毒，这提供了防止天花感染的方法，也增加了对 AIDS 的抵抗。历史上最著名的为 14 世纪中叶流行的黑死病（black death，bubonic plague），其由细菌引起，通过跳蚤从啮齿类传到人，在过去的几年，这种致命性疾病已从黑海通过地中海传到北欧，开始出现症状时 1/3 的欧洲居民已死亡。

　　1）AIDS 在亚撒哈拉非洲的流行。AIDS 大流行给人类带来的戏剧般的后果提示，人类与疾病寄生物之间的关系继续在进化。或许在现代历史中超过其他任何疾病，证明在不同的生态背景下，AIDS、生物与人行为的复杂关系，更为重要的是，要在生态背景（既是社会的、政治和经济的，也是文化和生物的）下来理解 AIDS 的大流行。通过改变人的行为控制 HIV 传染，理解文化、行为和疾病的动力学对 HIV/AIDS 显得至关重要。

　　在非洲地区有大约 10%的世界人口居住，据测定有一半以上的人感染 HIV。有 400 多万非洲人已受到感染，这个数字还在增加。人的痛苦程度日益加重，即使没有考虑到广泛的社会、经济和统计后果也是如此。此外，具有 HIV 的 80% 以上的女性生活在非洲亚撒哈拉，围生期传染的比例和具有 HIV 儿童的比例也相对高于世界其他地区。

2）高危人群。在有关 AIDS 的人类学文献中，集中确定的有作用的文化实践包括：性乱行为、用血仪式、治疗性灌肠、女性阴蒂切开术、共用注射器、仪式上多次划破皮肤、成组包皮环切术、皮肤上锈花纹和刮胡子、与非人类灵长类接触。HIV 传染的类型：在非洲亚撒哈拉人大多为Ⅱ型，异性性交关系被认为是传染的主要方式；Ⅰ型地区包括美国，在那里同性恋关系和静脉内药物应用为传播的主要方式。这些流行病学的范围和真实性通过跨文化和历史的研究之后受到了质疑，但在流行病学和人类学中仍有广泛的一致性，异性性传染在非洲亚撒哈拉的 HIV 传染中约占 80%。确定的高危人群包括卡车司机、长途做生意商人、汽车军用人员，最主要的是从事卖淫活动的女性。人类学在非洲最开始的研究已对破坏从事卖淫活动女性的工作范围和异性性行为的背景化及建立起性商业化行为做出了贡献。

很多研究证明，一般的性关系和商业性性活动是由社会与经济力之间复杂的相互关系决定的。女性从事商业性性工作已被描述为 HIV 感染的"水库"，而不是 HIV 传播的广泛的"网"。对从事卖淫活动的女性进行手术已被批评是保护男性不受女性侵扰的行为，因为忽视了男性在 HIV 传播中的作用。人类学家和历史学家 Luhit 研究表明，卖淫不只是一件商品的出卖。商业性性工作人员和他们的对象有时涉及长期的社会投资和明显的感情关系。此外，商业性性工作人员还保持着其他的关系，包括与非商业性情人及与城市、农村的疾病之间的关系。从事卖淫活动的女性发现，用私人的方式来解决安全套应用更困难，这是由于暗含着感情上和生育方面的关系。在更多的经济关系中，女性没有权力保持性安全，因为性工作人员在大多数情况下主要是为了维持生计。

性网络关系的证据表明，高危人群的结构对于理解危险的状态，特别是尚没有卖淫的女性是不适当的。针对商业性卖淫人员的干涉（手术）一定要考虑性行为的经济、政治和性背景。卖淫并不是一种要改变的行为，而是一种掩盖了的社会力量和不同实践的复杂的网络堆积。

3）性网络与作出决定。性网络的开展已表明，男女都通过广泛的"正常"性活动而处于高危状态。在乌干达，HIV 在当地城市与农村传播是通过情爱的小圈子发生的，这些情爱者是由共同学校、工作单位或居住地而联系起来的。在这样的关系中，个人之间的感情纽带是强烈的，它们的这些关系染上了危险的色彩。

尼日利亚和乌干达女性的性网络有三个主要的动机：①经济生计；②性满足；③对丈夫或性伙伴性冒险的报复。在西南尼加拉瓜的约鲁巴人口中，高水平的性网络存在于农村与城市中，性网络的水平在男人中略高于女性，城市略高于农村。这也表明，城乡之间的经常的来回迁移造成这种简单的二分法特点的错误。类似的高水平农村-城市相互作用还在发展。约鲁巴妇女的性网络最常与经济需要有关并发生在已婚妇女和多次结婚的少妇中，这些人感到经济没有保证。已婚男性的性网络最常见于一夫一妻制的家庭中。奥鲁巴洛依·考德威尔（Orubuloye Caldwell）提出正常婚姻的男性性活动（含婚前和婚外）由社会结构因子（如结婚年龄较晚、哺乳妇女长期产后性禁欲）以及男性一夫多妻制权力的文化信念塑造。防止 HIV 传播已集中到行为变化的两个方面：限制性伙伴和应用安全套。性网络的资料对理解 HIV 传播和对实现预防性干涉（手术）的目标是有用的。设计有效的预防策略取决于对做出性活动决定的动力的理解。当性活动完全不能作为经济生计时，妇女发现限制其性伙伴是很有用的。盖伊厄（Guyer）已指出，某些尼日利亚妇女通过晚生育的策略来扩大经济支持和减少贫穷的危险。从事商业性性工作的很多妇女依赖多个性伙伴作为生存手段。对这种人来说，AIDS 的危险不可能被认为比因性伙伴减少的经济后果更危险。

此外，限制妇女与除丈夫以外的人发生性关系也常常被认为是一种危险状态，因为她们并不控制对方的性行为。麦克格拉斯（McGrath）等研究表明，乌干达 Dampala 的女性感到不能控制 HIV 的危险，因为她们没有力量来决定婚姻。由于贫穷和妇女地位的文化结构，很多非洲女性不能控制与男性的性关系。男性的行为已受到 AIDS 流行的影响，但并不总是采取各种方式来减少其危险性。研究指出，刚果（金）男性认为他们能通过选择性伙伴来减少这种危险，包括选择：①很年轻的姑娘，认为年轻便没有性接触；②丰满的妇女，矮胖被认为是健康的标志；③农村妇女，因为 AIDS 被认为是城市疾病；④已知的非危险的妇女。此外传统的关于疾病的治疗观念有时使男性认为他们可通过与妇女发生性关系（把病从自身驱除到另一个人身上）或通过与处女发生性关系而能排除 AIDS。需要说明，他们的策略不可能减少这种危险，相反可能导致学校的和农村女性更多的感染。

在一些地区女性常无地位，不能拒绝性要求，因为她们在经济上依赖男人抚养孩子、工作、支付高消费、获得日用品。奥鲁巴洛依·考德威尔和约鲁巴研究表明，尼日利亚的约鲁巴妇女在某种文化条件下，例如，在经期、传统的产后禁欲期间、妊娠后期或当了奶奶（姥姥）之后和停经之后，对性要求可以说"不"。在婚姻中或在其他稳定的非正规的性关系中，妇女只能有限地拒绝性要求，但这是比较短的时间，这种拒绝超过几周或几个月要构成配偶单元的危机，妇女通常会因经济和社会原因不情愿地结束婚姻和与其他人稳定的性关系。

约鲁巴女性很难拒绝男性的性要求，这对理解女性决定性活动的权力特别有意义。因为在约鲁巴人中，女性的地位被认为与 AIDS 流行很严重的东非和中非人相比是相当高的，且自主权相当大。约鲁巴女性有作为商人能够经济独立的传统，这些人可不依靠丈夫能独立地承担生活负担，保持着与娘家亲属的关系，离婚后比东非、中非很多社会女性更易回到其童年时的社区，而中非、东非地区，不管这些地区相对的自主权如何，结婚便迅速地削弱了女性与其娘家的联系。奥鲁巴洛依·考德威尔发现，约鲁巴女性在拒绝男人性要求时，面临着相当大的限制，执行 AIDS 预防计划要促进男女性行为变化，需要理解什么是文化上允许的行为。AIDS 危险和个体活动者减少其危险，都不能使个体改变他们的性行为。

4）安全套推销。在非洲人中，应用安全套性交的人明显减少，证明社会与经济结构、文化、信念和 HIV 感染间有关系。在预防 AIDS 计划中应用安全套是一种简单的降低 AIDS 危险的技术。对非洲人来说，引入安全套可能是更为简单的技术传入。

有人分析了卢旺达人很少应用安全套的原因，认为卢旺达人身体的概念与共享的体征概念是密切相关的。卢旺达人认为性活动中个体生活活力和体液交换象征着双方与共同的健康和生育有关，认为怀孕是男性精液与女性血液交流混合的结果，安全套对生育、健康和双方的幸福构成了威胁，在这种背景下，认为安全套可能比 HIV/AIDS 有更大的危险。

　　在很多非洲社会，安全套妨碍生育是主要的价值观，从很多非洲国家的纸质媒体中已得到证实。阻碍安全套应用的观念有：①安全套否定了男性及和他有血缘关系的孩子；②女性寻求安全套是乱交或妓女；③应用安全套是结束关系的信号；④应用安全套的女性有外遇；⑤怀疑需要安全套的女性其男伙伴隐藏着 HIV 感染；⑥需要安全套的女性受过 HIV 的感染。这样的观念使女性不可能与应用安全套的性伙伴保持关系。不同的人种学报告已经强化了这种结论，在密切的非商业性性关系中应用安全套有很大的问题。对于商业化性工作者来说，这些人并不关心生育问题、忠诚问题及与其性密切的关系问题，阻碍应用安全套常常与更紧密的经济关系有关。

　　努力改变行为来预防 HIV/AIDS 传播需要理解个人做出的决定与社会、经济、文化之间的关系。这种关系塑造了实际的和可接受的范围。研究生态学的人类学家逐渐认识到需要整合大的社会文化和政治-经济影响。预防 HIV/AIDS 的扩散取决于综合性的、学科间的生物文化研究，这种研究是把人的文化作为生态学的一个关键成分来对待的。

第四节　生物文化进化与感染性疾病

一、进化医学

　　20 世纪 90 年代，威廉姆斯（George C. Williowns）和内塞（Randlph Nesse）（1996）提出了进化医学（evolutionary medicine）的概念，提出用进化论来解释疾病敏感性问题，宣称它能够作为一种解释机体防御的方式。进化医学集中研究宿主与病原之间的关系，把疾病看作生态进化过程中的结果。认为感染性疾病不仅是致病微生物侵袭人体的结果，也是宿主与寄生物之间的"权利"竞争。1995 年，*Nature* 杂志为两位学者的新作"我们为什么生病——达尔文医学的新科学"发表了一篇述评，称这本书是世界上第一本进化医学的著作，威廉姆斯是这个时代最杰出的进化论专家之一。这是应用进化理论去理解、解释健康与疾病问题，从进化角度回答人为何患病，进化为何塑造疾病的分子与生理机制，为何有人对某些疾病易感（Hogervorst et al，2009）。进化医学也称达尔文医学（Darwinian medicine），但学者们更喜欢用进化医学，因为其恰当地反映了进化思想的复杂性。人类生物学和进化的剑桥词典中把进化医学定义为探讨业已推测的人类进化史与现代化疾病的关系的亚学科，这种进化史是反映与生育力、发病率和死亡率有关的觅食方式的（Mai et al，2005）。

　　进化医学将分散的医学知识通过进化理论整合起来，阐明疾病的发生机制。用生态学观点分析、诠释疾病的发生、发展机制并应用于预防和治疗，国外文献把这一领域称为进化医学，是理论医学的核心部分。它还采用系统医学、网络医学和材料科学的一些概念与方法进行研究，与系统医学、网络医学和纳米医学形成交叉和渗透，成为 21 世纪的医学新兴领域，对疾病作出整体性反思，是传统医学从来没有过的，给人以面貌一新的医学观（吴克复，2014；禹宽平等，1996）。

　　为理解疾病，进化为疾病的表达提供了几个视角：

（一）防御与缺陷

每种病都产生某种信号与症状，防御是身体企图战胜疾病的一部分，如浅肤色的人患了肺炎可伴有咳嗽和皮肤变黑，黑皮肤是一种防御性的机制。结核是因不能携带足够的氧引起，咳嗽是防御的一种适应，是作为从咽和肺排出感染性物质的机制而进化的。

（二）感染和军备竞赛

环境中充满着感染原或病原（如细菌与病毒）。人体进化出防御系统战胜这些病原，病原也进化出与机体的防御体系作战的机制。比较熟悉的例子是细菌对抗生素抵抗的进化。20世纪30年代抗生素首次出现，到1944年金黄色葡萄球菌株表现出对青霉素的抗药，今天有95%的青霉素已受到抵抗。

与感染性疾病斗争的多年中，病原体在不断地进化以克服人的防卫。尽管人类在战胜病原体方面取得很大的成就，但是感染性疾病如病毒引起的AIDS和抗生素的抵制仍提醒我们这种斗争仍需继续进行。

发热是对感染做出的适应性反应。如果使用阿司匹林退热，可能会使病程持续得更长。对因细菌感染导致的缺铁进行食物补铁的异议是进化医学又一新见：在细菌感染早期，铁与蛋白质结合得很牢固并经循环而被肝排出，进化医学认为这对宿主有利，因为细菌繁殖需要铁的供应，补铁会因此而延长病程。上述从进化角度思考宿主与寄主关系问题，同时也是生态学上的考虑。

（三）环境不匹配

目前，某些疾病被认为全部或部分是人类与现代环境不匹配的结果，如肥胖、生殖力下降、噪声等方面的问题。过去人口只适应于狩猎-采集环境，人尚未进化到能处理现代生活中的一些问题。人类有很多基因或等位基因在过去的环境中并不引起适应，而是简单的无害，但在现代环境中，这些基因以新的方式表达（如现代人活得长久），我们必须要应对能引起疾病的基因（如只在老年人中表达的痴呆症基因）。

（四）设计妥协

经典的例子是人类背痛。人直立行走，S形脊柱导致我们发生背痛，这是由生活方式引起的。50%～80%工业化社会的人遭受背痛。人体内有无数结构性的设计缺陷，如我们易于呃噎，因为呼吸道与消化道有解剖结构上的交叉。历史事件引起的各种发展远不只是选择性的，一个无用甚至有害的基因因为与一个有益的基因相连而永存下来。人类与病原体竞争，发展了防卫体系，而病原体发展了克服这些体系的机制。像非洲大地上的狩猎-采集的小群体一样，自然选择使我们适应。今天我们面对完全不同的环境，在这种环境中，我们发展的体质特征可能是适得其反的。

为什么我们患病？一个最简单的观点是，患病系统地排除了为生存而降低适应的任何因素，主要是进化。

适应（健康）并不意味着是对个人福祉的适合，但适合是对增殖的个体基因的适合。个体再繁殖后，旧时代的疾病并没有影响进化性适应（小的间接方式除外）。如妊娠期恶心、呕吐、厌食实际上是对婴儿初期的保护，以免食入毒物。

现代的孩子常常要通过矫形手术来拔除智齿，一个可能的理解是没有更多的东西咀嚼。在石器时代食物需要更多的颌骨运动，今天的软食引起咀嚼肌工作量下降，使颌骨的发育变弱，所以对牙齿提供的空间减少，这提示，若儿童嚼更多的口香糖和进行长时间的有力咬合，很多牙病可以避免。

细菌对药物抵抗的进化是一个很著名的例子，其他的还有镰状细胞贫血。由于只影响从父母遗传过来的基因的一些人，所以它可持续很长时间，而只有单拷贝基因（杂合子）的那些人对疾病的抵抗日益增长。G-6-PD 缺乏会引起溶血性贫血，但也可提供保护而不患疟疾。

我们有易受攻击的基因，其可能是新的突变或未被排除掉的基因，这是因为它们表现出作用的时间太迟，在生活中它们不影响生殖适应或是无害的基因，其量超过消耗。

现代医学研究和实践的重点主要在健康和疾病的分子和生理机制上，而进化医学则主要回答进化为何塑造这些机制（这些机制可能给我们留下了对某些疾病的易感性）。进化的研究使我们更容易理解疾病、自动免疫、解剖学方面的内容。适应在强制中发生，在进化中、在不同形式的竞争中出现妥协和权衡。某些适应（预防不健康的）是不可能的。DNA是不能完全防止体细胞复制过程中的错误的，如癌是由体细胞突变所致，并不能完全通过自然选择被排除，人体不能合成维生素 C，若饮食中摄取的维生素不足会有发生坏血病的危险。已进化了的视网膜神经元及其轴突传出纤维，位于视网膜色素细胞层的内面，这就产生了一种对视黄系统进化的限制，视神经被迫离开视网膜，通过一个盲点，即视神经盘，眼内压力的增加会使视力受到影响，若该处视神经损伤会引起视力的伤害。不同的适应可能发生冲突，这就需要协调它们之间的关系以保证选择消耗益处最大的调节。

人体存在着不同形式的竞争，皮肤色素可使皮肤免受紫外线照射的伤害，但皮肤合成维生素 D 还需要紫外线，音色与咽的下降又增加了哽噎的危险，这都是相互矛盾的，也是不同的竞争。

有害病菌侵入人体会引起人体的免疫应答反应。这种应答是进化的结果，很可能是人体正常生理所需。从现代医学的角度看，杀灭或防止病菌的侵入可以预防疾病；然而从进化医学的角度看此举却未必明智，因为它取消了应答反应，也妨碍了正常生理活动。我们可以想象，目前共生于我们体内的某些微生物可能在人类早期是有害的，而现在却可能有利。急性疟原虫与镰状细胞贫血的关系似乎是这类情形的极端例子。那么就出现一个生态伦理学问题：我们是否应该消灭我们认定的敌对物种?或者说，这些敌对物种是否应当与我们共存？现代医学总是认定疾病是由病原造成的，消灭病原就预防了疾病，从而保障了健康；而从进化医学角度看，消灭病原反倒可能妨碍正常生理活动。在这两者之间应该如何选择，这显然又是一个生态伦理问题。

埃默里大学的 Eaton 认为，在西方生活方式下，女性患乳腺癌、子宫内膜癌和卵巢癌的危险性是远古时代采猎女性的 100 倍。现代女性月经初潮早、生育晚、生育少、绝经晚、母乳喂养时间短，而采猎女性初潮迟但生育第一胎时间早，同时生育多、常年哺乳、绝经早；结果采猎女性平均一生排卵 158 次，而现代女性平均排卵达 451 次。研究表明，排卵次数越多，妇科癌症的发病率就越高。Eaton 由此提出了一个大胆的设想，现代女性应模拟远古女性的生活方式并用医学手段加以干预：用激素推迟青春期的到来，用激素产生假孕。这样，现代女性既具有远古女性多孕、月经少的生物化学优势，又不必过多地生育（禹宽平等，1996）。这是一种新的预防思路，值得研究。

进化医学已经对癌的自动免疫和解剖学产生了影响，目前，已应用于医学和公共卫生之中。

进化医学包括遗传变异、对现代化的不匹配、生殖医学、退化性疾病、宿主-病原间关系研究及与其他物种比较的视角讨论、转化研究、基础研究和健康处理的优先顺序。进化思想不是取代医学科学的其他研究（如分子医学、细胞与发育生物学），而是从进化的角度综合进行研究以减少痛苦、挽救生命，目的是改善对医学和流行病学的研究和实践。

进化医学并未改变将个体当作医学主体的传统，治疗和预防都是针对个体而言的，但个体是处于进化着的种群中的，疾病在很大程度上应被当作生态进化进程中的一个结果。进化医学并不是一个领域，它是一系列的概念与研究，是分析医学科学中的不同的部分。进化是基础性的，它充分运用生物学与物理化学，三者结合在一起对所有生物学现象进行解释。进化视角可提升我们对疾病的理解、诊断与治愈能力（Stearn et al，2012）。进化医学由很多部分组成，它超越了人类学、生物学、生物医学和精神研究有关的一些研究。进化医学对医学实践和医学教育都具有重要意义。它不仅是对健康促进与咨询，而且对新的疗法及很多感兴趣的问题也都做出了潜在性的贡献（Sarah et al，2008）。

二、疾病的进化

（一）宿主与寄生物共同进化

1.抗生素　另一种意义上的毒物，其对细菌的毒性比对人体大，但细菌各群表现出对某种抗生素的易感的差异。某一临床剂量的抗生素可杀伤菌群，通过宿主免疫系统处理菌群使细菌很少存活。但若不连续治疗，抗生素会成为一种有利于细菌的自然选择治剂，细菌会耐受抗生素，结果使耐药菌后代继承了具有这些特征（抗药）的编码等位基因，使菌群增加，但连续治疗加大了剂量并增加了毒性，这也将成为一个问题。即便是一种新的药物，也会带来类似问题。遗憾的是，细菌也能把药物抵抗等位基因传给后代的其他成员以及存在于寄主的其他细菌成员中。

2.HIV　是一个 RNA 反转录病毒，表现出不太准确的复制能力。事实上，病毒复制本身有宿主细胞的帮助，但缺乏准确性。病毒颗粒会产生很多变异，其变异的后代可能对宿主免疫监视的敏感性不同或对抗病毒药物产生了新的具有不同性质的病毒颗粒群。免疫系统可辨认出流感病毒颗粒表面显示的不同的流感株，通过它们辨认这些不同分子，特别有意义的是 H 型 hemagglutinin（红细胞凝集素）和 N 型 neuraminidase（神经氨酸酶）分子。1918 年西班牙流感就是由 H1N1 病毒引起的，目前的禽流感病毒则是一种新的 H5N1 病毒引起的。1976 年标有 H1N1 的流感株再次出现，引起了流感专家的恐慌。寄生物与病原体有各自不同的生殖和消散策略——有的保持宿主的可变性，有的通过其宿主的免疫而传承，进化分析认为病毒是在生态背景下进行的。

（二）饮食影响人类进化

我们的原始祖先是树居的。也许在 200 万年前，他们的体重约 70 磅（1 磅

=0.4536kg），后来，他们从树上来到地面，变成了吃杂食的群猎食腐动物。在 200 万年当中，人类分布到可以居住的大部分地区，身材和脑量都有了很大的增长。可以推测，人类饮食中至少有一部分动物蛋白可能引起身材和脑量的增长。人类只有在饮食保持平衡时，才有助于自身的发育。由于农业生产和经常依赖数量有限的植物营养，营养的不平衡可能导致缺少身体组织生长发育所需要的某些必需氨基酸，结果在儿童中出现蛋白缺乏症（即红体病），表现为严重的蛋白缺乏综合征、发育迟缓、皮毛变色、水肿及肝脏病理变化、四肢及背部呈红色，可能脱皮并有深色斑点，该病首见于非洲。斯蒂尼发现，哥伦比亚农村的男性到 26 岁还没有达到最高身材。这个村子的男女的身材比例正常，但是普遍矮小。在蛋白质资源十分有限的地区，人们的身材都按一定比例缩小。从适应的意义上讲，个体生存依靠可利用的资源。200 万年的进化过程中，形成的粗大而强健的身体从遗传上固定下来。热带农业人群中的身体矮小者是人类进化过程中典型的例子，与其说是人类有适应性或可塑性，倒不如说是基因观念上的真正适应。斯蒂尼认为，在 8000～10 000 年的时间里，发生多基因变化使体形变小的理由是不充分的。

　　人类在进化过程中，营养与其自身的吸收能力之间可能有联系。人类学家很早就注意到，日本和中国农民一般不喝牛奶。他们将这一现象归结于"习惯"。在此文化基础上，这些农民讨厌喝牛奶。最近的研究提出了大多数不喝牛奶的人都认为喝牛奶会产生不良的生理反应，引起胃不舒服，造成腹泻和胃痉挛。大多数欧洲人、其他地区的白种人和东部非洲人对牛奶并不厌恶。现在，需要对讨厌喝牛奶作出解释。麦克拉肯（McCracken）最近提出了一个有意义的假设，指出乳糖（或称牛奶糖）在牛奶中既是重要的固体物质，又是唯一主要的糖类。牛奶本身由水、脂肪、蛋白质、酶、维生素和其他微量元素组成。像其他食品一样，牛奶必须经过代谢作用才能被人体吸收。人体可以直接吸收或代谢一些简单的糖类，但较为复杂的糖类必须转换为简单的结构才能被人体吸收。乳糖属于复杂糖类，它的转换取决于乳糖酶（一种受遗传控制的酶）的存在。正常婴儿体内可以产生足够的乳糖酶以代谢牛奶和奶制品中的乳糖，而很多成年人却没有这种能力。这些成年人喝牛奶或食用奶制品时，胃就难以承受。麦克拉肯及其他一些研究人员，用遗传学观点来解释乳糖酶的变化，认为成年人缺乏乳糖酶是遗传保留下来的，喝牛奶的人以前就有这种酶基因了。这种情况说明，像其他哺乳动物一样，成年人先天就缺乏乳糖酶。由于这一特征对人类生存没有不利的影响，所以就没有选择性的进化压力来发展、产生乳糖酶。5000 多年前，乳制品业已开始兴起并有了很大发展。迫于自然选择的压力，成年人开始发展自己的能力，不断产生乳糖酶。麦克拉肯写道："在那些环境中，乳糖成为成年人饮食中的一个重要组成部分，与能产生乳糖酶的个体相比，乳糖酶缺乏的个体是不利的选择。同一环境中，经过一个较长的时期，成人乳糖酶显性基因在数量上远远超过乳糖酶缺乏的隐性基因。最后，饮食传统和习惯导致产生有利于一种基因型而不利于另一种的选择性压力。"

　　人类的健康水平随着农业的出现而降低，首先出现的是铁缺乏性贫血。人生活在文化环境中，不断地改变他们的活动，整个进化过程是在文化背景中进行的。生物学使文化成为可能，发展中的文化会影响生物进化的方向。生物与文化有共生的关系，这使人的进化成为独有的，如美国社会经济状态对营养状态起重要作用，在其他地区，营养状态与生物学中的性别有关。

　　储存脂肪能力是一个优势，可用的食物经常处于丰富与短缺、丰富与饥饿的变化过程中，若长时间的盛宴，机体将无法应对。80%的 2 型糖尿病新发病例将发生在发展中国家，从现在到 2025 年，2 型糖尿病的发病主要与不良饮食和不当运动有关，最早出现在 4 岁的儿童。在营养不良和感染性疾病与肥胖同在的国家出现了流行病学的冲突，文化因素与遗传基础相互影响生长发育。

结核仍是世界范围的主要疾病，2013 年测定有 900 万人患病，150 万人死亡（WHO，2016）。尽管证据显示结核发病率逐渐下降，但分枝杆菌（*Mycobacterium*）的多药抵抗株 MDR-TB 代表了全球疾病控制的主要挑战。异烟肼（IM+）、利福平（RIF）、吡嗪酰胺、乙胺丁醇等一线药物的大量应用受到了抵抗的威胁。WHO（2014）报告，3.5%新的和 20.5% 已接受治疗的病例有 MDR-TB，这是由结核分枝杆菌（*M. tubercuiosis*）单独对两种最有效的抗结核药物 RIF 和 INH 抗药引起的，治疗很困难，全球成功率只有 48%。MDR-TB 患者的治疗常持续 2 年多，非二线药（如氟喹诺酮类和注射氨基糖苷类抗生素）疗效不大，且毒性更大、价格更高（Fonseca et al，2015）。

（三）历史上的疾病

随着人类的进步和社会的发展，人类在同疾病斗争的过程中不断战胜疾病、壮大自己，使自身平均寿命不断延长（见表 8-3），目前全球平均寿命为 71.4 岁，德国人最高，为 81 岁，中国人为 76.3 岁。人口数量和密度也不断增加（见表 8-4、表 8-5），同时也使疾病种类发生变化（表 8-7）。

表 8-7　人类各历史时期的主要疾病

时期	主要病症
蒙昧时期	食物中毒、风寒杂病
野蛮时期	传染病、营养不良
前工业社会	烈性传染病
工业社会	心脑血管病、癌、工业外伤
后工业社会	老年病、身心病

从表 8-4～表 8-7 可以看出，人类在不断发展，环境在不断变化。人类成为生物进化的最大动力，人类改变着环境，也改变着人类自身，使人类更加适应环境的变化。同时由于医疗条件改变和医疗技术的发展，微生态也在发生变化，更加适应人类，使疾病发生着各种变化。

（四）新的感染性疾病不断出现

WHO（1996）报告，在过去 20 年，有至少 30 种新的疾病出现（表 8-8），威胁数亿人的健康。人口移动、长途贸易在增加，越来越大的城市贫民窟已经成为微生物传播的"高速公路"；性服务、药物注射、食品生产的迅速增加，以及更多的现代医学技术，所有这些都为微生物的"投机取巧"带来新的机会；全球气候变化、大片土地使用的变化、全球生物多样性的丧失及其他全球环境变化，都潜在性地影响着感染性疾病，抗生素普遍抗药为新的特点。

表 8-8　世界新出现的疾病

年份	地点	疾病或感染原名称
1967	德国	马尔堡病毒
1975	非洲	AIDS
1976	美国	军团菌病，隐孢子虫病
1976	刚果（金）	埃博拉
1976	德国	汉坦病毒病
1979	美国，加拿大	克-雅病（CJD）
1980	日本	丁肝（HDV）
1980	?	淋巴细胞性白血病
1982	美国	大肠埃希菌属（Escherichia）O157：H7
1982	美国	出血性腹泻（埃希 O157 结肠菌 H7 株引起）
1983	?	幽门螺杆菌与胃溃疡、胃癌有关
1986	英国	CJD 新变异
1988	英国	肠炎沙门菌 PT-4
1989	美国	丙肝 CPF
1991	委内瑞拉	委内瑞拉出血热
1992	印度	流行性霍乱
1994	巴西	巴西出血热
1994	澳大利亚	人马麻疹病毒
1995	?	人类疱疹病毒 8 与 AIDS 患者卡波西肉瘤（Kaposi）有关
1998	澳大利亚	曼娜角病毒
1999	马来西亚	尼巴病毒
2003	中国	SARS

资料来源：Stratton et al，1997；Taylor et al，2001；Fauci，2005；经整理。

20 世纪以来，突然出现似乎是新的感染性疾病的宿主，一些新的疾病如 AIDS 或莱姆病（Lyme）广泛流行。1967 年马尔堡（Marburg）病毒首次出现在德国的 Benring 工程公司，其工作人员出现发热、呕吐、腹泻、眼重度充血、疹、黏膜出血等症状，25%的患者死亡。2 年后，一组在尼日利亚工作的美国护士患新的疾病——拉沙（Lassa），症状与之相似，但病原不同。在西非至少每年有 5000 人死于该病，美国第一个病例出现在芝加哥（1989），70%的患者死亡。1976 年，西苏丹开始出现 Ebola，这是以 Ebola 河命名的疾病，传播扩散迅速，表现为呼吸困难、无食欲、剧烈头痛、颤抖、腹痛、腹泻、呕吐、大面积肠出血、衰竭时血不凝、从注射部位流血，血入肠道、皮肤、内脏，引起休克，90%的患者死亡。后来，苏丹（1979）、刚果（金）（1995）、乌干达（2000）、加蓬（2001 年末至2002 年初）等相继出现。1993 年汉坦病毒（Hantavirus）出现，感染患者有流感样症状，进展迅速，引发肾衰竭伴内脏出血，死亡率>60%。

这些新的疾病引起了流行病学和公共卫生领域的特别关注，因为流行病学的目的是评估疾病的分布，分辨危险因素并进行医学干预，做出诊断决定，最后控制疾病发展。根据这些信息做出使社会、国家或其他地区的行为改变以进一步预防疾病。

一种新的疾病感染人并能保存自己必须经过进化性传递，通过适应新宿主改变其生态环境。新出现病原体必须要：①暴露给人；②建立感染；③获得传递。每个起初感染都有一个以上的成功感染的后果。这三步中每步都是困难的，新的病原很少的暴露都会引起人的感染并以足够高的速度传递来维持人口中的病原数量。SARS 寄居在椰了狸体内，HIV 寄居在黑猩猩体内。Ebola 杀伤的速度非常快，不能在人类中保持传播。所有这三种感染病毒（SARS、HIV、Ebola）都是单串 RNA 病毒，具有高度的突变速度，使其后代群体可迅速探查很多感染并潜在地改善传播速度（Stearn et al，2012）。

19 世纪末，大部分致病性细菌已被发现。20 世纪初，还发现了几种病毒性疾病。自 20 世纪 70 年代中期以来，美国又陆续发现了军团菌病、艾滋病、莱姆病等新的感染性疾病。2003 年在我国和世界其他 30 多个国家和地区流行的传染性非典型肺炎（简称"非典"，SARA），来势之凶猛，蔓延之迅速，危害之严重，再次引起世界各国对传染病的极度关注。

可以把新出现的感染性疾病分成三组：①病原出现在异常的宿主上，区域范围从人畜共患病到完成物种的快速移动。②在同一宿主变异的病原上表现出异乎寻常的性状，包括增加毒力、抗药、宿主免疫的逃逸。③在新的地域，疾病完全出现或扩大范围或通过长距离快速移动。新出现的感染性疾病，多是动物源性的，所以称人畜共患疾病。同样，非人物种交叉，包括家养与野生动物之间，也包括传播从储存宿主人口到新的宿主人口。人口增长和经济发展转化为对土地、水和能源需求的日益增加，因而驱动产生了全球性一系列的更为相近的疾病，这些驱动因素包括森林开发和相关的生物多态性丧失、气候变化、农业与食品供给系统的不平衡、旅游贸易交通的增加和持续性不良的卫生系统与保护性实践。

影响疾病出现的可能性与后果的关键因素是病原的侵袭力，即病原出现的能力。最明显的是具有高度遗传性突变速度的 RNA 病毒，能获得遗传物质的细菌和影响多宿主感染的病原更可能转变成一种新的病原。另外，新出现病原的能力会产生看不见的环境影响，包括个体情况、宿主人口结构、宿主社区组成和镶嵌式分布、景观及对病原入侵的抵抗。病原存活和传播与环境温度、湿度、季节、节肢动物带菌的分布与地理、物理化学屏障作用有关，因而表现为新的疾病的存在、新的宿主出现、新的性状发生（同一宿主上）、新的地区分布（地理性入侵）。

过去 20 年各类疾病发病率在上升，在近期，新出现的疾病仍在上升，至少占人类病原的 12%。①新出现的疾病由新的确定的物种或株系（如 SARS/AIDS）引起。②它们可能由一个已知的感染（如流感）进化而来或株系（strain）扩散到另一个新的人口（如西尼罗病毒）或经过一个生态转换地区（如莱姆病）或再度感染，如药物抵抗结核。医院的感染如 MRSA（耐甲氧西林金黄色葡萄球菌）对很多抗生素抵抗，主要原因：①微生物适应，如流感 A 的遗传漂变与遗传演变。②人的易感性变化，如因 HIV/AIDS 机体出现明显的免疫功能减退。③气象与气候，如动物性传染病（西尼罗病）由蚊子传播。在气候变暖时，从热带进一步移动。④人口和贸易改变，如旅行使 SARS 在全球迅速蔓延。⑤经济发展，如农场为增加牛肉产量而大量应用牛用抗生素，增加了抗生素的抵抗。⑥公共健康的破坏。⑦贫困与社会不公，如结核是低收入地区的主要问题。⑧战争与饥荒。⑨生物恐怖活动，如 2001 炭疽的进攻。⑩建设水坝和灌溉系统，如疟疾和蚊子滋生的其他疾病。

21 世纪感染性疾病的威胁程度提示，当今的世界远远不同于过去。正如 Binder 指出的，第二次世界大战后，在美国普遍有良好的卫生条件和疫苗，抗微生物药物征服了感染性疾病，然而 20 世纪 60～70 年代的公共卫生成功后，80～90 年代早期出现了不祥的预兆，如 HIV/AIDS 流行和某些疾病（如结核）的复燃。

今天全球性感染性疾病成为死亡的主要原因，甚至在发达国家（如美国），感染性疾病成为全国第三大死因。平均每 2 年就有 3 个新的感染性疾病被确定下来，每周都有新的病原被描述在文献中。有 4 种新出现的感染性疾病情况：①SARS 与动物有关，从动物寄生传到人或某一已知疾病没有发现病原，如近几年不同类型的癌。②已熟悉的疾病扩延到新的地区或栖息地。③已知疾病的地区发病率明显增长，如 20 世纪 90 年代球孢子菌感染率在美国加利福尼亚州克恩县突然升高。④一些老的疾病以增加严重程度与期限为特点，或对以往治疗有效的药物抗药性增加的疾病（如结核）再度出现。

这些新出现疾病的表现和扩散与几种因素有关：主要环境变化，如农业的加强、滥伐森林、重造森林、水坝建设、灌溉、采矿、房屋与道路建设、过度拥挤、人口密度大、城市人口密集（特别是发展中国家）、全球人口流动。由于过度应用、滥用抗生素，发展了病原体，抗生素出现抵抗。

健康问题已超过生物学范畴，人的社会行为成为塑造流行病学的过程与影响的基本成分。因此，流行病学反映的感染性疾病的危险行为由社会环境和社会关系的结构所塑造，绝不单受个体活动水平、态度和理解所影响（Singer et al，2011）。

（五）老的传染病和抗生素耐药

在过去几年中，我们已经发现很多感染性疾病（包括流感、肺炎、霍乱和结核）对治疗很少有反应。1996 年 WHO 把结核列为成人的第一杀手。事实上，20 世纪 80 年代，世界范围结核病例数目增加 28%，单在美国就有千万人。20 世纪 90 年代，世界上 3000 万人死于结核，并且出现了分枝杆菌结核，对抗生素和其他治疗抵抗（Fonseca et al，2015）。此外，对非细菌病的各种治疗都无效，新出现的还有氯喹对疟疾的抗药作用，导致在非洲一些地方停用，还有一些昆虫对杀虫剂也发生抵抗。

一些老的传染病如结核病的病原已被控制，但近年来又在五大洲蔓延，其中最严重的发病地区是南亚和东南亚。目前仍有 700 万肺结核患者。结核病正威胁着世界 1/3 人口的健康，如果不立即采取预防措施，将在今后 10 年内夺去 3000 万人的生命。

第二次世界大战期间，青霉素获得广泛的应用。但在 1946 年出现了耐青霉素的金黄色葡萄球菌，必须使用新的抗生素才能奏效。随着新的抗生素的应用，能够抵抗新的抗生素的细菌突变又出现了。耐药菌又可将其耐药基因传给后代，而且还可影响到其他细菌，导致耐药菌越来越多。20 世纪 70 年代，曾在南非出现的几种耐药性肺炎菌株已经蔓延到欧洲和美国。由于一种抗生素不起作用，只好联用几种抗生素，经济损失也随之急剧增加，各国的医疗保健费用近十年来几乎都增加了数倍。

在另一个环境中，镰状细胞非但不会影响人类健康，反而具有积极的意义。因为在疟疾流行地区，对于易被疟蚊叮咬的人来说，它具有很强的保护作用。在西部非洲，这种抗疟保护作用已经引起了带有镰状细胞性状的遗传选择。这也许是医学人类学家最感兴趣的事例。

西部非洲许多地区的当地居民中有 30％以上的人带有镰状细胞性状。地方性疟疾与镰状细胞之间确实存在很强的正相关关系。在人口中，如果镰状细胞性状率大于 15％，那么疟疾就是地方性的。然而也有这一性状频率较低的人口。众所周知，最早西部非洲的幸存者也有这种特征，后来他们被赶进了森林深处的边缘地区。真正的森林居民很少患疟疾，这是因为西部非洲最重要的疟疾传播媒介——冈比亚疟蚊，在树林阴暗地区的水中的繁殖明显受到干扰。由于农业人口的定居，粮食种植和森林砍伐为疟蚊滋生提供了理想的条件。2000 多年前，美国东部移居的农业人口来到西部非洲，开始取代了当地的原始居民。这时，热带雨林对农业生产是无益的，一方面是因为用石器在森林中的空旷地面开垦有困难；另一方面是因为非洲最初的作物——谷类和高粱产量很低。但是，随着铁器和高产量的薯类作物的同时引进，环境发生了急剧变化，森林被砍伐，村庄变成永久性的，冈比亚疟蚊开始繁殖起来。镰状细胞性状已经存在于利用新技术讲班图语的人群中。这种性状优于非镰状细胞基因，具有选择优势，由于有相对的免疫力，其频率明显增加。因此，利文斯通（Livingstone）从上述例证中得出如下结论："镰状细胞基因选择优势以及此后基因本身的扩展应归于农业的发展。"他认为，"从更广泛的理论意义上说，镰状细胞基因似乎是对变化疾病环境的进化反应。因此，当疾病成为决定人类进化方向的主要因素时，这种基因是人类进化重大事件中首先认识到的"。威森菲尔德（Wiesenfeld）将镰状细胞性状描述为"文化问题的生态解释"。根据这一解释，他提出"社会经济的适应性引起环境变化"这个命题。基因频率按照生存价值将改变新的经济系统中携带者的基因。增加适用性的基因频率可以消除环境的限制，进一步促进社会经济适应性的发展。

由于人口扩张性增长，人们进入到以前无人类分布的栖息地，遇到生活在那里的其他物种的病原，几乎所有的这些病原都可引起新的疾病，病原多来自动物身上的病毒，且大部分是 RNA 病毒（包括 Ebola），由被感染的灵长类传递。流感寄居在鸟类，从家畜（如感染的猪）获得。由于全球化，健康问题遍及全球，感染性疾病（传染病）比以前更迅速地进入到偏远的地方和文化区域。HIV/AIDS 就是一个戏剧性的例子，其他新的例子包括 SARS 和禽流感。

目前全球感染性疾病的新特点：①全球出现了新的疾病；②新的宿主人口出现；③医院宿主人口增加。

人类病原共 1415 种，已发现 175 种。新出现的危险是病毒、原虫。宿主病原多种，包括各类型家养动物和植物，它们可产生接触性疾病。

医院感染包括真菌、细菌感染，会因个体抵抗力低下而加重，在医院有三类危险因素：

（1）易感性上升：住院患者健康状况不佳，对细菌的抗力不强，这组人包括老人、婴儿和免疫缺陷者（因为药物滥用、有病或放疗），另外慢性阻塞性呼吸道感染者感染机会增加。

（2）侵入性器械：插管、导尿管、外科吸引器、气管插管会突破机体的主要防线。

（3）潜在性的危险：最常见的结核、风疹、麻疹、水痘的患者，某些通风区（如负压房间）可通过空气、接触、喷雾等传播，有利于感染。

根据国际血液骨髓移植研究中心数据库（international blood and marrow transplant research，IBMTR）资料提示，最近几年慢性移植物抗宿主病（chronic graft-versus host disease，cGVHD）发病率在上升（Arai et al，2015）。

（席焕久）

第五节 古病理学

古病理学是一门通过古代人类遗存来研究古代人类疾病的产生、演变和发展以及人类对环境的适应性的学科（夏洛特·罗伯茨等，2010）。古病理学的研究对象主要为考古发掘出土的人类遗骸（颜訚，1958）。人类遗骸是用于古病理学研究的直接材料，然而，软组织虽然能够保留更多的病理信息，但除了绝氧、极寒或干燥的埋藏环境，在其他埋藏环境下均极其难以保存；与之相比，人体的骨骼则较易保存，并且也留有大量的古病理学信息，如龋齿、关节炎、颅骨变形、骨折等，因而骨骼成为古病理学最主要的研究对象。

古病理学研究先驱马克·阿曼德·莱福（Marc Armand Ruffer）爵士认为，古病理学是"见证出现在古代人类和动物遗存上的疾病的科学"，主要致力于研究考古发掘出土的人类遗存上表现出来的异常特征。由于研究材料的局限性，目前对古病理学的研究主要集中于疾病的诊断、人体骨骼的形态变化、疾病的治疗与恢复、人群的病理特征和规律等领域（Roberts，2009）。一方面，通过对个体遗骸的损伤和变异的检视，可以有效诊断出其生前罹患的疾病；另一方面，通过对人群内部病理信息的统计和分析，可以获取该人群的整体健康状况。此外，通过将个体之间和人群之间的病理信息进行对比，不仅可以分辨出与年龄、性别、职业等因素有关的不同疾病和功能性压力特征（张敬雷等，2007），还可以进一步从人体健康的视角来研究人类社会的发展和演变（陈淳，1993）。

一、概述

（一）研究历史

病理学家奥夫德海德（Aufderheide）将古病理学的发展历程划分为四个阶段：萌芽期（文艺复兴至 19 世纪中期）、起源期（19 世纪中期至第一次世界大战）、巩固期（两次世界大战之间的间隙）和新古病理学时期（1946 年至今）（夏洛特·罗伯茨等，2010）。

最初阶段，人们从动物骨骼病理的研究中滋生了古病理学的萌芽。德国自然学家约翰·弗里德里希·埃斯珀（Johann Friedrich Esper）对洞熊股骨上的骨肉瘤的诊断，是对动物古病理研究的一次初步尝试（席焕久，2004）。此后，许多古生物学家都通过对动物化石的观察和研究来推测动物生前所患的病症，如提弥尔博物馆的唐克（Tonka）曾研究过大量鸭嘴龙的骨骼损伤。

第二阶段，古病理学的研究对象开始从史前动物转移到人类本身，例如，德国医学家和病理学家魏尔啸（Rudolf Virchow）对尼安德特人病变的骨骼化石的研究。19 世纪晚期，法国神经病理学家和人类学家保罗·布鲁卡（Paul Broca）研究了秘鲁人的头骨钻环术，推测这是古代一种先进的手术方法（席焕久，2004）。然而，由于学科理论的薄弱和研究手段的缺乏，当时的古病理学研究仅限于对个体疾病的诊断，而没有上升到对整个人群的研究，并且也忽视了对疾病本身演变历史的梳理。

第三阶段，古病理学逐渐发展起来，统计学、放射线学和组织学等新方法被运用于研究中，使古病理的诊断更加准确和科学。在此阶段，古病理学逐渐发展形成了科学的体系，马克·阿曼德·莱福爵士提出了"古病理学"这一术语。美国的古病理学家罗伊·李·姆迪（Roy Lee Moodie）编著了《古病理学：古代疾病研究概论》，引起了诸多学者的关注；美国学者俄尼斯特·胡顿（Harnest Hooton）将人口统计学的观点引入古病理学，对普韦布洛人开展了大量的研究工作（夏洛特·罗伯茨等，2010）。人们对研究方法、学科理论和技术手段的不断探索为后来的研究打下了坚实的基础。

从 1946 年至今，古病理学迎来了一个新的发展阶段。古病理学不仅有了更加科学严谨的定义和研究目标，而且研究方法和手段也随着科技发展而日趋多样化，世界范围内的临床记录方法开始形成较为统一的准则，学科之间的交流也更加丰富。在此阶段，人们更加重视对古代整体人群的研究，将古病理学与流行病学、人口统计学联系起来（席焕久，2004）并结合临床和实验医学的新技术应用于对古人疾病的诊断。国外的一些古病理学研究在这一阶段取得了突破性的进展，如对美国东部伊利诺伊州土墩墓人群的研究，以及对佐治亚州海岸 33 个遗址狩猎人群与农耕人群的比较研究（Larsen，1997）。古病理学还在不断地更新与发展中，从研究人类自身的角度出发，通过疾病这一独特视角来窥探人类的发展历史，成为研究人类社会历史的一项不可或缺的方法。

中国的古病理学研究起步较晚，20 世纪初，一些外国学者将体质人类学引入了中国（胡兴宇等，2001），但是在 90 年代以前，国内对古病理学的相关研究甚少，且多数止步于对个例的鉴别（韩康信，1985）。20 世纪 90 年代以来，基于新的考古学理念和考古工作的进一步展开，考古学家们逐渐重视对人骨的收集和整理，为古病理学研究奠定了材料基础。随着科技考古的兴起，古病理学的研究方法与手段也日益更新。

如今，中国的古病理学研究取得了丰硕的成果，不仅涵盖了对各类疾病的鉴定，还有对创伤和变异的深入讨论，整体人群的研究和大区域内的对比研究亦逐渐受到重视（王建华，2009），如对南京中更新世直立人 1 号头骨上罕见的病变特征的研究（吕遵谔等，1996），以及对广富林良渚先民齿科疾病的研究（张雅军等，2011）等。

我国的古病理学研究虽然有了进一步的发展，但基础相对薄弱，又缺乏专业人才，所以目前的研究多局限于对古病理现象的简单鉴定，很少有系统深入的研究，较之国外，我国的古病理学整体发展水平仍较滞后。

（二）研究方法

古病理学的主要研究方法是观察和描述骨骼遗存上的异常和病变现象。在观察方法上，除了肉眼观察之外，放射线影像技术近年来在诊断中也发挥着巨大的作用（吴秀杰等，2009），尤其是用于干尸和湿尸的观察成果显著（袁俊杰等，2015）。扫描电镜亦被广泛应用于对微观结构的观察，特别是用于研究骨骼上细微的病变和痕迹。此外，各种物理和化学分析方法也逐渐被用于特殊疾病的鉴别和诊断（张振标，1999）。

对于古代疾病的诊断同样基于现代临床医学的标准，这就对研究对象的完整性提出了一定的要求，但实际情况囿于考古发掘出土的骨骼保存状态的不确定性，往往很难有十分完整的个体（Waldron，2009）。骨组织对病理刺激作出的反应也有局限性，多种疾病可能在骨骼上留下相似的病理损伤，因此，不能仅局限于对一个部位的研究而匆忙得出结论，而应该了解个体表现出的病理变化全貌。同理，在对整个人群的研究中，也不能仅局限于对个例的研究，而要着眼于整个人群的疾病发展规律，才能得出相对客观的结论。

针对不同的研究对象，采用的研究方法也有所不同。如湖南长沙马王堆汉墓出土的辛追夫人遗体没有腐坏，她的皮肤还依然保持着弹性，甚至连细胞膜、细胞核都保存较好，研究者运用 X 射线研究、电镜检查、组织化学研究、寄生虫研究、生物化学、临床医学等一系列研究手段对古尸进行了综合分析，结果显示辛追夫人生前患有十几种疾病，但最终的死因是胆结石嵌顿引起胆绞痛的急性发作，促发冠状动脉痉挛，引起心肌缺氧加重而发生猝然死亡（游振群，2011）。马王堆女尸是极其罕见的保存完好的湿尸，因此，研究手段和方法的多样化对死因分析都可以深入到十分精细的层面。针对考古发掘中出土的大量人骨，除了对个体的鉴别外，还可以运用统计学方法，对整个人群进行研究和比对，结合考古学、民族学等资料，有效推测出人群中某种疾病的产生、发展和演变。

（三）与其他学科的关系

古病理学与考古学、现代医学、历史学等学科均有着密不可分的关系。

1. 考古学　古病理学研究的对象主要来自于考古发掘出土的人类遗骸，考古学为古病理学提供了研究材料的基础和理论上的支持（颜訚，1958）。通过考古学的地层学和类型学分析，可以得知研究材料所属的时间和文化，为研究提供了时空坐标和考古学背景。某些疾病是对当时经济社会状况的映射，古病理学研究同样为考古学研究开辟了新的视角。例如，一个人群中存在着大量的骨折及骨骼伤痕，说明其间可能存在暴力现象（张雅军等，2011）；颅骨的人工变形指示着某种社会风俗（刘乃贤等，2012）；"钻环术"与骨骼的融合痕迹能反映古代居民对疾病的认知和治疗。

2. 现代医学　古病理学的研究与现代医学密不可分，需借助现代医学的临床经验，同时也为医学研究拓展了时间维度。医生对于疾病的研究通常是基于现代患者的患病情况，往往时间跨度较短，而古病理学研究能够追寻到数百年的疾病演变规律。古病理学不但有助于研究疾病史，还能为现代医学提供借鉴（马向涛，2015）。在对古代居民的骨骼进行研究时，也许会发现许多细微的病变，而这可能正是现代医学所忽视的，因此，古病理学研究为现代医学提供了一些新的视角。

此外，对古病理学的研究还涉及历史学、人类学、社会学、民族学、分子生物学、物理学、统计学等诸多领域。这些学科具备不同优势，为古病理学的深入研究提供了有益的支持和补充，同时，古病理学的研究也为诸多学科提供了新的研究视角和证据。

（四）古病理学的局限性

首先，个体的患病和死亡率的多样性会直接影响研究结果的科学性。就目前的考古发掘情况来看，很难发掘到一个十分完整的墓地，面对的研究材料亦局限于小部分人群，这并不等同于当时社会的整个人群。其次，人体的骨骼往往会受到葬俗、埋藏、发掘和运输等因素造成的损坏，坍塌的砖室墓会破坏墓中的人骨，酸性的土壤不利于骨骼的保存，诸如此类的材料缺陷也会引起研究的缺陷。由于古代的医疗水平有限，一旦感染了传染病，病人往往会在骨骼上留下疾病痕迹之前便已经失去了生命；还有一些疾病仅仅对软组织造成损坏，从骨骼上几乎无法辨别，因此某些看似没有疾病的个体实际上也可能是因为疾病致死（Waldron，2009）。这些现象导致我们所统计的疾病数据会出现偏差，甚至还有许多误判，直接影响研究结果的科学性。

二、古代疾病

（一）先天性疾病

人类在生长发育过程中，一些骨骼结构会表现出一种不正常的状态，它们或是由发育不良所致，或是由后天因素造成，主要表现为发育缺陷、不规则和畸形（夏洛特·罗伯茨等，2010），这些都可以被称作先天性疾病（congenital disease）。在考古发现中常见的有脊柱裂、腰椎骶化和骶椎腰化（图8-1）、椎骨脱离及其他部位骨骼的发育异常、骨发育畸形异常。造成先天性疾病的原因是多样的，从患病个体本身来说，与基因有关；从外界环境来说，与母体接触到了致畸物质有关，如受到病毒感染、进行药物治疗、暴露在某些化学物质和辐射物质下（夏洛特·罗伯茨等，2010）。

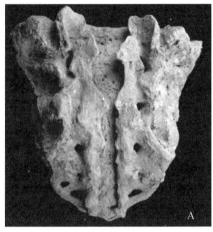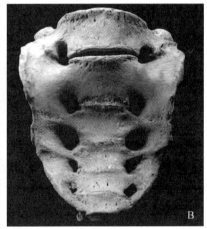

图8-1 脊柱裂和腰椎骶化（张林虎，2016）

新石器时期，在我国的南、北方均有先天疾病的案例，如河南淅川上集镇张营村沟湾遗址、甘肃临潭磨沟墓地、河北阳原姜家梁墓地、吉林大安后套木嘎遗址、陕北靖边五庄果墚遗址等。甘肃临潭磨沟遗址的主要类型为脊柱裂、腰椎骶化和骶椎腰化，这三种疾病也是该时期已发现的人骨材料中较为常见的类型，除此之外还可见到一些发生在其他骨骼上的发育异常，如先天性骨骼融合和颅骨骨缝愈合异常等（赵永生，2013）。

夏商周时期，在河南安阳殷墟大司空遗址和刘家庄北地遗址、陕西临潼湾李墓地、山西浮山桥北遗址和乡宁内阳垣遗址、陕西省黄陵县寨头河墓地、新疆于田县流水墓地等遗址中发现有先天性疾病。殷墟大司空遗址和刘家庄北地遗址的两批人骨材料中发现有先天性脊柱侧曲、腰椎骶化、骶椎腰化、脊柱裂、先天性髋内翻、多指（趾）畸形和并指（趾）畸形等几种（原海兵，2010），腰骶融合仍然是该时期先天性疾病中最常见的类型。

汉晋时期，在河南郑州荥阳薛村遗址、北京延庆西屯遗址、青海西宁陶家寨遗址、新疆吐鲁番胜金店墓地、辽宁北票喇嘛洞墓地等遗址中发现有骶椎腰化、脊柱裂、脊柱滑脱、肱骨滑车上孔、胸骨孔、枕髁发育不良等先天性疾病，在脊柱上发现的先天性疾病比例仍占主要地位。

　　唐宋时期，在河南郑州荥阳薛村遗址和华联遗址中发现了脊柱滑脱、肱骨滑车上孔、胸骨孔等先天性疾病（孙蕾，2013），较同时期的其他疾病，先天性疾病的发病率不处于显著水平。

　　明清时期，在山西榆次高校新校区墓葬中发现了腰椎骶化、脊柱裂、肋骨发育异常、胸骨发育异常、骨纤维异常增殖症和茎突过长症。骨纤维异常增殖症在古病理学研究中较罕见，世界范围内也仅有少量报道（侯侃，2013）。从目前发现的个体样本来说，比起同时期可观察到的其他疾病，先天性疾病的发病率不处于显著水平，较易辨认的先天性疾病多是位于脊柱及相邻骨骼部位的病症及骨骼的明显畸形。目前仅从个体数据来看，无法得出先天性疾病发病率的高低。

（二）齿科疾病

　　牙齿作为人体中最坚硬的器官，是最容易在考古发掘中被获取的人类遗存。从牙齿的

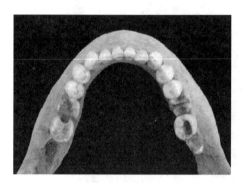

图 8-2　龋齿（赵永生等，2014）

外形、磨耗及病变情况，可知个体的饮食结构、口腔卫生习惯、职业、生存压力状况、文化习俗等。牙齿直接接触食物与外部环境，极易受到细菌的感染，从已发掘的材料看，古代人群中常见的齿科疾病大多是由此造成的。感染不会单独发生，如龋齿常伴有其他牙周疾病（图8-2），造成牙齿的生前脱落和上下颌骨退化。除了感染性和退化性疾病，牙齿也会出现发育性疾病（牙齿数量、形状的异常和釉质发育不全）。此外，一些特殊的疾病也会对牙齿的外观造成病理性改变，如麻风病和梅毒。

　　新石器时期，在北京门头沟区斋堂镇东胡林遗址、河南淅川上集镇张营村沟湾遗址、和渑池笃忠下王岗遗址、上海广富林良渚遗址、河北阳原姜家梁墓地、吉林大安后套木嘎遗址、江苏邳州梁王城遗址、湖北郧县青龙泉遗址、辽宁牛河梁遗址、广东遂溪县鲤鱼墩遗址、山西陶寺遗址、陕北靖边五庄果墚遗址等的人骨材料中都发现了齿科疾病。由于农业的产生与发展，人们摄入了更多的糖类，龋齿发生率也相应增加，通过观察牙齿的磨耗和颌骨的粗壮程度可以看出，这一时期人们对于食物的加工更为精细，更易于咀嚼。有些地区的人们习惯使用牙齿来辅助作业，存在一些拔牙、敲牙和口含陶球、石球的习俗。

　　夏商周时期，在陕西韩城梁带村墓地、临潼湾李墓地、黄陵县寨头河戎人墓地、甘肃临潭磨沟墓地和礼县西山遗址、内蒙古和林格尔县土城子遗址与大堡山墓地及水泉墓地和饮牛沟墓地、河南安阳殷墟大司空遗址和刘家庄北地遗址、山西浮山桥北遗址及乡宁内阳垣和西游邀遗址、新疆乌鲁木齐萨恩萨依墓地、于田县流水墓地、罗布泊小河墓地、尼勒克喀什河吉林台库区墓葬、哈密天山北路墓地、伊吾县拜其尔墓地、巴里坤黑沟梁墓地、内蒙古水泉墓地、饮水沟墓地等的人骨材料中发现了齿科疾病。在小河墓地，能观察到的齿科疾病有龋齿、牙结石、根尖脓肿等。值得注意的是牙齿的磨耗，粗糙的食物加工及食

物中掺杂的砂砾使得小河居民的牙齿呈现重度磨耗（贺乐天等，2014），过度的牙齿使用会使髓腔暴露，造成齿根及牙周的脓肿，从而导致牙齿的生前脱落；而在内地，牙齿生前脱落的现象主要是由龋齿造成的。总体来说，边疆地区的患龋率要低一些，较其他地区，边疆人群摄入富含糖类的谷物较少，而显著的牙结石发病率也在一定程度上说明边疆人群食物结构中有较高的蛋白食品的摄入。

汉晋时期，在河南郑州荥阳薛村遗址、新郑中华北路遗址、羚锐遗址、入成隔热遗址、众康遗址、北街西扩遗址、丽都遗址和文化路中段遗址、北京延庆西屯遗址、青海西宁陶家寨遗址、新疆吐鲁番加依墓地和胜金店墓地、辽宁北票喇嘛洞墓地等观察到了齿科疾病的存在。至少在西周时期我国居民就有了清洁牙齿的习惯。《礼记·内则》言："鸡初鸣，咸盥漱。"在一些医药书籍中有用药物填充牙齿、医治齿科疾病的记载。这一时期，人们已经有了一定的牙齿保护意识，但农业的发展使得谷物的摄入比重增加，患龋率也随之增加。

唐宋时期，河南郑州荥阳薛村遗址和新郑华瑞路遗址、郑州宏基遗址、武大幼儿园遗址、众康遗址、圣昊Ⅱ区遗址、中华北路遗址、羚锐遗址、防疫站遗址、华联遗址等发现了齿科疾病样本。孙蕾对郑州地区汉代至宋代的齿科疾病做过统计，发现该地区的龋齿、牙周炎、根尖脓肿、牙釉质发育不良和牙齿生前脱落的出现率均随着时间推进而逐步增加，这可能说明该地区居民的营养状况呈现出下降的趋势（孙蕾，2013）。

明清时期，在山西榆次高校新校区遗址发现了较为严重的氟牙症病例，这种疾病是牙齿发育时期人体摄入氟量过高引起的特殊型牙齿釉质发育不全（侯侃，2013），在该遗址中也发现了较多的氟骨症病例，暗示了这两种疾病的关联性。在人类的生计类型向农业转变时，龋齿病也随之增加（夏洛特·罗伯茨等，2010），我们不排除古代的齿科疾病有被低估的可能，但齿科疾病的总体发病率是随着时间推移而不断上升的。

（三）创伤

创伤（wound）指身体上的任何损伤或伤口。考古发掘往往获得的只是骨骼，而软组织很难保留下来，因此能观察到的仅为累及骨骼的创伤。造成这些创伤的原因多为外部暴力，尤其是骨质擦伤、砍创、切创和划伤，是由利器所致（图8-3），多与刑罚、战争相关。

造成创伤的原因可能是日常劳动及生活中的意外，抑或是群体内部、外部之间的暴力冲突。通过观察创口周围的骨组织，可以

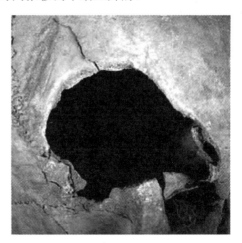

图8-3 锐器造成的骨骼损伤（张林虎，2016）

判断个体的创伤为生前伤还是死后伤、是否立即死亡及受伤之后的处理情况，由此来分析个体的职业、生活环境和致死原因等，是了解社会复杂化及人群交流的重要窗口。

新石器时期，在山东北阡遗址、甘肃临潭磨沟墓地、河南淅川上集镇张营村沟湾遗址和渑池笃忠遗址、河北阳原姜家梁墓地、江苏邳州梁王城遗址、山西陶寺遗址、陕北

靖边五庄果墚等遗址发现了骨骼损伤的样本。其中有些是暴力因素所导致的骨骼损伤，致命伤多分布在头部，死因主要为钝器击打、锐器砍砸和尖锐物刺入，无新骨生成痕迹，判断为立刻死亡。此外，在陶寺遗址的灰坑中出土的头骨片边缘断面有打击形成的创缘，从形态判断是死后造成的，结合周围骨骼散落的情况，判断应当是随意抛弃堆积所致，是一种政治报复行为，从侧面反映了陶寺遗址晚期严重的社会矛盾与剧烈动荡（张雅军等，2011）。

夏商周时期，在陕西韩城梁带村墓地和黄陵寨头河墓地、吉林大安后套木嘎遗址、河南安阳殷墟刘家庄北地遗址和大司空遗址、内蒙古和林格尔县大堡山墓地和林西井沟子遗址、山西乡宁内阳垣遗址、新疆尼勒克喀什河吉林台库区遗址、乌鲁木齐萨恩萨依墓地、于田县流水墓地、哈密天山北路墓地、伊吾县黑沟梁墓地等发现了骨骼损伤样本。这一时期社会复杂化进一步加深，阶级矛盾激化，加上北方少数民族的入侵，战乱频发，许多遗址中都发现了冷兵器（如箭镞）致死的遗骸。同时，这一时期在高等级的墓葬中盛行殉葬，在骨骼创伤中发现有生殉和死殉的证据。在对殷墟小墓中的人骨进行分析时发现有骨质压痕、骨质砍创、线状骨折、塌陷性骨折、孔状骨折、压缩性骨折等几种骨骼损伤，其中一些是致命伤，可能和对外侵略战争有关（原海兵，2010）。

汉晋时期，在河南郑州荥阳薛村遗址、北京延庆西屯遗址、青海西宁陶家寨遗址、山西澄城良辅墓地、辽宁北票喇嘛洞墓地、新疆伊犁恰甫其海水库墓地和吐鲁番胜金店墓地等发现了骨骼损伤的个体。在胜金店墓地中共出现 8 例骨折个体，所有的骨折均表现出愈合迹象，且生长状况良好，说明此地居民已经具备了有效的手段来应对骨折创伤（李志丹，2015）。此外，在一些晋代遗址中发现比较严重的骨质创伤，应当和这一时期的战争有关。

唐宋时期，在河南郑州荥阳薛村遗址和宏基遗址等发现了骨骼损伤的个体。这一时期郑州地区的平民墓葬中的骨骼创伤主要集中于肋骨和四肢骨骼中（孙蕾，2013），较其他骨骼疾病出现率低，也许能说明该地区在该时期较为安宁，较少受到战争暴力的影响。

明清时期，在北京延庆西屯遗址、山西榆次高校新校区遗址等发现了骨骼损伤的个体。骨折往往会导致骨骼的形变、坏死及其他感染。在山西榆次高校新校区遗址发现了因椎体压缩性骨折导致的驼背、异位骨化、创伤性骨化肌炎及关节脱位和创伤性关节炎等，骨折发生率较高，可能和氟骨症及较大的劳动强度有关，亦与其他骨科疾病相互影响（侯侃，2013）。

在不同的时代与地区，人们所受到的创伤都有其各自的特点，战乱频发的地区多见冷兵器所致的创伤，致命伤比较普遍；若是在颈部或是其他关节处发现骨质砍创，可能与刑罚有一定联系；桡骨和肋骨骨折可能与遭到殴打有关，尤其是桡骨和尺骨骨折，人类在遭遇暴力时出于自我保护的目的会用手臂格挡，使该处受损；如果发现多次骨折又愈合的情况，可以认为死者生前可能受到长期虐待。

（四）关节疾病

关节疾病（joint disease）指发生在关节的各种疾病，主要表现为各种类型的骨关节炎（图 8-4），是一种常见的退行性骨骼疾病。该种疾病的病因多样，病变先从关节处的软骨开始，多导致骨骼的增生与破坏，可以在受累骨骼上观察到多孔性变、骨赘、骨质象牙化、关节形状和轮廓的改变、关节融合、关节的腐蚀现象，在各关节部位均可发生。整体来说，关节疾病较为普遍的发病点是在承重关节，如脊柱、髋关节和膝关节，在遗址中由于手部和足部骨骼保存情况较差，其发病率常常被低估。这种疾病的发生和年龄与劳动强度呈正相关，原发性的骨关节炎多出现在中年以后，与长期的机械性损伤有关；继发性的骨关节炎与骨骼创伤、感染有关。

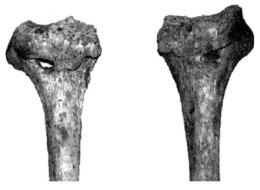

图 8-4　肱骨远端关节上的病变（贾莹，2010）

新石器时期，在甘肃临潭磨沟墓地、河南淅川上集镇张营村沟湾遗址和渑池笃忠遗址、上海广富林良渚遗址、河北阳原姜家梁墓地、吉林大安后套木嘎遗址、江苏邳州梁王城遗址、山东北阡遗址、陕北靖边五庄果墚遗址等发现有关节疾病的病例。在沟湾遗址中发现有骨关节炎和类风湿关节炎，前者在该遗址中的发病部位主要集中在躯干骨和下肢，存在比较普遍的劳损和增生，这说明沟湾遗址居民在生活、生产中对躯干骨有更大的反复机械性压力；类风湿关节炎在该遗址中主要发现于中年群体，这种疾病发病原因暂不明确，炎症会导致骨质的腐蚀和吸收，在骨骼上可以观察到一些筛孔状病变，通常发病的部位位于手、足等小关节（王一如，2015）。

夏商周时期，在甘肃临潭磨沟墓地、陕西韩城梁带村墓地、临潼湾李墓地、黄陵县寨头河戎人墓地、吉林大安后套木嘎遗址、河南安阳殷墟大司空遗址和刘家庄北地遗址、内蒙古和林格尔县大堡山墓地、山西乡宁内阳垣遗址和浮山桥北遗址、新疆于田县流水墓地等发现有关节疾病的样本。殷墟小墓居民的退行性关节炎多发生在脊柱和上肢骨骼，这可能与相当一部分人从事手工业有关（原海兵，2010）。根据现代临床医学的数据可知，人们长期从事某种活动或者职业，能够诱发特定关节的关节炎或是其他病理改变（夏洛特·罗伯茨等，2010），如久坐或经常负重会在脊柱上表现出来，虽然这种关系不一定完全一致，但若是对各关节部位的骨赘综合考量下来也会对判断有一定帮助。这时期值得注意的一点是部分遗址中的足部关节有"跪距面"，这与跪坐的习惯有关，且由于各地区跪坐的方式不同，关节磨损的程度、部位亦有所差异。

汉晋时期，在河南郑州荥阳薛村遗址、北京延庆西屯遗址、青海西宁陶家寨遗址、新疆吐鲁番胜金店墓地、辽宁北票喇嘛洞墓地等遗址中发现了关节疾病的存在。在青海西宁陶家寨遗址发现有骨性关节炎、类风湿关节炎和强直性脊柱炎，有的个体骨质损坏较为严重，出现骨质象牙化、关节融合及萎缩的情况（张敬雷，2016）。

唐宋时期，在河南郑州荥阳薛村遗址和华联遗址等发现了关节疾病的样本。在对郑州地区的个体观察中发现，骨性关节炎多出现于脊椎、肘、膝等处且有明显的两性差别，相对于男性，髋部的骨性关节炎在女性中有着较高的发病率（孙蕾，2013）。

明清时期，在山西榆次高校新校区遗址发现有关节疾病的样本，这一时期女子缠足，女性个体的足部骨骼关节严重变形，关节周围有骨赘和骨质侵蚀、融合的现象，可能存在创伤性关节炎，患者的足部功能受到严重的影响，下肢骨骼亦有受累（侯侃，2013）。

（五）传染性疾病

传染病是由细菌、病毒、真菌和寄生虫导致的可以在人与人之间相互传播的疾病。在古代，受制于医疗水平和卫生条件，传染性疾病传播迅速，身体素质较差的人很快就会死去，加之有些疾病可能不会造成骨骼的病理性改变，或是与其他的因素留下的痕迹相似，很难单从肉眼观察中捕捉到一些个体感染过疫病的信息。造成骨骼病理性改变的多是细菌所致的非特异性感染，医学上分别使用骨膜炎、骨炎、骨髓炎来描述相应的骨膜、骨皮质和骨髓腔的感染（夏洛特·罗伯茨等，2010）。

新石器时期，在上海广富林良渚遗址、江苏邳州梁王城遗址等发现了化脓性骨髓炎和骨结核的样本。骨结核是一种由结核杆菌引起的特异性感染，通常发生于四肢大关节和脊柱，脊柱结核又多发于胸椎、腰椎部位，在胸椎处发现骨结核（图8-5）的个体生前可能罹患肺结核。

夏商周时期，在河南安阳殷墟大司空遗址、金水庙李墓地和新郑梨河晨辉墓地、山西乡宁内阳垣遗址发现有传染性疾病的样本。在对郑州金水庙李墓地和新郑梨河晨辉墓地的骨骼腹土进行分析时发现有寄生

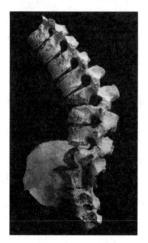

图 8-5　脊柱结核（刘铭等，2014）

虫存在，经鉴定后发现是蛔虫，两处遗址距离较远，证明郑州地区在春秋时期有蛔虫病存在且有一定的传播和流行（魏元一等，2012）。

汉晋时期，在河南郑州荥阳薛村遗址、北京延庆西屯遗址、青海西宁陶家寨遗址发现有患传染性疾病的个体。在这些遗址中发现的主要是特异性感染的样本且伴有化脓性骨髓炎，在古代，这种疾病受当时医疗水平所限而无法治愈，患者往往会很快死去，因此一般在遗址中发现的基本为急性化脓性骨髓炎，在病变部位可见到坏死的骨组织和新骨形成同时并存的现象。

唐宋时期，河南郑州荥阳薛村遗址中发现有一例罹患骨膜炎的个体，于头部的右侧出现病变，可能是生前脸部右侧出现了某种创伤，细菌或真菌经创口进入身体，导致创伤附近骨骼的病变（孙蕾，2013）。

明清时期，在山西榆次高校新校区遗址发现有骨膜炎、化脓性关节炎、剥离性骨软骨炎和疑似骨结核的病例（侯侃，2013）。

（六）新陈代谢和内分泌疾病

新陈代谢类疾病（metabolic disease）表现为代谢过度和代谢障碍，常见的疾病如贫血、维生素缺乏症、骨质疏松症。致病因素可能有先天性的遗传，也有后天的因素。新陈代谢类疾病可以被理解为"生存压力的生物学指标"（夏洛特·罗伯茨等，2010），这里关注的是该疾病的后天致病因素，它和人群的营养水平，以及生存压力有着密切的联系。在考古遗址中发现的巨人症、肢端肥大症和侏儒症的骨骼样本即患有内分泌疾病的表现，患者体态异于常人，常被当作奇人或者逸闻在古籍中有所记载，目前在考古中的相关研究较少。

新石器时代的遗址中，在甘肃临潭磨沟墓地、河南淅川上集镇张营村沟湾遗址和渑池笃忠遗址、江苏邳州梁王城遗址、山东北阡遗址、陕北靖边五庄果墚遗址等发现有贫血的现象。较为严重的贫血会在骨骼上留下痕迹，骨质较薄的地方会形成孔状结构，如在眼眶等骨质较薄的区域会形成孔状结构，这种病变症状称为眶顶筛状样变；在其他部位，如顶骨、枕骨等处会形成海绵样病变，一般称之为多孔性骨肥大，这两种病变不一定会同时产生。造成这一时期贫血的原因主要和饮食有关，综合磨沟墓地的情况来看，该遗址人群的饮食以谷物为主，饮食结构单一，易导致缺铁性贫血，同时创伤和一些感染性疾病也会影响机体正常功能的运转，造成贫血（赵永生，2013）。

夏商周时期，在甘肃临潭磨沟墓地、陕西韩城梁带村墓地北区、吉林大安后套木嘎遗址、内蒙古和林格尔县大堡山墓地、新疆鄯善洋海墓地等发现有眶顶筛状样变（图 8-6）和多孔性骨肥大，饮食仍是这一时期贫血的重要因素。

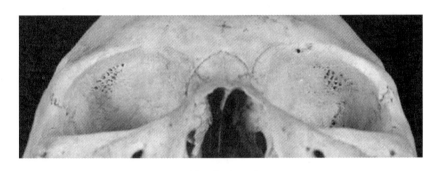

图 8-6　眶顶筛状样变（陈山，2013）

汉晋时期，在河南郑州荥阳薛村遗址、北京延庆西屯遗址、青海西宁陶家寨遗址、新疆吐鲁番加依墓地、辽宁北票喇嘛洞墓地等发现有贫血和股骨头缺血性坏死的样本。股骨头缺血性坏死一般由创伤所致，引起股骨头血管循环障碍，影响骨骼内部组织正常代谢，对股骨头造成破坏，严重者可导致股骨头的塌陷和脱位，进而引发严重的髋关节功能障碍（张敬雷，2016）。

唐宋时期，河南郑州荥阳薛村遗址、华联遗址、羚锐遗址等发现有贫血的病例。根据眶顶筛状样变和多孔性骨肥大的出现率并结合牙齿疾病情况，分析认为郑州地区人群的营养水平在该时期可能有所下降（孙蕾，2013）。

明清时期的山西榆次高校新校区遗址发现有贫血和骨质疏松的样本。骨质疏松分为原发性和继发性两种，导致原发性骨质疏松的因素主要有饮食中钙和维生素 D 含量不足及一些饮食习惯，年龄的增长也会导致这种疾病的发生；继发性骨质疏松与代谢相关的疾病有关，如维生素 C 缺乏症、甲状腺功能亢进、氟骨病等，氟骨病流行应当是导致骨质疏松的主要原因（侯侃，2013）。

（七）肿瘤性疾病

在骨骼中诊断肿瘤性疾病（neoplastic disease）并不是一件容易的事，在肉眼观察的条件下，只能依据以往对这类疾病的认识，对一些特定人群及高发部位进行鉴定。

在古病理学研究的早期人骨遗存中，首例经鉴定的多发性骨髓瘤病例是一位哥伦布时期的印第安人。也许从那时开始，这种疾病在时间和地域上的分布都扩大了。目前所知的最早病例是在美国肯塔基州发现的公元前 4 世纪的个体。

在埃及第 3～5 王朝的一个颅骨标本上展现出原发性鼻咽癌。考古学研究中第一例人体骨骼转移癌的解析性临床医学研究是由穆勒和穆勒克里斯滕森两人完成的（Moller et al，1952）。他们在丹麦阿什贝尔霍特中世纪墓地中一例女性颅骨上观察到了继发病灶。通过与现代临床研究对照，认为这例女性个体可能死于原发性乳腺癌及转移癌。目前所知年代最早的例子是在欧洲青铜时代，即一例来自前南斯拉夫莫克林（Mokrin）的女性颅骨，年代在公元前 1900 至前 1600 年。这例标本显示出转移癌所导致的典型的颅骨穿透性损伤，此病变暗示了颅骨损伤是由原发性乳腺癌转移所致。研究者在秘鲁前哥伦布时期加入木乃伊中发现了一例被称为黑素瘤（malignant melanoma）的恶性疾病的病例，这种疾病无论是在古代还是现代都非常罕见。

我国新石器时期，在甘肃临潭磨沟墓地、河北阳原姜家梁墓地、河南渑池笃忠遗址、吉林大安后套木嘎遗址、江苏邳州梁王城遗址、上海广富林良渚遗址发现有肿瘤疾病的样本，多为发生在头部骨骼中的良性骨肿瘤，在骨质愈合后即停止生长。

夏商周时期，在陕西韩城梁带村墓地、临潼湾李墓地等遗址中亦发现了患有骨肿瘤的样本，均为良性，未对个体生存造成影响。

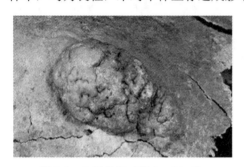

图 8-7　骨样骨瘤（陈山，2013）

汉晋时期，在北京延庆西屯遗址、青海西宁陶家寨遗址、辽宁北票喇嘛洞墓地等发现了肿瘤疾病的样本。在辽宁北票喇嘛洞墓地发现有 2 例罹患骨样骨瘤（图 8-7）的个体，分别位于左侧顶骨和右上颌鼻腔部，这是一种良性成骨性疾病，具有界线清晰的局灶性病灶，周围可有较大的骨反应区，病灶可以完全位于皮质内，也可以在皮质的内侧面、皮质与骨膜间或者在松质骨内。肿瘤呈卵圆形或圆形，同周围骨质有清楚的硬化边界。大多数是肉芽肿型，呈砂粒样密度、均质性、棕红色，男性发病率高于女性（陈山，2013）。

唐宋时期发现的骨肿瘤病例较少，多为良性的骨肿瘤。

明清时期在山西榆次高校新校区遗址发现了良性和恶性的肿瘤疾病。良性的肿瘤疾病为骨瘤、骨样骨瘤和骨囊肿；推测患有恶性肿瘤疾病的个体在肋骨、脊柱、骨盆等处都发现了骨质侵蚀、骨质溶解性破坏且已经有新骨生成，呈现出多个病灶的现象，可能患有尤因肉瘤或易发生骨转移的其他癌症（侯侃，2013）。

（张全超　张　群　杨诗雨　王安琦）

第九章 医学人类学与生态学

近 200 年来，人类活动对全球生态系统的影响越来越大，以至于有学者提出了地球的新地质时代"人类世"。地球生态系统不仅为人类提供了资源供给、环境调节、生命支持等服务功能，也因环境污染和生态灾难对人类产生了胁迫效应。人类既是生态环境的破坏者，也是受害者；人类既会被动适应生态环境的变化，也会主动建设恢复生态环境。本章试图从医学人类学和生态学的角度，阐述人的健康、环境的健康和生态系统健康的关联，也试图解析人类社会对生态环境变化的自我适应与文化响应。

第一节 生态与生态系统

一、生态学与生态系统

生态学（ecology）是研究生物及其环境之间相互关系的学科，这种相互关系包括生物与生物之间、生物与非生物环境之间的关系。生态学的主要研究范围既包括某种生物的数量、质量、空间分布、多样性，也包括生物与生物之间的竞生与共生关系（李博等，2000）。生态系统（ecosystem）则包括了特定范围的生物、生物群落及其赖以生存的环境，如草原生态系统、森林生态系统、湖泊生态系统等。生态系统包括了很多关键的过程，如初级生物生产过程（如植物的生物物质积累）、物质和能量流动过程（如食物链）、环境中营养元素循环（如碳、氮元素循环）等。生态系统研究中比较经典的案例是林德曼完成的 Mondota 湖泊生态系统，他发现了著名的食物链能量转化"十分之一"规律，作为现代生态系统研究中物质、能量代谢过程的基础理论之一。传统的自然生态学包括种群生态学、群落生态学、动物生态学、植物生态学、草原生态学、森林生态学等领域。

20 世纪 80 年代以来，由于全球自然生态系统的变化受到越来越多的影响，以人类占主导地位的生态学研究逐步受到学界的关注，如城市生态学、产业生态学、恢复生态学、生态工程学、农业生态学、污染生态学、人类生态学等。目前，关于人类主导生态系统的研究主要有两类研究思路：第一，研究人类影响下的自然生态要素的变化，如城市中的水体、植被、土壤等；第二，将人类社会本身作为一类社会-经济-自然复合生态系统，采用生态学方法，研究人类社会内部及其同外部环境之间的物质、能量、信息流动和相互影响（马世骏等，1984）。

二、地球的"人类世"

人类在地球上出现、繁衍、进化已有 20 万年的历史，在地球 50 亿年的历史长河中这似乎只是一瞬，然而作为地球上的一个物种，人类对地球的影响已经达到了前所未有的水平。诺贝尔奖获得者、荷兰大气化学家保罗·克鲁岑认为人类活动对地球的影响足以成立一个新的地质时代,即"人类世"(Anthropocene)(Crutzen,2006)。虽然科学界对"人类世"开始的时间还存在争议,但"人类世"作为地球新的时代,已经得到广泛的认可(Steffen et al,2011)。新石器时代以来,人类从早期的美索不达米亚、尼罗河谷等发源地的分散居住区逐步发展,形成了大量人口在 1000 万以上的大型城市。自工业革命以来,地球经历了由人类社会带来的一系列剧烈的、不可恢复的生态环境变化问题,如温室气体排放、臭氧层破坏、全球气候变化、森林砍伐、土壤退化、水体污染、垃圾堆积。据联合国预测,全球人口在 2050 年将达到 90 亿,其中有 70%的人口都将生活在城市中(United Nations,2015)。可以预见,人类对全球生态系统的影响还将不断扩大,且变得更为深远。

此外,作为地球上的物种,人类自身及人类社会也留下了自然生态系统的印迹。美国著名历史学家斯塔夫里阿诺斯提出,不同人类文明、种族和文化极大地受到了其所在地理环境的影响。例如,我国西部有高海拔山地、沙漠,东部有广袤的海域等古人难以逾越的自然生态屏障,又有长江、黄河等营养丰富的冲积平原,因此孕育了悠久的农业文明。再如,人类文明最早的发源地之一——尼罗河谷,被证明曾经是水源丰沛、自然条件较好的人类聚集区,然而由于公元前约 2200 年短暂的极干旱气候,导致人类赖以生存的食物大幅减少,引发饥荒、疾病和战争,最终导致古埃及文明的衰落。因此,人类社会的进化、发展和文明的形成,不仅极大地需要自然生态系统提供的各项"服务",如提供木材、食物、矿物等各种资源,而且深刻地受到自然生态系统变迁带来的影响。

人类对生态系统的影响、恢复和建设如图 9-1 所示。

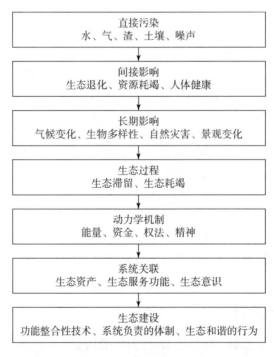

图 9-1　人类对生态系统的影响、恢复和建设

(资料来源:王如松,2005)

　　在人类影响自然生态系统的同时，自然生态环境也在影响着人类自身，某些疾病明显表现出区域性特征。一方面，人类在改造地理生态系统结构的过程中改善了环境质量，满足了人类的生物和社会文化的需要，扩大了人类生命的环境界限。另一方面，由于生态循环过程中生态平衡的破坏，引起了生物代谢紊乱，影响人类的健康，导致疾病的发生。所以，人的生命与环境之间存在着密切的依存关系。生命本身就是在这种地理生态行为长期作用下进行遗传、进化和变异的。人类同环境之间始终保持动态平衡，这种平衡意味着人对环境生物学和社会结构的适应性处于最优状态。当地理生态系统处于平衡或稳定状态时，人和环境之间的关系最适于发展，人能圆满地完成全部群体的生命功能，处于一种健康状态；相反，生态系统遭到破坏时，产生有害环境，直接影响人类健康。所以，环境质量不同，人对环境的适应性也不同，这就是疾病区域性分布的重要原因。人对异常环境的耐受是有限的，超过这个限度就会影响人类的健康，产生疾病。

三、生态系统对人类的服务功能

　　生态系统服务是人与自然最为重要的生态关系之一。生态服务功能的定义最早出现在 19 世纪 60 年代中期及 70 年代早期（Helliwell，1969；De Groot et al，2002）。生态系统服务功能是指生态系统与生态过程所形成及所维持的人类赖以生存的自然环境条件和效用，它们可以维持生物多样性和各种生态系统产品（如食物、草料、木材、生物燃料、天然纤维）的生产。Daily（1997）将生态系统服务功能划分为生态系统产品和生命支持功能，其中生命支持功能包括清洁、回收、更新等。Constanza 等（1992）认为生态系统服务是人类直接或间接地从生态系统的功能中获得福祉，生态系统提供的商品和服务统称为生态系统服务功能，把生态服务分为了气体调节、气候调节、干扰调节、水调节及供水等 17 种类型。联合国千年生态系统评估（the millennium ecosystem assesment，MA）生态系统服务功能分为四大类：供给服务、调节服务、文化服务和支持服务。生态系统在提供食物、水、木材和纤维等方面的供给服务；调节气候、洪水、疾病、废弃物及水质等方面的调节服务；在提供消遣娱乐、美学享受及精神收益等方面的文化服务；提供土壤形成、光合作用及养分循环等方面的支持服务（图 9-2）。De Groot（2002）把生态服务功能分为四类，即调节功能、栖息地功能、产品提供功能及信息功能。王如松等指出生态服务功能是指生态系统为维护人类社会的生产、消费、流通、还原和调控活动而提供有形或无形的自然产品、环境资源和生态公益能力，是生态系统的一种产出和功效。生态服务功能的服务主体包括水、土、气、生物、能源和地球化学循环。生态服务功能的强弱取决于人类活动对生态系统的胁迫效应和生态建设效果的大小，并通过生态服务功效和生态反馈机制作用于人类活动。王如松等（2004）认为，城市生态服务功能可以分为五种类型：①供给功能，为人类生产和生活活动提供水、能、气、矿产、土、生物质等物质和能量。②孕育功能，熟化土壤、稳定大气、保持水土、调节水文、孕育生境。③调节功能，调节局地气候、净化环境、灾害减缓、有害生物防治、生物多样性维持。④流通功能，养分循环、废弃物循环再生、传花授粉、基因遗传、污染物扩散。⑤支持功能，为社会发展、科学研究、文化教育、旅游休闲、精神生活等提供信息、景观和美学环境。

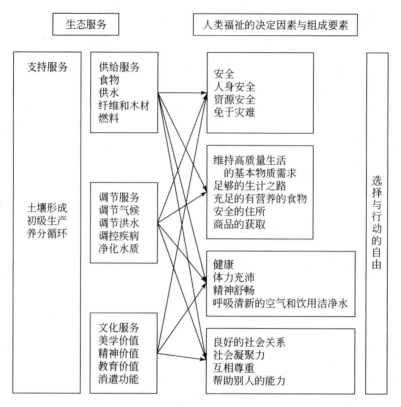

图 9-2　生态系统服务分类及评价框架

（资料来源：MA，2005）

（周传斌）

第二节　人的生态与疾病生态

一、人类生态学

（一）人类生态学的概念与发展

人类生态学（human ecology）是应用生态学基本原理研究人类及其活动与自然和社会环境之间相互关系的科学。它着重研究人口、资源与环境三者之间的平衡关系，涉及人口动态、食物和能源供应，人类与环境的相互作用及经济活动产生的生态环境问题。还有一门学科叫生态人类学（ecological anthropology），是研究人类生活或人类生活方式的学问，两者研究对象相同但略有差别。人类生态学概念从社会学和地理学两个方面提出，逐步吸引了包括生态、环境、人口、健康等多学科的科研人员参与，人类生态学的研究迄今已有70 余年甚至更长的历史（周鸿，2002；任文伟，2011）。1972 年在瑞典斯德哥尔摩召开的人类环境会议上，通过了第一个《人类环境宣言》，标志着人类生态学已经发展成为一个与人类生存息息相关、大有前途的学科。1982 年通过的《内罗毕宣言》，使人类生态学进一步得到了世界科学界和社会各界的高度重视，从而极大地推动了它的发展。1985 年，国际人类生态学会成立，标志着人类生态学已成为生态学研究的一个重要方向。

人类生态学是一门特殊的生态学，其研究对象是人类这个超级物种。Clements 等（1939）认为，人类活动改变了地球并影响了生态演替，同时他认为社会学"就是一种动物的生态学，因而它与植物生态学有着同样紧密的联系"。Bates 等（2010）认为，人类生态学运用生物学、地理学、人类学、人口学、经济学、社会学和其他学科的相关理论和方法，探讨人与环境的相互关系，研究主题包括对环境的影响、环境对人进化与发展的影响以及人与其他生物物种之间的关系，是一门源于普通生态学并随着传统自然生态学发展而发展的基础理论学科。王如松（2005）在我国最早开展人类生态学的相关研究，他将人类生态学作为可持续发展的基础理论之一，提出人类生态学不仅要研究人与自然相互作用的"道理"，也研究人类活动的"事理"和人类行为的"情理"，即人类的某种行为，不仅应符合一般的物理规律，也要符合法令法规，还要被当地人的观念和习俗所接受。

近年来，关于人类生态和生态健康领域的研究，主要有五个方面：①疾病流行的生态学变化比较（传染病、慢性非传染性疾病、神经系统和精神障碍疾病）；②与疾病谱改变相关的重要生态因素变迁（生态环境因素、行为因素的生态学变迁、心理因素）；③重点人群的生态健康比较（儿童和青少年健康状况与主要健康问题、妇女健康状况与主要问题、老年健康状况与主要问题）；④城市化与健康问题（城市人口增长、水质恶化、大气污染、垃圾排放等）；⑤全球气候变化与健康问题（极端高温、低温等气候异常、气候变化对耕地微量元素的影响等）（中国生态学学会，2010）。

（二）人类活动的生态学：以城市垃圾系统为例

根据社会-经济-自然复合生态系统理论，人主导下的生态系统包括社会、经济、自然等方面的要素，各要素之间也存在以物质、能量、信息、货币交换为主的生态关系（马世骏等，1984）。排放垃圾几乎是所有人类的日常行为，垃圾的回收利用和处理又是城市经济活动的一部分，垃圾的排放和处理还和城市大气、水、土壤等自然环境存在紧密的关联。城市生活垃圾管理系统是一类具备社会、经济、自然要素的复杂系统，其包括产生丢弃、收集转运、回收再生和处理处置等子系统，它的各个子系统中具有社会、经济、自然各方面要素。因此本节拟通过垃圾管理系统的案例来解读人主导下的生态系统、生态要素及关键生态过程。

1. 人类垃圾管理系统的要素分析

（1）社会要素：首先，生活垃圾管理系统是居民、政府、企业、拾荒群体和社会团体等各主体之间关于利益和义务的博弈：居民需要清洁的居住环境，政府需要在控制管理成本的前提下维护城市的环境和卫生体系，企业需要在经营生活垃圾相关的事业中盈利，社会团体需要通过宣传、教育、激励等各种方式推动公众环境意识。其次，城市人口的数量也决定了城市生活垃圾的产生量，固定人口对城市生活垃圾的产生量起决定性作用。另外，由于部分流动人口（拾荒群体、农民工）承担了生活垃圾的收集、运输、处理、回收、保洁等环节的作业任务，因此流动人口还关系城市环境卫生服务业的质量。

（2）经济要素：包括物资生产、信息生产、流通服务、各种功能的公私营企业经营（垃圾清运、回收、再生、处理）、拾荒群体营生、居民参与垃圾交易与收费等内容。经济的发达程度、产业结构、居民的消费水平及消费方式都将影响城市生活垃圾的产生量及组成成分。经济发达、居民消费水平高的城市，人均生活垃圾的产生量大，垃圾成分复杂，可利用成分增加。

（3）自然要素：包括自然环境和人工环境两部分，自然环境包括气候、土壤、水文及地形、地貌，人工环境包括生产、生活和基础设施。气温、降雨量、相对湿度、风速等自然气候要素关系到生活垃圾及其分解物在土地、空气、河流等载体中的迁移和转化，以及垃圾衍生的动物、病原微生物和病毒的繁殖与控制。城市的地形、地貌及土壤、水文条件在很大程度上与垃圾处理场的选择有关，对于沟壑地、地下水位低且土壤质地为渗透系数小的黏土和具有岩石隔断层的荒地是作为垃圾填埋场的理想场所。人工环境主要是城市生活和基础设施，住宅区的密度、分布、住宅楼的设计都直接影响生活垃圾的收集和运输。城市的能源结构决定城市生活垃圾的数量和成分。城市交通直接影响城市垃圾的运输工作，畅通的交通可保证垃圾被及时运输至处理场。

2. 人类垃圾管理系统的生态关系　同其他生态系统类似，垃圾管理系统功能是靠连续的物质流、能量流、信息流和价值流来维持的，它们将城市的生产与生活、资源与环境、时间与空间、结构与功能，以人为中心串连起来。这些所谓的"生态流"，也就是人类主导的城市系统中各个主体之间及人类与环境之间的生态关系。

（1）物质流：城市生态系统物质流包括自然物质流、农产品流、工业产品流和废物流，废物流是城市生态系统新陈代谢、保持生态系统活力的关键。城市生活垃圾可以通过自然净化、物理处理、化学再生和生物降解等途径在城市生态系统中迁移和转化，如厨余垃圾转化为堆肥腐殖质，废金属、玻璃、废塑料、废纸等材料通过物理和化学转化成为再生材料重新被利用，生活垃圾经焚烧后转化为矿化的灰渣、CO_2、SO_2、HCl 和有机化合物等物质，经填埋后转化为高有机质含量的渗滤液、CH_4、CO_2、VOCs 等物质。生活垃圾没有代谢完全或排出城外而积蓄在城市内部，不仅滞留了城市生态系统的物质流，还会带来严重的环境问题。

（2）能量流：城市能量流包括可再生能（太阳能、风能、地球能、生物质能）和不可再生能（煤、油、气等）。城市生活垃圾管理系统的能量流包括收运车辆、处理设施、回收再生设施消耗的化石能、垃圾填埋场和厌氧消化厂产生的沼气能、焚烧厂产生的热能和进一步转化得到的电能等。

（3）信息流：生态系统区别于一般物理系统的一个显著特征是其内部有连续的信息积累。城市不仅是一个物质、能量交换的物理实体，更是一个有着自我调节、自我学习、自我组织功能的信息集合体。通过城市中人的活动获取、加工、储存和传递信息，并建立城市各个部门之间的联系，从而组织城市复杂的生产和生活活动。生活垃圾管理系统的信息流包括：经营信息，如生活垃圾中再生资源的生产和流通信息；生活信息，如影响居民排放和分类生活垃圾的报刊、电视、广播、网络等渠道的信息；科技信息，如垃圾处理和利用新技术的发布；社会信息，如政府垃圾管理的新法规、政策和规划信息；纵向控制信息，如国家-省-市-区-街道的纵向生活垃圾管理体系布置；横向反馈信息，如各管理部门之间，管理部门、社会团体、居民、企业之间的反馈信息。

（4）价值流：是一种特殊的信息流，其中凝聚着各主体之间的物质、能量流动的大量信息，反映了产品或服务的价值和需求程度。生活垃圾管理系统的价值流包括提供环境卫生服务的价值流和可再生资源的价值流。环境卫生服务价值流是为了享受生活垃圾清运、处理、处置等服务，由城市居民和政府支付的货币在清运、处理、处置单位之间流动。可再生资源价值流是生活垃圾中有回收价值的部分，如金属、玻璃、塑料、废纸等资源通过多级销售在居民、拾荒者、中小型回收商、大型回收商和资源再生企业之间流动的价值，这部分价值最终是由资源再生企业支付的。

二、生态环境与疾病

（一）引起疾病的生态环境因子

地球的化学因子不仅是人类生存圈和人类生命的重要组成部分，直接关系人的活动、生长发育和进化，而且也是生命活动主要的营养来源。它们在地壳表面分布不均，加上工业发展，常引起环境污染，使它们的含量过多或过少，从而引起机体功能失调，产生疾病。例如，缺锌可使幼儿食欲缺乏，发育迟缓，但锌过高又可引起体内胆固醇代谢障碍。锌、铜比值失调与冠心病有关。这些化学因子在一定程度上与地形、水、土壤有直接关系。水、土壤中的元素含量不均或者污染都可以从食物中反映出来。碘流失迅速，海碘尘不能吹到的山区易患地方性甲状腺肿。水源中含氟过高可引起氟中毒。高氟与癌的发病也有关。水中镁过高易引起大脑畸形。水污染可引起各种疾病，如胃肠道疾病和各种重金属中毒。

气象、气候、地形因子对人类行为与疾病的发生影响很大。干暖高压天气有利于病毒、细菌滋生。干冷高压环境有利于感冒、流感、猩红热和脑炎的发生。强烈的日晒与皮肤癌发病有关。身体在极端温度下可导致中暑或冻伤，当周围空气的温度达 40.6℃ 以上时，会导致中暑死亡。此外，寒带与热带发生的疾病都与气象气候有关。最近的研究表明，厄尔尼诺现象与某些疾病流行有关，如疟疾、裂谷热病、病毒和其他大雨过后更为猖獗的寄生虫病。此外，强大的太阳磁暴对心血管疾病患者有一定影响。高山高原地形易引起一系列的功能代谢变化，出现高原反应乃至急、慢性高原病。

生物因子也会带来疾病。动物传染病和病原动物宿主在人类生态环境中，对健康与疾病的影响是相当重要的。螺可以成为人患血吸虫病的宿主。鸟类既是病原宿主，又是病毒的天然传染者。近年来，由于人们生活方式的变化，饲养宠物、猎食野生动植物等成为常见的行为，使人兽共患疾病大幅度增加。动物的分布与活动具有地方特点，所以，动物性疾病是病原体、媒介、中间宿主、宿主和人及地理生态系统在时间上一致的结果。生物因子也具有治病和致病的两面性。自然界中还存在一些毒性动植物（蛇、毒蘑菇、毒品等），这些东西可用于医药为人类健康服务，也可造成对人的威胁，危害人的健康。

人文因子也可以成为生态链中影响人类健康的要素。人口、社会制度、经济发展、文化素质、性别、年龄、职业、体质、种族等都与疾病有关。食物链和生活习俗是影响生命组织习性的重要生态因子。口腔癌在亚洲发病率高与咀嚼槟榔有关。在班图和关岛，肝癌发病率高除与黄曲霉毒素有关外，还与食用含氧化偶氮糖苷的苏铁属植物有关。东南亚某些国家有生食鱼介类的习惯，常与肝吸虫病、卫氏并殖吸虫病等有关。较差的卫生习惯和低效的炊事手段与毒浆体原虫的高度感染有关。

对健康起作用的诸生态因素，在时空关系上总是相互制约并对疾病的发生和流行共同起作用的。地理生态系统在三维空间上又有明显的地区性，占优势的因素各地不同，所以疾病随之出现多样的地理生态。

总之，环境因素是引起很多常见慢性病的关键因素，它改变了生物学通道，导致慢性病，决定健康的重要环境因素包括食物系统中的饮食、毒性化合物、建筑环境与体力活动、精神心理压力和社会经济压力等（Carlson，1976；von Tauladel，2016）。

（二）水环境污染与疾病

水是生命之源，是人类社会赖以生存和发展的不可替代的资源，它与人们生活密切相关，在保持和促进饮食卫生、生活居住卫生和公共场所卫生等方面有着重要意义。由于水是自然环境中化学物质迁移、循环的重要介质，人类活动产生的污染物很大部分以水溶液的形式排放，所以各种有害物质极易进入水体。污水中的主要污染物包括酸、碱、氧化剂，铜、镉、汞、砷等化合物，苯、酚、石油等有机物及病原微生物等。这些有毒物质很容易通过地下水或地表水进入食物链系统。被污染的动植物食品和饮水进入人体后，就可能使人罹患癌症或其他疾病。目前，我国七大水系，湖泊、水库、部分地区地下水和近岸海域均受到不同程度的污染。据报道，全国七大水系中，86%的城市河段水质超标，其中，40%～70%的河段降至四五类水质；长江干流被污染的江岸累计长达500km；黄河流域因降水量减少，污染明显加重，大部分支流污染严重，67%的河段为四类水质（韩永等，2007）。湖泊水库的总氮、总磷超标，出现严重的富营养化（宋玉芝等，2008）。近20年来，由于城市生活垃圾和工业"三废"等的不合理处置，农药、化肥的大量使用，导致全国地下水污染状况日趋加重，直接危及人们的饮水安全。据全国饮用水源调查显示，中国有82%的人饮用浅井和江河水，其中75%的人饮用细菌超标的水，约1.6亿人饮用受到有机物污染的饮用水。作为饮水水源的江河、湖泊、沟塘、水库等水环境质量不断恶化使饮水水质下降，这不仅制约经济的发展，而且对人群健康造成了严重威胁。

水环境污染与人类疾病最早得到社会关注。20世纪著名的"八大公害事件"是人类遭受的重大环境灾难，这些多由环境污染造成并在短期内人群大量发病和死亡的悲剧给人们留下了惨痛的记忆和教训。"水俣病"是水污染公害事件之一。1956年日本水俣湾出现了一种奇怪的病，症状表现为轻者口齿不清、步履蹒跚、面部痴呆、手足麻痹、感觉障碍、视觉丧失、震颤、手足变形，重者精神失常，或酣睡，或兴奋，身体弯弓高叫，直至死亡。该病以其发生地水俣湾得名"水俣病"。后经证实，"水俣病"的罪魁祸首是当时处于世界化学工业尖端技术的氮生产企业。氮用于肥皂、化学调味料等日用品及乙酸、硫酸等化工制造业。氯乙烯和乙酸乙烯在制造过程中要使用含汞（Hg）的催化剂，这使得排放的废水含有大量的汞。当汞在水中被水生物食用后，会转化成剧毒物质甲基汞，这种物质通过鱼虾进入人体和动物体内后，会侵害脑部和身体的其他部位，引起脑萎缩、小脑平衡系统失调等多种危害，毒性极大。1955～1972年发生在日本富山县神通川流域的"骨痛病"是由于人们食用了含有镉等重金属污染的稻米引起的，患者表现为肾功能障碍，逐渐导致软骨症，最后饮食不进，在痛苦中死亡。1931～1968年，神通川平原地区被确诊患者为258人，其中死亡128人。食管癌是人类常见的一种恶性消化道肿瘤。中国是世界上食管癌死亡率最高的国家，几十年来发病率和死亡率相对稳定。中国食管癌死亡率呈明显的地理聚集现象，提示特定的环境因素对其发生起着重要作用。谭家驹等对中国食管癌与环境污染相关性的研究表明，中国七大食管癌高发区均与气候、煤矿、农肥、污水、水系、地势等环境因素有关。在我国晋、冀、豫三省交接地域，农民有利用秸秆、畜禽粪便沤制农家肥的习惯，而研究表明农家肥造成的饮用水源氮（特别是亚硝酸盐）超标同当地食管癌死亡率呈相关关系（徐致祥等，2003）。

许多病原体（如细菌、病毒和寄生虫等）可以通过人畜粪便进入水体。这些病原体会污染水体，进而引发一系列传染性疾病，称为"介水传染病"，如伤寒、细菌性痢疾、霍乱、腹泻、病毒感染、寄生原虫及蠕虫病等。据资料分析，自 1958 年以来每年都有伤寒暴发流行，而且呈季节波动趋势，主要发生在农村，多见于青少年。我国 1962～1988 年共发生伤寒介水流行 547 起，累计发病 53 572 例。霍乱是因摄入的食物或水受到霍乱弧菌污染而引起的一种急性肠道传染病，属于国际检疫传染病之一，也是我国法定管理的甲类传染病，它可引起流行、暴发和大流行，在流行期间发病率及死亡率均高，危害极大，在我国主要发生在夏秋季节，高峰期在 7～8 月。病毒存在于各种水源中，可以引起病毒性感染疾病，如脊髓灰质炎、甲型肝炎。在世界河流中发现病毒的水样为 9%～63%，在各国饮水中检出病毒的水样为 2%～56%。现今世界上一些落后地区和农村地区仍然常有这类水中病原微生物导致的流行病暴发。

水环境中存在许多种类的环境内分泌干扰物，它们可以干扰内分泌激素的合成、释放、转运、与受体结合、代谢等途径，从而影响内分泌系统功能，破坏机体内环境的协调和稳定，干扰生物体的正常发育。常见的环境内分泌干扰物有机氯农药、有机磷农药、拟除虫菊酯、除草剂、增塑剂等，这些物质具有丰富的化学结构多样性，其物理特性表现多为亲脂性、不易降解、残留时间长；在机体内和体外难以分解，不易排出并可通过食物链的放大作用在生物体内累积。研究发现，环境内分泌干扰物与儿童性早熟有相关性。1940～1994 年，欧美国家女童乳腺发育起始年龄和月经初潮年龄呈现逐渐提前的趋势，多数专家认为环境内分泌干扰物是一个重要的影响因素。此外，环境内分泌干扰物还与生殖功能下降、免疫功能下降、肥胖、糖尿病、癌症等有关。

抗生素也是水环境中常见的污染物。抗生素指由细菌、真菌或其他微生物在生活过程中所产生，具有抗病原体或其他活性的一类次级代谢产物，能干扰或抑制致病微生物的生存（Jones，2005；Kümmerer，2009）。

抗生素进入水体后，给水生生态系统造成不良影响，不仅诱导产生耐药性细菌，也使水生生物受到影响；还可在农副产品中残留，通过饮水、食物链等方式对人体健康构成潜在的威胁，严重干扰人体的各项生理功能，引起人群过敏反应，破坏人体免疫系统，使机体内病菌耐药性增加，降低人体的免疫功能（胡谡予，2015）。如青霉素等 β-内酰胺类抗生素可引起人体的过敏反应，庆大霉素对肾脏的毒性很大，喹诺酮类可增加人体对光线的敏感性，四环素类严重影响儿童牙齿发育。此外，儿童期一些重要器官尚未完全发育成熟，喹诺酮类抗菌药对骨骼、肝、肾等的发育可能产生不良影响。

（三）大气环境污染与疾病

随着我国工业化、城镇化的深入推进，能源和资源消耗持续增加，大气污染问题日趋严重（姜少睿等，2015）。当人类活动排放出的污染物浓度超过大气自净能力时，就会引起大气污染。代表性的大气污染物有颗粒物、二氧化硫、氮氧化物、二氧化碳、一氧化碳、臭氧等。当人体吸入受污染的空气后，会直接或间接地影响人体健康。大气污染物可以对人体的呼吸系统、心脑血管系统、神经系统、生殖系统等产生危害，其中在污染物浓度较高的地区，污染物对老人、儿童的损害更加明显（Chauhan et al, 2003）。越来越多的流行病学研究表明，大气污染的增加与疾病的发病率和死亡率，以及医院门诊、急诊患者数目密切相关。

　　近年来，我国华北地区雾霾污染频发。雾霾，是雾和霾的组合词，是特定气候条件与人类活动相互作用的结果。雾是由大量悬浮在近地面空气中的微小水滴或冰晶组成的气溶胶系统，多出现于秋冬季节，是近地面层空气中水汽凝结（或凝华）的产物。雾气看似温和，里面却含有 20 多种对人体有害的细颗粒、有毒物质，包括酸、碱、盐、胺、酚等，以及尘埃、花粉、螨虫、流感病毒、结核杆菌、肺炎球菌等，其含量是普通大气水滴的几十倍。霾，也称灰霾（烟雾），空气中的灰尘、硫酸、硝酸等颗粒物组成的气溶胶系统造成视觉障碍。灰霾的组成成分非常复杂，包含数百种大气颗粒物。雾霾中对人类健康有害的物质主要是粒径小于 $10\mu m$ 的颗粒污染物，特别是直径小于 $2.5\mu m$（$PM_{2.5}$）的细粒子颗粒物，包括矿物颗粒物、海盐、硫酸盐、硝酸盐、有机气溶胶粒子等。雾霾天气是一种大气污染状态，雾霾是对大气中各种悬浮颗粒物含量超标的笼统表述，尤其是 $PM_{2.5}$ 被认为是造成雾霾天气的"元凶"。大气颗粒物的组成成分非常复杂，其主要成分是碳分子、有机碳化合物、硫酸盐、硝酸盐、铵盐，还包括各种金属元素，如钠、镁、钙、铝、铁等地壳中含量丰富的元素，以及铅、锌、砷、镉、铜等主要源自人类污染的重金属元素。

　　随着我国城市秋冬季灰霾现象加剧，灰霾引发的健康问题越来越受到人们的关注。与雾相比，霾对人体健康的危害更大。一般情况下，大气颗粒物主要通过呼吸系统和胃肠道系统对生物机体产生影响。研究发现，大气灰霾与呼吸系统疾病、心脑血管疾病、有害物质中毒、癌症和婴儿发育缺陷等疾病的发病率和死亡率具有较强的相关性。由于霾中细小粉粒状的飘浮颗粒物直径一般在 $0.01\mu m$ 以下，可直接通过呼吸系统进入支气管，沉积于上、下呼吸道和肺泡中，刺激呼吸道，降低肺功能，干扰肺部的气体交换并能渗透进人体肺部组织深处，对心脑血管、血液循环、神经组织、呼吸系统等都产生严重的危害（Van Kempen et al, 2012）。所以，霾被吸入人体后主要对人体的呼吸系统产生损害，主要引起急性鼻炎、急性支气管炎，对于支气管哮喘、慢性支气管炎、阻塞性肺气肿和慢性阻塞性肺疾病等慢性呼吸系统疾病患者，雾霾天气可使病情急性发作或急性加重，如果长期处于这种环境还会诱发肺癌。$PM_{2.5}$ 还可通过支气管和肺泡进入人体血液中，使其携带的有毒有害气体、重金属颗粒物等物质溶解入血液中，对人体健康的危害极大。进入血液的微尘会损害血红蛋白输送氧的能力，阻碍正常的血液循环，可能引发心血管疾病、高血压、心肌梗死、充血性心力衰竭和冠心病等心脏疾病。$PM_{2.5}$ 上吸附着铅（Pb）、镉（Cd）、铬（Cr）等重金属，这些物质溶解在血液中，会导致人体中毒。Pb 通过呼吸、摄取、皮肤接触及胎盘传输等方式富集在人体的内脏组织、骨骼组织等部位，不仅能危害人体正常的新陈代谢、抑制酶的活性，还能导致脑损伤等。Cd 主要富集在肾皮质、肝、胰腺、甲状腺、胆囊、睾丸等部位，容易引起肺气肿和蛋白尿。Cr 不仅能引起呕吐和持续的腹泻，还能引起刺激性皮炎，诱发鼻穿孔、过敏性湿疹、皮肤溃烂等症状，3g 的富集量就能对成人致死。

　　大气中的致癌物目前已经发现了 200 多种。流行病学的调查发现，城市大气颗粒物中的多环芳烃与居民肺癌的发病率和死亡率相关。$PM_{2.5}$ 每增加 $10\mu g/m^3$，肺癌死亡率增加

8%。已有多种多环芳烃（PAH）被鉴定出具有致癌性，特别是美国环保署（EPA）公布的16 种优控 PAH，有些为强致癌性化合物。目前，动物实验证明的有较强致癌性的 PAH 有苯并 [a] 芘（B [a] P）、苯并 [a] 蒽、苯并 [b] 荧蒽、二苯并 [a, h] 芘、二苯并 [a, h] 蒽等，其中以 B [a] P 的致癌作用最强。许多国家的调查表明，工业城市中肺癌死亡率与空气中 B [a] P 的浓度呈正相关。B [a] P 每增加 $1\mu g/1000m^3$，肺癌发病率增加（0.11～1.4）/10 万，人群肺癌死亡率增加 5%。对接触高浓度 $PM_{2.5}$ 的孕妇的研究表明，高浓度的细颗粒物污染可能会影响胚胎的发育。更多的研究发现，大气中颗粒物质的浓度与早产儿、新生儿死亡率的上升，新生儿低体重，宫内发育迟缓，胚胎发育过程中死亡及先天功能缺陷具有一定关联性。

二氧化硫（SO_2）是常见的大气污染物之一。国家大气二级标准规定，空气中 SO_2 含量小于 $0.06mg/m^3$。在大气中，二氧化硫通过复杂的化学变化进而氧化形成硫酸雾或硫酸盐气溶胶，是环境酸化的重要前驱物。由于二氧化硫易溶于水，当它通过鼻腔、气管、支气管时，大多数会被管腔内膜的水分吸收及阻留，进而会形成亚硫酸、硫酸和硫酸盐，使其刺激呼吸道的作用增强。大气中 SO_2 浓度在 0.5mg/L 以上时对人体存在潜在影响；在 1～3mg/L 时，多数人开始感到刺激；在 400～500mg/L 时，人会出现溃疡和肺水肿等症状，最后直至窒息死亡。另外，SO_2 与大气中的烟尘具有协同作用。据资料显示，当大气中烟尘浓度大于 0.3mg/L、SO_2 浓度为 0.2mg/L 时，会增高呼吸道疾病发病率，迅速恶化慢性病患者的病情（姜少睿等，2015）。SO_2 可吸附在 $PM_{2.5}$ 的表面进入呼吸道深部，使毒性增加 3～4 倍。SO_2 在金属微粒催化下被氧化成 SO_3，其危险性是 SO_2 单独作用的 4 倍。SO_2 与 B [a] P 联合作用时可增加其致癌作用。在 SO_2 和 B [a] P 的联合作用下，动物肺癌的发病率高于单个致癌因子的发病率。此外，SO_2 进入人体时，血液中的维生素便会与之结合造成人体内维生素 C 的失调，最终影响新陈代谢。SO_2 还能抑制和破坏或激活某些酶的活性，导致糖和蛋白质的代谢发生紊乱，最终影响机体生长发育。流行病学研究表明，SO_2 与肺癌的发生密切相关。有学者对青岛市肺癌死亡率进行分析表明，青岛市区大气 SO_2 与肺癌死亡率增高有一定的相关性。利用灰色关联度模型对整体人群的肺癌死亡率资料与 SO_2 年均浓度资料进行测算，结果显示，肺癌死亡率与 8 年前 SO_2 的灰色关联度最大，提示 SO_2 致肺癌的潜伏期为 7 年。

氮氧化物（NO_x）也是大气中的常见污染物，通常是指一氧化氮（NO）和二氧化氮（NO_2），此外还有 N_2O、N_2O_3、N_2O_4、N_2O_5 等。这些氮氧化物在大气中会逐渐转化形成较为稳定的 NO_2，因此通常所说的 NO_x 主要是指 NO_2，它是空气质量评价的重要指标之一，也是危害人体健康的罪魁祸首。国家大气二级标准规定小于 $0.10mg/m^3$。NO_2 主要通过呼吸进入人体，因此呼吸系统是它的主要毒性作用靶器官。由于 NO_2 难溶于水，吸入后进入下呼吸道直至肺的深部，对上呼吸道的刺激作用较小，而对深部呼吸道、细支气管及肺泡造成损害。文献报道，NO_2 进入呼吸系统以后，可引起呼吸道阻力增加和纤毛运动受阻、上呼吸道黏膜破坏及对外界环境变化敏感性增高等。现在普遍认为，NO_2 可引起多种呼吸道、细支气管和肺泡疾病，甚至与哮喘、肺癌的发生发展有关。流行病学研究表明，当 NO_2 日平均浓度为 117～$205\mu g/m^3$ 时，婴儿和儿童急性支气管炎发病率增加，大气中 NO_2 的浓度每增加 $0.05mg/m^3$，呼吸系统疾病的发病人数将增加 2.6%，死亡人数增加 1.3%。NO_2 不仅会使居民呼吸系统疾病发生率增高，也与中枢神经系统疾病的发生具有相关性，例如，抑郁症、脑卒中、阿尔茨海默病和帕金森病等（Van Kempen et al，2012）。来自荷兰的调查研究发现，即使在低浓度下，以 NO_2 为代表的交通源大气污染就可引起儿童的神经发育和认知功能损伤，表现为记忆力减退、运动能力下降等，而且年龄越小，损伤越严重（Freire et al，2010）。大气污染还会对人的心血管系统造成危害，大气污染物与心血管疾病死亡率、住院率和急诊率增高及疾病恶化等有密切关系，在大气污染物中短时间暴露也可以引起心肌缺血、心律失常、心力衰竭等发病率和死亡率显著增加。有研究表明，交通源大气污染物 NO_2 尤其与致命性冠心病、免疫系统疾病等的发生相关（Rosenlund et al，2008）。长期接触 NO_2 会抑制机体血清和抗体的形成，血清的 IgG 水平便会降低，而且肺泡吞噬细胞和血液白细胞的吞噬功能也受到抑制，从而机体的免疫功能下降，患感染性疾病的风险增加。毒理学研究发现，NO_2 吸入后可引起肺组织氧化损伤，炎症反应增加，气道高反应性，SD 大鼠长期吸入 NO_2 后，肺组织脂质过氧化产物 MDA 含量显著增高。NO_2 还是一种遗传毒性物质，急性和慢性 NO_2 暴露均可导致大鼠肺 DNA 断裂程度增加、DNA-蛋白质交联系数上升及骨髓微核发生率升高。长期接触汽车尾气可改变神经营养蛋白、炎性因子和记忆功能相关基因的表达，导致大脑的炎症损伤，引起类似阿尔茨海默病和帕金森病等早期病理反应，影响空间学习能力。

臭氧污染是一种典型的大气二次污染，具有强氧化性和腐蚀性，会对人体健康产生危害。臭氧会刺激和损害鼻黏膜和呼吸道，使呼吸道上皮细胞脂质过氧化，进而引起上呼吸道的炎症反应，造成咽喉肿痛，引发支气管炎、胸闷咳嗽和肺气肿，还可能导致肺功能降低、肺气肿和肺组织损伤等，而且这些损伤往往是不可修复的（刘峰等，2008）。流行病学资料表明，环境中臭氧浓度的增加与急性哮喘恶化的增加有关（特别是儿童哮喘）。还有研究显示，臭氧慢性暴露可能影响儿童肺功能的发育。臭氧暴露与心血管并发症住院率增加有关，如急性心肌梗死、冠状动脉粥样硬化和肺源性心脏病。来自欧洲的一项研究发现，每日臭氧浓度增加 10ppb（$1ppb=10^{-9}$），每日死亡率增加 2.84%。1 小时臭氧浓度增加 $10pg/m^3$，心血管病的死亡率增加 0.45%。臭氧的毒性还与接触时间有关，长期接触 4ppm（$1ppm=10^{-6}$）以上的臭氧会引起永久性心脏障碍，原因可能是臭氧暴露引起炎症反应和氧化应激增加，进一步引起细胞因子和相关介质的变化，这些物质可以扩散到循环系统且改变心脏的功能。臭氧也会刺激眼睛，使视觉敏感度和视力降低。臭氧还能破坏人体免疫功能，加速人体的衰老，破坏人体皮肤的维生素 E，使皮肤出现皱褶和黑斑，还可能导致出生缺陷。来自美国斯克利普斯应用科学研究所的研究发现，臭氧会诱发淋巴细胞染色体畸变，损害某些酶的活性和产生溶血反应。如果孕妇在妊娠期间接触臭氧，出生的婴儿可能会先天睑裂狭小。此外，臭氧会损害神经系统和甲状腺功能，阻碍血液输氧功能，造成记忆力衰退、骨骼钙化和组织缺氧。

（四）土壤环境污染与疾病

人为活动产生的污染物进入土壤并积累到一定程度，超过土壤的自净能力，引起土壤质量恶化的现象，称为土壤污染。土壤中的污染物主要包括重金属、有机污染物、病原微生物和放射性物质等，其进入土壤的途径主要有污水灌溉、污泥农用、工矿活动、农药和化肥的施用、大气沉降等。土壤污染带来的人类疾病主要和土壤-作物系统有关，有害物质在农作物中积累并通过食物链进入人体，从而引发各种疾病，最终危害人体健康。有些污染物（如重金属、农药）可以在生物体内蓄积、放大，大大提高了人对污染物的接触量。低剂量的重金属能引起急慢性中毒，如镉污染引起的痛痛病等，镍污染引起的接触性皮炎、肺炎。钒污染可引起迟发性呼吸器官变态反应，铬可引起眼结膜炎、支气管哮喘、接触性皮炎等。

土壤中残留的农药也会对人体健康带来严重的损害，如杀虫剂、除草剂、杀菌剂、植物生长调节剂等。据报道，有机氯农药可以对中枢神经系统产生危害，轻者表现为头晕、视物模糊、恶心、呕吐、流涎、腹泻、全身乏力等症状；重者有阵发性、强直性抽搐，甚至失去知觉而死亡。有机磷农药主要抑制血液中胆碱酯酶活性，导致神经系统功能失调，如拟除虫菊酯杀虫剂是一类人工合成的杀虫剂。除草剂，如三氯苯氧乙酸（2,4,5-T）、地乐酚、除草醚对人体具有致癌变、致畸变、致突变作用。据报道，美国在越南战争中使用了 2,4,5-T，严重污染了土壤并使受此农药影响的越南妇女生产畸形儿，不孕症及癌症发病率增高。地乐酚的使用使美国农场男性工人患不育症风险增高并使早期胎儿发育缺陷等。

（韩　明　周传斌）

三、疾病生态学

（一）概述

疾病生态学是医学人类学的基础之一，是生物文化的整体，是在环境背景下研究健康与疾病。环境的三个要素包括生物（食物的资源、建筑材料、捕食者与带菌者）、非生物（气候、太阳能、无机物质）和文化（人类系统），这三要素中的每一个在人类福祉和存活中都起重要的作用。疾病生态学集中研究病原体与宿主间的关系。从病因有机体（细菌、病毒、寄生虫等）来说，人是"环境"，在这个环境中，有机体繁衍且要适应这个环境（Sala et al，2009；Engering et al，2013）。

适应的概念是疾病生态学的基本原则——适应既包括病原体，也包括宿主，它们之间要相互适应。正如列班（Lieban）所说，"健康与疾病都是人群把文化与生活资源结合在一起，适应他们环境的有效性尺度"。只有我们对环境概念的理解达到优越的政治制度或经济权力与我们的环境密切相关、强迫适应时，这个定义才有意义。同样，疾病生态学至少必须包括三个水平。①微生物水平：在此水平上，致病因子在人体内发挥作用；②文化生态学或微观社会学的水平：在此水平上，个体行为受到社会文化背景的促进或压抑，人们会冒着特殊疾病的危险；③政治生态学或宏观社会学水平：涉及人群之间关系的历史因素，塑造人类资源及物理环境之间的关系。

阿兰德（Alland）在其著作中提到了"文化进化适应性"，第一次应用进化论来检查文化行为、卫生、健康的影响和生殖适应，尽管这本早期著作有一些争议，但它对理解人与病原之间关系的生态学和进化论的研究方法仍是有意义的。

正常时，健康个体隐藏着很多类型的病毒与细菌群落，但并不致病，主要是因为这些病原微生物被人的免疫系统阻止。个体在其环境中经常处于微生物的挑战状态，只有宿主的免疫系统与病原的繁殖不同步时，加之因年龄影响、营养不良、联合感染或免疫压力使疾病发生乃至加剧。

杰奎斯·梅（Jacques May）在《人类疾病生态学》中指出，疾病是非常简单的，它改变了活的组织并对这些活的组织产生危害。这意味着，疾病是个体企图应付环境挑战的一种不平衡的暂时性的表达。在这种模式中，从人口的水平上看，这种调节失调的最常见的后果是宿主与病原之间相互不适应。这是最常见的一种动力关系，而宿主（如用抗生素）的一种变化需要与病原的变化相适应。

（二）疾病生态与文化

疾病是生命中不可避免的，所有的人都受过疾病的侵害，都有过感染的痛苦经历。就个体或整个人口而言，都脱离不了死亡。然而使人类产生痛苦的特殊疾病以及症状解释和作用的方式都有很大的文化差异。理解疾病与文化之间相互作用的性质可能是理解人类的有效方式，因而是医学人类学的重要题目。从人类学的角度，不能将疾病解释为抽象的东西，而必须在人类的背景下加以分析与理解，即与自然生态和人文生态有关。

疾病在人群中的分布既不是恒定的，也不是随意的。由于文化、自然背景和历史时间的差异，疾病影响某一人群的各成员的特征有很大不同。一个社会中影响疾病种类和严重程度最重要的是年龄、性别、社会阶层和民族，特别是疾病分布常常是反映各种行为的文化密码，所以理解疾病的发生率与死亡率的前瞻性的流行病学分布对人类学家是重要的，理解文化在疾病分布上的作用对成功地控制疾病也是必要的。文化决定某一人群的疾病类型和死亡主要有两个原因：第一，文化可以塑造重要的行为（饮食、活动方式、饮用水、性活动等），使个体具有某种疾病的易感性；第二，人类通过文化改变了环境，从而影响人类的健康。考古学和历史学记录清楚地表明，人引起的环境变化可能具有深远的作用，对疾病的发生率有积极作用，也有消极作用。

疾病一般被看作正常生理活动的失调和偏离健康的状态，但这样一种定义是不确切的。问题是何为正常，正常状态必须是一种文化构思。例如，在特定文化背景下，某些人口把持续的腹泻、疟疾和血吸虫病的血尿、品托病的皮肤颜色都认为是正常的。实际上健康应是完全的生理、精神和社会适应性的一种良好状态。

生物医学是一种文化系统，在这个系统中，某些信息有特定的和明确的文化价值。确定疾病时对外行、生物医学专家和疾病生态学家的概念进行比较是有用的。很多人甚至在复杂的社会里，把疾病表达为"这里之外"的可见的整体。这个整体能攻击受害者，引起疾病、疼痛、丧失生活能力甚至死亡。从不懂医学的患者的本位角度来说，由微生物引起的疾病与由"恶魔的眼睛"引起的疾病或其他超自然因素引起的疾病之间没什么差异。无论哪种情况，患者都可能是疾病的无辜受害者。对大多数人来说，大量的未知的"这里之外"的疾病使世界成为危险的地方。人们试图通过避免与病原体接触来预防患病。对生物医学开业医生来说疾病只是病理学的表达。疾病能用相互无联系的一系列症状或体征或诊断性检验来鉴别。在生物医学的分类法中，疾病主要以病原生物学特征分类，这种分类和诊断是以一定的病因与正常的文化为基础的。生物医学的实践因地方传统不同而异，特别是由于文化的地理变化，诊断或特别疗法的处方或程序明显不同，疾病常常与患者的特征不符。而从生态学角度看，疾病是由于宿主和环境之间的作用而引发的，病因通常是一种病原体。疾病是宿主和潜在的病原之间相互作用的一种可能的结果。由于细菌学和微生物学理论的进展，人们已经认识到感染是疾病发生的一种必要因素，但不是疾病发生的必要条件。

任何一种人畜共患病至少涉及 4 个物种：受害人、病原、携带者、野生动物宿主。在未来的岁月里，随着全球性气候变暖，不断增加的地理运动以及人和牲畜的集中，病毒将突破其分布区域形成新的传染病。艾滋病的出现使人们重新意识到传染病的存在。人和动物未曾有过的病毒性疾病，近 10 年来已达数十种，引起 SARS 的冠状病毒就是其中之一。携带 SARS 病毒的生物不仅仅局限于野生动物，也可能在家庭宠物间传播。实验证明，家猫和白鼬都能感染 SARS 病毒并传染给生活在其周围的同类。洛克菲勒大学校长、生物学家乔舒亚·莱德伯格曾指出，"同人类争夺地球统辖权的唯一真正的竞争者仍是病毒"。最近几十年，人们已发现了 10 多种新的传染性病毒。除艾滋病病毒外，还有几种出血热、一种新型肝炎及几种少见的病毒。近 40 年，人类以空前的规模侵入了每一个生态位，在与新动物种群接触的同时，也把自己暴露给新的动物病毒。自然界物种之间平衡的改变，为疾病尤其是依赖昆虫和其他非人类宿主传播的病毒性疾病提供了机会。农业和水的管理是导致严重疾病流行的两项重要活动。在阿根廷，由于玉米田里使用除莠剂，改变了原有的野生草类，使带有出血热病毒的啮齿动物占领农田，感染农民。1977 年埃及里夫特裂谷热的流行，使大批人和动物丧生，这与阿斯旺大水坝修筑有关。当然，农业及水利也可以改变疾病的流行周期。

人口的激增为细菌和病毒提供了巨大的滋生场所。人口大量涌向城市，将原来被隔离的农村病毒带给了大量的易感人群。集中的人口与啮齿动物又为流行病的传播大开方便之门。旅行及货物运输都会影响疾病的分布。

随着医学的发展，有效的医药虽有助于个体患者，但却为人口过剩出了大力。输血、注射和器官移植也为个体间病毒的转移提供了新的途径。

人类正改变地球上的环境，动物免疫功能正受到这些变化的影响，化学污染物进入生态系统，通过直接或间接改变宿主-寄生关系而改变免疫功能，而且全球气温的改变使某些宿主物种已经减少甚至灭绝，导致某些疾病的暴发。这一结果部分是通过免疫改变引起的，最后，某些入侵物种有免疫特性或施加正向压力给自然物种。

总之，随着全球生态的变化会不断出现新的病毒，这将成为未来重要的疾病（见第八章）。医学人类学家必须高度重视这种倾向，以便为人类的健康做出新的贡献。

（席焕久）

四、人类活动与生物多样性

（一）人类活动对生物多样性的影响

人的活动和他们对环境的影响是全球和地区生物多样性变化不容争议的力量。人类驱使环境变化，引起了全球变暖，而栖息地的破坏和污染、过度生产和引进外来物种、氮的沉积这些都使生物多样性丧失。这些变化通过直接、间接影响感染性疾病、营养和污染物，导致疾病的暴发，影响人类的健康。

生物多样性受到破坏包括：①物种自然灭绝，如栖息地破坏、火山爆发、行星影响、栖息地改变、山中建筑、海平面变化、外来物种、大陆板块移动；②非自然灭绝，如流行病、疾病与宿主迅速进化、空间上的新竞争的进化、生存的有机体适应环境发生改变；③人为的破坏，如过度掠夺（食物、毛皮、收集、害虫根除）、栖息地破坏、关键物种的破坏、外来物种入侵、竞争、掠食、疾病、污染和接触等。这给生态环境增加了新的压力，使生态服务功能降低乃至丧失，动物传染性疾病增加，为人类健康造成了严重的威胁。

（二）生物多样性影响人类健康

当人类进入热带森林时，人就会与携带新的潜在的人畜共患病的，并且高度多态的野生宿主接触。这种入侵已经导致一系列人畜共患疾病在过去几十年中出现。例如，把野生动物作为食物来源（野味）已出现在人类的历史中，但在某些地区（如西非、印尼等）出现了人口、土地应用的变化，这些大大增加了野生动物消耗速度和农业收成效率降低，野生收获已引起了明显的生物多样性的丧失，成为对哺乳动物群的主要威胁，因为野生动物常常藏有人畜共患病病原，包括很多高致命性的病毒。野味消耗的增加，常导致与这些病毒接触的增加，使其在人口中出现，最明显的例子就是 HIV/AIDS 和 SARS。

人口生物学预测，捕食者（因为收成）的减少会引起捕食者感染性疾病的减少，反过来群落生态学预测，捕食者减少可增加被捕食者密度使其营养水平降低，从而对疾病更敏感。此外，收成可影响野生动物疾病的严重程度，在生态系统中可出现更为敏感的新的微生物。建造巴拿马运河就与蚊子新的栖息地有关（Sala et al，2009）。

生物多样性差可引起食品的减少、食物安全性降低、地方医药资源缺失、新的药物和生物技术的原料供应不足、水质的破坏。

然而，对人类健康的影响主要集中在直接的方面，如增加的疾病暴露（因为未被捕食者抑制而增加了带菌者的种群），这是人为造成的，并且只是其中一部分，更多的更间接的作用是自然的生物多样性和人类健康的关系。生态系统对人健康的功能作用有四种类型：①生态系统为我们提供基本的人类需求，如食物、干净的空气和清洁的水及无污染的土壤（即生态服务）。②通过生物控制防止疾病扩散。③生物系统为我们提供防治疾病所必需的医学和普通的资源。④生物系统对维持精神健康做出贡献，通过休闲娱乐、创造网络、治疗性处理和认知发展机会来完成。所以，生物多样性丧失可引起生态系统的妥协（compromised），反过来，它又可以直接或间接地对人的健康产生负面影响。高水平的生物多样性会减慢感染性疾病向人口的扩散，而不良的生物多样性会加速感染性疾病向人口的扩散。

自然的生物多样性可直接或间接地提供食物，包括谷物和动物。健康的自然生态系统又能缓冲因发展引起的有毒物质和污染物。但是退化的生态系统能通过营养下降，放大对人类活动的负面影响。地方适当的食物供应缺乏已经导致对热带森林入侵的增加，侵犯到狩猎动物，反过来导致一系列的动物性疾病出现，最明显的是 HIV/AIDS 和 SARS。

人类健康、生物多样性和环境之间的关系是非常复杂的，有时是正面影响，有时是负面影响，如可利用的食物供给的多样性增加可能对营养性健康有正面影响。然而在另一些情况，特别是自然系统具有很大的储存人类病原携带者（作为一种自然）的能力，生物多样性的减少也可能伴随着人类健康的改善。湖泊水的吸干降低了生物多样性，但消灭了引发疟疾的蚊子，又改善了健康。

感染性疾病与生物多样性有直接的联系，因为感染性疾病是由活的多态生物引起，可能涉及疾病的带菌者和物种，这些带菌者和物种是病原的宿主。

生物多样性在基因、群体或生态水平的变化对感染性疾病的流行具有明显的影响，尽管其作用与机制可能是复杂的。因为疾病动力学是一种地方现象，所以地方的生态多样性影响着感染性疾病的扩散，例如，脊椎动物捕食者的消失可以改变啮齿动物的密度，从而引起人畜共患病的增加。然而，若啮齿类宿主多态性增加并存在一定比例无能力的寄主，那么，由于稀释，对疾病的影响就不存在了。

人口的数量和生态因素已经与致病微生物的出现或扩散有关，例如，发展和农业的土地转换、外来物种入侵、带菌者或天然捕食群落的变化。某些栖息地改变，如灌溉、森林或天然植被砍伐破坏，常常引起固定水的增加，因而产生有利于携带疾病的带菌者群落。

由于人口的增长扩张，人进入动物栖息地，增加与野生动物的接触。结果是双倍的效应：人畜共患病传播高速度和增加了较小的野生动物栖息地过度拥挤，这些都有利于病原的转移，此外，全球气候变化加剧甚至有利于某些病原微生物及其病菌携带者的转移。

（任　甫　翟桂英）

五、发展与疾病

人类的发展活动早就开始了，可以追溯到新石器时代。当时，农业首先开始盛行起来，从而改变了以渔猎群居生存方式为基础的生态平衡。随着欧洲工业革命的兴起，人类改造自然的步伐加快了。然而，不管这些早期的发展形式在规模和复杂性上多么显著，它们都无法与当代世界范围内实现"现代化"的洪流相比。与此同时，人们首先认识到空气污染问题，此外，卫生设备缺乏、居住拥挤等伴随着工业革命而产生的健康问题，至今未能完全解决。

发展有两面性，有好的一面，也有不好的一面。我们要使"好的一面"更好，使"不好的一面"受到控制。变化不是孤立的，各种文化都是微妙的平衡体系，不是零零碎碎的变化。某些改革在一个地区是有益，在另一个地区却可以产生另外的变化，也许会超过狭隘观念所预期的利益。总而言之，改革计划几乎总是有不可预见的后果，有些可能是好的，有些则不够理想。

布博斯（Bubos）用生态学术语简短地描述了有文化倾向的"意想不到的结果"的模式。他写道："所有的技术改革，无论是工业的、农业的，还是医学的，都必然会扰乱自然平衡。事实上，征服自然与扰乱自然是同义语。"布博斯认为，自然秩序是保持平衡的"理想原则"，给这一概念下一个有效的定义是极其困难的。自然界绝不是一种静态的平衡，因为物质和生态成分是相互联系和无休止地变化的。当人类开始开垦土地，使自己的生活都市化以后，他们就远离了自然界的安宁。这种模式在 1000 年前就形成了。问题不是要扰乱自然界，而是如何改变它，使其有利而不是有害。

休斯（Hughes）和亨特（Hunter）认为，任何改变人类及其环境的计划都应被看作是在生态结构中进行的。这些计划好比签署一个文件，是人类与其周围环境订立的一个新的"生态契约"，一个通常有潜在价值的契约。

起初，人类学家对文化形式如何变化产生了浓厚的兴趣。第二次世界大战以后，人类学家的兴趣和"技术改革的社会效果"相吻合，这就与潜在的价值及发展规划的效益相一致了。由于大多数计划涉及对大自然的干预，所以生态观点为发展变化的研究提供了一个理想的前景。当然，"潜在价值"概念适用于所有的变化，但现在主要考虑的是健康价值。人们发现，主要易变的是环境和人类行为。现在引起人们注意的环境不是原始纯净的自然环境，而是一个主要的新型"生态契约"地区。城市、工厂、居民区是这个环境的组成部分，还有人造湖、新建居民区、新开垦的农业土地和高速公路。虽然我们认为，发展主要是物理过程，但同时也是社会与经济的过程，涉及人口迁移、现金收入、信贷设施及影响人类健康和福利的多种活动等。一开始人们就注意到，较低的健康水平和某些特殊疾病严重地阻碍着各方面的发展。例如，法国工程师德莱斯厄普（Delessup）曾试图挖掘巴拿马运河，后来由于其染上了黄热病，致使挖掘工作失败。在消除了蚊子这一传染媒介之后，巴拿马运河才得以顺利挖通。直到近几年，地方性疟疾仍在许多肥沃、几乎没人居住的热带低洼地区蔓延。瞌睡病是由于采采蝇引起的，它严重限制了非洲大部分地区的开发。慢性疾病使工厂和农业生产的劳动力缺乏和经济上的严重损失。

因此，在许多发展规划中，疾病是主要的罪魁祸首，根除疾病成为最基本的任务。不过，成功的发展可使某些疾病的发病率大幅度增加，引起新的健康问题。恰恰是由于这一成功导致人口爆炸，对将来的人类造成更大的威胁。由于人口的增长，现代医学虽然在控制疾病方面已取得很大成就，但世界范围内疾病的控制比例与一个世纪以前的情况明显相同。因此，我们面临着这样一种循环链：疾病阻碍发展，同时也作为兴奋剂，促进健康和控制疾病，以允许其他项目的发展。随着发展，也会相应出现人口过剩和更多的疾病，循环就这样不断地进行下去。

虽然并非所有疾病都受发展的直接影响，但随着现代化进程的展开，工业文明造成的环境污染、生态恶化引发了新的疾病。在信息爆炸的高风险社会中，人们心理焦虑普遍增加。据 WHO 估计，由于缺乏体力活动，每年有 2000 多万人死亡。营养不良、体力活动不足及吸烟，导致冠心病低龄化，发病率上升。人类行为的许多变化不仅威胁着动、植物物种的多样性，同时也增加了新的或旧的病毒而产生严重传染病的可能性。现代化的发展给人类健康带来了好与坏的双重效应。工业化、都市化、教育普及等，一方面丰富了人类的物质生活和精神文化生活，发展高、精、尖的医疗技术，促进了人类的健康，但另一方面也给人类健康带来严重损害。例如，由人类劳动生产造成的环境污染所引起的"公害病"，人类衣、食、住、行、医等现代文明生活引起的"文明病"和富裕国家或地区的社会阶层或群体中流行的"富裕病"，这些都与现代化和发展有关。由于发展大大扩展了几种流行病，休斯和亨特提议把它们称为"发展性疾病"或"发展源性疾病"。属于这一类的重要疾病有锥虫病（睡眠病）、住血吸虫病（也可称血吸虫病）、河盲病、丝虫病、疟疾、营养不良引起的健康不佳，也许还有结核病和其他慢性病。导致这些疾病的原因并不太多，其中主要是人造湖、农业灌溉、道路建设（导致劳动力迁移）、贸易及飞速发展的都市化。

（一）河流的开放

第二次世界大战以来，巨大的人工湖改变了地球面貌，如埃及和苏丹交界的纳瑟

（Nasser）湖。修建这些湖和水坝主要是为了控制洪水及用来发电、农业灌溉、发展渔业等。水坝虽带来了棉花与黄金，但疾病随坝而来。虽然目的是好的，但多数工程已经给人类的健康带来了严重的后果。最为严重的是住血吸虫病和河盲病的增加。这是由日益增长的经济发展活动引起的，如在热带、筑造水坝和灌溉系统引起了血吸虫病发病率的增加。水坝降低了水流的速度，停滞的水流系统为血吸虫幼虫发育提供了理想的环境。目前，不仅在非洲发现有特殊的血吸虫病，在南美洲、近东和远东也有这种病。钉螺是住血吸虫病的传播媒介。在血吸虫属中，寄生于血液中的任何一种血吸虫都可以引起这种病。血吸虫的生活周期是非常复杂的，要打破任何一个环节都是极其困难的。完全除去外壳的血吸虫不仅能生存，而且能侵害人体的各种器官，如肠道、泌尿生殖系统、肾、肝、脾、心、肺，进而逐渐引起人体更严重的功能失调。因此，任何一个器官受累都能使人发病乃至死亡。住血吸虫病可以医治，但疗程长并伴有不适和副作用。另外，人体对这种病没有免疫力，二次感染率很高。

近几十年来，血吸虫病患者的数量在全世界范围内急剧增多，总数达 2 亿。权威人士认为，"血吸虫病可能是人类中传播最快、传播能力最强的寄生虫病"。这种病的传播完全是由高水坝建成后蓄水灌溉造成的。在埃及纳瑟高坝修建的 3 年中，这个地区 2～6 岁儿童感染率从 5.25%上升到 55.85%。1972 年，对加纳某人造湖周围 10 英里（1 英里=1.609km）内 1000 多名儿童抽样实验室检查中发现，70%以上的人感染上了这种病。灌溉渠、灌溉农田中的缓慢流水和半静止水使住血吸虫病发病率急剧增加，同时也为螺这种传染媒介提供了一个理想的环境。

虽然河盲病的影响远不及血吸虫病，但它日益威胁着生活在热带河、湖边人们的健康。在这种环境中，作为传染媒介的苍蝇是很猖獗的。它们叮咬患者的颈背部并在人体组织内产卵，孵化出的幼虫可以侵入人体的视神经。如果对叮咬的囊肿及时实施手术可以避免失明。但是，由于发展中国家医疗条件所限，这种病的控制效果并不理想，时常也有二次感染的可能。这是一种由血液系统中的寄生虫引起的疾病，引起超过 200 万人残疾，在非洲撒哈拉沙漠地区的国家具有很高的发病率。

（二）垦荒

新的发展性疾病不断出现。夸赛纳森林病/基亚萨努森林病（Kyasanur forest disease, KFD）是一种病毒性疾病，于 1957 年首先在印度发现。20 世纪 80 年代 KFD 流行于南印度卡纳塔克邦（Karnataka）附近 30 多个村庄。住院患者的病死率是 12%～18%。研究发现，KFD 特别影响了农业工人和牛羊等的招标。他们在森林附近暴露于新的森林开发区。在开发区，国际大公司建了工厂，开始饲养牛。蜱是由牛传到人的带菌者，蜱长期存在于当地的生态系统中，但其数目大增是在开发区。人通过森林开发改变了生态环境，大量饲养的牛引起了疾病的流行及社会的分布。

垦荒和发展农业通常是农业发展规划的一部分，但有时会给人类的健康带来严重后果。米勒（Miller）曾列举了不少例证。例如，加勒比海沿岸的农业系统为疟蚊属种繁殖创造了良好的条件。水稻种植园、灌溉水渠和水槽中的日晒水对蚊子繁衍提供了有利的自然环境。马来西亚的橡胶园本来是无疟疾地区，但是森林被破坏以后，疟蚊属的繁殖有了理想的条件，疟疾也随之传播。这类事情在印度南部地区也发生过。在人口稀少的山区，也有因为植被覆盖破坏而导致疟疾流行的现象。荒野地区的开发，使人类与更多的病毒接触，引起了更多的传染性疾病。

（三）筑路

公路、铁路和航空运输的发展，使某些属于地方性的、传播较慢的疾病迅速传播到原来无疾病的地区。非洲大部分地区的锥虫病就属于此类，该病是通过采采蝇进行传播的。采采蝇不仅侵袭人类，家畜、野生动物也成为它的自然宿主。采采蝇喜欢有水和灌木丛的环境。一般来说，新修建的道路与河流交叉地带经常吸引观光者，因为这里水源丰富，风景优美，而且还能洗澡和歇息，然而此处却往往是采采蝇叮咬的危险地域。修路的流动民工在睡眠病的传播过程中也起重要的作用。从加纳北部来的流动民工穿过采采蝇区到阿散蒂人（Ashanti）居住区工作，使得这一地区的睡眠病迅速蔓延，结果使该病的传染率比北部地区还高。因此，道路是传播疾病的线型基地。为经济发展而修建的现代化道路可能对某地区人类的健康构成威胁。修建道路的目的是为了促进人类和物质的交流，但其又有利于某些寄生虫病的传播。

（四）都市化

从农村迁居到城市的人群大多数生活在拥挤的贫民区，结果引发了各种各样的健康问题。几乎所有第三世界国家的城市周围都有贫民窟，那里的居住条件拥挤不堪，卫生条件恶劣，甚至没有饮水系统，因此，饮水引起的疾病通常在这个地区流行。英国工业前期，结核的发病率一直很高。长期营养不良也使人们对很多疾病的抵抗力下降。就食物资源而论，乡村居住者能够合理地利用当地的食物资源，但是迁到都市以后，由于软饮料、糖果和高糖类包装食品的诱惑，他们原来的饮食知识已不起作用，由于他们又不懂新食物的合理营养搭配，所以必然要经受严重的营养缺乏之苦。营养引起的都市卫生问题已唤起了公共卫生人员的关注。在发展中国家，人们已广泛使用配制好的儿童食品。有时，在工厂工作的母亲唯一的办法是将自己的婴儿留给祖母或外祖母照看，或请保姆用瓶装奶喂养。当然，有些母亲也许是自身营养不良，没有足够的奶水哺乳婴儿而用瓶乳喂养。这使很多母亲成了大肆宣扬广告的受害者。这些广告过分地夸张瓶装牛奶喂养婴儿的优点，商品牛奶的营养成分如何优于人奶。结果使母亲上当受骗，断掉母乳，采取人工喂养。无论对人工食品宣传得多好，其成分、卫生条件总是赶不上母乳，真正受害的总是婴儿，因而使婴儿的健康水平下降。

（五）公共卫生计划

环境卫生和其他一些控制疾病的计划是有益的，但有时适得其反。在马来西亚北部，为了消灭传染媒介——蚊子，人们对房屋的墙壁和屋顶大量喷洒灭蚊药物结果为森林寄居的疟蚊打开了道路。它们以新的人群为血源而不必落到墙上，然后飞回药物达不到的丛林中。由于不能完全控制蚊子，疟疾继续蔓延。众所周知的试图说服沙漠地带生活的人修建"卫生的"公共厕所，其结果适得其反的例子。20 世纪 50 年代初，在伊朗的美国公共卫生顾问，不顾实际情况，坚持认为室外排便会使苍蝇滋生。事实上，干燥的空气很快会将粪便吹干，苍蝇不可能繁殖。然而，顾问们仍坚持修建了很多公共厕所，但由于管理很差，真的成了苍蝇的滋生场所。1959 年，玻利维亚东部低平原区引进了一种黄色的古巴玉米，这种玉米的营养高于当地的玉米。对当地人和牲畜来说，这是改善食品的良好途径。不幸的是，这种玉米的硬度给碾磨增加了困难。人们不愿意花时间把玉米运到城里的面粉厂去碾磨，而是在家庭酿酒厂将玉米制成了优质酒。结果这种革新却造成了人们的酒精中毒，丧失了引入玉米的价值。

琉球群岛地区的沙眼病是由于病毒通过人与人直接接触或通过水、毛巾、衣物等间接接触而广泛传播的。良好的环境卫生和干净的水质可以降低或消除沙眼的流行。因此，在这个地区中，那些环境卫生良好和有干净水的地区疾病就很难流行。不具备这些条件的地区，发病率高达40%。由于缺水，很多人共用一个盆洗涤，沙眼病毒很容易通过衣服相互传染。为了控制沙眼，水源充足地区的学校要求学生饭前洗手洗脸，但由于学校缺乏资金购置纸巾，因此暂用手帕代替。一块手帕要由十多个孩子用来擦手擦脸，虽然洗了手和脸，沙眼还是从一个孩子传染给另一个孩子。

还有一些与发展有关的其他重要生态课题和健康问题。例如，医学上创立的输血和移植技术，使大批患者免疫力受到抑制，也容易感染上传染病。人们在经历了迅速发展的都市化之后，常感到压力增加。高血压和冠心病的发病率与都市化及工业发展有关。在急剧变革的形势下，社会型精神错乱也大量增加。有证据表明，这类精神错乱病的增加，是人们生活中压力增大的结果。人们生活水平的日益提高和旅游业迅速发展都有利于把病毒及其他致病因子传染给分布更广阔的人群。

当前，发展是一股不可抗拒的历史潮流，一定要注意研究现代化的双重效应，采取各种措施，控制各种疾病的发生。

（席焕久）

第三节 生态健康与人的健康

一、健康的生态学内涵

过去常认为不生病就是健康；健康是机体的事，与环境、心态、社会的关系不大。其实，每个人天天、处处都要和物理环境、生物环境、社会环境及心理环境打交道，人的健康状态与人体内外的物理、生物、社会和心理环境的健康状态密切相关。健康的生态关系包括人与各类自然及社会环境间良好的生理心理共生关系、互利的物质能量代谢过程及和谐的生态系统服务功能。

地球上所有生命都依赖其周边环境而生活，需要从周围环境中获取其生活所需的物质与能量。人类也是一种生命体，需要依赖生态环境才能存活。人类的衣食住行与娱乐休闲等所有生活所需的物质和能量，最终都是来自环境。一个地区生态环境是否健康、舒适、和谐与永续，是该地区人们关注的焦点。每一种生物之所以能演化、生存且得以繁衍，取决于其适应环境的能力。历经千万年时间自然选择的生物大多可适应其自然生态环境。

生态学一条重要的生存原则是主体对环境变化的适应能力，它是生物应付环境变化、对付内部和外界压力、维持人体内部生理和心理系统平衡的能力。影响适应能力的因素有年龄、紧张的生活事件的数量和持续时间及生活方式等。健康是人和环境互动的产物，健康是对环境适应能力的测度。人类在进化的过程中，需要适应其所在的环境。人类的生活环境包括自然环境和社会文化环境。所有群体都必须适应所在地的地理条件和气候条件，学会开发可以得到的资源，以满足自身的需要。所有群体还必须适应自己所创造并生活于其中的人造环境。

疾病也是人类环境的一部分，由多种不同原因引起。无机环境、有机环境和行为的文化形态会影响疾病的传播及人类对疾病的敏感性。一方面，疾病涉及病理学，是一种生物医学问题；另一方面，自然环境因素和社会心理因素在诱发疾病、接受治疗和康复还原的过程中扮演着重要的角色，因此，疾病又是一种自然生态和社会生态现象。

当由高度密集的人群产生的污染物超过了生态系统的自然吸纳能力，在缺乏控制或控制不当的情况下，就会增加负面的健康影响，这包括：在环境中不能提供防止病原体扩散的隔离物时，传染病就会蔓延，人们的聚集程度越高，病原体引入量越大，带菌人群越多，风险越大；在毒素中暴露的有关非传染性疾病和伤残，城市拥挤的居住环境通常会加重这种灾难；由城市生活压力导致的心理健康问题。城市化过程对健康的影响并不仅仅是不同因素单独影响的简单的叠加，而是相互作用的。

人类不仅能适应自然环境，还能开发利用自然资源、改造自然环境，使环境更加适合于人类生存。在人为活动影响下形成的环境，称为次生环境。工农业生产排放大量有毒有害污染物，严重污染大气、水、土壤等自然环境，破坏生态平衡，使人类生活环境的质量急剧恶化。人类生产和生活活动排入环境的各种污染物，特别是生产过程排放的污染物种类极多，而且随着科学技术和工业的发展，环境中污染物的种类和数量还在与日俱增。这些污染物随空气、饮水和食物进入人体后，会对人体健康产生各种有害影响。

健康是一项复杂的系统工程，涉及人的生理、心理和物理环境，涉及城乡生产、生活与生态的代谢环境，也涉及认知、体制、文化等上层建筑领域的社会环境。例如，泔水喂猪在我国甚至在美国等发达国家都曾经是非常常见的餐厨垃圾处理方法。然而研究表明，泔水喂猪将可能带来所谓同源性污染问题，导致疯牛病、新型克-雅病等破坏力极大的流行疾病。文化形态可以改变人类与传染病病原体的关系；饮食、睡眠会影响疾病的传播；定居形式、职业、工作任务和社会地位改变着不同疾病的发病率。例如，在现代社会，很多人每天长时间使用电脑办公，这种工作方式带来了"屏幕脸"（皮肤粗糙、脸发白）、"屏幕眼"（眼睛干涩、视觉疲劳）、"鼠标手"（手指麻木、疼痛无力）、"电脑颈"（颈椎疼痛）等所谓的"办公室病"。

二、生态健康的概念和范畴

同医学健康的定义相比，生态学里的健康具有不同的研究范畴。一般而言，生态健康指人与环境关系的健康，是测度人的生产生活环境及其赖以生存的生命支持系统的代谢过程和服务功能完好程度的系统指标，包括人体和人群的生理和心理生态健康，人居物理环境、生物环境和代谢环境（衣食住行玩、劳作、交流等）的健康，以及产业和区域生态服务功能（水土气生矿和流域、区域、景观等）的健康（王如松，2005）。生态健康与物质、能量的生态代谢，人居环境的生态卫生及人的行为方式、生活习惯和文化生态关系密切。生态健康失调到一定阈值就会危及生态安全。生态安全的破坏会殃及社会安全、经济安全和政治安全。要发动全社会的每一个人，通过生态关爱、保育、恢复和建设，来促进人、生物和环境相互依赖的整体、协同、循环、自生的系统关系。生态健康评价就是对这种相互依存关系功能状态的测度。实际上，只有生态健康，人类才会有真正的健康。

广义的生态健康不仅包括个体的生理和心理健康，还包括物理环境和生物环境的健康，以及产业环境和人居环境的健康。从生态系统的角度考虑，健康的生态系统应包括通过自我调节对胁迫的恢复能力、稳定性和可持续性、组织多样性和新陈代谢活力（Costanza et al，1992；孔红梅等，2002）；从对人类生态服务的角度考虑，健康的生态系统应能够为人类提供洁净的食物、水和空气（Burger，2000），保障稳定的气候，减少自然灾害，消纳和再循环人类排泄的垃圾、粪便等废物并提供人类需要的审美和娱乐价值。生态健康与物质、能量的生态代谢，人居环境的生态卫生，以及人的行为方式、生活习惯和文化习俗关系密切。生态健康的内涵如图9-3所示。

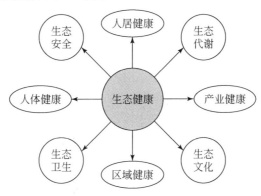

图9-3　生态健康的内涵

由中国生态学学会组织编写的《生态学学科发展报告》提出，未来人类生态与生态健康学发展方向，其重点内容包括六个方面。①自然医学生态学：注重人和动物间传染病和地球化学性疾病的生态学问题，特别是地方病、自然疫源性疾病、人兽共患传染病；②食物链对健康影响的生态学：在食品安全和膳食营养领域重点突出食品污染、饮食文化与营养平衡、肠道微生态和食品安全、膳食平衡与生态食品等；③生态卫生：用生态系统的方法解决人类粪便的处理等；④人类活动、城市化、全球化与人类健康：注重环境污染、自然灾害、臭氧层等与人类健康的关系；⑤人类学领域的生态学：注重人类在生物和文化方面对环境的生态适应；⑥人口、心理、伦理与健康关系的生态学：注重人类种群与生态环境关系、人类行为与精神生活的问题等。

三、人类活动对生态健康的影响

下文以常见的城市垃圾管理为例，说明人类活动对自身健康及生态环境健康的影响。

（一）生活垃圾对人类健康的影响因素

生活垃圾收运、处理和处置的每个步骤都和周边居民的身体健康有着直接和间接的关系：直接关系为生活垃圾相关从业人员及附近居民直接接触生活垃圾中的或由垃圾填埋场、焚烧厂排放的有毒有害物质及病原，如害虫、病菌、恶臭；间接关系为通过大气、水、土壤等媒介将有害废物直接由呼吸道、消化道或皮肤摄入人体，影响人体健康，鸟类、昆虫和啮齿类动物也可能成为传播生活垃圾中病原体的途径。具体而言，生活管理过程中产生的影响人体健康的因素包括：

1. 恶臭　生活垃圾在厌氧环境下会产生硫化氢、二氧化硫、硫醇等恶臭气体，其对人体的危害包括：①危害呼吸系统，妨碍正常呼吸功能；②危害循环系统，随呼吸变化，会出现脉搏和血压变化；③发展到消化功能减退；④危害内分泌系统，功能紊乱，影响机体代谢；⑤危害神经系统，会使嗅觉疲劳甚至丧失，导致大脑皮质兴奋和抑制的调节功能失调；⑥影响精神状态，使人烦躁不安，工作效率降低，判断力和记忆力下降，影响大脑的思维活动；⑦有机恶臭物质引起各类中毒，致癌甚至死亡。

2. 苍蝇　生活垃圾是苍蝇的滋生地，其所包含的动植物等有机成分是苍蝇的最好食物来源。对垃圾的收集、储存、清运和处理等环节处理不当，不仅影响市容，而且导致苍蝇密度的提高，与腹泻性肠道病的发生都有重要的关系。随着人们生活水平的提高和生活燃料的改变，垃圾中的有机成分所占的比例越来越大。有研究表明，生活垃圾中有机物含量由 24.9% 上升为 46.5% 后，苍蝇密度由 217 上升为 884，垃圾清运好的社区腹泻发病率为 0.57%，而清运不好的社区达到 1.2%。因此，阻隔垃圾中的有机物与环境接触并做到垃圾及时清运，是控制苍蝇滋生的关键。

3. 重金属　生活垃圾中的电子废弃物（电池、灯管、墨盒等）中含有 1000 多种物质，其中很多是有毒重金属，如铅、铬、镉、汞等。重金属经雨水冲刷渗入地下水，可能会对人体健康造成威胁。铅含量超标，容易引起贫血，损害神经系统；长期摄入微量镉容易引起骨痛病；急性汞中毒，会诱发肝炎和血尿。

4. 餐厨垃圾　也被称为泔水或泔水，是指居民日常生活以外的食品加工、餐饮服务、单位供餐等活动中产生的剩菜、剩饭和废弃食用油脂等垃圾，具有水分、油脂、盐分含量高，容易腐烂和发臭的特点。在我国的很多城市，餐厨垃圾以生猪饲料和提炼后的"地沟油"的形式直接进入人类社会的食物链，为人们的健康带来不利影响。

（二）生活垃圾带来的人居环境污染问题

1. 水体　如果将城市生活垃圾和其他固体废物直接排入河流、湖泊等，或是露天堆放的废物经雨水冲刷被地表径流携带进入水体，或是飘入空中的细小颗粒通过降雨及重力沉降落入地表水体，水体都可溶解出有害成分，污染水质、毒害生物。简易垃圾填埋场经雨水的淋滤作用，或生化降解过程产生的渗滤液，含有高浓度悬浮固态物和各种有机与无机成分，化学需氧量（COD）浓度从几千到几万不等（单位：mg/L），渗滤液进入地下水或浅蓄水层，将导致严重的水源污染，而且很难得到治理。

2. 土壤　城市生活垃圾长期露天堆放，其有害成分在地表径流和雨水的淋溶、渗透作用下，通过土壤孔隙向四周和纵深的土壤迁移，使有害成分在土壤固相中呈现不同程度的积累，导致土壤成分和结构的改变以至无法耕种。1983 年北京曾做过一次航空遥感观测，发现当时规划区 750 平方公里的范围内，大于 $16m^2$ 的固体废弃物堆共有 4699 堆，占地 9300 亩（1 亩 ≈ 666.6m²）。据估算，全国历年堆存的生活垃圾量已经达到 70 亿吨，侵占了约 80 万亩的土地。

3. 大气　城市生活垃圾和其他固体废物在运输、处理过程中如缺乏相应的防护和净化措施，将会造成细末和粉尘随风扬散；堆放和填埋的废物及渗入土壤的废物，经过挥发和化学反应释放出有害气体，都会严重污染大气并使大气质量下降。生活垃圾填埋后产生的填埋气中含甲烷气体，如果任其聚集会引发火灾和爆炸的危险。垃圾焚烧炉运行时会排放颗粒物、酸性气体、未燃尽的废物、重金属，垃圾燃烧不充分甚至会产生二噁英、呋喃等致癌物质。

（三）生活垃圾对区域生态服务功能的影响

1. 农业生产　生活垃圾中的病原微生物、重金属、有机污染物等物质可能通过渗入土壤中，破坏土壤的结构和理化性质，使土壤的农业生产能力下降或生产出被污染的食品。有机垃圾经过堆肥和厌氧发酵处理后，可以作为有机肥料和土壤改良剂回用于农田，采用有机肥料替代化肥可缓解农田负荷、改善土壤质量、保障可持续的粮食生产。发达国家每公顷农田使用化肥的安全上限是 225kg，而目前我国的平均水平已超过了 1 倍。但是生活垃圾往往颗粒较大且含有多种杂质，会导致土壤的保水、持肥能力降低。

2. 休闲旅游　生活垃圾填埋场往往选址在具有山谷和山沟地形的地区以节省挖掘土方的建设成本，而这类地区往往也是风景秀丽、山水相宜、可作为休闲旅游的地区。生活垃圾堆放、处理、处置场不仅会产生恶臭和苍蝇，还会影响自然景观，会大大降低填埋场周边地区的休闲旅游价值。

四、人居环境健康与生态卫生

生态卫生是传统的环境卫生、公共卫生研究在生态学领域的创新和发展，也是与人类关系最密切的一类生态健康问题。生态卫生是由技术和社会行为所控制，自然生命支持系统所维持，生态过程给予人与自然间的一类生态代谢系统活力，它由相互影响、相互制约的人居环境系统、废物管理系统、卫生保健系统和农田生产系统共同组成。狭义的生态卫生指人的生活废弃物的处置、管理和再生系统。广义的生态卫生是一个由主体的人（包括技术、组织、行为、观念、文化等）与其工作和生活环境（包括提供食物、水、能量和其他物质的源，吸收或同化气味、粪便、蚊蝇、病原和各种污染物的汇合，以及容纳、缓冲和维持这些活动的库，如居室、厨房、浴室、厕所等）共同组成的复合生态系统。

生态卫生系统的目标就是要使生活垃圾、废水、粪便得到无害处理和循环利用，进而实现人体健康、居室健康、农田健康和环境健康（Langergraber et al，2005；Winblad et al，2006）。其功能包括三个方面。①社会生态功能：健康、清洁、卫生、方便、私密、有利于减轻市政工程的处理负担；②经济生态功能：低投入、低运行费用、节水、节土、节能、节省资源；③自然生态功能：使大气污染、地表和地下水污染、土壤施肥、蚊蝇和病原体、碳排放等最小化或零排放。

生态卫生是解决城乡环境、公共卫生和人体健康问题的一种有效途径，是循环经济、和谐社会和生态安全建设的初级目标，其本质在于尊重生态完整性，无害化处理和循环利用废弃物。生态卫生系统是人类与其工作、生活环境及其社会网络组成的生态复合体系。其首要任务是提供基本的卫生条件和清洁水源，保障贫困人口的基本生存需求。生态卫生系统的示意图如图 9-4 所示。

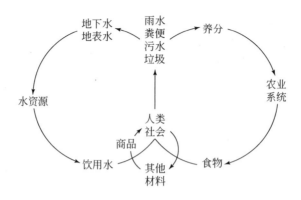

图 9-4　生态卫生系统示意图

我国的粪便、垃圾、厕所等基础设施缺口还相对较大，尤其是在广大农村地区。发展生态卫生有助于缓解我国现阶段的区域、城乡发展不平衡矛盾；有助于解决人口基数大带来的水资源和粮食供给问题，同时也可控制由于卫生体系薄弱带来的生态环境安全隐患。在长期注重水-土关系可持续性的中国，生态卫生有着悠久的历史。目前，我国生态卫生系统的实践主要集中在农村，偏重于改水、改厕和粪便无害化处理，在广西、山西、云南等地有一些具有示范意义的生态卫生项目，如尿粪分离卫生厕所和沼气国债项目等。生态卫生系统同样可以带来巨大的资源效益。据估计，我国每年产生 5 亿吨尿（含 500 万吨氮、50 万吨磷和 112 万吨钾）和 3000 万～4000 万吨大便（含 66 万吨氮、22 万吨磷和 44 万吨钾）。如果这些肥料都回归农田，每公顷农田可以得到 56kg 氮、7.2kg 磷和 15.6kg 钾。生态卫生系统的目标就是要实现垃圾、废水、粪便的无害化处理和循环利用，实现人体健康、居室健康、农田健康和环境健康。

（周传斌）

第四节　人的文化与生物适应

生态学中的环境指生物有机体的外界自然条件的总和。人具有生物属性与社会属性，人类的环境包括自然环境与社会环境两部分。

自然环境指大气圈、岩石圈、水圈、土壤圈和生物圈等组成的相互渗透、相互制约和相互作用的庞大、独特、复杂的物质体系。自然环境又在大环境下分为不同的等级，区域环境如江河湖海、陆地沙漠、平原与高原、热带、寒带等，生境（生物或生物群落生长的具体地段的环境因子，如光、水、空气等），小环境（接近个体表面不同部位的环境）和体内环境（生物体内各器官、组织、细胞、细胞器中的环境，如温度、pH、压力等）。

社会环境主要指聚落环境，以人群聚集和活动作为环境的主要特征和标志，是人类创造的环境，如院落环境、村落环境、城市环境等。当然，社会环境也包括文化环境，从社会制度、经济法规、生产方式、宗教信仰到饮食文化、医疗卫生、生活质量等。

一、人类对生态环境变化响应的历史

人类既能被动适应生态环境的变化，也会主动建设恢复生态环境。人类对自然环境变化或破坏的响应是作为一个物种的自我适应过程。韩茂莉（2005）以中国为背景，探讨了2000 年来中国社会同环境相适应的过程，发现我国古代的农业、聚落、游牧等生产、生活方式都同当时的环境变化相适应。例如，汉代出现的"区田法"，就是一种适应干旱半干旱、高效节水的农业灌溉方法，但这种灌溉方法在中国历史上只在汉、元、金等朝代出现过。再如我国有 1000 多年历史的"陂塘"系统，也是古人高效利用农田水资源和养分的适应措施之一。

以下通过扬州 2500 年的建城史说明人类对自然环境的影响以及人类对自然环境变化的响应与适应过程。

（一）扬州 2500 年的发展与环境退化

古扬州是长江流域最重要的工商、港口城市。春秋至东晋（公元前 486~381 年）为扬州缓慢发展的营建期，建成区由 1.5km^2 增加到 5km^2，湿地面积由 663km^2 减少到 328km^2；唐代为古扬州的扩张期，建成区面积达到古代历史上最大，约是前朝的 5 倍，同时期的湿地面积下降到230km^2；宋代，由于人口剧增，湿地被大规模开垦转化为耕地，湿地面积下降到 93.8km^2，区域生态服务功能的降低和生态风险的增加，使扬州古城建成区面积缩减到 10km^2 左右；明清时期进一步缩小为 1/5，但由于该时期漕运和航运的需求，扬州古城开始广挖河道，从而增加了河道型湿地面积，使扬州古城维持了与宋代基本相同数量的湿地。

（二）湿地退化带来的生态灾害

2500 年以来，低洼的地形和河网密布的地理特征及滨江近海的地理区位使扬州成为洪涝灾害的频发之地，扬州自建城始，就以规避洪涝风险为生存重任。类比扬州城市发展、湿地缩减和洪水致灾频率之间的关系，可以发现，城市发展的需求增加，导致大量湿地被占用，通过降低自然生态服务功能，增大了扬州遭受洪水危害的可能性。在春秋—唐代的扬州城市扩张期，建成区面积由 1.5km^2 增加到 18km^2 的过程中，扬州每百年的洪水致灾频率也逐步由 0 增加到 2.5 次；遭受自然洪水灾害惩罚后，扬州市在宋—明清时代的城市收缩期，建成区面积由 18km^2 缩减到 5km^2 的过程中，城市面积进行了收缩调整。在"以风险换效益"的城市规划策略调整下，减缓了扬州洪水的致灾风险，每百年的洪水致灾频率缓慢增加到 7.6 次。中华人民共和国成立后近 60 年，洪水次数高达 25 次，占史料记载次数的 30.1%，百年平均洪水发生频率增加到 43.9 次，显示了现代城市规模快速扩张对洪水致灾频率的负面影响。

（三）人类聚落对自然环境的适应

1. **开发自然，拓展城市规模阶段（春秋—唐代）**　该时期，人们将"城市建立在高原台地之上"以规避周期性的洪水风险，保障扬州古城的发展。唐代，在足够的人力资源和城市建设能力支撑下，扬州古城逐步由蜀岗高地扩展到蜀冈下的长江冲积平原。人们通过改造、利用城市内部的湿地修建陂塘，构建陂塘联蓄的湿地网络，利用湿地网络缓解来自长江的洪水威胁。虽然与建城之初相比，唐时期湿地总面积仍在下降，扬州每百年的洪水致灾频率也逐步由 0 增加到 2.5 次，但湿地景观的建设与修复保障了隋唐时期扬州古城的持续发展，建成区面积由 1.5km^2 增加到 18km^2，社会-经济效益达到古城最高。

2. **顺应自然，被动调整城市规模阶段（宋代）** 该时期，在洪水风险胁迫下，人们采取被动顺应自然的策略对扬州古城的布局进行了调整，把城市收缩到地势较高的生态安全区域。

3. **适应自然，主动调整城市规模阶段（明清）** 该时期漕运、盐业的快速发展，扬州古城再次进入社会-经济发展的繁荣期。在该时期，人们通过构建河网水系等措施修复区域湿地景观，调整生态服务功能来适应自然。据史料记载，在明清时期的扬州古城河网密布，河道数量比现在多出 400 多条。河网密度的增加提升了扬州古城抵御洪水的能力，虽然该时期的城市面积收缩到 5km^2 左右，但在空间布局上，城市主体已经由高地转移到了适宜开展商贸活动的长江近岸。

4. **人工建设，城市规模快速发展阶段（中华人民共和国成立后至今）** 中华人民共和国成立后至 20 世纪末，工程技术的快速发展使扬州在一定程度上突破了区域生态风险的制约，江都排灌闸站等大中型水利工程建设保障了现代扬州的安全，扬州又回到了建城初期开拓自然的阶段。在新的"空间开拓"城市规划策略推动下，扬州建成区面积扩增至 58km^2。同时，扬州遭受洪水灾害的频率快速增加到 43.9 次，成为历史上遭受洪水灾害最频繁的时期。

二、现代社会对生态环境变化的响应

近年来，人类对于全球生态环境变化的主要响应包括以下内容：

（一）在全球范围内形成了应对生态环境变化的共识

1992 年联合国环境与发展会议上通过了《里约环境与发展宣言》。该宣言提出"人类处在关注持续发展的中心，他们有权同大自然协调一致从事健康的、创造财富的生活"。随着人们对气候变暖和温室气体排放问题的逐步关注，1994 年联合国通过了《联合国气候变化框架公约》，提出要"将大气中温室气体的浓度稳定在防止气候系统受到危险的人为干扰的水平上"。随后的 20 多年间，经过各国政府之间不断协商、谈判，最终于 2015 年 12 月达成了具有一定约束力的《巴黎协定》，各国承诺将全球平均气温增幅控制在低于 2℃ 的水平，以降低气候变化风险。此外，还有旨在控制持久性有机污染物（POP）的《斯德哥尔摩公约》、旨在控制危险废弃物跨境转移的《巴塞尔公约》、《国际防止船舶污染公约》等多项在世界各国之间达成的、旨在削减全球生态环境影响、实现国际环境保护合作的相关公约出台。尽管各个国家对于履约还有不同的解释甚至异议，但是达成不同领域的环境国际公约本身就是人类社会对生态环境变化的响应。

（二）生态建设

生态建设是对受人为活动干扰和破坏的生态系统进行生态恢复和重建，是根据生态学原理进行的人工设计，充分利用生态系统的自然规律，实现环境、经济、社会效益的统一。我国自 1979 年开展的"三北"防护林工程就被认为是主动建设和恢复生态系统的大型林业生态工程，其范围包括我国 13 个省、市、自治区的 559 个县（旗、区、市），总面积 406.9 万平方千米，占我国陆地面积的 42.4%。除了森林、湿地、草原等生态恢复外，我国还建立了生态省、生态市、生态县的生态创建体系，作为我国政区生态建设的重要举措。20 世纪 90 年代以来，我国分别以海南省、扬州市、大丰县为案例，开展了第一批生态省、生态市、生态县的创建工作。在此之后，又对城市生态环境建设进行了不断创新，开展了以人类聚集区为核心的生态创建工作。

（三）生态工程

我国著名生态学家马世骏教授（1983）将生态工程定义为："生态工程是利用生态系统中的物种共生与物质循环再生原理，结合系统工程和最优方法，设计的分层多级利用物质的生产工艺系统。"生态工程的内容一般包括：因地制宜地促进良性循环；充分利用空间、时间、营养生态位，分层多级利用物质、能量，充分发挥物质生产潜力，减少废物；加环，如生产环、增益环、减耗环、复合环和加工环，联合本为相对独立与平行的一些生态系统为共生网络（钦佩等，1998）。美国学者富兰克林在 200 年前考察中国的农业，发现古代中国几千年来农业可持续发展的秘密，即高效、循环地使用粪便、秸秆等农业废弃物，维持农业生产的肥力。在他撰写的《四千年农夫》一书中，描述了一个非常有趣的案例。在 200 年前的上海，周边农民通过水路将新鲜蔬菜运输到城市中，销售完蔬菜后又将收集的城市粪便运回到农村，施用在农田（富兰克林，2011）。近年来，我国正在大力开展建设的"海绵城市""餐厨垃圾资源化处理""秸秆资源化利用"等，都是在特定领域开展的生态工程，也是人类通过新的技术或新的认知，降低其资源消耗和生态足迹的响应。

（四）可持续消费

可持续消费倡导在维持人类基本需求的前提下，尽量减少其环境影响，包括在衣、食、住、行、游等诸多消费领域向勤俭节约、绿色低碳、文明健康的方式转变，例如，使用节能与新能源汽车、高能效家电、节水型器具等节能环保低碳产品，减少一次性用品的使用，限制过度包装，节约食物、"光盘行动"等。

（柳　敏　周传斌）

第五节　面向全球气候变化的人类学

一、全球气候变化与人类健康

全球气候变化是指全球气温、湿度、降水、风的变化。气温迅速升高，二氧化硫、二氧化碳排放和浓度上升，降雨量发生变化，出现热浪、洪水、干旱、暴风雨雪。

全球气候变化是 21 世纪人类面临的最大挑战之一。据政府间气候变化专门委员会（IPCC）预测，到 21 世纪末全球气温将比目前升高约 3℃，从而给地球生态系统带来巨大的影响（Stocker，2013）。全球气候变化关系农业、林业、水文、海洋、人居环境等各个方面，影响了地球生态系统中生产、物质传输、还原等多个生态过程，最终影响到人类自身的健康和人类社会的发展。所有人都将受到气候变化的影响，但有些人比较脆弱。首先是特定地域的人，如生活在岛屿、沿海城市、大城市、高海拔地区的人群；其次是特定年龄的人，如儿童和老年人，尤其是生活在贫困国家、缺乏享有医疗条件的人群。

表 9-1 气候变化对人类的影响

直接影响	间接影响
极热天气	虫媒介传播疾病
洪水和暴风雨雪	其他感染
	食品短缺
	污染加重
	社会分裂

气候变化间接或直接对人类活动产生影响（表 9-1），改变了全球大气的组成，增加大气自然的变化。21 世纪 50 年代，太平洋流域变暖、干燥、强降雨、强的暴风雨/雪，使得海平面将上升 20cm。

WHO 认为，气候变化将成为 21 世纪卫生系统的重要问题，会与所有健康社会决定因素发生相互作用。首先，气候变暖的重要影响在大城市地区将表现得特别明显。超常高热的气温可直接造成心血管和呼吸道疾病患者死亡，尤其是在老年人中。在 2003 年欧洲夏季的热浪中，记录了超过 7 万额外死亡病例。其次，热害增加将改变降水和气温，从而导致疾病传播，并可能从根本上改变病媒传染的疾病和病毒性疾病的分布情况。气候变化可能会延长重要病媒（昆虫、蜗牛或其他变温动物）传播疾病的传播季节并改变其地理范围。疟疾受气候的影响很大，按蚊传播的疟疾每年造成近 60 万人死亡；作为登革热病媒的伊蚊也对气候条件高度敏感，气候变化可使暴露于登革热的人数继续增加。最后，温度升高还可能导致水和粮食供给方面的变化（Arnell，2004）。WHO 的一次评估结论指出，气候变化预计将在 2030～2050 年，每年造成约 25 万人死亡，其中预计有 3.8 万老年人死于气温过高，4.8 万人死于腹泻，6 万人死于疟疾，9.5 万人死于儿童营养不良。天气和气候变化带来的人体健康效应如表 9-2 所示。另外，平流层臭氧耗竭，易诱发皮肤癌；氮、氧、磷循环的变化，易引发呼吸系统、心血管系统、季节性过敏等疾病。

此外，气候变化（变暖）可使永久冻土带开始解冻，唤醒地球上被遗忘的病原体，逐渐复苏的病毒等致病微生物将给人类带来新的严重挑战。

表 9-2 天气和气候变化带来的人体健康效应

健康后果	气候效应
热胁迫	与心肺有关疾病导致的死亡会随着高温或低温而增加；在热浪期间，与热浪有关的疾病和死亡增加
大气污染有关的疾病	天气影响大气污染的浓度、气源性致敏原的空间分布和季节性变化
天气灾害的健康影响	洪水、山崩、滑坡和暴风引起的直接效应（死亡和伤害）和间接效应（传染病、长期的心理病变）；干旱引起疾病或营养不良的风险增加
蚊、扁虱传播的疾病（如疟疾、登革热等）	高温导致病菌在带菌体内发育的时间延长，增加了向人体潜在传播的概率；带菌者对气候条件（如温度和湿度）有特殊需要，以维持其疾病的传播
营养不良	气候变化或许导致食物供给（如作物产量、渔产品捕捞量）的减少或者短缺
饮水或食物携带的疾病	一些细菌性病原体的存活和致病作用与温度有密切关系；干旱可能导致污水或其他不清洁的水被使用；极端降水容易导致致病微生物进入供水系统；饮水携带的疾病最可能发生在供水与卫生条件较差的地区

资料来源：Kovats et al，2005；周启星，2006。

二、面向全球气候变化的人类生态学

2015 年联合国气候峰会通过的《巴黎协定》是全球应对气候变化的里程碑事件，代表全球各个国家采取实际措施，共同阻遏全球变暖的趋势。联合国于 2015 年发布的 17 项可持续发展目标（SDGs）同时又提出了在下一个 15 年（到 2030 年），全人类要实现消除贫困、零饥饿、健康、教育等多元化的目标，成为全球可持续发展的新蓝图。然而，我们必须认识到，21 世纪要应对更为残酷的气候变化，而且受气候变化影响的寄生虫病会使公共卫生问题和经济停滞不前，甚至可能恶化。尽管过去几十年卫生保健、死亡率和人均期望寿命得到明显改善，但日益增加的证据表明，环境变化对人的负面影响绝不只是一种方式（Short et al，2017；Heng，2018）。人类的发展始终伴随着资源的消耗和污染的排放，如何利用有限的资源和宝贵的环境，去实现人类永续的发展，给新时代的人类学或人类生态学提出了很多值得研究的议题。

生态学不仅是分析人类健康、疾病、保健、生物文化适应不可忽视的要素和工具，生态学更为提升人类适应全球气候、生态、环境变迁提供可行的方法和理论基础。生态学与医学人类学的结合，也将为人类了解自身、改变自身，适应已经到来的地球"人类世"开启一个全新的"视窗"。

（周传斌）

第十章　医学人类学与医学

第一节　医学系统

一、概述

什么是医学？《牛津大辞典》定义为"预防与治疗疾病的艺术和科学"。"医学之父"希波克拉底（Hippocrates）认为：医学是一门科学，也是一门艺术。他认为医生的艺术包括三件大事：疾病、患者和医生。医学在希波克拉底时代称为"经验医学"，19 世纪由于自然科学的发展形成了"实验医学"，从 19 世纪中叶到 21 世纪，细胞的发现、分子生物学的形成和医学研究方式的变化使医学向微观和宏观两个方向发展，形成一批交叉和边缘学科，成为庞大的医学系统。

当前关于医学系统的最流行说法是包括基础医学、临床医学和预防医学。此外，还有特种医学（包括军事医学、法医学、宇航医学、核医学等）。随着医学的不断发展，医学系统的传统概念已经过时。当代医学已经发展成上百门分科庞大的知识体系。主要分支学科已达 50 余门并在继续分化和综合之中。基础医学研究又向微观与宏观方向发展，从古典的个体水平、器官水平、细胞水平，深入到亚细胞水平、分子水平及量子水平，对生命活动和病理过程能够进行更加精细的分析与研究。与此同时，医学又从古典的器官、个体水平，上升到群体水平以至生态水平。此外，由于人们的健康与疾病越来越受社会环境的影响，人们已经开始注意研究文化、社会、心理因素对人体健康与疾病的影响和作用。在临床医学中，由于广泛采用物理学、化学、生物学及科学技术中的新成就，临床诊断治疗水平有了很大的提高。例如，特效药的研制与应用、器官移植、医学图像处理等。预防医学的发展，开始改变人们传统的重治轻防观念，使人们进一步认识到预防医学保护的是社会人群，它所采用的措施不限于医生个人活动，而需要依靠社会的力量。在临床医学与预防医学的基础上，产生并建立了"康复医学"。它的发展减轻了家庭与社会的负担，改善了病残者的处境。此外，随着医学研究范围的扩大，人们对医学自身的发展也进行了研究，出现了医学法学、医学情报学、卫生管理学等。现代医学的发展，使医学系统的内容越来越丰富。有人提出，医学系统包括基础医学、应用医学（包括预防医学、临床医学、特种医学等一切应用基础医学知识解决有关健康实际问题的学科）与理论医学（包括一切以医学为研究对象的学科），也有人认为还应包括医学工程技术。总之，我们把所有的有利于健康的观念、活动、科学知识及社会成员的技能都认为是医学系统。

在生物医学时代，医学把人看成一部机器，所有的疾病都必须在器官、细胞、分子水平上找到形态变化或化学改变，即"身心二元论"，精神与身体无关。随着疾病谱的变化和医学模式由生物医学模式向生物-心理-社会医学模式的转变，今天在研究医学系统时，我们要着重考虑社会文化。患者作为文化人出现，社会公共机构、病因学理论、治疗技术等得到了发展，使人们能够处理由疾病造成的社会和其他方面的问题。正如构成人类进化理论基础的生物适应性战略一样，我们也可以提出社会文化适应性战略，将它引入医学系统。很明显，医学系统的适应性质来自邓因（Dunn）的最新定义："不论特殊行为的结果对健康影响如何，社会公共机构和文化传统模式都来源于提高健康水平的行为。"

疾病最能反映人类的健康状况，它具有生物和文化两方面的意义。人类出现以前，疾病几乎完全是一种生物现象，像今天的动物一样（极个别除外），有病的动物从来不关心它的同伴。通常情况下，它会避开或遗弃这个不幸儿。简·古多尔（Jane Goodal）描述了黑猩猩患流行性脊髓灰质炎时的行为。她这样写道：一群健康的猩猩眼巴巴地看着一个残疾的伙伴挣扎着向食料区爬去，却视而不见，无动于衷，与它保持一定距离。不安地盯着这个"病号"，龇牙咧嘴，带有几分恐惧的心情。互相拥抱，相互拍打，挥动着前爪，表现出若无其事的样子。另一个动物，因患严重麻痹而生命垂危，一步一步艰难地向山谷挪动，打算跟上自己的伙伴。但无论是用肚子拖着身子向前爬，还是蹒跚而行，或者跌倒吃力地再爬起来，它只能自己缓慢地移动，其余的动物早已消失得无影无踪了。在没有治疗技术的情况下，躲避或摒弃是适应性行为，也即预防医学中的原始性"隔离"。健康个体减少了细菌和病毒的感染机会。

当我们的祖先进化成人的时候，很多疾病随之产生。在进化过程中，他们当中出现了新的疾病，但不再是纯生物学现象，而是扩展到社会与文化这个范畴了。人的生命不同于其他动物的生命，疾病对人类的威胁不仅仅属于生物学方面，而且对其社会经济生活也构成了威胁。动物则不同，当一个感染个体与它的同伴接触时，同伴也可能患流行病。如果这些动物与以前对这些病无知的人接触，这些动物也会使人患病乃至死亡。历史记载了许许多多由于患天花、结核或鼠疫而导致大批人死亡的资料。为了保护自己免受这些威胁，有时人也效仿哺乳动物的方式，遗弃或离开患者。在西方，在很长的历史时期，麻风病被宣告为不治之症，患者必须与世隔绝。人们认为，任何与麻风病接触的人都被视为"邪恶"。原始森林中的苏门答腊人在受到流行病威胁时，常轻而易举地把受感染的同伴抛弃，送到森林深处。所以，在生理性死亡之前，这个人的社会性死亡就已成定局。

然而，人总是要寻求治疗疾病的方法。鲁比亚（Rubia）这样写道："毫无疑问，在危急时，人总是考虑健康和存活问题。在他的知识范围内来寻找解决疾病的方法。"这种考虑不单单是人道主义的，而且代表了一种崭新的、独特的、建立在"伦理"和"怜悯"基础之上的人类适应性行为模式。与动物的生活方式相比，人类社会的一切活动都具有高度的组织性。我们把这些按年龄、性别和职业专门组织起来的活动，称为"角色"。原始社会的基本角色包括父母、孩子、丈夫、妻子、厨师、女管家、猎人、渔夫、农人、采药人、宗教治疗专家等。每个人有不同的社会作用：丈夫可能是一个父亲、儿子，又可能是猎人、手艺人，可能是宗教领袖或做其他事情的。而妻子可能是女儿、母亲、厨师、裁缝等。一个采药人同时又可能兼而有之。无论作用如何，充当某种角色的"任职者"（incumbent）都具有某些权力，希望从接触的人中获得某种行为模式，如丈夫对妻子有性特权。至少在传统的社会里，他期望妻子为他做饭、教育孩子或者给他做衣服。妻子不在时，丈夫很难生活下去。同样重要的是，任职者对他们的同事也有义务或责任，但这常常是互补性的。丈夫必须满足妻子的性要求（妻子也有性特权）。他应该与妻子、儿子游玩，钓鱼或为孩子们准备食物，没有他的"贡献"，他们的生活就会艰难困苦。这种角色责任和角色愿望也超出了亲戚、朋友和邻居的家庭范围。总之，从进步的意义上说，即使是最原始的社会也有一种相互支持的关系网及相互依赖的关系。

这种关系在婆罗洲人中表现得比较突出。那里，治病仪式不仅涉及患者的家庭，而且涉及整个"长形房间"里的各户人家。所有居住者都直接与患者有关，有责任为治疗仪式做些准备工作，并且在仪式之后必须遵守某些禁忌以确保患者康复。这个社团像一个相互依存的大家庭，避免让任何一个成员生病。

很明显，有病的人与有病的动物是不同的。在某种程度上，患者是不能对其他人履行正常职责的，因为他威胁到了别人的健康。面对一个患严重疾病的人，其他成员一方面像动物一样离开患者，避免引起麻烦，让患者自然康复或死亡。如果他康复了，受害者仍能保持其以前的地位。如果死亡，就由别人代替。另一方面，其他成员也可能帮助患者恢复健康，让他再发挥作用。在人类社会中，人们常常选择后者，但也有罕见的情况。为了避免严重的社会混乱和死亡所引起的花费，在一定程度上，人们愿意把时间花在游玩、娱乐和额外的工作上（照料患者和暂时承担他的基本工作）。但是，在富裕的社会里，情况可能有所不同，人们要考虑"花销-利益"等因素，自觉与不自觉地掂量着康复的可能性、康复时间及必要的花费，从而确定所做出的决定对这组人的价值。人们将不遗余力地挽救父亲、母亲的生命，因为需要他们照顾孩子，需要他们为社会其他成员的社会经济生活做出贡献。

因此，人类社会产生了一种面对疾病的新的适应性战略，这种战略是把力量集中到人们主要关心的疾病预防和治疗上。在治病过程中，人们已经获得了大量的知识、信念、技术、任务、规范、价值、方法论、态度、习惯仪式和信号，这些东西互相联系形成了相互促进、相互支持的系统。这种复杂的体系和所有其他项目构成了"医学系统"。恰当地说，这个术语包括了整个卫生知识、信念、技巧和每一社会成员的实践活动。从广泛的意义上讲，这个系统包括所有的临床与非临床活动、正规与非正规的社会机构和任何其他的活动。这些活动对群体的健康水平有一定的影响，对社会也有一定的促进作用。

"医学"这个术语常常在非常狭窄的范围内使用。有时，我们常听到一些健康问题的广阔议论，特别是美国医学受到攻击以及谈到环境卫生和营养教育系统时，有些人就表现出惊讶的样子。有些批评家，拒不承认现代医学实践中的任何优点，认为医学的成功（如寿命延长、死亡率降低）是"提高生活水平"所致。从历史上看，他们并没有认识到提高生活水准与该体系各方面的工作有关。例如，污水和废物的处理、新鲜食品、有益于健康的技艺和制造品、镶嵌眼镜、助听器、义齿、修复术所用的仪器等，都是医学对现代人类的健康和生活做出的巨大贡献，属于医学系统的一部分。

二、基本理论

从广义上讲，每个社会都有其自身的医学系统，如现代中国医学系统、美国医学系统、墨西哥医学系统、秘鲁医学系统。然而，在实际工作中，为了按系统方式处理医学系统，我们必须在每个系统中，分辨出亚系统或多种公共机构。在美国，人们习惯上把正规的医学系统分成若干部分，例如，医学教育系统、医学研究系统、卫生保健系统、公共卫生系统和许多类似的其他系统。在技术不发达的社会，往往缺乏亚系统，没有医院、医学院校、正规的公共卫生研究机构、研究实验室等。然而，医学系统无论多么简单和复杂，至少可以分成两种：疾病理论系统和卫生保健系统。

疾病理论系统包括有关疾病的概念、疾病的原因、治疗和其他医生应用的治疗技术。相比之下，卫生保健系统是指社会组织对患者进行保健的方法以及利用医学知识帮助患者解除疾病的途径。疾病理论系统论述的是人对身体消耗情况的因果关系，例如，解释违反禁忌的原因，其是体内寒热平衡的紊乱，或人体器官对病原（如细菌和病毒）免疫防卫功能的丧失所带来的后果。因而，疾病理论系统是一种观念性系统、一种概念性系统、一种智能结构，也是社会成员认知和定向的一个组成部分。卫生保健系统是一种社会结构，它涉及有关成员之间的相互作用，至少是患者与治疗者之间的相互作用。卫生保健系统的显著作用是调动患者、家庭及社会全体人员的积极性，以解决健康与疾病问题。这一系统明显反映了疾病理论系统中的逻辑和哲学观点。卫生保健系统与疾病理论系统密切相关，但并不完全相同。为了便于分析，我们可以对每个系统的特点和作用单独进行研究。第一，它帮助我们更清楚地认识整个医学系统的优缺点。今天，美国医学系统受到了激烈的批评。越来越多的人转向新的医疗保健模式来满足临床和心理健康的需要。虽然我们认识到某些临床措施可能引起医疗后果（尤指由医生的语言引起的患者的臆测性症候）和不可避免的判断错误，但是，我们仍然认为，这些批评与其说是反映了医学临床方面存在的问题，倒不如说是反映了人们对卫生保健工作的不满情绪。第二，它使我们能够更明智、更敏感地应付变化着的医学实践对传统观念的挑战。我们发现，西方实行卫生保健很长时间之后，传统疾病的因果关系依然存在。然而，社会成员常常感到进退维谷，因而使根深蒂固的传统观念与医生治疗疾病的巨大成功发生冲突。许多医务人员感到，良好的卫生实践必须依赖于对科学理论的理解。

最后，作为一种教学和科研手段，把卫生保健与疾病理论分开也是非常重要的。它能使我们集中精力对主要的资料进行分析，进行跨文化的比较和研究。

三、养生保健理论

自古以来，各国都在研究长寿的灵丹妙药。养生从广义上说，泛指与延长寿命有关的一切理论与方法、措施，以研究长寿规律、延长寿命、保持健康活动和活力为目的，包括养生之道和寿亲养老两部分。偏于养生的又称养性、摄生、道生、卫生、保生；偏于为寿亲养老的又称寿老、寿亲、寿世，养老即今称之为老年保健。从狭义上说，养生指养生之道，即从精神、形体、饮食、环境等方面进行调摄，达到延缓衰老、增加寿命的目的。

（一）中国的养生与保健

中国的养生、保健源远流长，具有悠久的历史。早在先秦时期，就有一定卫生保健常识与制度。老子、庄子一派提出"归其反朴""清静无为"的养生理论，分别从运动、呼吸方面去实践养生。《黄帝内经》总结了两条养生原则，一是调摄精神与形体，保精以全形，保精以养神；二是顺应环境自然，避免外邪侵袭。这一思想方法，一直指导后世养生保健的理论与实践。

到了汉唐时期，在先秦养生思想的基础上，又得到了发展。如华佗创立五禽戏的体育方法，从运动方面去实践养生。孙思邈主张静养，但又强调运动，提倡食疗又主张药治；要求俭朴又注重卫生；强调节欲又反对绝欲。这些都从积极的角度论述了养生的原则与方法。但由于受到佛教、道教的影响，一度兴起炼丹、服石修炼之风，给当时的养生蒙上了迷信的色彩。

在宋元时期，由于流派间的争鸣推动了养生学的发展。刘河间强调"气"是生命基本的本质，提出调息、导引、内视、咽津的养生方法，以达到调气、定气、守气、交气的养生目的。朱丹溪强调调精的作用，强调节欲，提倡晚婚，提倡补肾气，为后世补肾延缓衰老、防治老年病提供了理论基础。

明清时期是养生学继续发展的时期且开始纯澄。除出现一些养生专著之外，还有一些颇有影响的养生、保健理论与实践内容出现在各种医学专著中，如张景岳《类经》"摄生"中汇集了《黄帝内经》的有关论述，汪绮石《理虚元鉴》论述了老年病的防治、延缓衰老保健的内容，批驳了养生中的迷信成分，如李梴的保养说批驳了佛家、道家的唯心养生说，提出避风寒、节劳逸、戒色欲、正思虑、薄滋味、寡言语的养生原则和方法。

在《黄帝内经》中有关养生的内容很多，其原则为，一调摄精神、调养形体，二顺应自然、外避邪气。就是说，养生之道要根据阴阳变化的规律，采用有效而适宜的方法，做到食欲有节制，起居能正常，不过度疲倦，使形与神俱。做到精神安定，不为外因所动。情志安定，不过思虑，适当活动，又要顺从心愿，不要压抑。不偏食，服饰不过讲究，对共识感到乐趣，对地位高低不去慕求，对嗜欲刺激不屑一顾，对淫邪迷惑不动于心，要顺从四时气候变化，达到养生防病的目的。《黄帝内经》这种养生思想与儒家文化的无太过、无不及的中庸之道类似。

随着时代的发展，近代采用的养生方法很多，可概之为勤运动、畅神志、慎起居、节饮食、适环境、练气功、辅药物。

从养生的方法来说可有以下几种：

形养即采用某种方法，保护体形健康，主要从作息、劳逸、体疗、养生方面考虑，要合理安排生活进行运动保健。

神养即调养精神，以保身心健康，预防疾病，延缓衰老。要保乐观、调喜怒、消忧愁、减思虑、避惊恐、顺四时、适环境。

性养即自我生活与精神调摄，有节制的房事活动，达到保养肾精使神气旺盛，减少疾病、延长寿命的方法。

食养指通过饮食调理，达到防病保健、延长寿命的方法，包括饮食宜忌和饮食疗法（敖拉哈，1992）。

药养是有目的地选择服用一些药物，达到保健抗衰老的目的。中国科学院根据 20 多种中医材料统计，收集了延缓衰老药方 152 种，共 42 类，如八仙长寿丸、大造丸。对于单味药物的抗衰老研究也有很大的进展，如何首乌、黄精确能乌须发，明耳目；人参、灵芝能增强机体免疫功能；附子、肉桂可使低下的 DNA 合成率提高等。

（二）国外的养生与保健

科学家们发现，瑞典人的健康美貌与他们每天的食物有密切的关系。瑞典人经常吃蔷薇果实和乳浆，常将其调制成汤类及富含维生素 C 的菜、软糖和点心等。

斯堪的纳维亚半岛上的居民由于摄食乳浆而使身体保持健康、青春与长寿。芬兰人保持健康长寿的秘诀是进行芬兰蒸汽浴及摄食裸麦面包，由于经常进行蒸汽浴，极少患癌症与关节炎等功能退化性疾病。芬兰人在沐浴时还用桦树枝拍打全身。俄罗斯人保持健康长寿的秘诀是食用含有花粉的蜂蜜及大蒜与洋葱。摄食含有花粉的蜂蜜有延长寿命的神奇效果，这是苏联长寿基金会的研究成果。日本人吃海藻和发酵的大蒜提取液。海藻是东方补品燕窝的重要成分。墨西哥人以木瓜、莱姆和墨西哥辣椒作为促进健康长寿的食物。

第二节　医学与人类学

一、医学对人类学的贡献

（一）丰富了人类学的研究领域

有位喜剧作家曾说过，要想成为优秀的驯犬师，必须有勇气、技巧、智慧和机智，当然也离不开犬。同样，要想成为一名合格的医学人类学家，既要具备良好的人类学基本功、科研经验、分析问题的能力，还必须深入到医学领域中去，主动地与医务人员协作。与过去部落、农庄的传统研究范围相比，医学能更直接地向人类学家提供新的研究领域。医学院校、精神病院、社区医院、卫生中心、急救站、防疫站、计划生育机构和卫生教育部门等都是人类学的研究领地。人类学的传统研究方法同样适用于上述部门。

研究这些社会系统的文化，可以提出更多有关人类行为的假说，扩展人类学信息的范围。没有哪一个部门能像防病治病和卫生保健部门那样遍布于人类生活之中，影响着文化的各个方面。因此，从广泛的意义上讲，卫生工作是人类学一个极为丰富的研究领域。但是，只有供人们研究的卫生机构还不够，人类学家一定要主动地深入到医学各部门中去。过去人类学家曾深入到部落、社区、乡村和城市贫民中进行了许多研究工作。当时的研究很少得到其他专业人员的协作，只要得到有关部门的许可就行了，例如人类学家去调查某地乡民，只要有上级主管部门的介绍信，说明人类学家来此地的目的，其余的事人类学家自行处理即可。如果能说服乡民使其理解此行的好意，便能留下来工作，否则，就会被拒之门外，或被赶出此地。

现代卫生机构的情况有所不同，单靠介绍信是不行的，除了必须经过有关部门的批准之外，还需要该部门全体人员的密切配合并受这些机构成员的控制。只有医务人员觉得人类学家的研究能给他们提供有用的信息，而且不会影响他们的日常工作时，他们才可能接受人类学家的来访。在部落和乡村调查中，人类学家很少讲究物质环境，而医院情况则不同。首先，他们需要有研究基地、手术室、检查室、化验室和病房，也要有很大开销。如果人类学家的调查研究妨碍了别人的工作，医务人员便会表现出反感情绪，不欢迎人类学家来此地工作。患者也可能不完全理解人类学家的工作，向医生和护士抱怨人类学家对他们的采访。查阅病案有时也有一定难度。病案通常是对外保密的，有些病例在公共档案室中往往查不到。即使允许研究者看这部分保密病案，有关人员也千叮万嘱地要求他们一定要保守机密。

在现代卫生机构中做研究工作，还存在其他方面的问题。一般来说，仅仅取得医院院长的全力支持还不够，为了研究工作的顺利进行，人类学家还必须说服基层人员配合工作。在医务人员看来，人类学家的研究工作可能与提高医院的工作效率和对医务人员工作能力的评价有关。因此，他们也会担心人类学家提出一些有损于他们利益的建议而不支持这些研究。他们的职位虽然不高，但是这些来自基层的阻力往往严重地干扰着人类学家的研究工作。

费伦奇（French）指出，在医院，只有护士和社会学工作者才适合做采访工作，其他来访者大多数会受到冷遇。人们发现，在研究机构中，根本没有天然盟友。相反，医生和护士总是把人类学家看作医院的局外人，医务人员的反感情绪常使他们产生思想压力，尤其在把患者、时间、空间作为竞争的商品时代，这种压力尤为明显。

（二）促进了人类学的研究工作

在提出新的假说和课题研究方面，人类学和其他学科一样，并不能自给自足。人类学的研究工作需要其他学科的知识和资料。近年来，人类学家和其他学科在学术上的接触程度远不如 30 年以前。由于在专业上的接触仅局限于大学中几门行为科学，人类学家与更多部门合作的想法始终未能实现。

医学和公共卫生专家与人类学家有许多共同的兴趣，常常合作研究，如人类行为、行为变化、疾病环境和文化之间的关系等。从这些研究中，人类学家可能受到启发和教益，特别是与有才能的医务人员进行合作，常常激发人类学家的灵感。这种接触不仅可以开阔人们的思想和研究视野，而且有利于长期进行医学人类学的研究工作。

二、人类学对医学的贡献

（一）人类学为整个社会及其成员提供了一种独特的研究方法

人类学运用完整、系统的方法，探讨整个体系的各个部分是如何相互适应、如何发挥作用的。人类学方法也强调文化相对性，以此来评价与本民族不同的种种生活方式；强调不能用西方或普通标准来判别其他文化，而是必须根据各种文化本身所处的环境来解释其他文化形式。医学是社会文化的一部分，在大文化中探讨医学会更深刻地理解医学，站在文化角度看医学是一种新的视角。

（二）人类学家提供了一个有应用价值的模式

为了解释社会和文化的变化过程，帮助理解"研究对象"对变化条件和新环境的反应情况，虽然人类学家提供了一个有应用价值的模式，但还未制定出在特定条件下准确预测所有个体和群体的行为法则。但是，当人们发现本身处于新的环境之中时，人类学家能准确地预测出所要选择的范围。

心理与社会因素对人的心理、生理具有重要的影响。人处于重大压力与紧张状态，心理与生理过度活跃，便会出现心悸、多汗、呼吸费力等。若一个人持续处于这种紧张的压力环境下，这种心理、生理反应不会维持下去，身体系统极力适应增加了的生理需求，从而丧失抗感染的能力和提供器官营养的能力，免疫系统受到了抑制，出现生理性损伤，身体相对虚弱会导致对持久性压力反应的相对脆弱。有学者认为高死亡率与失业、薄弱的社会网络和压抑、愤怒有关。

集体主义的文化有预防疾病的作用，因为其促进了小群体内的协调性。这暗示了在集体主义文化中患病的水平要低于个人主义文化的患病水平。一些疾病在某文化群体中比在其他群体中多见。疾病类型如镰状细胞贫血，由一种隐性基因引起，该病在非洲西部和印度南部高发，地中海北部海岸、波斯湾和沙特阿拉伯都有，这与人群文化有关。乳糖酶缺乏症也是如此，它由一种具有很高外显率的隐性基因引起。在人出生时，肠道分泌乳糖酶，帮助消化母乳。对大多数人来说，6～7岁时该酶降至相对低的水平并一直保持，然而对大多数北欧、中欧、西欧人及其后裔和依赖羊、骆驼奶生活的游牧民族来说，该酶的量终身不减，而中国人的后代中不少人对之不耐受。这些事实是文化实践的直接产物，此外还有获得性疾病——营养型佝偻病也显示了文化传统与身体疾病的关系。传统的治疗和医源性疾病也是如此，如现代药品产生的广泛而严重的不良效果。一些亚洲国家的人在眼周围及眼睑内涂抹"黑色化妆品"来防止感染和起到化妆的作用，却因含铅而易引起中毒；越南人用硬币刮痧，以及妇女切除阴蒂和阴唇的割礼，这都是文化背景下的行为。

（三）提供了主宰行为的"前提"

为了有助于探索广泛的医疗卫生事业所面临的理论和实践问题，人类学家向医学提供了一种灵活有效的研究方法，即主宰行为的"前提"（或"设想"）概念，这个前提是理解行为基本原理的关键，是该方法中的一个因素。文化体系具有相对性，在一定环境下，某文化体系是合理的，而在另一种环境下却是不合理的。人类学家的任务不仅在于观察和描述某个群体成员的行为，也要解释其行为的成因。为什么村民常常不合作，反而相互指责？为什么医生有时设法避开危重患者？为什么非西方人经常把大笔金钱花费在宗教节日上，而不积累急需的资金？这些问题都需要通过一定的方式加以回答和解释。

（四）人类学促进医学观念的转变

目前，在西方和发展中国家，人们通过改善卫生保健、通过立法促进环境卫生，实行强制免疫，开展对天花、疟疾等传染病的防治工作，大大提高了人类的身体健康标准和人均寿命。然而，这些方法已经达到极限，人们越来越清楚地意识到，良好的健康状态更取决于个人卫生行为上的变化。保持健康的责任越来越取决于个人的行为，而不取决于政府和卫生专家。随着传染病不断被人类征服，人们把注意力逐渐转移到文明病上。

目前，世界公认，吸烟、过量饮酒、肥胖、非适度的食物消费可引起动脉硬化，不健康的生活方式亦可引起种种精神疾病。随着人类寿命的延长，老年病也成为常见病。虽然老年病并不能治愈，但是，至少可以延缓衰老和缓解病情的进展。文明病的治疗需要一种特殊策略，包括教育人们了解发病的知识和鼓励人们采取一些必要的保健措施。

为了适应这种新的情况，卫生教育需要迅速发展。但是，仍有些卫生教育工作者似乎把问题看得过于简单，认为通过成功的宣传工作，便能使人们了解健康问题，从而改变其不利于健康的行为。也有人认为，一旦人们认识到个人行为对身体健康的重要性，就能自觉地建立良好的行为。按照这种设想，人们广泛地利用电影、戏剧、幻灯片和广告等视听手段大搞卫生宣传活动。他们认为，人们直观感觉是一个关键的变量，不过，这些有效的视听技术必须以人们能够接受和理解为前提。如果教育者和听众的社会经济地位与文化一致，理解这些宣传内容是不成问题的，但是，在不同文化背景下开展同样的宣传工作便不符合实际。因为所采用的宣传方式往往是先进的教育体系，而听众和观众往往是文化层次不同的人。有许多实例表明，如果不了解"不同的文化背景对问题的理解不同"这一事实，那么所做的宣传就达不到预期效果。在德班（Durban，一个拟定的社区）曾为非洲人制定了一项卫生计划。按着西方人的体重标准，大多数非洲妇女都是超重的，因此要在当地开展减肥运动。有这样一幅宣传画：在一辆压扁轮胎的超载破卡车旁，站着一位肥胖的非洲妇女，文字说明是"两者都超重"。大多数西方人对此画不难理解，但当地人却不能正确理解该画的含意。对两位当地妇女测试画面的意思，她们觉得"画面描写的是一位富有的女人和她满载财富的卡车"，画上这位妇女一定很快活。很明显，这两位妇女是按照她们的文化标准解释的。在她们看来，肥胖意味着高贵、富有和幸福。当地人都认为，"男子汉应当是高大肥胖的身材，肥胖的女人才能得到男人的欢心。女人的瘦弱是一种不幸，是遭人冷遇的结果"。也有些妇女觉得肥胖并非是件好事，但无人会想到用超重卡车与肥胖类比的含意。

在另一幅"你喜欢长的像哪样"的宣传画上，画着一位身材纤细、精神焕发的女人拿着扫帚，另一位肥胖的女人手扶着桌子。欧洲艺术家作画的意图是把身材苗条、精力旺盛、充满活力的妇女和死气沉沉、浑身不适的肥胖妇女相比较，而一位非洲妇女的解释是：胖女人是家里的女主人，正在安排另外那个人做事。由于她有仆人帮助干活，所以自己才发胖；另一个妇女认为，胖女人在命令仆人擦桌子。显然，她们把肥胖与地位显赫联系在一起了。

如果艺术家了解肥胖在当地的象征意义，便可以在宣传中采取其他不同的方法，当然也不一定成功。除非当地人对问题的看法与作者一致，否则，他们会认为卫生工作者的主张是愚蠢的。卫生问题涉及两类人，即医务人员和群众。只有两者对卫生定义一致时，改变健康行为才有可能。

新的宣传手段本身也可能造成观众对宣传内容的不理解。在苏里南（Suriname）丛林地区黑人防疟疾运动中，电影是很有吸引力的一种宣传策略，但是，大多数观众却看不懂电影。有位妇女抱怨说，她听不懂电影里在讲什么，如果集中精力听时，就跟不上影像的速度。有位乡村负责人不断地请求，要再看看电影，他说"电影是不错，可你们为什么让电影放得那么快呢"，很明显，对有声电影的迅速理解需要有实践经验，但丛林地区的黑人却无此经验。

第三节　民族医学

在世界上，一般都把现代西医看作正统的医学、常规医学、科学医学、普通医学、现行医学或主流医学。西医之外的医学则被称为非主流医学、替代医学、补充医学、另类医学、非常规医学等，也称民族医学（ethnomedicine）。尽管生物医学模式在美国占主导，但也有一些人应用民族医学或替代医学，这些医学可能与生物医学体系不相容。民族医学有独特的病因观念，将人体看作由灵魂、精神和肉体构成，从拟人论的角度将疾病看作是由鬼神、超自然力量等神秘因素引起；或者从自然论的角度将疾病看作是自然界气候变化、精神情绪刺激、体内阴阳失调、体液比例失调等因素引起。

一、概述

民族医学是跨文化系统的医学。跨文化的卫生系统，包括西方在内的各地的健康系统。

研究跨文化的健康系统包括很多方面：对健康问题的接受与分类、预防措施、诊断、治疗（魔术、宗教、科学）、治疗者。1960年该术语首次应用，只反映非西方健康系统，是原始医学的同义词，这是最早使用的术语。西方生物医学（WBM）是根据现代西方科学的治疗方法，强调与身体相关的诊断与治疗技术，也是一个民族医学系统。医学人类学家现在研究 WBM，把其作为一个文化系统定位为西方价值。所以现在民族医学的术语含义是围绕各地的健康系统。西方医学存在的问题是过度用药、不平等的医患关系、过多应用抗生素、重点窄小、只是治疗疾病、按国家分类、忽视患病过程，其优于非西方医学之处是预防保健、外科手术、急救、病灶精确定位。

民族医学是研究各民族/种族的传统医学理论、治疗方法和保健习俗的学科，或一个族群与健康相关的观念、知识和实践。民族医学注重从当地的环境特征（气候、土壤、植物地理学、动物分布等），以及当地居民的世界观和社会文化习俗等不同角度分析当地居民的医学理论、治疗方法和保健习俗。在不同的文化背景下，人们对自己的身体，对健康和不适有不同的看法。医学是文化体系中的一个亚体系，我们只有从文化体系的整个框架去分析民族医学这个亚体系中的各种要素，才能对一种民族传统文化中所蕴涵的独特的解剖、生理、生物知识，关于个人在宇宙中的地位的知识，以及对于健康和患病有深入的了解。

在描述医学体系时，现代医学和传统医学（地方文化发展的产物）的常用术语成为互相矛盾的两个方面。例如，科学与原始、西方与非西方、现代与传统都是互相对立的，虽然它们之间存在着质的差异，但是，在极端文化相对论的时代，常使人感到费解。早年的作者并没有被这些问题所困扰，因为他们当时研究的是原始人，所研究的医学当然是"原始医学"。欧文·阿克内克特（Erwin Ackerknecht）是一位内科医生兼民族学家。他在一篇文章中曾把"原始医学"描述成"宗教巫术医学"，第二次世界大战之后，当时对农民社区的研究盛行起来，按雷德菲尔德（Redfield）的早期术语，这些人常被称为"民间文化"的创始人，他们的医学体系被描述为"民间医学"。从进步的意义上讲，人们称复杂社会的大众医学为"民间"，因而在实践中经常引起混淆。

随着社会的发展，民族医学成为文化研究的主要方面之一。由于社区研究方法存在于大众中，特别是在墨西哥和危地马拉的研究中更是如此。在关于疾病、医治者的作用及疾病与宇宙之间的关系、医疗的社会功能等方面的研究中，民族医学起着重要作用。例如，对疾病和死亡的研究都归因于巫医、魔术，或由于邻里把一些东西转移进体内而使人不适。在某些社会，违反各种社会规范形式都被认为会导致患病。

维拉·罗加斯（Villa Rojas）在墨西哥南部的策尔塔尔人（Tzeltals）中运用结构-功能主义方法分析了疾病的原因，勾画出了社会规范管理行为并将疾病归因于超自然力的观念，表现为有时用疾病惩罚不能遵守社会规范的那些有官位的人，有时是堕落或具有超自然力的个人。

在很多原始部落中，缺乏现代的社会控制机制，如政治、军队和司法等。这些社会巫术盛行，人们对超自然力量和巫术充满恐惧，因此，巫术发挥着维护社会秩序的作用。巫医将疾病归因于巫术和超自然力量，对于维护社会秩序和稳定起着重要作用。人类学研究资料表明，在缺乏社会控制体系的社会或者传统社会中，巫术引起的疾病比较多见，而在政治、法庭、军队等社会控制力量占主导的社会中，疾病归因于巫术比较少见。

对于由宗教势力控制下的菲律宾共和国的调查研究发现，巫术观念在当地非常流行。

巫术观念与当地社会不和谐有关。当地并非利用现代正规的社会控制机构，如政府、法院或者军队来处理对异性的争夺、夫妻间的冲突和争吵、对土地所有权争议等社会矛盾。在这种社会中，疾病被说成是巫术或者超自然的惩罚形式，无形中就起着对社会的控制作用。

早期的人类学家关注不同民族文化对病因的解释及其他各种健康观念。但是，直到1968 年才出现民族医学这个术语。民族医学的定义和研究内容也是不断发展变化的。1968年，休斯（Hughes）用这个术语表示在不同民族和文化中与疾病有关的观念和实践。这些观念与实践都是当地文化发展的产物。后来，民族医学更广泛地应用在反映疾病的文化起源方面。民族医学研究者关心的是解释一种疾病的起源机制、特征表述、治疗和解决方法。尼克特（Nichter）则把民族医学的调查描述为研究人类痛苦是如何表现在机体和社会层面的。

民族医学坚持在文化背景下分析某种疾病，这样丰富了我们对文化怎样构成疾病并怎样扩展疾病的理解。最近一种方法学已经提出，它可以表示某些民族学中，跨文化的有效性和系统性的对比。当把文化过程与生理机制紧密联系起来时，这种文化过程与生理机制的范围同样宽广。对不同文化族群反映出来的东西可能更有对比性。在民族医学研究中，我们可以对不同民族文化对各种婴儿疾病的认识进行比较，例如，腹泻是一种明显的生理过程，慢性婴儿腹泻伴随着囟门下陷、眼球凹陷、冷漠，有时呕吐。某些民族医学体系把这种状态归因于婴儿的"气"从开放的囟门中逸出。有些民族把腹泻归因于压力或创伤，由于"气"对囟门产生了压力，又导致上腭阻塞口腔通道，所以引起腹泻。还有些民族认为，腹泻是由于婴儿的母乳喂养太久，或婴儿的母亲接触了最近流产的妇女。还有些民族医学体系将腹泻解释为是肠道病原体入侵引起婴儿感染，造成腹泻稀便。巴西等地区却将腹泻解释为"邪眼"所致。令人惊讶的是，某些民族医学体系将腹泻症状解释为由于脱水引起囟门塌陷，而其他民族则将腹泻症状理解为特殊的稀便、液体丢失、眼窝凹陷，这种情况是前囟塌陷的起源。可见，同样的症状，不同的民族、不同的文化有着不同的解释。

对健康的看法因文化背景不同而异，例如，南非将健康解释为和谐，包括精神、身体和心理的和谐，亚洲则将健康解释为阴阳平衡。疾病是身体异常的结果。不同民族文化对病因也有不同解释。例如，南非从精神、生活中的冲突、上帝的惩罚解释疾病；亚洲从阴阳不平衡、超自然力、气候因素解释疾病；欧洲一般从罪恶、外源的微生物、毒素解释疾病；西班牙则从罪恶、恐怖、邪眼、妒忌、冷热不平衡解释疾病；中东阿拉伯从罪恶、邪眼、精神原因解释疾病；美洲原住民从超自然力、禁忌力量、人与自然不平衡来解释疾病。

在预防保健方面，不同民族有不同的文化习俗。例如，犹太人在冬季用小布兜装樟脑围在脖子上预防麻疹和猩红热；美国黑人和原住民土著用黑糖作为预防保健品；非洲埃塞俄比亚黑人，靠吃热和酸的食物，如柠檬、新蒜、辣椒预防疾病；德国人注重食物中不加糖，进餐时喝一杯水，食用鳕鱼肝油、奶、补品等方法保健；伊斯兰信徒按季节和气候吃适当的东西，雨中脚不能受湿；爱尔兰人的预防保健方法包括用泻剂清肠胃、吃黑糖、保持鼻子通气、床下放葱、在流感季节颈围放樟脑袋、头发湿不上床、夜间不看镜子、喜好吃油腻食物及常喝"约翰神父咳药水"；意大利人预防感冒和邪眼习俗包括婴儿和儿童用大蒜瓣做成项链戴在脖子上，用红的绶带围在婴儿脖子上，到室外或夜里从不洗头。

西方生物医学是依据现代西方科学方法强调诊断与治疗中的技术。西方医学的重点是关注人的生物机体，而忽略了人的心理、精神要素，人的自愈能力及人与环境的关系等。

医学人类学为了理解不同民族对异常健康状态的认知，分别对英文单词 sickness、

illness 和 disease 进行了界定。这三个英语单词的中文翻译存在一定混乱。disease 一般翻译为疾病，基本上比较统一。但是，对 sickness 和 illness 的中文表达，则有不同意见。这两个词是表达不同民族对身体异常状态的通俗描述，因此，这里采用比较通俗的表达，sickness 译成生病，illness 译成不舒服。

生病（sickness）包括身体、社会和心理方面的有害变异状态，是自我判断。哈恩（Hahn，1995）将生病定义为"自我有害的状态，或者自我有害状态的实质威胁"。从更加特殊的标准来看，生病涉及建立在人类生物学与文化之间复杂相互关系基础上的特定状态。生病可以被进一步分为两种类型：不舒服（illness）和疾病（disease）。

疾病指已经改变的身体功能，或者感染的、外在的、临床的表现。疾病是一种临床现象，由人类机体内特定组织的病理生理学来下定义。疾病是可以用医学检查来确定的。例如，肺结核可以从 X 线片中看出来，肝炎可以从肝功能检验报告看出来，不舒服则是由更广泛的社会和文化意义表达的人类身体改变的体验和认知。在临床上，有些患者表述为自己不舒服，但通过医学检查未发现患者有患病的明确证据。不舒服，很多时候可能与文化和心理有关。疾病与不舒服的区分非常有用，因为这种区分可以解释有些无临床可识别症状的患者寻求医疗帮助（无疾病的不舒服），而有些甚至已经出现病理生理征兆的患者则不寻求医疗帮助（有疾病，无不舒服）。

不舒服和疾病的区分还可以解释患者与治疗者之间信息传达和治疗交流方面的差异。例如，使用疾病模型的医生可能将患者的症状看作临床病理学的表达，是可以通过生物医学治疗进行修理的身体过程的机械性改变。但是，从患者的角度来看，不舒服的体验可能既包括社会过程，也包括生理过程。患者的不舒服可能是由邪灵、细菌所致，或者与两者都有关。医生的诊断对患者的不舒服理论可能没有意义，而医生的"治疗"也没有将患者的家庭状况、患者在社区中的社会耻辱感，或者经济上不能负担长期的、昂贵的治疗等因素考虑进去。

二、特点与功能

（一）特点

医学人类学从生物学和文化的角度来研究民族医学，揭示出民族医学有如下特点。

1. 民族医学是民族传统文化的组成部分　每个民族的传统医学都有鲜明的文化特色，是在民族传统文化背景下孕育出来的。例如，中医学的解剖、生理、诊断、治疗都在某种程度上受到中国传统文化的"气""阴阳""五行"等概念和理论的影响。中医学认为，在人体中起作用的"气"有"元气""宗气""营气""卫气""脏腑之气"；在藏象学说中，脏器有"阴""阳"的属性，因此有"心阴""心阳""肾阴""肾阳"等；在诊断和治疗中，中医则根据脏腑的五行属性及五行相生、相克的规律进行辨证论治。

来源于古希腊文化传统的体液病理学就是在四种元素理论和四种体液的概念下发展起来的。四种体液各自有不同的属性，分别与一年当中不同的季节相对应，疾病都是根据四种体液的属性和变化规律进行诊断和治疗的。

印度传统医学——生命吠陀医学是在五种元素理论和三种体液学说的基础上发展起来的。如果人体中的三种体液保持平衡，人体就处于健康状态，一旦三种体液在人体失衡，人体就会生病。因此，疾病的诊断和治疗，都是以三种体液学说为基础进行的。

在医学人类学诞生初期，现代西医被排除在民族医学研究之外。但是，后来的研究发现，现代西医是受西方文化影响的医学体系，因此，也可以从民族医学的角度来进行研究。有研究发现，西医对免疫系统的理解就是一个国家的警察和军队的隐喻。在美苏冷战期间，美国的一些医学教科书将人体的免疫细胞画成五角大楼形状，代表美国；病原微生物画成五角星，代表苏联。西医采用对抗疗法，对感染性疾病的治疗主要是通过抗生素消灭病原微生物。

民族医学是特定民族适应其生存环境的一种要素。例如，蒙古族以畜牧业为生，经常骑在马背上，在历史上比较好战，因此，蒙医学的正骨术、创伤外科、饮食疗法有丰富的内容。苗族生存在山岭中，经常遇到有毒的动植物、矿物等，苗医学对治疗中毒有丰富的经验。

2. 民族医学与人类哲学和认识论的发展有密切关系　在人类历史早期，人类比较关注超自然现象，从唯心论的角度来理解疾病，因此，原始民族主要靠巫医来治疗疾病，属于拟人论医学体系。随着人类对大自然认识的深入，出现了朴素唯物论哲学思想，人类的医学也发展成为依靠草药、矿物药和物理疗法治疗疾病的自然论医学体系，如中医学、体液病理学等。在工业社会，随着科学技术发展，出现了建立在现代科学技术基础上的现代西医。

总而言之，人类对世界的认识经历了巫术—宗教—科学的历程，人类医学的发展也经历了拟人论医学体系（巫医）—自然论医学体系（草药医学，简单物理疗法）—科学医学体系（生物医学）。

人类学调查研究发现，在现存的很多原始民族中，存在具有巫术和宗教性质的拟人论医学的治疗方法。巫术和宗教治疗方法一直延续至今，以民间医学的形式继续存在。在社会组织松散、缺乏法律体系的原始民族，巫医除了治疗疾病外，还起着社会控制的作用。拟人论医学体系通过神灵附体、占卜等手段诊断疾病，用祷告、符咒、驱邪等方法治疗疾病。在人类历史早期，世界上大多数民族都存在拟人论医学体系。据研究，在 4600 年前由轩辕黄帝创立的古代中医学包含"祝由科"。"祝由科"是一门治病不用药物，而靠符章、密字、念经、祷告达到驱邪、治病目的的医术。

随着人类对自然界认识的发展，出现了利用自然界的植物、动物、矿物作为药物，并且使用针灸、推拿、拔火罐等物理刺激手法治疗疾病的自然论医学体系。起源于古希腊的体液病理学、印度的生命吠陀医学、中国的中医学被认为是世界上最著名的三大民族医学体系。这三种民族医学对周边国家和地区甚至世界范围的医学发展有重要影响。

自从欧洲文艺复兴和启蒙运动以来，人类关注的重点从神转向人，人体解剖学研究、科学方法论和现代科学的出现，推动了现代医学，即西方生物医学的诞生。现代医学在诊断疾病和治疗时使用各种科学设备和仪器及工业化合成和生产的药物。现代西医在传染病防治、急救、外科手术等方面发挥着优势，其研究不断向微观方向发展，成为主流医学。

3. 民族医学与宗教传统有密切联系，并且是文化交流和传播的重要内容　体液病理学与伊斯兰教、生命吠陀医学与印度宗教、中医学与道教、西医与基督教都有密切关系。例如，体液病理学来源于古希腊医学，随着伊斯兰教传播到阿拉伯世界。在文艺复兴时期，体液病理学从阿拉伯文重新翻译为西班牙文和葡萄牙文，然后，伴随着殖民和贸易活动传播到拉丁美洲、西南亚和东南亚。中国汉族的传统医学——中医学，通过文化传播和文化交流,对周边国家和地区民族医学的发展有重要影响。日本的汉方医学、朝鲜半岛的韩医、东南亚的越南传统医学都是在吸收中医学的基本要素、融合本民族的民间医学知识的基础上发展起来的。工业革命所催生的现代西医,则是伴随着基督教文化传遍全球,成为世界主流医学。

4. 民族医学体现出民族文化的多样性 不同民族的传统医学,其基本理论、诊断和治疗方法及药物具有地方特色和民族特色,呈现出文化多样性的特点。继承和发扬民族医学,对于丰富医学内涵、保存医学文化多样性具有重要意义。不同的民族医学具有不同的哲学特点和思维逻辑,与该民族文化的其他要素及该民族的生存环境有密切关系。对不同的民族医学进行对比和比较,可以发现其共同点和差异,找出人类医学发展的规律。现代西医是科学与理性思维的产物,而大多数民族医学则是经验总结和悟性思维的产物。悟性思维和理性思维,对于人类认识世界、人类与环境的关系、人体健康和疾病等方面可以起到互为补充的作用。

5. 民族医学是人类为了消除疾病和保持健康的尝试 民族医学的继承和发扬是人类未来发展的源泉。即使是巫术、宗教治疗也可能存在某种合理的要素。例如,人类聆听特定频率声音后,脑电波会出现跟随效应,频率发生改变。某种特定频率的声音可以刺激大脑产生内啡肽,起着镇静和止痛作用。母亲轻轻拍打身体不舒服的婴儿,并且发出"呜呜"声;在宗教治疗仪式里,巫医敲打手鼓且低声吟唱;教堂管风琴发出低沉的音乐声,这都可能起着调节脑电波频率的、促进大脑分泌内啡肽等具有镇静止痛效应的活性物质的作用,进而对病痛有缓解作用。有些民族医学治疗方法可能只是安慰剂效应,只要这些治疗方法是有益无害的,对于缓解人类的病痛就有一定作用。

(二)功能

在现代社会中继承和发展民族医学,可以让民族医学在身体保健和疾病防治、文化传统的继承和发展、促进民族地区经济发展、促进不同民族之间文化的交流、促进不同民族的相互理解等方面发挥重要作用。民族医学的功能体现在如下几个方面。

1. 在初级卫生保健中发挥辅助作用 民族医药产品,很多属于非处方药,民族医学的治疗方法比较简单,容易掌握,在初级卫生保健中应用具有简、便、廉的特点,毒性作用一般较小,可以提高人民的健康水平。

据世界卫生组织(WHO)2003 年发表的资料显示,亚洲、非洲和拉丁美洲许多国家都使用传统医学来满足其初级卫生保健的需要。在非洲,80%的人口在初级卫生保健方面使用传统医学。在工业化国家中,传统医学被作为补充医学和替代医学使用。在中国,传统中医药的消费占医疗总消费额的 30%~50%。在加纳、马里、尼日利亚和赞比亚,60%由疟疾引起的高热以草药为首选治疗方法。在欧洲、北美和其他工业化国家和地区,有超过 50%的人口最少使用过一次补充医学或者替代医学。在旧金山、伦敦和南非,75%的 HIV/AIDS 人群使用传统医学或者替代医学。在加拿大,70%的人口至少使用过一次补充医学。在德国,90%的人口在一生中不同程度地使用过自然疗法。1987~2005 年,中国为 130 个国家与地区培训了 54 000 多名中医人才。在美国,有 1.58 亿人口使用补充医学和替代医学,在 2000 年,美国人在传统医疗方面的消费达到 170 亿美元。在英国,替代医学的年花费达到 2.3 亿美元。

2. 研究民族文化的重要资源 民族医学是民族传统文化的组成部分，研究民族医学的形成、发展、传播，可以对民族传统文化有更深入的了解。例如，研究体液病理学的发展和传播，可以看到西方古希腊文明的兴盛。中世纪西方文明处于黑暗时代，阿拉伯世界则非常繁荣。阿拉伯人吸收和保留了古希腊文明的遗产。在欧洲文艺复兴时期，欧洲人又将阿拉伯人保存的古希腊文明成果，包括古希腊医学知识重新翻译成欧洲文字。研究日本的汉方医学、朝鲜半岛的韩医、越南的传统医学与中医学的异同点，可以看到文化交流、文化创新的过程。中医学传到日本、朝鲜和越南等国后，经过该国医学界的改造，变成了与中医学很相似，但是又不完全相同的民族医学。日本汉方医学，秉承了去医存药的思维，只吸纳中医的药方而抛弃中医的基本理论，成为独具特色的日本传统医学。

不同民族的传统医学理论、诊断治疗方法、药物各具特色，可以互相借鉴，丰富人类医学知识的宝库。

3. 发展民族经济，促进自然资源的保护和利用 挖掘整理各民族的传统医学知识，可以提高该民族的自信心，促进该民族的社会发展。民族医学是发展民族经济的宝贵资源，可以在发展民族经济中发挥重要作用。研究民族医学，理清民族医学的药用动植物资源，还有利于促进环境保护，维护当地的生态平衡。

据 WHO 资料显示，草药医学产品的全球市场销量超过每年 600 亿美元且还在逐年增长。2003 年，欧洲的草药医学产品销售额达到 50 亿美元，2008 年，中国对中医学产品的消费额达到 260 亿美元。日本汉方医学产品的生产量达到 10 亿美元。我国的中医学、藏医学、蒙医学和其他少数民族的传统医学都是一种重要资源。这些传统医学除了满足国内民众的保健需要外，还可以出口创汇。由于欧美各国对草药产品的限制，很多草药产品只能以营养补充品出售。另外，由于我国在中药现代化研究方面比较落后，在全球中药产品市场中处于落后地位，日本和韩国所占份额则高达 80%～90%。日本和韩国根据传统中药配方，用科学方法制成符合国际标准的药片和胶囊大量出口创汇。印度则利用具有延缓衰老、延年益寿的生命吠陀药物结合瑜伽修炼与旅游，开展医疗旅游项目，吸引欧美各国民众到印度旅游，从而促进当地经济的发展。印度很重视传统医学产品专利的申请和知识产权的保护。

4. 为现代医学的发展提供借鉴，是现代医学发展的源泉 很多民族医学的药物，经过科学研究可以开发成为片剂、注射液等现代医学产品，纳入现代医药学。民族医学的很多理论，对现代医学也有借鉴和参考作用。

据 2003 年 WHO 发表的资料显示，25% 的现代西药来源于传统药用植物。例如，从中医使用了 2000 多年的中药青蒿中提取出来的青蒿素对疟原虫有杀灭作用。这种药物用于治疗每年被疟原虫感染的上百万计的疟疾患者，可以挽救很多人的生命。在南非，医学研究委员会开展研究以证明使用植物小叶荚豆（*Sutherlandia microphylla*）治疗艾滋病患者的有效性。WHO 支持在非洲三个国家开展植物抗疟疾药物的临床研究。WHO 还跟布吉纳法索、刚果、加纳、马里、尼日利亚、肯尼亚、乌干达和津巴布韦合作，研究和评价植物药在治疗 HIV/AIDS、疟疾、镰状细胞贫血和糖尿病方面的效果。WHO 与中国合作，在坦桑尼亚开展从中药青蒿提取的抗疟疾药物本地生产的研究，将每一剂药物的价格从 6～7 美元降至当地人能支付起的 2 美元。

许多民族医学都有整体思维特点，将人体生命看作身体、精神和心灵的综合体，注重人体不同器官之间的联系，以及人体与气候变化、人体与天体运行和季节变化的联系。民族医学的这些观点，对现代医学有启发作用。

三、地位与作用

不同民族的传统医学虽然处于替代医学或补充医学的地位，但是传统医学对人类保健的重要性已经被越来越多的人所认识。1978 年召开的初级保健国际会议发表的《阿拉木图宣言》（*Alma Ata Declaration*）开启了西医与传统医学之间的对话。会议支持在初级保健中使用传统医学资源，但是其条件只支持使用经过医学科学实验证实为安全和有效的传统治疗方法和药物。

2008 年召开的 WHO 传统医学大会发表了《北京宣言》（*Beijing Declaration*），注意到传统医学涵盖补充医学和替代医学的内容。宣言对各会员国提出以下要求：①应根据各国的具体情况，尊重、保护、促进及广泛且适当地传播传统医学治疗和实践的知识。②各国政府有责任保障本国人民的健康，应制定国家政策、法规和标准，作为国家综合卫生体系的一部分，以确保传统医学的适当、安全和有效使用。③认可许多政府在将传统医学纳入国家卫生系统方面迄今取得的进展，呼吁尚未这样做的政府采取行动。④应根据 2008 年第 61 届世界卫生大会以 WHA61.21 号决议通过的"公共卫生、创新和知识产权全球战略和行动计划"，在研究与创新基础上进一步发展传统医学。各国政府、国际组织及其他利益攸关方应合作实施该全球战略和行动计划。⑤各国政府应建立传统医学从业人员的资格审核、认证或许可制度。传统医学从业人员应根据本国的需要，提高其知识和技能水平。⑥应加强现代医学与传统医学提供者之间的交流，并应为卫生专业人员、医学院学生和有关研究人员制定适当的培训规划。

WHO 从 20 世纪末以来就致力于传统医学的发展。1987 年的第 40 届世界保健大会敦促各成员国促进整合规划药用植物的采集、培养和保护。1988 年第 41 届世界保健大会的清迈提案以"保护植物以保护生命"的主题为中心，这次会议认识到传统药物是基本的医药资源。

进入 21 世纪，WHO 继续支持和鼓励传统医学的发展。WHO 在 2002 年发表了《2002～2005 年传统医学战略》，在 2013 年发表了《2014～2023 年传统医学战略》。这两份文件对全球传统医学的发展提出了具体的目标。在 2003 年召开的第 56 届世界卫生大会通过了 WHA56.31 号决议，决议注意到传统医学涵盖补充医学、替代医学、非常规医学和民间医学的内容，敦促各会员国调整、采纳和实施 WHO 的传统医学战略，作为国家传统医学规划或者工作计划的基础。在 2009 年召开的第 62 届世界卫生大会通过了 WHA62.13 号提案，敦促各会员国考虑和通过《北京宣言》，做好各项工作，合理利用传统医学，促进传统医学的发展。

在当今西医占据主流医学地位的情况下，民族医学的继承和发展取决于人们对其地位和作用的认识。许多民族医学的理论现在暂时未能用现代科学完全解释，但是，只要科学实验证明民族医学是安全和有效的，它就能够在人类的卫生保健中发挥应有的作用。

各民族的传统医学是该民族传统文化的重要组成部分。2001 年 11 月召开的联合国教科文组织第 31 届大会通过的《文化多样性宣言》指出：文化在不同的时代和不同的地方具有不同的表现形式。文化多样性对人类来说就像生物多样性对维持生物平衡那样必不可少，从这个意义上说，文化多样性是人类的共同遗产，应当从当代人和子孙后代的利益考虑予以承认和肯定。文化多样性是发展的动力之一，它不仅是促进经济增长的因素，而且还是个人和群体享有更加令人满意的智力、情感和道德精神生活的手段。因此，我们要从继承文化多样性的角度来认识传统医学在文化中所起的作用。

传统医学中的许多药物经过科学检验被证明有效，可以将其制成西药制剂，或者研究清楚其化学结构，用化学的方法合成，成为西医中的新药。

传统医学理论对现代西医也很有启发性。例如，传统医学不单将人体看成是纯生物机体，而将人体看作由身体、精神、感觉构成的整体，人体的健康生活方式与自然界的气候变化有密切的联系，以及认为治病要从根本原因去医治等观点对西医都很有启发作用。

四、生存与发展

当今世界在西医作为主流医学占据统治地位的同时，许多民族传统医学能够继续生存下来并得到不同程度的发展，主要取决于其有效性及人们对它的需求。

一种医学体系的有效性表现在三个方面。

首先，这种治疗方法确实能够治愈疾病，使患者恢复健康。虽然许多西方医学家不承认民族医学的疗效，认为这是一种迷信。但是，许多医学实验研究表明，许多民族传统疗法所使用的草药以及像针灸这样的传统疗法有其确切疗效。

其次，许多患者不管是寻求西医还是其他民族医学的治疗者看病，最后病情都有所好转。因此，患者会认为自己选择的治疗方法是有效的。其实一些疾病不必治疗便会自愈，如感冒和流感等常见的病毒感染疾病更是如此，对于这些病来说，吃药只是减轻诸如头痛、咳嗽等症状而已。

最后，一种医学体系被认为有效，可能还取决于它的安慰剂效应。即患者经治疗后痊愈是因为他们相信所接受的治疗是有效的，即使这些治疗方法对他们并没有真正的帮助。如果医生给患者开一种药并告诉他，这是一种特效药，患者可能真的觉得症状减轻。如果患者完全相信这是特效药，这种心理作用可能会降低皮质醇的分泌，使免疫系统功能增强，最后使患者恢复健康。但是，这种安慰剂作用跟文化有关。原始居民相信巫术的治疗作用，因此，巫术可以对原始居民产生安慰剂作用，使患者恢复健康，但是，巫术对于相信科学的人是不可能产生作用的。不过，在现代西医中也存在安慰剂作用的例子。据美国加利福尼亚州的一位医生阿伦·罗伯兹（Alan Roberts）报道，他在 20 世纪 90 年代初查阅了 6931 个病例记录，这些患者都经历了 5 种当时被认为有效而后来被证明无效而被抛弃的治疗方法。这些治疗方法包括颈动脉球切除术治疗哮喘、胃冷冻治疗消化性溃疡及 3 种治疗单纯疱疹的方法。尽管这些治疗方法实际上无效，但是，有 40% 的患者感觉效果显著，30% 的患者感觉效果良好，只有 30% 的患者觉得治疗无效。另外，加利福尼亚大学洛杉矶分校由安德鲁·刘切特（Andrew Leuchter）领导的一队心理学家也得出相似的结论。他们研究使用安慰剂治疗抑郁症，在服用安慰剂后，不仅患者觉得病情改善，脑部扫描检查表明，患者脑部与情绪和记忆有关的部位活动增强。这都说明，相信治疗有效确实可以使体内器官出现变化。

现代西医虽然借助科学仪器在诊断和治疗疾病方面取得巨大成就，但是，目前世界上却有越来越多的患者寻求民族传统医学的帮助。人们转向民族医学主要有如下几个原因：

（1）常规医学医疗费用太高。例如，1996 年，美国年医疗费用的总开支为 10 350 亿美元，占当年国内生产总值（GDP）的 13.6%，人均医疗费用为 3759 美元。如此高昂的医疗费用使得许多较低收入的人士寻求费用较低的民族医学疗法。

（2）常规医学的非人性化倾向。常规医学分科过细，有严格的医疗程序，与此同时却也表现出越来越明显的非人性化倾向，例如，门诊看病时医生花在每个患者上的时间过短，诊室和病房的布置显得冷冰冰，病床编号成了患者代号。

（3）追求天然产品。由于常规医学使用的药品大多数是化学合成产品，不少药品有一定的毒性作用。民族医学主要使用天然的药物，一般来说其毒性作用较小。

（4）对于某些疾病，目前常规医学束手无策。许多患者在常规医学治疗无效后，也尝试寻求民族医学疗法。

为了更好地理解传统医学，我们将现代医学与非正统医学进行比较，可以看出它们的异同点。

西医的传统可以追溯到古希腊时代，但是，现代西医是在欧洲文艺复兴以来在一系列新的哲学思想和研究方法的推动下发展而成的。

西医最主要的基石是人体解剖学方面的成就。中世纪之后，教会的禁锢势力逐渐削弱，欧洲人的理性精神和探索精神得到释放，他们在天文、地理和人体方面的研究取得很大进展。1316 年意大利波伦亚大学的蒙迪诺（Mondino de Liuzzi，1275～1326）出版了第一本人体解剖学著作。1628 年英国医生哈维发表了《血液循环论》，第一次正确解释血液在人体中循环的过程。

科学研究方法的改进也是医学发展的动力。17 世纪的法国哲学家笛卡尔和英国哲学家培根提出的归纳演绎及实验的可重复性的方法，改进了科学研究的方式，使医学的研究越来越精确。

科学仪器的发明和进步也是西医获得巨大进展的因素。1665 年虎克发表了《显微术》（*Micrographia*），将医学研究带入微观世界。1856 年法国化学家巴斯德发现酵母菌，拉开了微生物学研究的帷幕，困扰外科医生的手术后感染的真正原因被找到。其他各种自然科学的成就都直接或间接加速了西医在诊断和治疗方面的发展。借助仪器客观性的诊断以及定性和定量的分析，通过曲线图表、造影、成像等技术可以更具体地显示疾病的本质。这种直观的思维方式使得西医走上对抗疗法的治疗方式，治疗的重点是如何将病症消除，例如，细菌感染，就消灭细菌；阑尾炎就割掉阑尾；子宫肌瘤就切除子宫。现代西医外科将这种截断式的治疗发展到了极端。西医的研究也逐渐从整体、系统、器官、组织、细胞水平，发展到分子水平。但是，自从 20 世纪 80 年代以来，医学家们意识到生物医学模式的缺陷，提出了生物-心理-社会医学模式。

西医发展到今天已经形成了自己明显的特点，被称为科学医学。其特点主要表现为客观性、简洁性、量化、确定性。客观性要求观察者必须与被观察对象分开，这表现在临床实验中使用的"黄金标准"——双盲实验。简洁性表现为将复杂的症候群简化为单一的诊断结论，将复杂的资料简化为单独的一种显示独特症候群的疾病。量化表现为各种诊断指标必须能够用数字来表示；确定性表现为所观察和研究的各种现象必须符合科学法则，符合科学知识的预言。

被称为替代医学或补充医学的民族传统医学大多数都有上千年的发展历史。由于民族医学产生的时候现代自然科学还未出现,尚无精密的仪器观察自然界和人体的结构,因此,民族医学对于构成宇宙万物和人体的元素的理解比较粗糙,对人体结构和生理的认识也比较简单,但是,即使在这种情况下,不同的民族还是通过本能及经验尝试得到了许多医治伤病的经验,经过长时间的积累,终于形成了各具特色的民族医学。

民族医学的理论有如下几个共同特征:①身体具有自愈和保持稳定的特性。健康意味着身体、精神、情绪的和谐与平衡,而不单是没有病。②人是由身体、心理和精神构成的精细和复杂的整体,因此要以整体观来诊断和治疗疾病。③治疗疾病要找出疾病的根本原因,而不是只缓解症状。④每个人都是独特的,都有不同的体质和气质,医生在诊断和治疗时要分别对待。⑤在宇宙和人体中存在某种自然的治疗能量,例如,中医所谓的"气",在推拿、按摩和气功中,其保健治病是通过"气"发挥作用的。

五、补充与替代医学

在世界各地,大多数国家和地区都将现代西医看作正统的医学,而西医之外的医学体系(如中医学、印度医学等)、疗法(如按摩、针灸、草药等)则被称为补充与替代医学(complementary and alternative medicine)。

替代医学是研究各人种各民族的传统医学理论、治疗方法和保健习俗的学科,有时也称民族医学。广义的民族医学可称为民间医学(folk medicine),是指各民族中存在的有别于正统西方医学的一切非正统的医学理论、治疗方法和保健习俗。"民族医学"是现代用语,指传统社会成员的医学观念以及医学实践知识的总体和研究方法。在理论方面,医学观念和实践构成了医学文化的主要内容;在实践方面,地方医学观念和实践知识对于为偏远落后地区制定医疗卫生计划、提供医疗服务具有特别重要的意义。

从 1978 年以来,WHO 已经赞同签署国家卫生系统与当地治疗的合作协议,这项政策基于:①对很多非西方医学治疗传统的价值有更多欣赏,对其重要性的认识日益上升。②培训生物医学人员数量不足。③缺乏对个人的心理社会背景的认识。与生物医学对比,对很多传统医学实践是否有效还在继续争论。反对传统医学的人主张:传统医学对诸如霍乱、疟疾、结核、血吸虫病、麻风和其他疾病治疗无效。他们坚持,当孩子们没有预防注射这些病的相关疫苗时,允许或鼓励对霍乱的例行公事是没有意义的。而传统医学支持者认为,传统医学是作为多元的卫生系统的一种成分,支持者们提出生物医学忽视人的精神灵魂和社会背景,传统医学治疗可填补这个空白。目前,WHO 在中国建立 3 个针灸培训中心,已有 36 000 人得到培训。*JAMA*、*New England*、*Lancet*、*Cancer J Clinic Oncology* 也发表了有关科研文章。目前,美国很重视补充与替代医学。1992 年美国国会决定成立替代医学办公室,1998 年改为国家补充与替代医学中心,1999 年成立 27 个国家中心和 1 个国家研究所,1993 年、2003 年分别投入 200 万美元和 1.21 亿美元研究补充与替代医学。哈佛大学、斯坦福大学、马里兰大学、加利福尼亚大学旧金山分校等 20 多所大学成立了研究中心,美国 117 所医学院中有 75 所(64%)开设了相关选修课与必修课(Singer et al, 2012)。

(陈　华　林如娇)

第十一章　民族医药学

第一节　中国传统医学

中国传统医学是一个伟大的宝库。在我国的少数民族中，藏、蒙、维、傣、苗等民族的医学都有悠久的历史，也有自己的理论体系，为本民族人民的身体健康和繁衍昌盛作出了积极的贡献。壮族、朝鲜族、瑶族、彝族、哈萨克族、白族等少数民族在长期与疾病的斗争中，也积累了宝贵而丰富的医疗经验，这些经验成为我国医学宝库中的重要组成部分。

一、中医学

中医学简称中医，是指以中医药理论与实践经验为主体，研究人类生命活动，中医学中健康与疾病转化规律及其预防、诊断、治疗、康复和保健的综合性科学。狭义的中医学指有别于其他少数民族的汉民族传统医学。

（一）中医的文化沿革

中医学在长期与疾病斗争中，形成了自己的理论特点：整体观与辨证论治，这与中国传统文化和思维密切相关。

中医学理论深受中国传统哲学——儒家和道家思想的影响，"天人合一"和"阴阳五行"的观念贯穿其中。在儒家"天人合一"的观念中，天、地、人都是相应的。由于"天圆地方"，因此人的头圆而脚方。天上有日月星辰和风雨雷电，因而人有五官和七情六欲。地上有九州，因而人有九窍。圆周分为 360°，人因而有 360 根骨骼。中国有 12 条河川，因而人体有 12 条经脉。另外认为身体的健康情况与宇宙之间也存在联系。一年 365 天与现存最早的本草专著《神农本草经》记载的 365 种药物一致，与人体的 365 个穴位一致。

道家的"阴阳五行"学说对中医学也有重要影响。道家把阴阳看作引起宇宙发展的基本要素，最早来自阴天和晴天的含义，以后不断拓延，发展成为适合几乎所有概念的哲学二元论。阳代表天，太阳、火、热、燥、光、男性原则、外部、右侧、生命、高等一切积极的成分都属于阳；阴则相反，地球、月亮、水、寒、湿、暗、女性原则、内部、左侧、死亡、低等一切消极的成分都属于阴。阴阳和谐则万物井然有序，阴阳失调则会导致疾病和死亡。由于热亢盛而引起发热，寒过剩而产生寒战。外邪引起的疾病是阳性疾病，内邪引起的疾病是阴性疾病。阴和阳总是作为一个整体，在任何人或任何环境下，阳和阴两种成分总是结合在一起的。

五行学说认为，世界是由木、火、土、金、水五行构成的，人体也由五行构成。当五行在人体内生克有序时，人体就保持健康，如果五行在人体内生克出现混乱，就会出现疾病。五行不但与肝、心、脾、肺、肾五脏相对应，还与五色、五味、五音、五方等息息相关。例如，中医认为，肝与青色相对应，心与红色相对应，脾与黄色相对应，肺与白色相对应，肾与黑色相对应（王琦，2012）。

（二）中医对疾病和人体的认识

在天人相应及整体观的指导下，通过长期的医疗实践，采用临床观察和"审证求因"的推理方法逐步形成这些知识。从宏观层次来讲，中医认为疾病是内外因同时起作用的情况下发生的。外因也不是单一的种类，而是多种外因共同作用的结果。不同的体质情况易患不同疾患，说明了内因的复杂性。《黄帝内经》中以朴素的阴阳学说为理论基础，提出"正气存内，邪不可干，邪之所凑，其气必虚"。正邪相争这种概念，对探讨疾病的内因与外因及其对疾病过程的研究很有意义。中医对病因的认识是比较全面而细致的，上涉天文，下及地理，中关世态人事，诸如气候异常，金刃、禽兽、跌打损伤所致的机械性创伤，地土方宜，饮食不节，毒物，精神因素，房室问题等几乎无所不包，都有论述。由此可见，我国古代这种病因理论比西方当时的病因理论更早、更先进。

汉代张仲景在《金匮要略》中把病因归为三类："一者经络受邪入脏腑，为内所因也；二者四肢九窍，血脉相传，壅塞不通，为外皮肤所中也；三者房室金刃虫兽所伤"。隋代时巢元方著《诸病源候论》，总结了以前的医学成就，提出了一些新的论点，在流行病和地方病、寄生虫病、皮肤病方面颇有建树。宋代的陈无择将外感六淫划为外因，七情所伤划为内因，饮食、房室、跌扑、金刃所伤为不内外因。尽管这些提法不十分准确合理，但对病因学的发展却做出了有益的贡献。

经过长期的观察和归纳，认为气候的变化主要有风、寒、暑、湿、燥、火（热）六种自然现象，将之称为六气。六气变化失常，人体的防御功能降低就会发病。"六气"成为致病因素，称之为"六淫"。人的精神状态对疾病的发生和发展有一定的作用，把喜、怒、忧、思、悲、恐、惊七种情感，称为七情。正常时，一般精神活动变化不会引起身体的明显不适，但这种情感过激过久时可引起疾病。有规律的进食可以营养人体，但进食过少过多、吃腐败食物，这种饮食不节都可造成脾胃受损引起疾病。此外，时行疫疠之气、劳损、胎传、误治、水土不服、体质因素、外伤与中毒也是致病因素。

中医对解剖学的贡献也很大，早在春秋战国时期（公元前 500 年），《黄帝内经》中就有解剖学的记载："若夫八尺之士，皮肉在此，外可度量切循而得之，其死可解剖而视之。其脏之坚脆，腑之大小，谷之多少，脉之长短，血之清浊，气之多少……皆有大数。"在此已明确指出了"解剖"，已有了胃、心、肺、脾、肾等内脏名称、大小和位置等的记载。宋代，曾经解剖了数十人，剖开内脏，派医师和画工详细绘制生理解剖图。这个时期宋慈还著有《洗冤录》，其中有些名称仍为现代解剖学沿用，为现代医学做出了贡献。

《黄帝内经》的解剖学和生理学原则更加缜密且富于哲理。在《黄帝内经》中，食物按照五种味道（酸、苦、甘、辛、咸）进行分类。正确地应用这些食品，有益于受累器官的康复，这与另外两个体系中的寒热平衡相同。寒热二分法可以追溯到公元前 180 年。例如，肠道寄生虫被认为是肠湿热或者寒湿。更有力的证据来自 1368 年贾铭的《饮食须知》。贾铭活了 106 岁，他在这本为明代皇帝朱元璋而写的著作中叙述了 43 种火与水、50 种谷物、87 种蔬菜、63 种水果和坚果、33 种调味品和调味剂、68 种鱼、34 种禽和 42 种肉。这 460 个条目中的每一条均注明味道特性（寒热的程度）以及不能与其一起共用的其他食品。例如，自然雨水的特点是寒的，而钟乳石洞内的水是温的，这两种水的味都是甜的。糯米属温性，吃得过多会生热。黄豆和韭菜也属温性。醋是微温，酿造的酒为大热。菠菜、柿子和牛奶属寒性。在中国饮食和医学体系中，无论寒热何时形成，总是存在，而且这种观念流传甚广，普及各地。寒和热之间的平衡影响身体的健康，因此，在维持饮食平衡和治疗疾病时必须注意食物和药物有寒或热的性质。在针灸治疗中也有寒热之分，针刺是一种"寒"的疗法，适用于"阳"亢引起的疾病，而灸是一种"热"的疗法，适用于"阴"盛引起的疾病（席焕久，2004）。

（三）中医的历史沿革

中医学在原始社会就已经萌生。从旧石器末期至新石器早期，氏族成员在由长期采集转化为种植的过程中，对植物的咀咽已有尝试，积累了一些用植物治病的经验；同时，在长期狩猎逐渐转化为畜牧的过程中，积累了一些用动物治病的经验。人们逐渐获得用尖锐石器刺放脓血治愈疮疡的经验。新石器时代，石锥、石刀的出现，具备了其作为医疗用具的条件。砭石的发展促生了原始的灸术。原始人由于不能正确认识自身周围复杂的自然现象，常常产生恐惧心理，把自然力误解为神力，产生了万物有灵的原始宗教观念。把祈祷禁咒用于求福禳灾，也用于治病，这就是原始的巫术。

公元前2800年的神农（公元前2838～前2698年）时代，《史记纲鉴》记载："神农尝百草，始有医药。"传说神农亲自尝试各种草木的功效，"一日而遇七十毒"。《搜神记》则记载，神农利用"赭鞭"鞭打百草以了解其平毒寒温之性。

夏代发明酿酒，对医药的贡献很大。由于商周两代农业的繁荣和疆土的开辟，民间采药种类大增，特别是金针发明之后，针灸技术有了很大的发展。周初，巫医已成为专设的官职。商代出现了"巫官"掌管禁咒祈祷、占卜，为商王、贵族预测疾病吉凶，有一部分人还掌握疾病的治疗方法。后来又出现了针巫（掌握金针治疗术）和巫马（治疗马病）。这个时期阴阳五行观念萌发，阴阳说与五行说相结合，渐渐形成了后世阴阳五行的雏形。经过商周两代，民间医学经验积累日益增多，民间医术具备了形成专业的条件，自由开业的医家已经出现。同时，西周巫医之官因逃散失职，流入民间，向药石针灸方面发展。以后医与巫完全分开，民间医术受到群众的信赖，巫术逐渐被人们抛弃。

周代以前，医师可能只是帝王御用的官员。据传说，黄帝时的名医很多，如岐伯能治百病，雷公创造了药性炮制法，俞跗会剖胃洗肠，僦贷季精通脉理，桐君专门研究药饵处方，他们都是黄帝的臣子。到了商代，伊尹是有名的医师，他始创以汤药治病，他也是商代汤王的首相。

周代开始有医事制度。医政处中设有医师上士两人、下士两人、记录两人、书记两人、徒二十人，分为饮食、内科、外科和兽医四部。这时，巫师和医师已经初步分离。中国古代的医字原来写成"毉"，到了周代才以"酉"代"巫"，写成"醫"。这表明，周代开始用药酒为患者治病。

中医经东周五百余年的实践，已有了很大的发展。扁鹊以来，医术日精，形成较为系统的医学理论。《黄帝内经》过去一直被认为是我国现存最早的医学理论著作。《黄帝内经》大约完成于战国时代，却伪托是黄帝（公元前2698～前2598年）与岐伯的医药问答实录。中国称医术为岐黄之术，指的就是岐伯和黄帝。1973年底长沙马王堆三号汉墓出土的帛书

《足臂十一脉灸经》《阴阳十一脉灸经》所记经络学内容，虽然比较粗略，但反映了早期的医学面貌。西汉后期，本草已成为一种专门技术。到了西汉末年，有人收集整理了当时所知的 365 种药物的资料编成《神农本草经》，其中矿物药 46 种，动物药 67 种，植物药 252 种，该著作被认为是神农所著。大约在 3 世纪末，晋代医学家整理剪裁，编成 365 味药品的《神农本草经》。南北朝开始了国家医学教育。

中医与外国医学很早就开始交流。早在汉代随着佛教传入中国，印度医药也逐渐传来。汉武帝时，张骞出使西域，带回苜蓿、胡麻、红花等很多植物药，同时，中医学开始外传。到隋唐五代（公元 589～960 年）时期，中医学传到朝鲜半岛，日本派遣学生留学中国，促进了中医学在日本的传播，丰富了日本的医药文化。同时，日本对中国医学进行研究，时有新著出现，获得了进一步的成就。大约公元 11 世纪，中国人发明了用人痘接种技术预防天花并经日本传至俄国、土耳其、英国等。

汉魏六朝时，阿拉伯一带的药品传入我国。中国的医药在唐朝时开始传入阿拉伯，这不仅促进了阿拉伯医学的进步，而且也影响了后来的欧洲医学。当时脉学、诊断法、炼丹术都很突出。同时，中医也传到了印度。在唐末年间，许多医师不断加入新药，将本草类的药材增补至 1558 种。到了明代，李时珍耗时 27 年完成了 52 卷的《本草纲目》，记载了 1898 种药材 15 000 多个药方。李时珍《本草纲目》的问世，成为世界共知的文献，现在已译成拉丁、法、俄、英、德、日等多种文字，为世界医学的发展做出了杰出贡献（陈士奎，1997；翟双庆，2016）。

二、少数民族医学

（一）藏医学

藏医学（简称"藏医"）已有 1000 多年的历史，是藏族人民在青藏高原的特定条件下，长期与疾病作斗争的经验成果。公元 641 年，唐文成公主远嫁西藏后，藏医学直接受到了中医理论的影响，同时又受到了印度医学等的影响，逐步形成了自己的理论体系。以铁、木、水、火、土相生相克来论述人体五种元素的构成，与中医的五行学说相似。到 8 世纪，出现了《月王药诊》和《四部医典》等重要著作。在《四部医典》中有 79 幅古代医药彩色挂图，成为医学史上的壮举。到了 17 世纪，第司·桑吉嘉措完成了医学巨著《四部医典·蓝琉璃》，为《四部医典》作了 1200 多条注释，将原来的 1002 种药物扩展为 1400 多种，后来出现的《晶珠本草》，是藏药集大成的经典著作。藏医的基本理论体系与中医有密切的关系和共通之处，特别是在理论原则、辨证论治、方剂药物等方面更是如此。它认为人体内存在着三大基本因素，即"隆"（气）、"赤巴"（火）、"培根"（水、土）；七大物质，即饮食精微、血、肉、骨、脂肪、髓、精；三种排泄物，即大便、小便、汗。人体由五脏六腑、经脉肌骨等构成。三大因素支配着七大物质和三种排泄物的运动变化。这三者在一定的条件下保持相互协调，维持人体正常的生理功能。藏医药学与中医学渊源相通，关系密切，但又有区别，具有独特的理论体系、诊断手法和治疗技术，体现了民族的和地方的特点。藏医的药物疗法、饮食疗法、熏疗法和放血术等独具特色（尼玛次仁，2007）。

（二）蒙医学

蒙医学（简称"蒙医"）在蒙古族历代劳动人民的生活实践中萌发，已有2700多年的历史了，并在发展过程中吸收了各民族医学技术和其他国家的医学成果，得到了不断地完善和发展，逐步形成了既有理论又有实践，充分体现自己民族风格的医学体系。最早记载蒙医的是《黄帝内经》和印度医学的《圣心八部医法秘术》。在此之前，蒙医学已发展到一个相当高的水平。蒙医强调以统一的整体观来认识机体和生理、病理过程，强调人体与自然环境有密切的关系，认为世界由地、水、火、风、空气组成，这与藏医的理论体系是一致的。在1330年，元太医忽思慧用汉文编写了《饮膳正要》，这是我国最早的一部较完整的营养学著作。

（三）维吾尔医学

维吾尔医学（简称"维医"）是在吸收中外医学经验的基础上形成的医学体系，它认为人体由水、火、土、气四种物质组成，建立了痰、胆、黑胆、血"四津"学说。维医有许多不同于中医的药物，除糖浆剂外，还有水果浆剂、蒸馏剂等。除药物治疗外，还采用熏药、生药、放血、热敷、冷水疗、环境文艺、饮食疗法等。

（四）朝医学

朝鲜民族医学（简称"朝医"）从形成的历史到理论体系都与中医基本一致，独特之处主要是"四象方"学说。朝医讲究辨象用药，"象"是体质，对不同体质的人用不同的药，药因"象"用。

（五）傣医学

傣医学（简称"傣医"）也有1000多年的历史，是家传、师带徒，口口相传下来的。傣医认为人的生命活动具有四大要素或四大生机，即气、火、土、水四大生机相对平衡，生命活动正常，不亢不衰，生机旺盛，若其中的一或两种元素衰竭则疾病发生；四大生机崩溃则生命活动停止。傣医诊病除注意舌苔、眼球、指甲颜色外，还特别注意脸色并用于指导用药，傣医切脉有寸口脉、肘部动脉和颞部动脉，使用的药物有明显的地理特征，主要以当地出产的野生植物、动物为主，傣药材有600多种。此外，傣医还广泛采用针刺、梅花针、放血、刮痧、按摩等。

（六）彝医学

彝医学（简称"彝医"）具有自己的民族特点，其理论基础类似于阴阳五行，把疾病归纳为10多种症候，彝医切脉部位在颈动脉、手动脉和股动脉等，药物有1189种，最著名者为云南白药（百宝丹），治疗的特点是不死守一方，而是一病多方，灵活运用。

（七）壮医学

壮医学的诊断方法有望、目、舌、脉、甲、腹、按、挑刮和试探诊等，除一般治疗方法外，还有壮药佩带、药垫法、滚蛋疗法、浴足疗法、药捶疗法等，表现出治疗方法的多样性。

（武慧超　郑虎占　艾　路）

第二节　其他传统医学

民族医学常属于自然论医学体系或拟人论医学体系。本节介绍的体液病理学、生命吠陀医学等都属于自然论医学体系。美国民间医学既有自然论医学成分，也有拟人论医学成分。

一、体液病理学

体液病理学（humoral pathology，HP）的起源可以追溯到古希腊医生希波克拉底（公元前460～前377年）的理论。HP是古希腊和古罗马医学的基础。在中世纪黑暗时代（公元476～1000年），HP的医学体系在欧洲已大部分被遗失，但却被保存在阿拉伯世界中。北非信奉伊斯兰教的摩尔人在公元8世纪开始将HP重新引入西班牙。从16世纪开始，HP被西班牙人和葡萄牙人带到了美洲大陆。目前，HP保存在拉丁美洲的民间传统医学中。在欧洲和北美洲，HP对不舒服的解释和治疗方法直到19世纪还是主流医学体系的组成部分。如今，HP还在一些提倡替代医学的人群中流行。

（一）体液病理学的基本理论

该理论认为，人体中有四种重要的体液，即血液、黏液、黑胆汁和黄胆汁。每种体液都有自己的性质。四种体液与四种元素、一年的四季、人生的四个不同阶段、人体器官、人的气质相配合构成了四种体液系统的框架（表11-1）。

表 11-1　四种体液系统

元素	体液	器官	性质	气质	年龄	季节
气	血液	肝	热和湿	多血质	婴儿	春
火	黄胆汁	脾	热和燥	胆汁质	青年	夏
土	黑胆汁	胆囊	寒和燥	抑郁质	成年	秋
水	黏液	脑/肺	寒和湿	黏液质	老年	冬

HP的理论认为，血液产生于肝；过量的黄胆汁会导致攻击性和过度恼怒、肝失调和体液失衡；过量的黑胆汁会导致抑郁；黏液与冷漠有关。

有研究者认为，四种体液的概念可能来源于古人对血液沉淀现象的观察，瓶子底部较深色凝固层为黑胆汁，上一层不凝固的红细胞为血液，再上一层的白细胞为黏液，最上层黄色清澈的血清为黄胆汁。

根据这种理论，治疗疾患涉及找出寒热湿燥的不平衡状态并纠正这种不平衡。热的损伤和疾患要用寒的药物来治疗，寒的损伤和疾患则要用热的药物来治疗。扭伤脚是寒的损伤，必须用热的药物，如用一块黄鼠狼肉贴在患处。大多数人的热和湿过度，这种潜在的不平衡可以用放血来缓解，也可以使用特定的食物和草药使患者恢复平衡。例如，有毒的蘑菇是寒的，必须通过吃热的药物或食物来治疗，如吃烤过的蒜头。

HP 认为，物质的性质在一天中会发生根本的改变。在中美洲一些地区流传这样的说法："橙子在早上是良药，在中午会使人生病，在晚上会害人。"这种似是而非的说法的意思是，橙子是寒的，因为早上也是寒的，所以，早上吃橙子不会相冲；在中午，身体正常是热的；在晚上，身体是最热的。因此，必须避免在晚上吃寒的食物以避免非常严重的相冲。

（二）体液病理学的形成与传播

HP 的根源可以追溯到 6 世纪就已确立的希腊四元素（土、水、气、火）理论。到了希波克拉底时代，这种理论由与之平行的四种性质的概念所补充，这四种性质是热、寒、燥、湿。后者与原来的理论相结合，产生出与四种性质有关的四种"体液"的概念：血液（热和湿）、黏液（寒和湿）、黑胆汁（寒和燥）、黄胆汁（热和燥）。

希波克拉底写道："人类的身体包含有血液、黏液、黄胆汁和黑胆汁。这些构成了人体，同时也是导致痛苦和健康的原因。健康状态是这些组分各自在质和量上比例恰当混合均匀的结果。如果其中一种组分过量或者不足，与身体分开或者不与其他组分相混合，就会出现痛苦。""这四种体液各自有自己的名称。因为它们的外表有本质的差异……在热、寒、燥、湿等性质上是不相同的。"希波克拉底虽然没有准确地指出这些体液的性质，但他显然是理解体液的性质的。另外，他还注意到，体液在一年中根据气候和天气的不同而发生变化。黏液在冬天增加，因为黏液是最寒的体液，与冬天关系最密切；春季，血液容量增加，因为血液是湿热的，与春季关系最密切；在夏季，血液虽然还很旺盛，但是胆汁逐渐增加，在整个夏季和秋季中，主宰着整个身体。夏季炎热而干燥的天气最有利于黄胆汁，但是，随着凉爽而干燥的秋季的到来，黄胆汁变凉，黑胆汁逐渐占优势。

希波克拉底认为，正因为有一年一度的季节性变化，我们才可以期望许多疾病在一年中的某个特定的时间内出现，因此，在治疗时，"医生们必须记住，各种疾病在与之性质关系最密切的季节里最盛行"。另外，治疗的目标应该与病因相对，"因饮食过量引起的疾病用禁食来治疗；因饥饿而引起的疾病由进食来治疗。疲劳引起的疾病以休息来治疗，懒惰引起的疾病用强体力劳动来治疗。简言之，医生应该采用对立原则来治疗疾病，这样可以使病人减轻痛苦，这就是治疗疾病的原则"。

在古希腊，身体的主要器官——心、脑和肝分别被认为是燥和热、湿和寒、热和湿的，因此，正常健康的身体中存在着过量的热和湿。但是，这种平衡因人而异，因此人的"气质"可分为四种：多血质的人具有红润、快乐和乐观的特点；黏液质的人具有冷静、迟钝和冷淡的特点；胆汁质的人具有易怒和脾气不好的特点；抑郁质的人具有沮丧、悲哀、抑郁的特点。优秀的医生应该了解患者天生的气质，确定哪种体液在当时是过量或不足的，将所发现的现象与该季节旺盛的体液相配合，以确定如何才能更好地恢复正常的体液平衡，这可以通过控制饮食、内服药物、灌肠、催吐、放血和拔火罐等治疗方法来实现。

亚力山大城的大图书馆（建于公元前 3 世纪）保存着希腊医学著作的原版书和再版书。盖伦（Galen，公元 130～200 年）正是从这里得到渊博的知识。盖伦是希腊人，但他一生的大部分时间在罗马行医。他发展和提纯了早期希腊著作的医学理论，确立了 HP 理论的最终形式，使之在医学界占统治地位。在拜占庭文明的整个时期，盖伦的影响传播到东方的基督徒和穆斯林中。他的一些著作被翻译成叙利亚文，然后又被翻译成阿拉伯文，而另一些著作则被直接翻译成阿拉伯文。早期许多翻译希腊文资料的工作是由美索不达米亚之埃德萨的内斯托利人做的。他们在 15 世纪末逃到埃德萨的时候，便在波斯西南部的甘德沙普（Gunde-Shapur）定居。在这里，直至 19 世纪中期，古希腊和盖伦的医学知识才被翻译成阿拉伯文，因而出现了 HP 相关的阿拉伯文译本。在甘德沙普，来自印度的生命吠陀医学与 HP 逐渐接触，但是，其交流的细节我们所知甚少。

在 19 世纪后半叶，巴格达的翻译书院取代了波斯的翻译书院。在巴格达，东哈里发最伟大的医生处于全盛时期，他们当中的大多数人属于波斯血统。例如，拉泽斯（Rhazes，公元 865～925 年）和哈利·阿巴斯（Haly Abbas，卒于公元 994 年），其中最著名的是阿维森纳（Avicenna，公元 980～1037 年），他的《医典》（*Canon of Medicine*）总结了那个时代的医学知识。

与此同时，另一些穆斯林沿着非洲以北的海岸线向西推进，带着古希腊和东方阿拉伯世界的医学征服了西班牙和意大利。具有西班牙血统的、对欧洲医学最有影响的医生包括阿文佐阿（Avenzoar，1094～1162）和阿费罗尔斯（Averroes，1126～1198）。

这些组合的医学遗产开始由阿拉伯文翻译成拉丁文，因此，古老的 HP 逐渐成为中世纪基督教医学的基础。在维萨利（Vesalius，1514～1564）和哈维（Harvey，1578～1657）等的重大发现之前，HP 一直占统治地位。从这个时期之前的基督教医生的著作中，我们可以看到，希波克拉底、盖伦和阿拉伯的一些医生（尤其是阿维森纳），都是医学理论和实践的主要权威。直至 19 世纪，即使 HP 退出历史舞台后，草药和家庭医学相关书籍仍出现 HP，且在民间仍然有影响。

在拉丁美洲，HP 最初以高级的形式出现，后来又以普通的形式对现代社会产生巨大的影响。随着美洲被发现和征服，HP 作为征服者和后来的定居者带来的过时的文化成分来到了新大陆。正如在西班牙那样，HP 在新大陆以科学医学的形式一直维持到 18 世纪。与此同时，HP 的成分与印欧混血人种及印第安人遗留下来的医疗知识相混合，成为民间医学。

如今，在拉丁美洲的大部分地区，从墨西哥南部到使用西班牙语和葡萄牙语的南美洲，HP 的民间变体是农村人和部分城市人解释疾病产生原因的理论根据。在当代拉丁美洲的 HP 中，疾病归因于过量的热气和寒气侵入体内。例如，一位妇女将手臂痉挛解释为，在熨衣服时，手臂被暂时加热，不小心用冷水洗手引起的；手臂痉挛的男子可能将这种症状解释为，在用石灰水粉刷墙壁时，手被暂时加热，不小心洗手所引起的。寒可以以气（air）的形式，或者以摄入"寒的"食物、赤脚踏在寒冷的地板上等方式进入体内。暴露在太阳下、陶窑或者火炉前，洗热水澡，睡觉，阅读（眼睛变热），妊娠或月经期，摄入"热的"食物和饮料，经历"热的"情绪体验，如惊吓、愤怒和悲伤等都可以引起身体的热力增大。从理论上说，被认为由热引起的疾病可用寒的草药和食物及寒的治疗方法（如在皮肤上贴某种药膏）来治疗。实际上，大多数药物是含有寒的成分和热的成分的混合物。

当伊斯兰文明向西移动时，盖伦学说形成的希腊 HP 也向东传播。穆斯林将盖伦医学称为尤纳尼医学。在伊朗、巴基斯坦和其他西南亚国家中，HP 以高级的标准和民间的标准存在。HP 也是构成马来西亚、印度尼西亚和菲律宾的民间医学的主要成分。在菲律宾，这些信仰似乎是由从墨西哥来到马尼拉的西班牙大帆船上的西班牙人影响的结果。相反，马来西亚的 HP 显然是受穆斯林影响的结果。我国维吾尔族的传统医学维医学中也可以看到 HP 的影子。因此，随着穆斯林和西班牙人向东向西推进，古希腊医学的基本信条已经环绕整个地球。

二、生命吠陀医学

生命吠陀医学（阿育吠陀医学）（ayurvedic medicine，AM）是印度的传统医学。生命吠陀（ayurveda）是梵文，可分为两个词素，ayur 是生命的意思，veda 是知识的意思。两者结合在一起，其意为生命的学问。根据古代生命吠陀学者查拉卡（Charaka）的观点，生命（ayur）由四个基本部分，即精神、身体、感觉和灵魂构成。

AM 的起源可以追溯到五六千年前印度最古老的经典"吠陀"。写于 6000 多年前的里格吠陀记载了 60 多个治疗疾病的药方。生命吠陀医学不单是一门治病的学问，而且还是关于如何生活、如何保持健康的学问。

AM 的基石是体液（dosha，多沙）的概念。体液是调节人体的心理和生理功能的基本物质。人体有三种体液，即瓦塔（vata，气）、皮塔（pitta，胆汁）、卡法（kapha，黏液）。AM 认为，自然界和人体由空、气、火、水、土五种元素构成。人体内的体液也是由这五种元素构成的，空和气结合形成瓦塔，即"气"，火和水结合形成皮塔，即"胆汁"，水和土结合形成卡法，即"黏液"。"气"的特性是寒、轻、燥、糙、硬、动，能穿透精细微粒。"胆汁"的特性是热、锐、微腻、穿透、液态、轻，过量时有酸臭味。"黏液"的特性是凉、重、密、固、腻、黏。

气的功能：①有动力引导各种物质排出，包括胎儿、精液、粪便、尿液、汗液和其他物质的排出；②协助体内各种代谢作用；③控制体内的各种身体和精神运动，包括呼吸、心跳、肌肉收缩和动机；④将来自各种不同感觉器官的感觉转接至脑。

胆汁的功能：①负责各种不同水平的代谢，包括食物的消化和所有其他物质的转化；②产生热以维持体温；③负责将外界的图像转换为视神经冲动，产生视觉；④产生饥饿和渴的感觉；⑤理解、思考和判断能力；⑥面对事物的勇气和胆量；⑦影响皮肤的色泽、柔软度，决定外貌。

黏液的功能：①强壮，使身体完成体力活动；②湿润和润滑，防止身体不同部位之间过度的摩擦；③稳固，为身体和精神增加必要的基础；④质量和结构，使身体组织丰满；⑤生殖力，产生健康的后代。

三种体液调节生命体的每个生理和心理过程。三种体液的相互作用决定一个人的气质和体质。三种体液的和谐使人获得平衡和健康，若不平衡即体液的过量或不足，会导致患病。

气、胆汁和黏液存在于细胞、组织和器官中。每个人的体液的比例和组合是不同的。精子和卵也含有气、胆汁和黏液。精子和卵分别受父亲和母亲的生活方式、饮食和情绪的影响。在受精卵形成时，一个人的体格就已经确定。

AM 认为，人的体质类型包括：单一型（气型、胆汁型、黏液型），双重型（气-胆汁型、胆汁-黏液型、黏液-气型），均等型（气、胆汁、黏液的比例均等）。每个人体内的三种体液都有不同的比例。了解一个人体内三种体液的构成是治疗疾病的基础。

AM 将人的气质分为三种类型：萨特瓦（satva）、拉加斯（rajas）和塔玛斯（tamas）。萨特瓦气质的特征是有纯净清晰的悟性、善良和幸福；拉加斯气质的特征是活泼好动，生活总充满感官快乐、享乐和痛苦、努力和不平静；塔玛斯气质的特征是无知、不活泼、沉重，持物质主义态度。每个人的意识都是这三种气质相互作用的结果，但是，不同的人可能某种气质相对占优势，这就决定了一个人的心理构成。

AM 认为，健康是一个人身体、精神和意识的平衡状态。人体内有三种体液，即气、胆汁、黏液；七种组织，即血液、原生质、脂肪、肌肉、骨、神经和生殖组织；三种废物，即粪便、尿、汗液；阿格尼（agni），即代谢能量。所有这些因素若失去和谐都会导致疾病。但是，不平衡或患病的根本原因是三种体液的过量或不足。

三种体液处于平衡状态，一个人会在心理、身体和情绪方面感觉良好，而不只是没有病。AM 认为，一个人的健康包括如下几个方面：①幸福，即感觉良好；②情绪平衡；③记忆力、理解能力、智力和思考能力良好；④眼、耳、鼻、视觉、味觉和触觉功能正常；⑤精力充沛，体力强壮；⑥对食物和饮料很容易消化；⑦汗液、尿液、粪便和其他废物的排出正常；⑧身体的组织、器官和系统保持健康。

体液的不平衡有两种情形，一种是自然的不平衡，另一种是非自然的不平衡。自然的不平衡是由季节和年龄引起的，比较轻微，一般不会引起疾病。例如，气在一个人的晚年、在秋季、在下午稍晚时、在后半夜、在消化的后期占优势；胆汁在一个人的中年、在夏季、在中午、在午夜、在消化的中期占优势；黏液在一个人的童年、在春季、在上午后段、在入夜、在消化的早期占优势。

非自然的不平衡是由不适当的饮食、不适当的生活方式、外伤、病毒、寄生虫等引起的。在这些因素中，有些因素是自己控制不了的，但是，生活方式和饮食是可以控制的。

AM 有八个分支：①内科和普通医学（Kāyacikitsā）；②儿科（Kaumāra-bhrtya）；③外科（Śalyatantra）；④五官科（Śālākyatantra）；⑤巫医（Bhūtavidyā）；⑥毒物学（Agadatantra）；⑦养生术（Rasāyanatantra）；⑧回春术（Vājīkaraṇatantra）。

AM 将身体、精神和人格看作一个统一体。各种元素可以互相影响。在诊断和治疗中贯穿这种整体方法，这是 AM 的基础。另外，AM 认为，人体中存在让液体流动的通道（srotas），使用油进行按摩及热敷（swedana）可以使这些通道开放。这些通道不健康，就会导致疾病。

AM 通过八个方面来诊断疾病，即脉搏（nadi）、尿（mootra）、大便（mala）、舌（jihva）、语声（shabda）、触诊（sparsha）、视诊（druk）和外貌（aakruti）。医生通过五官感觉来收集患者的资料，例如，通过听觉来观察患者的呼吸和语声。

在治疗方面，AM 的外科和五官科涉及外科手术。其他分支主要注重通过建立健康的新陈代谢系统以及维持良好的消化和排泄来获得活力。AM 强调日常活动（dinacharya），即清醒、睡眠、劳作、冥想等对于保健的重要性。

AM 采用植物的根、叶、果实、树皮和种子做药，如小豆蔻和桂皮。在 19 世纪，威廉·迪莫克（William Dymock）为了英国与印度的贸易，总结了几百种植物药，描述了其微观结构、化学组成和毒理学及相关的流行神话和故事。动物药包括乳、骨、胆石等。动物脂肪可以内服，也可以外用。矿物药包括硫黄、砒霜、铅、硫酸铜和黄金等。另外，还以金属和草药的混合物（rasa shastra）作为药物使用。

AM 也使用药酒（madya），认为药酒能调节体液，增强皮塔（胆汁），降低瓦塔（气）和卡法（黏液）。药酒能够进入且净化身体的微孔。有八种生命吠陀医学的制剂含有鸦片。

鸦片被认为能平衡气和黏液，增强胆汁，在处方中用于腹泻和痢疾，增强性能力和肌肉能力，影响脑的功能。另外，鸦片和樟脑被用来治疗急性胃肠炎。油和焦油被用于止血。外伤流血用四种方法来止血，即结扎血管、热烧灼、凝血药和血管收缩药。AM 还能进行白内障手术。

据有关文献报道，印度高达 80%的人口使用某种传统医学，包括 AM。1970 年，印度议会通过了印度医学中央会议关于确立 AM 执业者资格标准化，以及确立 AM 教育和研究机构的法案。1971 年，印度卫生与家庭福利部下属的 AM、瑜伽与自然疗法、尤纳尼医学、悉达医学和顺势疗法局设立了印度医学中央委员会，管理印度 AM 的高等教育。印度政府支持国家级和省级的 AM 教育机构的建立，为城乡的医疗诊所提供符合资格的医疗专业人员。2013 年，印度有 180 所医学院校提供 AM 的学位教育。

另外，尼泊尔和斯里兰卡的大多数民众也使用 AM。AM 还通过文化交流传播到欧美国家。

三、美国民间医学

一般来说，美国民间医学的观念和实践还未在民族医学概念框架内进行过研究。即便是现在，大多数的研究项目仍是由民俗学者进行的。但是，随着美国人类学家对少数民族文化兴趣的日益高涨，从事民间医学研究的人类学家逐渐把注意力倾注于此。美国有很多民间医学，与少数民族医学等量齐观。但是，只在一个层次上论述美国民间医学会使问题过于简单化。美国有不同的民间医学：墨西哥裔美国人的传统医学实践明显不同于宾夕法尼亚的荷兰裔美国人的传统医学实践。同时，不同民族的民间医学体系在某种程度上常常又有共同的历史渊源。HP 对墨西哥裔美国人、古巴裔美国人、波多黎各裔美国人和其他西班牙裔美国人的各种民间医学产生影响。此外，HP 的成分还存在于黑人的民间医学中，黑人的民间医学是加勒比海地区的西班牙文化、法国文化和黑人文化相混合的遗产。在更早的年代里，当 HP 在欧洲和殖民地的美洲是正统医学时，欧洲各种族群体的民间医学，无疑是将各种古代医学残余混合起来的产物。

（一）欧裔美国人的民间医学

欧裔美国人的民间医学指的是欧洲移民的美国后裔的民间医学观念和医疗实践。它代表了许多不同的国家和不同时期的民间医学，不是一个性质相同的体系，当然，民间医学的形成还有另外一个与所有其他民间医学分离开的因素。在很大程度上，这是一种文化现象。印刷文字和口头传说对医学观念和实践的形成与维护起很大作用。在美国，几乎所有的家庭都备有《圣经》或一两本医学书籍和报纸。早年边境地区的印第安人对民间医学的影响非常大。印第安医生的声望与白人医生一样高，即使他们不直接在民间医学中发挥作用，但其影响依然存在。

除了使印第安族治疗者驰名的那些著作之外，边境地区有文化的居民可以接受数量相当可观的家庭医学书籍，其中很多都是合法医生写的。例如，《家庭医生》和《旅游者袖珍医学指南》均已多次印刷。约翰·冈恩（John Gunn）最著名的《家庭医学或穷人的朋友——苦恼、疼痛和疾病大成》在 1830 年首次出版，到 1885 年已再版了 213 次，还出版了无数的德文翻译版。

　　除了文字记载外，真正的口头传说民间医学也很丰富。最有影响、研究最多的是宾夕法尼亚的荷兰和德国移民的民间医学。他们在 18 世纪末 19 世纪初来到美国，首先定居在宾夕法尼亚。后来中西部被开发成为农业基地，他们便把子女送去那里。人们发现，正如许多民间文化反映了早年深奥微妙的文化一样，早年正统医学的许多民间信念和习俗的残遗，也反映了早年的文化。民间关于"发冷吃东西，发热饿肚子"的说法，虽然早已遭到医学界的反驳，但是，这些地区的人们还是广泛相信这种说法。同样，醋这种特效药从古代以来就是民间药品中不可少的成分。用蜘蛛网止血，则至少可以追溯到盖伦时代。对巫术的信仰，过去和现在都是欧裔美国人传统的一部分。事实上，"巫"（hex）这个词出自德语"hexerei"，通过宾夕法尼亚的荷兰人传下来。后期的欧洲移民，特别是来自地中海沿岸的移民，带来了对超自然物的强烈信仰，如害怕巫术和邪眼。欧裔美国人的民间医学在病因学上带有明显的自然论倾向，把疾病说成是上帝的惩罚，但是，他们认为，非超自然、非巫术的原因也可引起意外事件。19 世纪家庭医药书和今天大部分民间医学都是这样认为。

（二）黑人的民间医学

　　与欧裔美国人的民间医学相比，美国黑人的传统民间医学是体现在纯粹的口头传说上的正统的民间医学。虽然自从第一批奴隶被带到美国以来这种民间医学就已经存在，但是其著名的变体，一般被称为"伏都教"（voodoo 或 hoodoo）或者妖术（conjure）的治疗方法，是 19 世纪早期在新奥尔良周围形成的。当海地的奴隶起来反抗，甩掉他们的法国主人时，数以千计的黑人、黑人与白人的混血儿及白人逃到离法国人港口最近的新奥尔良。廷林（Tinling）将伏都教称为"欧洲的天主教与非洲的部落宗教的混合物"。这种宗教遍布信仰天主教的路易斯安那州，传到信仰耶稣教的美国南方地区，失去了其天主教的外部标志。正如斯诺（Snow）所指出的那样，HP 的传统，很可能伴随着伏都教来到美国。在海地，这时候寒热二分法已经很引人瞩目。但是，传达美国后的 HP 传统已经削弱，寒热二分法本身似乎完全消失，病因被非常怕"寒"所取代，尤其是诸如月经病的病因也是如此。在完整的 HP 中，月经病常常与热气有关。

　　黑人的民间医学还包括跨越大西洋直接来自英格兰的传统，惠顿（Whitten）在研究北卡罗来纳州"邪恶的神秘论"时，在某种程度上对该州当代的神秘习俗，体现为 17、18 世纪欧洲人的神秘主义的同化现象留下深刻的印象。他将这一事实解释为：北卡罗来纳州使用英语而不是非洲语言，大家都是欧洲教会的成员，奴隶与白人主人的接触相对较密切。

　　由于黑人的民间医学是多元起源的，通常使用最形象化、较普遍应用的术语来描述其医治者和治疗方法，如来源于小说《根》的"根"医学（root medicine）、"伏都教符咒"（mojo）、妖术（conjure）、妖术士（conjure man）及"伏都教"。斯诺将黑人病因学归类为"自然的"与"非自然的"。前者包括诸如受恶劣气候的侵袭，神对罪恶的惩罚等，后者为"要处理作为社会成员的个人的位置"，即反映社会病理学，而不是体质病理学。虽然后者有时被解释为起因于担忧或其他形式的紧张，但是，对巫术的害怕似乎尤其重要。

　　从黑人的民间医学的早期阶段以来，对超自然、魔法和巫术的信仰就比在欧裔美国人的民间医学中起着更重要的作用。毫不奇怪，成功的医治者都有超自然能力及应用草药的技能。在描述北卡罗来纳州时，惠顿写道，整个超自然力的关键人物是施巫术的人。他们是职业占卜者、医治者、灵媒和秘术的总操纵者。

斯诺认为，民间医学观念，特别是黑人的民间医治观念，反映了三种主要的世界观：世界是敌对和危险的地方；个体易受外部攻击；个体必须依赖外界的帮助来对抗这种攻击。显然，这种世界观与对巫术的强烈信仰、保护受巫术威胁的人、医治由巫术引起的不适的医学体系相适应的。但是，黑人的民间医学并不限于巫术和神秘事物。斯诺怀着赞美的心情谈到乡村的文盲接生员。这些接生员技巧熟练，直到最近还在南方给大多数黑人婴儿接生，并且也懂得很多有关草药的知识。黑人丰富的传统医疗经验知识，完全可以与美国其他主要种族群体有记载的医学知识相媲美。

（三）西班牙裔美国人的民间医学

在考察西班牙裔、欧裔美国人和黑人民间医学差异的复杂领域时，人类学家已经获得了墨西哥人和其他拉丁美洲人的民间医学知识。因此，其将兴趣扩大到西班牙裔美国人的民间医学，是合乎逻辑的发展。西班牙裔美国人的民间医学，在几个方面与其他民间医学不同，我们只注意其中两方面：

首先，我们可以认为，这是一个比其他两个体系更为综合的"体系"，它的许多理论和治疗方法符合"平衡"的健康模式。平衡最初在已经削弱的体液病理学信条中表现出来，认为健康的身体维持着"热"与"寒"的性质或成分之间的平衡。当"热"过度，或者"寒"袭击和进入体内破坏平衡时，人就会不适。平衡模式还在身体的部位，特别是囟门、子宫和"神经"或"腱"等能够位移的观念中表现出来；通常采用使这些部位复原到正常位置的手法和其他治疗方法，使患者恢复健康。

其次，西班牙裔美国人的民间医学，与黑人和欧裔美国人的民间医学的不同之处在于，它显然是从自己的祖国，特别是墨西哥、古巴和波多黎各直接移植过来的。在大多数情况下，由于时间太短，而没有发展出像其他两类民间医学那样的新变体。这并不表示西班牙裔美国人的民间医学完全是同类的，其中只有在新墨西哥州和科罗拉多州的西班牙裔和葡萄牙裔民间医学是例外。这种民间医学从18世纪末以来便单独存在，这是独特的"本地"西班牙裔美国人的民间医学的一种类型。

因此，为了深刻理解西班牙裔美国人的民间医学，必须理解起源国的民间医学。一般人很难理解当代墨西哥裔美国人的民间医学，除非他们能够理解其 HP 的祖先，天主教的仪式和对超自然的守护神的信仰、祈求帮助及发誓等。

根据西班牙裔美国人的 HP 信仰，扰乱健康人体平衡的"寒"和"热"，可以以多种方式进入体内。寒气（西班牙语：aire）可以侵袭头部，引发"彭扎达斯"（西班牙语：punzadas），即眼睛和耳朵剧痛、头痛和一般感冒。当一个人的脚弄湿了，寒气也可以进入体内。这可能会导致"热气上升"，身体正常的热气被驱赶到身体上部，出现发热、支气管炎、扁桃体炎和其他许多呼吸道疾病。热的威胁，特别是来自被认为是热的（西班牙语：caliente）或者有刺激性的（西班牙语：irritante）的食物，可能会导致腹泻和其他胃肠病。虽然大多数英国人在谈到寒热体系时，将不适说成是寒的或者是热的，较为恰当的应该像典型的 HP 那样，把不适说成是起因于热气或寒气。根据不适起因于热性或寒性，患者使用具有相反性质的草药、泻药、拔火罐、灌肠法（驱除发热的热气）和敷药法（西班牙语：chiquiadores，即用热的或寒的草药或药膏贴在头痛患者的太阳穴上，驱除热气或寒气）等方法进行治疗。

除了一些有相应英语名称的西班牙语常见病外，如头痛、牙痛、支气管炎、扁桃体炎、肺结核、肺炎、疝痛和痢疾等，还有几种民间所谓的"不适"在英语中没有相应的名称，这些"不适"已经被描述在文献中。最常见的有"囟门塌陷"（西班牙语：caida de la mollera）和"子宫塌陷"（西班牙语：caida de la matriz），前一种病主要见于小孩，偶然也见于成人，起因于这个部位受到冲击，如受惊吓或者头部受到碰击；后一种病起因于产后提重物、摔倒或者受到打击。许多墨西哥裔美国妇女认为，如果从青春期开始，除孕期外，用一条紧的腰带来缠住身体，则可以预防这种不适。

积食（西班牙语：empacho）是由于吃得太多或者吃到不容易消化的食物，如未熟的水果以及胃和上部的肠受阻塞引起的。胆病（西班牙语：bilis）有类似黄疸的症状，被认为是由愤怒或害怕所致，可用苦的草药煮沸来治疗。惊恐症（西班牙语：susto）在有些地方被看作由恐惧引起的一种不适，然而，正如胆病那样，这种病是另一种病产生的原因或开端。此外，还有巫术，人们认为巫婆对受害者施行了交感巫术或者接触巫术，不过，通常也可以由遭受不幸的人的妒忌（西班牙语：envidia）所引起；最后，还有"邪眼"（西班牙语：mal de ojo），与有意识有计划的巫术相反，邪眼多半是无意的，有些邪眼被人议论，而有这种"眼光"的人并不知道自己有这种能力。为了安全，知道这种文化的人，总是轻轻地捏一下所喜欢孩子的脸颊，以抵消可能存在的邪眼。

很有意义的是，这些民间所谓"不适"的病因学一般不属于寒或热的症状。有些民间不适似乎起源于美洲新大陆，如暗示失去灵魂的惊恐症，失去灵魂是美洲新大陆很盛行的民间病因学。其他的民间不适，如各种巫术（如将大头针钉在玩具娃娃身上）和邪眼，很可能是从欧洲带来的。

最著名的西班牙裔美国人的民间医治者是"库兰德罗"［西班牙语：curandero（a），治疗者］。这是典型的男女草药医生知道的草药和其他药物的"性质"以及对付各种不适的配方。"库兰德罗"也摩擦、按摩患者的身体，或者对身体做其他处理，例如，将囟门"回复"原位。另一些"库兰德罗"被人们认为具有神秘的能力，包括施妖术和医治的能力。这种医治者通常被称为妖术师［brujos（as）］，人们对他们有矛盾心理，认为他们具有双重的感召力量。

许多西班牙裔美国人的治疗方法既不涉及巫医也不涉及家庭治疗，而采用另一种方式，即上帝是最终的医治者。对于许多不适，西班牙裔美国人经常寻求圣人、圣母玛利亚，或者耶稣基督的帮助。他们点燃蜡烛，对着圣坛祈祷，或对着耶稣基督或圣母玛利亚圣洁的塑像起誓，或者进行庄重的许诺；如果恳求被接受，祈求者必须实践其诺言，通常是长期到有其崇拜偶像的小镇或者城市去朝圣。但是，人们认为耶稣基督和圣母玛利亚只是替患者说情的教吏，最后的定夺权仍在上帝手里。

（四）作为民族医学的美国民间医学

非自然-自然的二元论病因学符合美国的民间医学和其他体系。非自然病因学包括因巫术、邪眼和上帝对罪孽的惩罚而得病等这些广泛传播的观念。自然病因（如寒）可以通过各种途径引起疾病，如痉挛、骨折。我们注意到，有关治疗者的作用和相互关系，均出自于美国的民间医学，特别是涉及非自然病因观时（这与非西方病因观相似，而与自然病因观相对），令人感到惊奇的是，身体好与好运并存，如成功、富有、工作理想、家庭和睦；另一方面，有病可能被看成是不幸的事件，它常常与厄运相伴，如贫穷、失业、家庭不和等。

因此，人们试图通过广泛的实践以使厄运（包括有病）得以控制，而使好运（包括身体健康）得以长存。

四、其他

除正统的西药之外，世界上不同民族都有不同的传统医学。在工业革命前，世界上大多数民族都采用植物、动物、矿物等天然药物治病。

世界各地还存在各种不同形式的疗法，包括饮食疗法、水疗法、空气浴、日光浴、传统接生和避孕、花剂疗法、负离子疗法、顺势疗法等。

许多民族均有饮食疗法。中国的饮食疗法尤其著名。中医有"医食同源"之说，许多食物对疾病有治疗作用。中医在应用药膳治病方面有丰富的经验。

水疗法包括温泉浴、蒸汽浴、桑拿（芬兰蒸汽浴）等。

空气浴是指在气候许可条件下，使全身各部位接触到尽可能多的空气。日光浴可促进皮肤制造维生素 D。这两种方法对健康都有好处。

在传统社会中，产妇多采用跪、坐、蹲、站等垂直体位分娩。妇女在妊娠或产后，在饮食和行动上受多种限制。一般多禁食生冷食物，宜食温热食物。中国妇女在坐月子期间，多用布裹头，吃甜酒、红糖、姜汤等温热食物。许多民族都有传统的避孕方法。如中国粤北瑶族用草药"了哥黄"来垫床，西南一些少数民族妇女在腰间佩戴麝香袋以达到避孕目的。

顺势疗法采用相似治愈相似的治疗原则，与西医的对抗疗法完全相反，主要使用天然药物（植物、动物和矿物），提高人的免疫功能，激发自我痊愈的能力，达到提高健康水平的目的。

（陈　华　凌　睿）

第三节　民族药物学

药物学是研究影响人体健康的各种药物的性质、作用、用法、用量、禁忌的，是现代药学的前身。民族药物学（ethnopharmacology）是根据非西方医学和生物医学理论建立起来的，其形成与药用植物关系密切，也与植物应用分类、植物化学、临床应用和植物应用的社会和文化有关。民族药物学的研究方向主要根据学科的概念和理论来确定，并不是由生物行为确定的。为了把医学宇宙观与对生物世界的感性认识联系起来，民族药物学家已经把药用植物作为文化对象加以研究，但植物学家很可能在没有文化资料和其他资料的情况下研究植物化学，这是民族药物学与植物学的本质区别。民族药物学不仅考虑了人类与环境之间的相互作用，也考虑了这些行为所产生的各种后果。民族药物学是医学民族学与治疗活动生物学相结合的产物，是研究与民族特点、民族文化有关的各种药学，它把健康与治疗的民族学与药学联系起来，内容包括古希腊药学、中国药学、印度药学、阿拉伯药学等。民族药物学采用民族学调查与植物学和药物学的技术结合起来的方法学，还把考古学与非人类的灵长类研究结合起来，把植物学和药用植物合并起来，为生物医学人类学提供更多的应用信息。

一、民族药物的差异

原始人类在长期依靠植物为生的过程中，开始逐渐熟悉植物的营养、毒性和治疗作用。中国古代将记载药物的书籍称为"本草"，英语中称药物为 drug（即干燥的草木），这都说明药物是起源于植物的。有人认为最先被人认识的药物是镇痛药（茄科植物）和对消化系统有刺激的植物。

由于生产工具的进步、弓箭的发明，人类开始了狩猎及畜牧。于是出现对损伤的简陋救助法，如创伤、骨折、脱臼的治疗；同时人类开始认识了动物的营养价值，动物药也随着出现；畜牧经济又使牧人观察到植物对动物的作用，从而又促进了对植物药的认识，根据希腊史家的记载，牧人曾发现了藜芦。

医药知识起源于人类集体经验的积累，是在与疾病长期斗争中产生的。朴素的医药知识在发展为医学和药学的过程中，不同的民族、不同的哲学思想对其产生了不同的影响。蒙古人种（中国人）受阴阳五行学说的影响而形成了中药学，欧罗巴人种对世界药学贡献最大，其中的希腊人受四元素思想的影响而形成了希腊药学，印度人受三种体液思想的影响而形成了印度药学，阿拉伯人通过对古希腊药学和古罗马药学等的总结形成了阿拉伯药学等。这四种药学在民族药学史上影响甚大，为人类的繁衍昌盛做出了巨大贡献。

（一）中国人与中药学

中国传统文化以道家文化和儒家文化为主干，中药学的形成主要受道家文化的影响。道家尊崇自然，认为世界万事万物在性质归属上，可以分属为"阴""阳"两种，阴阳之间在一定的条件下又可以相互转化。至于事物的构成，则由木、火、土、金、水五种物质构成，这五种物质又称"五行"，五行之间存在的生、克、乘、侮的辩证关系，使得世界生生不息，时常处于相对平衡状态。中药学是汉族先民在积累用药经验的基础上，以阴阳五行哲学思想和中医理论为指导，形成的有关中药的基本理论以及中药的采收、加工、性味、功效、主治、用法用量、使用注意等知识的一门学科，是东方药学中的灿烂明珠。

中药学认为，所有药物的药性，可以归为两大类，即寒凉类和温热类，寒凉属阴，温热属阳，习称寒、热、温、凉四性，亦名四气。寒凉药能够清热，治疗热证，如发热、口渴、烦躁、面赤、小便黄赤、大便干结、舌红苔黄、脉象滑数等；温热药能够散寒，治疗寒证，如畏寒肢冷、口淡不渴、小便清长、大便溏薄、舌淡苔白、脉象沉迟等。

汉族先民经过口尝和临床观察，认为药物的味可以归并为酸、苦、甘、辛、咸五味。五味是与中国古代哲学的"五行"相应的，酸以应木，苦以应火，甘以应土，辛以应金，咸以应水。其中酸味具有收敛、生津等作用，苦味具有燥湿、泻下、坚阴等作用，甘味具有补益、缓急、解毒等作用，辛味具有行散、润燥等作用，咸味具有软坚散结等作用，等等。

自然界的现象是春生、夏长、秋收、冬藏。道家认为，天地之气，春夏主升浮，秋冬主降藏。中药学据此也同样认为，药物进入人体后具有升、降、浮、沉四种作用趋势，如质地轻的花类药、叶类药及药性温热的药，像春夏一样，多主升浮，可达于人体的上部与肌表，治疗上部与肌表的病变；质地重的种子类药、矿物类药及药性寒凉的药，像秋冬一样，可到达人体的下部于体内，多主沉降，治疗在里在下之疾病。

金元时期，"法象"理论更深入地阐述了中药的一些作用，"法"即取法的意思，"象"即自然现象，法象理论将中药学与中国传统文化联结得更牢固。这一时期，还提出了药物在人体作用部位的归属，即"归经"，归经是药物进入人体后对人体不同部位的选择性治疗作用。归经理论的提出，促使中药学理论体系趋于系统和完善。

道家思想着眼于自然，着眼于宏观，具有巨大的包容性。中药学同样具有包容性，自西方文化传入中国后，中药学吸纳了西方科学中的技术和手段，近一个世纪以来开始了中药化学成分分析等研究，使得中药学的内容在不断充实，体系在不断完善。

（二）印度人与印度药学

据考证印度药学，当推吠陀时代（公元前 2000～前 1000 年），梵语"吠陀"（veda），意思是求知或知识，有人解释为"圣明"或"圣经"。吠陀是当时人的诗集，也是表现印度宗教初期最古老的文学。吠陀约著于公元前 2000 年，共有 8 种吠陀，即四吠陀和续四吠陀。续四吠陀中的《阿输吠陀》讲述了健康医疗方面的内容，成为印度药学的圭臬。可见，印度药学的形成之初就与宗教有一定的联系。

印度医学关于健康和疾病提出了三种体液学说（prabhva），又称为三大（triqhahu）——气、胆及痰，三者必须均衡才能保持人体的健康。此外尚有七种成分（dhatus），即乳糜（消化之食物）、血、肉、脂、骨、骨髓和精，一切食物进入人体都要化为这七种成分。更有所谓排泄物（malas），即尿、粪、汗、黏液、发爪和皮皱。

印度药学认为，药剂的性质有三种，即维尔耶、毗婆迦和拘那（物理性质、化学性质和生理功能），三者共同影响人体的生理和病理，依照个人的体质来调整已经紊乱的三种液体、七种成分和五种排泄物，从而维持人体健康。

佛教反对婆罗门教的"等级"，主张众生平等，这样的教义获得了当时一部分被压迫人民的同情，因而传播很快。公元前 3 世纪阿育王决定将佛教定为国教，曾完成许多次出征，这一时期的印度药学也随着发达，传布到亚洲、东欧和北非。由阿育王所留的石诰中可知，当时为解除人和兽的痛苦曾培植了植物药，而植物药的培植又说明当时印度药学之发达。

1890 年在我国新疆库车佛教塔，发现若干古代梵文的《Bowe 抄本》著作七部，经考古学家考证，此书约成书于公元前 350 年，其中的三部医学书，第一部论述大蒜之医疗用途，谓可治消化系统病、咳嗽和眼病，并云常食可以长寿。第二部乃古代方书之精要，书中精选当时各专家所用之经验方。提到许多古代印度药学家，但除"妙闻"外，今多不知。可见印度古代确有很多药学家，可惜因宗教和后来帝国主义的压迫，使印度人不注意本国历史和文物的保存，以致失传。第三部是记载油剂、酊剂、丸剂、擦药等的配方。

印度药学用药面广、遍地皆药、处方用药杂、种类多以致形成了"泛药论"的用药特点。这对我国西南地区的民族药学产生了一定的影响，尤其是对同属吠陀药学的藏医藏药学影响更大，至今藏药处方组成、药物品种多是其一个特点。

印度古代历史在吠陀时期之后，先后是婆罗门时期（公元前 10 至公元前 5 世纪）、佛教时期（公元前 5 至 5 世纪）、印度教时期（5～12 世纪）和外国入侵时期（12～18 世纪）。佛教影响印度上千年，佛教讲轮回、不杀生，由于不杀生，僧侣们较少使用动物药，植物药也同样使用得偏少，而矿物药为无情无生命之品，所以治病保健多用矿物药，后来发展为对矿物药、金属药的提炼，使汞剂和硫剂药物更为精纯，这在一定程度上促进了世界化学药的发展。

10 世纪加斯尼和马穆穗不断入侵印度以后，经过数世纪的时间，优秀的古代印度文化被破坏，药学书籍也有不少被毁，阿拉伯的药物和回教一同被带入印度，成了与《阿输吠陀》不相上下的另一种药学体系。原有的印度药学开始没落，至 18 世纪英国入侵印度，印度药学更趋衰落。但印度药学为印度先民经过数千年的用药实践总结出来的一门学科，内容丰富，理论系统，很值得探讨。

（三）希腊人与希腊药学

希腊人是欧洲西南部巴尔干半岛希腊的最大民族。从公元前 2000 年起，一些讲印欧语的部落陆续进入希腊半岛，建立了一系列的国家城邦，逐步形成了古希腊民族。1832 年建立希腊王国，1972 年改为希腊共和国。

希腊人创造辉煌的希腊文明，对世界许多国家的文化产生了深远的影响。一些哲学家同时也是医学家，如毕达哥拉斯（Pythagoras，公元前 571～前 497 年）和其门徒菲罗劳斯（Philolaus）等组成的学派提出生命由四元素（土、气、水、火）组成，这些元素平衡就是健康。其后的恩培多克里（Empedocles）也主张，一切有机物和无机物都由水、火、土、气四种元素组成，不同量的四元素，组合成不同性质的物质，四元素的统一决定生殖和生命的各种形式，而健康则是四元素平衡的结果。

古希腊的四元素学说影响医学家去研究人体的生理、病理。著名的《希波克拉底文集》，标志着古希腊医学发展的高度，该书在病理上基本抛弃了宗教迷信思想，发展了毕达哥拉斯学派的四元素学说，认为有机生命决定于四种液体（血液、黏液、黄胆汁和黑胆汁），这四种液体干、湿、冷、热程度不同并随季节变化而异，其组成失衡则患病。这就奠定了病理学的唯物主义基础。

希腊药学与希腊医学相伴而生，在疾病轻微时，不主张用药，提倡激起和协助身体中自然治愈力。认为"自然"是治病的医生，医生的责任是了解生理的自然倾向，尽可能适应自然，在适当时参与药物治疗。在用药方法上，用"相反疗法"，即虚者补之，实者泻之等。在药物选用上，以不能对患者有害为原则，主张不用强烈性药物，所用的药物有泻下、催吐、麻醉、熏剂等。希腊药学之父希波克拉底曾用具有泻下作用的天然药物芦荟治病，他还用柳树叶治疗头痛和肌肉痛。1785 年威瑟灵（William Withering）用洋地黄治疗心力衰竭，1806 年德国人费里德希·泽尔蒂尔纳从生鸦片溶液中提炼出一种有机化合物，即后来的吗啡，由此便开始从天然药物中提取有效成分（昝加禄等，2011）。

希腊药学用药平和，既注意整体调理，又观察药物对组织、器官及其生理功能的影响，较少有宗教迷信思想，把药物进入人体后改善血液、黏液、黄胆汁和黑胆汁的病理变化作为主要观察标准，唯物而反对唯心。此后经过亚历山大利亚药学、罗马药学等的发展与完善，形成了当今的现代药学。

（四）阿拉伯人与阿拉伯药学

在地中海和印度洋之间有一个巨大的半岛，即阿拉伯半岛，自古以来，半岛上就生活着说闪米特语的游牧民族，史称阿拉伯人。阿拉伯人系欧罗巴人种地中海型，北非的阿拉伯人有些是欧罗巴人尼格罗型。把阿拉伯人各部落统一起来并奠定帝国基础的是伊斯兰教的创始人穆罕默德。他自称是安拉的使者，是"先知"。公元 622 年，在经过多年传播伊斯兰教后，他终于在麦地那建立一个政教合一的国家。此后，穆罕默德使用武力来传播伊斯兰教。穆罕默德去世后，其继承人称为"哈里发"，意思是"先知的代理人"。伊斯兰教徒称"穆斯林"，意思是"信仰安拉的人"。哈里发不仅是伊斯兰教的宗教领袖，也是阿拉伯国家的政治和军事首脑。阿拉伯人打着"圣战"的旗号，东征西战，大肆扩张，到 8 世纪中叶，一个地跨欧亚非三洲、东起印度和中国边境、西临大西洋的大帝国建立了。

这个强盛一时的大帝国，包容了古代世界的几大文明中心，得以继承了各大文明的丰富遗产，使阿拉伯文化取得了辉煌成就。阿拉伯药学家不仅接受希腊、罗马的药物知识，还吸收和采纳了其他国家和地区的药物知识和药物，包括埃及、波斯、印度、中国等。阿拉伯医学之父阿维森纳的《医典》第 5 册，记载药物约 800 种并分类论述了常用药物的功用、适应证、剂量、用法和毒性等。西班牙人贝塔尔（当时的阿拉伯人）以戴奥思考理德的《药物学》为基础，结合自身的实际经验和调查，把希腊、阿拉伯等药学融为一体，写出《药用植物集成》一书，被誉为阿拉伯最完备的药学著述，其中记述药物 1400 种，300种为当时新增的，堪称阿拉伯医生药物知识的总结。

阿拉伯药学中"香药"较多，如樟脑、檀香、乳香、没药、肉桂、丁香、肉豆蔻、荜澄茄等，其中一些香药在唐朝时期传入我国，丰富了我国的中药学。

阿拉伯药学中使用的剂型有化学制剂，如硫酸、硝酸、盐酸、乙醇和乙酸等，也使用了其他多种剂型，如糖浆、舐纸、软膏、擦剂、乳剂、油脂剂、液汁剂、香草冷饮等。阿维森纳常用丸药的金银箔衣，以提高效用。

阿拉伯药学在药物应用方法方面使用了实验方法，从而使阿拉伯医生认识了不少药物的药性。例如，鸦片，希腊人认为此药危险，经阿拉伯药学家试用，证明鸦片为治疗疼痛的特效药，常用于治疗咳嗽和腹泻并用作催眠剂。累塞思推荐用汞软膏剂，为避免在人体产生毒性，他先把汞剂试用于猴子，发现纯汞并不十分危险，汞剂虽能引起剧烈腹痛，但其后可以排出体外。他还发现甘汞，特别是升华的甘汞，毒性甚大，可造成剧烈腹痛和便血。

阿拉伯药学中混杂有迷信成分，如迈蒙认为抗毒蛇咬伤最有效的方法是把一块翡翠石放在胃部或含在口中。

1148 年科尔多瓦被阿尔蒙纳人占领，西部哈里发灭亡。1258 年蒙古人攻陷巴格达，阿拉伯帝国灭亡，从此阿拉伯药学开始衰落。但伊斯兰教药学家把古代药学的统一化，充实了世界药学的宝库，他们的药学著述，构成了欧洲药典的基础。

二、民族药物学的地位与作用

（一）早于民族医学的产生

民族药物有植物药、动物药、矿物药等，其中以植物药居多。地球自形成就有了矿物药的存在，有了生物就有植物药和动物药的产生，但民族医学必须是有了人类并且经过人类上千年的用药实践，又通过理论升华后才形成的，因而民族医学的形成远远晚于民族药物的出现。

以藏药为例，在藏医学尚未形成之时，藏族先民在同自然界做斗争的过程中，特别是在从事畜牧业和农业的生产活动中，逐渐积累了解除病痛的用药知识。如用烧过的羊毛灰和制作的酥油敷贴在伤口上，可以止血消炎；麝香内服可以止痛，外用治疗跌打损伤；藏雪鸡可以发汗治疗感冒，也可以医治眼病；藏羚羊血、野牦牛血可以收涩止泻；野葱、野蒜可以帮助消化、促进食欲等。这些用药知识系经验积累，并非医学理论的指导所为。

又如苗药，在苗药理论尚未形成时，就已被苗族先民广泛用于防病治病了。苗族在与疾病斗争的实践中积累了非常丰富的用药经验。有学者认为，汉族文献里记载的"苗父"，就是苗族人民一直信奉的"苗家药王"。正如《苗族古歌》所咏颂的"千年苗医，万年苗药""一个药王，身在八方；三千苗药，八百单方"等歌谣。《苗族古歌》中还有很多反映远古时期发现药物的故事。例如，贵州黔东南流传的一首古歌《垫哈》，说的是一个名叫哈哥的苗族人，幼年时被老虎衔去了，十年未归。其后被父母找到，人虽归但野性不改，声音嘶哑不能说话。一次他跑到河边吃了很多浮萍，结果出人意料，哈哥不但能发声说话，而且从此野性去除。于是苗族先民发现了浮萍是治疗声音嘶哑的药物。从"千年苗医，万年苗药"和《垫哈》歌来看，可以肯定，苗药的出现，远早于苗医。

（二）促进了民族医学的形成

世界各民族在使用民族药物与疾病做斗争的漫长过程中，用药经验不断积累，日趋丰富，逐步探索出了药物的采收规律、加工规律、作用特点、用法用量及毒性作用等，将这些内容进行整理归纳，就形成了民族药物学。

汉民族在远古时期，通过生产实践、生活实践和初级医疗活动，发现了一些中药并逐渐加深对这些中药的认识。如在药物采收方面，发现茵陈退黄疸，唯农历正月采收效佳；桑螵蛸治疗遗尿、遗精，清明节前采收方可，过时虫卵孵化，效用丧失；根类药材适宜在早春萌芽之初，或晚秋地上部分枯萎后采集；种子、果实类药材多数应在种子或果实成熟时采取等。所以《备急千金要方》说："适时是药，过时是草""药不以时采，与枯木何异"。在药物加工炮制方面，用酒炮制主上升，用盐炮制主下行，用蜂蜜炮制能润肺止咳，用醋炮制能入肝止痛等。在药物的作用特点方面，发现同是治疗头痛的药，白芷主治前额头痛，藁本主治颠顶头痛，柴胡主治偏头痛，羌活主治后头痛等。在药物用法方面，观察到汤剂推荡之力强、散剂发散之功著、丸剂则药力和缓等。对这些用药知识进行总结，使之系统化，就形成了中药学。中药学现存最早的本草专著是《神农本草经》，该书托神农之名，以贵其身价，经史学家考证，可能成书于东汉后期。

《神农本草经》成书后，有力地推动了中药学的发展，也促进了中医理论体系的完善。《黄帝内经》成书于战国时期，其内容主要是介绍中医基本理论。《伤寒杂病论》成书于东汉末年，是我国第一部构筑中医理、法、方、药理论体系的经典之作。该书中所载药物之功用，相当一部分是本于《神农本草经》的。可见，张仲景著《伤寒杂病论》时，在药物选用方面参考了《神农本草经》。从《伤寒杂病论》和《神农本草经》二书的关系看，民族药物学促进了民族医学的形成。

（三）推动民族医学的发展

民族药物以植物药为主，植物药的变异会产生新药源、新功用、新主治，新主治则能推动民族医学的新发展。

再者，民族药物之使用，多为复方，不同配伍的复方，作用各异。一些新的配伍复方，所产生的新的疗效，远远优于民族医学中传统记载的治法，所以这些新复方、新产品的出现，也在推动着民族医学的发展与完善。驰名中外的云南白药（原名百宝丹）是彝族名医曲焕章创制的，该药的研制与开发，有力地促进了彝族医学乃至其他民族医学中伤科学的发展。该药高效而速效，这 ·民族药学的新成果，给民族医学赢来了信誉，为民族医学的发展在舆论上拓宽了空间。

（四）助长神、巫文化

中药学中的"神曲"一药，具有消食导滞、止泻的作用，是治疗消化不良、食积停滞的要药。神曲系发酵品，是由白面、赤豆、杏仁、青蒿、苍耳、红蓼六种原料共同发酵制成的。这六种原料分别匹配天地间的六神，即青龙、白虎、朱雀、玄武、螣蛇、勾陈。神曲制作的时间要求是农历的六月初六，因为这一天是六神会聚之日。六般神韧在六神汇聚之日进行发酵，故名"神曲"，又名"六神曲"，传统理论认为，唯此才有良效。古人甚至还认为，非六神汇聚日制作神曲则不效，这样将神曲的功效归结于"神"，使神曲的消食导滞作用神化，从而助长神文化的发展。实际上，在农历六月初六制作神曲，现在看来，主要是温度、湿度适宜药物发酵而已。

纳西族源于羌，现今主要居住在云南省丽江县，纳西药学也与神文化有联系。纳西族原始神话"崇仁潘迪治病求药"，至今仍在纳西民间广为流传并在一些东巴经书里有记载。据传，远古时有崇仁潘迪兄弟俩，他们上山打猎回家，发现父母病故，为使父母祛病回生，他们听乡亲们说，魔头勒钦普住的地方有回生妙药，于是就跋山涉水，不畏艰辛，来到"合茂尼久奇肯"，射杀白鹿，白鹿心脏中跳出一个会说话的神灵，神灵为他们指引行程路线并告诉他们如误食毒草毒水会死的，但他们决心找回仙药，继续前进。他们从鸟兽喝水觅食反应中辨别有毒无毒并采收亲验，从魔头那里学会了配制药水的秘方。魔头发现药水、药草被人偷走，就骑野猪追赶，但路上被木桩绊倒，被粪火之烟熏花了眼，知道无法追回药水，就做法使大地顿起迷雾，崇仁潘迪辨不清路，跌入山谷，药水倒出，泼满山川、河谷。他们没有带回药水，但山岭、河谷从此长满了治病祛疾、延年益寿的药草。纳西药学中的这个神话，使纳西医学披上了神秘的色彩并为神学的发展提供了药学资料。

"医"的繁体字为"毉""醫"，说明医药文化与巫文化、酒文化有密切联系。苗族医药早期的一个特点就是巫医合一，神药两解。早期的苗族，巫文化盛行，苗族巫师是苗族早期社会的一种职业分工，但由于社会的发展，巫文化逐渐衰落，巫师治病也常常结合使用药物，结果将药物的疗效归属为祈祷的作用，以药物的作用推动巫文化的延续。这种巫医合一的方式影响深远，至今在民间仍可看到这种现象。在民族地区，巫师用药多为草药，这种"神草两解"的举措有益于民族药物的开发。巫医同源、巫医并进是各民族都曾有过的史实。纳西族自称是"占卜的民族"，纳西医学中，医巫并行更为普遍，这是民族文化的一个特征，值得今后探讨。

（五）受宗教文化的影响

民族药物学在形成过程中，与宗教文化有着千丝万缕的联系，佛教、道教、基督教、伊斯兰教、印度教等宗教，均不同程度地影响着民族药学的形成与发展。这里略谈佛教对傣药学和中药学的影响。

傣药学是吸收吠陀药学和中药学的养分而形成的具有傣族特色的药学体系。上乘佛教上座在傣族的传播，使傣药学在基本理论、临床用药等方面都受到了影响。

佛教以"轮回"为教旨之一，傣药学受其影响而提出，医生要"慈、诚、善、舍，守五戒，供奉佛三宝"。好医生"就如渡人到彼岸，即可成佛，就有功果了"，庸医"像刽子手杀人一样，因果报应，不能超脱四恶果"。小乘佛教上座部强调，持戒在修行中的作用，讲戒杀，但不禁肉食，这影响着傣药的选择与运用。傣族用药多为植物药，却不排斥动物药，尚有鸡肉、猫胎盘、水牛胆、犀角、乳雀毛、象牙、豪猪皮等诸种动物药，此即小乘佛教"不禁肉"的影响。

佛教中的大乘佛教在汉民族地区的传播，使中药学受到了影响。大乘佛教的特点之一是符咒、祈祷，受其影响，古代本草学家在使用中药时，也主张同时念咒语。

大乘佛教主张禁食一切肉，倡导以大悲为首，普济众生。受此影响，中药学的应用产生了新观念，反对使用动物药。《备急千金要方》曰："夫杀生求生，去生更远，吾今此方，所以不用生命为药者，良由义也。"可见孙思邈是不愿杀动物之"生"以求人之"生"的，在他的《备急千金要方》和《千金翼方》中较少使用动物药。但佛教对中药学的影响毕竟是有限的，还是有不少医生善于使用中药动物药的。

（六）自身发展

虽然人类利用自然资源来对付疾病已有相当长的历史，但作为专门研究民族药物的民族药物学尚处于幼年时期。当今民族药物学在世界范围内受到重视的原因：①一种民族药物被某民族长期使用而常常具有很大的潜在药用价值，关于该植物的药物知识无疑成为很有用的开发新药的指导性信息，从而大大降低了药物合成过程中的巨大耗资并缩短了新药开发的周期；②合成药筛选往往具有很大的随机性，据统计，10 000 种合成的化学成分中，仅有 20 种可以用来做动物实验，而可能用于临床实验的只有 10 种，这样导致最终合成药的成本很高。而传统的民族药物因为具有很长的应用历史，从逻辑上讲这些药物成为现代科学意义上的"新药"可能性极大，加之传统民族药高效、低副作用和价格低廉等特点，故其研究发展备受关注。另外，保护人类文化多样性也是民族药物学受世人关注的一个重要原因。

据 WHO 统计，全世界 80%的人口居住在发展中国家，而发展中国家有 80%的人口还在利用传统药物作为他们健康的主要保障。我国是一个拥有 56 个民族的多民族国家，民族文化绚丽多姿，传统中药驰名中外，著名的抗疟疾药物青蒿素就是从中国几千年应用历史的传统抗疟药物青蒿中提取出来的有效成分。然而还有很多少数民族的传统药物知识，迄今仍未被系统研究，还是以口传心授的方式代代相传的。中华人民共和国成立以后，各级政府虽然组织过许多资源考察，但与丰富的民间医药经验和知识相比，这些考察还远远不够。许多民族药物由于受世界主流文化和生物多样性消失的影响，同样面临着丢失的危险。面对这种现状，对民族药物进行系统研究已经显得刻不容缓了。

研究民族药物必须由从事民族植物学、人类学、植物化学、药理学、药剂学、临床学等专业的人员组成一个群体，从不同角度、不同层次对民族药物进行研究，一方面解释民族药物作用机制、作用的物质基础，另一方面核实民族药物的实际作用，从而推动目前处于"边缘"地带的民族药物学的发展。

（七）在生物医学人类学中的位置

生物医学人类学已经将其理论确定在健康与治疗的生物与行为方面，认为身体既有生物结构，又有文化结构。

植物性药物同时被看作文化体和生物动力体。植物的药物学潜能既对其文化含义具有贡献作用，也有超越的作用。在生物医学人类学的现代研究中，民族药物学处于中心的地位。这些研究在于理解人类-环境间的动力学关系和这些因素对健康的影响。

民族药物学的文献涉及广泛，覆盖了很多领域，包括人类学、植物学、生药学、药理学、自然史、生态学、营养学和农学等。民族药物学研究是直接关注药物学和植物学的。考虑到上述学科的差异，这些研究要经得起不同人种文化的分析，又要经得起人类学家跨人口的对比。

植物药的药理作用与文化和生物材料相关。布朗纳（Browner）等的研究表明，植物药物理性质（嗅、质地、味）既直接指导人们对其选择，又可反映其化学组成。哥伦比亚和墨西哥城的妇女会区别"热的"和"刺激性"的植物，因为大量应用这些会诱导月经，影响妊娠的时间与后果。相类似的，苦或芳香性植物被选用，如治疗胃肠道功能紊乱，"凉"（芳香性）的性质代表对发热的治疗作用；甜，或有时酸的性质对呼吸系统功能紊乱有改善作用；收敛剂用于治疗腹泻和痢疾。相反，刺激的和咸的被认为是危险的并不用作药物。

民族药物学是生物医学人类学研究的切入点之一。近年来，生物医学人类学开始兴盛起来，一些著名学者强调文化与生物学之间的联系。他们认为生物医学人类学是人类学的生物与文化方面之间的联系纽带，应当在自然和文化的辩证关系方面集中研究。由于人同时是物理和符号的产物，生物与行为资料是不能相互分开的，所以，必须从满足人类健康的角度进行研究。很明显，民族药物学的方法也属于这个领域的研究方法。就基础而言，人种学从文化角度详细地揭示了信号的含义，药用植物的应用、制剂及其应用和应用不当而带来的后果。实验室的研究和文献报告都把生物活性与人的生理过程及药用植物的效能密切结合起来。因为生物医学人类学主要的兴趣是研究文化与健康和疾病，不同民族/种族对疾病的某些疗法和医学概念有不同的理解。因此，人们会想，在地方药用植物的研究中，用生物医学的标准来衡量地方的药用植物是否合理。应用生物医学的标准，把民族/种族学与生物学资料结合在一起，是否一定会否定地方医学。的确，这是一个值得研究的问题，应当把两者统一起来，通过对地方医学的研究，我们不仅知道了某些植物与当地人身体健康的关系，而且也知道了什么人、为什么、用什么样的药用植物会预防、诊断和治疗各种疾病。所以，很多人类学家把它作为研究民族医学的一个重要方法。

随着方法学的建立与发展，民族药物学将不断丰富生物医学人类学的理论和概念，而且可以系统地对跨文化的医学现象进行研究，满足生物医学人类学家的某些研究需要，为他们提供大量的研究信息。民族药物学文献介绍了主要植物、某些动物和矿物质在医学上的应用，这些文献包括了药物的分类、鉴定、地方名、临床应用、药用部分、制剂、剂型、成分、药理活性及临床作用。如果植物只是通过双名法分类或只是用地方的立名鉴别，那么就没法找到关于这类植物的组成成分或活性的有关资料，如植物的药用部分制备、应用剂型、药用植物的生物学效果，也就不可能从跨文化角度进行这些植物应用的对比研究。植物各部分含的有效成分的浓度和特点不同，因而合成药物的剂型会影响药物的生理活性，应用的方式也明显地影响着植物中有效成分的作用发挥甚至可能影响疾病的发生乃至病程。

在关动物灵长类饲养生态学和史前现代人饮食的研究，已经揭示了关于人类生存的进化及食物和获取食物技术之间生物学和行为科学方面的关系。这些研究应用选择药用植物的标准并不断改进这种标准，从而了解药用植物的进化过程。在自然栖息地，黑猩猩应用唯一的非饮食性战略获得了含有特殊抗生素成分的植物叶子。虽然人们不愿意探讨类人猿的治疗模式，但至少要承认，非人类的灵长类也要顺应它们的生活环境，从而维持其自身的健康。此外，人类在发展过程中，对野生植物进行栽培，栽培的谷物及随着人类起源而出现的植物从某种意义上代表了药用植物的进化。

三、植物药的应用

（一）植物药的应用

1. 医用植物选择标准　选择医用植物的标准比较复杂，包括物理特性如质地、气味、色、性味、植物年龄与成熟、生长区域和生理作用，所有这些都是定性的，可影响或受到植物中化学成分的影响。就医学文化而言，药用植物选择是根据对立的认知原则进行的，如甜—苦、热—冷或阴—阳，这都存在于解释模式之中。它强调平衡与比例，民族/种族学家已经记录了植物外观、作用和其他特点。当地分类学的各种特点反映了人们的经历、物理环境与他们之间的关系，这在某些植物的名字中得到了反映。例如，苦艾，是苦与艾的组合，即从本质上讲是特征（质地、色）与作用之间的结合。因此，在美洲印第安纳医学中认为红色植物可以治疗伤口，通过血液颜色的标签，将颜色赋予某些植物，具有止血与抗炎作用——这些特性是这些植物的应用者通过其自身经验得出来的。的确，这些生理学作用可能是选择的主要标准，红色作为鉴定伤口愈合植物的简单记忆工具。

由于在种类个体之间和植物的各部之间药理作用不同，所以需要利用植物某一部分（叶、花蕊、种子）、植物器官某一发展阶段、生长区域的不同来处理用药问题。医用植物和矿物质或土壤，通过水浸、加热使之变软，溶媒提高其溶解度，整体上增加了植物成分的可利用性，药理活性物质的作用增加。

药物的药效与药用植物的选择有关。一种植物对某种疾病是否有效，以及怎样才能使其有效，在不同社会中认识是完全不同的，即使在同一社会里，认识也不尽相同。灵验的概念由生物变量和行为变量共同组成。这些变量之间的作用也是相当复杂的，有时是有特异性的。一种植物药是否灵验与人对药的味、嗅等官能有关。颜色是效验灵验特征中的主要因素。豪萨人（Hansa）通常认为红色植物可治疗外伤和增强血液功能，黄色植物常用来治疗黄疸。尼日利亚的豪萨人和厄瓜多尔人选择有强烈刺激味的植物来驱逐鬼神，用葱、蒜等具有不愉快气味的植物消除病因，用具有芬芳气味的植物（丁香、香料等）来缓解疾病，用能流出白乳液（天芥菜）的植物健乳。花、果实和种子多的植物其繁殖能力强（如芝麻），具有黏液性成分的植物（蓖麻）被认为有利于分娩。肝脏相关疾病用多叶片的植物治疗。明茎型植物具有催欲功效，含有刺激性物质或甜味。某些苦味植物不仅能治疗胃病，而且还有潜在的堕胎作用，所以，特别强调在妊娠期不宜应用。哥伦比亚妇女选用的治疗闭经和流产的苦味植物具有催产作用，可以防止受精卵植入并具有堕胎作用。从这个意义上说，我们一定要把某些偶然的信号（颜色或味道）与药理作用结合在一起。

影响植物药灵验与否的解释有多种二元论（即冷—热、酸—甜、阴—阳等），这些相对的原则也会影响对药用植物的灵验解释。体液模式（平衡与不平衡原则）使健康与疾病概念化。例如，豪萨人把某些形式的难产归结为过多的糖，可用含酸性物质的植物（如柠檬酸菜）进行治疗。二元论从某种意义上讲有些绝对，但在某种情况下，它又是相对的术语，最好将二元论的两极描绘成相互连续的过程。

灵验还与某些生理（体质）作用有关，任何疾病的治疗都涉及治疗计划。任何一种治疗计划尽管人们都期望其最终能缓解症状乃至痊愈，但不可能完全达到预期目的。所以，人们把一次或几次近期症状的缓解作为第一阶段的最后结果。每一治疗阶段的脏器疾病解除的标准及治疗过程的解释都具有跨文化性质的差别。不论何处，从墨西哥、洪都拉斯到尼日利亚，从斯威士兰到孟加拉，无论用何法治疗疾病都需要在近期见效，但不同民族/种族有不同的治疗方法。常见的呕吐、腹泻和皮疹，这类症状的出现是某种致病因子在体内发挥作用的结果。豪萨人就用具有散发和利尿作用的植物（柯拉子核）治疗胃肠道疾病。这并不是医学观察者们的胡思乱想，而是他们通过长期的观察与实践得出的结论。

尽管生物医学与民族医学对疾病的病因和药物作用方式认识不同，但他们对药物的灵验的描述却非常一致。在新几内亚和厄瓜多尔，人们应用蓖麻属植物来敲打身体上的疼痛部位以祛痛，通过对抗过敏的分析使人们理解了这种植物对抗皮肤表面的变应原，从而缓解深层结构的炎症。野生的芍药长期以来一直被中医用来治疗血瘀，具有抗凝血、止痛、抗炎作用，无论是生物医学和民族医学都认为这种植物有效。

由于灵验本身具有文化结构，因此必须在特定的治疗行为环境中理解灵验，除考虑文化因素外，也要适当地考虑药用植物的外部标准评价问题。

2. 植物药的应用 植物作为食物消耗在医学和其他消耗过程中出现的药理学问题特别值得注意。某种食用植物对控制豪萨人疟疾感染发挥了作用，所以豪萨人饮食有季节性变化，在疟疾易感染时这些植物被大量消耗。同样治疗胃肠炎方面，豪萨人的食品及药用植物具有治便秘、抗炎和抗感染作用。由于香蕉、苦果叶、辣根树、无花果具有刺激气味、苦味和收敛作用，常用来治疗胃痛，在日常生活中，味道单调的食品满足不了人们饮食上的需要，常常用某些植物作为调味品（如葱、姜、蒜、花椒等）。在新几内亚，医学治疗都围绕着礼仪性食品，这些食品包括具有某种药理作用的植物食品，如具有抗菌和健胃作用的植物饮食、具有抗动脉硬化作用和滋补类植物食品（姜和蒜）。大量植物药的应用可能是中国人心血管疾病发病率低的重要原因。

药用植物管理也是药物学的内容。已经发现某种药物经皮肤吸收，尼古丁在停止吸烟疗法中起替代作用，硝酸甘油对心绞痛有缓解作用。尼加拉瓜将作用于皮肤表面的药物作为斑点状疾病治疗的一种成分（如麻疹）。具有苦味和收敛性药物目前应用于麻疹的外用期（发疹期），口服的药物直接用于疾病的内在期，两者都有助于有苦味和收敛性药物通过皮肤排出内部的火，而收敛药和软坚药用于治疗皮疹。

应用药物的目的是要使患者"变好"，特别是在生物医学之外，不是简单地去除病因和消除一些症状。治疗不是一个事件，而是一个过程。在近年的治疗过程中，软化性和抑制肠蠕动的药用植物可减轻疾病的症状——如飞蝗豆（locust）和罗望子果（tamarind）。

今天在人类学与民族药物学中，更多的注意力集中于应用的多种背景，注意植物的多种应用，因为食物既是有规律的消耗，同时也是相对大量的消耗，所以从医学之外来说，饮食对人有最重要的影响，但治疗过程包括了诸如"营养品"和"健康食品"及非"营养性药物"的应用等。正是这种作用，扩大了应用科属的数目和解释的多元化。对豪萨人来说，由于皮革工艺、纺织、耕作和外部建筑房屋是男人长期与植物染料、杀虫剂接触的主要场所，它们就携带男性药理学活性。同样，在厨房应用清洁用具、某些兽类用品、纺织小垫和房屋地板上的用品都与女人有关。

有更多的证据表明，当地人能非常熟练地处理毒性，而且药物毒性和其所需要的作用已延伸到药物滥用（包括过程）和成瘾性产品。这里对所有的药用动物、植物，特别是一些药剂应用都有指导性规范，这些往往是更多地集中于化学方面，但治疗剂量与毒性剂量之间的关系不明确，更多地取决于应用的特殊环境。

（二）植物药应用的背景

民族药物中，植物药占绝对多数，植物药的应用因地域、时代、文化、经济等背景不同而有别。

1. 植物药应用的地域背景 我国地域辽阔，地跨寒、温、热三个气候带，南方的两广、云贵等省区属热带、亚热带、湿润季风气候，气温高，降水量大，年均在 1000mm 以上，植物繁茂，药材资源丰富，新鲜药材很容易被采集。因此居住在这些地区的苗族、布依族、壮族、侗族、彝族、水族等民族医生喜用鲜药，较少炮制。在贵州、云南等省区，每逢集市贸易，乡间药农采集新鲜植物药材到市场出售是很普遍的现象。

在北方的内蒙古地区，气候干旱、严寒，年降水量为 50～450mm，沙漠面积大。局部有流沙、风蚀残丘等，植物药种类相对较少，除黄芪、甘草、紫草、肉苁蓉等药主产于该地区外，还有很多药材需要从其他地区购入。由于植物药资源相对缺乏，医生在用药时就要考虑既能节省药材，又能达到治病的目的，久而久之，则形成了用药剂量偏小的习惯。如同是植物药汤剂，蒙药多粉碎成粗粉，以利于有效成分的煎出，中药则多用饮片；蒙药一般每次只用 3～5g，用量较小，中药每次使用上百克，鲜药则加倍用之，剂量显然大于蒙药。

韩国的韩医、日本的汉方医，均源于中医，同属中医学体系。我国是中医的发祥地、中药的主产地，中药资源丰富，临床用药每剂总量多在 100g 以上。而日本中药资源匮乏，所用中药多从我国进口，由于资源的限制，日本汉方医用药始是节约药材，久则成为用药习惯，每剂药总量多在 30g 左右。韩国的韩医用药，每剂总量多在 50g 左右。可见，地区不同，药源丰富程度不同，对民族医生对植物药的应用剂量也产生影响。

2. 植物药应用的时代背景 时代不同，社会环境不同，影响着人的生理、心理，可引起不同疾病的发生。作为民族医生，为了治疗具有不同时代特征的疾病，在植物药的应用上需要"因时制宜"。

金元时期，我国北方战争仍频，人民动乱不安，起居饮食无常，多患脾胃病，即《黄帝内经》所述的"饮食劳倦则伤脾"。当时《伤寒杂病论》治伤寒病的经方流行，于是一些医生固守经验，以治伤寒方来治疗脾胃病，致使死亡者甚众。元代名医李东垣审时度势，不墨守成规，独辟用药蹊径，治疗用药从调理脾胃入手，活人甚众并著《脾胃论》一书以醒世。《脾胃论》序谓："遭壬辰之变，五六十日之间，为饮食劳倦所伤而殁者，将百万人，皆谓由伤寒而殁，后观明之辨内外伤及饮食劳倦伤一论，而后知后世医误。学术不明，误人乃如此，可不大哀耶！明之既着论矣，且惧俗弊不可以猝悟也，故又着《脾胃论》叮咛之。上发二书之微，下祛千载之惑，此书果行，壬辰药祸，当无从而作。"可见，李东垣站在时代的高度，著此《脾胃论》，重视调理脾胃药之使用，纠正时弊，拯救黎元，造福后人。

明清时期，气运变迁，与古异轨，气候温热，民多温热病。医生临床，若执仲景伤寒方或东垣脾胃方，很难奏效。于是吴又可、叶天士、吴鞠通等温病大家应运而生。他们一反往常习用温热药之成规，径以寒凉药为主治疗温热病，每有佳效。

《黄帝内经》强调，治病用药要"先立其年"，意思是说首先要考虑时代因素、五运六气因素对人体健康的影响，如果不能"因时制宜"，用药则无准的。清人王廷珍在为吴鞠通的《温病条辨》做序时，抨击时医不能客观看待时代背景对人体疾病的影响，用药固守温热方一格的陋习。他说："世之俗医，遇温热之病，无不首先发表，杂以消导，继则峻投攻下，或妄用温补，轻者以重，重者以死，幸免则自谓己功，致死则不言己过，即病者亦但知膏肓难挽，而不悟药石杀人。父以授子，师以传弟，举世同风，牢不可破，脏腑无语，冤鬼夜嗥，二千余年，略同一辙，可胜慨哉！"可见，优秀的民族医生用药时要考虑时代背景对人体健康的影响。

3.植物药应用的文化背景 各地民族药，应用时受各民族特殊文化的影响，带有民族文化的痕迹。

（1）中药应用的文化背景：中药之应用，在历史的长河中，受汉文化影响甚大。道家文化以"道法自然"为要领，提倡人要顺四时、适寒暑、慎起居。这种文化在中药的临床应用中也有体现，如《备急千金要方》的三黄汤，由大黄、黄连和黄芩三味药组成，春季用此方时，三药等量，以顺应春季万物升发、柔和之季节特点；夏季用此方，黄连用量加大，黄连主燥湿，清心火，以抑制夏季炎热之象，使机体趋于平衡；秋季用此方，黄芩用量加大，黄芩主清肺热，以缓和秋季干燥热咳嗽之病理；冬季用此药，大黄用量加大，大黄泻下通便，冬季主闭藏，阳气无以发越而内结，阳气内结则当泻阳气，故大黄苦寒泻里热，可预防阳气内结为患。在中药处方的加减应用中，根据四时而增减药味者数不胜数。

我国的儒家文化强调"中庸"，无太过、无不及，中药应用也受其影响。如药物之炮制，明代医家陈嘉谟明确指出："炮制中药，贵在适中，不及则功效难求，太过则气味反失。"又如药物的服法，因受"中庸"文化的影响而强调"中病即止"的服用方法。"中病即止"是治愈疾病后就停服药物，不可盲目延长服药时间以"巩固疗效"的意思，过服则伤正气。对此，《黄帝内经》告诫我们："谨察阴阳之所偏，以平为期"，就是说，用药时，只要纠正了失衡的阴阳双方，就当停药。

我国传统文化对君臣位置等级之分十分鲜明，君在上，臣在下，君为人主，臣为辅佐。中药处方，至今仍带有这种典型的文化特征。中药组方，其原则是按照"君、臣、佐、使"选药谴方，不能背离这个原则。《素问·至真要大论》谓："方制君臣何谓也？岐伯曰：主病之谓君，佐君之谓臣，应臣之谓使。"其是说治疗主要症状或祛除病因的药是君药，协助君药发挥治疗作用的药是臣药，根据臣药的指使，协调全方药性或引药入经的药称为使药。可见，中药的组方法度是带有浓重的古代政治色彩和文化色彩的。

（2）藏药应用的文化背景：西藏在祖国的西南边陲，周围有印度、尼泊尔、克什米尔等国家和地区，其特殊的地理位置，使之形成了博采众长的医药理论体系。西藏原为一个政教合一的民族地区，随着佛教的传入，印度和尼泊尔医学传入西藏；随着文成公主嫁至西藏，汉地的中医药学也随之传入西藏。松赞干布时期，非常盛行"三大医科"，即印度、汉地及上部藏医的医疗方法。再加上藏医师、译师先后到印度、汉地、尼泊尔、伊朗等地走访名医，切磋医理，翻译各地的医药学论著，因此藏药学是集多种民族药学之精华而形成的，具有鲜明的藏民族文化特征。

藏药在组方方面，受印度药学"泛药论"文化的影响，有些处方药味偏多，如十一味沉香丸、十三味石榴散、十七味丁香散、二十五味阿魏散、二十九味羌活散、七十味珍珠丸等，这些均为现今藏医常用方剂。

在组方原则方面，又受中医药文化影响，有君、臣之别。藏药治病，一般一种病症要用几种药同时治疗，大都选择一种药为主药，再选几种药为辅助药，主药多为名贵药，辅助药多为一般药，这与中药处方之君、臣、佐、使相似。

藏药使用，也有很多带有藏药文化自身的特征。如服用藏药之用水，红糖水是医治"培根病"和"隆病"的最佳用水，冰糖水、砂糖水是医治血、胆、肺等热性病的最佳用水，蜂蜜是医治黄水病的最佳用水。藏药学认为，以上三种水，虽都味甘，但红糖水性温，冰糖水、砂糖水性凉，蜂蜜水性热，药性不同，则作用有别，使用时自当因病用水。这是藏药学中独特的用药特点，有异于其他民族药学之用药。

（3）苗药应用的文化背景：具有5000多年历史的苗族，其医药肇始于原始社会，源于苗族先民的生存斗争需要与生产实践和生活实践。1972～1974年发掘的长沙马王堆一、二、三号汉墓，中山大学人类学教授认为一、二号墓是苗族墓。出土的我国现存最早的医学帛书《五十二病方》中所记载的药物"答"，汉语不知其为何物，而苗语称豆科植物为"兑"，"兑"与"答"不但义同而且音近。《神农本草经》一书收载365种药，其中近1/3属现今的苗药。这说明，苗族的医药活动历史悠久。

汉民族于结绳记事之后有了文字，产生了甲骨文，文字的应用，便于人与人之间的交流和记载事件。而苗族虽然苗语长期应用，但苗族文字在历史文献中不曾目及，直到20世纪50年代始创文字。苗族在长期的用药实践中，积累了丰富的用药经验是毋庸置疑的，但这些经验仅凭口传心授，代代相传，药味多的复杂处方因记忆困难，容易忘却，难以流传下来。单方或小复方，容易记忆，因而得以传承，保存下来，于是现存的苗药学的客观事实是"三千苗药，八百单方"，即苗药应用多为单方。可以考虑，这种善用单方的苗药学的现实，应与苗族文字出现甚晚有关。

4. 植物药应用的人体背景 药物应用的对象是人体，所以药物用量之多寡、组方之大小、服用之方法等，都需要充分考虑人体的生理、病理情况，即所谓因人制宜。

就中药的应用来说，一般体质壮实的人用量宜大，体质虚弱的人用量宜小，如《伤寒论》十枣汤的服法是："强人服一钱七，羸人服半钱七"。现在的中药学要求，用药时，在年龄方面，青壮年用量宜大，老人用量宜小，6～12岁的儿童用药量相当于成人的1/2，3～5岁则为成人量的1/3，1～3岁则为成人量的1/4，1岁以内的为成人量的1/6。在性别方面，男性用药量宜大，女性用药量宜小，经期用药量应更小。在病程方面，病程短者用药量宜大，病程长者用药量宜小。在服药时间方面，病在上者宜饭后服，病在下者宜饭前服，胃肠病宜饭后服，虫病宜空腹服，肾阳虚者宜晨起服，肾阴虚者宜傍晚服，疟疾病宜发病前2个小时服，失眠病宜睡觉前30分钟服等。清代名医徐大椿说："服药，早暮不合其时……不唯无益，反能致害。"所以植物药的应用，必须参照人体生理、病理背景采取相应的配伍、用法与用量。

5. 植物药应用的经济背景　　古来名医，用药时会考虑患者家庭的经济背景，富裕之家给予贵重药，贫穷之室则多予一般药，甚至有"穷人服药，富人付钱"之巧妙处理的。对于不顾患者病情及家境，一心邀功与获利而滥用贵重药的医生，现今有，古代也有，对此徐大椿给予了痛击，他说："盖向日之人参，不过一二换，多者三四换。今则其价十倍，其所服，又非一钱二钱而止，小康之家，服二三两，而家已荡然矣。夫人情于死生之际，何求不得，宁恤破家乎？医者全不一念，轻将人参立方，用而不遵，在父为不慈，在子为不孝，在夫妇昆弟为忍心害理并有亲戚朋友责罚痛骂。即使明知无益，姑以此塞责。又有孝子慈父，幸其或生，竭力以谋之，遂使贫穷之家，病或稍愈，医家终身冻馁。若仍不救，棺殓俱无，卖妻鬻子，全家覆败。医者误治，杀人可恕，而逞己之意，日日害人破家，其恶甚于盗贼，可不慎哉"！可见，具有高尚医德的中医，用药时要照顾患者家庭经济背景。

6. 植物药应用的军事理论背景　　徐大椿在其所著的《医学源流论》一书中详细地阐述了其"用药如用兵"的观点。他说："古人好服食者，必生奇疾，犹之好战胜者，必生奇殃。是故兵之设也以除暴，不得已而后兴；药之设也以攻疾，亦不得已而后用，其道同也。故病之为患也，少则耗精，大则伤命，隐然一敌国也。以草木之偏性，攻脏腑之偏胜，必能知己知彼，多方以制之，而后无丧身殒命之忧。是故传经之邪，而先夺其未至，则所以断敌之要道也。横暴之疾，而急保其未病，则所以守我之严疆也。挟宿食而病者，先除其食，则敌之资粮已焚。合久疾而发者，必防其并，则敌之内应即绝。辨经络而无泛用之药，此之谓向导之师。因寒热而有反用之方，此之谓行间之术。一病而分治之，则寡可以胜众，使前后不相救，而势自衰。数病而合治之，则并力捣其中坚，使离散无所统，而众悉溃。病方进，则不治其太甚，固守元气，所以劳其师。病方衰，则必穷其所之，更益精锐，所以捣其穴。若夫虚邪之体，攻不可过，本和平之药而以峻药补之，衰敝之日不可穷民力也。实邪之伤，攻不可缓，用峻厉之药而以常药和之，富强之国可以振威武也。然而选材必当，器械必良，克期不衍，布阵有方，此又不可更仆数也。孙武子十三篇，治病之法尽之矣"。可见，中医用药，就像军队布阵一样，既要有断敌要道之药，也要有固我边疆之药，既要有向导之药，也要有行间之药等，按照军事理论用药，应能取效。明代大家张景岳早年从戎，中年后业医，著《景岳全书》，书中以军事理论为背景创古方八阵，在中医药学史上影响甚大。

从发现一种新的植物药及其有效成分到最后投放市场的周期和消耗逐渐增加，药物制造商感到，通过发现新的植物来发现新药，从经济上看是很困难的。但是，随着药物的抗药性的增加，又迫使我们不得不寻找新型的药物来满足人类的需要。尽管，医学已为人类提供了更好的疗法，但有些地区，尤其是第三世界的偏僻地区却难以获到医学服务。由于植物药已构成农村初级卫生保健的重要内容，这就向人们和健康机构提出了新的课题：必须积极寻找有效的植物药物。

地方性的药物学也有助于我们发展制药学，但是，只考虑药物的实际作用而不考虑其文化背景和副作用仍然会带来一系列的健康问题。

四、药物实验与文化

人类学的民族药物学把已建立起来的人种学方法、健康疗法文化基础的调查，文献回顾和用实验研究来探讨药理学及其他的作用结合在一起，把植物的选择标准和药理学作用的解释同植物类药物与药剂学结合在一起。

由于地域的广阔，加工植物药不同于大量制备，从植物化学与临床研究中我们了解了一些植物药的药理作用，但并没有深入地研究应用植物药之后对人们健康的影响。药物的制备多以水溶液的形式，既可内服又可外用，在应用过程中也不断有新的发现。西班牙人发现肌内注射藏红花的提取液具有降低胆固醇的作用，所以他们把心血管疾病发病率低归结于应用藏红花的结果。同样，意大利一种用于治疗局部皮肤过敏的植物药，经实验证实，其提取物具有抗炎作用，中国和日本都应用其提取物治疗消化不良和胃痛以保护溃疡面。

药物实验有实验室实验和临床实验之分，在东方文化下的药物实验，多为临床实验，而西方文化下的实验，多为实验室实验。

（一）药物实验与东方文化

1. 药物实验与忠孝文化 君与臣，臣当忠君；父与子，子当孝父，这是我国千百年来不易之道。君王患病服药，为臣的为保护君王免受药害，先服其药，以试药性。父母患病用药，子女为使父母避免药患，也亲自尝药。这样的记载在古籍中比比皆是。

2. 药物实验与礼仪文化 仁、义、礼、智、信为我国儒家文化的亮点，系东方人自古至今自我修养的座右铭。义即仗义、结义，《三国演义》中的刘、关、张桃园三结义，不能同生愿同死，传为佳话，近 2000 年来引导出了诸多义士。在中药应用方面，也有很多义士豪杰把自己用身体实验出来的结果送给恩人，或用身躯亲自为恩人试服药物。古代台州一狱吏，悯一重囚，以情待之，重囚因感动之，谓狱吏：吾闻白芨一药补肺管极效，我屡受刑拷，觉肺管震裂，请送我白芨服下，待凌迟后剖我胸腔，察看是否如然，如若果此，君可以挟此方以救人谋生。狱吏予以白芨末，米饮日服。后凌迟，剖其胸，见肺间窍穴皆白芨填补，色犹未变也。此记载虽近于荒唐，但它不但记述了白芨收敛止血、治疗肺出血的作用，也讴歌了中国的情义文化。

3. 药物实验与仁慈文化 尊老爱幼是中华民族的传统美德，在药物实验方面，尊老者为父母尝试药物之毒性，爱幼者将自己亲身体验到或经验过的有益于健康的药物作用传授给子女，希望在子女身上实验出同样的有益作用，以健身祛疾。

中药何首乌，功能补益肝肾、益精养血、乌须黑发，为治疗肝肾精血不足之须发早白有良效。何首乌系人名，其祖父何田儿，顺州南河县（今广西陆川）人，年 58 岁无妻，一日忽见一物之藤夜交昼离，遂奇之，问诸人，知为异草。因服之，七日思人道，后娶妻连生数子，寿 160 岁，发乌黑，后改其名为"能嗣"。生子名延秀，能嗣传方于延秀，延秀服之，亦寿 160 岁，发仍黑。延秀生首乌，又传方给首乌，首乌服此，年 130 岁，发黑如故。乡人李安琪与首乌交好，获其方，服之，年岁高而发不白，遂将此物取名何首乌并做《何首乌传》传于后世，其藤乃名夜交藤。在民族医学中，似此以仁慈之心传授亲身经验于后代者，至今仍不乏其事。所以仁慈文化的存在，使有关药物作用多可以在后代子孙身上得以实验，但如果只在亲情之间传授，很容易导致宝贵经验的遗失。

4. 药物实验与德操文化 作文讲文德，艺术讲艺德，医生讲医德，政治家讲德政。依法治国、以德治国是我党执政的重要纲领，这些说明"德行"在我国有深厚的文化根基。医生悬壶济事，既要有精湛的医术，也要有高尚的医德。民国时期的名医张锡纯，著《医学衷中参西录》一书，学验俱丰，医德高尚，对一些本草记载的有毒药，使用时为减免患者服药产生毒副反应，往往自己首先服用，体会药性，然后根据体会，把握用量，降低药物在患者身上产生毒副反应的程度，提高临床疗效。如常山一药，有截疟之功，本草谓其生品使用有催吐作用，为了解催吐作用之强弱，张锡纯亲检八钱，煎水频服用，一日内服完，未感觉到有显著的催吐作用，因而总结出常山水煎频服，无催吐之副反应。此后，放胆用之，多有疗效且较少副作用。像张锡纯这样，医德为上，为患者"以身试药"的医师，现今仍有不少。

5. 药物实验与克己文化 戒急用忍、能忍自安、克己复礼等，是儒家文化中处世为人的宝典之一，在处理药物的服用方法上，为避免药物产生副作用，甚至带来毒性，危及生命，用药也需要有所克制，从小量开始，或先用平和之品治疗，不可急于求成而径用大剂量投予，或用峻猛之药，欲速不达，适得其反。如《伤寒论》中的大承气汤为峻下通便药，药力峻猛，能治疗阳明腑实之大便干结、谵语、潮热、手足濈然汗出等，但使用不当，损伤正气。医圣张仲景在用大承气汤之前，先用药性和缓的小承气汤试服，如果服后腹中"转矢气"者（出虚恭），说明其证系大承气汤证，可给予大承气汤治疗，如果不转矢气者，提示此非大承气汤证，不可给服大承气汤，否则，损伤正气，在所难免。又如《金匮要略》中的乌头汤，主治历节疼痛不可屈伸者（关节炎剧痛者），该方煎成后，在服用时，需要出现一定的服药反应，即"瞑眩"，《黄帝内经》谓"药不瞑眩，厥疾非瘳"，是说药物治疗大病，只有出现瞑眩反应，才能一举除邪，治愈疾病。瞑眩即昏然不知之意，瞑眩反应不可太过，太过则有生命之虞。仲圣用药，为保证其疗效，又不致产生药毒，遂谆谆告诫："煎取一升，服七合，不知，尽服之。"就是说，服用时，要从小剂量服起，服七合观察反应，若有"知"的反应（瞑眩），就停服余药，若没有出现"知"的反应，要服完余下的三合。张仲景这种克制、谨慎的用药方法，在《伤寒论》《金匮要略》两书中出现甚多。

6. 药物实验与比类文化 比类取象是中医药文化的一大特色。桑枝在桑树的上部，故能治疗人体上肢风湿痹痛。桑叶质轻升浮，故能达于人体的肌表，疏风清热，治疗风热感冒。桑白皮位处地下，药性下行、向里，能引邪入里，清代大家吴鞠通在《温病条辨》附记中说，咳嗽有一毫外邪，即不可用，否则导致病深不解。其族妹患咳嗽兼外感，为庸医所误，用桑白皮，致使咳嗽经年不已，吴鞠通也只能望病兴叹。桑葚为桑树的成熟种子，能发芽生根，孕育新株，故能补肝肾以种嗣调经等。

中药自然铜能续筋接骨，为骨伤科要药。宋《本草衍义》载：一人以自然铜饲喂折翅雁，久之，雁翅复健而远飞。以此实验结果类推于人类，当能治疗人的骨折。至今言自然铜者，皆知其能疗伤也。似此，以观察动物对药物的反应，将其反应演绎到人的文献记载极多。受此类文化的影响，人类将很多动物实验结果用于人体。

（二）药物实验与西方文化

古代人类，难以逾越大海、沙漠、崇山峻岭，客观上将地球上的人类划分成了东西两部分，进而形成了人类有史以来最为宏大、最为精深而又各自不同、各具特点的两大文化体系——东方文化和西方文化。东方文化以中国传统文化为主体，辐射到朝鲜、韩国、日本、越南、新加坡等亚洲国家，文化主体是"理学""宏观"。而西方文化则以英、美文化为主体，辐射到整个欧洲和美洲大陆，文化主体是"实证""分析"。自 19 世纪下半叶开始，西学东渐，西方文化拉动了民族药物的实验室现代研究。

1. 药物鉴定研究与西方文化　在药材质量研究方面，传统中药材鉴定是以形、色、气、味为依据，确定药材质量。如山楂一药，传统认为，形圆、色红、肉厚、味酸甜者为佳。现代研究认为，山楂的主要成分有机酸（枸橼酸）含量在 5% 以上者质优，低于 5% 者质差。又如天麻，传统认为，以质地坚实沉重、有"鹦鹉嘴"、断面明亮、无空心者质佳，质地轻泡、有残留茎基、断面色晦暗、空心者质次。现代研究认为，天麻中的天麻素含量在 0.1% 以上者质优，不足 0.1% 者质差。由于受西方文化的影响，对中药进行分析研究在现今已经是很普遍的了，这种分析研究，对于进一步把握中药材的质量标准是有益处的。目前，在全国的中医药院校和中医药研究机构，大都设有中药分析实验室或中药分析教研室，专门从事中药分析的实验与教学研究。

2. 药物化学成分研究与西方文化　在中药化学研究方面，传统的中医用药，不重视也不知道中药中所含的化学成分，只要熟悉药性，把握功效，辨证用药即可。西方实证文化传入我国后，对中药研究提出了新要求：既然中药具有较好的防病治病的作用，那么产生作用的物质基础是什么？在这种文化的影响下，一个世纪以来，中药化学工作者，以分析为手段，研究中药所含的化学成分，如火如荼，至今不衰。迄今，对常用中药的化学成分大都做过分析，初步明确了部分中药产生疗效的物质基础，如大黄，功能泻下通便，其通便的物质基础主要是其所含的大黄素、大黄酸等泻下类成分；又如黄芪，有补气升阳、固表止汗的作用，产生这种作用的物质基础主要是黄芪中含有的黄芪多糖和黄芪甲苷等成分。

有关中药化学成分研究，一方面促进了中药学的发展，如中医临床用药，不能像过去那样只知药性，不知成分，应当既谙熟药性，又要了解药物中所含的成分，多角度考虑，有益于提高临床用药疗效。甚至有只凭药物成分而组方用药的，河南宜阳一位"西学中"老医师，使用中药，根据药物所含的化学成分进行组方，很少考虑传统药性，据称也每收佳效，足见西方分析文化对中医药学术发展的推动作用之大。中药化学成分研究的另一方面效应是充实了西方药物学内容。麻黄能发散风寒、宣肺平喘、利尿消肿，黄连能清热燥湿、泻火解毒，从麻黄中提取的麻黄碱（麻黄素）、黄连中提取的小檗碱（黄连素），分别有解痉平喘和抗炎止泻作用，但这类单一成分，我们不能说它们等同于成分复杂的麻黄药材或黄连药材，既然其已经不能算作中药材，那么便堂而皇之地成为西药中的"新药"了，从而使西方药物学内容益趋丰富和完善。

3. 药物药理研究与西方文化　中医用药理论属黑箱理论。大便干结难下，用具有泻下通便作用的大黄、芒硝之类药物，大便即可通畅；咳嗽痰多，用具有化痰止咳的橘红、杏仁等药，咳嗽、咳痰即可缓解。至于药物进入人体后影响机体哪些环节，作用机制是什么，传统中医没有打开这个"黑箱"，较难回答这些问题。西方药物学是白箱理论，即一种药物治愈了疾病，药物为什么能治愈疾病，其进入人体后是通过对什么环节的影响而发挥治疗作用的，必须明白。实验表明，大黄之所以能够通便，是因为其具有促进肠蠕动的作用，芒硝之所以能够通便，则是因其具有提高肠道渗透压、增加肠道水分的作用，两药合用，泻下作用加强，这与传统中药学的"大黄无芒硝而不泻"之说吻合。实验还表明，橘红、杏仁止咳化痰的体内药理机制是橘红有祛痰作用，杏仁能抑制咳嗽中枢，从而发挥化痰止咳的药理作用。中药药理实验，有利于揭示中药发挥疗效的药理作用、作用机制及其在体内的吸收、分布和排泄过程等，是打开中医药"黑箱"的重要手段。到目前为止，极常用的中药的药理实验工作开展得比较深入，而一般性中药的药理实验研究工作还需要进一步加强。

西方文化对中药研究影响至大，当前的中药现代研究，包括中药炮制现代研究、中药制剂现代研究等，大都是以中药为研究对象、以西方的分析技术为手段开展工作。这是现实，必须面对，但是否为最佳研究模式，还有待探讨（淮虎银等，2000）。

五、中国药物学

中国药物学是我国各民族的药物学，是民族药物学的一部分，历史悠久，反映了中华民族的历史、文化、政治和经济特征，是当代药学宝库中重要的组成部分。

（一）中药学

中药学是以汉族药物为主的药物学。古代人把防治疾病的物质称"药物"，随着西方医学的传入，为与西药区别，改称其为"中药"。

中药有动物药、植物药、矿物药，还有少量合成药，由于植物药占中药的绝大多数，所以古人将记载中药的书籍称为"本草"。

植物类中药与植物药不同，植物类中药是掐在中医药理论指导下，用于防病治病的植物，植物药是指具有防病治病作用的植物，后者一般不接受用药理论指导，多数是根据经验而使用的药物。

中药学是研究中药的基本理论以及各种中药的分布、产地、采集、炮制、性味、归经、功效、主治、用法用量、使用注意等知识的一门学科。

1. **中药学的发展简史**　中药起源于原始社会人类的生产、生活实践和原始的医疗活动，汉族先民同其他民族一样，在采食野果、野菜、种子及狩猎的过程中，不可避免地发现有些植物不仅能充饥，还有治疗作用，有些植物则有毒性，食后致人呕吐、腹泻、昏迷等甚至死亡，然后有意识地将有治疗作用的野果、野菜等用于治疗疾病，经过反复的实践，发现了一些药物的作用与作用特点。《淮南子·修务训》云："神农尝百草之滋味，水泉之甘苦，令民有所避就。当此之时，一日而遇七十毒"，说明了汉族先民发展中药所付出的惨痛代价。

汉代以前，药物知识散乱而不系统，散见于经、诗类书籍中，如《山海经》记载药物100多种，《诗经》记载药物300多种。至东汉，本草学专著《神农本草经》问世，标志着中药学学科的建立。该书将零乱的药物知识进行了系统整理、归纳，共收载药物365种，分上、中、下三品，上品药120种，能延年益寿，下品药125种，能劫病祛疾，中品药120种，既能延年，也可疗病。该书同时还阐述了有关药物的基本理论，如四气五味、七情配伍等，构筑了中药学的基本框架。

隋唐时期，由于经济文化的繁荣使医药事业有了很大的发展，这一时期编写出版的《新修水草》，收载药物 844 种，成为我国历史上第一部准药典并流传到日本，除此以外还有《食物本草》《本草拾遗》《海药本草》等。

北宋时期，由于新的药物的发展，为了适应当时的需要，又重新修订本草类的著作。宋代本草学又进一步得到发展。金元时期，在本草学方面尤其在药性理论方面有较大发展，把中药与中医的基本理论结合起来。

明代最有代表性的是李时珍的《本草纲目》，这部长达 200 万字的巨著，收载药物 1892 种，附方万余条。在药物分类鉴定、生药与药性、方剂、炮制临床等方面均有贡献。该著作既有雄厚广博的历代有关文献的基础，又有民间广泛流传及实地调查体会，以日、英、法、德、俄等数种文字外传，至今仍是我国医药界必读之书，也是国际药学界和有关学者的重要参考文献。到了清代，在《本草纲目》的影响下，对药学的研究也有相当进展，更进一步丰富了药物的实践和理论。从汉代到清代 2000 多年的历史中，就有 700 种现存的各类本草专著，积累了相当丰富和宝贵的经验，对世界医药学的发展做出了重要的贡献。

中华人民共和国成立后，我国政府十分重视本草的整理、编纂，在国家中医药管理局的组织领导下，由全国各大中医药院校科研单位共同协作，编写了大型本草著作《中华本草》（1999），该书收载药物多达 12 000 多种，中药学已经成为基本理论比较系统、事业蓬勃发展的一门学科。

2. 中药的资源概况　中药资源丰富，约有 13 000 多种，全国各地均有分布，以云南、贵州、四川三省最多，而越南、印度、阿拉伯国家及非洲等地也出产中药，如越南产白豆蔻、印度产大风子、非洲产番泻叶等。近年来，由于私挖滥采，部分野生药材如石斛、金线莲等处于濒危状态，我们必须要正视并正确解决这些问题，确保中药资源的可持续利用。

3. 中药学的基本理论　关于中药的基本理论称为药性理论，内容包括四气、五味、升降浮沉、归经、有毒与无毒、配伍、禁忌等。四气即寒、热、温、凉四种药性，是关于药物作用性质的理论，其中寒凉属阴，温热属阳。五味即酸、苦、甘、辛、咸五种味道，是关于药物功能的理论。五味之"味"，有"口尝味"和"功能味"两种，中药学中的五味主要指"功能味"言，所以五味是药物功能团的代名词，言某药属"甘味"者，知其有补养、缓急、解毒等功能，言某药属"苦味"者，知其有燥湿、泻下、坚阴等作用等。升降浮沉是关于药物作用趋势的理论，药物进入人体后是升浮还是沉降，这一理论将予以阐述。归经是关于药物作用部位的理论，即药物对人体部位的选择性治疗作用，如党参归脾胃经，可治疗脾胃虚弱证，枸杞子归肝肾经，可治疗肝肾亏损证等。有毒与无毒是关于药物安全性的理论。配伍是关于药物应用的理论。中药的基本理论是系统的，数千年来，一直有效地指导着中药的临床应用。

4. 中药的分类　方法有三种：一是按药物的自然属性，分为草类、木类、金石类、虫兽类、谷类等。二是按功效，分为解表药、清热药、泻下药、祛风湿药、芳香化湿药、利水渗湿药、温里药、理气药、消食药、驱虫药、止血药、活血化瘀药、化痰止咳平喘药、安神药、平肝息风药、开窍药、补虚药、收敛固涩药、涌吐药、外用药等。三是按笔画笔顺分类。中药不同的分类方法，利于检索药物，方便学习。

5. 中药学的事业发展简况　中华人民共和国成立以来，中药学事业蓬勃发展。在中药种植方面，全国现有四大药材生产基地，即四川、云南、贵州和吉林，药材生产按《中药材生产质量管理规范》（GAP）实施，保证优质药材的市场供应。在中成药生产方面，全国有 3000 多家生产企业，生产中成药品种 4000 多种。近 10 余年来，每年有上千种具有自主知识产权的中药新药在研发中，2002 年全国中药出口创汇约 60 亿美元。全国建成了"四大药都"，即河北安国、安徽亳州、四川成都和广西玉林，主要经营中药材，其他还有七家较大型的药材市场，如云南昆明菊花园、河南禹州等。在药品经营方面，国家食品药品监督管理总局按照《药品经营质量管理规范》(GSP) 进行管理，力争药品在流通领域内保证稳定的质量，国内有著名的北京同仁堂、天津达仁堂等药品经营企业。全国近 30 所高等中医药院校中均设有中药学院或中药系，每年培养出的中药学专业本科以上毕业生超过 3000 人。全国有国家级或省级研究机构 20 多家，专门从事中药的传统研究和现代研究工作，为促进中药的现代化做出了重要贡献。

（二）藏药学

藏药是在藏药理论指导下用于防病治病的药物，多分布于青藏高原，且以植物药为多，有 191 科 682 属 2685 种，其次为动物药，有 57 科 111 属 159 种，另有矿物药 177 种。记载藏药的书籍主要有《四部医典》《晶珠本草》等，前者为全书，尚有许多藏医内容，后者为类书即专著，专门记述藏药内容，《晶珠本草》(1732) 的问世，标志着藏药学学科的成熟。

藏药学的基本理论主要包括两个部分，一是关于藏药性、效、味的基本理论；二是关于藏药性、效、味与五源（水、土、火、风、空）的关系。

藏族先民将藏药的味归纳为六味，即酸、苦、甘、辛、咸、涩。藏药的六味与中药的五味在名称上相近，但藏药的六味自成体系。藏药学认为，甘味能增长元气，治疗"隆病"（虚症、气病）和"赤巴病"（实症，多偏热）。酸味药生胃火，助消化，理气机，治疗"培根病"（湿症、涎病）等。辛味能治疗血病和"赤巴病"、脂肪增多等。咸味能使身体坚实，有疏通作用，治疗闭塞梗阻病。苦味能开胃、驱虫、解毒、止渴，治疗麻风、眩晕、"赤巴病"等。中药五味是中药功效的代名词，藏药六味则是藏药功效的代名词，但同样的一种味，在中药学与藏药学中所代表的功效差别较大。

藏药的性有八种，习称八性，即重、轻、润、糙、凉、热、钝、锐八种药物性能。这八种药物性能是具有辩证关系的，其中，重、钝能医治"隆病"和"赤巴病"，轻、糙、热、锐能医治"培根病"，润、凉能诱发"培根病"。《晶珠本草》则将药物分成另外八性，即坐地性、同行性、气味性、对治性、同类性、色形性、缘生性和祈愿性，这是依据药物产地、气味、主治及形色等分类的，在藏药学史上也有很大影响。

藏药的效有 17 种，即 17 效，系指藏药对疾病具有 17 种对治功效。寒—热、温—凉、干—稀、润—糙、轻—重、稳—动、钝—锐、柔—燥及软。其中，重、稳、柔、钝、润、干属土性，可以强筋骨，治疗"隆病"，稀、寒、重、钝、润、软、温、干属水性，可以使七大物质基础聚集（食物精微、血液、脂肪、肌肉、骨骼、骨髓和精液），治疗"赤巴病"，热、锐、燥、润、轻、动属火性，可生热，促使七大物质成熟，能治疗"培根病"。可见，藏药的"效"可用五行统之，与五行有着源流关系。

藏药的性、效、味与五源水、火、土、风、空的关系：性、效、味源于五源。以味为例，土与水使生长的药物具有甘味；火与土使生长的药物具有酸味；水与火使生长的药物具有咸味；水与风的成分多时，生长的药物具有苦味；火与风的成分多时，生长的药物具有辛味；土与风的成分多时，生出涩味。藏药六味就是五源中两源配合而生成的。

藏药在临床应用上，多用复方，较少使用单方。组方以君、臣、佐、使为原则，君药是主药，臣药是君药之臂，两者为方中的主导药。佐、使药是根据主导药的性、效、味配伍的。

藏药的分类，是按药物的自然属性分类的，如《晶珠本草》将药物分成 13 类：珍宝类、石类、土类、汁液精华类、树类、敦布（湿生草）类、俄（旱生草）类、盐碱类、动物类、作物类、水类、火类、膏脂类。现在的藏药分类系统更详细，如湿生草类又分根、叶、花、果、全草，水类又分饮用水、药用水和矿泉水等。

总之，藏药学是一门既兼容了印度药学和中药学的部分精华，又具有藏民族文化特征的药物学。

（三）蒙药学

蒙药学与藏药学同属吠陀药学的分支，是蒙古族长期用药的经验结晶。蒙药学的理论体系系统，内容包括六味、二药力、八能、十七效等。

蒙药的六味是指药物的六种味道，即酸、苦、甘、辛、咸、涩。蒙医认为，世间万物均由五元：土、水、火、气（风）、空构成，导致疾病发生的三邪（赫依、协日、巴达干）与五元的联系："赫依"具有"气"性，"协日"具有"火"性，"巴达干"具有"土""水"性。药物六味与五元的联系：甘味主含土、水，酸味主含火、土，咸味主含水、火，苦味主含水、气，辛味主含火、气，涩味主含土、气。药物治病的原理是用含有不同"五元"元素的药物来弥补或对抗三邪。如甘味含有土、水，可以补土、补水，对抗气、火，能镇"赫依""协日"，升"巴达干"，具有接骨、壮骨、调和气血、滋补强壮、益肺愈伤、清热解毒、助听明目。酸味含火、土，可以镇"赫依""巴达干"，升"协日"，具有生温、消食、开郁解痉、增进气血循环等作用。苦味含水、气，能够降"协日"，升"赫依""巴达干"，具有清热解毒、镇静、解渴、消肿等作用。咸味含水、火，能镇"巴达干""赫依"，升"协日"，有开郁、开胃、解痉等功效。辛味含火、气，能镇"赫依""巴达干"，升"协日"，具有祛风散寒、通经开窍、燥湿止泻之功。涩味含土、气，能镇"协日"，升"巴达干""赫依"，有止泻、止腐、减肥、清热降火等功效。

蒙药的二力，指寒、热两类药性。蒙药学认为，药物品种虽多，解释功效的理论种种，归纳起来，不外寒热二性，即阴性和阳性两大类。热性药能升阳、消食、祛风寒，除"巴达干"症，寒性药能解热、镇静、镇痛、健身泽肤、祛瘀。蒙药的二力与中药的四性相似，是关于药物作用性质的基本理论。

蒙药八能，指药物直接升三邪或降三邪之禀性。八能是重、腻、寒、钝、轻、糙、热、锐。其中寒、锐升"巴达干""赫依"，降"协日"；重、腻升"巴达干""协日"，降"赫依"；轻、糙升"赫依""协日"，降"巴达干"；热、锐升"赫依""协日"，降"巴达干"。蒙药之八能，与藏药之八性相似，是中药学所不具备的独特内容。

蒙药十七效分别是重、固、温、软、腻、寒、钝、柔、凉、稀、燥、轻、动、热、锐、淡、糙。十七效中，重治疗轻病两倍于"柔"所治的轻病，固能治疗动病，温能治疗凉病，软能治疗糙病，腻能治疗细病，寒能治疗热病，钝能治疗锐病，柔能治疗轻病，凉能治疗腻病，稀能治疗臭病，燥能治疗湿病，轻能治疗重病，动能治疗固病，热能治疗寒病，锐能治疗钝病，淡能治疗腻病两倍于"凉"所治的腻病，糙能治疗柔病等。十七效之应用，颇具特色。

蒙药的组方原则与中药类同，讲究君、臣、佐、使，君药不可少。治轻病的小方：君、臣药各一味，佐药二味，使药三味，共七味。治疗中等病的方：君、臣药各一味，佐药三味，使药五味，共十味。治疗重病的方：君、臣药各二味，佐药五味，使药九味，共十八味。处方中各类药的用量规定：君药2份，其他各1份，或者君药5份，臣药4份，佐药3份，其他1份。蒙药组方，法度井然。

我国内蒙古蒙药资源比较丰富，区内植物药在2200种以上，动物药66种，矿物药120种。蒙药之分类，是按药物功效分类的，如医治"赫依"症药、医治"协日"症药、医治"巴达干"症药、医治血症药、医治黄水病药、驱虫药、清热药、滋补强壮药等。这些分类与中药有同有异，说明中药与蒙药有着渊源关系。

（四）维吾尔药学

维吾尔药学与中药学、古埃及药学、希腊药学、阿拉伯药学、印度药学等有着密切联系，是维吾尔医防病治病的主要工具，药物种类有2000多种，有植物药、动物药、矿物药，主要分布在新疆、甘肃、青海、中亚、西亚、南亚、北非等地。

维吾尔药学的内容包括药物性级、矫正药、代用药和药物剂型四个方面。维吾尔药的性级是对药物性质的强弱程度的分类等级。认为药物的性质可分为热、湿、寒、干四大类，有些药物具有混合性质如干热、湿热、湿寒、干寒等。药物的这种性质，又可进一步分为四个等级，即1、2、3、4级，1级最弱，4级最强，并且4级性质的药物大多数有毒性。例如，胡豆的性质为1级干热，可治疗湿寒轻病，且可食用；巴豆的性质为4级干热，可治疗湿寒重病，治疗顽固性疾病，且有毒性。维吾尔药学认为，混合性质的药物，混合双方的比例不同，治疗作用也有别，骆驼蓬为常用维药，其药性为干热，其中干为2级，热为3级，因而可以治疗湿病2级、寒病3级。石榴的药性为湿寒，其湿为1级、寒为2级，故可以治疗干病1级、热病2级，等等。维吾尔药对药性的分类是很严谨的，既定性也定量，值得探讨、学习。

维吾尔药中某种药对某器官的疾病具有显著的疗效，但对其他器官会产生不良反应，为了消除或矫正这种不良反应而同用的药物称为"矫正药"。矫正药不仅是经过临床实践验证的，而且用药具有一定的规律性。如洋茴香为2级干热药，治疗寒性头痛有效，但容易导致热性头痛，为防止其引起热性头痛的不良反应，可以蜂蜜制为蜜剂，那么蜂蜜就是洋茴香的矫正药。又如醋、石榴、杏干为2级干热药，为阿月浑子的矫正药等。

代用药指某药紧缺时，用其他性味、功能和主治相似的药物来代替使用的药物，这在其他民族药学中也有类似情况，但只有维吾尔药对此类药做了系统归纳。

药物剂型，指维吾尔医根据病情和治疗的需要，将药物制成一定的剂型，常见的剂型有四大类，即膏状制剂、硬状制剂、散状制剂和液体制剂，每一大类又分若干种制剂，如液体制剂有口服液、糖浆、蒸露等20多种剂型。

（五）苗药学

苗药学是在苗族生成哲学思想指导下形成的。苗族生成哲学认为，事物的生成有三大要素：一是搜媚若，是事物生成的能量；二是各薄港搜，是事物生成的物质基础；三是码汝务翠，是事物生成的良好结构。这三大要素缺一不可，研究任何事物都必须要以此哲学为指导，将事物一分为三。

据此，苗药学认为，单味药物或复方药物像其他事物一样，其构成均由各薄港搜、码汝务翠和搜媚若三个部分组成。其中药物的物质成分是药物的各薄港搜，药物物质成分的良好结构是药物的码汝务翠，药物的物质成分经过合理的组合形成了良好结构之后，产生的药效是药物的搜媚若。药物进入人体后，其搜媚若可选择性对靶组织产生药理作用而发挥疗效。

苗药虽然有上千种之多，但按照生成哲学可以分为三大门类，继而分成十六小类。第一门是调整搜媚若门，包括热疗类、冷疗类、提火类、退火类、止痛类、散寒类、止泻类、健胃类、帮交环类；第二门是改善码汝务翠门，包括表毒类、赶毒类、败毒类、攻毒类、退气类、解危类；第三门是补充各薄港搜门，指补益类药。

在药物组方方面，苗药也同样受这种哲学思想的指导，要求方剂组成要达到三位一体，"三位"是指处方必须要由三个部分组成，即各碑嘎、各薄嘎和各管嘎，"一体"是说这三个部分组合成一个复方。各碑嘎是领头药，只能一味；各薄嘎是铺底药，可以由多种药铺底，但应当是奇数；各管嘎是监护药，只能是一味药。苗药配方用奇数忌偶数，源于制天命、破均衡、反静止、废旧态、创新序的医学思想，其三位一体与《老子》的"三生万物"哲理有关。

苗族主要居住在我国西南山区，交通不便，彼此沟通不足，不同地区的苗族在生活、文化等方面都有各自的特色，因而形成了青苗、白苗、黑苗、花苗等很多苗族分支，苗医药学与此相似，理论体系的框架在各苗族分支间基本相同，但各苗族分支医药学又各有特点，今后应加强研究，使之更系统化（冉懋雄，1999）。

（六）朝药学

朝药学是朝鲜族医学的组成部分，是专门探讨和研究各种朝药的采集、加工、性能、功能及应用方法等知识的一门学科，也是祖国药物学的重要组成部分。朝药学是在朝鲜族固有文化及传统医药的基础上，吸收中药学的理论精华，结合本民族防病治病实践，逐步形成的一门发展中的学科。

朝药学有四个特点：一是方剂的"三统法"，即采用"三统分类法"，将所有方剂归为补剂、和剂、泄剂三类，又分别称上统、中统和下统。这样分类便于医者从大的方面把握每个方剂的作用。二是单方多。朝鲜文字出现较晚，在我国明朝时期由朝鲜族世宗大王所创，此前的朝药方多为口传心授，这种传承方式便于单方、小复方的继承，所以朝药学单方多。据统计，境外朝鲜族医家许浚著的《东医宝鉴》（1596）收载单方达1862首之多，《四象金匮秘方》收载单方达1297首之多。三是滋补药方多。如黄芪炖鸡、人参炖鸡、鹿茸、海马等皆为常用品。四是四象用药法。中医用药是辨证用药，用药的依据是"证"，药随证转。朝医用药主要是辨象用药，用药的主要依据是"象"，药因象用，象是体质，对不同体质的人用不同的药。据此，朝药学将药物划分为四象药，即太阴人药、少阴人药、太阳人药和少阳人药，这是朝药学的突出特点。

辨象用药重视体质因素，补充了中医辨证用药的不足，如同样是热证，用黄芩、黄连清热，有些患者服药后热清火退，有些人则非但热未清，反见脾胃被伤之副作用；同样是寒证，用附子、桂枝助阳散寒，有些人用药后阳得益而寒得散，有些人则出现虚不受补之现象，致使虚火内生。究其原因，是用药没有照顾到患者体质。朝药学的四象用药恰恰就是体质药物学的雏形，用药时考虑的就是体质。

朝药学认为，四象药中的太阴人药，主要适宜于太阴人，体质"过偏于阴者名太阴人"，常用药有天冬、麦冬、龙骨、柏子仁、白薇、白果、白芨等。少阴人药主要适宜于少阴人，"少偏于阴者名少阴人"，常用药物有人参、黄芪、附子、干姜、川芎、半夏等。太阳人药主要用于太阳人，"过偏于阳者名太阳人"，常用药物有苍术、木瓜、芦根、五加皮、荞麦、杵头糠等。少阳人药主要用于少阳人，"少偏于阳者名少阳人"，常用药物有金银花、连翘、大戟、甘遂、车前子、滑石等。朝药学的体质用药法，是一种创新，且切合实用，在朝鲜、韩国影响甚大。

（七）傣药学

西双版纳傣族自治州气候温暖，雨量充沛，药用植物资源丰富，有 1715 种之多。傣药学基本理论的内容包括三性、七味。三性即雅嘎因（凉性）、雅黄（热性）和雅奢墨（平性），雅嘎因具有清热解毒作用，雅黄具有温里散寒作用，雅奢墨则有调和补益作用。七味即宋（酸）、万（甜）、景（咸）、烘（苦）、门（麻）、撒（辣）、荒（香），其中的宋、万、景、烘、撒五味的作用与中药学的五味相近，"门"有止痛、祛痰作用，"荒"相当于中药的芳香之气，可以开窍醒神、开胃健脾。傣药关于七味的使用，有其民族特征，认为20～40 岁用药宜偏酸味，40 岁以后用药宜偏咸味，这是很独特的，其机制尚待探讨。

傣药方剂有许多，但最重要、最常用的方剂有四首，即雅叫帕中补、雅叫哈顿、雅沙门因、雅玛哈嘎仑那龙，要当好傣医师，必须掌握这四首名方。由此可以考虑，我们学习傣医傣药，可以从四首名方的学习入手，或许是条捷径。

（八）瑶药学

瑶族主要居住在广西、贵州、湖南等省区，瑶族药学具有浓厚的地方民族特色，其特点可归纳为以下三点：

1. 瑶药理论——形象朴素 瑶族在历史上由于受到具有民族歧视政策的迫害，迁徙频繁，进山唯恐不高，入林唯恐不密，以深山老林为居，以毒蛇翳兽为邻。在长期的医疗实践中，总结出了用动物之间的相克关系来指导用药的经验，如猫捉老鼠，就用猫骨配合其他药治疗老鼠疮（颈部淋巴结结核）；蜈蚣怕鸡，就以鸡的唾液来治疗蜈蚣咬伤等。这些经验，朴素形象，便于记忆。

2. 瑶药分类——风、打两类 据统计，瑶药品种有1236 种，其中最常用的有"五虎""十八钻"和"七十二风"共 104 种。瑶药在分类上，将药物分成风药和打药两类，凡祛风活血、补气补血药属风类药，如白背风、半边风、鸡血藤、小发散、大发散、红糖等。打药是指具有破散作用的药物，如杉树、桃树、松树、三七、鸟不站、透骨香等。用药时，在此分类的基础上，再根据具体药物的寒、热、温、凉、平属性进行配方，常能奏效。

3. 瑶药使用——习用药浴 自古以来，瑶族人民虽然居住条件差，但酷爱洁净，每天劳动之后都要洗澡。他们洗澡时，往往用药水，俗称药浴。一次药浴所用药物，少则几十种，多则上百种，功能多种多样，有清热解毒、祛风散寒、舒筋活络、滋补气血等药，因人而施，可以强身健体、祛除疾病（奇玲等，2000）。

我们的中华民族由 56 个民族组成，民族药物学还有很多种，各民族药物学的产生，大都是在本民族用药经验的基础上，以民族哲学思想为指导归纳形成的。所以进一步探讨各民族药物学，既是在挖掘民族药物的宝库，也是在探究民族哲学的精髓，于人类的健康事业和文化进步均有裨益。

（郑虎占　艾　路）

第四节　民族精神病学

一、精神病学史的简单回顾

"精神病学"（psychiatry）一词源自希腊语，"psyche"为精神、灵魂之意，"iatria"为治疗之意，合起来就是治疗灵魂疾病的意思。这表明古代认为有不依赖躯体的灵魂存在，尽管这是不正确的，但证明它可以生病和治疗。

在希波克拉底的著作以及《荷马史诗》和《圣经》中都有精神病的记载。当时对精神病的解释是鬼神附体等迷信说法，因此为了驱除鬼神，对精神病患者十分残酷，用烙铁烧皮肤，长针穿舌，通过祷告、念咒等进行驱鬼神治疗。后来受人道主义思想的影响，把精神病患者当作社会成员，把精神病看作一种需要治疗的疾病。到 19 世纪，精神病才引起人们的重视，开始产生了精神病的分类法，逐渐使精神病学建立在科学的基础之上。20 世纪出现了胰岛素和电休克疗法，出现了各种学派。20 世纪 50 年代以后，随着科学技术的进步，特别是脑的各种影像技术及分子遗传学的新发展，生物精神病学提高到一个新水平（张友元，2008）。

（一）中国古代精神病学

中国古代没有精神病学这一专门学科，也没有专治精神疾病的医生，但是古代医学著作中有关精神病学方面的论述却颇为丰富。

1. 秦汉时期的精神病学　医学家将心理活动看作物质实体的产物，他们已经开始将心理现象进行简单分类，将特定的心理活动归之于人体特定的器官，认识到器官之间存在联系，心理活动之间也存在相互影响的关系。引起疾病的原因，医学家认为自然界的各种因素如风、雨、寒、暑、阴、阳、清、湿，以及心理刺激如喜、怒、哀、乐、思、忧、恐都可以致病，而对心理刺激进行评估时，医学家十分重视患者的个人史，认为如果对个人史的了解和掌握出现偏差，便会造成诊断和治疗上的重大错误。在这一阶段，医学家对于部分精神疾病及其临床症状已经有了相应的认识：①谵妄被认为是躯体疾病表现的一部分，主要由外因引起，常伴发热，在《黄帝内经·灵枢》中将谵妄是否存在以及是否进一步发展作为诊断某些热病预后的指征。②躁狂抑郁性精神病在《灵枢·癫狂篇》中的记载为："狂始生，先自悲也"，这表明医学家已经认识到躁狂的患者在一定时期内也会有抑郁的表现，这一观察是弥足珍贵的。③癔症首见于《金匮要略》，"奔豚病，从少腹起，上冲咽喉，发作欲死，复还止，皆从惊恐得之"。"妇人脏躁，喜悲伤欲哭，象如神灵所作，数欠伸"。此将癔症的病原和临床症状进行了生动、概括的描述，可以将奔豚病、脏躁看作精神病学发展史中曾使用的"歇斯底里"。④神经症在医学著作中也有记载，认为本病的发生与日常生活及精神因素有密切关系，《黄帝内经》中记载的"脱营"和"失精"即为典型例子。此外，《金匮要略》中记载的百合病，与现代精神病学中的神经衰弱有极大的相似性，《金匮要略浅注》中记载"多见于伤寒人病前后"，"平素多思不断，情志不遂，或偶触惊疑，猝临异遇"等皆可致病，依照张仲景根据疾病的临床症候群及发展过程对疾病进行分类的观点，百合病包括了躯体疾病所致精神障碍和功能性精神障碍。

2. 两晋南北朝及隋唐时期的精神病学 在这一时期，由于道教的兴盛和佛教的流传，宗教思想混入了医学，而印度医学思想也随着印度医学的传入而加入到我国医学当中。这一时期，不同的精神疾病在临床上也有一定的进展。

（1）躁狂发作：医学家对躁狂症的认识基本上沿袭着《黄帝内经》"邪入于阳，则为狂"的理论，此处"狂"是一组疾病的症候群，在巢元方等所撰写的《诸病源候总论》中，本病被视为"时气病"的"诸候"之一，时气病相当于现代所称的传染病。另外，书中也记载"风狂病候"是"风病诸候"之一，"产后风虚癫狂候"，风病指神经系统疾病。医学家认为不同的病原均可能导致躁狂发作。

（2）抑郁症：古代医学家观察到许多不同疾病的患者可能有抑郁情绪，但抑郁却不是这些疾病的主要症状。本时期对抑郁为主的疾病，主要记载于《诸病源候总论》（巢元方，1997）中，卷二十四有"哭注候"，此处"注"为"注者住也，言其病连滞停住"。表明"注"是一种病程较长的疾病。"人有因哭泣悲伤，情性感动，腑脏致虚，凶邪之气因入腹内，使人四肢沉重。其后若自哭及闻哭声，怅然不能自禁持，悲感不已，故谓之哭注"。四肢沉重感是本病的重要症状，即占优势的高级神经系统抑制，患者经常处于情绪低落的状态也是本病的主要特征。

（3）精神分裂症：在汉代及以前的医学文献中还未发现可以肯定为精神分裂症的记载，而从晋至唐的医学著作中，有较多关于精神分裂症的记载。如晋代葛洪《肘后备急方》中记载："治女人与邪物交通，独言独笑，悲思恍惚"，较贴近精神分裂症。唐代孙思邈所著《备急千金方》在卷十四"疯癫"中记载："论曰，凡诸百邪之病，源起多途，其有种种形相，示表癫邪之端，而见其病，或有默默而不声；或复多言而漫说；或歌或哭，或吟或笑；或眠坐沟渠，啖食粪秽；或裸形露体；或昼夜游走；或嗔骂无度；或是蜚蛊精灵，手乱目急。如斯种类癫狂之人，今针灸与方药并主治之"。《诸病源候总论》中也有很多类似的记载。

（4）癔症：《诸病源候总论》卷十三"贲豚气候"中详细记载并指出精神因素在本病中的作用，"夫贲豚气者，肾之积气。起于惊恐，忧思所生。若惊恐，则伤神，心藏神也。忧思则伤志，肾藏志也。神志伤动，气积于肾，而气下上游走，如豚之奔，故曰贲豚。其气乘心，若心中踌踌，如事所惊，如人所恐，五脏不定，食饮辄呕，气满胸中，狂痴不定，妄言妄见，此惊恐贲豚之状。若气满支心，心下闷乱，不欲闻人声，休作有时，乍瘥乍极，吸吸短气，手足厥逆，内烦结痛，温温欲呕，此忧思贲豚之状。诊其脉来触祝触祝者，病贲豚也。肾脉微急，沉厥，贲豚，其足不收，不得前后"。

（5）酒精中毒性精神障碍：《黄帝内经》中已经记载，饮酒有害身体健康，《诸病源候论》（巢元方，1997）中详细地记载了酒精中毒所致的精神障碍，"饮酒大醉连日不解候"中载明"累日不醒""烦毒惽乱"等临床症状，在"恶酒候"中记载因饮酒而导致"狂悖变怒，失于常性"。《备急千金药方》中也记载了饮酒导致的诸如头痛、腹满不消、错谬失常、酒醉不醒、健嗔、发狂等症状。

（6）精神发育迟滞与痴呆（智能障碍）：《诸病源候论》中"惽塞候"记载为"人有禀性阴阳不和，而心神惽塞者；亦有因病而精采暗钝。皆由阴阳之气不足，致神识不分明"。在此，"惽塞候"即为智力障碍，书中将智能障碍区分为先天和后天，"禀性阴阳不和"即为先天性智能障碍，"由在胎之时，其母卒有惊怖，内动于儿脏，邪气乘其心，令心气不和，至四、五岁不能言语也"，母亲受惊怖而造成小儿语言发育障碍，因此可能为精神发育迟滞；"因病"所致即为后天性智能障碍，"发痫瘥后六、七岁不能语候"可以认为是一种继发智能障碍。

（7）儿童神经功能障碍：唐朝时小儿科趋于分立并迅速发展，儿童神经精神障碍也有不少著述。《诸病源候论》中"为鬼所持候""惊啼候""夜啼候"等均有记载，孙思邈在《备急千金药方》中记述了小儿生长发育的过程，其中涉及心理发育，"择乳母法"中强调乳母应当"慎于喜怒"，可以看出这一时期，对于避免小儿精神不良刺激已经有了相当的认识。可以说这些医学文献中的记载，是我国儿童精神病学的萌芽。

这一时期，由于战火绵延，社会阶层矛盾尖锐，生产力水平较低，鬼神迷信广为流传，使精神病学带有迷信文化的色彩（许又新，2007）。

（二）佛教精神病学

佛教认为人生皆苦，凡人必然存在躯体、精神、社会和人际关系上的痛苦。人类能体察到的痛苦是大量的，精神疾病是这种痛苦的集中体现之一。佛教能够坦然地推度其缘由，勇于正视包括精神疾病在内的疾病痛苦，生老病本有苦根，苦谛告诫凡人有几十种烦恼，不良刺激、负性情绪无处不在、无时不有。人生的不良精神刺激和生活挫折随处可见，不少是自己造成的，缘分注定，不必"我执"而过分计较，信佛修道能够为人们提供避风港湾。佛教能够协调人际关系冲突，化解家庭关系中的纠纷，淡化过激的负面情绪，以帮助人们走出困境，脱离苦难，看见希望。释开丰大师则说过："精神疾病多由心理压力造成，如考学失败，因别人错待而怀恨在心，故必须从人际关系入手，尊重患者，给予他们人性对待，而非拘禁他，似对待动物般对待他。"弗洛伊德认为，宗教学家对于精神病的医疗作用，并不是让患者成为一名虔诚的教徒，而是要通过宗教信仰、牧师和教徒之间的特殊关系而为患者提供心理动力。最重要的是患者对于治疗者的信心，两者之间的亲密关系以及牧师或僧侣的爱心，这些才是治疗精神疾病必不可少的因素。

佛教对精神疾病主要进行精神治疗，也有药物治疗。浙江萧山竹林寺僧人从南齐至清代一直以治疗妇科病出名，在治疗妇科精神病上也有独到的见解。《萧山竹林寺妇科秘方考·经来狂言如见鬼神》中记载："经来狂言如见鬼神，是因经来时怒气所触，逆血攻心，不省人事，狂言见鬼，先用麝香散，后用茯苓丸即愈。"在此主要谈到大怒等情绪过度刺激，怒则气上，气血搏击，晕仆厥倒，是一种反应性精神病。宜急救开心醒神，用麝香作为主药，定其心志，开其心窍，用朱砂佐之，镇定安神，然后缓用茯神丸治本。从中可以窥见竹林寺僧人治疗精神重症法度严谨，步骤紧密，用药贴切。

　　佛教中人，修成正果、涅槃、圆满是其呕心沥血所追求的境界，自有深远含义，一般超乎精神卫生、强健身体、延年益寿的范畴。但普通人也可借佛教养心调神的方式，防治疾病。对现代社会中常见的神经症，没有精神药物副作用的禅坐治疗，是经济而又根本的治疗方式之一。日本精神医学已经将禅坐列为治疗神经症及神经衰弱的正式疗法。现代人"我执"，由于自我中心的主观心态，在与现实的人事物接触时，无法调适，从而产生障碍和痛苦，因而长期引起失眠、头痛、胃肠不适等慢性身心症状。生理活动受心绪、心理活动的影响较大，烦躁、狂喜、暴怒、紧张等会引起肾上腺激素的过度释放，从而产生呼吸较快、心跳加速、血压升高等生理反应。忧思郁结则会导致内分泌不足，生理活动转向迟滞。禅坐能够使躁动的情绪逐渐平和，使平时习以为常、不自知的自我中心观念逐渐淡薄，舒展心理郁结，使生理趋向平衡。

　　早在佛教初创，就有精神疾病及其治疗的记载。当时称精神疾病为"狂"，这与前述《黄帝内经》的称法相近。《大智度论》对此的记载，狂病的产生是"先世作罪，破他坐禅，破坐禅舍，以诸咒术咒人令瞋斗诤淫欲；今世诸结使厚重。如婆罗门失其稻田，其妇复死，即时狂发，裸形而走。又如翅舍伽憍昙弥比丘尼，本白衣时，七子皆死，大忧愁故，失心发狂。有人大瞋不能自制，成大痴狂；有愚痴人恶邪故，以灰涂身，拔发裸形，狂痴食粪；有人若风病、若热病，病重成狂；有人恶鬼所著；或有人痴，饮雨水而狂。如是失心，如是种种名为狂。得见佛故，狂即得正"。从中可以看出，因丧子、丧妻之故，或失去稻田而使人发狂，发狂后将灰涂在身体上，或赤身裸体披肩散发，或吃粪便等，但发作之人通过拜佛能恢复如常，因"得见佛故，狂即得正"。也可以认为狂是一种病态，用佛法的力量能够将其恢复（王米渠，2014）。

二、精神疾病的文化概念

（一）文化

　　自人类学创立以来，文化一直都是这门学科的核心概念，大致可从行为学和认知两个角度对文化下定义。

　　行为学角度定义文化的典型代表是诺斯曼（Rosm）和霍华德（Howard）。诺斯曼认为，文化即人类的生活方式，对文化的研究要采取整体、整合的方法，以总的生活方式为研究重点，包括对人类行为、制造的全部物质和观念的研究。霍华德认为，文化即习俗性的态度，人类依照这种态度学习如何协调自身行为、思想及其与生存环境之间的关系。

　　从认知的角度定义文化，文化由抽象的价值观、信仰和人类行为背后对世界的感知所构成，此亦为某一社会的全体成员所共有。文化被人们用来解决关切自身利益的问题，必须满足在其法则引领下的人们生活最基本的需求，为所有社会成员提供有序的生活方式，此即生存的需要。为达成这一目的，文化必须在个人利益与社会需要之间进行平衡和抉择。不仅如此，为满足时间推进和社会变化的需要，文化必须具有良好的应变能力或改造能力，以此适应新的环境或者用自身所具有的技术手段改变环境。文化源于人类的实践活动，文化观念约束和支配着人类行为，每个人的行为都刻有该地区文化的烙印。文化通过其糟粕成分，以人们的心理活动为中介机制，引起生理变化，最终因病理变化而致病。1977年美国罗切斯特大学（University of Rochester）医学院精神病学和内科学教授恩格尔（Engel）提出生物-心理-社会医学模式，意味着现代医学开始从多维度认识和研究疾病，开始重视文化因素在疾病中的作用，文化因素致病因个体性别、年龄、职业、文化程度、城乡差别等因素而有差异。

（二）正常与异常精神活动的心理学原则

人类的精神活动是人脑对客观事物进行反应时所产生的一系列复杂的功能活动。各种各样复杂的精神病理学症状就是异常的精神活动，正常与异常之间是相对而言的。

对正常和异常精神活动的研究，一直以来都是心理学和精神病学关注的重点。在心理学上，判断精神活动的正常与否，一般遵循三个原则：一是心理活动与环境的协调性，即观察精神活动外化在躯体行为上的表现与当时环境氛围之间是否融洽，谈吐和行为是否可以被大多数人所理解，有无明显的偏倚；二是精神活动的完整性以及与自身行为之间的协调性，即观察精神活动与外在表现是否一致，有无精神活动明显悲伤却面露笑容等异常表现；三是精神活动的统一性，即个性特征是否相对稳定以及相对稳定的个性特征在心理活动中是否得到表现。

对于正常与异常的精神活动，必须用辩证和发展的视角来对待。正常的精神活动通过一系列致病因素可以转变为病理性的精神活动，而通过治疗又可以将异常的精神活动转变为正常。判定精神活动正常与否是一个复杂的问题，需要仔细考察与这种精神活动有关的全部因素，结合文化背景、性格特点、既往行为、当时处境、思维特征等全部内容进行综合判断和分析。

（三）正常与异常精神活动的社会文化标准

生病的概念在文化中也有所区分。较为典型的是在英语中，对生病进行了较为细致的区分。如疾病、病患和患病，在这三个词语中，疾病表示病理变化，病患和患病则是由文化来界定的，所以在不同的文化背景下，可以有不同的界定。例如，非医学标准的"肥胖"，在美洲、欧洲的部分国家和现代中国会被认为是"病患"或者"患病"。然而在非洲和唐朝时期的中国，却以体型肥胖、圆润为美，男性以迎娶该类型的女子为自豪。

虽然在现代生物医学体系中，对身体状况的判断主要是依照生物学和统计学指标，但在精神卫生领域则有很大的不同。对精神状况的评价缺乏具有特征性的生物学指标，社会文化对精神状况起到了不可忽视的作用。

1. 文化信念的影响　每种文化对正常与异常、健康与疾病都有一套较为详尽的评价规范，但这些规范之间并不完全一致，在同一文化背景下，不同亚文化地区、不同人群之间的文化信念也不尽相同。例如，同性性行为，在生物学背景下是异常现象，但社会文化则明显影响对这一行为的定性。在明清时期，同性性行为被看作优雅、时尚的行为，在当今欧美的部分国家，同性关系被法律认可，得到尊重。但美国在20世纪70年代以前，将同性恋作为精神疾病列在《精神疾病诊断与统计手册》（DSM）中，此后因文化观念的改变、同性恋群体的活动等原因，才从DSM系统中去除，但在我国2001年发布的《中国精神障碍分类与诊断标准》第3版中，仍然保留了"自我不和谐性"同性恋作为精神疾病的诊断标准。

2. 社会发展的影响 对精神病学的诊断发展史进行纵向观察，不难发现，随着人类对精神世界的关注和探索增多，对精神疾病数量的界定呈现上升趋势。一般而言，在经济和社会发展相对不发达的地区，人们对精神状况的关注普遍较少，一些精神异常的表现不会被诊断为疾病，但在较为富裕的地区，人们更多关注身、心之间的协调一致性，故而对精神状况的变化较为敏感。较为典型的例子是社交恐惧症，以往人们将其视为过度内向、害羞的表现，看作是性格特征，但随着精神病学的发展，将这一行为纳入精神疾病的诊断范畴。

3. 医学化的影响 医学化是指将原本不归属于医学问题的现象纳入医学领域的研究和服务范畴的倾向。这些现象中，有的是生物性的，例如，年龄、生理期、妊娠等；有的是社会问题，例如，自杀、药物滥用、成瘾等。在精神病学领域中，医学化最初是将一些社会和行为问题纳入精神卫生范畴，自 20 世纪初以来，美国将许多犯罪行为视为精神疾病发作，最为典型的是约翰·施兰克案。除此之外，自杀、毒品成瘾、病理性盗窃、部分性犯罪等都被当作精神障碍对待。将社会、行为问题医学化的重要原因之一是受到精神卫生行业相关利益的驱动，典型的例子是将部分精神疾病的诊断标准进行适当降低，如双相障碍。因此，医学化是导致现代精神病学诊断量增长的重要原因之一。

（四）精神异常的社会分布

人类学家曾与精神病学家进行联合研究，结果发现：在精神病流行病学中最为重要的几个变量是种族、民族、性别、职业、社会阶层、社会经济地位和精神疾病的类型，尤其是在社会地位和采取的治疗方式之间呈现比较明显的相关性。有研究表明，不同的社会结构、社会阶层的人群所患的精神疾病类型具有差异性，其中精神疾病与社会阶层、婚姻状况之间关系的研究结果具有代表性。

研究发现，社会地位较低的阶层患精神分裂症人数较多，社会地位较高的人则比较容易产生情感障碍的问题；认为自己的教育背景和所从事的职业地位之间有巨大差距的人，患精神分裂症的可能性较高；患者年龄与患病类型之间有一定关系。生理年龄在 18 周岁以下的人发病，最常见的病因是对紧张形势的急性反应，而对生理年龄在 65 岁以上的老年人，诊断则多为脑病综合征。民族群体的差异也影响精神疾病的患病率。据统计，在爱尔兰出生的白种人与在美国本土出生的白种人相比，其精神疾病的发病率高；而酒精导致的精神障碍的发病率则在少数民族群体中偏高。

据美国医学会统计：1/10 的人口在一生中患有严重的心理疾病，每 20 人中就有 1 人曾经接受过精神病院的住院治疗；一年中每 5 个家庭至少有 1 人或全体成员为心理问题所困扰。

WHO 估计：全球的抑郁症患病率为 3%～5%。13%～20% 的人一生中有过抑郁体验。其中 2/3 的人正处于工作年龄，会因此影响他们的工作能力和效率。抑郁是可危及生命的疾病，严重的抑郁症患者中 15% 的人用自杀结束生命。我国精神疾病的流行病学调查显示了精神病的发病趋势（陈力，2000）（表 11-2）。

表 11-2 我国精神病流行病学的调查

时间	发病率（‰）	调查人口（万）或区域
20 世纪 50 年代	1～2	1800
20 世纪 70 年代	2～5	300
1982 年	10.54	12 个地区
2005 年	18.3～33.3	12 个省市

（五）精神疾病的防治与文化具有相关性

精神疾病的预防、治疗与文化之间的关系最明显地体现在心理治疗的应用方面。在原始部落氏族中，巫术就具有心理治疗的作用，如信奉萨满教的教徒中，青年人表现出异常的精神状态时，则会请求萨满来进行宗教仪式，认为通过仪式将患者转变为萨满成员即可使症状得以缓解。

（六）病理机制的初步探讨

对精神障碍分布的区域性、民族性、文化性差异进行解释时，有部分研究人员认为，因其与民族或种族具有相关性，所以定名为"民族精神病学"或"种族精神病学"（enthnopsychiatry）。但多数学者认为文化在其中起到了核心作用，因而主张定名为"文化精神病学"（cultural psychiatry），或"跨文化精神病学"（transcultural psychiatry），或"比较精神病学"（comparative psychiatry），主要探讨社会文化背景对人们精神生活和健康的影响，研究社会文化与精神卫生之间的关系等。

精神病学带有文化的烙印，文化的差异表现在精神病理学症状中，如被害妄想，在原始部落氏族中，不外乎与被下蛊或者诅咒有关，而在现代文明中，则表现为无线电波控制、雷达追踪、电子激光鞭打、被人投毒等内容。对于统一的族群而言，因社会文化的变迁，妄想内容也在发生改变，夸大妄想者在过去常表现为富可敌国、妻妾成群，而今则因对个人崇拜意识的削弱和配偶制观念的变迁，上述内容较为罕见。

目前认为文化对精神病理学症状的影响主要存在两个学说：一是认为原始部落氏族中人们所表现的精神障碍（疾病）形式是人类精神障碍的雏形，辅之以特异性的社会文化背景就构成了该地区、该民族的精神障碍表现形式；二是基本人格类型论，用来解释在特定的文化背景下，具有某种人格特征的人群患病率较高的现象。基本人格由信仰该文化的所有成员共同具有的价值观念、道德观念等构成，是诞生个体人格特征的基础与核心。依据这一理念，对于精神病理学症状的研究，应该从该民族的文化入手，探讨导致精神疾病发作的共性因素，这相对于着重研究个体行为的方法具有一定优越性。有研究者认为，个体特征与其所处文化背景之间的矛盾冲突是导致精神障碍的主要原因之一。

三、与文化相关的精神障碍

与文化相关的精神障碍也称为与文化密切联系的综合征（culture bound syndrome），指一大类受到文化因素的影响而出现暂时性精神异常的疾病。导致这类疾病常见的因素有舆论压力、文化差异、文化变迁、迷信与巫术等。

（一）文化休克

"文化休克"（culture shock）一词的缔造者是美国人类学家卡莱沃·欧伯格（Oberg K.）。欧伯格将其定义为"因为人们突然失去了熟悉的社会交往符号和标志所导致的一种精神焦虑"（Oberg，1960）。1963年萨利（Samlley W.）指出：文化休克表现出的症状是因为对新的文化环境不能适应而引发的情绪紊乱。其病因是失去原有社会生活中熟悉的场景和意义。

文化休克有两个经典的理论，一是U形曲线模型，最初是由吕斯高（Lysgaard S.）在20世纪50年代提出的，最主要的特征是呈现"兴奋感—压抑感—平和感"的顺序变化。当人们从熟悉的文化环境迁移到陌生的文化环境时，最初会感到兴奋，此时与当地人群的接触尚处在较粗浅的阶段。随着与本地区人群交往的深入，新奇感逐渐消失，随之而来的则是语言、风俗、生活习惯等种种差异带来的迷惑、不解、挫败、孤独、焦虑。当对陌生的环境逐渐适应后，与当地人建立起良好的人际关系，情绪又逐渐好转。但少数人因适应能力和心理素质不良，对新环境的历史文化缺乏了解，加之语言不通，会引起较为严重的后果，从适应不良发展至神经症、抑郁症，甚至伴有自杀行为。二是回归本土文化时产生的第二次文化休克，即由Gullahorn提出的W形曲线模型，这一理论模型的内容是，当迁移者准备进入新的文化环境时，或多或少会有一些心理准备，这会降低文化休克带来的冲击。但当他们准备回归本土时则会忽略心理准备，这种错误的感觉实际上会加重文化休克的程度。最常出现的人群是留学生，在国外经历了一段时间的学习后，他们逐渐对身份认同产生变化或者模糊，留学生涯结束回归本土时，文化休克的症状则会加重（安然，2010）。

Befus（1988）提出文化休克是行为、情绪、生理、智力四个方面多重、累积、相互作用的压力反应组成的一组症状，因此治疗也要从行为、情绪、生理、智力四个方面入手。Alder（1987）则提出，文化休克也有一定的积极影响，它为迁移者提供了新的学习机会，深入了解文化、适应新环境，增强人们接受挑战的勇气。在面对新文化时，人们会经历从休克到认知的完整过程，从迷茫到建立起新的行为方式的过程，因此可以说，文化休克的治愈过程，就是人们认知升华的过程。所以一旦产生文化休克的问题，应当积极寻求心理援助，在必要的情况下可以用精神药物对症状进行控制。预防文化休克较好的办法则是在迁移前对该地区的文化背景、历史脉络、风土人情进行了解，尽可能掌握基本的交流语言，做好心理准备，内心设定合理的目标期待，加强与当地人群的交流并尽快融入其中。

（二）气功偏差

在中国古代气功又被称为导引术，它在增强身体素质和疾病治疗上起到了一定的作用。气功是通过入静和冥想达到全身松弛的目的，但由于气功的流派较多，且追求的目的又不仅限于放松，更多偏向不适当地达到"特殊功能"之境界，则容易产生偏差甚至走火入魔，引起多种形式的精神障碍。气功偏差所致的精神障碍与练功者自我暗示进入诱发的意识改变状态有关，而这一状态则是引起练功者气功偏差症状的基础。若练功者不能进入此状态，则会招致焦虑从而引起神经症样的表现。练功者处于意识改变的状态时，会伴有感觉、知觉的改变，"气"在体内循环运行，甚至"气"与外界产生共鸣从而影响外界或者外界的"气"影响自身。练功者自身的个性特征也有极大的影响，如性格不健全者容易产生人格障碍；既往患有精神疾病者或有精神疾病家族史者更容易在练功时发生偏差。气功偏差所致的精神障碍可表现在感觉障碍上，如感受到"气"或者"真气"在体内运行，出现"千里眼""顺风耳""闻香鼻"等特异功能；也可以表现为各种精神障碍如精神分裂样行为、癔症样症状、神经症样症状、躁狂或抑郁样症状等。治疗气功偏差所致的精神障碍，首要的是停止气功的锻炼，让患者前往精神科接受药物和心理治疗。此类型的精神障碍可以预防，个体素质不良者、既往患有精神疾病者、有精神疾病家族史者从事气功锻炼时应当慎重，科学、合理地开展气功锻炼，加强对气功的研究，发展健康、有益的气功技术以造福公众。

（三）杀人狂症

"杀人狂"一词源自马来西亚文 Amok，意为进行一场狂暴的战斗。杀人狂症的临床表现主要是突然发生的、没有激惹原因的狂暴发作，发作时患者手持凶器攻击、摧毁并残害遇到的人和物，接着自杀。发作前表现出焦虑、抑郁、失眠，继而有被害妄想和大难临头的感受，之后突然爆发疯狂行为、愤怒，出现不能自我控制的行为，发作后有逆行性遗忘，无法回忆发作当时的情景，常伴有自杀行为。

杀人狂这一症状发生于马来西亚地区的男性，在非洲及大洋洲的新几内亚等部分国家的部落中偶有发生者。15 世纪时，杀人狂症的发作被人们视为受到挫折和耻辱后的一种自然反应，但也有人认为杀人狂症是人们在面对不能忍受又无法处理的事情时采取的一种自杀方式。在与西方开展贸易和文化交流后，对本病的认识开始发生变化，认为本病主要发生于患有胃溃疡疼痛的人，发病过程则是先面对疾病发愁数日，后主诉魔怪钻入体内，随即不复记忆。接着此病呈现出减少的趋势，至 1930 年以后，此病偶有发生，亦见于疟疾所致急性中毒、部分发热性疾病、具有妄想症状的精神病患者身上。至于这种特殊形式狂暴的精神异常行为为什么高发于马来西亚地区则不甚清楚。有研究者认为，致本病发作的文化因素是马来西亚人在早期相信魔怪与鬼灵附体从而导致的意识分离。

在治疗方法上，则要注意对发作者采取措施。发作后要及时对患者进行检查，确定其有无中毒症状或者其他精神疾病。而在预防方面，则要尽可能改变疾病发作区文化社会因素的不利影响。

（四）缩阳症

缩阳症（koro）的主要临床表现是患者担心其阴茎缩入腹腔内而引起死亡，这是一种急性焦虑反应。在发病地区，人们普遍相信，一旦阴茎缩入体内，即可引起死亡，而本病好发于东南亚地区，集中发病区在马来西亚，中国华南部分地区、西方个别地区也有散发病例。当患者发病时，其亲属及朋友也会产生恐惧的情绪，迅速将患者送往医院抢救。发病时，患者一般会用手揪住阴茎或在阴茎上系一条绳索，或者把阴茎夹在木质的小盒子内，以延缓阴茎"缩入"腹内的进程，从而延长存活时间。

一般认为，缩阳症好发于特定文化背景派生出的人格素质基础之上，是社会因素与心理因素交互作用所产生的精神障碍。在特定的文化背景下，患者常在手淫、梦遗、放纵性欲或者将阴茎暴露于冷刺激源如冷水、冷空气之后产生急性惊恐发作，发作时自知力完全丧失。

（五）北极圈癔症

"北极圈癔症"来源于词语 piblokto，本病好发于北极地区的因纽特人，尤其是妇女。北极圈癔症发作时，患者多哭喊吵闹、脱去衣物并加以撕毁，之后狂奔或者置身于冰水之中，发作期持续 1～2 小时。发作后即可恢复正常，但对发作时的情景不能回忆。因纽特人认为本病的发作与鬼怪灵魂有关，故在疾病发作时，人们不愿意理睬和接触患者。目前，本病在因纽特人中的发作已较既往少见。但当前，本病的女性患者多以情感爆发或者痉挛发作等转化形式发作，典型的北极圈癔症临床表现现已较为罕见。

（六）马来模仿症

马来模仿症（latach）是存在于马来人中的一种精神异常症状。本病见于马来西亚和爪哇岛的马来族人，在 19 世纪初主要见于男性患者。墨菲（Murphy）指出，自 20 世纪 30 年代开始，这种情况有明显的改变，好发人群转变为中年人并以受暗示人群的中年妇女居多，本病系心因性疾病，文化因素在本病的发作中起到了重要的作用。1945 年后，在印度尼西亚较少发现本病。本病主要表现为受到突然的惊吓刺激而出现的一种惊跳反应（startle reaction），此时患者会停止正常的活动并出现不自主的模仿行为，常表现为模仿别人的语言和行动，除此之外，还可表现为持续时间较长的被动性服从。患者在发作时不能控制这些异常行为，但此时仍具有良好的定向力并且能用语言表达他们接受不了的被迫行为，如被人命令当众脱掉衣服等。马来模仿症通常在进退维谷的情况下发生，因发作时患者常出现污言秽语而容易成为众矢之的，更甚者成为人们戏耍的对象。马来模仿症也可以转变为慢性疾病，若干年后形成永久性的被动服从与学舌反应，引发人格衰退。治疗学方面，本病与其他周期性心因性疾病一样，需要采用精神药物和心理治疗的方法，行为疗法可能有效。

（七）威铁柯症

威铁柯症也被称为 Wintigo 或者 Windigo，本病只见于北美地区的印第安人。当地人相信在某种情况下，一个人可以转变为一种吃人肉的巨犬——威铁柯。据最初的记载，一个处于饥饿状态的男性可以产生变身为威铁柯的信念并将此信念固化转变为妄想，此时即可表现出对吃人肉的渴望。由于这些地区相信巫术并流传着人能变成犬的传说，所以当部分人出现食欲缺乏、恶心呕吐等消化道不适的症状时，即可促进本病的发生。本病发作时患者会产生剧烈的兴奋感、高度的恐惧感和变成威铁柯的异常感受。耶普认为，本病具有代表性，是神学与文化环境对精神疾病表现形式的影响，从疾病分类的角度考虑，本病与其他变犬的着魔状态类似，属于癔症的范畴。

（八）伏都与着魔状态

伏都（Voodoo）是在美国南部土著和西印度群岛人中间流行的一种原始宗教。其特点是在狂热的礼拜和舞乐中多人陷入癔症的失神或朦胧状态。在伏都教的影响下，许多人都相信一个人有可能不由自主地遭到魔鬼附体。此外，在伏都教盛行的地区，还流传着一种名为"伏都死亡"的观念，即一个人一旦确信自己被魔怪附体，那么他不久将会死去。因此，有魔鬼附体体验的人会感到恐惧、焦虑、抑郁甚至绝食，最终部分人会死亡。坎农

（Cannon）提出，这种死亡是因为在长期的精神应激状态下，体内肾上腺素水平过高导致的。巴克（Barker）则对此假设持怀疑态度，他认为许多伏都死亡是因为患者自身的基础疾病合并精神因素或者患者因长期存在精神症状引起绝食，最终因衰竭而死亡。

（九）萨满病

生理学、心理学的研究显示，青春期在人生发展中具有关键的作用。青少年的身心会发生剧烈变化，此时段内也充满着各种各样的矛盾，因此，这一阶段是人生中最困难的时期，也是最容易发生焦虑的时期，如果对青少年的引导不当，则极易出现各种身心障碍。西方心理学家将青春期视为个体发展的危险期，而在萨满教世界中，萨满病可以认为是青春期危机。虽然萨满病主要表现为躯体和精神疾病，是一种复杂的现象，萨满病是在成巫过程中出现的一种病理性现象，但却不是真正的病。萨满病有文化根源和社会、心理特征。萨满病可以认为是特定宗教文化的产物，是在萨满教观念直接影响下出现的特殊精神和文化现象。在信仰萨满教的地区，当有人出现精神失常、久病不愈、病祸交加等症状时，周围的人会将这种症状与出现萨满征兆进行联系，在萨满文化中寻找治疗方法，通过萨满医疗体系将精神、心理和民俗文化医疗融为一体，使患者康复并在萨满教中找到心灵归宿。萨满领神仪式是解决个体危机的途径之一，其结果是让部分人走上萨满之路。在萨满文化下，每一位新萨满的诞生，都要经历一个身心困苦、备受磨难的过程。萨满病被西方研究者认为是精神失常、久病不愈、病祸交加等萨满症状的统称。萨满病的持续时间因人而异，可长达数年甚至十几年，萨满病的发病年龄多在青春期，为治疗这种个体危机所举行的领神仪式也多在此时期。这里的个体危机，也可以称为青春期常性危机，主要表现为儿童至青年时期出现频频眩晕、失神、预知未来、眼神逃避、充血、各种精神缺陷等症状，这些也被视为能够成为萨满的征兆。曾有对北方民族萨满的跟踪调查显示：过去，北方民族普遍相信，一个久病不愈、经过多方求治无效的人，一旦被萨满或者巫医看出来病因是被已故萨满灵魂附体所致，则患者必须拜师学萨满方能痊愈。从这个角度来说，许多萨满并非自愿任萨满职务，而是被迫和无奈。为了看病和生存，许多人走上了萨满之路并因此获得了健康，萨满领神仪式对萨满个体具有解除病痛、治疗疾病的医疗价值。这种治疗可以认为是心理疗法。从医学人类学的视角来看，萨满式治疗是一种文化治疗体系或民俗治疗体系，这种治疗是建立在民族信仰基础之上的，治疗方式以仪式为主，辅之以民俗式治疗，主要通过精神和心理因素在躯体上发挥作用（郭淑云，2006）。

四、社会文化与精神卫生

（一）概述

文化与精神病学之间的关系在广义上属于社会精神病学的研究范畴。文化精神病学是社会精神病学的组成部分，它主要涉及与文化相关的精神疾病的病因、患病率、临床症状、特定文化背景下的医疗护理特色等内容。跨文化精神病学是文化精神病学的延伸部分，是指研究视野从一个区域拓展到另一个文化区域并分析对比。跨文化精神病学探讨在不同文化领域中精神疾病流行病学的特征，研究不同文化中精神疾病的概念差异，社区医疗服务机构对特定疾病的诊断标准与护理措施的区别，以及在不同文化背景下，人们对精神疾病患者的态度等问题。

（二）文化与人格发展

尽管人们的文化背景不尽相同，但基本的情绪体验和表情则是大体相近的，调节、表达、控制这些情绪的方式和手段则是多样的。

1 **"文化与人格"学派** 又被称作"文化中的人格"（personality in culture）"心理人类学""心理文化分析"等。自 20 世纪 30 年代起，美国人类学家就与心理学家开展密切合作，试图从较高的层面揭示文化与人格之间的关系。这一学派的基本观点是假定人们都有某些特定的人格特征，而这些人格特征具有特殊的支配地位。露丝·本尼迪克特（Ruth Benedict）是这一学派的创始人之一，她是博阿斯的学生。博阿斯认为可以发现文化的法则及在人们内心中的基础，文化因素对人格的影响相对于生物因素更加显著。露丝·本尼迪克特发现，文化与个人的心理有着密切的联系。基于此，人类学家可以按照人类群体的不同心理类型对文化进行归类，她做了尝试，例如，将美国新墨西哥等地的祖尼印第安人文化称为"日神型"文化，这种文化强调社会秩序，是一种抑制型的文化；而将美洲西北海岸夸库特耳印第安人的文化称为"酒神型"文化，该文化崇尚暴力和竞争，是一种放纵型文化。但是露丝·本尼迪克特对于文化类型的分析还是有过于简单的倾向，忽视了人类文化与其依存的自然环境之间的关系，即没有注意到人类对生存环境的适应过程。对不同文化之间的关系、文化发展的历史脉络也没有给予充分的关注，但这一点基本可以说是该时期各人类学学派共同的不足之处。

2. **新进化论文化学** 其研究说明，文化的存在和发展并非由人类的机体和心理所决定，而是依赖人类创造和运用符号的能力以及在此基础上搭建起来的文化体系。这一学说注重强调文化对心理的决定性作用，认为心理学所称的"普遍人性"是不存在的，意识的许多要素和属性不能简单地用器质性机制或者本能来阐释，而更多的是与非身心性的、超机体的文化因素相关；机体因素对全人类而言可以视为一个恒量，但人类的精神活动则是变化无常的，精神活动的内容及其变动只能由文化因素，而非一套恒定、普遍的机制所决定。与追求共性、普遍性的研究倾向相比，许多文化人类学家更为重视研究个人行为的差异，他们认为不同时代、不同民族所具有的文化现象，无论对观察者而言有多难以理解，都是有适应价值、合理性、功能性的，都应该受到重视。

（三）社会文化与精神异常

1. **文化对精神异常的影响** 心理人类学家认为，精神异常者的数量在现代文明社会远多于原始社会。事实上，文明的程度越高，人们的生活压力越大，精神也越紧张，精神异常的比例也会随之增加。此观点和弗洛伊德的理念及人格冲突模式一致。如果文化本身就是具有压抑性的，那么生活在限制较少的简单文化里的人群的精神状态应该要更好一些。

文化对精神病理有塑形的作用，这导致精神障碍具有极大的变异性，似乎大部分的文化都有部分偏离传统形式的行为，他们依赖民俗记忆、闲谈而流传百世、经久不衰。例如，癫狂性舞蹈症，此病在欧洲已经有 600 年的历史，意大利南部的某些乡民社会至今仍然存在这种病症。他们相信被蜘蛛咬后，会产生一种极为痛苦的狂乱行为，且狂乱行为只会伴随音乐而起舞直到筋疲力尽方才缓和。其实，蜘蛛释放的毒素引起的中毒反应与此病没有必然联系，但许多患者都是一年一度地发作，而发病期则是在圣保罗节前不久。

2. 文化与精神症状的表达　医学人类学认为，精神病患者向医生和社会的其他成员表达自己的内心体验，在很大程度上受到社会文化因素的制约。例如，1955 年海姆洛（Hamlo）报告了在未受过教育的非洲人中，精神分裂症患者的常见症状是焦虑、抑郁、时间和空间定向障碍、疑病症、发作性精神混乱状态、人格解体以及因幻觉、片段的妄想内容所形成的逆行遗忘症和一过性妄想。部分患者时常发生朦胧状态并伴有杀人性兴奋。除此之外，有许多患者在疾病的始发阶段就会产生幻触，患者认定这是因为巫术横行，到处都在玩弄邪恶，用以侵害其躯体或使毒虫钻入其体内。奥地利研究人员胡之（Heuz）认为，精神分裂症的分型与文化的关系很密切。他提出，以妄想为主要症状的偏执型精神分裂症在世界范围内多见于文化程度较高的地区，而紧张型精神分裂症、青春型精神分裂症则常见于其他地区，在盛行原始文化的地域中，患者多带有明显的攻击行为。

（四）迁移与精神异常

从世界各地获得的资料来看，迁移和精神异常之间是有联系的。在对美国明尼苏达州的挪威移民进行研究后发现，在 40 年里，移民的精神疾病患病率远高于在挪威的美国人。更为有趣的是，一度移民进入美国，而后又回到故乡的挪威人，其患病率仍然较高。但是在挪威国境内的迁移却没有引起精神疾病患病率的增长，这可能是因为国内迁移所产生的变化和冲击不如跨国境迁移那样剧烈，没有与原有的家庭、朋友、社区及传统的风俗习惯隔离太远，因此受到的影响也相对较小一些。

迁移的种类不同，人们承受的压力也不完全相同，因此可以将不同类型的迁移进行区分，如自愿移民、强制移民、留学生等。移民的素质、经济实力也是需要考虑的因素。有人对纽约的欧洲难民和波多黎各移民的适应状况进行过比较，发现欧洲难民能在纽约较为成功地占据一席之地，寻找工作较容易，经济情况也相对较好，当然，这与欧洲和美国的文化背景相近也有关系。就移民的年龄来看，住院率最高的移民人群是青年人和老年人，儿童和父母待在一起，受到迁移的影响较小，中年人受迁移压力的影响也相对较小。

（五）社会动荡、隔离与精神疾病

社会经济萧条或经济状况剧烈变动、政局不稳、战争、种族迫害、重大自然灾害等均可导致社会动荡或社会动乱。社会不稳定导致精神健康受到损害的机制主要表现在原有经济、文化、社会和心理基础的破坏与精神应激的增加。因各种原因造成的社会隔离容易对老年人的精神生活产生不良影响。许多研究者认为，失去原有的社会地位、脱离原有的生活方式、社会隔离、缺乏人际交往、亲人亡故和体力的衰退等因素易诱发老年人的精神障碍。

（六）库鲁病

库鲁病是一种慢性、进行性、致命性很强的传染性神经萎缩性疾病，由朊病毒引起。名称来自弗雷人（Fore）的语言，是颤抖、摇晃或哆嗦的意思。库鲁病的研究反映了社会文化、生活方式对人们精神卫生的影响。该病最早于 20 世纪 20 年代出现在弗雷人中。20 世纪 50 年代末，一种前所未闻的疾病在新几内亚高原地区的弗雷人中流行，该病的患者被称为库鲁病患者，发现该病仅在新几内亚的弗雷人中存在，妇女常见。

库鲁病的主要症状是躯干和四肢共济失调、身体发抖震颤及构语障碍，支配面部肌肉的神经如面神经失去控制能力，因此患者的面部常扭曲，表现出各种鬼脸和笑容，被人们误认为是大笑而死。患者出现各种紊乱，如不能行走、眼神无法集中等，最后导致死亡。奇怪的是，本病的易感人群是妇女和儿童，年轻的男性偶有发病，但成年男性却从不患这种疾病，邻近的土著也没有发病。与弗雷人密切接触过的欧洲人也没有染上此病。弗雷人的解释是，库鲁病是由于巫术造成的，每当有人死于这种病时，都要谴责巫术，试图找出背后的巫师，弗雷男性多半会去攻打邻村，以此报巫术之仇。弗雷人哀悼死者的活动包括近亲聚集起来，吃掉死者的尸体。这种仪式活动被认为是爱死者并尊重他的象征。尤为关键的是，妇女与孩子要参加这一仪式。

库鲁病仅限于弗雷人所在的地区，当时，澳大利亚殖民政府代表刚刚开始与这些人接触。一名殖民卫生官员对这种致命性疾病感到困惑，他请美国国立卫生研究院的卡尔顿·盖杜塞克（Carleton Gajdusek）专门研究库鲁病。为此，也出于好奇，体质人类学家和病毒专家卡尔顿·盖杜塞克带领一个包括人类学家在内的多学科研究团队为库鲁病患者建立了专门医院，追踪感染的模式。他们很快发现，妇女与儿童患者在人数上远远超过了男子。研究团队提出了关于感染源及其传播的几个假设，包括库鲁病是由环境产生的有毒物质引起、营养不良引起、遗传说、免疫说等。

他们怀疑库鲁病可能是由慢性病毒引起的。1967年初，该团队把库鲁病患者的脑提取物注射到黑猩猩身上，经过较长一段时间的潜伏期后，黑猩猩也开始出现症状。这证明了人体能够存留慢性病毒。虽然证实了慢性病毒的存在，但是却无法解释为什么库鲁病只在妇女和儿童中流行，而且仅见于弗雷人（Gajdusek，1957）。

20世纪60年代早期，人类学家雪莉·林登堡（Shirley Lindenbaum）与罗伯特·格拉斯（Robert Glasse）夫妇从文化的角度到该地区研究库鲁病，比如人们对这一瘟疫的认识、记忆与感受。他们对当地老人做了访谈，了解到库鲁病与食人的哀悼习俗是这些老人出生后才在弗雷社会出现的。首先是食人习俗的传入，然后出现了库鲁病。

他们注意到，在库鲁病开始流行之前，弗雷人盛行一种食人肉的习俗，这也是他们葬礼仪式的一部分。弗雷人死后，他的亲属要把他吃掉，而且最好是下葬了几天之后再掘出来煮食。由于新几内亚高原地势的影响，水的沸点比较低，有可能是没有煮熟的缘故。在食人肉的仪式上，脑和眼珠规定是由妇女来食用的，而库鲁病毒也主要存在于脑部。因为只有妇女食脑髓，男性不吃，部分儿童也食用了严格规定属于妇女应当食用的部分，因此，库鲁病主要在妇女和儿童中潜伏、发病及传染，导致这两类人群染病死亡，成年男性则因此没有染上库鲁病。后来，当局严禁食人肉的风俗，弗雷人也逐渐开始抛弃食人肉的习俗，这切断了库鲁病的传播途径，使库鲁病逐渐消失了。这一信息使人类学家最早把食人习俗与库鲁病联系在一起。自从放弃食人习俗以后，弗雷人中的库鲁病就开始减少，没有吃过死人的孩子从来没有得过库鲁病。

这时，盖杜塞克与他的同事开始做实验，证明了科学家关于病毒是库鲁病的病因，吃死者尸体是其传播方式的预见。由于在库鲁病和其他神经病学疾病方面的出色研究，盖杜塞克在1976年获得了诺贝尔生理学或医学奖。

（党永辉）

第十二章 医学人类学与流行病学

第一节 概 述

一、两个不同的学科

生物医学人类学主要从人口水平上理解疾病的表达和原因，另一个从人口水平上的健康科学即流行病学，但它们是两个完全不同的学科。正如在第一章已经介绍那样，生物医学人类学是综合研究人类历史和现实中人类体质特征、行为文化及演化过程，考察它们与疾病和健康之间关系的科学，重点是人类行为模式或行动方式及与健康、疾病之间的关系。

流行病学是在人类与流行性疾病，特别是与传染病的斗争中形成和发展起来的。它是研究人群中疾病或健康状况分布、决定因素，以及预防疾病和保健对策的科学。流行病学作为方法学在医学中起到不可替代的作用，强调在预防中的应用，成为公共卫生的核心科学，Last教授称流行病学是公共卫生之母，它不仅是预防医学中的主导学科，也是医学重要的基础课。

流行病学有很多分支学科，如药物流行病学、古流行病学、行为流行病学、心血管流行病学、健康流行病学等，与生物医学人类学关系相近的是社会流行病学和文化流行病学。

社会流行病学最直接地关注社会因素与健康的关联，包括收入、财富、工作压力、社会阶层、社会扶持、性别不平等，以及职业等对健康的影响。文化流行病学涉及疾病的分类、意义、风险及行为，关注疾病分布与决定因素的跨文化分析，揭示民族/种族、阶级、宗教等变量，详细说明它们的理论背景及意义，而不限于收入、婚姻状况与职业等社会流行病学关注的变量。

在方法学上，流行病学研究人口疾病的发生与原因，注重定量研究，善于运用统计学分析，靠数字说话，研究不良健康与特殊人口发生因素间的统计学关系。通过基本的流行病学统计学工具，理解人类学对人口疾病分布的重要意义。而生物医学人类学注重定性研究，擅长用民族志的方法。在面对同一个健康与疾病问题时，两者具有互补性，常常是定性分析与定量解释把两个学科结合在一起。

流行病学往往回答一个特定的问题，在设计中，每一种方法收集到的数据都有明确的目的和用途，其他的资料会被排斥在外。而医学人类学则不同，它们的研究往往是探索性的和验证性的，不愿放弃与这个特定问题不相关的资料。

对于健康与疾病的群体层面的分布来说，流行病学认为公共卫生现象具有普适性与客观性，某地的模式和经验会适用于其他地方。生物医学人类学则不然，它寻求的是从文化角度探索具有文化适宜性的策略，理解行为发生的社会文化背景，抓住支配行为的社会文化规范，无普适性。

二、相似与相近之处

随着工业化进程的加速、社会经济的巨大进步和人们生活水平的提高，人类的疾病谱由传染性疾病转变为包括心脑血管疾病、糖尿病、风湿病和肿瘤等在内的各种慢性退行性疾病。流行病学的研究自然就扩展到各种慢性非传染性疾病。事实上，随着医学模式的转变，流行病学家除了研究慢性病本身外，还要研究与这些疾病相关的各种社会、环境、行为、习惯和心理问题，研究内容还包括了环境污染、酒精中毒、吸烟与健康、吸毒、犯罪、心理卫生与健康、健康保护等诸多方面。流行病学研究已不只是流行病学家和临床学家的工作，医学社会学家和人类学家也进入了这个领域。

近年来，国内外有些学者提出与人类健康相关的"卫生事件"（health events），甚至超出卫生事件范畴的自然和社会问题，如全球气候变暖、厄尔尼诺与拉尼娜现象、人口"爆炸"与人口老龄化等现象。所有这些均是不可忽视的影响疾病和健康状态及其分布的重要因素。

生物医学人类学和流行病学虽起源于不同科学和哲学传统，但早已存在某些相同基础和内容，都是以人为研究对象并关注疾病和健康的相关因素，两学科间的交叉渗透是必然的（彭先导，1995）。

首先，这两个学科有很多共同关心的问题，特别是与社会流行病学，它们都寻求分辨社会结构的因素，如社会不平等、职业危险、雇佣、工作地点压力等，这些都与疾病发病率和流行有关。流行病学往往有严密的统计和定量分析，人类学是定性的甚至是历史性的研究。2005 年，Trostle 就主张流行病学家应对文化给予同样的关注。

其次，这两个学科研究的层面都在群体而不在个体。流行病学对群体层面的疾病和健康问题的分布及成因进行研究，从疾病与健康在人群中的频率分布入手，研究其分布的原因和影响因素及疾病的原因，为疾病的防治提供科学依据，因此可称其为"群体诊断"（mass diagnosis），而生物医学人类学对各族群文化及行为进行整体研究，它关注的是疾病与健康人群的文化和社会行为（王建华，2006）。

再次，它们都有跨学科性质，具有整体视角及明显的深广度和交叉性。它们与其他学科密切结合，成为完整的整体。流行病学与医学、生态学、社会学、统计学、计算机技术、环境科学、文化学、考古学等密切相关，医学人类学虽是医学与人类学交叉的学科，但也与上述学科联系密切。在研究人的健康与疾病时，它们都从生物与文化方面考虑问题，探讨疾病的生物、社会文化根源与分布。

然后，流行病学和医学人类学都寻求一种模式，前者寻求的是疾病的分布模式与成因，而后者寻求的是行为模式。虽然在研究方法上有些不同，但两者都关注现场调查。

最后，两个学科面临着同样的社会环境的巨大变化，即疾病谱的变化和医学模式的转变，人们的健康观、疾病观发生的新变化，社会的现代化和全球化。这些变化对这两个学科提出了新的要求，期望它们共同应对全球气候变化而带来的各种医学问题，共同应对人们日益增长的健康需求和新出现的各种传染病。解决人类健康问题的共同的目的把这两个学科紧密地联系在一起了。两学科间的渗透、互补、开展多方面的协作研究，正成为解决当代人类面临许多健康和疾病问题的重要途径之一。这些共同之处也正是它们合作的基础。

三、学科的互补性

流行病学专家努力掌握心理、社会、文化、人口、遗传的一些因素，找出病因关系，改善健康服务。这些常常涉及混乱、民族、贫穷等，导致流行病学家请人类学家来帮助解释文化和社会过程与健康的关系。

与健康相关的行为研究有时是由流行病学与医学人类学共同承担的，这是两个学科互补的基础。流行病学可能主要关心如何决定行为与疾病的关系。医学人类学常常重点在行为的社会文化关系上或这种行为的背景上，所以最大可能互补和实际合作点在于，探讨行为的健康后果与那种行为的社会文化关系之间的联系。尽管人类学家已在流行病学领域进行工作，学者们已经对社会科学与流行病学的关系给予了重视，但学科间的界限往往限制了跨学科间的交流，基金支持的类型往往按学科的路线，从而限制了学科间的研究。也许最主要的是在所有社会科学与流行病学中，在方法学、概念和操作上存在这种差异与障碍，然而传统的整合把对疾病的理解和预防统一了。重要的是流行病学家要理解人类行为的复杂性质，这些性质是流行病学家通过定量方法所要尝试和捕捉的。对人类学家同样重要的是认识流行病学的有力模型辨别因果的类型。进行补充性研究对两个学科来说都是有益的（Frederick et al，1986）。

流行病学研究的社会经济方面是指教育、收入和职业，而民族/种族是一个经历，不是社会经济的结果，也不与其相关。最后的挑战是缺乏对文化方面的注意，而民族/种族是文化中不能忽视的，事实上，文化价值和态度塑造了流行病学中目前的各方面（Shirley，2008）。这些正是生物医学人类学能解决的问题。

流行病学只为健康问题贡献了一部分情况。若没有社会、文化、经济情况，一个人可能在设计措施时陷入荒唐的错误中。在发展项目与健康有关的地方，通常很难准确作出决定，其原因是缺少主要疾病的流行病学类型和社会文化结构，这个结构支配着人口对健康的态度。人类学调查的目的是策划相关的教育计划，成为实用的教育工具（Robert et al，1989）。

人类学在控制疾病时有两个作用：①分辨和描述对疾病观念的理解，包括当地与疾病控制有关的病因和治疗知识。②把当地的这些概念转变为适当的健康预防措施，如提供预防信息，共同在教育、疾病控制的交流策略上合作，人类学通常的作用是转变疾病与治疗的地方观念（Tefer，1998），使生物医学知识适应当地实际工作。医学人类学在了解当地背景下的疾病诊断、治疗、预防、结构及改进健康情况的观念障碍方面起很重要的作用。国家和国际公共卫生机构尊重当地的意见是不常见的，一般卫生目标很少与某国家和社区的需要相一致。干预和控制计划常被以前当地的传统所改变，实质性的干预需要了解具体国家和当地特殊的社会、经济和政治环境（Manderson，1998）。

生物医学人类学是以人类学特有的角度和方法，研究人类的健康问题，主要关注的是社会和文化对人类健康的影响，反过来也关注健康问题对社会和文化的作用。因而，医学人类学研究的是宏观问题，是人类健康与社会或文化之间的交互作用。这也正是社会流行病学和文化流行病学所研究的。随着社会科学对医学渗透的日益增加，人类学与流行病学在分析人类健康、疾病与人类行为之间以及这些行为与社会、文化因素之间的关系时，找到了两学科间的交叉点。共同的研究内容及互补的研究方法，为人类健康和疾病的跨学科探索，为学科间的有益渗透，提供了机遇和条件。

当今，有两大领域研究内容受到医学人类学的高度关注，一是与少数民族紧密相关的健康理念、医疗多元化、民族医学及现代医学的实践和生态环境与健康的关联。二是与艾滋病相关的风险观念、风险行为、人口流动、高危人群的社会组织、血液买卖、吸毒与戒毒等问题。

在生物医学模式向生物-心理-社会医学模式转变过程中，文化因素尚未被流行病学充分重视，而从文化的角度来审视医学行为实际上在人类学领域早已开始。因此重视人类学中文化研究，以此与流行病学的生物基础相结合，可成为人类学与流行病学跨学科合作的角度之一。疾病和健康在表现出生物学特征的同时，也掺杂着各种文化因素，甚至可能成为疾病的主要原因。例如，在跨文化精神病学研究中，往往某种行为在一种文化背景下是很平常的行为，可能在另一种文化背景下就被视为是极不正常的行为。人类学家发现，印第安人常常宣称自己听到已逝亲人召唤的声音。这在他们部落中是正常事件，但对世界大多数民族来说，这种幻觉明显属于精神疾病征兆，可能被医生诊断为精神分裂症。因此使用生物-心理-社会医学模式时，还应注意发掘生物、心理和社会因素背后的文化根源。随着公共卫生领域对文化因素的日益重视，积极推动文化概念进入既有的医学模式成为学术研究的重要发展方向，尤其是随着跨文化卫生项目的日益增多，文化因素越来越突出地呈现在人们面前。相关研究者常常提及的文化敏感性正是这一趋势的体现。在具体的疾病预防控制项目中，注重分析相关的文化因素对疾病发生和发展的影响，以此寻找适合具体区域或人群文化逻辑的预防和干预措施，将大大有利于公共卫生问题的分析和解决（宋雷鸣等，2016）。在疾病预防和干预活动中，加入相关文化因素，也将大大有利于干预措施发挥更好的效果。有研究发现，我国汉族卖淫女的组织方式常具有明显的类家族制特点，即入行方式遵循同族、同乡及延伸的血缘地缘原则，组织方式及场所管理特征由家族取向或家族主义延伸而来的泛家族集体主义，在针对该人群的干预活动中，结合其文化特点，通过具体组织中的"家长"等核心人物开展工作，将取得事半功倍的效果。

在学科建设中，引入社会和文化等综合因素的研究方法的发展，使人类学和流行病学联系在一起，日益迅猛的人口迁居和城市化使得界定和测量这些社会和文化进程的健康影响日益重要，因此需要流行病学和人类学等其他社会科学理论及其方法共同应对解决。例如，近年来高血压和糖尿病等非传染性慢性疾病在全球的发病率不断升高，生活习惯、饮食习惯和体育锻炼减少等变化对疾病发生起了至关重要的作用。另外，战争、暴力、政治压迫和生活条件恶劣等因素导致人口的迁移，给迁入地带来了新的风俗、新的疾病和新的流行病模式。虽然流行病学研究方法是了解这些变化的重要手段，但是这里面引入社会和文化等因素，所以要促进多学科的融合。

虽然一些重大公共卫生问题如艾滋病、吸毒、环境污染等在全世界范围内具有一定的普遍性，但在具体干预实践中很难采用相同的解决方式。因为公共卫生问题一般都具有特定的社会和文化原因，人类学中社会因素包含职业、经济收入、财富、社会阶层、性别平等、政策和制度等变量；文化因素则涉及族群、风俗、疾病分类和意义等。公共卫生项目的跨文化性质决定了干预实践中跨文化比较和理解的重要性。即使在国内，公共卫生项目也要针对不同的民族，因而必须考虑文化差异的问题，才能提出具有文化敏感性的干预策略和措施。

第二节　人类学的基本工具

一、流行病学研究方法作为基本工具

人类学和流行病学都是以"人"为研究对象并寻求行为模式和疾病模式的科学分支，其核心都是人文主义，两者起始于共同的宗旨，利用观察手段来解释人类健康问题。两学科均在同一时期得以创建，其发展环境也均具有社会迅速变迁并给人类健康带来严重后果的特征。直到 19 世纪末，人类学家才真正开始把实地调查视为其学科的主要方法，实地调查曾远征到托雷斯海峡（Torres Straits）和西北太平洋。被誉为描述麻疹流行病第一人的丹麦医生彼得·潘奴姆（Peter Panum），在 19 世纪中叶到与世隔绝的法罗岛（Faeroe Islands）调查麻疹流行起因时，做了大量的人种学实地调查。还有德国医生鲁道夫·魏尔啸（Rudolf Virchow）率先将实地调查与疾病病因中的社会作用理论明确地密切联系在一起。

人类学家诺曼·斯科茨（Norman Scotch）在社区健康协会实地调查了 18 个月，研究祖鲁族人（Zulu）的高血压起因。后来成为波士顿大学公共卫生学院院长的斯科茨在文章中用了很大篇幅论述了流行病学问题。他认为当时的流行病学从根本上来说就是看待生物、环境、社会和文化对人类健康产生综合影响的方法论。他论述了流行病学在诸多病症上的应用，如新几内亚的库鲁病、因纽特人的精神病和祖鲁族人的高血压等，而且他还指出应足够地关注这些病例中作为致病原因的社会变化（詹姆斯，2008）。

人类学研究偏于定性与解释，擅长个案深度访谈，挖掘疾病与健康后面的社会文化因素，对研究对象社会生活的各个方面进行细致的描述和解释，它所形成的文本即所谓的民族志。民族志的撰写以长期和深入的实地调查研究为基础，这种调查研究工作被称作田野工作。人类学作为一门独立的学科出现之前，没有真正意义上的田野工作，大量的有关人类学的资料是通过非专业人类学家积累而来的。19 世纪中叶，专业民族学家出现，从 19 世纪后 30 年代至 20 世纪初，随着田野工作的深入，人类学迅速发展起来。人类学研究主要为现场的观察，通过这种观察，再进行分析和推理，或进一步更深入和专门地调查，对整个事物的意义进行诠释。对民族志来说，首先是观察、记录、描述；其次才是分析、解释、理论探讨。因此人类学研究方法中也包括描述性研究和解释性研究。描述性研究是研究者先观察，然后把观察到的事物或现象描述出来。其主要目的是收集资料，发现情况，提供信息，特别是从杂乱的现象中，描述出主要的规律和特征，相当于流行病学中的描述性研究。解释性研究是探寻现象背后的原因，揭示现象发生或变化的内在规律，回答各种"为什么"的社会研究类型。相当于流行病学中的分析性研究，事先也需要确定假设。

按照理想的学科方法，田野工作一般要求研究者深入到调查地点（田野点），和被研究者一起生活，同吃同住，参与并观察他们的各种活动，经过一个农业周期（一般是一年的时间），从而获得对被研究者的生活和文化的深入了解。马林诺夫斯基在特洛布里恩德岛的调查是人类学早期田野工作的典范。这是人类学田野工作发展过程的一次变革，一次飞跃，奠定了现代田野工作的基石。人类学推崇"整体论"思想，因此人类学家在田野工作过程中力求尽可能全面地了解当地人生活的各个方面，分析它们之间的各种联系，从而获得对其文化的更深入理解。正因为如此，人类学家在田野工作过程中所能把握的地理空间和研究对象的人数往往较小。从传统的人类学研究情况来看，人类学家往往是以简单的部落社会和狭小的村庄作为田野点。针对研究点较为狭小的批评，人类学家的回答是：人类学家是在村庄里做研究，而不是研究村庄。无论是在简单的部落内，还是狭小的村庄中，人类学家可以通过对一"点"的深入挖掘，来讨论人性、宗教、政治和全球化等根本性和宏观性问题（宋雷鸣，2012）。

流行病学为生物医学人类学理解疾病进化和文化因素提供了足够的基础。尽管这些因素是相关的，但在生物医学人类学内，生物文化和进化方法从不同的角度提供了人口水平表达疾病的视角。

流行病学研究方法中，一个重要的核心特征是比较，而跨文化比较正是人类学的重要传统和特征。跨文化比较研究包括历史比较、民族学比较和社会内部的比较，对不同文化中的资料对照检验，进行统计分析，对建立在抽样基础上的跨地区、跨文化的资料进行归纳。与流行病学方法一样，人类学也要用一些抽样方法，如概率抽样、非随机抽样等。

人类学家和流行病学家彼此认可的共同兴趣日益增加，将有利于继续进行更为频繁的合作并实施密切的综合性研究项目。两学科热烈地探讨一些重大问题，如各自的理论渊源、研究方法的有效性及研究成果的应用等。生物医学人类学广泛利用定性和定量研究技术，描述生物和文化背景下的各种病症。文化人类学家对人类学研究中的统计数据的用途进行了评估，就人种学和统计表示法之间的区别撰写了论著。同时，流行病学将研究体系开放，与人类学家精诚合作，而且流行病学家对定性方法和解释性询问方式也产生了浓厚的兴趣。

20 世纪，社会学家和医学家在对精神疾病的实地调查中就应用了某些人类学方法和流行病学方法，以后在针对大量传染病、寄生虫病及地方病的调查研究中，人类学与流行病学家在原则和方法上相互借用，如新几内亚库鲁病病原的发现等。如今众多的慢性非传染性疾病如癌症、心脑血管病、糖尿病、遗传病等的防治研究是人类面临的重要保健课题，也是对流行病学的新挑战，在分析研究这些疾病与人类行为，以及这些行为与社会文化因素之间的关联时，人类学与流行病学找到了两学科间的联结点。

二、方法应用中的异同点

人类学和流行病学这两大学科不仅在研究基础和内容上有着显著的相似之处，同时人类学又以流行病学的研究方法作为基本研究工具，但在研究方法的应用过程中存在着差异。流行病学擅长在庞大的"面"上进行宏观把握，以概率论为基础，偏于数理统计，属于典型的定量研究；人类学喜欢在狭小的"点"上进行深挖，以理解和解释为目标，重于文字描述，是典型的定性研究。流行病学所偏重的数理统计与人类学所偏爱的田野工作，分别属于两种典型的定量研究和定性研究。两学科在研究方法上存在的差异性及定量研究和定性研究的互补性，也为学科之间的合作提供了重要的方法论基础（宋雷鸣，2012）。随着学科的发展，人类学中一些特殊社会文化现象的分析中也越来越多地用到精确的定量方法。虽然两者方法上的差异性和互补性不容回避，但两者的相似性也越来越大。

流行病学被界定为对人口群体中疾病分布和病因的研究，描述的是健康和疾病模式与分布，利用统计学和概率论研究人口群体问题。其数据可能出现系统性误差，原因在于记忆出错或不完善的记录等，所以流行病学研究的重大内容之一，是设法将疾病模式和感染模式与数据收集方法所产生的模式相分离，最大限度地减小系统性误差，流行病学家利用过去的数据或者从现在到未来所能收集到的数据来描述疾病模式。

流行病学主要是采用各种概率性指标，描述疾病和健康在人群中的分布情况并在此基础上分析各种因素与疾病或健康之间的相关关系。这些表示概率性的指标包括"率""比"和"比例"等，具体的发病指标又包括"发病率""患病率""感染率""续发率"和"死亡率"等。由于流行病学非常强调"概率"，而概率必须有正确的和足够量的分母数据，以致流行病学又被称作"分母的学科"。以概率统计方法为基础，流行病学力求在某些相关因素和疾病或健康之间产生假设、检验假设和验证假设，从而获得相关因素和疾病之间的因果关系。基于统计的方法，流行病学研究能够覆盖较多的人群和较大的地理范围，从而使研究结果具有较强的普遍性（宋雷鸣，2012）。

此外，专题小组讨论（focus group）和定量方法在公共卫生研究中也越来越得到人类学家的重视。通过对一个有共同特质的小群体（如卫生决策者、癌症患者或医务人员）进行集中访谈，引导其进行集体讨论，可以很快收集到大量信息，因此是一种很有价值的方法；在对城市健康问题的调查中，人类学家则越来越多地借助社会学的问卷调查与统计方法，将定性研究与定量数据结合起来（张有春，2007）。

在社区干预方面，人类学家和其他社会学家关注的是个体和群体行为之间的关联以及知与行的关系，他们也可以有效地参加社区健康干预措施的设计。流行病学社区干预有着悠久的历史，而人类学有意不干预也同样有着悠久的历史，其中主要原因在于，人类学认为跨文化差异是有待解释的现象，不是有待改变的现象。人类学家所接受的训练是要寻求地方理论依据，对所闻所见加以观察，而不是将其转换为自己所熟悉的事物。人类学方法和理论在社区公共卫生干预中应该起着突出的作用。熟悉社区情况有利于深入社区并促进研究和实践的开展，无论是测量疾病负荷还是启动恰当稳妥的处理有害废料项目都是如此。人类学社区干预也披露了干预设计者的社会和文化立场，如社会互动、相对社会阶层、话题敏感性及类似主题的民族志学数据，关系干预措施的设计，也关系对其他公共卫生项目的研究。但是公共卫生干预反映主流证据，涉及对哪些问题可以施加影响，哪些致病因素可以施加干预，公共卫生干预的历史提供了不同问题的列表和治理措施，如环境中有毒有害物质的处理及免疫、消除贫困和减少不平等。

随着流行病学家越来越关注健康风险的测量，他们也越来越热衷于设计干预措施以减少风险，但是在实施过程中，他们发现仅仅对于风险知识而言，尚不足以设计出能达到预期效果的干预措施。当流行病学家在进行改变整个社区卫生习惯的健康干预措施的设计时，面临着种种意想不到的挑战，例如，从戒烟或节食能够看出，即使吸烟者和节食者知道吸烟和节食对身体的危害，但是并不能有效地做出改变，知与行之间的差别不是流行病学方法能够解决的。由此可见，即使确认了导致疾病风险增加的行为或者因素，也并没有有效可行的干预措施来改变这些行为或者因素，这些问题需要人类学的配合才能解决。

人类学和流行病学在研究逻辑和方法上的明显区别仅仅是表面上的，它们的潜在逻辑或认识论从根本上来说是互补的。人类学和流行病学都不是单一型学科，各自包含多种理论取向，但使用的却是有限且有异的共同研究方法；医学人类学和流行病学都从群体的层面、整体的角度寻求影响疾病和健康的某种模式，它们之间的深层共性及具体方法和视角上的差异为两者建立合作关系奠定了基础。20世纪40～50年代，流行病学的研究对象扩大到所有的疾病（包括传染病和非传染病）及健康问题。而健康问题不仅包括生物体上的无缺陷，还包括更高层次的心理和精神状态等。因此，1948 年 WHO 成立宪章指出："健康是一种身体上、精神上和社会生活上一种圆满适宜的状态，而不仅是没有疾病和虚弱。"同时具有生物属性和文化属性的人类只有在两个方面实现平衡，才能达到真正的健康状态。从目前流行病学的发展情况来看，越来越多的流行病学专家开始重视来自人文社会学科的知识，也有越来越多的人文社会学者参与了各类公共卫生项目。在这一过程中，重视疾病和健康问题的生物和文化基础，强调所谓的"生物-文化整体性"，应成为我们进行跨学科合作和知识整合的理论基础（詹姆斯，2008）。

在疾病的三级预防中，有关高危人群的筛查鉴定及危险因素的消除所要着重解决的问题，是医学人类学为改变人的行为和环境状况，认识社会文化环境如何影响人类健康行为的机制并用以预防疾病，做出的贡献。同时制定正确的预防对策，有效改变人类行为，不但应有流行病学依据，还须有社会科学的支持。当前，在全球范围内，除已存在的大量传染病、寄生虫病、营养不良外，慢性非传染病如心脑血管疾病、糖尿病等的比例正迅速上升。涉及社会、文化心理行为等方面的意外伤害、自杀、药物滥用、酗酒、精神压力等失衡问题日益突出。当前的紧要课题是研究有关疾病和失衡的全面控制，推动社区预防计划的实施，加强以家庭保健、妇幼卫生、反吸烟、社区公共卫生为重点的健康教育，提高公众对药物滥用所致后果的关注，改变公众对预防接种和健康教育的被动态度。上述努力都可望从人类学与流行病学的结合与协作中获得较好效益。人类学与流行病学对疾病病因及疾病预防的跨学科主要研究包括：人类学家参与涉及社会文化病因假说检验的设计，变量拟定及病例鉴定全过程；人类学家对流行病学研究所确定的病因集合中有关社会文化因素作进一步阐述；扩大病因集合中行为因素的范围，为防治计划顺利实施提供资料；根据不同疾病或失衡的性质调整预防方向和策略；在某些病因之间联系确定后，人类学家与公共卫生、健康教育者协作，设计出与文化相适应的预防措施（彭先导，1995）。

人类学和流行病学的合作，使得人类学家向进行干预设计的流行病学家展示人类学知识和合作价值，人类学家也能更好地了解、参与设计卫生干预，确定领域和方法。过去几十年来，流行病学充分关注针对社区和全体人口的卫生干预，主要是因为癌症、心血管疾病和糖尿病等慢性病的发病率逐年增加并呈现年轻化的趋势。但他们的关注点也同样变化，有效的干预是针对整个群体，而不是高风险个体。在这一发现过程中，干预至少在四个层面上操作，包括对个体和群体的教育、对组织群体变化的管理、影响社会大众的立法和决策，以及作用于物理空间的环境变化。人类学的研究内容与流行病学的研究方法相结合，能够更好地研究疾病和健康状况，从而促进人群的健康。两者之间合作对人类健康非常重要。

第三节　流行病学的方法及在人类学中的应用

随着人类疾病谱的变化和医学模式的转变，流行病学研究方法与其研究领域及研究内容都得到了迅猛的发展，在现场调查、生态学研究的基础上，病例对照研究、队列研究和随机对照试验的出现成为现代流行病学的开端，标志着流行病学已经发展成为具有应用价值的现代医学领域的一门重要方法学。

流行病学研究方法主要有观察性研究和实验性研究，前者又包括描述性研究、分析性研究。描述性研究是利用常规监测记录或通过专门调查获得的数据资料，描述疾病在不同人群、不同时间和不同地区的分布规律，其资料可以提供有关疾病病因的线索，提出一系列与疾病病因有关的问题，即提出和形成病因学假说。常用的描述性研究包括现况调查（横断面研究）、纵向监测和生态学研究。分析性研究主要是检验描述性研究提出的假说，回答描述性研究提出的问题，找出与疾病发病有关的危险因素，即检验病因假说。常用的分析性研究包括病例对照研究、队列研究。实验性研究是以人群为研究对象，由研究者对研究对象实施干预，然后评价干预措施对疾病和健康的影响，包括以患者为研究对象的临床试验和以健康人群或高危人群为研究对象的现场试验和社区干预试验。观察性研究是流行病学研究的最基本方法，是其他研究方法的基础和前提。此外还有理论研究。

一、现况调查

现况调查（prevalence survey）是指应用普查或抽样调查等方法收集特定时间和特定范围内人群中某种疾病或健康状况及有关变量的资料，以描述该疾病或健康状况的分布及与疾病有关的因素。从时间上说，现况调查是在特定时间内进行的，即在某一时点或在短时间内完成，犹如时间维度的一个断面，故又称之为横断面研究（cross-sectional study），也就是流行病学早期应用的实地调查。早在 1854 年，现代流行病学的奠基人之一、被誉为原始典型的“实地”流行病学家的英国医师约翰·斯诺（John Snow）就采取逐门逐户调查的方法，勾画出伦敦宽街附近霍乱暴发的病例地形分布图，创造性地采用标点地图法描述了霍乱在特定人群中的分布，通过病例人群的共有特征，揭示了霍乱以受污染水源作为传播途径的传染性本质。斯诺后来通过分布图推断出某水站为该次疾病暴发的可疑来源，因此建议关闭水站，疫情得以逐渐平息。后来为预防事态发展，他把布罗德大街（Broad street）的水泵把手卸掉，这成为具有历史意义和象征意义的事件。

流行病学是以现场调查（field survey）为基本手段发展起来的，所以人们早期谑称之为“皮靴流行病学”（shoe-leather epidemiology），后称之为现场流行病学（field epidemiology）。在涉及环境、社会文化、种族、民族、地域、民俗等因素的调查中，发展了社会流行病学、地理流行病学、移民流行病学、遗传流行病学等分支。实际上，这些分支和方法的形成和发展，是体质人类学和文化人类学的明显渗透。社会和地理流行病学研究社会、自然及生物学环境与疾病关系，而文化人类学采用人种学、人类文化学，通过对社区文化及种族学研究，参与回答有关环境与健康或疾病的关系问题，如 L. B. Page 等 1974 年利用人种学的研究结果，比较研究了所罗门群岛在西方文化移入后不同社会阶层的血压水平；P. T. Barker 在 1977 年采用移民流行病学方法研究移民的社会生态变化或殖民地的现代化过程中，社会剧变给人类健康或疾病带来的影响时间特征与生活变迁（彭先导，1995）。

当今，实地调查是人类学培训的特征之一，但在 19 世纪时人类学家更为关心的是公共机构的历史和观念，而不是到现场收集数据，直到 19 世纪末和 20 世纪初，人类学家才真正开始把实地调查视为其学科的主要构件之一。实地调查成为 19 世纪下半叶探究环境对健康的影响的公认方式，“皮鞋流行病学家”就是称呼那些逐个走访研究对象，以确定环境和健康关系的人。如丹麦医生彼得·潘奴姆 1847 年的报告充分说明，对那些在陌生环境里工作的研究人员来说，实地调查是多么重要。报告一开始就强烈呼吁：当医生应邀到某个从气候到饮食条件均有别于他所适应的地方工作时，所面临的第一个问题是了解影响居民健康的卫生因素。实际上，这些卫生状况对某些疾病的发生和流行或疾病的杜绝和减少至关重要，而且或多或少地影响到每种疾病的症状。

现在，现况调查在人类学研究中用于各种疾病的调查，如结核病的调查。我国曾于1979年、1984～1985年、1990年和2000年先后开展了4次结核病流行病学现况（抽样）调查。2010年，为进一步了解全国结核病的流行状况和《全国结核病防治规划（2001—2010年）》的实施情况，卫生部组织开展了全国第五次结核病流行病学现况（抽样）调查，使我国的结核病防治工作取得了长足的进展，为今后的结核病防治工作奠定了坚实的基础（沈洪兵等，2013）。

同时，现况调查也用于健康状况的研究。为了解当时中国国民的营养与健康现状，李立明等在中国人群中进行了题为"掌握我国城乡及不同地区居民的营养与健康现状并分析影响我国居民营养与健康现状的主要可能因素"的现况调查。目标人群是全国31个省、自治区和直辖市（不包含港、澳、台）的常住人口，采取了多阶段分层整群随机抽样技术，分成6个不同经济类型地区，每类地区的样本点设22个，总样本点为132个，实际调查243 206人。结果发现，在膳食结构方面，中国人群的谷类食物消耗量最高，且膳食结构呈现出明显的地区差异，城市人群的动物性食物、水果、植物油等的消耗量高于农村人群；农村人群的谷类、薯类、蔬菜等的消耗量高于城市人群（詹思延，2012）。

二、生态学研究

生态学研究（ecological study）也称相关性研究，是以群体为基本单位收集和分析资料，在群体水平上描述不同人群中某因素的暴露状况与某种疾病的频率，研究某种因素与某种疾病之间的关系，即对各组人群中暴露与疾病是否相关所进行的研究。研究的单位不是个人而是一组人。例如，烟草消耗量与肺癌发病率关系的研究、白酒的平均销售量与肝癌死亡率之间的关系研究、含糖食物消耗量与儿童患龋率之间的关系等。

流行病学研究中异军突起的生态学研究方法具有强大的生命力，弗莱克（Fleck）和伊亚尼（Ianni）较早地提出人类学家应该参与生态学研究，但在20年以后才得以实现。在20世纪50年代，医学生态学被界定为一种解析角度，关注的是"对人口的研究，特别注意环境和其他有机体的数量，因为后者对人类健康和人口数量存在影响"。在第二次世界大战期间，研究人员的兴趣迅速提高，地理学家绘制了疾病分布图和生态栖息环境图，以此构成了抗击东南亚热带疾病战役的有机部分。一位知名的医学地理学者曾经提议，"医学地理学"（medical geography）这一术语应该替换为"人类健康疾病生态学"。但是，医学地理学强调的是疾病的空间分布，而医学生态学则强调疾病分布的组织形态。医学地理学者询问的是关于地点和时间的问题，而医学生态学家也许会调查不同的生态层面的疾病症状、细胞、个体、社区或群体人口并会考虑这些层面之间的相互作用（詹姆斯，2008）。

生态学研究又包括生态比较研究（ecological comparison study）和生态趋势研究（ecological trend study）。生态比较研究更常用来比较在不同人群中某种因素的平均暴露水平和某种疾病频率之间的关系，即比较不同暴露水平的人群中疾病的发病率或死亡率有何差别，了解这些人群中暴露因素的频率或水平并与疾病的发病率或死亡率对比分析，从而为病因探索提供线索。如有人根据联合国粮食及农业组织提供的129个国家的食品消耗种类及数量和由 WHO 提供的这 129 个国家的胃癌和乳腺癌死亡率的资料，以人均食物种类的消耗量为暴露变量，分别与胃癌和乳腺癌的死亡率做了比较分析，发现以淀粉类食物为主的国家，胃癌高发，而平均脂肪消耗量高的国家，则乳腺癌高发，从而提出了这两种癌症与饮食因素之间病因假设的线索。环境流行病学研究中常采用生态比较研究的方法。此法也可应用于评价社会设施、人群干预及政策、法令的实施等方面的效果。

生态趋势研究是连续观察人群中某因素平均暴露水平的改变与某种疾病的发病率、死亡率变化的关系，了解其变动趋势；通过比较暴露水平变化前后疾病频率的变化情况，来判断某因素与某疾病的联系。如心血管疾病的 MONICA 方案实施结果发现，人群的吸烟率、血压平均水平、血清胆固醇水平等的变化与心血管疾病的发病率和死亡率的变化有显著的相关关系。又如某地在实施了结直肠癌序贯筛查等综合防治措施后，10 余年的结、直肠癌死亡率曲线有一个明显的下降趋势，提示这一综合措施在降低大肠癌死亡率方面是有效的（詹思延，2012）。

三、队列研究和病例对照研究

队列研究（cohort study）也称随访研究（follow-up study）或定群研究，是将某一特定人群按某可疑因素或暴露程度分为不同组，追踪观察各组结局发生的情况，比较各组间结局发生率（发病率或死亡率）的差异，从而判断该因素与结局之间有无因果关联及关联程度的一种观察性研究。其研究方向是从原因开始直至结局产生。

病例对照研究（case-control study）是按照有无所研究的疾病或某种卫生事件，将研究对象分为病例组和对照组，分别追溯其发病或出现某种卫生事件前所研究因素的暴露情况并进行比较，以推测疾病与暴露因素之间有无关联及关联强度大小的一种观察性研究。这是一种回顾性的、由果及因的研究方法。两者均为探讨人群疾病病因的常用的分析性研究方法。

病例对照研究、队列研究和随机对照试验研究是现代流行病学研究方法的三大基石。病例对照研究的早期雏形可以追溯到 Whitehead 关于霍乱和宽街水井供水关系的调查，随后有 Baker 的乳腺癌研究、Goldberger 的糙皮病研究、Doll 和 Hill 的吸烟和肺癌研究等，它们使病例对照研究在"如何确定病例、是否选择和如何选择对照，是否采用配对，如何认识和控制可能存在的各种偏倚"的过程中起步、发展和日益完善并衍生出病例交叉设计、病例-时间对照设计、单纯病例研究等新的设计类型（陈延等，2004）。队列研究的发展晚于病例对照研究，大规模队列研究直到第二次世界大战以后才开始出现。暴露因素的扩展是流行病学研究发展的重要体现，一方面随着对疾病认识的逐步深入，研究的暴露因素由具体走向宏观，另一方面随着技术手段的进步，对暴露的测量越来越精细和深入，由群体水平走向个体乃至分子水平（秦颖等，2004）。

20 世纪上半叶发现，肺癌的死亡率呈迅速上升趋势，而且与烟草的销售量有平行关系，英国 Doll 与 Hill 在 1948 年开始进行吸烟与肺癌之间关系的病例对照研究，发现肺癌患者的吸烟比例显著高于非患者，提示吸烟可能是肺癌的病因。在此基础上，他们从 1951 年开始，又进行了队列研究，选择 59 600 名医生，发函调查他们的吸烟状况，持续了 20 余年，结果发现，吸烟者的肺癌发病率远远高于不吸烟者并呈明显的剂量效应关系。Doll 和 Hill 以规范的流行病学方法，令人信服地证明了吸烟是肺癌的病因，从而为预防肺癌提供了可靠的依据（胡永华，2002）。

流行病学家应用前瞻性研究方案长期跟踪特定群体，观察其接触疾病潜在致因情况并分析患病概率是否有别于那些没有接触致病因素的人。例如，某项研究课题在 15 年间跟踪服用口服避孕药的一组护士，结论是她们患乳腺癌的可能性与其是否服用避孕药有关。回顾性研究针对的是疾病患者的记录或报告，把那些先前没有特定行为或接触史的人与具有特定行为和接触史的人加以比较，观察各自的患病比例。例如，研究人员也许先针对一组成人肺癌患者，比较吸烟者和不吸烟者的患病比例。流行病学做这类比较旨在调查那些增加（或减少）患病概率的因素。流行病学家在不同的国家工作或在同一个国家的不同群组内工作时，难免要应对文化差异问题。人们很可能认为，文化可以作为新的解释性变量，能够在很大程度上预测并解释被观察的行为和疾病变量。因此，文化具有关联性，但不能作为唯一的变量来对待。

疾病的发生频率往往随时间而变动并与特定的危险因素相关联。流行病学就是在探索和评价这些病因联系中发展了系列研究方法，如定群研究、病例对照研究、横断面调查、患病危险度衡量方法等。以常用于慢性病研究的出生队列分析为例，假定年龄一致的人群其每个成员的生活经历包括对疾病危险因素的暴露程度应是相似的，其中研究者最关注的是这些生活经历所反映的社会环境特征，即待检危险因素。人类学能较好地提供各年龄队列的生活变迁资料，进行比较真实的定群效应分析，如人类学家在研究心理压力对健康和疾病的影响时，观察到特定年龄组的特定复制方式以及这种方式对社会变化和压力的缓解作用。在衡量技术上，流行病学与统计学结合逐渐发展为以定量为主的方法学，人类学的早期研究多属定性方法，随着其分支学科的发展，在对一些特殊社会文化现象的分析中也越来越迫切要求精确的衡量方法，定性研究可获得较大真实性，定量研究则提供较大的可靠性，定性研究往往是定量研究的前奏和基础，而定量研究的结果又可为下一步定性调查提出新途径，在涉及一些变量间的相关模型中，定性与定量方法则须恰当结合使用（彭先导，1995）。

在复杂病因探索中，人类疾病影响因素及复杂性的增加，迫使一些流行病学的先驱，跨越简单传统流行病学病因模式，引入生态学概念，即疾病是环境、宿主生物性、宿主行为等多因的集合，这一学说及以后病因网和病因论等模型的提出，引起了众多学者的兴趣，也为医学人类学家参与解决某些人类疾病或障碍的病因问题提供了广阔前景。例如，人类乳糖不耐受原因的研究，是由文化人类学家从 1966 年起与流行病学家、地理学家及营养学家结合，根据人类文化史假说和大量流行病学调查资料，明确了乳糖酶缺乏是部分人群在饮用乳品后发生肠道不适的原因。起初非洲镰状细胞特质病因是由医学家进行基本的流行病学分析，随后人类学家从人类学视野开辟了研究方向，最后用生物文化进化合成理论，对恶性疟原虫、冈比亚按蚊、镰状细胞特质、非洲森林开发谷物、马来亚-波利尼西亚人（Malayo-Polynesian）西移、气候时令变迁等综合原因进行了阐述。众所周知的冠心病危险因素有体重、体型、高血压、饮食习惯、吸烟和心理紧张等，在此研究基础上，医学人类学家与流行病学家结合就这类危险因素与疾病联系的方式、类型、强度，以及这些因素与社会网络如种族、社区组织等的关联性进行了广泛的探索，如社区内和社区外与冠心病有关行为、蓄意行为与非蓄意行为、健康行为与非健康行为、个体行为和群体行为与全社区行为等。另外有学者在对加拿大北极地区因纽特青年人的精神压力与现代社会文化环境变化关系的研究中，提出了文化移入压力模式。另有学者研究表明，精神压力可以发展成为酗酒、自杀、精神分裂症、高血压、糖尿病乃至癌症的病因，为进一步认识现代社会结构及文化移入对人类健康的冲击，以及两者之间的相互作用、加强流行病学与人类学在该领域的协作研究、对广大发展中国家特别是某些欠发达地区的人群心理健康具有重要的现实意义，对医学人类学理论构架的扩展也是十分重要的（彭先导，1995）。

四、实验性研究

实验性研究（experimental study）也称为干预试验（interventional trial），是流行病学研究的高级阶段，是指研究者根据研究目的，按照预先确定的研究方案将研究对象随机分配到试验组和对照组，对试验组人为地施加或者减少某种因素，然后追踪观察该因素的作用结果，比较和分析试验组和对照组的结局，判断处理因素的效果。即通过对研究对象施加干预措施并评价其效果来解决人群中存在的问题。作为第一个临床试验的案例，1948 年英国医学研究委员会提出了使用链霉素治疗肺结核的效果评估，此方法简单、完美地解决了长期困扰干预研究的混杂问题，成为流行病学作为一门方法学在临床应用的典范。1938年明尼苏达大学开展的感冒疫苗研究以及 20 世纪 70 年代初期美国加利福尼亚州和芬兰北卡开展的社区试验分别揭开了流行病学试验研究中的现场试验和社区试验的序幕。

干预是指影响人们思想、动机、行为以及该行为发生的环境的有组织活动，如为了增加并强化公众对艾滋病的关注和了解，每年 12 月 1 日定为世界艾滋病日，通过各种宣传活动倡导卫生健康、加强体育锻炼、使用安全套、合理饮食和集体免疫等来强化防范疾病的行为，通过宣传戒烟、规律生活作息和习惯等来减少导致疾病的行为。一般情况下，疾病传播的直接原因在于人们所具有的某些不良行为或习惯，而流行病学干预最终要体现为某些人群相关行为或习惯的改变。由此可见，干预常常涉及人类行为的改变，而行为的改变又需要了解和遵循特定的社会文化背景，因此理解相关行为背后的社会文化内涵才能使具体的干预实践有效进行。但在有关社会文化知识的掌握上，流行病学不可避免地存在一些欠缺。因此干预活动中需引入人类学的知识和方法，以加强对干预对象和干预环境相关的社会文化内容的了解。所以在艾滋病的干预过程中，不能只是针对某种单一行为，还要关注被干预者行为背后的心理、社会和文化等内容，如被干预者的身份、所处的环境及其对性、暴力、药物和人权等问题的看法等。也就是说，流行病学的干预实践是在具体的经济、社会和文化环境中施行的，必须对干预对象及其相关的自然、社会和文化环境等有较为深入的理解，才能使干预措施顺利实施，甚至达到事半功倍的效果。

流行病学在延续既往挖掘个体危险因素的策略的同时，放眼更潜在、更远端的社会、经济、文化等危险因素，探讨其对人群生活方式的影响以及在个体行为改变中的作用；在针对个体健康信息送达的同时，重视社会环境干预，加强社区干预，设计针对整个群体的更具约束性、效果更持久的干预措施，如控烟措施，除进行吸烟危害健康的宣传教育外，规定公共场所禁止吸烟、禁止向青少年出售香烟等群体干预措施，较前者干预效果更为显著。在健康危险行为方式研究中，流行病学不断引入社会科学的研究方法，与流行病学定量研究方法相结合，如流行病学家已经采用社会科学中的个人深入访谈法、专题小组讨论法等定性研究方法，在艾滋病危险行为研究中已取得成功。再如，流行病学采用多水平分析社会科学研究方法，收集个体、家庭、社区等多个层面的相关信息，构建数学模型，从而针对不同层面的危险因素设计干预策略和干预措施，可实现多层面、多角度的综合干预（左群等，2011）。

二十世纪七八十年代芬兰在北卡累利阿（North Karelia）成功地推进了基于社区的心血管疾病预防项目，因为该社区首先提出了干预请求。干预的目标在于降低全体人口的血压、吸烟率、胆固醇的总体水平并改善居民的饮食结构。该项目不仅涉及卫生健康系统，还涉及产业界、学校和非官方组织。项目分别在实施 10 年和 20 年内成功地降低了心血管疾病和癌症发病率，充分显示了基于人口的干预可以达到预期效果。北卡累利阿项目的成功促成了其他社区型干预项目的实施（郇建立，2016）。环境干预也可以影响某些潜在导致人们肇事死亡的因素，如桥墩的位置、车辆并道混乱或相向交通情况等。由于环境干预所采取的选项具有可视性，倘若设计得当的话就特别有效。含碘盐和牛奶增加维生素 D 就是环境干预的范例。从更大规模上看，假若有完整的供水系统，对中央水源进行氯化，在饮水中加少量氟，效果要远远胜过设法教育人们在家里做相应的处理。美国斯坦福五城市研究计划（the stanford five city project）始于 1982 年，预计 9 年完成。该研究设计对其中 2 个城市进行干预，3 个城市作为对照，总研究人群 325 000 人。干预措施重点在于改变膳食结构、劝戒烟、增加体力活动以减轻体重和注意控制高血压。7 年后的抽样调查结果显示，心脑血管病死亡率也有明显降低（詹思延，2010）。

随着流行病学家和公共卫生研究人员在社区干预方面研究的深入，他们所面临的挑战也延伸到流行病学以外的领域，如人类学，而人类学家非常了解社区和群落的多样性，实际上美国人类学家开发了许多城镇街区或农村乡寨层面上的"文化适宜性"干预模型，但是在大规模干预的设计和评估方面，人类学家并没有积极参与或经常参与，因为他们很少能够设计大型社区健康干预，这就需要流行病学家的调查配合，两者在此方面得到交融。早在 1998 年美国流行病学年会上就提出了"不同人口群体中的流行病学和公共干预"的主题，流行病学家在公共干预方面为人类学家提供了设计方法，人类学家为流行病学家提供解决人口群体问题的方法，人口群体如何形成、如何协调种族/民族和其他群体的关系的人类学知识成为连接设计者和地方社区之间的桥梁。在人口群体层面进行的研究大多对健康问题的政治和经济因素怀有浓厚兴趣，如 1999 年霍尔等对西北印第安部落的吸烟政策的研究，2000 年恩斯特等对妇女吸烟的研究，2001 年辛格关于注射器交换项目的研究等。这是因为人口群体层面的干预要求其理论取向考虑到大规模结构变化，以政治经济为取向的医学人类学家更有资格找到机会并研究创造这种变化的战略。流行病学家认识到，社区干预必须适应当地条件，符合当地文化传统。人类学家主张有计划地改变社区也应该始于广泛的社区咨询，变化要来自当地所界定的需要，随着时间的流逝要不断地根据当地的喜好加以调整。随着卫生干预规模的扩大，人类学家将有更多机会参与到他们所倡导的各种协商过程中，人类学和流行病学在社区干预方面有进一步合作融合的空间，共同促进人群健康。

我国目前是一个疾病防控任务严峻、卫生资源有限的国家，识别重点人群、加强重点人群疾病预防与控制，其意义显得尤为重要。艾滋病是与吸毒、卖淫、嫖娼、多性伴侣等危险社会行为密切相关的传染病，我国采取重点人群干预策略，实施重点人群危险行为和性病感染监测，加强艾滋病健康教育和健康促进，发放预防用具；同时在全社会开展艾滋病防治知识宣传，让公众了解艾滋病、消除不必要的恐惧、不歧视艾滋病患者等，这些策略和措施有效地遏制了艾滋病在我国的蔓延（左群等，2009）。

卫生项目应该"立足于现实的人和社区"，该原则国内外皆然。问题是如何实施该原则，如何避免营养不良、艾滋病、疟疾、腹泻或许多其他现代瘟疫等，提高卫生水平并减少疾病，这越来越成为公共卫生工作的重要部分。

（肖艳杰　曲泉颖）

第四节　医学人类学家与流行病学家的合作

在影响人群健康的各种社会因素中，文化因素的作用十分明显。不同的思想意识、风俗习惯、宗教、科学技术、文学艺术、教育等都对人群健康产生不同的影响。任何自身损害性疾病都会找到其文化根源。西方国家在"性解放"和"性自由"文化的影响下，性传播疾病发病率逐年上升。在我国农村，文化程度越低的群体，吸烟率越高，而吸烟是癌症、冠心病等疾病的危险因素。

现代流行病学的研究更多地涉及人类社会诸多的心理和社会因素，而病因学的社会环境方面又恰恰是医学人类学研究的重点之一。流行病学家与人类学家既有不同的领域，又就共同关心的问题进行了合作。流行病学和医学人类学数据具有相互补充的潜力，医学人类学可以丰富和深化传统的流行病学方法对行为、社会环境和疾病结局之间关系的理解，流行病学家在人类学数据中可找到关于现象的广度和深度的重要信息。流行病学通过评价疾病在不同时间、地区和人群中的动态分布以了解疾病的原因以及如何治疗和控制疾病。流行病学中所采用的标准化的、科学的定量研究方法也日益成为医学人类学研究的重要工具。

一、合作的历史

长期以来，人类学家与公共卫生学家一直进行着密切的合作，特别是把现代公共卫生引入传统社会方面，人类学家做了大量工作，使国际公共卫生事业受益匪浅。

公共卫生，又称大众卫生，泛指社会公众的共同卫生，它以生物-心理-社会医学模式为指导，面向社会与群体，综合应用法律、行政、预防医学技术、宣传教育等手段，动员社会共同参与消除和控制威胁人类生存环境质量和生命质量的危害因素，改善卫生状况，提高全民健康水平的社会活动。公共卫生涉及人们的生活、生产、学习、工作及休闲娱乐等相关环境条件的一切卫生问题，包括环境卫生、食品卫生、职业卫生、学校卫生、放射卫生，以及传染病、慢性病、地方病的预防和控制等领域。在现代医学出现以前，公共卫生主要依赖传统医学，随着现代医学的发展，公共卫生事业得到了长足的进步。我们知道，现代医学首先在预防和控制传染病、控制婴儿死亡率和外科手术等方面取得了令人瞩目的成就。无论社会文化和经济地位如何不同，人们从不否认现代医学的优越性并愿意接受现代医学。

有学者认为，医学人类学与流行病学的交流至少可以追溯到 19 世纪中叶。这两个学科均在该时期正式创建，其发展环境也均具有社会急剧变迁给人类健康带来严重后果的特征。工业生产促进了西方国家的都市化并导致了危机四伏的工作与生活环境，而流行病学家与医学人类学家都考察社会巨变对人类健康的冲击。实际上，早期医学人类学与流行病学可能会同样关注到健康问题，但并没有开展跨学科的交流与合作。

从 20 世纪 50 年代开始，人类学家就与公共卫生学家一起工作，为美国等发达国家帮助发展中国家提供各种计划，如某些药物和疫苗的应用、某些服务技术、共同解决全球的重大公共卫生问题。

当 20 世纪 60 年代流行病学家进入国际卫生领域，开始在陌生的文化背景中开展工作时，才真正意识到人的行为及其背后的文化是一个病因学变量。同一时期，由于人口流动及社会文化变迁速度加快，在美国等西方国家有越来越多的医学人类学家得到资金支持，进入医学与公共卫生领域，开展对慢性病等课题的跨学科研究。

20 世纪 70 年代，流行病学与医学人类学的合作研究与跨学科借取的步伐加快。医学人类学家考察文化特有的综合征的分布以及行为与寄生虫病流行的相关性。尽管他们也强调行为科学与流行病学的诸多差异，但对合作研究的呼声越来越高。之后的数十年间，外部的经济与政治力量继续影响跨学科研究工作。现在医学人类学家得以加入到流行病学研究的队伍中，则是受到了国内特定慢性病风险（包括心血管疾病、癌症、吸烟与酗酒等）研究资金的支持，也受到了国际国内投入艾滋病与生殖健康以及腹泻、呼吸道感染和免疫等国际儿童生存主题的资金支持。随着这些主题的改变，跨学科交流的关注点与广度也发生变化。

随着 20 世纪 50～60 年代国际卫生领域内跨文化研究资助的扩展，医学人类学开始涉足跨文化健康研究。20 世纪 80～90 年代流行病学家也开始获得资助，进行多点（国家）临床试验、疾病流行与干预研究，这使医学人类学家与流行病学家面临同样的问题，他们发表文章，探讨在不同文化中所使用访谈提纲的概念差异并在方法上互相借鉴，以解决跨文化交流与研究中出现的问题。各种资料收集方法的有效性日益成为医学人类学与流行病学关注的焦点。在关于患者招募与随访以及跨文化比较效度的流行病学文章中，可以看到使用了人类学方法（张有春，2011）。

20 世纪末，突然出现了新的传染病（如 AIDS 和 Ebola 等），健康领域受到了震撼，通过理解这些疾病的分布与决定因素来决定社会的、体制的或其他的预防措施，这里有很多是两个学科所关心的问题。很多流行病学家和医学人类学家提出两个学科要密切合作。

由于不同的学科传统和研究旨趣，人类学和流行病学在针对相同的疾病或健康问题时，会采取各自偏好的分析视角和研究策略，这种视角和策略上的差别也为两个学科的有效合作奠定了重要基础。从人类学与流行病学的基本理论出发，两个学科可以从"人群和组织""生物和文化""定量和定性"及"理解和干预"等几个维度展开合作。目前，人类学和流行病学的跨学科合作已成为人类学家参与公共卫生项目的重要方式。

需要指出的是，森严的学科界限、专业学术、技术语言、各学科内部交流沟通的先行技术、促成某些学科攫取资源和权势的势力等均一直阻碍着流行病学家与人类学家的合作。直至 20 世纪 80 年代之前，两个学科的合作都是自发的、肤浅和片段化的。尽管如此，当我们回顾早期人类学家和流行病学家合作的历史时，都认识到，流行病学与人类学的合作是解决当前人类面临的许多健康和疾病问题的重要途径。

流行病学学科于 19 世纪中叶得以创建，这时期的发展环境具有社会迅速变迁并给人类健康带来严重后果的特征。而科学家和社会活动家也针对这种剧烈变动，审视着这些巨变对人类健康的冲击。19 世纪中叶，研究人员开始实地调查各种传染病的病因和传播途径。1854 年，John Snow 对霍乱传播方式的研究最具代表性，成为描述性研究的一个里程碑，为分析性研究奠定了基础。斯诺也因其对流行病学的开创性贡献被尊为"现代流行病学之父"。实地调查也成为 19 世纪下半叶探究环境健康影响的基本手段，实地调查人员也被谑称为"皮靴流行病学家"。

与此同时，实地调查又是人类学的重要特征之一。人类学家的自我认定在很大程度上取决于在何地、如何实施实地调查。在纽约，他们置身于无家可归者中间从事研究。在西班牙乡间小镇、巴布亚新几内亚的种植园及其他许许多多地方，他们的实地调查耐心细致、旷日持久。他们或学会一种地方语言，或通过翻译做短暂和持续的拜访。如丹麦医生彼得·潘奴姆（Peter Panum）在 19 世纪中叶到与世隔绝的法罗岛（Faeroe islands）调查麻疹流行起因时，做了大量的人种学实地调查。虽然潘奴姆没有学习过人类学专业，他仍将自己五个月的海岛生活写成了类似人种学的专著，描述了法罗岛的地理、气候、植被、物理状态和那里的生活方式（包括食物烹饪、住宅建设和布局、衣物样式和职业分类等）。他把这些以及其他社会条件作为潜在疾病的相关致病因素囊括到专著之中。而进一步率先将实地调查与疾病致因中的社会作用理论明确地密切联系在一起的，当推德国医生鲁道夫·魏尔啸（Rudolf Virchow）。他关于饥荒蹂躏下的上西里西亚省流行的肠热症的报告被誉为"非同寻常的独创性文献"。其将完美的临床和病理性研究成果纳入到巧妙酣畅的人类学（社会学）和流行病学分析之中。他提出的永久性解决方案为教育、自由和经济繁荣，辅之以临时的食品援助或新药物以短期缓和困境。与潘奴姆一样，魏尔啸能够根据自己亲临现场的经历及实地调查和观察的结果，将社会状况与疾病结果有机地联系起来。

魏尔啸还提出了社会变革对流行病产生影响的观点，将受生活和工作环境因素影响而集中于贫困人群的流行性疾病归为"人为性"疾病，将较均匀分布于社会各阶层的流行性疾病归为"自然性"疾病。几十年后的法国社会学家埃米尔·迪尔凯姆（Emile Durkheim）突出强调了疾病的社会病因，预示了当时社会流行病学发展的方向与主流。

尽管在人口健康研究中纳入范围宽广的社会因素，这种做法风行一时，但在 19 世纪后 25 年里却逐渐弱化。一是因为临床研究人员试图寻找特定疾病的唯一病因；二是因为社会研究人员对进化论的兴趣超过了对社会功能的兴趣。对诸如结核病、糙皮病和梅毒等疾病的研究依然要考虑社会因素，因为人体接触的疾病传播作用显然很重要，但对社会环境病因论及其影响的关注，直到 20 世纪 30～40 年代才重新盛行，这时的癌症、心脏病和糖尿病等慢性病例开始充斥于工业化世界的疾病档案中。单一致病因素模式难以解释慢性疾病。另外，国家政府所面临的提供充分卫生服务的压力越来越大，于是政府开始资助并主持卫生保健和预防项目的研究、设计、供应和评估。慢性病流行病学和社区医学由此促进了社会和文化对健康影响研究的振兴。

20 世纪 30 年代末期，南非开始致力于构建国家卫生服务事业，于 1940 年建立了斐里拉社区卫生服务中心，1945 年设立了家庭和社区健康协会（institute of family and community health，IFCH）。斐里拉研究项目的指导思想类似于 19 世纪社会医学倡导者所提出的思想：经济状况和社会地位是健康的重要决定因素；政治、经济和文化变动影响疾病的传播，对群体和个体的干预能促进健康并预防疾病的发生。

20 世纪 50 年代末期，一些流行病学教科书认为流行病学适用于包括传染病和慢性疾病在内的任何疾病，而且还提出社会环境是重要的致病因素。与此同时，某些医学人类学的早期文献也开始探讨流行病学。

20 世纪 70 年代，布鲁姆（Blum）提出环境医学模式。他认为环境因素，尤其是社会环境因素，对人的健康、精神和体质发育具有重要的影响。指出人类的健康主要受到环境、遗传、行为与生活方式和医疗卫生服务的影响。尤其是环境因素中的各种社会和自然环境，是影响健康的主要因素。该医学模式后经拉隆达和德威尔的修正和补充，提山了包括 12 个影响因素的综合健康医学模式。而同时代的社会流行病学家 Reeder 则首次提出社会流行病学的定义，认为社会流行病学即研究社会因素在疾病病因中的作用，拓展了观察研究的视野，倡导用社会学的框架来研究流行病学。而医学人类学正是诞生于对疾病的文化隐喻和社会符号象征含义的阐释时期。

20 世纪 80 年代以来，随着全球化进程的加速，国际、国家与社区层面的公共卫生问题发生了根本性的改变。艾滋病、毒品、环境卫生等重大公共卫生问题呈现出全球化的特点，已经跨越地区、国家和大洲、大洋。医学人类学也开始将注意力从小型社区卫生问题转向全球性健康问题，使其在公共卫生领域中的应用范围更为广泛。

进入 21 世纪，日新月异的社会环境越来越深刻地影响着人类健康，频繁的人口流动和快速的城市化进程，使得鉴别和评估这些社会因素对健康产生的影响显得日益重要。单一学科不可能开发出足够强大的模型来解释个体和环境的互相作用，如艾滋病、严重急性呼吸综合征、手足口病和甲型 H1N1 流感等疾病的暴发与流行。社会学家、人类学家和流行病学家之间的共识日益加深，无疑，这对推动进一步开展交流与合作大有裨益。

人类学与流行病学合作有长期和热烈的历史，过去 30 年应用人类学已经成为公共卫生的主要中心课程，挑战并争论跨学科合作问题，特别是与流行病学的合作。公共卫生中对人类学的需要很少来自理论流行病学，而更多的是一些规则，这些规则来自指导性组织（如 WHO）和双边机构的专业人员，依靠流行病学改进发展计划，评价实践的结果，导致合作模式出现，最常见的是现在在应用的流行病学计划中，根据定性方法进行亚研究的合作，由人类学家主持进行。在这种模式中，人类学家有相当大的作用，帮助流行病学家适应、改变对特殊背景的标准测量，提供患者主观经历的描述或解释当初特别计划失败的原因。一般说来，公共卫生中的定性研究，一开始是困难的。在研究领域外这两个学科之间基本的不可逾越的认识论上的差别很少被承认，两个学科之间合作是平行的而不是相互施肥的方式，这种合作不只是简单的方法学上的合作。人们发现，人类学视角也能增加当地人对研究计划的理解，让被调查对象容易接受调查，以服从调查者的需要。①公共卫生不是简单地描述现象，而是解释出现的理由并提出改变他们的方式，在解决问题框架下发展研究问题需要更深刻、更明确的理论定位。为实施某一项计划，需要修正方法学和认识论，而在这方面人类学和流行病学都能有潜力做出贡献。由人类学家领头是主要的类型。②讨论方法学常常是合作的起点，共同解释上的兴趣引导人们不是集中到方法的提炼和详细说明上，更多的是解释材料和对分析结论的含义上。

多学科合作上有很多进展，流行病学和人类学的关系已经有了充分的发展，大量的出版物都报道人类学怎么为流行病学做出贡献（Béhegue et al，2008）。

二、合作的客观需要

通过数十年的国际公共卫生工作，医学专家们体会到，文化、社会、心理和经济上的障碍是人们不愿接受现代医学的主要原因。国际公共卫生专家和临床医务工作者深刻地意识到，医疗卫生与公共卫生实践绝不只是一个简单的技术过程，也是一个社会文化过程。发展中国家的医疗卫生问题除了需要先进的医疗卫生服务和防疫体系外，同时也需要了解和运用当地的传统文化和价值观。一般而言，所有民族都以本民族的传统习俗和信仰为生活准则，具有民族中心意识，尤其是在饮食、健康和疾病观念上，这种民族中心意识表现得更为明显。人们对传统的观念往往是根深蒂固的。例如，只要人们相信鬼神的作用，那么无论怎样进行无神论的宣传和教育，都很难消除迷信的阴影。

　　人类学对于健康和疾病的关注，始于西方人类学家对部落社会的疾病认知、医疗体系与巫术等方面的研究。20 世纪 40 年代初，随着西方工业国家在亚洲、非洲与拉丁美洲启动卫生援助项目的实施，这些研究成果成为项目人员在跨文化背景中推动卫生工作的必要知识铺垫，同时也使人类学家有机会参与到发展中国家的卫生项目中，使公共卫生成为医学人类学重要的应用领域。20 世纪 70 年代，WHO 对发展中国家初级卫生保健事业的强调与国际援助的制度化，吸引了越来越多的人类学家参与到国际卫生领域。

　　传统社会工作的医务人员认为，要求那些土生土长的人像西方人那样接受西医治疗是不可能的。如果医生根据当地的习俗改变一下医疗形式，那么，对实施这些计划是有益的。如果有人不了解西药的作用，医生采取适合于他们的方式介绍西药的优点，他们是会接受的。萨尔瓦多妇女普遍认为，把丈夫的衬衫压在床下，会减轻分娩时的痛苦，因此，他们不顾医院的禁止，总是千方百计地把丈夫的衬衫带到医院。在这种情况下，如果医生采取让步的做法是很明智的，因为改变一种方式，极易于被患者接受，也不会对现代医学构成多大的威胁。

　　一般而言，公共卫生人员和其他治疗者容易接受人类学家的观点，在医疗实践中也会注意当地人的传统观念和风俗习惯。而医生则不然，他们总是强调患者的错误行为。这种医患思想上的格格不入、服务中的官僚主义态度和服务时间等因素，严重地妨碍了人们对现代医疗的认识和接受。

　　到目前为止，仍有许多西方专家们认为，西方医学模式同样适用于非西方社会并提出只要不断地提高设备能力，就能够提高人们的健康水平；培养高级专业人员是提高医疗质量的唯一方法；医疗活动与社会因素关系不大；等等。但情况并非如此。西方国家在进行健康教育和实施疾病预防项目时必须充分考虑当地社会的文化传统，以符合当地人文化、心理和社会预期的方式设计并实施卫生项目才有可能得到当地人的支持和参与。

　　在塞内加尔一家医院，有位西方医学院培养的医生，只有几位护士做助手，但却能为 10 万人提供医疗服务。这个医生每天至少要接待 150 名患者，并且有 5~6 名患者住院，十几名孕妇分娩。该医院条件十分简陋，药品严重短缺。可以设想，医生要在这样的条件下发挥最大的作用，仅靠在西方所受的高级专业训练是不够的，而且学过的许多知识在这里又用不上。有人认为，在发展中国家，很适合组成医疗队从事医疗工作，以便利用有限的人力、物力来满足人们日益增长的健康需要。

　　发展中国家对西方医疗援助的模式很不满意。美国实行临床私人医疗和公共预防性医疗两种体制。在美国人看来，这种医疗模式是合情合理的。但是，这种体制并不适合其他社会，尤其不适合发展中国家的需要。在许多发展中国家，只有少数人让私人医生治病，人们的医疗主要由公立医院提供服务，或者通过公费医疗和社会福利办法进行医疗活动，而且治疗和预防的工作通常是结合起来进行的。

美国在拉丁美洲曾实施一项卫生保健计划。刚开始，当地人对此抱有很大的希望，对美国的医护人员十分热情并希望他们为自己提供医疗服务。后来，人们发现这些医疗部门只重视预防性措施而忽视治疗，不满情绪由此产生，尤其对他们只负责向在婴儿保健所登记的儿童提供医疗服务的做法提出了强烈的批评。毫无疑问，预防医学在促进人类健康长寿、提高健康水平方面做出了巨大的贡献。在发展中国家，人们的健康也主要依赖预防医学的发展。但是，预防和医疗是两个不可分割的部分，只有成功的医疗，才能使人们更清楚地认识到预防工作的重要性。很明显，美国这种私人医疗和公共预防的医学体制很不适合非西方国家。目前，许多发展中国家都认识到西方的模式不符合本国的情况，因此主张利用自己的专业人才发展本民族的医学模式。

在人们的日常生活中，经济问题、家庭问题和一系列其他问题都与健康问题争夺时间，从而严重地妨碍了人们的卫生保健工作。例如，美国人普遍知道定期进行体检的重要性，但是，由于其他事物繁忙而推迟进行体检。因为时间是宝贵的，这些事务似乎比自身的保健更重要。虽然早发现、早治疗可以避免许多患者死亡，但是，主妇们往往到癌症晚期才前来医治。一项调查表明，美国家庭妇女优先考虑问题的次序是食品问题、孩子在学校的表现、吸毒、丈夫的情绪等问题。既然有这么多的重要事情需要考虑和处理，自然就会牺牲定期体检。对于身处生物医学体系发达的美国人尚且如此，那么在医学技术和经济落后的社会，人们忽略卫生保健计划也就可想而知了。

综上所述，虽然现代医学倡导的卫生保健计划在整体上提升了人类健康水平，但某些项目在推行过程中仍存在许多阻力。这种阻力，往往是由于人们对项目实施过程中缺乏人类学知识引起的。因此，公共卫生计划的推行必然有赖于人类学家及人类学知识的介入。

医学人类学对公共卫生的贡献还在于其独特的方法论。如人类学通过民族志的形式为公共卫生人员提供大量细致和系统的田野调查数据及对各种信息的描述、解释和分析。另外，人类学也更擅长将科学知识转化为有效的社会干预实践。医学人类学在其发展中，逐渐形成的独特的理论体系和科学方法，为健康和疾病的公共卫生实践提供了有力支撑。

人类学的研究从一开始就秉承整体论、系统论和多元论的观点，尤其擅长从"当地人的观点出发"看问题并进行民族志描述，这些优势成了公共卫生研究的重要补充。这两个学科的研究者的通力合作无疑将人类健康和疾病问题的解决策略推向了新的高度。

在参与国际卫生项目的早期，医学人类学家认同其卫生同行的假设，认为地方性社会文化因素是阻碍公共卫生实践与项目开展的主要原因。因此，他们把帮助公共卫生专家发现这些地方性社会文化因素为己任。随着参与的深入，人类学家认识到，使项目符合目标人群的社会文化的必要性与重要性并开始立足于"当地人的观点"，试图从研究对象而不是从医生或卫生行政人员的视角看待所研究的问题。例如，人类学家认为，提高医疗卫生关怀的障碍可能来自医疗卫生人员与官僚体系，而不是目标人群及其信仰。这种视角的转变使人类学家越来越变成了"当地人的倡导者"与代言人。从"当地人的观点出发"看问题，也是将医学人类学与医学社会学相区别的重要标志之一。

医学人类学家在不同的研究场景中有着不同的角色与任务，这使他们需要不断吸收其他学科的长处，根据角色任务不断调整自己的研究思路与方法。尤其在应用性研究背景下，像传统人类学要求的那样参加不少于一个年度周期（如一个农业周期或一个牧业周期）的实地调查显然是不可能的。为此，在卫生项目评估与社区健康需求评估工作中，人类学家发展出了快速评估方法。这种方法由人类学家及其助手组成的小组就某一特定问题，如社区健康需求、卫生项目的进展与结果等，在特定社区进行数周到数月的短期调研，很快得出相关的资料与数据。根据评估对象的不同，快速评估法又可以分为快速农村评估、健康需求评估、项目过程评估、项目结果评估与卫生政策评估等（张有春，2007）。

医学人类学最有特色之处在于通过民族志来认识健康、疾病与医疗卫生体系。由于一些从事医学、公共卫生工作的人类学家同时是精神病学家或医学专家，他们能够很好地将临床诊疗与科研结合起来，通过民族志将患者的病痛经历与其所处的社会文化、政治经济现实联系起来，使健康或疾病问题成为社会文化的投影。

三、合作的范例

人群健康状况是社会因素与自然因素综合作用的反映。社会因素对人群健康的影响，在有些情况下是通过自然因素的作用实现的，而自然因素对人群健康的影响，通常又受到社会因素的制约。在自然因素相同或相似的国家和地区，因社会因素有较明显差异，人群健康状况也存在较大不同。正是基于这些认识，人类学家越来越多地涉足流行病学领域，在各个角度开展了卓有成效的合作。流行病学家与医学人类学家从不同侧面与角度研究健康与疾病的问题，在不同领域通过合作与交流解决人类健康问题。流行病学家通过评价疾病在不同时间、地区和人群中的动态分布，了解疾病的发病原因以及如何治疗和控制疾病，而医学人类学家通过评价人类生活的社会文化背景研究人类对疾病的反应行为，流行病学侧重于人类的生物性，医学人类学科偏重于人类的文化性。人类学家与流行病学家共同开展疾病病因的探索，疾病的预防及健康，促进多方面的协作研究，发挥两学科的各自优势，两学科之间的相互渗透、相互补充，可以成为指导人类解决目前面临的许多关于健康和疾病问题。目前，两者合作，已取得众多跨学科的研究成果。

（一）艾滋病

获得性免疫缺陷综合征（acquired immunodeficiency syndrome，AIDS）简称艾滋病，引起艾滋病的病毒的英文全称为 human immunodeficiency virus（HIV），中文称为人类免疫缺陷病毒，是一类反转录病毒，它可以使人类免疫系统遭到严重损害，免疫系统功能下降或缺失，从而导致人体对感染及癌症的防御能力低下，继而引发感染等疾病。一般艾滋病患者死于癌症、结核等免疫力低下的疾病。有研究表明，这种病毒在人类中的流行可能长达 60 年之久。

据 WHO 官网显示，2010 年全世界约有 270 万新感染的 AIDS 病例，死亡人数由 2005 年的 220 万下降到 2010 年的 180 万。

自第一例艾滋病病毒感染者发现以来，现在艾滋病已遍布全球 210 个国家和地区。截至 2014 年，全球有 3690 万人携带艾滋病病毒并且包括 260 万儿童，在这些感染者中，有 1710 万人并不知道自己被感染（Khalili et al，2017）。我国自 1985 年发现第一例艾滋病病例以来，感染人群已经遍布我国 31 个省、自治区及直辖市（不包含港、澳、台）。截至 2016 年 11 月，我国累计报告 HIV/AIDS 患者现存活 619 990 例，死亡 206 336 例，现存活 HIV 无感染者 383 983 例，AIDS 患者 276 007 例（中国疾病预防控制中心等，2016）。

目前，艾滋病已经蔓延到全球各地，成为威胁人类健康的重大国际公共问题。由于缺乏有效的针对性治疗手段，目前对艾滋病的控制主要是以预防为主。在此过程中，除了流行病学和公共卫生学研究者的努力外，人类学家利用其独特的研究思路和方法，也做出了其独特的贡献。

开始艾滋病主要是生物医学研究者们的研究对象，其预防的主要研究任务也自然首先落到流行病学和公共卫生研究者的肩上。研究者从控制传染病流行的传染源、传播途径和易感人群三个环节对艾滋病进行防控。更进一步地，流行病学家注意到，艾滋病的传播实际上是和一系列人类的自主行为紧密相关的。因而，进一步将防控的重点放在改变人类行为方面，如倡导预防、治疗性传播疾病、减少病毒进入、推广使用安全套等。

虽然流行病学家基于生物医学模式的艾滋病防控研究获得了一定的短期效果，但与此同时，流行病学家倡导下的艾滋病防控项目在不同的社会环境中遭受了挫败，使大家开始质疑这个从欧美国家发展起来的预防艾滋病模式跨文化的有效性。基于这种情况，医学人类学家对于艾滋病的理论探索和实践经验显得越来越重要。

医学人类学家十分注重艾滋病社会文化本质的探究。1986 年美国"艾滋病与人类研究小组"（AIDS and anthropology research group）成立，1987 年成为医学人类学协会（society for medical anthropology）的附属机构。在此之后，人类学家对艾滋病的研究以几何级数增加。

人类学文化解释让生物医学研究者们意识到，艾滋病不仅是一个单纯的生物医学问题，也是一种文化构建，它的传播有着深层的社会文化动因。然而，20 世纪 90 年代末，一批医学人类学家开始对文化解释的研究进行反思和批判，他们认为，医学人类学对"文化"的理解可能是有问题的。文化并不是万能的解释，文化是被政治经济、历史、社会关系和人类实践塑造出来的。文化解释学派只见文化不见其他的做法，缺乏更进一步的思考，忽略了文化可能是将剥削和不平等权力关系合法化的障眼法。因此，他们倡导医学人类学应该在历史的、政治经济的和社会的背景之下来讨论文化的作用，将政治经济分析引入对艾滋病问题的研究中。

医学人类学在美国艾滋病的研究中发挥了重要作用。首先，在人类学产生之时，它便关注边缘人群。虽然早期的人类学研究通常并不直接关注边缘化的问题，但是其对部落民族和少数民族的关注至少为研究这些人群奠定了方法论体系。目前，吸毒者、男同性恋者、移民、性服务者，在美国不仅是高危人群，也被主流社会所歧视。由于人类学家对于这些高危人群的研究相当广泛和全面，因此与这些人群打交道较有信心。其次，人类学研究模式强调文化相对主义的重要性，医学人类学家尤为关注并获取"当地人的观点"，即特殊社区和人群的信仰、价值观、世界观等。在艾滋病研究中，医学人类学家通过这些人群的眼光试图理解特定的社会现状，对该人群的信念和行为采取不论断的中立态度。文化相对主义方法是人类学训练的一个基础，试图通过鼓励人们在参与潜在的有危害活动的同时，采取措施减少健康风险，以避免对自己造成伤害，简称"减少伤害"。例如，减少艾滋病危险的策略包括为性服务者提供安全套，为静脉吸毒者提供清洁的注射器。尽管，不再从事性服务或戒掉吸毒是很让人渴望的目标，但是"减少伤害"运动的目的是在于他们能做到改变自己行为之前帮助这些高危人群去保护自己的健康。因此，"减少伤害"与文化相对主义的紧密联系就在于它接受高危人群面对的困扰，对于他们采取无论断的态度。除了文化相对主义，人类学对于世界观与社会现实之间关系的关注，对于理解艾滋病危险性及设计干预方案也起着重要的作用。人类学家发现，居住在美国东北部的从墨西哥和中美洲来的非法移民中，大多数男性在没有工卡的情况下非法从事农场工作，然后汇款给在家乡的配偶。这些男性中，相当高比例的人在美国滞留数年。因为他们与其配偶分离如此长的时间，许多人花钱买性服务。在他们所居住的美国社区，许多性工作者也同时是静脉吸毒者，因此她们很可能携带艾滋病病毒或肝炎病毒。这些男性中的许多人在与这些妇女性交时并不用安全套，有时，甚至付给性工作者更多钱以要求不使用安全套进行性交。因此，在这些国家，妇女感染艾滋病的概率迅速上升，她们主要是被在美国工作的配偶感染。所以，使用安全套的文化意义与信任、愉悦和爱等紧密相关，人类学家强调在文化和社会的复杂背景下去理解其意义，为理解艾滋病在不同人群中传播的方法论体系起到了关键性的作用。没有对行为的实际观察，这样的信息是很难获得的，人类学坚持实施文化和语言相适宜的干预措施，这使其在艾滋病研究中已经成为主导学科。流行病学家通过描述和比较艾滋病的患病率及其分布特征，识别高危人群，为进一步研究艾滋病感染原因、危险因素和预防措施提供线索。流行病学研究方法不仅可以用来明确艾滋病预防控制中的主要问题，阐明其感染的原因和危险因素，还可以进行疫情估计，开展预防干预并对干预效果进行评价。流行病学家与人类学家在合作中取长补短，为艾滋病的管控做出重要贡献。

通过上述对艾滋病防控方面流行病学家与人类学家合作历史的分析，越来越多的学者意识到，任何一种人类健康问题都绝非单一的生物医学问题，而可能更多地涉及各种社会、文化、政治和经济因素。人类健康问题的这种复杂性为流行病学家和人类学家提供了合作的基础和角度。

（二）库鲁病

在医学人类学领域，地方性疾病与文化习俗直接相关的经典例子是 20 世纪 50 年代在新几内亚高地的弗雷（Fore）人中流行的库鲁病，是特殊文化实践中感染性疾病传播最好的例子，也是人类学与流行病学合作的典型范例。

该病早在 20 世纪初流行到 20 世纪 40 年代中叶，超过 200 新病例/年，在 12 000 人口中，3000 人死于该病。3/4 妇女受害。20 世纪 60 年代早期，越来越多的妇女死于库鲁病，当地人认为是鬼魂的攻击、巫术所致。后来发现库鲁病与食人习俗有关，经过实验，发现是朊病毒所致。

弗雷人的神话传说、民间传说、邻居、巫术作为有力的社会现象，从文化上解释了病原和治疗等。不同领域的科学家、政府官员和其他人为库鲁病的医学史提供帮助，当地人贡献很大，可靠的目击者与诉说其痛苦的当地人，以不同的方式参与合作，使林登班（Lindenbaun，2008）终于揭开了库鲁病之谜。

从这个案例中我们看到，人类学家如何应用学科视角，与流行病学家、病毒学家一起解开一个致死性疾病之谜。1957 年，盖杜塞克发现库鲁病 80% 以上都发生在"弗雷"部落。在此部落中，库鲁病又主要发生在成年妇女中，成年男子极少发病，成年妇女的死亡率极大地超过成年男子的死亡率。在南"弗雷"部落，男性和女性的比例为 2∶1，个别村庄这一比例可高达 3∶1。但是青春期以前的男性和女性发病率相当。这一系列的调查结果，揭示了库鲁病可能是传染病，但并不排除家族遗传病的可能。随后盖杜赛克从人类学的视野出发，进行分析性调查并且更深一步发现"弗雷"部落的人的生活习惯，青春期以前，男孩子和母亲生活，青春期之后就和母亲分开并且成年男子也不和他们的妻子一起居住。他们还有一个习俗就是亲人去世后要分食人肉，这些活动成年男子并不参加。这些结果支持库鲁病是传染病，最可能的途径是切库鲁病病人的尸体的脑组织，通过受损皮肤、黏膜而传染给妇女和青春期之前的孩子们。盖杜赛克提出库鲁病是传染病的假说，通过分析性调查找到传染途径，取得证据，证明库鲁病是由吃人肉传染的传染病。

要理解库鲁病需要整合人类学与医学的知识，流行病学从宏观上进行了解，人类学方法正好是对该病的纵深层次及相互关系进行精确的研究，后期又通过实验室及动物实验进行研究，这几种方法相互结合，取长补短，相互印证，最终找到库鲁病的发病原因及传染途径（详见第十一章）。

（三）血吸虫病

血吸虫病传播最严重的地方是非洲，其是一种与生物、环境和社会经济因素密切相关的疾病，严重危害人民的健康和经济的发展。该病具有传播环节多，流行因素复杂，易感季节明显，易感环境复杂，高危人群集中，感染方式与居民的生产、生活方式密切相关等流行病学特征。单依靠生物医学技术很难控制血吸虫病的感染与流行，其不可避免地受到社会因素的影响，若忽略了这些因素的作用，血吸虫病防治实践中的某些问题就难以解决。假如能够实现多学科领域的合作和交流，就可以详细了解影响健康的生物因素和社会因素，为制定更加有效的健康干预措施和疾病控制策略提供良好的思路，当然也就能更好地防治疾病。人类学与流行病学家和医学家的合作，从政治、经济、社会、文化及生物方面分头进行研究，终于找到了发病原因，制定了相应的防治策略，控制了血吸虫病的发展。

（四）埃博拉

埃博拉病毒在西非的传播已经造成了大量患者死亡并且产生严重的经济后果，它的继续传播将给该地区和周边国家带来巨大威胁并且也威胁到那些给该地区提供援助的相关人员。在埃博拉病毒大规模流行的情况下，有关方面已经通过增加资金力度加速了对该疾病的诊断、治疗和预防的研究工作。随着时间的推移，虽然人类对疾病发病机制、危险因素、传播动力学、疫情控制等方面的知识与日俱增，但是疫情并不能很好地被控制，社会文化因素已经成为控制疫情成功与失败的关键因素。通过研究西非的文化背景，人类学家发现，最早触发埃博拉病毒暴发是在撒哈拉沙漠以南地区，由于明显的食品安全问题和过度的贫穷，当地人民通过猎杀野生动物包括蝙蝠和非人灵长类动物进行贸易或是食用来维持生计，这一人为活动增加了人畜共患病的发病率，并且将动物身上携带的致命病毒传播给人，最早的埃博拉患者就是接触蝙蝠或者非人灵长类动物尸体而被感染的。在疫情暴发严重的救治中心，由于当地民众迷信神灵，他们采用祭拜神灵的方式驱逐病魔而没有采取积极的治疗或隔离措施，他们不相信政府，这些迷信和误解也使得当地民众暴力损毁治疗设备和殴打救治医生。随着误解的加大，民众对政府充满敌意，认为医护救治工作者是在杀死他们而不是救治他们，此后他们又偷走设备，患者家属也拒绝将患者送到医院救治，导致疾病的传播更加迅速。在西非也出现用金钱购买死亡证明这一非法手段来下葬亲人，在葬礼和悼念仪式上，人群聚集，与传染性强的尸体近距离接触。此外，仪式形式也非常危险，包括与尸体共处 3 天，并且用众人共同洗手的水给尸体洗澡，这种葬礼习俗又大大增加了新感染患者的数量。为了更好地控制疾病，防止疫情进一步扩大，政府建议采用安全的葬礼方式，令人遗憾的是，当地民众并不采纳。由此可见，解决这些问题必须将文化规范和管理纳入埃博拉防御计划。通过隔离、限制集会、禁止猎杀食用野生动物、人死后采用安全的埋葬方式等途径来有效控制疾病的传播，这都是人类学家和流行病学家共同总结出来的有效措施。

人类学家正把他们的经典理论改为更为实用的行为科学方法，这些流行病学家和人类学家所关注的心理-社会条件和疾病，让他们在合作中达成共识，在交流中擦出火花，他们之间的继续合作将为人类科学开拓一个新的领域。

（戴红良　肖艳杰　刘　堃　曲泉颖）

第十三章　医学人类学与营养科学

第一节　营养人类学与饮食人类学

一、概述

（一）概念

食物与营养是两个不同的概念。食物是文化上的概念，指生长在田地里，或来自山上和水中，可在市场上出售或餐桌上出现的适合人们饮食需要的可食性物质。食物除提供营养外，还有非营养作用，如作为药物治疗疾病、用于仪式和宗教、信号作用。营养是生物化学上的概念，指能被机体吸收并能维持机体健康的物质，在体内经过消化、吸收和代谢以满足机体生长发育、生理功能、组织更新、体力活动需要的生物学过程。两者属于不同的领域，因而，在人类学中可分为营养人类学（nutrition anthropology）和饮食人类学（anthropology of food）。前者研究与人类营养相关的各种人类学现象，后者研究食物与饮食文化及其社会意义，它们都属于人类学的亚学科。

营养人类学是近年来在国外兴起的一门新学科，是营养科学与人类学相结合所形成的边缘学科。营养人类学把营养看作人类利用食物来满足生物和行为、功能的需要过程。同时，营养人类学也是一门集中于化学处理和生物应用食物的科学。因此，人类的进化、历史、文化，以及人类对各种环境中营养变化的适应能力均是营养人类学研究的内容。一方面，人类学家要研究生存、健康和延续后代所需求的食物的意义。另一方面，他们也要知道人消耗食物的各种理由。在人类学中，食物的应用取决于生态和经济资源，但食物的选择和获取策略及食物的分配与社会组织、社会关系、符号系统和政治经济系统有关。这些特殊文化类型具有潜在的作用。

由于营养人类学集中研究文化对营养和健康的影响，有人把它归属于"文化人类学"的范畴；这门科学从诞生之日起就是应用科学，涉及营养与健康的各个方面，所以又有人把它归属于"应用人类学"。

营养人类学的理论基础不同于营养科学和文化人类学。营养科学是指研究机体营养规律及改善措施的科学，即研究食物中对人体有益的成分及人体摄取和利用这些成分以维持、促进健康的规律和机制，在此基础上采取具体的、宏观的、社会性措施改善人体健康、提高生命质量。营养科学研究的对象是人的营养，因此必然与人所处的社会关系有着千丝万缕的联系，在某种程度上始终掺杂着文化因素。这不仅是个营养问题，也是个文化问题。

文化人类学通常关注食物的象征性或结构分析而不是食物的物质分析。与饮食人类学相比，营养人类学以生态理论为基础，这意味着人类的饮食行为与需求要在外界环境中考虑，包括物理环境与社会环境，人类学不是营养科学，它从一个明确的跨文化的、对比的角度运用这种生态方法。通过比较类似环境的明显适应，分辨出什么是适应的结果，什么是历史的产物。

营养人类学把生态理论与进化理论结合起来，把生物与文化整合到进化模型中，把人类置于自然选择的长期变化与适应中。由于食物消耗和生产引起的有关的形态学与生理学方面的变化将以优势的压力被选择。然而，由于人类是唯一有能力产生文化的，能用文化缓解他们与环境之间的关系，所以文化也是选择的研究题目，生物文化进化成为营养人类学理论的一个标志。人类的 DNA 有许多生物学方面的变化，而且在语言、信仰、物质文化方面（文化信息库）也有许多文化差异，这些信息库为生物文化选择提供了原始材料，而且随着时间的推移，也为生物文化的进化适应提供材料。近来德哈姆（Durham）提出了一个较详细的称为共同进化的模式，确认了五个主要的类型，运用可预测的方法研究基因与文化相互作用如何引起文化变迁。这对于营养人类学是一个很重要的理论进展，它虽然来自生物进化，却为文化变化提供了合理的解释，而文化变化强调生物学上的繁衍与文化的繁衍，两者之间有很大的差异。

南方古猿亚科（Australopithecine）至少几百万年前在非洲进化。他们消耗掉大量的植物，并且尽管有热带草原的环境限制，这些早期人类还是努力去获取并消耗一些肉类和动植物混合的食物，以至于到中更新世（大约 70 万年以前），狩猎成为一个重要的维持生计的手段。肉食是集中的资源，好像把群体的社会凝聚力和家庭基础营地的占领联系在一起。因此，即使是最早的人类，饮食行为及营养物质的摄入与社会组织也已联系在一起了。

从那时直到约 12 000 年前，人类迁移进入可居住环境的所有范围，但仍保持着搜寻的生活方式。食物生产的转变，使得社会组织及饮食行为发生了剧烈的变化，人类越来越需久坐，群体规模变得更大且更有阶级性，饮食逐渐集中在一小部分固定食物上。

在大部分时间里，人类生活在很小的范围内，游牧群体高度依赖于季节来获得野生动植物饮食，而不是主要依赖于食物生产，游牧的生活方式是后来才发展起来的。人们期望的这种比较早的生物文化适应模式可能包括营养物质的需求、新陈代谢路径、味觉嗜好及饮食模式。

（二）简史

人类学对营养的研究最早可以追溯到 100 多年前。1897 年，Goss 研究美国新墨西哥州西班牙裔美国人的食物与营养，特别是低收入者的饮食，并与 Atwater 对美国其他地区的研究相比较。但是，多数人认为，人类学家比较大量而有系统的营养研究，应该从 1932 年奥德丽·理查兹（Audrey Richards）先驱性的工作算起，其从功能的角度分析了非洲罗德西亚北部 Bemba 人的饮食营养与其他文化制度间的关系。在非洲，人类学家把食物消耗和生产与非洲文化中个人的健康与生活联系起来。这些以及后来的 20 世纪 40 年代欧美人类学家的工作通常被标识为"食物方法研究"。

第二次世界大战时期，美国人的营养状况悬殊，因此均衡有效的营养计划成为政府关注的焦点之一。1940 年，美国国家研究委员会成立两个研究组从事美国战时食品供应情况的研究，探讨食品缺乏时，如何改变公众饮食习惯的方法以及对美国向欧洲国家提供食品援助的态度进行评价等。参与工作的人类学家包括当时极负盛名的米德（Margaret Mead），其将饮食习惯视为一种文化要素，以核心/边缘（core/peripheral）的视角，期望营养的供应能尽量符合各民族的特点。

第二次世界大战结束后，在人类学家 Fred Eggan 的主持下，芝加哥大学人类学系和美国内政部印第安人事务处合作，研究西南地区印第安人的饮食与健康问题，即所谓"西南计划"，其目的之一是对这些族群营养状况做深入了解并加以改善。经过 20 世纪 50～60 年代一段静止期后，70 年代开始的人类学对营养的研究被称为"营养人类学"，其关注重点是食物的应用与营养。

1950～1970 年，虽然与食物和营养相关的一些课题包括在人类学研究中，但营养并不是中心课题。据 Pelto（1986）回顾，有 4 种力量促成这些研究：①20 世纪 70 年代早期世界能源和食物危机；②对健康和营养作用的兴趣日益增加；③民族作为社会和政治现象出现；④富有社会的美食和烹调的出现。文化生态作为人类学理论的提升也是营养人类学研究的中心问题。

20 世纪 70 年代，人类学家应用生物文化方法研究食物与营养，并在美国人类学学会年会上共同讨论了一些感兴趣的问题，促成《营养人类学：饮食与文化的现代研究》的出版。之后又出版了《营养人类学培训手册》（Quandt et al，1986）。1974 年，营养人类学委员会作为医学人类学学会中的特殊兴趣组成立。

20 世纪 80 年代中期，营养人类学作为医学人类学会下的委员会，更名为营养人类学委员会（council on nutritional anthropology）；2004 年再改名为食物与营养人类学会。今天其覆盖了广泛的领域，如婴儿喂养、儿童生长发育、食物消耗和营养状态的性别问题、食物安全与营养不良、饮食与慢性疾病、地方与全球发展政策与计划、公共与社区健康。1987 年以后其成为美国人类学学会的分支单位。营养人类学的中心概念是进化与适应，研究题目包括：①社会文化过程和营养；②营养的社会流行病学；③信仰结构和营养；④生理适应、人口、遗传和营养。现在覆盖了从史前到近现代的营养适应及各种营养不良的很多题目（kedia et al，2005；彭兆荣，2013）。

1993 年国际人类学与民族学大会讨论的议题中有些与营养人类学有关，如人口增长、规定摄取食物量及其他环境因素的影响，最易受到伤害的族群的饥饿与生存问题，食物、贫困与发展问题。很多当代医学人类学中的营养研究主要针对营养不良的因与果。例如，人类学者马冲尼（Marchione）发现，在比较发达的国家也存在着令人困惑的营养不良问题。牙买加儿童的营养不良就是因为该国最近执行一种资本密集和鼓励出口的农业发展政策所致，特别是对那些没有土地只靠工资的农民的子女危害最大。在这个个案研究中，人们看到了为达到增加出口农业资源这一发展目标，不惜牺牲农民利益的现象。

（三）方法与意义

1. **方法**　营养人类学的方法学：①生长、体成分和营养状态的分析。Jelliffe 把营养人类学定义为测量不同年龄的营养水平的人体质尺寸和人体成分的差异。人体测量方法常用于评价个体与群体的营养状态。②食物消耗方法和饮食分析。食物消耗方法在不同的水平（如个体、家庭、社区或国家）是不同的。国家层面上的分析很少，个体与家庭层面上主要是饮食资料的收集，可采用食物频率问卷调查（food frequency questionnaire，FPQ）。③文化人类学方法。营养人类学特别适合研究与营养相关的一些问题。

2. 意义 ①临床上对患者进行饮食的教育、健康处理和卫生保健，为人类健康和营养教育做贡献。全球肥胖的流行病学日益引起人们的注意，进行营养人类学教育对临床患者科学的饮食及人的卫生保健很重要。②研究卫生政策、健康干预、卫生计划，为健康的社会文化因素提供视角（如母乳喂养）。③应对食物不安全和全球 HIV/AIDS 流行病学及人畜共患病。

生物学因素不能与文化因素分开，从生物与文化角度决定食物的摄取，并考虑食物选择对营养状态和健康作用，两方面结合起来是有益的。从文化的角度看待人类的营养问题，可以更准确地揭示人类对营养与健康关系认识及实践的复杂性。因此，从文化的角度，人类学分析食物营养问题就显得十分必要。

二、食物方式与营养节省

营养人类学理论基础的两个基本概念是食物方式与营养节省。

（一）食物方式

这是营养人类学非常重要的概念，包括某一特殊人群食物获取分配、生产及消耗的所有信息。人类在利用环境维持生存中有五大基本模式，也可以说是饮食文化发展的五个阶段，即狩猎-采集、畜牧、粗放农业、精耕农业和工业化。狩猎-采集是向自然界攫取和收集食物，后四者是生产食物。五大模式的每一个类型内部又有细致具体的分类。在某些社会，某一种饮食模式一般情况下会成为利用环境的主导性途径。然而大多数社会并非是单一的，而是把数种饮食方式综合为一体，配套使用，以满足需求。

营养人类学有一系列关于人类食物方式的前提与假设，这都来源于生态及生物文化的进化，一个适当充分的食物方式（即能为某一人群提供合适的营养类型与数量）对于任何人群的生存、发展都是必需的，甚至包括某一物种。任何一个群体不管是什么原因，其食物方式对于所处环境是不充分或不适合的，那么它比食物方式充分的群体生存的时间要短。由于智人这一物种一直生存着且数量不断增加，因此可以假定，成功的具有时间深度的食物方式可能是适应性的。就是说，它们是一系列一致性行为联合进化的结果，这些一致性行为有利于人类生存。一旦在某一群体中广泛出现营养不良，那么其食物方式显然是不充分的。

食物方式这一概念出现于食物系统的分析之中，而食物系统与特殊食物加工技术有关。玉米依赖于碱化过程，这是一种改变玉米营养成分使其更适合人类营养品需求的技术。对于其他食物加工技术，同样如此。某种食物方式使某一种成分丢失所导致的结果可以用发病率及死亡率来衡量。

很多科学家已经分析了不同类型乳制品的非随机消耗方式及其与乳糖吸收障碍的关系。西蒙斯（Simoons）收集的数据表明，乳糖吸收的基因变异与长期的乳制品业历史及消耗未加工的牛奶有关，他提出，在能消化吸收乳糖的人群中，以牛奶消耗为特征的食物方式是对总体饮食压力、生物文化适应的进化，表明其他的食物应用与人类进化的联系也可能存在。

有许多食物方式是适当充分的，而其他的显然是不适当充分的，一种不适当充分的食物方式的存在意味着存在以下四种情况之一。第一，一般来说这种食物方式可能是比较新的，不易于生物学或文化上的选择；第二，自然或社会环境改变，使原来适当的食物方式变得不适当；第三，其他积极因素可能中和消极因素并保留这种食物方式；第四，这种食物方式的负面作用很小以致其文化选择不可能发生。

（二）营养节省

在营养人类学的研究中，营养节省的概念也有指导作用，即能量及其他的营养品必须从环境中提取出来并成为限制人类及作为智人生存的因素，因此，在众多营养中，任何有效的生存方式只要有利于生理的、形态的或行为变异的都将被选择出来。

斯蒂尼（Stini）在秘鲁高原人群研究中提出了营养节省问题，这些人消耗着缺乏蛋白质的饮食，他发现，在瘦弱人中，营养能量的性别差异在成人时减少，但并不伴有工作的大量减少。事实上，这使男性工作更有效，因为他们做大约同样的工作需要更少的能量。这明显缓冲了女性营养压力，从生殖的角度来说维持了很重要的组织储备。这种生理灵活性反映了营养节省的适应，保持了工作能力和繁殖能力。

其他营养节省的例子来源于新陈代谢的研究及常规的人类学测量分析。在澳大利亚土著人中，个体对晚上低温的反应呈现降低趋势，即其中心温度下降，减少了热量的散发，这样的节省能量适应是遗传性的，究竟是这些人群自然选择的结果，还是在发展过程中获得的生理上的普遍适应，这一点还无从知晓。

（席焕久　刘莹莹）

三、食物与营养

食物是人类赖以生存的物质基础，供给人体所需的各类营养素（nutrients）和其他的食物成分，不同的食物所含营养素和食物成分的种类和数量不同。因此，膳食中的食物组成（种类、数量、质量、配比）是否合理对于维持机体的生理功能、生长发育、促进健康及预防疾病等尤为重要。食物主要成分包括各种人体必需的营养素，也包括植物化学物等人体有益的调节成分。

（一）食物成分

1. **营养素种类及分类**　营养素是维持机体繁殖、生长发育和生存等一切生命活动和过程，需要从外界环境中摄取的物质。能够满足人类营养需求的营养素大约有 50 多种。根据其化学性质和生理功能分为五大类，即蛋白质、脂类、糖类、矿物质和维生素。根据人体对各种营养素的需要量或体内含量，可将营养素分为宏量营养素和微量营养素两大类。

（1）宏量营养素：又称产能营养素（calorigenic nutrients）。人体需要量较大，包括蛋白质、脂类和糖类，这三种营养素经体内氧化分解可以释放能量。糖类是机体的重要能量来源，成年人所需能量的 55%～65% 应由食物中的糖类提供。脂肪作为能源物质在体内氧化时释放的能量较多，同时可作为能量在机体大量储存。一般情况下，在作为人体主要能量来源的糖类和脂肪的供应充足时，人体主要利用糖类和脂类氧化供能。在机体所需能源物质供能不足时，人体可将蛋白质氧化分解，从而满足机体的能量需要。

（2）微量营养素：人体需要量较少，主要包括矿物质和维生素两大类。根据在体内的含量不同，将矿物质分为常量元素和微量元素。含量占体重0.01%以上的矿物质为常量元素，0.01%以下的为微量元素。根据维生素在水和脂肪中的溶解性，可将其分为脂溶性维生素和水溶性维生素两大类。

2. 水和植物化学物 人类的食物成分中，除了含有糖类、脂类、蛋白质、矿物质和维生素外，还含有数百种以上的其他化学物质。

（1）水：①构成细胞和体液的重要组成部分，成人体内水分约占体重的65%，构成人体内环境；②参与新陈代谢，使水溶性物质以溶解状态和电解质离子状态存在，协助营养素在体内运送和代谢废物的排出；③高温时水分蒸发有助于维持体温恒定；④润滑作用，在人体关节、胸腹腔和胃肠道等部位，均存在一定量水分，对关节、器官、组织和肌肉起到缓冲和润滑的保护作用。

体内水的来源包括饮水、食物中的水及内生水三部分。人体对水的需要量受代谢、年龄、体力活动、温度和膳食等因素的影响，因此水的需要量变化很大，一般来说，健康成人每天需要水2500ml左右。在温和气候条件生活的轻体力活动的成年人，每日至少饮水1200ml；在高温或强体力劳动的条件下，应适当增加饮水量。

（2）植物化学物：在植物性食物中有一些生物活性成分具有保护人体、预防心血管疾病和癌症等慢性非传染性疾病的作用，这些生物活性成分现已统称为植物化学物。按照化学结构或者功能特点将植物化学物分为类胡萝卜素、植物固醇、皂苷、芥子油苷、多酚、蛋白酶抑制剂、单萜类、植物雌激素、硫化物、植酸等大类。

3. 营养素的代谢及生理功能 营养素的生理功能主要表现为提供能量，调节机体生理活动。

人体内含有60多种元素，氧、碳、氢、氮占人体总重量的96%，其中氧含量约为65%，碳约为18%，氢约为10%，氮约为3%，钙约为2%，磷约为1%，其他元素虽然在人体内所占的比例很小，但在体内也具有重要的生理功能。各种物质组成有一定的比例，水占人体的65%，蛋白质占15%～18%，脂类占10%～15%，糖类占1%～2%，矿物质占3%～4%，这些物质在新陈代谢中还能合成许多重要物质，其结构相当复杂。

（二）食物中主要营养素

1. 蛋白质 是机体细胞、组织和器官的重要组成结构，是功能因子和调控因子的重要组成成分，是一切生命的物质基础；一切生命的表现形式，本质上都是蛋白质功能的体现，没有蛋白质就没有生命。人体蛋白质由20种氨基酸按不同比例组合而成，已确定8种氨基酸在人体内不能合成或合成速度不能满足机体需要，必须从膳食中补充，这些氨基酸称为必需氨基酸，即亮氨酸、异亮氨酸、赖氨酸、蛋氨酸、苯丙氨酸、苏氨酸、色氨酸和缬氨酸。另有组氨酸为儿童必需氨基酸。

植物性蛋白往往相对缺少赖氨酸、蛋氨酸、苏氨酸和色氨酸等必需氨基酸，所以其营养价值相对较低，如大米和面粉蛋白质中赖氨酸含量相对较低。为了提高植物性蛋白质的营养价值，人们往往将两种或两种以上的食物混合食用，从而达到以多补少，提高膳食蛋白质营养价值的目的。这种不同食物间相互补充其必需氨基酸不足的作用称为蛋白质互补作用，如小麦、小米、大豆、牛肉单独使用时其蛋白质的生物学价值分别是67、57、64

和 76,若将它们按 39%、13%、22%和 26%的比例搭配食用,则蛋白质的利用率可高达 89%。

蛋白质丰富、质量良好的食物来源包括瘦肉类 10%~20%、禽肉类 20%、鱼类 15%~20%、蛋类 11%~14%、鲜奶类 1.5%~4%、干豆类 20%~24%、硬果类 15%~30%。我国居民膳食中的蛋白质主要来源为谷类食物。不同种类食物中蛋白质含量存在较大差异,大豆蛋白含量最高,达 20%~40%,谷类一般含蛋白质 6%~8%,薯类含 2%~3%。

2. **脂类** 是脂肪和类脂的总称,脂肪是指甘油和脂肪酸组成的三酰甘油(triacylgly-cerol),又称中性脂肪。类脂包括磷脂、糖脂、固醇类、脂蛋白等。脂类是人体组织的重要组成成分,在维持细胞结构、功能中起重要作用。按体重计正常人脂肪含量为 10%~20%。

膳食脂肪的作用:①提供机体所需的热能。②延迟胃的排空,增加饱腹感。③油脂烹调食物可以改变食物的感官性质,促进食欲,有利于营养素的消化吸收。④食用油脂是脂溶性维生素的重要来源之一,如鱼油及肝脏的油脂含丰富的维生素 A、维生素 D,麦胚油富含维生素 E,许多种子油富含维生素 K 并有利于其吸收。

脂肪酸可分为饱和脂肪酸和不饱和脂肪酸两类。根据化学结构不同后者又分为单不饱和脂肪酸和多不饱和脂肪酸。最多见的单不饱和脂肪酸是油酸,膳食中最主要的多不饱和脂肪酸为亚油酸(linoleic acid)和α-亚麻酸(linolenic acid),主要存在于植物油中。

必需脂肪酸(essential fatty acid,EFA)是指人体不可缺少且自身不能合成,必须通过食物供给的脂肪酸。EFA 主要包括亚油酸和α-亚麻酸,主要生理功能:①构成磷脂的组成成分;②前列腺素合成的前体;③参与胆固醇代谢。EFA 的摄入量每天应不少于总能量的3%,缺乏 EFA 可以引起生长迟缓、生殖障碍、皮肤损伤,以及肾脏、肝脏、神经和视觉的某些疾病,多发生在婴儿、以脱脂奶或低脂膳食喂养的幼儿、长期全胃肠外营养的患者,也可出现在患有慢性肠道疾病的患者中。此外,EFA 对心血管疾病、炎症、肿瘤等也有多方面影响,这也引起广泛关注,但过多摄入多不饱和脂肪酸,也可使体内有害的氧化物、过氧化物及能量等增加,对机体也可产生多种慢性危害。

膳食脂类的来源包括烹调用油脂及食物本身含有的脂类。供给人体脂肪的动物来源有猪油、牛脂、羊脂、肥肉、奶脂、蛋类及其制品;植物来源有菜油、大豆油、麻油、大豆、花生、芝麻、核桃仁、瓜子仁等。

3. **糖类** 广泛存在于动植物中,包括构成动物体结构的骨架物质如膳食纤维、果胶、黏多糖和几丁质,以及为能量代谢提供原料的物质如淀粉、糊精、菊糖和糖原等。糖类是人类膳食能量的主要来源,对人类营养有重要作用。

根据分子结构糖类分为单糖、寡糖和多糖。单糖包括葡萄糖、果糖、半乳糖、甘露糖、山梨醇、木糖等。寡糖包括蔗糖、乳糖、麦芽糖、海藻糖等。多糖分两类:①被吸收消化的多糖,如淀粉、糊精、糖原(动物淀粉);②不被人体吸收的多糖,即纤维素(粗纤维)、半纤维素、木质素、果胶,以上四种多糖合称膳食纤维,虽不能被人体吸收,但有重要的生理作用,如促进肠蠕动、防止便秘、排除有害物质;减少胆酸和中性固醇的肝肠循环,降低血胆固醇;影响肠道菌群、抗肠癌作用等。故有人称之为第六类营养素,但摄入量不宜过多。

糖类的作用:①从膳食中取得热能的最经济、最主要的来源。中枢神经系统只能靠糖类供能。②是机体重要的组成物质。③与机体某些营养素的正常代谢关系密切。④肝脏中的葡萄糖醛酸尚具有解毒作用。

糖类的食物来源主要有面粉、大米、玉米、土豆、红薯等食物。粮谷类中一般糖类的含量为 60%～80%，薯类中含量为 15%～29%，豆类中为 40%～60%。单糖和双糖的来源主要是白糖、糖果、甜食、糕点、水果、含糖饮料和蜂蜜等。全谷类、蔬菜水果等富含膳食纤维，一般含量在 3% 以上。

4. 矿物质 除了组成有机化合物的碳、氢、氧、氮外，其余的元素均称为矿物质，亦称无机盐或灰分，钙、磷、钠、钾、硫、氯、镁为常量元素。有 20 余种微量元素被认为是构成人体组织、参与机体代谢、维持生理功能所必需的，其中，铁、铜、锌、硒、铬、碘、钴和钼被认为是必需微量元素；锰、硅、镍、硼、钒为可能必需微量元素；氟、铅、镉、汞、砷、铝、锡和锂为具有潜在毒性，但低剂量可能具有功能作用的微量元素。

无机盐的生理作用：①构成人体组织的重要成分，如骨骼和牙齿中的钙、磷和镁；②在细胞内外液中，无机元素与蛋白质一起调节细胞膜的通透性，控制水分，维持正常的渗透压和酸碱平衡，维持神经肌肉兴奋性；③构成酶的辅基、激素、维生素、蛋白质和核酸的成分，或参与酶系的激活。

无机盐与其他有机营养素不同，不能在体内生成，各种无机盐在人体新陈代谢过程中，每日都有一定量经粪、尿、汗、头发、指甲、皮肤及黏膜的脱落等途径排出体外，因此必须通过膳食补充。由于某些无机元素在体内的生理作用剂量与毒害剂量带距离较小，因此过量摄入不仅无益且有害，特别要注意用量不宜过大。一般人体容易缺乏的无机盐有钙、铁、锌等，在特殊地理环境和特殊条件下，也可能有碘、硒及其他元素的缺乏。

5. 维生素 是一大类化学结构与生理功能各不相同、天然存在于食物中、人体不能合成、需要量甚微、各有特殊生理功能、既不参与机体组成也不提供热能的有机物。脂溶性维生素有维生素 A、维生素 D、维生素 E、维生素 K；水溶性维生素包括维生素 B 族（如维生素 B_1、维生素 B_2、维生素 B_6、维生素 B_{12}、烟酸、叶酸、泛酸、胆碱）和维生素 C 等。脂溶性维生素大部分储存在脂肪组织中，通过胆汁缓慢排出体外，故过量摄入可致中毒。水溶性维生素在体内仅有少量储存，且易排出体外。当维生素摄入过多时，水溶性维生素常以原形从尿中排出体外，但超过非生理量时有不良作用，可干扰其他营养素的代谢。脂溶性维生素大量摄入，可致体内积存过多引起中毒。因此，必须注意某些含维生素丰富的食物的过量摄入，也需更多注意强化食品及维生素制剂的大量服用，要遵循合理原则，不宜盲目服用，过量摄取。人体维生素不足或缺乏的原因主要有膳食中供给不足，人体吸收利用降低，维生素需要相对增高等（孙长颢，2012）。

营养物质在食物中的分布很不均匀，各种食物的营养质量和被机体的利用率也明显不同，食物中蛋白质的含量主要取决于氨基酸的结构。机体的消化能力与食物的种类和制备方法等因素密切相关。

（刘万洋）

第二节 饮食的文化概念

一、食物的文化属性

从生物化学角度上说，身体对食物并不分喜欢或不喜欢，因为身体并不需要食物，而是需要食物中的营养。然而食物类型、制备的方式和消费的社会含义常常决定满足人类身体健康和幸福需要的食物功效。食物与人体健康的关系始终都与所处的社会关系具有重要联系，受社会关系的影响和制约。研究食物中营养物质对人体健康的影响，必须从所处的社会关系（即文化属性）着眼考虑。食物作为一个文化范畴，是物质文化与社会生活的基本组成部分，它涉及人类或一个族群食事生活的全部，既包含食物生产过程中的科学、技术、工艺，又包含食物生活中所反映出的社会习俗、哲学思想。

食物不仅是维持人类生命的必需品，是人类营养物质的储藏品和携带者，而且还具有宗教、政治和经济等特殊含意，也是研究人类社会和经济的一种工具。马林诺夫斯基（Malinowski）曾经强调，食物的概念常常是人类学家分析问题的一个基本原则。只有与营养有关的知识能够给人类的经济结构、家庭生活、宗教信仰和伦理价值等提供正确的概念。

食物研究不仅限于怎么吃喝、营养、摄入与消化。只有把一个地区或群体的食物和饮食方式、习俗置于历史的大背景之中，才能获得理解个人生活和群体文化的独特视角，才能更好地理解食物的自然属性和社会文化属性，这也是食物营养研究的主旨所在。饮食作为文化的主要表现形式之一，长期以来一直受到文化人类学的关注。人类学对饮食的研究形成了一套独特的民族志表述，包括民族/种族、生态、族群、区域、政治、伦理、礼仪、习俗等方面的关系和差异，借以对文明形态和文化形貌进行分析。

"民以食为天"是中国人自古以来最爱说的一句话。但是人们吃什么，不吃什么，为什么吃又为什么不吃，这些看起来非常平常的问题，却很少有人做深入的探讨。然而，正是在这些有关吃的问题中，蕴涵着异常深奥的文化之谜。关于饮食文化，目前还没有形成完全统一的概念。《中华膳海》中表述为：饮食文化指饮食、烹饪及食品加工技艺、饮食营养保健，以及以饮食为基础的文化艺术、思想观念与哲学体系之总和。根据历史地理、经济结构、食物资源、宗教意识、文化传统、风俗习惯等各种因素的影响，世界饮食文化主要分成三个自成体系的风味类群，即东方饮食文化、西方饮食文化和清真饮食文化。《饮食文化概论》则表述为：饮食文化是指食物原料的开发利用、食品制作和饮食消费过程中的科技、艺术，以及以饮食为基础的习俗、传统、思想和哲学，即由人们食生产和食生活方式、过程、功能等结构组合而成的全部食事的总和。

人类的营养状态和许多因素有关。不同的生活环境，人们对营养的需求也不相同。人们的性别、年龄和生理状态影响对不同营养的需求。遗传学因素是否也影响这种不同的需求，目前尚有争议。人们普遍认为，温度、湿度和人类的活动程度都是影响食物需求的主要客观因素。因此，评价人类的饮食需要多方面知识，同时也不能忽视营养-文化与饮食不足的相互作用。

营养同时也具有生物文化特征。尽管营养受限于客观自然环境，在特定的环境中，营养中有用成分被称为"食品"（可以吃的东西），这也和文化有关。有些地方，男人首先食用食物，而且多以高蛋白食品为主，而妇女和儿童食用的是剩余食品。婴儿的喂养方式也与环境文化有关。在许多发展中国家，包装的婴儿食品在商业上已获得成功，在很大程度上替代了母乳喂养。然而，医生始终认为，人乳总是新鲜的、营养含量得当且卫生，所以是理想的婴儿食品。相比之下，包装的婴儿食品的营养成分很难比得上人乳，或者由于污染造成婴儿腹泻或其他原因引起肠胃紊乱。

人类学家通常把人类饮食视为整个社会文化中的一个组成部分，认为人类的饮食习惯与民间信仰、宗教、忌讳、烹饪活动和食物消费中的迷信行为等因素密切相关。总之，食物的文化属性同其他文化属性有联系。人类学承认食物是生命的必需品，最终属于生理方面的问题，但对饮食的文化含义更有兴趣。饮食的基本作用超出了纯粹的营养范围。人类学的任务正是要探讨食物的其他作用和某些文化特征。

（一）食物的文化定义

作为一种文化现象，食物并不是单纯用来维特生物生命的物质。作为一种消费品，食物首先需要有文化上的许可和承认。没有人会把所有的营养物质都视为食物，即使挣扎在饥饿死亡线上的人也是如此。某些宗教戒律、迷信行为、健康观念和历史事件等因素的影响，使许多有益于健康的食物被排除在人们的日常饮食之外，归到非食物的类别中。

一般来说，人们对食物的选择有很深的偏见，若让人们从营养学的角度上改变传统的饮食习惯是相当困难的。美国人来自世界各地，具有各自的食物系统，食品种类繁多，有许多营养价值很高的食物。尽管如此，美国人仍不肯食用许多具有高营养价值的食品，如马、犬、青蛙等。从营养学角度上看，凡是有营养价值的东西都可被称为食物，但是人们总是拒绝食用某些食物，这是令人遗憾的事情。偏食进一步减少了人们所消费的食品种类。一个人也不可能喜欢本民族的全部常用食品。儿童时期的经历对成年的偏食有很大影响，儿童时喜欢的食物成年时仍然爱吃，而对那些在成年后才接触的食物却不易接受。一般来说，多数人喜欢吃自己所熟悉的食品，但也有人喜欢品尝新食品。一些研究表明，美国人最不喜欢的食物有茄子、鱼子酱、玉米粥和动物的内脏；墨西哥人喜食一种蚂蚁和蚂蚱；法国人爱吃蜗牛；地中海人爱吃章鱼。中国人的饮食习惯有别于其他国家，食物选择范围较宽，也很讲究。中国是一个拥有 13 亿多人口的大国，南北方不一样，北方人偏食咸的，南方人偏食甜的。有 50 多个少数民族，各民族的饮食习惯也不尽相同，构成了丰富多彩的饮食习惯，例如，鄂伦春族爱吃兽肝、肾，傣族人爱吃大蛐蛐酱、蚂蚁卵、长蜘蛛、竹虫等。

（二）食欲与饥饿

人们不仅可以从文化的角度为食物下定义，也可以从文化的角度来解释进餐的时间、内容和礼节。文化可以支配人们的饥饿时间，以及饮食的种类和饮食量。与欧洲人相比，美国人早晨起床后就有食欲感，到了中午，许多美国人就会感到饥肠辘辘。墨西哥人则不同，早饭以后，一直到15：00～16：00才再次进餐，到了21：00～22：00，还要再吃点便餐。墨西哥人解释说，他们的进餐时间与该地区海拔有关，由于大部分地区的海拔较高，所以该地区居民在 9：00～10：00 需吃一顿丰盛的食物，这样才能满足人们胃肠的需要。

食欲和饥饿是既有联系又有区别的两种现象。食欲属于文化上的概念，饥饿则属于心理学上的概念。如果不考虑进餐的时间和内容，给食物下一个完整的定义是很难的。美国人虽然认为有营养的东西应属于食物，但却往往忽略非正式进餐的食物。例如，咖啡很有营养，但非进餐时喝的咖啡却未被列入正常饮食范围之内，在其他国家，这种现象更为明显。在墨西哥农村，只有常规进餐时吃的东西才算食物，而餐间的小吃（水果、花生等）不算食物。由此可见，墨西哥人食物的概念是含糊不清的。如果问他们前一天吃了什么食物，他们只会告诉你在进餐时吃的东西。所以，在收集资料时，许多营养价值很高的美味食品往往被疏漏，使调查资料与日常饮食的实际情况不符。

（三）食物的分类

食物有许多分类方法。

1. **按觅食方式分四类**　①狩猎和采集：从周边环境中收集的野生食物。②捕鱼，称捕鱼—采集—狩猎；今天仍有散存鱼—集—猎方式，如撒哈拉沙漠的 Ju/hoansi arcticm 和因纽特人在移动迁移的环境中发现亚马孙食物搜寻者。③饲养动物：牛、羊、马、骆驼、驴、美洲驼、驯鹿，牧民依赖非动物产品并作为肉类的一部分补充。饮用奶、血，提供高蛋白和适量脂肪，如东非的牧民群阿里尔族（Ariaal），奶成为其主食，可提供75%的热量，90%的蛋白质（在湿雨季节）。在旱季，奶供减少，血加入奶中，提供了另一重要饮食成分，小的家畜肉被消耗。④种植业。主要种植谷物，集约耕作。

2. **根据食物的声誉、象征性意义分类**　美国人十分重视正餐饮食，早餐习惯油煎鸡蛋，从而给人们形成了"早餐食物"的印象。许多社会强调食物的地位。在墨西哥农民的印象中，玉米的地位很高，所以加强营养时，就吃玉米饼子。随着面包地位的提高，人们便开始在早餐吃面包。此外，食物的声誉对饮食也有很大的影响。有些人认为浅色食物比深色食物的声誉更高。从营养的角度上讲，粗糙米本来要比白米的营养价值高，但是，由于食物的声誉作用，人们更加偏爱精白米。尤其在发展中国家，那些加工精制、包装精美的食物通常对人们产生强大的吸引力。实际上，这些精制食品的营养价值并不如某些传统食品。人们普遍注重食物的地位和声誉，但在选择食物时，往往忽视了食物的营养价值。

3. **根据食物与健康的关系分类**　美国有"易消化"和"难消化"食物之说，认为前者适用于患者和体弱者；后者适用于健康人。法国和意大利人常把食物分为"男子汉"食物和"非男子汉"食物两类，根据食物的颜色、香味、重量和对身体的兴奋性可以区别这两类食物。"男子汉"食物指那些色重、质硬的食物，如啤酒、葡萄酒等。"非男子汉"食物指色浅、质软和兴奋性低的食物，适合于妇女和儿童的食物，如小牛肉和白葡萄酒等。

4. **根据食物的冷、热分类**　该分类方法尤其对维持身体的健康有意义。强调饮食的冷、热平衡，防止因食用过冷或过热的食物而生病。在印度人看来，热性食物一般包括剥豆、生糖、牛奶、蛋类和鱼类等。按照他们的看法，牛奶绝不能和肉类一起食用，否则会在机体产生过多的热量。如果经常吃超热量的食物，会使人的体温升高，容易发怒。冷性食物包括蔬菜和凝乳食品。他们认为，患者、孕妇、产妇和婴儿要禁忌一切冷、热性食品。

（四）食物的象征作用

食物既是维持生命的必需品，又是社会交际中必不可少的媒介，是一种符号，通常以某种微妙的方式反映人际关系。

1. **食物表达一定的思想感情**　在现实生活中，提供食物就意味着提供爱和友谊。同样，接受食物也意味着人们接受了食物所表达的感情并要予以报答。相反，不提供或索回食物则表示气愤和不友好，拒绝接受食物是在拒绝对方的感情和友谊。在大多数社会中，聚餐象征着团结和友谊。与亲朋好友一起吃饭时，人们既有安全感，也有友好的气氛。一般来说，人们是不会与敌人共同进餐的，即使偶然碰到这种场合，在进餐时，人们也会把敌对情绪暂搁一边。对家庭主妇来说，最普遍的愿望是希望有人来家里作客，自己能设法为客人做一顿可口的饭菜。妇女们的另一习惯是喜欢对食物评头品足，担心客人不喜欢她们做的食物等。这些现象都反映了食物的象征性含意。墨西哥人认为，进餐之前若知道餐桌上的食物是什么做的，怎样做的，是谁做的，便会产生一种安全感；相反，对陌生人做的陌生食物则总有一种不安全的感觉。农民进城时，最关注的也是饮食问题。如果发现某家小饭馆的主人态度温和，他们便会三番五次地到这里进餐，因为他们觉得在这里吃饭放心。在经常进城的农民中，最常见的一个话题就是在某家不熟悉的饭店吃饭时，发现菜汤里有小孩肉。虽然这种说法有些夸张，但多少可以反映出人们在离开所熟悉的环境后，对饮食的恐惧心理。

2. 食物象征着群体的团结　众所周知，食物具有维持家庭成员和睦和友谊的作用。早期的美国人在星期日礼拜后，全家人都要聚在一起共进晚餐，以体现家庭的团结。从更广泛的意义上讲，食物也能象征着民族和国家团结，但是，并不是所有的食物都有这种象征性作用，只有那些能代表某个民族特征的食物才有这种作用。例如，火鸡是美国人的象征性食物，因为火鸡既是北美的特产，也是早期美国人的狩猎物。粽子、糖是中华民族的象征性食物，这些食物都具有很强的民族色彩。另外，在同一国家内，不同民族和不同年龄组的人也有各自的象征性食物，例如，美国黑人喜欢吃玉米面包，年轻人喜欢吃有利于健康、富有营养的食品。今天，人们常把食用各地的特产食品，视为加强民族和国家之间团结的一种手段。墨西哥的丰盛礼仪正餐是火鸡、玉米面饼、鳄梨色拉泥和豆类食品。这些食物都是美洲特产，而且大部分产自墨西哥。另外，阿拉伯国家的小羊、西非的棕榈酒、秘鲁的辣胡椒等都是象征性食物。

3. 食物与情绪的关系　独特风味的食品比其他文化制品（如工艺品等）更能反映人们的精神世界。食物也可以有效消除人们的低落情绪，例如，侨居海外的侨民常常因买到家乡的食品而心满意足，而且通常保持本民族的饮食习惯。当一个人的心情不佳时，常常选择小吃或者独自饮酒以镇静自己的情绪。墨西哥人认为，冷、热食物具有各自的治疗作用。冷食能产生恐惧，热食能提高人们的勇气和恢复信心。医生常常通过冷、热食物来安抚患者的精神和情绪。在这种情况下，食物已不属于营养范畴了。古代食物战争中杀死的敌人的心、肝、脑可使人勇敢、智慧，吃老虎、公牛、野猪等凶猛动物可使人强健体魄，增加勇敢。

4. 食物在语言中的象征性意义　长期以来，各种语言都有关于食物与人的情绪之间关系的描述。用来描述食物特征的基本词汇，同样可用于描述人的特性。例如，冷、暖、甜、酸、苦、咸、辣以及软、硬、香、脆等均能描述人的特征和情绪。"沸腾"指人们的疯狂情绪，"蒸气"指人的精力充沛，"燃烧"指人的愤怒情绪等。还有一些其他食物词汇可以用于描述人们的性格，例如，用乳和蜜来形容人们温顺的性格，用肉、地瓜和土豆来形容人们软弱和不坚强的性格，用油条形容人的滑头滑脑等。另外，语言中还有许多词汇也可以描述饮食与人们情感之间的关系。如饥渴可以引申到"渴望爱情，渴望友谊"（hungry for love）；人们在认识到说了错话以后常说"收回前言"（eat our words）或"抱歉"（eatcrow）；没有履行自己的诺言时说"食言"；占女性的便宜说"吃豆腐"；当人们的自尊心受挫时，常说"忍辱含垢"（eat humble pie）；形容人们受骗常说"上当"（bite the hook）了。在印度尼西亚语言中，描述一个人的"冷酷"用 a cold person，形容"甜蜜的面孔"用 a sweat face，形容"愤怒的面孔"用 a sour face。另外还用"吃了许多盐"（eaten much salt）表示一个人有成熟的经验。"小智利椒"（little chill pepper）指小而聪明的人等。此外还有，吃闭门羹、吃大锅饭、吃皇粮、菜篮子工程、喝西北风、吃官司、炒鱿鱼、吃野食、酒囊饭袋、吃豹子胆、吃里扒外、没有免费的午餐等。中国汉族普遍认为大枣、花生、桂圆和瓜子是吉祥食品，面条象征长寿，汤圆象征团圆，鱼表示富足有余，玉米表示黄金，大米表示白银。此外，吞食蜘蛛和白蚁可治疗不孕症，食用啄木鸟的嘴可治牙疼，食用鸡、鸡蛋、羊、鱼和龟可使人虚弱、懒惰等。

5. 食物是一种符号与超越营养的社会成分　有时食物用来庆贺，甚至用来解决社会矛盾。某些食物在某种文化背景下，虽然有较高的营养价值，但也不能吃，如在玻利维亚高原有一种餐，不是真正的膳食，无土豆的食物。这种情况在世界上以米为中心的地方是都熟悉的，特别是在亚洲，通过棕色革命计划提高土豆产量，很多新品种土豆已引入安第斯山，然而引入后，人们不是将其作为家庭食物，而是作为经济作物，如制作冻干土豆作为礼物给家庭成员。在玻利维亚高原土豆在符号术语中起着重要作用，因为一部分用于庆贺和神话中。在一些地方，主食如米、土豆、谷物、小麦、大麦、高粱、各种豆类等组成营养和饮食符号的核心。相反某些核心的食物，一些地区却并不认为是当地消耗品。如在欧洲，开始引入时土豆被认为是魔鬼的食物。17世纪欧洲人认为土豆即毒物，是危险的春药，很可能产生胃胀气。后来，土豆在爱尔兰的农民饮食中却成为重要的食物。

虽然在很多地方处理得很好，但大多数西方人仍不吃蛆，如在亚马孙热带雨林的很多地方即如此。这些食物观念有时来自广泛的文化意识，但在印度教、犹太教和伊斯兰教，由于宗教信仰，人们不同程度地避免食用猪肉和牛肉。

很多文化和宗教对食物有特殊的禁忌规定或在某社会对某年龄组或某性别限制食物。食物和药并不总是不同的类别，一些食物对于食用者可能具有药用价值。

在拉丁美洲，根据平衡的理论，食物、患病、环境、体型都被分成冷/热系统。豪萨族（Hausa）是尼加拉瓜中心的一个族群，收集的235种野生植物中有63种用作食物，安第斯山居民用可可作为主要的一种药物和刺激物，也把酒精饮料作为兴奋剂和充饥的食物。

二、文化与合理营养

合理营养（rational nutrition）是指人体每天从食物中摄入的能量和各种营养素的量及其相互间的比例能满足不同生理阶段、不同劳动环境及不同劳动强度下的需要，使机体处于良好的健康状态。因为不同的营养素在机体代谢过程中均有其独特的功能，一般不能互相替代，因此在数量上要满足机体对各种营养素及能量的需要；此外，各种营养素彼此间有着密切的联系，起着相辅相成的作用，各种营养素之间要有一个适宜的比例。

由于食物中的营养物质分布不均，人们只有摄入各种不同的食物，才能保证机体的足够营养。根据食物和营养物质之间的复杂关系，现代营养学家主张合理膳食（rational diet），又称为平衡膳食（balanced diet），指能满足合理营养要求的膳食，避免出现某些营养素的缺乏或过多而引起机体对营养素需要和利用的不平衡。合理膳食是合理营养的物质基础，而平衡膳食是达到合理营养的唯一途径，也是反映现代人类生活质量的一个重要标志。达到合理膳食的基本要求有如下四点：

（1）提供种类齐全、数量充足、比例合适的营养素：人类的食物多种多样，各种食物所含的营养成分不完全相同。除母乳对 0～6 月龄婴儿外，任何一种天然食物都不能提供人体所需的全部营养素。平衡膳食必须由多种食物组成，才能满足人体各种营养需求，达到合理营养、促进健康的目的，因而提倡人们广泛食用多种食物。建议每日膳食应包含五大类食物，每类食物中选 2～4 种，每日至少要摄入 10～20 种食物，以达到 30 种以上为佳。应该保证产能营养素供能的科学比例；与能量代谢有关的 B 族维生素和能量消耗之间的平衡；必需氨基酸之间的比例合适；饱和脂肪酸与不饱和脂肪酸之间的平衡；钙与磷平衡；微量元素之间的平衡等。

（2）保证食物安全：食品中的微生物及其毒素、食品添加剂、化学物质及农药残留等均应符合食品卫生标准的规定。一旦食物受到有害物质污染或发生腐败变质，食物中的营养素就会受到破坏，不仅不能满足机体的营养需要，还会造成人急、慢性中毒甚至致癌。

（3）科学的烹调加工：食物需要经过科学的加工与烹调，其目的在于消除食物中的抗营养因子和有害微生物，提高食物的消化率，改变食物的感官性状和促进食欲。因此，加工与烹调时，应最大程度地减少营养素的损失并保持食物良好的感官性状。

（4）合理的进餐制度和良好的饮食习惯：根据不同人群的生理条件、劳动强度及作业环境，对进餐制度给予合理安排有助于促进食欲和消化液定时分泌，使食物能得到充分消化、吸收和利用。成年人应采用一日三餐制，养成不挑食、不偏食、不暴饮暴食等良好的饮食习惯（孙长颢，2012；朱启星，2013；凌文华等，2015）。

中国营养学会修订后的《中国居民膳食指南（2016）》建议：食物多样，谷类为主；吃动平衡，健康体重；多吃蔬果、奶类、大豆；适量吃鱼、禽、蛋、瘦肉；少盐少油，控糖限酒；杜绝浪费，兴新食尚。珍惜食物，按需备餐，提倡分餐不浪费。选择新鲜卫生的食物和适宜的烹调方式。食物制备生熟分开、熟食二次加热要热透。学会阅读食品标签，合理选择食品。多回家吃饭，享受食物和亲情。传承优良文化，兴饮食文明新风。

三、限制营养的文化因素

人体平衡膳食、合理营养受许多因素的限制，主要包括生理因素、病理因素、心理因素等。饮食具有明显的社会文化属性，不可避免地受到所处的各种社会因素、文化因素限制。

1. 限制饮食营养的生理因素　①年龄：年龄不同，每日所需的食物量不同。②特殊生理阶段：女性妊娠期、哺乳期对各种营养素的要求较高，尤其是某些矿物质和维生素。③活动：活动量不同的人对营养的需求不同。

2. 病理因素　某些疾病，如肥胖症、心血管疾病、高血压、痛风、胃肠道疾病、口腔疾病、神经系统疾病、严重感染、烧伤、外伤、手术、癌症、结核、甲状腺功能亢进等都影响饮食需要。

3. 心理因素　情绪影响进食，有些人在不良情绪时进食减少，有些人则进食增多。

4. 社会文化因素　民族、宗教、文化、经济状态等影响人的摄食种类和方式。

营养相关知识的缺乏，对自身各种营养素的需要量、食物内所含营养成分及饮食搭配不了解可导致不同程度的营养问题。在我国目前条件下，经济已不是影响热能摄入量的主要因素，不同经济状况对热能营养状况无大影响。但蛋白质摄入量与经济有较明显的关系，高经济收入者的蛋白质营养状况远高于其他人群。膳食结构中提供优质蛋白质的食物量（如猪肉、鱼等）随经济的改善而提高。除经济因素外，人们的文化程度也是影响膳食营养的重要因素，文化程度越高的人群对平衡膳食、合理营养的知晓率越高，更能合理膳食（易国勤等，1996）。

人类社会饮食现象中存在各种各样的奇特习俗和传统。饮食人类学展示给人们的是，在特定的社会、文化和民族中，吃什么，不吃什么，怎么吃，以及人们饮食偏好背后的规范和机制。世界范围内，不同国家、地区和民族存在许多饮食禁忌，如犹太教和伊斯兰教不吃猪肉，印度教不吃牛肉。也有看似怪异的饮食偏好，如马肉是法国人和比利时人的美味，大多数地中海沿岸居民喜欢吃山羊肉，蛆虫和蚱蜢在更多的社会里被当作美食。有些美国人会吃有蚂蚁的巧克力，但大部分美国人不会将之当作食物。在非洲和南美部分地方诸如蚂蚁、白蚁、甲虫幼虫等昆虫都可作为食物，且被认为很好吃。在墨西哥，玉米面饼、豆类和米是普通的食物，而在牙买加，豆类和米是这些地区的人们最喜欢的食品。在中东，很多人会在同一盘中吃麦类和奶酪。每一群体的人都还发展了一种烹调方法，每种烹调方法会有不同的文化理由。

人类学对这些问题存在三种解读方法：文化唯心主义、折中主义和唯物主义。

文化唯心主义者认为，不应当从食物本身的自然属性中去寻找，而应从人们的基本思维模式中寻找。自然物种被选择，不是因为它们是"好吃的"，而是因为它们是"好想的"，另外一些食物则是"不好想的"。在文化唯心主义者看来，人类学家研究饮食方式的主要任务是解码它们所包含的神秘信息。例如，研究古代以色列人的猪肉禁忌，不必研究自然史、考古学、生态学、猪肉的营养价值和生产猪的经济学。

折中主义表面上站在唯心主义和唯物主义立场之间，但实际上有强烈倾向：对具体的饮食方式个案做唯心主义的解释（Harris，1987）。当我们观察与人类饮食习惯相关的象征和文化表现时，只能接受如下事实：其持久性和顽固性是任意原因造成的，其中大部分很难讲出什么道理来（Fischler，1981）。这种观点显然流于唯心主义的不可知论。

唯物主义的解释则总是同更加广阔的经济、人口、环境、生态、地理等因素联系在一起，揭示饮食禁忌与偏好的"文化之谜"，认为"食物是否有益取决于它们是否有利于吃。食物必先填饱其肚子，然后才充实其精神"（Harris，1985）。哈里斯把禁忌产生和发生作用的生态环境、自然地理状况作为考察的重点，得出这样的结论：中东地区的气候和生态环境不适合家猪饲养而有利于反刍动物（牛、羊）饲养，古代以色列人迫于生存压力和人口压力，不得不放弃曾有的养猪生产。现代的欧美人不吃昆虫，认为它们有细菌、肮脏、令人生厌。事实上，人类的祖先是吃昆虫的。中世纪以来，欧洲人也吃昆虫。从营养学的角度看，昆虫几乎和红肉、家禽一样有营养。昆虫携带的细菌可以通过烹煮杀死。以生态学的最优化觅食理论预测：狩猎者和采集者将只寻觅和收获相对于"处置时间"（追寻、杀死、运载、烹煮等）能得到最多热量回报的物种；只要新项目增加了觅食活动的总效率，该项目就会被添加到他们的食谱中。欧美人有足够的牛肉、羊肉、禽类和鱼肉，连马肉都看不上，怎么会食用昆虫呢？中国六大区域（华北、东北、华南、西北、西南、华东）在饮食内容、方法乃至生活方式方面的差异，就受制于土壤、气候、地理环境等难以改变的基础结构（Anderson，1988）。湘菜、鲁菜、川菜、淮扬菜、东北菜等菜系的分野背后，也有着自然环境因素的力量。在这一点上，观点各异的食物研究者们也颇有共识："我们是什么人就选择什么食物"（Gabaccia，1998）。当今的饮食领域，出现了许多有待研究的新议题。例如，20世纪90年代前人们主要吃肥肉，90年代后瘦肉取代了肥肉的地位，蔬菜取代了肉食的地位；30 多年前，人们把发胖看作展示生活富裕、身体健康、家境富有的标志，而消瘦被看作倒霉、疾病和早死的征象，唯恐避之不及（Watson，2001）。进入 21世纪后，肥胖成为一种病症，减肥成为时尚。我们也看到，麦当劳、肯德基、可口可乐等世界大牌食品几乎不受气候、地理等自然环境因素的制约而向全球扩张。并且在一个世俗化的当下时代，即便是有本土特色的食品，也被"文化人"建构出来，文化经济由此成为当前经济活动的重要景观。在西方，人文社会科学领域里发生的一个转向，是关注"文化中介者"在各种各样消费品形象、消费经验、消费认同和生活风格形塑过程中的作用和机制。像葡萄酒那样的商品，酿造人、营销人员、公关人员、调酒师和分销商等，在酒的出处及消费方面，发挥着不可忽视的建构作用（Maguire，2010）。在中国方兴未艾的"文化搭台、经济唱戏"中，或真或假的"起源故事""古代传说"在地方小吃、地方酒、土特产的塑造和营销中，或积极或消极的影响日益凸显。无论我们秉持什么观点，食物都是探知分析文化特性的一个重要视角。在这个领域里，有待我们探寻的问题远比我们已经获知的知识和观点要多得多。作为一种研究策略，文化唯物主义依然具有科学认识价值，同时也面临着全球范围内饮食变迁新景观的挑战（张敦福，2012）。

四、营养与生殖

任何物种（包括智人）要想生存，繁殖必须成功，虽然生物繁殖超出了个人及社会的控制能力，但营养对生殖很重要，营养与繁殖的关系自然成为营养人类学家所关注的焦点。

从人口统计学的观点看，一个妇女从月经初潮至停经，这期间包括受孕、妊娠、生产，以及随之而来的哺乳期、产后无生育能力期，而一旦恢复排卵，则又等待受孕，当妊娠期固定在非常有限的生理期限内时，分娩间歇的其他因素却大多都控制在生物行为之下，正如生殖周期的妇女有完全生育能力的限制一样。

可能由于营养的影响，生殖周期的出现甚至会更早。威尼可夫（Winikoff）指出，在母亲与女儿之间有着连续的循环关系，以致健康状况与营养状况能一代代地延续下去，妊娠期间营养不良会导致不太健康的胎儿出生，也会出现母亲哺乳和照料婴儿时能量及其他营养品的低储存，导致母亲储存营养不足而进入下一个生殖周期，如果婴儿是女孩也会使其经历自己母亲那样受损的生长成熟周期，然后，其又以非最佳的营养状态开始了自身的第一次妊娠。

几十年来，研究者们注意到，通常在男性有明显优势的文化中会有对女孩的选择性的营养歧视。据杰里夫特（Jellift）报道，男孩在 6 个月时举行印度教仪式，而女孩在 7 个月时举行，仪式之后补充母乳，喂养的女孩更易过早衰老，因为女孩与女孩之间的生育间歇比男孩要短。林登鲍姆（Lindenbaum）报道，在孟加拉国，女孩在初学走路时所得到的食物与照顾均较男孩少，在非洲西部、苏丹及其他地区，也出现了类似对女孩的不重视与歧视现象。

年纪大一点的女孩通常遵循其母亲的饮食方式，即首先满足男性，然后吃一些剩下的、较男性获得的营养成分少得多的食物。因为母亲的身高及妊娠前的体重能很好地预测出生婴儿的大小及营养状况，所以剥夺妇女或生长期女孩的营养物质会产生深远的影响。

尽管在孕妇及其与胎儿之间的关系中，婴儿被认为是一个主动的寄生虫，而母亲是被动的营养资源，但现在医学家们更倾向于认为：母亲作为环境影响的过滤器起到积极的作用，而胎儿是被动的接受者。这种定位的变化对于理解妊娠妇女的饮食对于她们婴儿的分娩结果是非常重要的。

总的来说，胎儿的生物学需求似乎与妊娠妇女的行为及文化习惯有矛盾，妊娠是营养物质需求不断增长的阶段，但存在着对食物的渴望与厌恶。在一项对美国妇女的研究中，妊娠期间 76% 的妇女至少有一种渴望，85% 的人至少有一种厌恶，而实际的饮食消费就遵循这种对食物的态度转变。亨特（Hunter）对黏土消费提出了"文化营养"的假设，把它看成是以真正的生理需求为基础的民族习俗。

除了饮食方面个人习性的变化外，许多文化还对妊娠期间的食物作了限制，这些禁忌似乎使母亲的营养不良成为一种潜在性。事实上，就像拉德门（Laderman）所表明的，得出这样的结论需要实际的饮食摄取与对禁忌遵循两方面的资料，她提出，马来西亚妇女所报道的食物禁忌通常是饮食中不太重要的食物，而且也存在妇女们可以违反这些禁忌的制度。另外，一些观察家指出禁忌具有保护性质。胡克（Hook）指出存在着对诸如咖啡和酒类这些致畸自然食物的厌恶。拉德门提出，妊娠期间禁食的几种鱼可能是有毒性的。

分娩之后，婴儿的营养需求可以从多个方面得到满足。营养人类学家已经对有关婴儿喂养方法进行了研究，如果孩子是母乳喂养的，就会经历逐渐摆脱完全依赖妊娠母亲的转变时期；如果不是母乳喂养，这种转变在出生时就会突然发生。

由于人类具有哺乳的遗传特性，妊娠期间母亲会出现脂肪沉积，为哺乳提供能源，这缓解了母亲产后因饮食摄取变化而引起的婴儿的营养波动。比阿托（Beaton）计算得出，给妊娠的母亲补充 34 000kcal 热量仅能使婴儿出生体重增加 100g，但却使孕妇体重增加6.8 磅（1 磅=0.4536kg），这表明为哺乳而进行的 23 000kcal 热量储存，这种能量的优先储存可能表明，人类在没有可依靠的食物供应环境中进化。母乳脂肪含量相对低而糖类含量高，由于脂肪有很大的饱胀感，母乳喂养可能需要频繁的短期喂奶，这就要求母亲与婴儿不能长时间分开，这和食虫目动物（与人类最近的灵长目动物）把幼儿藏在洞穴中形成对照，食虫目动物产出高脂肪的乳汁，频繁的喂奶对于母亲有两个明显不同的影响，同时也对护理婴儿有直接的益处。首先，频繁喂奶所产生的激素变化改变了母亲的脂肪细胞作用方式，乳房的那些脂肪细胞会主动地从血液中吸取脂类然后转变成奶，外周脂肪细胞没有这种吸收机制，因此，不能使食物中的脂类进入乳房产生乳汁；其次，频繁的喂奶产生的激素变化抑制了排卵，推迟妊娠，使婴儿竞争母爱与乳汁，延迟另一个婴儿的出生，有利于减少人口的增长。

目前医学界建议在出生后的前 3～6 个月给母乳喂养，同时给些半流食作为母乳喂养饮食的补充，母乳喂养至少持续 1 年，但是，几乎没有任何群体遵循这种方式的喂养。

过去几十年，从发达国家早期一些地区非奶食物的引入及最近在其他地区类似食物的引入所获得的资料揭示，大量的习俗都明显区别于推荐饮食，这包括广泛应用商业公式化的饮食及其他母乳替代品。总的来说，在发展中国家，人工喂养与母亲是否受过高等教育及其社会经济地位有关。

营养人类学家对这一习俗的社会、经济、文化基础进行了大量的研究。古斯勒（Gussler）把这种模式总结为：①社会生活方式的变化，特别缺少大家庭的支持；②妇女经济角色的改变，特别是新的劳动方式不适合母乳喂养及传统的照管婴儿；③由于心理压力而引起的哺乳问题的不断增长；④现代的非传统的健康保健及设施的应用，特别是在分娩中的作用尤其如此；⑤对于性及身体的态度与观念的改变；⑥商业性婴儿食品与喂养装置的可获得性。

改变母亲工作方式已成为引人注意的主题,在美国,母亲在外工作的比例正在逐渐增大。在发展中国家的城市,存在着同样的赚工资的劳动者;在乡村,妇女的地位与责任也发生了变化,这通常是有计划的或无计划的发展活动的结果。妇女工作的大量变化,已引起了母亲与婴儿身体的分离,随之而来出现了保存母乳产品及母乳喂养的一些问题。

诺拉伍(Nerlove)和古斯勒(Gussler)强调分离与非分离活动概念的重要性。根据流行的观念与信仰将活动分类。如果母乳喂养是非分离的,那么即使非家务性工作也被认为是非分离性的,母乳喂养仍是适合的;相反,如果看管婴儿是分离性的活动,这些活动将提供一种方法来改变非分离工作活动的需求。玛萨尔(Marshall)和他的同事们指出,在南太平洋地区,传统的与现代的工作方式怎么相互作用影响婴儿的喂养及其中的差异性。这些资料提出了多种方式,不同文化以这些方式分类,对妇女的时间与能力提出了强烈的需求,即使在某单一文化内也是如此,他们展示了近年来文化改变的喂养角色并纳入现代医院的规章制度中。经济上的改变与正在改变着的价值观念共同作用,使母乳喂养行为受到侵蚀。

并不是所有这样的喂养行为都是近年来文化改变的结果,某些人类学家注意到,早期应用奶嘴及以麦片粥作为母乳替代品可追溯到种植园时期,妇女的经济角色是奴隶或自由劳动者,早期的贴补作为一种方式鼓励妇女尽可能快地返回到工作岗位。当时,这种喂养方式也出现在英格兰的上层社会中,现今所发现的母乳替代品的配方与 18、19 世纪欧洲史料中所发现的非常类似。

奎安德特(Quandt)的工作展现了母乳喂养期间把母亲与孩子分开对于母乳喂养的潜在影响。在美国的母亲当中,住房大小、结构等环境因素的差异都有助于母亲与孩子的分离,并出现母乳喂养方式的差异及单纯母乳喂养期限的变化,这项研究表明,即使单纯母乳喂养的愿望很强烈,但把母亲与孩子长时间分离的额外工作也会使这些愿望难以实现。

母乳喂养直接受生物学控制,但这种或其他的婴儿喂养方式也起间接的生物调节剂作用。奎安德特指出,较小的婴儿往往能快速补足奶,这可能是由于母亲对身材较小的婴儿的格外关心。布赖恩特(Bryant)发现在古巴人、波多黎各人和安哥拉人喂养方法上的差别,这些差异由母亲对婴儿身体大小的评估,由与身体大小相关的文化观念与信条来决定。克拉沃(Craver)发现,为肥胖婴儿推荐的饮食常由于母亲对孩子,尤其是男孩子,长得很大引以为自豪而大打折扣。当然并不是所有的文化都提倡婴儿大一些及通过喂养促使他们生长。奈克特(Nichter)注意到,从南亚提供的信息来看,他们的孩子是不吸引人的,而且是不健康的,至少是因为部分孩子以当地的标准来说体形是差的。有的学者指出,当地方性营养不良导致一群孩子身材矮小时,那么这样的身材可能被认为是正常的,往往会对"异常"孩子的喂养方法进行抵制。

总之,包括妊娠、分娩及哺乳在内的生殖领域已成为医学人类学的一个主要焦点,并且在生物学上生殖的各方面都受营养的影响,特定的文化环境是妇女经历过的,这一事实使营养人类学家对这项研究给予特别关注。

五、营养不良

营养不良(malnutrition)是指由于一种或一种以上营养素的缺乏或过剩所造成的机体

健康异常或疾病状态，表现为营养不足（nutrition deficiency）或营养过剩（nutrition excess），这两种形式的营养不良的原因与结果都与生物学及文化有关。营养失去平衡就可产生营养不良。

在世界 70 多亿人口中，有数以万计的人因缺乏食品而营养不良。按人口平均计算，不是因为世界粮食产量不够，而是因为食物分布不均及不正确的饮食习惯。目前，仍无精确数字表明世界上究竟有多少人挨饿，也难以划清合理和不合理的营养界限。但是，在许多国家，饥饿已成为妨碍人们健康的主要因素之一。营养不良可以降低人们的抗病能力，导致多种慢性疾病的发生。专家们认为，婴儿断奶以后，如果缺乏含蛋白质的食物，可能会影响大脑的生长和发育。一般认为，营养不足主要是由于一些国家无能力生产足够的粮食以满足人口迅速增长的需要而引起的。所以，只有通过发展农业，提高粮食生产，才能从根本上解决营养不良问题。但是，也有许多营养不足问题与食物短缺无关，而是由于人们的错误饮食习惯造成的。例如，某些宗教和社会习俗的忌食现象会严重影响人们合理地利用当地的一些食物，人们不应忽视这些文化因素。不仅在发展中国家，发达国家中这种因不良饮食习惯引起的营养不良现象也并非少见。认识到营养不良与文化的关系之后，许多国际组织和国家机构在强调增加粮食生产的同时，也十分重视改善人们的传统饮食习惯，以最大限度地利用好现有的营养条件。大量的事实证明，人们的饮食习惯是最难改变的习惯势力之一。人们从小就知道喜欢吃什么，不喜欢吃什么，什么能吃，什么不能吃，哪些食物对健康有益，哪些属于宗教饮食等。和其他习惯一样，只有与整个社会文化联系起来，才能理解人们的饮食习惯。对于多数人来说，改掉长期形成的饮食习惯，开始一种新饮食是十分困难的。因此，在一项饮食习惯改革计划中，必须把饮食习惯理解为一种社会习惯。探讨特定文化对日常饮食的影响无疑是人类学家的任务之一。在饮食文化方面，中国为人类做出了巨大贡献。中国的食源开发和物种驯化在世界上进行得最早，成果也最多，光食用菌就有几百种。中国古代强调的五味调和阴阳平衡，已被现代科学证明是正确的；中餐以素食为主，五谷杂粮与蔬菜搭配证明也是合理的。

目前，全球存在着营养不良和营养过剩的双重挑战。由于战争、灾荒、难民等引起粮食短缺，出现营养缺乏，而在发达国家和部分发展中国家又存在营养过剩现象，引起过重和肥胖。

通过比较营养不良决定因素的社会科学思想模式与营养科学思想模式，可以看出生物文化方法的价值。社会科学一般是分析社会经济因素之间的联系，而且在某种程度上，分析营养不良的观念与信仰，包括许多可变因素如家庭收入、母亲的教育程度、父亲的职业、社会等级及身体大小的价值。所有已发现的关系都有很强的跨文化性质；相反，营养科学更关注的是饮食摄入方式及活动标准，也包括环境污染及有关的传染性疾病。

（一）营养不足

1. **蛋白质-能量不足**　各种营养素的缺乏都可产生相应的缺乏病，如目前世界上流行的四大营养缺乏病，即蛋白质-能量营养不良（protein-calorie malnutrition，PCM）、缺铁性贫血、缺碘性疾病、维生素 A 缺乏病；此外，钙、维生素 D 缺乏可引起佝偻病，维生素 B_1 缺乏可引起脚气病，维生素 C 缺乏可引起坏血病等。

20 世纪 30 年代，英国医生塞西丽·威廉姆斯（Williams，1933）首次确认营养缺乏性疾病，她当时对症状的描述为皮肤菲薄，头发及皮肤颜色变浅，体重减轻，易怒及其他的流行病学症状，并把这些归因于蛋白质的缺乏。后来，她把这种小儿恶性营养不良命名为加西卡病（红体病，kwashiorkor），这个名字来源于加纳语，意思是大孩子在下一个孩子出生时所患的病。随后，特洛威尔·戴维斯（Trowell Davies）和迪安（Dean）把消瘦与红体病区分开来，在后来的 20 多年里，医学专家与营养学家讨论了这些疾病的病因。现在普遍认为，能量缺乏，尤其是蛋白质缺乏是主要病因，这个问题远比维生素 A 缺乏更复杂，因为维生素 A 缺乏补充后能消除或缓解营养不足的症状。

不管用什么名字，一般营养不足在许多群体中都有相同的分布类型，它最常见于发展中国家及发达国家社会经济地位较低的群体中，而且通常最先见于刚断奶的婴儿及 1～4 岁儿童中。

研究活人和尸骨的人类学家已注意到，农业区儿童营养不足较猎人聚居区更盛行。例如，卡西迪（Cassidy）比较了来自肯特基两个考古学地点的尸骨，一个是 Indian Knoll，约 4000 年前是猎人聚居区，另一个是 Hardin Village，在 1500～1675 年农业人口居住于此。这两个群体的死亡轮廓图表明，在 Hardin Village，17 岁之前儿童死亡数明显多于 Indian Knoll，而且在 1～3 岁有明确的差异。营养不足在群体内及群体间的分布与许多因素有关，在定居人群中，传染性疾病更常见，而且刚学会走路的婴儿由于母乳作用的不断减弱，免疫及不断接触外源性病原体而易感染。这种感染与营养不良的协同作用也有记载。

刚学会走路婴儿的营养不足，与断奶食物及儿童食物的低能量有关。应用营养人类学家已经引进与发展高能量制品，认为接受新食物的阻碍可以通过教育和社会市场收入资助计划来克服。卡西迪描绘了营养不足在跨文化上的差异，她写道"蛋白质-能量营养不良"是一个西方起源文化范围综合征，它在许多文化中缺少特点。她指出，个人的概念儿童真正成为群体中的一员时，是由其文化确定的并且可能由文化局外人把食物有关的行为解释为疏忽。迪特魏勒（Dettwyler）也提出了在马里改善儿童营养状况的类似的障碍。

食物、感染、工作的季节性与每年的营养不足周期有关，例如，冈比亚的研究表明，能量失衡的季节性影响是怎么与出生体重及母乳产生的季节性模式有关的。人类学家已经鉴定出许多调节季节性影响的特殊文化技术，在收获之前，比较热的月份里逐渐限制食物消费与能源支出，这种在文化上控制贫乏的周期使他能把粮食储存在谷仓里，以便满足收获与再种植庄稼时大量劳动的需求。

在过去的 20 年内，营养人类学家把营养不足的研究方向转向家庭。在家庭中，人口统计与社会经济的限制转变为某种特殊的行为，由它来决定哪一个人将会营养不足，哪个人不会，这项研究的中心被称为"营养的家庭产物"。

尽管在营养方面，把某一家庭的全家人作为食物的生产与消费单位已有很长的历史，但只是在最近才认识到，把家庭作为营养焦点的复杂性，人类学家遇到了确认家庭界限时的困难，例如，在非洲一夫多妻的家庭的复合体，个人"厨房"通常是生产与消费的单位，当然也有例外，即使在美国，家庭的界限也很模糊，例如，格罗格（Groger）发现在非洲——美国人长辈们把土地划分给孩子们，而孩子们则以有利的社会支持作为回报，两代人之间的食物交换发生在有规律的基础之上。

营养人类学家已经揭示了家庭在食物获取、分配、消费方面的动力。由迪沃尔特（Dewalt）提出的营养决策的概念是理解家庭之间差异的关键，营养决策是在家庭中，为满足其生物需求食物而产生的决定，它决定了食物购买与生产类型。家庭之间的差异，导致根据经济资料所不能预测的营养状况的差异。

目前，人类学家在性动力、权利关系、家庭收入分配、劳动力划分方面的兴趣已经和解释家庭内营养状况差异联系起来。年龄小的儿童在粮食短缺时期有优先被喂养的权利，因此他们的营养状况很少有季节性波动；相比之下，有的地方成人吃得比儿童要好，原因是孩子们"什么事也不做"，因此不可能饥饿。在家庭餐桌上，吃肉与"再来一份"这些特殊的饮食行为方面存在年龄与性别的差异，结果导致女性尤其是比较年轻的妻子们饮食摄入不足。这些研究表明，家庭力量在决定谁吃什么方面有决定性作用，而且营养状况在某一群体内与群体之间的差异可能与这些非生物因素有关。

母亲的教育水平与孩子的饮食状态直接相关，教育水平低的母亲不知道市上出售食品的营养价值。Baer 的研究发现，低收入家庭往往消耗大量的豆类和谷物，高收入家庭往往消耗较多的水果、蔬菜、牛奶和肉类。这种情况与营养不良有关。食物仅限于当地或民族食品（如玉米和豆类）的地区，这样的地区与营养不良发生地区是一致的。此外，营养不良与家庭压力水平是呈正相关的，饮食限制、宗教、治疗仪式和很多其他的文化因素都阻碍适当饮食进入。如非洲母亲常常给患腹泻的孩子饥饿饮食，引起急性营养不良，而且也易患感染。墨西哥儿童营养不良的状态不同，主要归因于文化食物的类型和（或）家庭收入的不同。

由于疾病的性质不同，患某些疾病的个体对营养不良易感。在非洲大部分地区由于 HIV 感染，成人与儿童具有较高的继发性营养不良发生率，事实上，非洲儿童 HIV 感染所致的营养不良比非洲感染者营养不良的儿童发生率高 17 倍多，而且死亡率高。

2. 微营养缺乏（micronutrient）　糙皮病（pellagra）和蛋白质缺乏常发生在主要依靠谷物辅以其他一些食物生活的地方。疾病的特点是腹泻、皮疹、精神紊乱，但在中美洲却不常见，因为该地区的人们用碱处理软化了谷物。

以谷物为基础的饮食类型，主要以谷物为主辅以少量其他的食物，但人们却出现了由于缺乏维生素 B_1 发生脚气病的危险。脚气病可影响神经系统，导致瘫痪或引起心脏病，在饮食中添加维生素 B_1 可减少脚气病的发生。饮食中缺少维生素 A 可导致眼干燥症，这是失明的主要原因。尽管在农业社会生活的人可以吃到足够的食物，但若是缺乏某一种营养素，人们仍可发生营养问题。

亚洲各地区均可发生微营养不良，且主要发生于儿童生长发育期，主要原因是饮食中缺失一种至几种基本的营养成分。在东南亚很多人的饮食中缺乏含有维生素 A 的绿色和黄色的水果和蔬菜，导致了夜盲、视物模糊、眼干燥症、角膜退化。维生素 A 缺乏被认为是印度、巴基斯坦、印尼、孟加拉、菲律宾的主要公共卫生问题。

（二）营养过剩

营养素摄入过多，可产生营养过剩性疾病，如高热量、高脂肪、高蛋白，特别是动物性脂肪摄入过多，可以引起营养过剩性疾病，如肥胖症、高脂血症、冠心病、糖尿病等；此外，维生素 A、D 摄入过多，可造成维生素 A、D 中毒，一些营养素摄入不合理还与一些肿瘤的发病有关，如脂肪摄入过多与乳腺癌、结肠癌的发病有关。近年的膳食营养状况研究显示，中国居民存在着一些微量营养素（如铁、钙、维生素 B_2、维生素 A）缺乏和一些营养素过剩而导致慢性病患病率居高不下的双重挑战。

　　把营养过剩作为营养不良的特征是近年才出现的现象，它反映出营养过剩的自然史及流行病学特点，也反映了慢性疾病研究方面的进展，营养过剩目前已被认为是慢性疾病的致病危险因素，这些又反映出肥胖的生物文化基础。

　　进化论及营养节省的概念对于理解人类以脂肪的形式储存过多的能量摄入能力是很有用的，但这种状况对健康有相当大的副作用。对哺乳动物体成分的回顾表明，人类是相对肥胖的哺乳动物。另外，智人有使脂肪细胞增大及产生新脂肪细胞的能力以积累大量的脂肪组织，人类像普通的哺乳动物那样，脂肪储存意味着能量的保存，而不是隔离寒冷，这使人类学家将食物贫乏看作是有利于能量储存的选择性压力。对人类历史中粮食情况的回顾表明，粮食贫乏与短缺是很常见的，以前人们主要靠搜寻提供食物，这种食物获取方式在满足每一天的需求方面是非常成功的，但与过剩食物的储存、积累并不一致，食物储存的物质文化对于后来的食物策略是一个里程碑，在游牧部落生活的环境下，脂肪细胞内储存过多能量与添满谷仓为食物生产者作准备有同样的选择性优势。

　　尽管工业时期以前，粮食生产者有储存多余粮食的物质文化，但粮食短缺问题他们也未能幸免，根据人种史及考古史的记载，饥饿时期是粮食生产周期的常规组成部分，像搜寻者一样，粮食生产者也通常要经历每年的体重增加与周期减少，因此，持续性的粮食短缺为现今产生肥胖的能源效率提供了很强的选择性压力。

　　以脂肪形式储存过多能量的能力是人类的特征，这已从肥胖与现代化之间的明显联系得到证实。普遍肥胖大约于 200 年前在欧洲出现，那时社会富足程度达到即使是穷人也能有足够的食物而变得肥胖。很明显，不仅粮食充足能引起肥胖，而且饮食成分的脂肪过多、多不饱和脂肪酸与饱和脂肪酸的低比率、低水平的纤维成分等，转变为高热量型也有助于形成肥胖。比较美国人与世界其他地区的肥胖发现，在美国人中，肥胖是许多疾病综合症状的一部分，这些疾病包括非胰岛素依赖型糖尿病及胆囊功能紊乱，而不包括生育年龄女性的冠心病，亚洲迁移到美洲的一小部分人群的食物短缺选择压力有利于脂肪储存及脂肪代谢，对于生育年龄的妇女尤其如此，这种营养节省将使得游牧民族狩猎聚居者在寒冷的气候中有明显的优势。

　　回顾一下人种史记载的广泛实例（不包括病态的肥胖）发现，肥胖带有健康、繁荣、多子、性感及其他具有积极含义的社会意义。甚至在当代的美国社会，某些群体仍把身材魁梧作为理想体型。

　　确实，从跨文化的角度考虑，目前源于美国的有关妇女消瘦的观念是反常的。这种以瘦为美的文化观念，已经影响到包括中国在内的世界大多数国家。当前，一些欧洲国家限制过瘦的模特儿走上舞台，实际上已经意识到过度减肥对人体的危害。

　　过度营养主要是过重与肥胖，这主要发生在发达国家。2015 年，美国 5 岁以下儿童超重率为 5%，而成人肥胖率为 32.6%（男）和 34.7%（女），英国成人肥胖率也在增加，为 26.9%（男）和 24.8%（女），较 2003 年有明显增加（国家卫生和计划生育委员会，2016）。

　　肥胖与许多慢性退行性疾病有密切联系，波金（Pokin）认为肥胖是营养转变的结果，这种营养转变类似于解释遍布现代化社会的出生、死亡、疾病变化的人口统计学及流行病学转变。

　　流行病学分析已经发现肥胖与慢性疾病之间的广泛联系，人类学家及其他人仍把焦点聚集于这种关系的复杂性上，认为老年人的高死亡率与体重、体重指数的最高百分率和最低百分率有关，另外，他们还认为体重减轻是死亡的先兆，而与吸烟及疾病状况无关。

（刘万洋 席焕久）

第三节 饮食的致病和治疗作用

一、致病作用

一个人一生之中至少要消耗的食物为体重的 100 倍，包括 75 吨水、18 吨糖类、1.3 吨脂肪、2.5 吨蛋白质。可能有 50 吨或者更多的食物进入我们的身体并对我们的健康产生巨大而深远的影响。人们从未像今天这样关注饮食对健康的影响，而不均衡的饮食也使人们为之付出了巨大代价。

（一）主要营养缺乏相关疾病

1. 蛋白质-能量营养不良（protein-energy malnutrition） 该病是指膳食中蛋白质和热能摄入不足引起的营养缺乏病，是世界范围内最常见的营养缺乏病之一。主要发生于 5 岁以下的儿童。临床表现为消瘦、水肿等，体内物质代谢的变化引起生化指标的改变，如血中总蛋白降低、血浆氨基酸的变化等，可导致儿童生长发育障碍、机体抵抗力降低，重者死亡。婴儿的非母乳喂养或母乳喂养时间过短，以及断奶后未及时供给富含蛋白质的食物都可引发这些问题。另外，儿童患腹泻、感染或某些传染病时，机体对蛋白质的吸收利用发生障碍，而体内对蛋白质的需要又增加，结果造成蛋白质营养水平下降。胎儿时期营养不良、早产儿、出生体重过低的新生儿、孪生儿也易于发病。社会经济水平低下、食物供给不足、文化教育不普及、卫生事业不发达也是造成本病的原因。在发展中国家和发达国家的贫困地区均有发病。

本病常伴有其他营养缺乏症，尤以维生素 A 缺乏症为多见，可有眼角膜软化甚至穿孔，也可出现维生素 B 缺乏引起的口角炎，重者出现营养性贫血、脱水和电解质严重紊乱、各种感染及传染病等。严重病例需要住院治疗，尤其是伴有感染和脱水的病例，要及时给予饮食和对症治疗。中度患者主要是供给足量的优质蛋白和能量并控制感染。

针对营养不良发生的原因，采取相应的预防措施。婴儿应尽可能给予母乳喂养，断奶时间不要过早；采用含蛋白质丰富的断奶食品，及时添加辅食；改进饮食卫生、个人卫生和家庭卫生，控制儿童的腹泻和感染；进行有计划的营养调查和监测，及时采取卫生保健措施。

2. 缺铁性贫血（iron deficiency anemia，IDA） 是指机体对铁的需求与供给失衡，导致体内储存铁耗尽（iron depletion，ID），继之红细胞内铁缺乏（iron deficient erythropoiesis，IDE）从而引起的贫血。机体铁缺乏是一个不断进展的动态变化过程。IDA 是铁缺乏症（包括 ID、IDE 和 IDA）的最终阶段，表现为缺铁引起的小细胞低色素性贫血及其他异常。需铁量增加而铁摄入不足、铁吸收障碍、铁丢失过多均可引起缺铁性贫血，患者可有乏力、易倦、头晕、易感染等症状儿童还可表现为生长发育迟缓、智力低下等。

IDA 在全世界范围内普遍存在，是最常见的贫血，影响了全球 30% 的人口。其发病率在发展中国家、经济不发达地区及婴幼儿、育龄妇女中明显增高。铁缺乏症主要和下列因素相关：婴幼儿辅食添加不足、青少年偏食、妇女月经量过多/多次妊娠/哺乳及某些病理因素（如胃大部切除、慢性失血、慢性腹泻、萎缩性胃炎和钩虫感染等）等。

3. 缺碘性疾病　是一种分布极为广泛的地方病，除了挪威、冰岛等少数国家，世界各国都不同程度地受到缺碘的威胁。据估计，全球受碘缺乏威胁的人群约为 16 亿，我国有 7 亿多人居住在缺碘地区（孙殿军，2011）。食物和饮水中缺碘是其根本原因，缺碘使甲状腺素合成障碍，从而影响生长发育。临床表现的轻重取决于缺碘的程度、持续时间及患病的年龄。胎儿期缺碘可致死胎、早产及先天畸形；新生儿期则表现为甲状腺功能低下；儿童和青春期则会引起地方性甲状腺肿、地方性甲状腺功能减退及单纯性聋哑。长期轻度缺碘则可出现亚临床型甲状腺功能减退，表现为轻度智能迟缓或轻度听力障碍，常伴有体格生长落后。碘缺乏病的预防措施主要包括食用碘化食盐，多吃海带、紫菜、海藻、海鱼虾等含碘丰富的食物。

4. 维生素 A 缺乏　是世界范围内的营养缺乏病，每年可造成 100 万～250 万人死亡，50 万学龄前儿童因维生素 A 缺乏而致盲，因维生素 A 缺乏而患眼干燥症的人数高达 1000 万人以上。维生素 A 缺乏主要发生在亚洲和非洲，这与亚洲人和非洲人饮食中植物性食物类胡萝卜素的摄入量占 80% 以上有关。相反，欧洲、美洲、大洋洲人群较少发生维生素 A 缺乏，与他们饮食中动物性维生素 A 摄入较多有关。我国儿童维生素 A 缺乏占 11.7%，可疑缺乏者占 39.2%。我国为中度儿童维生素 A 缺乏的国家，其中城市为轻度缺乏地区，农村为中度缺乏地区，西部地区的农村为重度缺乏地区。

按维生素 A 缺乏严重程度，将其分为两类，一是临床维生素 A 缺乏，指患者出现夜盲症、眼角膜或结膜干燥、毕脱斑、角膜软化、角膜溃疡或瘢痕等临床表现。据估计，全球有 280 万 0～4 岁儿童患临床维生素 A 缺乏；二是亚临床维生素 A 缺乏，指血中维生素 A 降低，而无上述临床表现，貌似健康的人群。据估计全球有 2.51 亿儿童存在亚临床维生素 A 缺乏，这些儿童虽无维生素 A 的临床表现，但抵抗力低、生长发育迟缓，易患呼吸道感染和腹泻等疾病且较严重，死亡率高，严重危害儿童健康。人类所需的维生素 A 来自动物性食物和植物性食物。动物性食物直接提供维生素 A，植物性食物（蔬菜、水果等）主要提供类胡萝卜素，然后其在人体内可转化为维生素 A。

（二）主要营养过剩相关疾病

与营养缺乏病相反，营养过剩相关慢性病主要包括肥胖、糖尿病、高血压、血脂异常、脂肪肝和痛风等。慢性病是现阶段威胁大众健康的最主要疾病。慢性病有一个相对长的"潜伏期"，在这个"潜伏期"中，原本可能有机会阻断或延缓慢性病的发生和发展，但若把握不住这个"机会"，不仅不能阻断疾病，反而会加速疾病的发生。另一个值得关注的问题是，慢性病的发生呈现年轻化的趋势，这提示我们，合理饮食要从孩子开始抓起。

很多慢性病的发病基础是不健康的生活方式，不仅仅包括饮食，还有运动及心理等。由于不合理饮食等生活方式导致的慢性病呈现逐年迅速增加的趋势。我国慢性病患病率按人数算已由 2003 年的 123.3‰增至 2013 年的 245.2‰；按例数算，由 2003 年的 151.1‰增至 2013 年的 330.7‰（国家卫生和计划生育委员会，2016）。2012 年，我国城乡居民平均能量摄入量为 2172kcal/（人·天），较 10 年前减少 81.5kcal，但脂肪供能比在升高。居民平均脂肪摄入量为 80g/(人·天)，较 10 年前增加 3.8g，供能比为 33.15%，超过国际推荐上限的 30%。成人超重率达到 30% 以上。《中国居民营养与慢性病状况报告（2015 年）》显示，与 10 年前相比，我国居民平均每天多摄入 3.8g 脂肪，成人超重率从 22.8% 增长到 30.1%，高血压患病率从 18.8% 上升至 25.2%，糖尿病患病率激增至 9.7%。这表明居民膳食结构的较大变化，导致慢性病增多。

1. 肥胖　指人体脂肪的过量储存，表现为脂肪细胞增多和（或）细胞体积增大，即全身脂肪组织块增加，与其他组织失去正常比例的一种状态。机体的能量摄入大于机体的能量消耗，从而使多余的能量以脂肪形式储存，最终导致肥胖。

现代社会肥胖发生的原因有遗传因素、环境因素及其交互作用等。城市人口运动量减少、脂肪含量高的食物摄入增多，不良的生活方式导致营养过剩，表现为超重、肥胖。

（1）生命早期营养对成年后肥胖发生的影响：生命早期机体处于旺盛的细胞分裂、增殖、分化和组织器官形成阶段，对外界各种刺激非常敏感，并且会产生记忆（又称代谢程序化），这种记忆会持续到成年，对成年后的肥胖及相关慢性病的发生、发展有重要影响。

（2）膳食结构不合理对肥胖发生的影响：谷类和根茎类食物消费过少，而动物性食物和油脂类消费过多。高能量密度食物摄入过多，脂肪供能 >30% 甚至 35%。

（3）摄食量过大：能量摄入过多会直接导致肥胖。摄食量过大的原因：①遗传因素；②社会、环境及心理因素；③个人饮食习惯，如进食速度过快、咀嚼次数过少、暴饮暴食、进食时间过长、习惯吃零食、吃夜宵、三餐分配不合理。

肥胖的营养防治的首要任务是在公众中宣传肥胖对人类健康的危害，指导居民合理膳食。纠正不良饮食习惯、生活习惯，多参加户外活动和体育锻炼。控制总能量摄入、改变宏量营养素的构成，多摄入低血糖生成指数膳食，补充维生素、矿物质和生物活性物质。

2. 高血压　这是一种以体循环动脉收缩期和（或）舒张期血压持续升高为主要特点的心血管疾病，具有发病率高、病残率高、致死率高、治愈率低等特点。相关危险因素包括肥胖、胰岛素抵抗、某些营养素的过量或不足、过量饮酒、老龄。高血压是脑卒中、冠心病、心力衰竭、肾衰竭等疾病发生的危险因素。

肥胖或超重是血压升高的重要危险因素，尤其是中心性肥胖；钠的摄入量与血压水平和高血压患病率呈正相关；钾盐摄入量与血压水平呈负相关。膳食补充钾对高钠引起的高血压降压效果明显，可能与钾促进尿钠排泄、抑制肾素释放、舒张血管、减少血栓素的产生有关；膳食钙摄入不足可使血压升高。美国全国健康和膳食调查结果显示，每日钙摄入量低于 300mg 者与摄入量为 1200mg 者相比，高血压危险性高 23 倍。钙能促进钠从尿中排泄。镁摄入量与高血压发病呈负相关；增加多不饱和脂肪酸的摄入和减少饱和脂肪酸摄入均有利于降血压；少量饮酒有扩张血管的作用，但大量饮酒反而有收缩血管的作用。

高血压的营养防治重在健康教育，改变生活方式，如减重，低盐、低饱和脂肪酸、低胆固醇饮食，有氧运动，足够的膳食镁、钾、钙的摄入，戒烟限酒。

3. 糖尿病（diabetes mellitus）　是一组以慢性血葡萄糖（简称血糖）水平增高为特征的慢性代谢性疾病。糖尿病患者体内胰岛素分泌绝对或相对不足，伴或不伴胰岛素抵抗，进而造成体内营养物质代谢紊乱。当摄入过多的能量物质，如蛋白质、脂肪、糖类时，就会引起血糖水平异常升高及尿糖。糖尿病的危险因素包括遗传因素，肥胖，缺乏体力活动，生理、病理因素，社会环境因素等。0～1 岁小儿由于喂养不当造成能量过剩，其脂肪细胞数量和体积的增加都较其他小儿迅速并持续至成年，成年后易发生肥胖症和糖尿病。食物中糖类的组成不同，血糖升高幅度不同，可用血糖生成指数（glycemic index，GI）表示。高 GI 食物进入胃肠后消化快，吸收完全，葡萄糖迅速进入血液；低 GI 食物在胃肠停留时间长，释放缓慢，葡萄糖进入血液后峰值低，下降速度慢。膳食脂肪的消化、吸收及代谢与糖类密切相关。高脂饮食，游离脂肪酸浓度升高，肌肉摄取脂肪酸进行氧化供能的能力增强，从而使葡萄糖的利用减少，出现胰岛素抵抗，使糖尿病发生的危险性增高。当糖类和脂肪代谢出现紊乱时，蛋白质代谢必然处于不平衡状态，促使糖尿病的发生。

虽然糖尿病目前不能根治，但通过综合治疗、合理运动可控制血糖，有效减少糖尿病的微血管、神经系统的并发症。营养治疗的总原则是有效控制每日总能量的摄入，使三大产能营养素比例合适。食物应多样化，注意微量营养素的补充，食谱应因人而异，饮食结构和餐次合理分配。

二、治疗作用

根据不同的病理与生理状况，调整患者膳食的营养成分和性状，治疗或辅助治疗疾病、促进患者康复的膳食，称为治疗膳食（therapeutic diet）。由于需要根据不同患者调整食物成分和性状，因此也称调整成分膳食。治疗膳食的基本原则是在平衡膳食的前提下，充分考虑到不同疾病的病理生理状况和患者的消化、吸收、耐受情况、口味及饮食习惯等，进行治疗膳食的制备。根据需要调整营养素的组成或能量需求，治疗膳食可分为以下种类（朱启星，2013；凌文华等，2015）。

1. **高热量饮食**　用于热能消耗较高的患者，如甲状腺功能亢进、高热、大面积烧伤、产妇及需要增加体重的患者；在基本饮食的基础上加餐两次，如为普通饮食可在三餐之间加牛奶、豆浆、鸡蛋、藕粉、蛋糕等；如为半流质或流质饮食，可加浓缩食品如巧克力、奶油等。每日总热量约 12.5MJ（3000kcal）。

2. **高蛋白饮食**　用于高代谢性疾病，如结核、大面积烧伤、严重贫血、营养不良、肾病综合征、大手术后及癌症晚期等患者；在基本饮食基础上，增加富含蛋白质的食物，如肉类、鱼类、蛋类、乳类、豆类等。蛋白质供应按体重计 1.5g～2.0g/（kg·d），但总量不超过 120g，总热量为 10.5～12.5MJ/d（2500～3000kcal/d）。

3. **低蛋白饮食**　用于限制蛋白质摄入的患者，如急性肾炎、尿毒症、肝性脑病等；限制蛋白质摄入，成人蛋白质摄入量应低于 40g/d，病情需要时也可低于 20g～30g/d。为维持正常热量，应多补充蔬菜和含糖高的食物。

4. **低脂肪饮食**　用于肝、胆、胰相关疾病的患者，以及高脂血症、动脉粥样硬化、冠心病、肥胖症和腹泻患者；限制脂肪的摄入，成人摄入量低于 50g/d，肝、胆、胰患者低于 40g/d，尤其避免动物脂肪的摄入。

5. **低盐饮食**　用于急慢性肾炎、心脏病、肝硬化腹水、重度高血压但水肿较轻的患者。限制食盐的摄入，成人摄入食盐不超过 2g/d（含钠 0.8g），但不包括食物内自然存在的氯化钠。禁食一切腌制食物，如咸菜、咸肉、香肠、火腿、皮蛋等。

6. **无盐低钠饮食**　用于急慢性肾炎、心脏病、肝硬化腹水、重度高血压且水肿较重的患者。无盐饮食：除食物内自然含钠量外，烹调时不放食盐。低钠饮食：除无盐外，还需控制食物中自然存在的含钠量的摄入（低于 0.5g/d），禁用腌制食物。对无盐和低钠者，还应禁用含钠多的食物和药物，如油条、挂面、汽水等食物和碳酸氢钠等药物。

7. **少渣饮食**　用于伤寒、痢疾、腹泻、肠炎、食管胃底静脉曲张的患者；选择膳食纤维含量少的食物，如蛋类、嫩豆腐等。注意少用油，不用刺激性强的调味品。

8. **高膳食纤维饮食**　用于便秘、肥胖、高脂血症及糖尿病等患者；选择膳食纤维含量高的食物，如韭菜、芹菜、豆类、粗粮等。

9. **低胆固醇饮食**　用于高胆固醇血症、动脉粥样硬化、冠心病等患者；成人胆固醇摄入量低于300g/d，禁用或少用含胆固醇高的食物，如动物内脏、脑、蛋黄、鱼籽、饱和脂肪等。

10. **要素饮食**　又称要素膳、化学膳、元素膳，由人工配制，含有全部人体生理需要的各种营养成分，无需消化或很少消化即可吸收的无渣饮食。用于低蛋白血症、严重烧伤、胃肠道瘘、大手术后胃肠功能紊乱、营养不良、消化和吸收不良、急性胰腺炎、短肠综合征、晚期癌症等患者；可口服、鼻饲或造瘘置管滴注，温度保持在38～40℃，滴速为40～60 滴/分，最快不宜超过 150ml/h。

食物可以治疗疾病的最典型的例子就是吃柑橘以治疗坏血病。坏血病、佝偻病、糙皮病和脚气病等都属于由营养不良所引起的疾病。此类疾病与社会发展和第二次食物转化有关。在欧洲人航海远征时期，坏血病极为罕见。当时，希腊和罗马医学还不认识此病。1497年，当一条远征轮船航行到印度的好望角时，有 100 名船员因患坏血病而死去。16～18世纪，该病已严重威胁远航船员的生命。从 1535 年以后，人们开始发现控制此病的一些有效措施。斯韦迪期（Swedes）采用云杉和松树枝煎水的方法有效地治愈了坏血病。更为突出的是，苏格兰海员林德（Lind）在 1753 年进行了用橘子和柠檬治疗此病的实验并认为此种方法有效。42 年以后，他的学生吉尔伯·布兰（Gilber Blane）说服了英国海军大臣对该病采取有效的预防措施，从此在英国皇家海军中，基本消灭了坏血病。这告诉人们，由营养缺乏引起的疾病应当通过饮食方法进行治疗。人们对眼干燥症和脚气病等也通过补充适当的营养进行治疗。芹菜有利于高血压、便秘的治疗，洋葱可降血脂，紫菜可防便秘。

到了 20 世纪中叶，随着现代食品加工工业的发展，食品在制备过程中，损失了大量的营养成分，以致出现了一些营养性疾病，而且此类疾病日趋增多。针对这类疾病，要求人们使用维生素、烟酸等特殊营养成分进行治疗。

关于食物的治疗作用，中医学中早就有医食同源的记载，1400 多年前的《备急千金要方》一书就有"食治篇"，之后的《食疗本草》等饮食疗法专著相继问世，这些著作都反映了食物的治疗作用（施洪飞等，2016）

（刘万洋）

第四节　人类的食物系统

食物系统包括生产、处理、市场和消费等环节，一个环节发生变化，其他也要随之变化。食物既是能的载体，也是能的流程，它的分配能异化为社会产品——食物的终端产物。食物的生产和消费是生态系统的精髓所在，其决定性地作用于生态系统的结构和功能，当然也作用于生存环境（任继周等，2007）。

地球上出现人类已经有 700 多万年的历史，在这漫长的岁月里，曾发生过多次食物转变或饮食革命，主要是以下几次大的转变。

一、狩猎社会的营养问题

600 万～700 万年前的早期人类过着茹毛饮血、衣不蔽体，与野兽虫鸟混迹一处，靠天吃饭的生活，其饮食多为水中的鱼类和自然界的小型动物，70 万年前到 20 万年前，出现了以北京周口店北京猿人为代表的人类，此时，人类已经学会从自然界取火，饮食结构逐步向熟食过渡，并且懂得取食天然的蔬果。大约 1.6 万年前，人类已经学会人工生火、磨制工具，此时为旧石器时代。概括而言，旧石器时代以前，威胁人类健康及决定人类寿命的并不是疾病，而是自然界的气候变化和恶劣的自然环境，当时的人类时常受到野兽、毒蛇等的攻击，或者热死冻死，人的寿命很短。在生食条件下，食物的消化、利用率很低，人体营养状况差。在人类开始摄入熟食以后，不论植物性食物还是动物性食物，都变得易于消化、吸收，人的体质有所增强。

人类社会是由游牧和半游牧狩猎社会发展而来的，因此，研究原始和现代狩猎者的营养问题，对于了解当今世界的营养和健康关系很有帮助。从食动物蛋白为主的因纽特人和食素居民的食谱中可以看出，狩猎社会的人们具有广泛的食物选择性。在狩猎社会中，西南非洲土著人的饮食记载最为详细，其杂食程度中等，机体中 40% 的能量来自肉类，其余为植物类食物。与农业社会相比，狩猎社会的食物种类繁多，而且很少发生营养不良问题。但是，以谷类为主食的农民却容易产生某些营养紊乱症状，如脚气病、热带口疮和小儿营养不良症等。

在对美洲大陆史前人口的两项研究中，人类学家进一步证明，狩猎者的食物来源广泛，而且随着季节的变化而变化，很少受严重干旱和恶劣气候条件的影响。狩猎者的营养状态较佳，期望寿命相对较长。

二、第一次食物转变——种植业和饲养业兴起

人类第一次大规模的食物转变首先始于中东的部分地区，以种植业和饲养业的兴起为特征。大约 1 万年前，人类开始驯养动物，土耳其境内开始种植小麦。当时，那里的人主要以食野生谷类和野生动物为主。今天，在以色列、锡兰、伊拉克等伊斯兰高原地区，人们仍可发现许多火石、臼刀、石刀和其他与谷类有关的工具。1500～2000 年前的地下谷物储存坑的发现也能说明，当时的人类是靠储存粮食来提高食物利用率的，从而也证明了人类当时过着大规模的定居生活。

随着中东地区的人口不断增加，野生大动物越来越少，难以满足狩猎人口的饮食需要，人们开始向食用水禽、鱼类和其他小动物方面转化。同时，谷类也开始由野生向种植方面发展。从新石器时代开始，中国出现了农业种植（如水稻、薯芋等），河姆渡遗址中发现大量碳化的稻谷和骨耜，这是 6000 多年前农业生产的遗物。秘鲁开始种植南瓜、大豆和葫芦，美洲已有了玉米、黄瓜和红番椒等。种植业的发展又促进了一些野生动物向家畜方

面转化，猪、山羊、绵羊和牛逐渐成为农民的家畜，因此人们食用的野生动物被家畜所取代。在新石器时代，东半球首先开始了食物的第一次转变，之后世界其他地区也陆续发生这种转变。在欧洲，种植麦类和家畜饲养由南逐渐向北传播。英国和北欧国家的种植业和饲养业发展最晚。中国的农业生产从6000～7000年以前开始兴起。最早的农作物大概是谷子，后来，稻子逐渐成为许多地区的主要作物。东南亚地区的种植业兴起时间大致与中东地区相同。总之，食物由野生向种植和饲养化的方向转变整整经历了几千年的漫长历史。

目前的农作物和家畜与原始时代具有很大的差异，但是有许多证据表明它们分别由野生植物和动物转变而来。在美国西南部某些地区，石器证明了8000～9000年前的人类主要是以食野生植物为生的。美洲的传统农业模式不同于东半球，这是由于东西半球的种植物种类不同和美洲缺乏饲养业造成的。然而，在整个世界人口不断增加和人类粮食资源不足的情况下，全球的种植和饲养业均得到了迅速发展。这一时期，人类的饮食结构已经逐步过渡到主要食用农作物、植物的根茎、谷物的种子及水果等。这种饮食结构一直延伸到近代工业革命时期。

三、第二次食物转变——外来食物输入

外来食物输入是第二次食物转变的特点。从15世纪开始，美洲各地区家禽饲养业的发展速度慢了下来，而且与东半球完全处于隔绝状态。哥伦布的航海旅行，首次打开了美洲多年的闭关自守局面。1494年，哥伦布把第一批谷物运到美洲，同时带来了1200名欧洲人及植物种子和种植工具。欧洲人带来的牛、马、羊和猪等家畜加速了美洲人的食物转变。16～17世纪，传统农业不断发展和进步，生产力有了进一步提高；交通的发展，特别是航海业的兴起，为作物和畜禽种类在世界范围内的传播交流创造了条件，并由此促进了农业和畜牧业的巨大变革和进步，如美洲的马铃薯、玉米等高产作物传入欧洲、亚洲，从而使人类的食物在数量上和种类上都获得了进一步的提高。

由于家畜在美洲很少碰到天敌和竞争对手，所以发展很快。当时，有些猪和牛很容易逃离家园变成野猪和野牛。自从欧洲人迁到美洲新大陆以来，美洲新大陆的种植业和饲养业迅速发展起来，使美洲的经济模式发生了很大的变化。玉米、甘薯和土豆是美洲的主要农作物，也是向世界其他地区大宗出口的产品。美洲食物虽然具有较长的历史，对本地区饮食具有一定的影响，但是发展比较缓慢。起初，欧洲人根本看不起美洲食品甚至拒绝食用。有人认为，进口美洲农产品可能会导致欧洲人口的增加。但是，随着人口的增加和烹饪技术的发展，美洲的大批农产品还是输送到世界各地。20世纪30～40年代，为了满足人们的粮食需要，中国也引进了许多美洲的旱田作物。国际性交通运输业的发达，促进了粮食输出和输入，使许多外来食物补充了国内市场的需要。中国的火腿制作技术很早就传入欧洲。现在，中国的大豆、美国的玉米、南美的马铃薯等传遍全球，北美的家禽、家畜也主要来自欧洲。这次食物转变对支援一些气候条件恶劣、粮食生产能力低的国家和地区尤其具有重要意义。

18世纪末至19世纪初，一些发达国家的农业实现了工业化。英国首先开始了农业革命，推广轮作制，实行农牧结合，欧洲粮食单产翻了一番，带来了畜牧业的大发展，使一些国家的畜牧业比重首次超过种植业，同时使这些国家人群的动物性食物提供的热量超过

了植物性食物，从而为饮食结构的大变动创造了物质条件。

四、第三次食物转变——食物的商品化

20世纪以来，随着世界经济和文化的发展，食物逐渐开始向商品化的方向发展。各地区商品化食物出现的时间和形式各不相同。食物商品化主要有以下特征：①食物的商品化促进了食品加工技术的发展，以广泛地发展精制食品为目标。②发展熟食制品的商业性销售，方便顾客。③广泛地开发非地方性食物资源，使当地人可以在市场上买到外来食品。

目前，除了少数偏僻地区外，世界大多数地区都受到了第三次食物转化浪潮的冲击。由于食物的商品化，人们对本地粮食和粗糙粮食的消费量明显下降，而外来的食物和精制食物却大大增加。在许多不发达国家，引进外来食物导致了食物中营养成分的降低甚至加重了人们的营养不良。此外，外来食物的引进往往会造成本地高营养、低价格食物输出和低营养、高价格食品输入的现象。近年来，有些人对商品化的食物产生了逆反心理，主张食用本地粮食和自然性食物，反对食用外来食品和加色素、添加剂的精制食品。对食品商业化认识上的不一致，常常使人类饮食模式更加复杂化。

五、第四次食物转变——绿色食品

由于西方世界工业革命较早，西方人饮食结构的改变比东方人要早。20世纪50年代以后，随着第二次世界大战的结束以及西方现代工业的迅猛发展，整个社会生产力迅速提高，粮食生产在人类历史上出现大量富余，加之畜牧业、育种技术、养殖技术的发展，促成畜禽饲养业的超常规发展，人类消费的蛋白质、脂肪及能量物质大幅度增加，这也引发了所谓西方式富贵病的诞生。

20世纪80年代，一些国家针对生态环境恶化和农产品污染，开始着手探索经济、环境、资源相互协调的可持续发展的道路，明确提出了农产品的营养性和安全性统筹兼顾的思路。这是因为第二次世界大战以后，许多国家的农业现代化采用的是"化学农业"和"石油农业"模式，农业生产实行机械化，大量施用化学肥料、化学农药、化学除草剂、生长调节剂等，不仅造成农产品普遍污染，危及人类健康，更为严重的是造成农业生态环境恶化。因此，这次饮食革命以生产高度安全、卫生的绿色食品为特征，一股"绿色旋风"正席卷全球。

20世纪80年代中期以前，我国农业生产总产量仅仅能满足社会公民填饱肚子，加之基本不从国外进口粮食，牧业和畜禽养殖规模相当有限。因此，在此之前，中国近现代人和近世纪古代人的饮食结构基本上以素食为主，而且由于谷物加工技术的限制，谷类食品中保存了大量的膳食纤维和维生素矿物质。但是，1985年之后，随着家庭承包的全面展开、各种经济责任制的推行，以及水稻、小麦杂交技术和遗传育种技术的大力普及，大大地解放了生产力。农业生产效率及粮食总产量逐年提高，随着我国的改革开放，国际上的粮食，特别是加拿大的小麦、美国的玉米大规模地进入国内，国内粮食市场一下子变得充裕，农民有充足的粮食用于发展畜禽养殖。

国际大公司为中国带来现代饲料与养殖技术，加之国内饲料企业如雨后春笋般出现，直接催生准现代化的规模化养殖，畜禽产品一下子快速增长，这已反映到人民的生活中，脂肪和蛋白质在食品中的热量占比已经从百分之几上升到30%～60%，而且谷物粮食的加

工越来越精细化，其结果是米面越来越白，口感越来越细腻，食物热量越来越高，而膳食纤维越来越少，催生了一批中年发福及普遍的儿童肥胖现象，大量的"三高"人群不断涌现，成为严重的社会健康问题。

中国绿色食品产业创始于20世纪90年代初。发展绿色食品的基本理念，一是提高食品质量、安全水平，增进消费者健康；二是保护农业生态环境，促进农业可持续发展。中国绿色食品产业伴随中国农村改革和新阶段农业发展的进程，适应国内外市场对安全优质农产品日益增长的需求，依托环境和资源优势，不断发展产品规模，扩大品牌影响力，加快产业体系建设，取得了明显成效。目前，中国绿色食品产业已形成了具有鲜明特色的发展模式（谢瑾岚，2006）。

人类生理遗传特征和文化多样性决定了人类食物系统的复杂性。与其他动物相比，人类食物系统有许多特征：①动物根据食物的营养含量高低选择食物，或根据对食物利用、吸收和代谢的适应性选择食物。相比之下，人类的杂食性很强，选择食物的范围更为广泛。例如，猎人食用百余种植物，其中有些是他们的主食，有些是调味品、防腐剂或仅用于宗教方面的祭品。②在运输和储存食物方面，人类投入了大量的人力和物力。不同的食物有不同的储存方法和消费期限。③在食物的制备方面，人类花费了很大工夫。利用火进行烹调是人与动物的根本区别。④人类具有分配和交换食物的特点。人类社会经常制定食物的分配和交换计划。泰里克（Teleki）曾报道，黑猩猩偶尔也有共享食物和索要食物的现象。然而，动物的食物分配一般仅限于对幼儿的喂养。人类社会的食物分配和交换具有经济学和生态学上的意义，食物的销售还有许多宗教含义。⑤只有人类才有忌食行为。当然动物也能辨别出"食物"和"非食物"，表现出偏爱某些食物，但是只有人类才有相当程度的食物选择能力。

近几个世纪以来，人们主要从周围环境中获得基本食物。随着科技、文化和社会的发展，人们不仅能充分利用本地区的特殊动、植物作为食品，而且还能合理地利用其他地区的食物，结果在世界范围内产生了一系列的食物类型，为人类提供了合适的营养物质。

综上所述，人类的食物系统经历了多次的变革，通过对古代和现代人的饮食结构的比较发现：①野生猎物与驯养动物比，前者只有1/5的脂肪，不到一半的热量及更多的蛋白质，而且不饱和脂肪酸更高。②奶制品不是古代人、近代人饮食中的主要成分，因而现代人由此获得更多的脂肪、蛋白质，而纤维含量相对较少。③古代人、近代人食用未进化的蔬菜、水果，它们具有更多的膳食纤维（12.6%）。我们的原始祖先每天大概消费超过50g的膳食纤维。④我们的祖先通过原始种植，使其热能消耗中包含了更高水平的微量营养素。

现代经过基因技术培植的农作物，确实在抗病虫害、稳定高产及蛋白油脂含量上，包括生产周期缩短方面，具有一定的优势，如外观更漂亮、营养更丰富等。但是在相应的维生素、膳食纤维含量及安全性上，都与传统的农产品存在不小的差距。虽然转基因食品近几年迅猛发展，但它在丰富人民食品消费的同时，也在世界范围内引起了极大争议，让消费者产生了诸多疑虑。目前，人类对转基因食品的疑虑主要体现在两个方面，主要是转基因食品对人类健康和对生态环境产生的不利影响。我国转基因食品安全性评价起步较晚，迄今为止还没有建立一个完整的安全性评价的框架体系。虽然出台了几部法规，但是法规的执行需要强大的技术支持，我国的转基因食品安全性评价体系还不健全，没有严格的实施标准和技术监督措施。各地区技术力量发展不平衡，在各项检测技术上还存在着欠缺，所以将法律规定真正落实到实处还需要一个过程（平静，2010）。

（刘万洋　席焕久）

第五节　全球化与营养

一、饮食的全球化

在全球化的浪潮下，食品工业呈现巨大的变化。跨区域、民族、国家食品交易的现象已有数百年的历史，食品生产、消费、分配环节一直是人类学亘古不变的话题，多以家庭、小型社区和特定族群为研究对象，考察外部环境的变化和渗透对传统社会饮食习俗和文化的冲击以及当地人对变迁的适应性表现。20世纪90年代开始，人类学转向食品的跨区域流通，探讨全球化生产和国际化贸易对发达国家和发展中国家的农业结构和食品体系带来的影响。探讨推动食品全球化发展的驱动力，发现大型的跨国企业借助于对食品的投资和宣传，控制着世界食品的生产、分配和消费。

在北美，呈现高度工业化特征的饮食模式使美国人的肥胖问题越发显著，也带来其他健康隐患。另外，探讨东亚国家对美国快餐文化的接纳和后者的文化适应过程，探寻中国人和其他亚洲国家的消费者为何会在比当地消费水平高得多的餐饮上舍得付出的原因，可能会有益于解决一些健康问题。快餐连锁店在中国都市迅速发展与新兴的城市中产阶级为了寻求身份再建立、体验跨国文化的心理有关，代表西方潮流文化的快餐便成为他们消费的普遍去处。全球一体化给人类造成的危害已逐渐受到学术界的重视，并由此付出一系列本土经济纳入世界食品体制中的代价。

随着全球化进程的不断加快，反对食品体系全球化的呼声逐渐出现。后现代消费主义和观念兴起，意大利和日本等国家发起了旨在减缓过快的生产与消费的"慢餐运动"，以及美国社会发起的提倡农业市场直销贸易的本土食品运动，这些现象均给人类学提供了机遇和挑战。总体来说，人类学家反对把食品全球化当成一种经济上处于绝对支配地位的发展趋势，主张必须在广阔的社会文化背景下对全球化的利弊进行考量，扩大人类学的研究领域，提高反映和解决现实问题的能力。不难发现，早期人类学更多的是关于物质生产和文化历史性的叙述。近现代人类学对食品的研究则涉及性别、身份认同、象征、感官与记忆、食品生产与全球化、食品政策与安全等多个方面。

二、食品安全

食品安全是指食品的种植、养殖、加工、包装、储藏、运输、销售、消费等活动符合国家强制标准和要求，不存在可能损害人体健康、导致消费者死亡的有毒、有害物质或危害本人及其后代的安全隐患。食品安全是一个重大的公共卫生问题，不仅影响健康，还严重影响经济和社会的发展，甚至威胁社会稳定和国家安全。其被WHO确认为公共卫生优先领域。

食品安全始终是政府和公众共同关注的话题。随着社会经济的发展，食品产业的管理和技术水平逐步提升，虽然食物越来越丰富，但公众却陷入了我们还能吃什么的恐慌之中。

饮食安全，又称食品安全，指食品无毒、无害，符合应当有的营养要求，对人体健康不造成任何急性、亚急性或者慢性危害。食物受到有害物质的侵袭，造成食品安全性、营养性和感官性状发生改变的过程，称为食品污染。存在于食品中的有害物质称为食品污染物。通过摄取受污染的食物而使各种致病因子进入人体，从而引起具有感染或中毒性质的一类疾病，称为食源性疾病（food borne disease）。

　　食品安全自古以来就是一个重要的、影响巨大的社会问题。进入现代社会以来，食品安全及食源性疾病更是一个巨大并不断扩大的公共卫生问题。目前无论是发展中国家还是发达国家，食源性疾病仍然是食品安全的最大问题。据 WHO 估计，全球每年发生食源性疾病的人达数十亿，有 180 万人死于腹泻性疾病，其中大部分病例可归因于被污染的食物或饮用水。食源性疾病的问题在发展中国家更为严重。根据分析，发生在餐饮服务单位的食源性疾病事件最多，包括饭店、食堂和乡村酒席等，占总数的 55.4%。食源性疾病不仅会带来沉重的疾病负担，还可造成巨大的经济负担。食源性疾病除了引起死亡等严重后果外，最常见的症状是肠道症状，如引起患者的脱水、消化不良，也严重影响了食物中营养素的吸收利用。除了健康损害，食源性疾病对经济的影响也不容忽视。如美国食源性沙门菌病导致每年 23.29 亿美元的经济损失，食源性弯曲菌病导致美国每年 13 亿～68 亿美元的经济损失。同样食源性疾病对我国的巨大影响也不容忽视。2015 年，我国的食源性疾病共发生 2399 起，涉及患病者 21 338 人，其中，动植物及毒蘑占 44.9%，微生物占 18.5%，化学物质占 8.0%，不明原因占 28.7%。因此，掌握基本的食品安全知识、注意饮食卫生、预防食源性疾病，无论是从减轻疾病负担还是经济负担方面，都有巨大的公共卫生意义。

（一）现代社会食源性疾病为主的食品安全问题呈现出许多新的特点

　　（1）通过自然选择造成微生物变异产生新的病原体对人类造成新的威胁。

　　（2）新的知识和分析鉴定技术的建立使人们对原有的病原会有新的认识并发现新的病原体。

　　（3）新技术带来的不确定性风险让人们疑虑重重，如转基因技术、纳米技术、新材料、新工艺在生产加工领域的应用等。正如人类历史上每一次重大技术革新都会遭遇巨大阻力一样，食品生产加工中的新技术也正面临各种质疑。最典型的例子就是转基因，尽管现在并没有特别明确的证据证明其对人类健康有危害，但国际上仍有很多人不接受该技术。

　　（4）生活方式的转变，使越来越多的人不在家中吃饭而选择在餐馆中进食；工业化产品的增长导致食物受污染的概率增大；旅游业的发展使食源性危害快速传播，众多人群受食源性疾病暴发的威胁。

　　（5）食物的世界性贸易，使病原从一个地区快速播散至另一个地区或国家，这给食源性疾病的控制和预防带来新的挑战。

　　（6）食品安全问题可影响一个国家的经济和政治生活，食源性疾病业已得到全世界的关注。

（二）我国现阶段存在的主要食品污染及食品安全问题

1.微生物引起的食源性疾病是影响我国食品安全的主要因素　微生物引起食源性问题有许多方面的原因：①食品的原料加工程度和食品本身营养成分、水分、pH 等因素决定了它具备一定的微生物生长条件。如果存储不当或者杀菌不彻底，食品就易成为多种微生物的"培养基"。例如，肉毒杆菌在 pH 大于 4.6、食品水活性大于 0.95、食品储藏温度大于 3.3℃的密闭无氧状态能够生长并产生毒素，而低酸性罐头食品、以肠衣密封的肉制品及腌制的肉类食品等恰恰因为可以满足以上条件而易被其侵染。②由于检测不及时或存在检测技术漏洞，导致已受到病微生物侵害的动植物被作为食品原料进行加工，或者食品在采集、生产、加工、运输中由于杀菌不彻底、设施落后和企业管理者安全意识淡薄、管理不善等原因使食品受到病原微生物的污染，摄入这些食品就易形成食物中毒。③由于我国的食品安全微生物风险评估与预报体系尚未完善，在食源性致病菌控制方面缺乏化学和生物性危害监测、暴露评估和定量危险性评估的数据，更缺乏检验技术，所以不能高效地针对食品中某些暴露的微生物因素对人体健康产生的不良后果进行鉴定、确认和定量，做出精确的风险特征描述，不能有效降低微生物导致的食源性疾病对社会的危害。

2. 化学物质污染是引起我国食品安全问题不可忽视的因素　①农药残留。据统计，全世界每年有超过 200 万人由于食用农药残留的食物而出现不同程度的病症，而我国农业部曾对全国 50 多个蔬菜品种、1293 个样品进行检测，结果发现蔬菜农药残留检测合格率不到 80%，农药残留问题已成为影响我国食品安全的一个重要因素。②动物性药物残留。动物性药物残留以兽药残留为主，主要是由于非法使用违禁药物，滥用抗菌药物和药物添加剂，不遵守休药期的规定而引起。残留的药物主要以抗菌类药物为主。虽然我国已经制定了关于动物性食品药剂剂量的各项规定，但是使用禁用药剂、滥用抗生药剂的现象仍十分严重，如发生在一些地方的"瘦肉精"急性中毒事件等。③重金属残留。当进入土壤的有害、有毒物质超过土壤的自净能力时就会导致土壤的物理、化学性质改变，引起作物产量和品质改变，间接影响人的健康，因此土壤污染也是影响食品安全的一个因素。

3. 食品添加剂是我国食品安全长期关注的问题　按照 2009 年 6 月 1 日施行的《中华人民共和国食品安全法》中的定义，食品添加剂指为改善食品品质和色、香、味，以及为防腐、保鲜和加工工艺的需要而加入食品的人工合成或者天然物质。我国对食品添加剂有严格的审批制度和管理制度，但是近年来由于不科学地使用食品添加剂导致的食品安全问题时有发生。长期不按规定与超量使用食品添加剂会致癌、产生遗传毒性和在人体内残留、破坏新陈代谢等。我国有关食品添加剂的安全问题主要集中在以下两点：一是食品添加剂超标、超量使用，如某些企业生产面粉时使用过氧化苯甲酰超国家标准；二是使用非食品物质充当食品添加剂，如三鹿公司生产的奶粉中检测出的化工原料三聚氰胺。这些因素所导致的食品安全问题使消费者走入一个误区：大多数消费者认为食品只要含有添加剂就可能是不安全的。其实，通过安全性评估从而确定可以使用的食品添加剂是食品生产过程中不可缺少的过程。

4. 新的生物技术在食品工业的应用是我国食品安全有待检验的问题　随着科学技术的发展，新的生物技术在食品生产中的应用不断增多，但是其安全性还有待检验，如转基因食品的安全性就是一个长期有争议的问题。以转基因生物为直接食品或为原料加工生产的食品就是转基因食品。对于转基因食品的安全性科学界还没有定论。特别是在近几年国外某些研究已经在一定程度上证实了某些转基因食品的潜在性危险，转基因食品的安全性不断受到质疑。转基因食品的过敏性问题，如美国研究人员就曾发现对巴西坚果过敏的人对转入巴西坚果基因后的大豆也有类似的过敏反应，专家认为这可能是外源基因的插入导致作物表达新型蛋白质，这种新型的蛋白质成为变应原从而产生过敏问题；转基因食品的毒性问题及转基因食品中外源基因的插入，可能使原先关闭的基因被打开，产生一种新的毒素，这可能使原有的食品安全检测技术"失灵"，如果这样的转基因食品流入市场就有可能造成食物中毒。除此之外，转基因食品的营养品质是否优良等问题还有待科学家的进一步探索，我们应该谨慎对待转基因食品（平静，2010）。

现代社会发生了多起重大食品安全事件，对人类社会的生产生活造成了巨大的影响，例如，1993 年发生在美国的肉类食品大肠埃希菌中毒事件；1996 年至今肆虐英国和欧洲的疯牛病；1997 年和 2001 年侵袭香港的禽流感；1998 年席卷东南亚的猪脑炎；1999 年发生在比利时的二噁英风波；1999 年的欧洲可口可乐含有害物事件；2000 年日本发生的奶制品大肠埃希菌事件等等。我国近年来发生的食品安全事件也有愈演愈烈的趋势，如不法分子用硫黄熏蒸银耳、瘦肉精饲喂牲畜、胡萝卜素喂养蛋鸡、苏丹红喂养蛋鸭等。

总结近年来发生的食品安全事件，造成食品安全事件频发的原因是多方面的。其中食品经营者的"明知故犯"是食品安全问题的关键成因；农产品初加工、食品深加工、销售/餐饮是食品安全的薄弱环节；供应链不同环节食品安全危害程度差异显著，食品深加工是危害程度最大的环节；预警缺失、处罚不力是食品安全监管的"软肋"。公众食品安全认知水平较低，错误的食品安全观和片面的食品消费观已然形成。例如，公众普遍不接受"风险的可接受水平"，很多人分不清合理合法使用食品添加剂、食品添加剂超量、超范围使用（滥用食品添加剂）和违法添加物，导致现代食品工业的灵魂——食品添加剂被污名化。消费者不正确的消费观也是一些食品安全问题的诱因之一，如片面追求食品品相。

食品安全是一个不断扩大和严重的公共卫生问题，应该从多方面加强食品安全及食源性疾病的管理，必须从源头上预防食源性疾病的发生。健全食品卫生法律法规与标准体系；建立和完善食品污染物监测网络；建立并完善食源性疾病预警和控制体系；加强食品生产经营的管理；加强食品安全监督、检验的力度；防止从业人员带菌传播食源性疾病；加强食品安全法制建设；向社会和消费者宣传卫生知识，不断提高公民的卫生意识。除此之外，还可以通过更新加工设施、改善杀菌技术，预防致病微生物对食品的污染；用生物农药代替化学农药来减少药物残留；加强对动物药物的监管，减少兽药残留；严厉管制工厂污水等排放，防止土壤污染；完善企业管理制度等具体措施来减少食品安全事故的发生。

（刘万洋）

第十四章　医学人类学与行为医学

第一节　医学人类学与行为医学的基本概念

英国医学人类学家塞西尔·赫尔曼（Hermann C.）曾指出：在所有的人类社会中，与疾病有关的信仰和实践是文化的一个中心特征（Helman，1990）。二十世纪三四十年代美国精神病学家和人类学家的"文化与人格"研究，成为医学人类学的来源之一（福斯特等，1992）。

20世纪30年代后，人类学家与精神病学家合作，关注心理学与精神医学之间的联系。美国形成了以本尼迪克特等为代表的文化与人格学派，该学派倾向于关注整体气质、性格倾向、喜好等人格特点，以及人格与文化的关系。本尼迪克特认为，人格特点若与所处的生长环境中鼓励的理想人格吻合，就被认为是正常的；如果正好相反，就被认为是不正常的（Benedict，1934）。因此，在一个文化模式中正常的人格或行为，在另一个不同的文化中就可能被视为异常（Good，1994）。因此，对正常或异常的判定应考虑文化作用，因文化而异。对文化与人格、精神疾病的研究后来成为心理人类学的理论源泉，也推动了人类学的跨文化精神医学研究。

行为医学是20世纪70年代崛起的一门学科，是行为科学在医学中的应用，综合了行为科学和生物医学知识的多学科交叉。行为医学研究覆盖面广，应用范围广，目前涉及基础医学、临床医学、预防医学、心理咨询、医学哲学、保健康复及健康教育等许多领域，特别是心理行为干预治疗、研究治疗，矫正行为疾病以及控制、纠正不良行为现象等，如认知行为治疗、生物反馈治疗、行为塑造法、行为矫正法、松弛疗法、移情疗法、疏泄疗法、系统脱敏疗法、厌恶疗法等治疗方法，对包括高血压、高血脂、高血糖、过度肥胖、吸烟、酗酒、心境不良、不洁性生活在内的多种行为疾病、心身疾病、身心障碍的防治发挥了重要作用。行为医学的形成与出现为防治疾病、促进人类健康增加了新的理论和实践举措，极大地丰富了医学体系，近年来受到各分支学科的青睐（杨菊贤等，2005；杨广富，1996）。

行为医学作为一门新兴的医学学科，虽然自诞生至今只有30余年，但是它却经历了一个漫长的孕育时期，其母系源于行为主义心理学。行为主义心理学的创始人华生（Waston J.）坚决反对当时的构造心理学、机能心理学学派的研究意识，更反对主观的内省方法，于1913年正式发表了《行为主义的宣言》论文，之后6年又发表了代表作《行为主义观点的心理学》。华生的行为主义心理学包含了三大特点：①意识是不可捉摸的，不能作为心理学研究内容，只有通过观察、实验所记录下来的行为才是心理学研究的内容；②行为的基础是刺激—反应，即有刺激才出现行为；③行为不是与生俱来的，而是通过后天环境学习获得的。华生完全将那种不可捉摸、朦胧的心理现象彻底排除于心理学研究之外，把确切的、可以看到的外显行为方式作为心理研究对象，这显然过于偏激。但是在特定的历史背景下，他的观点挑战了长期宣扬的主观、神秘的传统心理学，对心理学的发展起到了积极作用。

华生的研究成果和他的观点极大地动摇了传统的心理学派，行为主义在当时西方心理学派中犹如强劲的东风崛起并产生了巨大的影响。1915 年，年仅 37 岁的华生戴上了美国心理学学会行为主义的桂冠。但是，由于行为主义心理学彻底反对传统心理学，否认人的精神世界，强调行为是唯一的观点，使华生以后的研究逐渐陷入矛盾之中，例如，他坚持反对心理的遗传属性，同时又认为爱、怒、乐等行为现象并非学习获得的情绪反应；他坚持行为是可以客观观察的，同时又提出了无法观察的"内隐行为"的观点。由此，风靡一时的行为主义心理学在学术观点上处于混乱之中，学派内部争论四起，这时新行为主义心理学学派及其代表人物陆续产生。

新行为主义心理学派，尽管派系较多，各树一帜，但在研究对象、方法、学术观点方面仍保留着传统行为主义心理学的色彩，同时又提出新的观点，不断地补充、修正原来的偏激观点，开始重视人的某些内在心理现象，重视中枢神经系统及其对外周神经的调控支配作用，重视行为的整体性。新行为主义改善了与其他心理学派的关系，扭转了前期的矛盾困境。这时新行为主义心理学因其研究方式及其客观的观点，慢慢演化为现代实验心理学。

现代实验心理学主要研究成果包括行为疾病学习模仿理论、行为治疗、行为矫正，其理论基础建立在经典的条件反射及操作性条件之上。由于行为矫正方法简单易学，被广泛应用于学校、幼儿园、家庭等社会方面，对不利于心身健康的行为如不良行为习惯、吸烟、酗酒、口吃等予以矫正。到 20 世纪 50 年代行为医学逐渐形成了自己的体系，随着行为心理实验研究的不断深入，相关理论不断产生并加以运用，有关行为医学的论文、著作广泛涌现。这时期的代表人物有美国行为治疗心理学家沃尔普（Wolpe），他的系统脱敏法研究取得了可喜成果，出版了《行为治疗》一书。在美国哈佛大学任教的斯金纳（Skinner）出版了《科学与人类行为》一书，他以操作性条件反射的学习原理解释了人类的许多行为现象。1965 年，乌尔曼（Ullmann）和克拉斯纳（Krasner）合作编著了注重行为矫正的《行为矫正的病例研究》，这是第一本行为矫正书籍。这个时期行为医学的发展主要以行为治疗和行为矫正为基础的研究和实践应用为主。

至 20 世纪 60 年代末，北美洲的一些大学建立了行为治疗、行为矫正训练中心并开设了行为治疗、行为矫正的课程，促进了这方面进一步的普及应用。由于行为、心理、生物医学等蓬勃发展，学术研究、讨论十分活跃，在广大学者的号召下，20 世纪 70 年代初，行为、心理、生物医学等学者相聚在美国召开了第一次国际行为医学大会，正式宣布创建行为医学。美国洛克菲勒大学的米勒（Miller）教授主持并担任第一任主席，从此一个独立完整的学科体系——行为医学，得到了医学界的认可并纳入世界医学的行列。

我国行为医学起步比较晚，1988 年 1 月成立了全国行为医学和生物反馈研究会，经行为医学及心理学等有关专家两年多的努力，1990 年 10 月经中华医学会批准正式成立了中华医学会行为医学及生物反馈分会。之后各省市相应成立了分会与协作组，学会召开了多次学术研讨会。1992 年学会创办了《中国行为医学科学》杂志（现更名为《中国行为医学与脑科学杂志》）。2006 年以来，从社区卫生服务到各省市综合医院均已开展行为医学的宣传和发展，行为医学的理论发展成果也接近或达到国际水平。目前我国行为医学已广泛应用于健康教育，改变人们的不良卫生行为和行为类型，推广行为医学知识（普及知晓率），建立健康行为评价体系，提高生活质量（质量评估）。

第二节　行　为　医　学

一、行为医学的心理学基础

行为既是行为科学研究的重要概念，也是心理学研究的重要概念。行为的定义有狭义与广义之分。狭义的行为是指有机个体在各种内、外条件刺激影响下产生的可观察和测量的活动，如表情、语言和动作等。广义的行为不仅包括上述外显行为，还包括内隐行为，即那些无法直接观察和测量、只能间接推断的内在活动，如感觉、知觉、记忆、思维、情绪、意志和信仰等，也包括内部脏器的活动。

一般来说，心理是指个体的精神活动和意识活动，包括感觉、知觉、记忆、思维、情感、意志、人格、意识等心理现象。作为心理学的研究范畴，不仅包括内在的意识活动，也涉及外在的行为，因为所有行为都是受内在动机驱使或支配的。心理与行为是不可分割的整体，不了解心理过程就不能理解行为，所以说，心理学也是一门研究行为的科学。但它与行为科学不同，侧重于研究内心活动与外在行为的关系。在心理学领域，不同学派的研究角度也是不完全相同的。生物心理学主要从神经功能和生化功能的角度研究行为的生理机制；精神分析侧重于研究行为的原因，尤其是潜意识对行为的作用和影响；认知心理学从信息加工的角度研究行为的心理机制；社会心理学从人际交互作用的角度研究个体行为和群体行为的心理机制。

1. **认知**　也称为认识，即认识活动或认识过程，是人脑反映客观事物的特性与联系并揭露事物对人的意义与作用的心理活动。从信息加工的观点出发，人的认知是个体对于信息获得、储存、加工及使用的过程，主要包括感知觉、注意、表象、学习记忆、思维和言语等心理过程。认知的障碍或偏差及心理加工过程的障碍可以引起人们的异常行为，许多精神障碍有严重的认知障碍，或者即使某些认知风格不是疾病症状，也可以导致疾病或行为障碍。

2. **情感**　是人对事物态度的一种主观体验，是人脑对客观事物与主体需要之间关系的反应。人生活在社会中，每时每刻都要与周围世界发生各种各样的联系和关系，会伴随喜、怒、哀、乐、忧、愤、爱、憎等各种情绪和情感。它产生于认识过程中并影响着认识过程的进行，但它不同于认识过程，是人脑对客观现实的另一种反映形式。

3. **动机**　是由目标或对象引导、激发和维持个体活动的一种内部动力，也就是说，动机是一种内在心理过程，而不是心理活动的结果。动机与行为的关系非常复杂：有动机不一定有行为，因为行为的发生还需要其他因素，如客观环境条件等；有些行为没有明确的动机，如受迫行为；同一动机可产生多种行为，如在成就动机驱使下，个体可能表现出刻苦学习、锻炼身体、参与竞争活动等；同一行为受多种动机驱使，如努力学习可能受取得成就，得到奖赏、赞扬及增长知识等多种动机的驱使；同一个体的行为动机多种多样，组成了个体的动机系统。由此可见，只有了解一个人的动机，才能比较准确地解释其行为并对行为作出有效的预测和控制。

4. **人格**　又称个性，是指一个人的思维、情绪和行为的热衷模式以及这些模式背后隐藏或外显的心理机制，即一个人身上存在着一些持久、稳定的特征，这种特征能在不同地点、情形及与他人的交往中表现出一致性。它是个体适应环境时在能力、情绪、需要、动机、兴趣、态度、价值观、气质、性格和体制等方面的整合，是一个人各种稳定特征的综合整体，具有个人能力、思想、情感和行为的独特模式（杨志寅，2008）。

二、行为医学的生物学基础

（一）行为的神经生物学

行为可以认为是许多脑内系统相互作用整合的结果，这些系统对内、外感受器信息进行接收和处理，激发脑内不同区域的行为反应模式。

成人脑重平均为 1400g，仅占体重的 2%，约有 140 亿个神经细胞，其中 70% 集中于大脑皮质之中，占人体基因组总数的 70%（柏树令，2010；张朝佑，2009）。神经细胞由细胞体、树突和轴突组成，彼此通过突触相互联系，在脑内形成一个庞大的神经网络，不光负责接收各种感受器官向大脑传入的信息，还对各种信息进行辨认、整合、分析、储存和提取。由感受器传来的信息传入初级感觉中枢上传至高级感觉中枢，脑内相互联系的皮质如前额叶、顶颞枕、边缘皮质等就会对这些信息进行复杂的分析并产生感觉，执行许多高级功能。

大脑皮质是大脑的表层，由灰质构成，平均厚度约为 2.5mm，根据 Brodmann 分区可以分成 46 个解剖区域（图 14-1），其深方大部分由白质构成。前额叶皮质包括额叶凸面和内侧面的 9、10、12、24、32、46 区，以及底面的 11、13 和 47 区。人类的前额叶皮质高度发育，它接受来自间脑、中脑、小脑、下丘脑、杏仁核和边缘系统等多个区域的传入纤维。前额皮质的主要功能是抽象思维、工作记忆、计划、延长反应。当它受损时，人类可出现注意和知觉障碍，保持注意困难、感觉忽视、智力缺陷和动作计划的执行受损等症状。

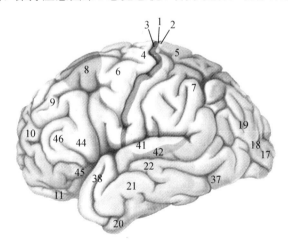

图 14-1　Brodmann 大脑皮质分区

颞叶由大脑外侧沟下方、顶枕前方的皮质构成。颞叶的 47 区受损会影响声音传入和听觉定向；42 和 22 区受损会产生感觉性失语，乐感丧失；17 区受损可出现错觉和幻觉，视物忽大忽小。动物切除双侧颞叶后，会出现精神性的失明、性变态、易怒等。除此之外，人类还会出现持续性的精神障碍、人格改变和遗忘，而且颞叶损伤或颞叶神经细胞的异常过度放电可以导致癫痫发作。

边缘系统又称中央脑系统、内脏脑和情感脑，它位于前脑底部，由扣带回、海马旁回、海马旁回钩、齿状回形成的边缘叶和眶回、颞极、杏仁核、下丘脑、丘脑前核、中脑被盖区等有关皮质和皮质下区域组成。在种系发生上出现较早，其神经联系十分复杂，与嗅觉和内脏活动密切相关并参与个体生存和种族繁衍功能，如觅食、防御、攻击、情绪反应和生殖行为等。

脑干网状结构是指除界线清楚、功能明确的神经细胞核团和神经纤维束外，从脊髓到丘脑底部神经细胞和神经纤维交织成的网状结构，其结构占据脑干的广泛范围。脑干网状结构有上行投射系统和下行投射系统。上行投射系统接受各种外部传入冲动及躯体和内脏的传入冲动，最后经丘脑的非特异性投射系统到达大脑皮质；下行投射系统到达脊髓，对其运动性活动产生易化和抑制两种作用。此外，网眼内散布着大小不等的神经细胞体，在脑干网状结构内散在分布着 40 余个细胞核团，其纤维与大脑、小脑、脊髓等均有密切联系，某些细胞团神经元还会产生去甲肾上腺素、多巴胺、5-羟色胺等神经递质。因此，人的情绪行为很大程度上依赖网状结构的状态。从外周感官和内脏组织来的感觉冲动通过神经纤维的旁支进入网状结构在下丘脑整合与扩散，兴奋间脑觉醒中枢，激活大脑皮质，激活的作用包括一般性警戒和注意以及去行动或促使去反应。

下丘脑位于背侧丘脑下方，借漏斗与垂体相连。上界为自室间孔延至中脑水管的下丘脑沟，下界为灰结节、漏斗和乳头体，前界为终板和视交叉，向后与中脑被盖相续。下丘脑是神经内分泌中枢、皮质下自主神经中枢，对体温、摄食、生殖、水盐代谢和内分泌活动进行广泛的调节，参与情绪行为反应。下丘脑在情绪形成中起重要作用，背侧丘脑是产生怒的整合模式的关键部位。现认为下丘脑、边缘系统及其邻近部位存在"奖励"和"惩罚"中枢，当刺激这些部位就会产生愉快或不愉快的情绪行为。

神经对运动的调节是通过神经化学的方式实现的。这里的神经化学是指神经递质，它是神经系统进行信息传递的媒介，是神经化学的物质基础。决定行为的神经生化因素包括：①去甲肾上腺素可提高学习和记忆能力，中枢作用受抑制时表现为行为运动减少，该递质在中枢的作用是以兴奋为主，可使活动增多，加强防御反射，使之处于觉醒状态；②5-羟色胺与情感障碍密切相关，参与情绪反应，对边缘系统起稳定作用；③多巴胺、γ-氨基丁酸等也参与运动、行为的调节。另外，还有许多神经肽类，如甾类、激素、甲状腺素等（席焕久，2004）。

（二）行为遗传学

人类在长期进化中形成了特定的基因型，而人类的任何行为也都受基因的调控。一种或一系列基因产物的减少或增多，亦或基因表达的时空改变，都可引起人行为的改变。遗传学研究已经证实，染色体异常、数目增多或减少、异位或断裂、某种基因缺失或基因突变、异常等，都与人类的疾病行为、智力发展、自控能力、暴力倾向等存在着密切关系。

行为遗传学就是用遗传学的方法来研究人类行为、心理疾病，是研究支配生物的向光、向地、摄食、求偶、育儿、攻击、逃避以及学习与记忆等行为的基因和基因表达的时间、场所及作用途径等的遗传学分支学科。每一种生物都有它特殊的行为，越是低等的生物，行为模式就越单纯。各种生物的行为之间又有许多共同之处，所以对各种行为的遗传学研究既有阐明不同生物特殊行为的遗传基础意义，又有普遍的生物学意义。

20 世纪初期，遗传学发展早期的一些学者曾注意到行为与遗传的关系，但是在后来遗传学的迅速发展中，那些容易被识别的形态性状（如果蝇的体色、眼色、刚毛性状等）成为主要的研究对象。

20 世纪 60 年代后期，行为遗传学逐渐发展成为一门独立的学科。以美国的德尔布吕克（Delbrück）和本泽（Benzer）、英国的布伦纳（Brunner）为代表的一些分子遗传学家陆续转向行为遗传学的研究。他们在多种生物中通过诱变处理得到影响许多行为（如趋光性、趋化性、回避运动、求偶行为等）的突变型。然后从神经生理学、生物化学、组织胚胎学、细胞遗传学等学科的角度，运用多种技术对这些突变型进行分析，探寻行为遗传的机制。

20 世纪末期，细胞与分子层次的系统生物学与系统遗传学的兴起，基因组、蛋白质组、代谢组学生物技术和计算生物学、计算神经生物学等方法的进展，使神经元、神经网络生理生化功能、发育生物学与遗传学的研究进入了细胞信号转导、细胞通信、神经内分泌与基因表达调控的发展时期。

三、不利健康行为

生活方式与健康有着极为密切的联系。当许多不健康生活方式累加起来时，疾病发生的概率就会大幅度上升。19 世纪末至 20 世纪初，当时人类的主要死亡原因是传染病和意外事故，而今天威胁人类生命、健康的主要疾病则是各种心脑血管疾病和恶性肿瘤等，这些都与各种不利健康的生活习惯有关。不利健康的行为可以有以下几个特征：

第一，青春期是易感时间段。青春期是一个生理和心理急剧变动的时期，此时，孩子的自我独立意识明显增强，但同时，他们的自控能力较差，情感和意志行为相对脆弱，容易冲动。过度饮酒、吸烟、吸毒、不安全的性行为，以及导致意外事故或过早死亡的冒险行为等常常始于青春期。

第二，许多不利健康的行为与自我表达过程密切相关。青少年或者刚成年的年轻人努力使自己在所处的社会环境中显得世故老练、冷静、坚强和理智，他们试图变成这些形象时不得不对自己的一些行为作出相应改变。

第三，不利健康的行为大多可以令人愉快，有时可增强青少年的应对能力。但不利健康的行为都具有相当的危险性，与死亡或多种慢性疾病的发生密切相关。

第四，不利健康的行为是逐步发展来的，当个体处于这类行为中时容易受其影响并强化这些行为，从而最终发展成为有规律的行为。

第五，所有的物质滥用都可以存在相似的预测因素。例如，与父母有强烈冲突、自我控制能力差、自尊心低和家庭问题等。不利健康行为的产生与个体所处的社会阶层有关。

以下重点介绍常见的不利健康的行为：

1. 不良饮食行为　食物是身体能量和营养的来源，享受美食是一件身心愉悦的事情，但是要补充均衡的营养却不是一件容易做到的事。现代生活节奏的加快，迫使人们的饮食方法和饮食习惯发生了很大的改变，如饮食过咸、进食过快、晚餐太丰盛、嗜饮咖啡、过度饮酒等。不健康的饮食结构和饮食方式可以使人的寿命缩短。现代医学证明，许多慢性疾病，如冠心病、高血压、糖尿病、脑血管意外及癌症的发病都与不良的饮食习惯有关。

另外，不良饮食行为还可以产生不良的饮食心理，改变人的情绪状态和人格，对心理健康产生消极影响。

2. 吸烟 对健康的影响几乎人人皆知，详见第十六章。

3. 过度使用电子产品 当今是一个电子产品大爆发的年代，各种高科技产品涌入千家万户，被人们用于工作及日常娱乐消遣，但电子产品在给我们带来极大便利的同时，不当的使用也会对我们的健康造成威胁。长期在屏幕上浏览信息会导致眼睛干燥、视力下降、眼睛抵抗力低下，容易感染一些眼科疾病如结膜炎、角膜炎等。长时间使用手机或平板电脑等电子产品还会导致脖子俯低过度，身体不自然弯曲，颈部越来越前倾，长时间就会处于慢性充血状态，久而久之容易压迫椎动脉，诱发颈椎病，造成慢性劳损。此外，电子数码产品对青少年最大的吸引就是其上网功能、游戏功能。研究发现，沉迷网络的人由于上网时间过长，大脑神经中枢持续处于高度兴奋状态，会引起肾上腺素水平异常增高，交感神经过度兴奋，血压升高，自主神经功能紊乱。此外，还会诱发心血管疾病、胃肠功能失调、紧张性头痛等病症。

4. 缺乏运动 缺乏运动和职业习惯有关，如整天坐在办公室，上班时间内很难运动，下班以后更多的是娱乐、交际，有时候还加班。开车的人又要在车里久坐，回家面对电视、电脑又要久坐，久而久之很多人由于缺乏基本的运动，导致肥胖、静脉曲张、颈椎病等。因此对于常常出现疲劳感的人来说，经常运动是非常有益的。每周 3～4 次有规律的运动可以降低 70%由疾病引起的死亡，与缺乏运动的人相比，坚持有规律的运动可以使身体健康状况年轻 10～20 岁。

5. 工作时间过长 长时间、高压力的工作状态是不可忽视的有害因素。"工作狂"是以牺牲生活的其他部分为代价的，随着工作时间的不断增加，和家人、朋友在一起的时间越来越少，个人承受的压力越来越大，紧张情绪不断累积，工作注意力下降，长此以往，会导致睡眠不佳、疲乏、消化不良、缺乏耐心等症状。

四、行为的评估

行为评估，也被称为心理评估，是根据心理学的理论及方法，评估人的心理状态、心理差异和行为特征。心理测验所使用的各种工具通常被称为量表（scale），一般是将慎重选择的能够直接或间接反映被测人心理行为特点的问题或任务以标准化的方法组合编制而成的。

下面介绍几类常见的心理测量量表：

（一）智力量表

1. 斯坦福-比奈智力量表（Stanford-Binet intelligence scale，S-B） 该智力量表由法国心理学家比奈（Binet A.）和西蒙（Simon T.）于 1905 年编制出版，是最早的智力量表之一，之后美国特曼（Terman L.）修订了此量表，称斯坦福-比奈智力量表。此量表曾先后5 次被修订。在我国使用的是 S-B 第一版的修订本，称"中国比奈量表"。其测验以个别方式进行，通常幼儿不超过 30～40 分钟，成人被试不多于 90 分钟。测验程序是以稍低于被试实际年龄组开始，如果在这组内有任何一个项目未通过则降到低一级的年龄组继续进行，直至某组全部项目都通过，这一年龄组就作为该被试智龄分数的"基础年龄"；然后再依次实施较大的各年龄组，直至某组的项目全部失败为止，此年龄组作为该被试的"上限年龄"。

2. 韦克斯勒智力量表 由美国临床心理学家韦克斯勒（Wechsler D.）所编制，一共包括三套量表，即韦氏成人智力量表（WAIS），适用于 16 岁以上的成人；韦氏学龄儿童智力量表（WISC），适用于 6~16 岁的少年儿童；韦氏学龄前及学龄初期智力量表（WPPIS），适用于 3~6.5 岁的儿童。韦克斯勒智力量表共有 12 项分测验，分为语言量表、操作量表两大部分。语言量表由常识、类同、算术、词汇、理解、背数 6 个分测验组成，操作量表由填图、排列、积木、拼图、译码、迷津 6 个分测验组成。其中，背数和迷津是补充测验。

（二）人格量表

1. 卡特尔 16 种人格因素问卷（sixteen personality factor questionnaire，16PF） 由美国伊利诺伊大学人格及能力测验研究所卡特尔编制的一种人格测验。卡特尔是人格特质理论的主要代表人物，他把特质看成分析人格的最基本的单元。特质是从行为推出的人格结构成分，它表现出特征化的或相当一致的行为属性。

16PF 的 16 个因素或分量表的名称和符号分别是乐群性（A）、聪慧性（B）、稳定性（C）、恃强性（E）、兴奋性（F）、有恒性（G）、敢为性（H）、敏感性（I）、怀疑性（L）、幻想性（M）、世故性（N）、忧虑性（O）、实验性（Q1）、独立性（Q2）、自律性（Q3）、紧张性（Q4）。16PF 适用于 16 岁以上的青年和成人，现有 5 种版本：A、B 本为全版本，各有 187 个项目；C、D 本为缩减本，各有 106 个项目；E 本适用于文化水平较低的被试者，有 128 个项目。16PF 广泛用于人员的选拔和评定，利用成熟的人格测验方法对管理者或应聘人员的人格类型进行诊断，可为人事安置、调整和合理利用人力资源提供参考。这正是本测验的使用之所在。

2. 明尼苏达多项人格调查表（Minnesota multiphase personality inventory，MMPI） 由明尼苏达大学教授哈瑟韦（Hathaway S.）和麦金力（Mckinl-ey J.）于 20 世纪 40 年代制定的，是迄今应用极广、颇富权威的一种纸-笔式人格测验。该问卷的制定方法是分别对正常人和精神病患者进行预测，以确定在哪些条目上不同人有显著不同的反应模式，因此该测验最常用于鉴别精神疾病。该测验适用于年满 16 岁、具有小学以上文化水平、无影响测试结果的生理缺陷的人群，包括 10 个临床量表：疑病（Hs）、抑郁（D）、癔症（Hy）、精神病态（Pd）、男性化-女性化（Mf）、妄想狂（Pa）、精神衰弱（Pt）、精神分裂（Sc）、轻躁狂（Ma）、社会内向（Si）。

3. 艾森克人格问卷（Eysenck personality questionnaire，EPQ） 由英国心理学家艾森克（Eysenck H.）编制的一种自陈量表，在艾森克人格调查表（EH）基础上发展而成。20 世纪 40 年代末开始制订，1952 年首次发表，1975 年正式命名。有成人问卷和儿童问卷两种格式，包括 4 个分量表：内外倾向量表（E）、情绪性量表（N）、心理变态量表（P，又称精神质）和效度量表（L）。P、E、N 量表得分随年龄增加而下降，L 则上升。精神病患者的 P、N 量表分数都较高，L 量表分数极高，有良好的信度和效度。中国的修订本仍分儿童和成人两式，但项目数量分别由原版的 97 项和 107 项变为 88 项和 88 项。因量表题目少，使用方便，比较适用。

4. 罗夏克墨迹测验（Rorschach test）　因利用墨渍图版而被称为墨渍图测验，是非常著名的人格测验，也是少有的投射型人格测试。在临床心理学中使用非常广泛，罗夏测验是由 10 张经过精心制作的墨迹图构成的。这些测验图片以一定顺序排列，其中 5 张为黑白图片（1、4、5、6、7），墨迹深浅不一，2 张（2、3）主要是黑白图片，加了红色斑点，3 张（8、9、10）为彩色图片。这 10 张图片都是对称图形且毫无意义，通过向被试者呈现标准化的由墨渍偶然形成的模样刺激图版，让被试者自由地看并说出由此联想到的东西，然后将这些反应用符号进行分类记录，加以分析，进而对被试者人格的各种特征进行诊断。

5. 主题统觉测验（thematic apperception test，TAT）　由默里（Murray H）于 1935 年为性格研究而编制的一种测量工具，简称 TAT。其方法属于投射技术，全套测验共有 30 张比较模糊的人物图片，其中有些是分别用于男人、女人、男孩和女孩的，有些是共用的。测验时让被测验者根据图片内容按一定要求讲一个故事，被测验者在讲故事时会将自己的思想感情投射到图画中的主人公身上。默里提出的方法是要从故事中分析一系列的"需要"和"压力"。他认为，需要可派生出压力，而且正是由于需要与压力控制着人的行为，影响了人格的形成和发展。因此，通过主题统觉测验，可以反映一个人的人格特点。后来在此基础上衍生出了投射技术中的结构技法，临床医学家还用这种测验结果进行病理分析。

（三）神经心理测验

神经心理测验是在现代心理测验基础上发展起来的用于脑功能评估的一类心理测验方法，是神经心理学研究脑与行为关系的一项重要方法，心理测验评估的心理或行为的范围很广，包括感觉、知觉、运动、言语、注意、记忆和思维，涉及脑功能的各个方面。按不同的标准可以对神经心理测验作出多种划分。最常见的分为单个测验和成套测验；按检测的脑区可以分为额叶功能测验、颞叶功能测验、顶叶功能测验、枕叶功能测验及判别大脑左右两侧功能的测验；按不同的认知领域还可分为测查注意、信息处理速度、运动技能、词语流畅、工作记忆、抽象或执行功能、学习和延迟回忆等测验（王明旭，2011）。

第三节　行为与文化

一、文化与文化要素

文化是人类在社会实践中创造的，它的产生和延续必然对社会产生重要的影响。文化影响了人们对自然认识和改造的能力，影响了人们的生活方式和社会发展的速度。总之，人类创造了文化，也离不开文化，文化从各方面影响和制约着人们的行为，推动着社会向前发展。

文化的内容包括三个部分，即物质、规范和认知。物质文化是文化的有形成分，具有物质的特征，包括人类劳动所创造的一切物质财富。规范文化是指导人们行动的准则，它是人们创造的一切行为规范，如法律、制度、宗教、道德、习俗等。认知文化是人们观察和认识现实的立场、观点和方法，它由思想观念、信仰、态度和价值等要素构成。规范文化和认知文化也称为"精神文化"，从狭义上解释，社会文化一般所指的就是规范文化和认知文化，它从两个不同的侧面决定和影响人们的行为。认知文化往往影响着人们行为动机的产生，而规范文化常常约束着人们行为的具体实施。

二、人类行为与人类文化的关系

从共时性角度来说，人类创造了文化，而文化随着人类的发展而革新。但若将人类的发展与成长固定在某一特定的历史阶段，即从共时角度来看，我们就会发现，处于这一特定时期的人类在创造文化的同时又在极大程度上接受着来自彼时文化传统的约束和规范。个体的人及群体的人，都受着文化的制约。在一个人的成长过程中，处于儿童时期的人，其生命在很大程度上依附于其家庭的社会和文化背景。在他长大后，他所接受的多种形式的教育与训练，使之学会服从一些东西。人类建立了这样一个新的自制环境，反过来，又让自己的身体适应这种环境。

著名社会学家林登贝格认为："文化可以被定义为一组判断标准、信念、行为，继而形成一种习惯模式以及其物质上的和象征意义上的产物。"因而，文化可被看作"行为规范体系"，它规定人类行为应当是怎样的，及其特权、权利、义务和责任。从这一理念出发，对于现在的人或者后人来说，前人的文化成果是隐藏在一个族群生活方式之下潜在的观念系统、意义系统和规则系统，包含着特定时期和特定群体中存在的一些历史性和传承性的"通则"。这些文化的"成果"，不可避免地成了一个"强加于人"的强制因素，影响着人们的行为。

在社会实践中，社会系统通过对人施加影响，完成了人的社会化。任何一个社会，都有其特定的一套行为模式，各个社会、各个时代都以它自己的模式对存在于其中的每个个体产生影响，使之成为一个符合社会规范、合乎社会要求的人，能够按照社会行为规范来行动。因此，一个人从小到大学习社会行为模式或者行为规范，并且在某种程度上被诱导着去适应所处的社会和群体规范的过程，就是人的社会化过程。人的社会化过程，弥漫着广泛的文化因子，充溢着深刻的文化特质。首先，从内容上来说，个人社会化就是一个社会的文化教化过程。无论什么类型的个人社会化过程，都是特定的文化遗产的传递和内化过程。无论从理论事实，还是从历史实践的演进看，一般来说，个人不可能随意地选择文化环境。其次，从方式上来说，个人社会化就是本人被动接受和主动选择社会文化规范和准则的统一过程。

风俗是指历代相传沿袭而形成的习俗和风尚。习惯是指由于重复多次练习而巩固下来并变成需要的行动方式。风俗习惯经常连用，指由于历代承袭而在人们生活中程式化的行动方式。积久成俗，人们常自觉或不自觉地按照这种程式办事。风俗习惯是融入人们日常生活和人际交往中的一种传统文化，是一种无形的力量，约束着人们的行为，对人的身心健康产生重要的影响。风俗习惯与健康的关系可从正反两方面来看。良好的风俗习惯有利于人们的健康，不良的风俗习惯对健康不利甚至严重危害健康。人们的衣食住行、文体活动、兴趣爱好和审美情趣，以至于卫生方面的各种信念，都受着风俗习惯的支配和影响。从风俗习惯对健康的影响角度看，良好的习俗有利于人们的健康，不良的习俗则严重危害身心健康。移风易俗，革除不利于健康的风俗习惯，建立有利于健康的良好风俗习惯，是历代政治家和卫生专家所追求的目标。辛亥革命时期倡导反对妇女缠脚的活动，新中国成立后提倡的新法接生和《中华人民共和国婚姻法》中倡导的婚前检查、爱国卫生运动，改厕改水、改变人畜同居等，都是从提高人们健康水平出发的移风易俗活动。在医疗保健实践中，也应宣传提倡文明、健康的生活方式，使人们自觉养成良好的卫生习惯。风俗习惯关系每一个人，关系生活的每个领域。

文化影响人们的交往行为和交往方式，不同时代、不同民族、不同地域及不同阶级和阶层的人们，进行各种社会交往的方式，都带有各自的文化印记。交往方式中的文化影响，有的取决于价值观念，也有的源于风俗习惯、文化程度等。

当然，需要指出的是，文化对人的塑造过程，并不是人类的无奈和痛苦之处，而恰巧是人类进步所必须经历的过程。人在创造文化的同时，也由自发到自觉地以文化创造着自己，不仅我们创造了文化，文化也创造了我们（朱尚华，2015；刘汉俊，2012；李韬，2016）。

三、社会文化对健康、疾病认识的影响

从广义的角度来看，人的社会性即文化性，文化的实质就是人化。因此，文化因素是人的社会性中所包含的重要因素。人的社会化与教育密切相关，人的文化靠教育来传承，从而使人具有广泛的社会性。文化对健康行为的影响是显著的。人的行为受人的信念、价值取向和对现实利益的态度支配。人们在保健行为上怎样做和做什么，都无法摆脱文化因素的影响。行为医学研究文化与健康的相互作用，主要是从精神文化概念出发的。文化与健康的影响是相互的、多层面的，它影响着人们的价值取向、生活态度、处理人际关系的方式等，从而对健康发挥着广泛的影响。文化因素与健康的关系可从多方面考虑。

医学科学的发展在各个不同的历史时期，受当时思想观念、文化科学水平的影响和制约，自然会产生适合于当时历史条件下的医学观。因此，健康和疾病一方面是生物学现象，另一方面也是一种社会文化现象。事实上，它们是一种随社会文化的发展而不断发展着的社会观念。由远古朴素的健康与疾病观念演化到认为健康与疾病是神的恩赐与惩罚的观念，与人们的社会文化认知水平低下、长期的神权思想渗透到当时社会的各个领域是分不开的。随着文明向前发展和人们生产与生活经验的积累，哲学观念开始形成，也就形成了自然哲学的疾病观。17世纪机械唯物主义兴起，机械论的观点在社会认知文化中占据了主导地位。在医学研究中也渗透了机械论的观点，它把人比喻为机器，而疾病是机器失灵或出现故障，健康是机器的结构和运行正常。在这种机械论的影响下，促进了近代实验医学的建立与发展，哈维（Harvey W.）发现血液循环并创立循环学说，魏尔啸（Virchow R.）创立细胞病理学等，从而奠定了认识健康和疾病的生物学基础。由于生物科学的长足进步，生物医学也成了现代医学的核心和标志，健康就是机体生物学正常，生物学异常就是疾病。在现代社会，整体论、系统论为多层次的模式分析提供了有力的工具。社会学、心理学近几十年深入医学领域取得显著的研究成果，使健康和疾病概念不再仅由机体的生物学情况所决定，而扩展到人们的精神和社会方面。WHO对于健康的定义是迄今为止对健康比较完整的概括，这种健康观念也逐渐为人们所接受。可见在人类社会发展的不同阶段，人们关于健康和疾病的概念受着当时认知文化的影响。

实际上，纵使在社会发展的某一相同阶段或时期，由于社会文化背景的不同，对健康和疾病的定义也是有所区别的。例如，从生理学或生物学观点来看，健康是身体的良好状态，而疾病则表明身体的某部位、系统在功能或结构上的反常；从生态学观点来看，健康是人和生态间关系协调的产物，而疾病则是人和生态间关系不适应和不协调的结果；从社

会学观点来看，健康是人在一个特殊社会团体中，其身体或行为被认为是正常的状态，而疾病则是人在一个特殊社会团体中，其身体或行为被认为偏离了正常的状态；从流行病学观点来看，健康是宿主对环境中的致病因素具有抵抗的状态，而疾病则是宿主对环境中的致病因素易感而形成的状态；从消费者的观点来看健康如同一种商品或一种投资，在某种程度上能够买到，而疾病则是通过保健服务可以控制、治疗及治愈的一种不正常情况。

　　从疾病的发生发展、认知判定直到诊疗康复的过程，既是疾病的生物学消长过程，也是疾病现象与社会文化互相影响的复杂过程。社会文化对这一过程的影响是明显的。从病因的角度分析，人类疾病的病因可分为生物性和社会文化性两大类。生物性指外部生物、理化致病因子及个体内部由遗传等决定的致病倾向性；社会文化性则指致病的社会环境和行为因素。人类只有极少数仅由生物性因素引起的疾病，大多数疾病都是由生物和社会文化复合因素引起，甚至有些疾病仅仅是由社会文化因素引起的。如果把疾病分成遗传性、传染性和现代非传染性三大类，分析其致病因素，可以看出生物性致病因素的比重在逐渐下降，而社会文化因素的比重呈逐渐上升的趋势。遗传性疾病表面看来似乎仅仅是由个体的生物性状异常所引起，但实际上也受社会文化的重要影响。例如，社会的婚配观念和生育行为能促进或阻止某些遗传性疾病的发生。一些隐性遗传病只有当父母都是疾病基因的携带者时才会在子代表现出疾病。近亲结婚者，双亲带有某种疾病隐性基因的可能性比普通人大得多，其子代发病的可能性也大得多。一个对近亲婚配不加限制的社会，就会有较高遗传性疾病的发病率。事实上，禁止直系血亲婚配，是世界许多民族自古就采取的一项优生措施。至现代，许多国家还制定了优生法律，禁止患有某些疾病的个体结婚或生育。这些社会措施对防止遗传性疾病的发生有重要的作用。生育行为对遗传性疾病有重要影响的例子，可参照先天愚型的发生，这是一种由先天染色体畸变而造成的遗传病，约占全部精神发育迟滞的10%。该病的发生明显与产妇年龄过大有关，产妇年龄越大，生出该种患儿的可能性越大。此外，在生育期间诸如环境污染、滥用药物、吸烟、酗酒等都是导致遗传性疾病发生的因素。

　　可见，健康和疾病也是受社会文化背景制约和影响的社会认知和判定的过程，从不同角度出发，健康和疾病的定义也是不同的（刘祖雯，2012；张玉龙等，2010）。

四、文化与患者行为

　　不同的因素，如社会阶层、种族及文化等对疾病行为和疾病角色及患者角色有着相当大的影响。由于这些因素的存在，同样威胁健康的因素可能在患者中产生完全不同的反应。人们已经证明一个由不同种族构成的人口区，由于社会、经济等级的不同，疾病行为也大不相同。例如，社区中、上层成员比低阶层成员更愿意说明疾病所表现的症状，因此他们也更容易寻求医生的帮助。

　　疾病行为中的文化差异或许要比社会经济的差异更加明显。在美国纽约市一家退伍军人医院里，有人研究发现，在对痛苦的反应上，犹太人和意大利人比北欧人更易动感情。虽然一些医生觉得犹太人和意大利人一定比北欧人具有更强的疼痛忍受力，但其实这些差异应归于文化的不同。犹太和意大利文化中允许自由地用言语、声音和动作来表达思想和情感，所以，他们谈论痛苦时亦感到自由。他们用抱怨、呻吟、呜咽、哭喊等方法来表现他们的痛苦，对这种方法他们并不感到害臊，承认痛苦时确实抱怨得厉害，请求帮助并希望能从周围的社会环境和其他成员那里得到同情和援助。相反，老一代美国人则像作报告一样叙述病痛。有时是不动声色地寻找得体的方法来描述病痛的性质、部位和持续的时间；被采访的人反复强调，抱怨、呻吟、呜咽是没有用的，但是他们也承认病痛难忍时会反应强烈甚至大声哭喊，不过他们承认只有单独一个人时才这样做。几乎所有紊乱都与文化有关，通过文化促进或限制人的行为。移居（移民、出国留学等）往往伴有新的生活压力，不同的压力导致不同的心理紊乱，这包括文化因素如文化休克、文化冲击（技术进步与社会变化）、社会因素（社会网络的丧失、失业）都明显地影响压力环境，引起行为变化。

临床医学工作的对象是患有某种疾病的患者。患者这个概念中，人是第一位的，病是第二位的。作为人，患者不仅具有非常复杂的生理属性，而且还有心理属性及社会属性。可以讲，人之所以成为作为人的自身，正是由于人的各种属性综合交叉、混合、相互作用导致的。因而，人是复杂的，其既具有自然性，又具有人文社会性。同时，从疾病的角度来讲，人的疾病往往是由纷繁复杂的诸多因素导致的，生理的、心理的及社会的不适往往会混杂在一起共同对人的健康产生威胁，而且疾病又会作用于人的生理、心理及社会文化生活，进而在人的思想、观念、生活方式及行为方式等方面会产生正面的或负面的影响。因此，作为临床医学专家在对患者进行诊断或治疗的过程中，必须充分考虑工作对象的人文特征，既要周密地观察社会文化因素对人疾病的影响，又要谨慎使用医疗手段，以利于提高人的整体的生活与生命质量，尽量减少诊断与治疗对人的负面影响，包括生理的、心理的、精神的及社会的影响。

文化习俗说明患者可以受到特殊关注。人们常常焦急、渴望询问患者的感觉，并向之提供特殊的食物、热水瓶及抖松的枕头，甚至为其后背挠痒。对于那些感到孤独、确信自己不被别人理解、感到走投无路的人，疾病是赢得关注的神奇手段。巴林特（Balint M.）在伦敦注意到，由于都市化，许多人失去了他们传统的根基，生活孤单寂寞，在困难面前，这些人没有办法寻求咨询和安慰或向同情的听众倾诉。由于精神和感情的高度紧张经常出现各种症状，在这种困难情况下，最常见的办法就是去医院看医生或者发牢骚、抱怨。尽管这些牢骚和抱怨无济于事，但是，人们还是这样做。

巴林特举出许多病例来说明患者特别明显需要关注和同情的行为。这种行为不仅仅局限于西方社会，那伐鹤人展示妖术（这里指病态）的症状也是一种赢得关注的方法。在印第安人的某些舞会和其他大型聚会中昏倒或半昏倒的大部分人是那些受人忽视和身居低职的人。相反，富人希望在自己的私宅里向自己的医生透露病症。

教育是提高人们文化素质的主要手段。文化素质的提高，可以改善人们的生活方式，使人们对生活中的危险因素具有更好的辨别能力，能够具有更好的价值取向和更高的生活情趣。文化教育水平与健康水平呈一定正相关趋势。受过良好教育的人群，有较强的自我保护意识，追求高品位健康的生活方式。其消费结构为能够在满足基本生活必需的基础上，加强智力和发展方面的投资，使生活过得充实；在休闲时，也能较好地抑制不良行为如酗酒、赌博、吸毒、性乱等诱惑，发展和培养良好的兴趣和爱好；在处理人际关系时，一般也表现出较高的修养和宽阔的心胸，从而减少人际关系的紧张和冲突，使身心都处于轻松协调的平衡状态（杨征男等，2013；冯显威，2010；屈英和，2010）。

五、文化教育与医学行为

卫生服务属于文化系统的一部分，卫生服务的供方需要掌握医学知识和技术，需要有高尚的医德，有人道主义精神，这些是做好卫生服务的前提。对于从事预防和卫生管理的工作者，更需要从宏观上考虑解决健康问题的文化、教育战略和策略，了解如何使各种卫生资源包括医疗技术和预防技术发挥最大社会效益，这都需要有高度的人文精神。从接受卫生服务的需方来说，他们需要科学的生活态度，需要有一些初步的医药保健知识，需要与疾病作斗争的坚强意志，需要在疾病挫折面前保持稳定的情绪，更需要为人类健康作贡献的参与精神。医务人员的文化教育背景和素质与其高尚的医德和良好的服务态度密切相关，必然会影响其应用医学知识和技能为患者乃至社区人群服务的效果。高度的文化修养和教育水平对于卫生服务的需方和供方，对于卫生服务效益的发挥，都有重大促进作用。

医学是一门人学，是一门兼具自然科学和人文科学属性的科学，它的一切研究和服务都离不开人，这就注定了医学的人文性。人文科学主要研究人的精神世界，引导人们思考人生的目的、意义和价值，追求人生的美好。没有科学技术的进步，就不会有现代西方医学今天的成就；没有科学精神，就不会有科学技术的进步；没有人文精神，人的精神世界就会异化空虚，就会道德沦丧；缺少人文精神的医学，将成为冰冷无情的医学。医学史是融医学、历史与人文科学于一体的综合学科。医学史不仅包括医学发展过程的一般常识，还能够提供一种观察医学的视角，使医学在自身知识技术层面的意义之外，还具有文化和社会意义，医生需要关注人的价值。医学史不是简单地讲述医学发展史的科学，而是培养医学生科学素质和人文素质的重要学科。

医学道德教育一直是我国医学教育的重要组成部分。《黄帝内经》可称得上是我国最早阐述医德的医籍，其中《素问·疏五过论》和《素问·征四失论》两篇对此做了专门论述，其他各篇亦散见其思想和内容。《黄帝内经》列举了行医过程中的"五过""四失"，注重医德教育，"非其人勿教，非其真勿授"；主张建立良好的医患关系，医生了解病情时要"闭户塞牖"。唐代孙思邈提出了完整的医德规范"大医精诚"等篇，列于《备急千金要方》全书之首，足见他看重的程度。他把具有高尚民德的人称为"苍生大医"，把违背医生道德的人斥为"含灵巨贼"，而且他对医德编述的全面、系统，在中国古代医学教育中也是没有先例的。明末清初名医傅山（字青主）认为，学医的人首先应树立起高尚的医德，仁爱为怀，济世救人。他在太原开设卫生馆行医卖药时，曾作《儿辈卖药城市》五律12首，内有"为人储得药，如我病差安"之句，充分反映了他视病家疾苦为自己疾苦，以高度同情心救治患者的高尚医德。

从文化的角度来看，医学工作者的出现与存在，正是社会进步、人类文明的体现与标志，其存在本身就生动地体现了人文精神。高层次教育本身就是人类社会文明的产物。随着社会的进步、人类的开化、文明的兴起，前人认识世界、改造世界的直接经验会通过教育活动在较短的时间内传授给后代，这样就加快了人类文明的进程。医学是伴随人们认识疾病、与疾病作斗争的步伐而逐渐产生的。我们的前人总结了许多行之有效的医学经验和方法，现代医学工作者无不是在前人医学理论与实践基础之上进行的学习、研究和工作。从这个意义上讲，医学工作者既是人类文明的传承者，又是人类文明的实践者。一切人类文明的主体是人，核心也是人。是人自己使自己像人一样活着，是人自己有了尊严、有了理想、精神及价值，是人把自己与动物作了根本的区分。从事医学工作，既是为了谋取生活资料、获得社会角色，也是实现自己的人生价值。由此可以得出，医学工作者不是单纯地为了医学而从事医学工作，同其他社会成员一样，是为了生存与发展，为了个人及人类的文明，为了个人及社会的美好明天而选择医学工作。因而，在医学工作中，人文精神是不可或缺的重要精神食粮，也是指引医学工作者工作的重要目标与方向。人既是医学工作者的目的，也是医学工作者的手段。这个"人"，既包括所有的患者，也包括医者甚至整个人类。医学工作者的工作既为了患者，也为了自己甚至为了社会及人类。所以，医学工作者是人类文明链条中的一个重要环节，缺少人文精神，将会失去其工作的目标与方向，医学本身的价值也将会被异化（姜兰姝等，2014；王玉柱，2012）。

第四节　行为与健康和疾病

一、行为与健康的关系

（一）行为和健康

WHO 提供的资料表明，随着医疗的发展及传染病防治水平的提高，慢性病对健康的影响愈发明显，与生活方式有关的不健康行为导致的疾病越来越多，严重影响了人类寿命的不断延伸。《中国疾病预防控制工作进展（2015 年）报告》指出，脑血管病、恶性肿瘤等慢性病已成为主要死因，慢性病导致的死亡人数已占到全国总死亡人数的 86.6%，疾病负担占总疾病负担的近 70%，而慢性病死亡又归因于烟草的使用、酗酒、不健康饮食等 10 种行为危险因素。

1. 健康相关行为　是指任何与疾病预防、增进健康、维护健康及恢复健康相关的行动。这类行为可以是自愿的，也可以是非自愿的，可以是直接以健康为目的的主动行为，也可以是遵守法律或规定的被动行为。

Kasl 和 Cobb 提出 3 种健康相关行为：①健康行为（health behavior）是预防疾病的行为（如运动行为）；②患病行为（illness behavior）是寻求治疗疾患的行为（如诊疗行为）；③疾病角色行为（sick role behavior）是让自己健康的行为（如遵医嘱服药行为），健康不仅与个人行为有关，而且与社会支持有关（杨志寅，2008）。

社会支持指一个人从社会网络所获得的情感、物质和生活上的帮助。支持是人的基本需要，获得社会支持不是被动的，而是一个互动的过程。研究表明：社会联系减少和死亡率升高有关，例如，对失业者生活紧张事件，如性侵犯、职业紧张、无家可归及自然灾害的社会支持研究（被爱、被接受、被关怀、被他人需要）结果表明：社会支持有缓解紧张的作用。影响社会支持的因素包括：①人际关系，人际交往是人类不可缺少的社会环境。融洽的人际关系不仅可获得情感上的支持，而且是获得其他支持的基础。②社会网络，指网络成员的多少、相似程度、亲疏程度及与中心人物接近的难易程度。③社会凝聚力，指人们的思想道德观念、社会责任感及对社会信心的综合反映，虽然比较抽象，但却是在实际生活中个人与社会支持网络发生关系与否的重要因素。④社区支持系统，通过社区工作者的个案工作，增强个体和家庭社会适应能力，促进社会和谐稳定的发展（崔小波，2016）。

2. 行为和健康　20 世纪疾病模式发生了很大变化。疾病治疗方法及公共卫生状况的改善，使急性传染性疾病显著减少，而慢性非传染性疾病、酒精和药物滥用及交通事故等越来越多。调查显示 25% 的癌症可能是由于吸烟行为所致并因此而导致死亡，而控制吸烟行为可以显著降低发生率（杨志寅，2008）。

（二）有利健康行为

有利健康行为广义上指促进健康行为（health-promoted behavior），即个体或者群体所表现出的客观上有利于自身和他人健康的相对明显、确定的一组健康行为。

1. 健康行为　健康行为是指人们为了增强体质，维持身心健康，防止健康问题出现而采取的行动，简而言之，就是一切有利于健康的行为。就个人而言，可以将健康行为分成外显健康行为和内在健康行为。外显健康行为，如饮食的定时定量、充足的睡眠时间、适当的体育锻炼等，内在健康行为可以表述为情绪愉快、人际关系和谐、人格统一、适应环境等。个体形成一贯健康行为方式，也称健康习惯（health habit）。相反，不健康行为不仅可能与疾病的形成有关，而且容易发展为不良健康习惯。有利健康行为的判断标准：①行为表现有益个体、他人乃至社会的健康；②行为表现有一定的重复性和持久性；③外显行为和内在动机及能力协调一致，而行为与所在环境条件无冲突；④行为强度一致；⑤个体行为能够反映自己的固有行为模式和个性。

2. 自我效能与健康行为　自我效能（self-efficacy）指相信自己有能力控制自己去实施某种行为。个体的自我效能驱动健康行为的产生。研究表明，自我效能与健康行为的改变以及行为方式的长期维持有非常大的关系，例如，在戒烟的问题上，那些认为自己不可能改变自己习惯的烟民是不会尝试戒烟的。

3. 有利健康行为的常见方式

（1）合理膳食：具体而言就是要做到饮食多样化、饮食适量、饮食结构合理，具体可参考《中国居民膳食指南（2016）》。

（2）适量运动：是人们获得健康的重要途径，也是健康行为的重要方式之一。运动具有增强体质、改善人体各器官系统的功能。

（3）消除疲劳：疲劳可分为体力疲劳和脑力疲劳。消除疲劳最好的方法是对生活、工作做合理的调整，适当增加休息和睡眠的时间，具体做法有劳逸结合、起居有序、生活方式适当、变换活动方式和保证睡眠。

（4）心理健康：这是获得幸福与成功的保证，它使人充满生机，不仅自我感觉良好，而且与社会和谐一致；达到这种状态的人，一般具有良好的适应能力，良好的自我意识，能够保持人格的统一，保持和谐的人际关系并能保持开朗的心境。

（5）戒烟限酒：WHO 曾把吸烟称作"20 世纪的瘟疫"，是慢性自杀行为。饮酒是一种社会文化行为，人们一直以来用酒来缓解心理应激和精神紧张。少量规律饮酒有益健康，而过量饮酒或者酗酒，对健康的危害极大，可产生急慢性疾病，如急性酒中毒、酒精依赖综合征、肝硬化、心血管疾病等。

（6）自我保健：这是健康行为的一个重要内容，是生活中人们最常使用的对于疾病所采取的预防措施。自我发现、自我治疗和对慢性病的自我管理行为也是维护、促进健康的有利举措。当前，慢性非传染性疾病如冠心病、脑血管病、恶性肿瘤等已成为威胁人类健康的主要疾病，这些疾病很大程度上是由于人们不健康的生活方式如吸烟、酗酒、不良饮食、缺乏锻炼等引起的，而目前对于这些疾病还缺乏有效的特异性诊疗方法，需要依赖综合治疗和自我保健的方式才能加以控制。

二、疾病

（一）疾病行为

疾病的社会状态是一个时间序列，首先是发病，之后产生虚弱感，然后出现社会症状，最后以痊愈或死亡告终。在"疾病行为"程序中必然出现医疗和社会决策，重新调整角色。"患病行为"是相对健康行为而言，表示一个人感到生病时，为了达到确认疾病的存在和寻求减轻疾病痛苦的目的而主动采取的行动。一些人会因为疼痛、高热等躯体症状去见医生，另一些人采取自我治疗或认为无须大惊小怪而不去治疗。

一个成年人患感冒，决定是吃感冒药还是去见医生这便是疾病行为。如果患有感冒的成年人决定白天卧床休息，期望家庭成员给他端来饭菜，这被认为是疾病角色。只有医生诊断后，患者遵医嘱行事才能成为患者角色。患者角色是疾病角色的特殊形式。社会团体规定了法定的疾病标准，目的是使疾病角色合法化，患者角色需要正规的医疗体系，需要患者的支持和配合并且要服从医生的治疗。当患者住院后，他首先成为患者，疾病角色和患者角色是比较理想的分类，但要划出两者的绝对分界线是不可能的。患者角色的概念较疾病角色的概念狭窄，这是一种比较实用的分类方法，因此，在对疾病行为的研究中，概念的内涵相互重叠在所难免。

文化在塑造我们对疾病的理解和反应方面起着巨大的作用，其影响较社会经济更加明显。在一些研究中看到患者的文化信仰在其应对癌症的过程中非常重要，例如，马卓里·卡加瓦-辛格发现，和日本裔美国男性相比，盎格鲁裔美国男性在应对癌症时面临更大的困难，因为日裔美国男性得到更多的社会支持，而盎格鲁裔美国男性坚持认为自己是健康的——即使对自己的病情有所意识也是如此（考克汉姆，2012）。

（二）疾病的社会角色

患者角色是一种特殊的社会角色。由于患病实践的出现，患者的心理过程、社会关系和社会行为都会发生改变。美国社会学家塔尔科特·帕森斯（Parsons T.）最早在他的著作《社会系统》中提出的"患者角色"概念，与之前的社会理论家不同，帕森斯在他的社会理论中加入了对医学的功能分析，这也使得他不得不考虑患者与其生活的社会系统的关系。"患者角色"概念成为解释社会中患者行为最贴切的理论工具。

帕森斯的"患者角色"概念基于一个假设，即患病并非患者有意识的选择。"患者角色"概念的具体内容可以总结为以下四个要点：

1. 患者被免于承担"正常的"社会角色　一个人如果患病，可以豁免于承担正常的角色和社会责任，当然这种豁免与所患疾病的性质和严重程度相对应。越是严重的疾病，越是可以被更多地豁免原有的角色和社会责任。这种豁免需要医生对其"合法化"，并且这种"合法化"也起到了保护社会的功能。

2. 患者可以不用为自己的情况负责　人们通常认为一个人患病是自己不能控制的，社会不能因此责怪患者。例如，一个人因天气炎热而中暑，对于这种疾病状态的出现，患者是无法负责的。身体的患病状态需要改变，治疗是必需的，以便患者康复，这也是社会对患者的要求。

3. 患者应努力使自己康复　患者角色的上述两个方面均以本特征为前提。患者应该认识到生病是不符合社会期望的，社会希望其成员健康并承担社会角色和社会责任。正常责任的豁免是临时的、有条件的，患者应该努力重新恢复健康。

4. 患者应寻求在技术上可行的帮助且应该和医生合作　康复的责任引导患者寻求技术上可行的帮助，这通常是医生的帮助。人们也期望在追求康复的过程中，患者应该配合医生（考克汉姆，2012）。

帕森斯首次用社会学的眼光来审视普通的常见患者和患者角色是非常有意义的，但患者角色这种较为简单化的提法又使人们从不同方面提出了批评和补充。例如，患慢性疾病的患者就不一定能够豁免于社会角色和社会责任。又如因故意违反交通规则而导致自己受伤的患者就不得不对自己导致伤残的行为负责。此外，一个人获得的医疗服务也受到社会经济条件、医疗技术水平等多种社会因素的制约。

（三）疾病阶段

人类学家和社会学家都把疾病的过程看作可分析、可区分的过程。萨奇曼（Suchman R.）提出疾病经历的不同阶段理论，表明当个人认同自己患病时，他会经历五个不同的阶段，这些阶段的反应都建立在其特定的疾病经历的基础上。五个阶段依次为：

1. 症状体验阶段　这一阶段确定个人身体某些方面的不正常，出现身体不舒服、疼痛、面部变化或虚弱，由此预示着一个人的生理状态出了问题。认知病症后必须对此做出解释并找出意义所在。认知和解释引起了恐惧、忧虑的情感反应，因为一个人知道轻微的症状也许是病情加剧的先兆。这个阶段必须判断以下问题：①是否"症状需要注意"；②是否在症状变得更糟前决策；③是否把症状看作健康问题的证据。在此阶段人们也可能试图通过使用民间偏方和自我保健来治疗自己。

2. 接受患病角色阶段　如果个体一旦把对症状的体验解释为疾病，那么他就跨入了第二个阶段：接受患病角色阶段。最初，护理局限于家庭和自己治疗，以"外行参谋"的形式（即亲戚朋友对症状的议论）进行咨询。此阶段最重要的是亲戚朋友对疾病做出"暂时合法化"的诊断，致使这个人从其他人的义务中脱离出来。外行咨询系统可以同意其接受患者角色，不过，"正式的"接受患病角色的许可，必须由医生来批准，因为医生是关于疾病的权威知识的社会代表。因此，虽然民间治疗方法仍在继续，个人被迫必须做出如下决定：否认疾病的存在并忽视疾病体验，还是接受临时的患病角色并寻求医学帮助。

3. 接触医疗服务阶段　如果得到专业化的帮助，这个人就进入了卫生服务交流的第三个阶段。在此阶段，决定寻求专业医疗并对以前那些外行诊断所给予的疾病角色"暂时合法化"做出权威性的确定。如果这种确定存在的话，他期望一个医疗诊断和能使他康复的治疗计划。如果医生坚持认为疾病无关紧要，否认他的疾病角色作用，他可以重新提出要求确认直至恢复正常的活动。如果医生和患者不能达成共识，这个患者很可能转而"寻求"另一个医生的诊断，而这可能是一个更加容易接受的诊断。

4.治疗阶段 如果患者和医生都同意治疗的必要性，则患者就进入治疗阶段。此时，个人开始经历医生所建议的治疗过程，不过仍然可以在终止治疗和继续治疗之间进行选择。有时，患者会陷入"继发性获益"，不再认真努力地使自己痊愈——继发性获益是患者享受的一种特权，如请假不工作。

5.康复阶段 患者和医生一起合作，促使患者进入最后的第五阶段——康复阶段。在这个阶段，人们期待患者放弃患病角色并恢复正常的社会角色。这种情况也可能不会出现，例如，在慢性疾病的情况下，患者选择沉溺于患病经历——即使他身体状况良好。

虽然不是每一次患病都会经历萨奇曼所描述的五个阶段（表 14-1），因为该过程可能在任何阶段因患者的拒绝而被打断，但是，萨奇曼模型的意义在于：每个阶段患者都必须做出不同的决策和行动。在评估患病经历时，患者不但需要解释其病症，还必须解释涉及下列事情的问题：已有的资源、备选的行动及成功的概率。

表 14-1 萨奇曼的患病经验过程

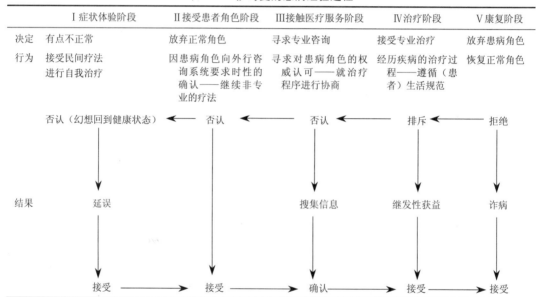

资料来源：考克汉姆，2012。

第五节 医患关系

在社会生活中，医患关系是一种既普遍又特殊的关系。普遍在于它是每个人一生中难以避免的，即使是医务工作者也可能成为患者；特殊则在于这种关系往往缺乏正式和明确的契约，在患者踏入医院时自发成立，离开医院时则自动结束。著名医学史家西格里斯特（Sigerist H.）曾指出："每个医学行动始终涉及两类当事人：医生和患者，或者更广泛地说，医学团体和社会，医学无非是这两群人之间多方面的关系。"

一、医患关系

医患关系是指某个个体或群体与另一个个体或群体，在诊疗或缓解患者疾病中所建立的各种关系，这其中包含了广义的和狭义的医患关系两层含义。所谓广义的医患关系是以医生为主的群体与以患者为主的群体在诊疗或缓解患者疾病中所建立的关系。这里的"医"不仅指医生，还包括护士、医技人员、管理人员和后勤人员等医疗群体；"患"也不仅指患者，还包括与患者有直接或间接关系的亲属、监护人，甚至患者所在的工作部门和单位等，此时患者的有关人群便成为其利益的代表者。显然，这里的医患双方不是一对一的医生与患者，而是比较广泛的两个群体，它不仅表现为人际关系，还体现为一种社会关系，它建立在社会经济关系和卫生经济的基础上，受社会经济体制、社会经济水平支配，反映一个社会的文化水准、文明程度、环境状况等。而狭义的医患关系就是指一对医生和患者的关系。

二、医患关系模式

医患关系不仅反映患者与医生和（或）医院的关系，而且也反映患者群体与整个医疗体制甚至整个社会的关系。顺着健康社会学的理论发展脉络，可以发现多种医患关系模式。

马克思主义政治经济学将社会收入水平和社会人口的健康水平联系起来。其研究意义在于揭示医学实践中的权力问题和导致人类健康不平等的政治经济因素。这一理论认为，个体的健康不仅受其自身收入影响，同时也与其生活区域的不同层次有关。经济利益在疾病的产生和人们对待疾病的态度方面起决定性作用。健康或疾病的产生和分布并非单纯的生物学现象，而是与国家的社会阶级结构密切相关的社会现象。患者阶级地位的高低，直接影响其医疗水平和就医待遇。阶级地位高的人，由于拥有更多的资源可更好地减少疾病的发生，即使生病也能获得更好的医疗条件和待遇，而阶级地位低的人则恰好相反（陈倩雯等，2014）。

布朗斯坦（Bronstein）提出了传统模式和人道模式。前者认为医生是权威，要作出决策，患者听令服从；后者是尊重患者的意志，让患者主动地参与医疗过程，在作出医疗处理决定时有发言权并承担相应的责任，医生在很大程度上起教育、引导和顾问的作用。后者比前者更有效，医患关系更为融洽，尊医率和疗效都较高，因此，人道模式更具有优越性。

帕森斯的观点已如前所述。萨斯（Szasz）和霍伦德（Hollender）认为医患关系模式与患者看医生时的生理状况直接相关并根据状况严重度与可治愈性分为三种。①医生主动-患者被动模式：相当于生活中父母与婴儿的关系，其互动特点为以医生为中心、医生对患者单向影响、患者完全无助及满足患者基本需要等，临床上常见于紧急病症、昏迷、麻醉及精神错乱等情况；②医生主导-患者配合模式：相当于生活中父母与"青少年"的关系，其互动特点是以医生为中心、医生要求患者合作以及患者自认无助并被要求遵从医嘱等，临床上常见于急性感染、流行性感冒、麻疹及传染病等；③医患共同参与模式：相当于生活中成人对成人的关系，其互动特点是医患互为中心、患者积极参与决策、医生提供计划而患者负责执行，临床上常见于慢性病、心理治疗等。该研究说明了患者症状的严重程度对医患关系的影响，是对帕森斯的患者角色概念的重要补充。

在生物-心理-社会医学模式中，强调生物化学等因素在疾病诊治中的重要作用，也强调社会和心理等因素对疾病诊治的重要影响。因此，在诊疗的过程中。逐渐形成的医患关系其内部构成上应该反映这两个方面。基于社会交换理论视角，在诊疗过程中形成的医生和患者之间的承诺与互惠的关系，包含了医生和患者两个方面的不同期待。患者根本的期待是需要医生提供高质量的医疗服务。医疗质量不仅反映了医生拥有的知识、技能和能力，直接表现在医生对患者疾病的诊治水平，也反映了生物-心理-社会医学模式中的技术部分。医生根本的期待是患者对医生的信任。患者信任不仅反映了诊疗中患者对于医生的心理过程，包含了对医生的理解、支持、感激、威望和社会赞同等，也反映了生物-心理-社会医学模式中的社会心理部分（曹茹等，2016）。

三、现代医患关系

医患分离之后，医生作为一种职业出现，医患关系作为一种特殊的关系不断发生变化。这种演变有两种趋势，一是医生与患者的关系越来越淡漠；二是患者的地位和自主权越来越受到尊重。总的来说，在现代社会中医患关系呈现出技术化、商业化、民主化和法律化倾向（徐志杰等，2016）。

1. **技术化** 古代的医学基本上是一种经验医学。医生通过与患者的直接交流进行诊断和治疗，如中医的望闻问切。当时医学分科不细，所以医生对任何患者都需要全面考虑。古代医学具有朴素的整体观，把人的生理、心理、社会环境看作一个有机整体。随着生物医学地位的确立和科技进步，这种传统的医患关系发生转变，表现为三个方面。①医患关系物化趋势：由于大量运用现代科学仪器设备，诊断治疗对其产生了极大的依赖性，这些先进的仪器设备作为"第三者"插入了医患关系之中，使医患沟通减少，医患关系受到物化。②医患关系分解趋势：由于医学分科变细，医生专业化，医生只对患者某一系统、器官病变负责，而不对整个患者负责。加之医院的建立，一个医生负责多个患者，以往一个医生与一个患者的稳定关系发生了变化，多个医生与患者联系或一个医生与多个患者联系，使得医患双方的情感联系相对淡薄。③患者与疾病分离趋势：近代医学以生物学为基础，而忽视了患者的社会心理因素，看到的只是细胞、分子等的变化，治病不治患者，把患者与疾病分割开来，使得自然的人与社会的人、生理的人与有情感的人相分离。

2. **商业化** 社会商品经济的发展使医患关系出现商业化倾向。在美国，患者在医疗活动中作为消费者，其权益受到保护。医疗保健事业同样存在着销售者与消费者的关系，这种关系导致医疗保健更优质、更方便，更带有"顾客第一"的服务性。这种商业化倾向也带来一些负面效应，如个别医生在医疗活动中以追求经济利益为目标，而失去了医疗的初始动机。

3. **民主化** 在生物医学时代，医疗活动中表现为医生权力过大。随着社会的进步，爱护关心患者的人道主义医学传统得到重新确认。"没有医学伦理学，医生就会变成没有人性的技术员、知识的传播者、修理器官的匠人，或是无知的暴君"。由于社会的发展，患者的地位也在不断上升，患者得到尊重，自主权不断加强。

4. **法律化** 传统的医患关系只是一种单向关系，即只讲医生对患者的义务。患者权利的提出，使这种单向关系转为双向关系。患者有从道义上得到治疗、保健和健康的权利，而不仅是医生出于义务才给患者治疗、保健和进行健康指导。这种医患关系不单单靠伦理道德来规范，而必须从法律条文上加以约束。

　　随着社会的进步与发展，人们对生命和健康的关注程度日益增加，患者的权利意识正在快速觉醒。医患关系的传统格局正向着以尊重患者权利和意志、让患者主动参与相关医疗决策为中心的人道医患关系模式转化。这种人道的医患关系要求生物医学恢复传统医学所强调的关心、爱护、安慰患者，使患者感到舒适，鼓励患者等。将治疗与使患者舒适一起纳为医生的中心任务，把治病与治人统一起来。

（党永辉）

第十五章　医学人类学与社会政治经济

医学人类学中的政治经济除涉及人种学的问题外，还从文化方面研究社会角色和政治的直接关系。人不仅是一种自然之物，而且在其现实性上，人的本质是社会关系的总和。因而，人类的健康和疾病除了具有生物等自然属性之外，还受心理和社会因素的影响。医学不仅具有自然科学技术的属性，而且具有人文社会科学的属性，医学的发展水平和防治能力取决于国家政策、经济发展、社会稳定、资源配置、文化差别等诸多因素。

任何生产过程都包括生产力和生产关系两个不可分割的方面，生产力和生产关系既相互适应，又相互制约和促进对立统一，是推动经济发展的基本动力。医学的政治经济学分析就是运用这一方法来研究医学历史发展和卫生保健现实中的政治经济现象及其规律，研究在卫生服务中人们形成的各种生产关系以及提供社会服务的社会制度、政策与方式等。运用政治经济学的研究方法来考察健康与疾病现象，医学发展和卫生服务与政治经济诸因素的互动作用，逐渐演变为医学人类学的一个重要研究领域。具体的研究问题包括：政治经济因素对健康和疾病的影响及其规律；国家政策在卫生资源配置、卫生服务体制改革等方面的作用及职能；地区经济与全球政治经济情况对医疗卫生事业的影响，疾病的经济和政治等社会性病因（如剥削、贫困对健康与疾病的影响，不同社会制度下的人群卫生状况，职业卫生和性病中社会政治经济问题等）；医学的社会化过程（如卫生保健的商品化问题，医学知识在反农药使用及卫生、环保立法等方面的政治作用等）；卫生服务的社会不公平现象；医学知识及其体系的跨文化比较；生物医学的文化霸权与殖民化、医学中的后现代与后殖民主义；医学本土发展与医学多元化的辩证与对话；妇女生殖健康问题与儿童等。本章着重讨论健康、疾病与政治经济的关系、卫生服务的公平性问题及其国家政府的作用、医学文化冲突与医学多元化。

第一节　健康、疾病与政治经济的关系

首先，发展卫生事业可以提高人群健康水平，减少疾病的发生，延长寿命，保证更多社会物质精神财富的创造，推动社会经济发展；社会经济地位是影响个体健康和期望寿命最具决定性的因素。同时，经济的发展为人群健康提供了必要的物质基础，提高了人类抵御疾病的能力，促进了人群健康水平的提高。卫生事业与政治经济之间，存在着彼此关联、互为因果、相互促进的双向性作用关系。

一、经济增长对健康和疾病的影响

社会政治经济是人类生存和健康的基本条件。社会政治对健康和疾病的影响表现在：社会稳定、动乱与战争对健康、疾病的影响；卫生资源的配置、卫生服务体制与福利政策，以及政府关于环境保护、食品卫生等公共政策对健康、疾病流行及对卫生服务公平性的影

响。社会经济发展包含了社会进步、经济发展、教育普及、物质生活丰富、文化水平提高等，它是维护与促进人群健康的根本保证。世界银行的数据显示，世界经济的发展从 20 世纪 90 年代至今呈现出一种上升的趋势，与此同时，全球健康状况也经历了快速的转变。经济发展对于疾病负担的影响十分显著，一个国家的经济发展水平直接影响儿童死亡率、传染性疾病及慢性病等带来的疾病负担（burden of disease），不同经济发展水平的地区呈现不同的趋势。《柳叶刀》杂志公布了"全球疾病负担报告 2016"，该研究评估了 1970～2016 年 195 个国家的疾病死亡情况（GBD, 2016；Mortality Collaborators, 2017）。根据报告，1970 年全球人群预期寿命为 58.4 岁，2016 年增长到了 72.5 岁，平均长了 14.1 岁。

经济发展提高了居民物质生活水平，使居民的衣、食、住、行、饮水、劳动条件得到改善，从而改变人群健康水平。经济发展有利于增加卫生投资（表 15-1），医疗卫生科技进步，为预防控制疾病创造了较好的物质条件。教育投入的增加间接影响人群健康。

表 15-1 2007 年世界不同收入群组/国家的卫生费用

组别	卫生费用占 GDP 比例（%）	卫生总费用（美元）（政府、社会）	构成（%）（个人支出）	人均卫生总费用（美元）
高收入群组	11.2	61.3	38.7	4145
中上收入群组	6.4	55.2	44.8	757
中低收入群组	4.3	42.4	57.6	181
低收入群组	5.3	41.9	57.6	67
中国	4.3	44.7	55.3	233

资料来源：WHO，2010。

长期的经济发展将为居民的营养、穿着、居住条件和生活方式带来正向的改变，从而改变人群健康水平。布伦纳的研究发现：欧美国家心脏病、脑卒中、肾衰竭、精神病的发病率和婴儿死亡率的增高与经济衰退有关。短期的经济大幅度波动，会刺激人们的投机欲望，出现短期行为，甚至放弃原有价值观，使社会行为出现混沌状态，导致社会高血压和精神疾病的增加。在经济衰退期心脏病突发的人数增加，在经济衰退的第 3 年出现第 1 个死亡高峰，在第 5 年和第 7 年出现第 2 个死亡高峰，肾功能衰退导致的死亡高峰出现在经济衰退后的 2 年，脑卒中的推迟时间是 2～4 年，受冲击最大的是婴儿死亡率，经济衰退中的母亲，本身的健康状况不佳，所以出生的孩子存活的机会减少。精神病的发病率在经济下滑阶段上升，经济回升时有所下降。

同时，经济发展也带来健康负效应，引起环境污染和破坏，生活方式改变，出现富裕病（高血压、糖尿病、肥胖症等）和文明病（近视眼、网络成瘾等）等现代社会疾病的增加，心理健康问题凸显，负性社会事件增多，社会流动人口增加。

研究揭示，全球人类健康指标的改善和经济增长之间的关系十分密切，如期望寿命的增长与国家经济的发展水平相关。如表 15-2 所示（WHO, 2015），通过部分国家在近 23 年来的人均期望寿命的变化，可以明显看出各个国家的出生期望寿命都有所增长，而且发达国家的出生期望寿命大于欠发达国家。

表 15-2 部分国家 1990 年和 2013 年的出生期望寿命（岁）

国别	1990 年		2013 年	
	男	女	男	女
澳大利亚	74	80	80	85
意大利	74	80	80	85
英国	73	79	79	83
挪威	74	80	80	84
日本	76	82	80	87
新西兰	73	78	80	84
瑞典	75	81	80	84
美国	72	79	76	81
埃塞俄比亚	42	48	63	66
马拉维	43	46	58	61
土耳其	62	68	72	79
印度	57	58	65	68

经济发展水平对不同疾病的病死率的差异具有影响。"全球疾病负担报告 2013"表明（GBD 2013 Mortality and Causes of Death Collaborators，2015）：1990～2013 年，高收入地区和低收入地区病死率下降是不同的。在高收入地区，癌症发病率下降了 15%，心脏病发病率下降了 22%；而在低收入国家，腹泻、下呼吸道感染和新生儿疾病等死亡率快速下降。随着经济水平的变化，中国人群的死因也发生了变化。2013 年，中国脑卒中和缺血性心脏病分列死因的第一、二位（表 15-3）。

表 15-3 1990、2010 和 2013 年中国人群死因前 10 位

死因顺位	1990 年	2010 年	2013 年
1	下呼吸道感染	脑卒中	脑卒中
2	脑卒中	缺血性心脏病	缺血性心脏病
3	慢性阻塞性肺疾病	慢性阻塞性肺疾病	交通意外
4	先天性畸形	交通意外	慢性阻塞性肺疾病
5	溺水	肺癌	肺癌
6	新生儿脑病	肝癌	肝癌
7	缺血性心脏病	胃癌	胃癌
8	自我伤害	自我伤害	先天性疾病
9	早产并发症	下呼吸道感染	下呼吸道感染
10	交通意外	食管癌	肝硬化

经济发展对儿童死亡率也有明显影响。1990～2008 年，随着经济水平的提高，全球各个国家的 5 岁以下儿童的死亡率都有所下降，但也可以看出高收入国家的 5 岁以下儿童的死亡率明显低于低收入国家（图 15-1，表 15-4）（WHO，2002）。近年来，我国儿童健康状况得到明显改善，自 2000 年以来，5 岁以下儿童死亡率呈持续下降趋势，已经提

前完成联合国千年发展目标。根据国家统计局编写的《中国统计年鉴 2012》，"十一五"时期，全国婴儿死亡率及 5 岁以下儿童死亡率从 2005 年的 21‰和 22.5‰，分别下降到 2010 年的 15.8‰和 18.4‰。另外，全国 5 岁以下儿童中重度营养不良患病率从 2005 年的 2.34%下降到 2010 年的 1.55%。流行病学中最惊人、最深刻的发现之一是社会经济地位较低个体的健康状况比社会经济地位较高的个体差，而且社会经济地位与健康的关系存在一个梯度：不仅穷人比富人的健康状况差，相反社会经济地位每增加一步，伴随的健康收益都有所增加。社会经济地位较低的儿童更有可能经历子宫里生长延迟和精神性行为发展不充分，他们更可能早产，而且往往体重偏轻，或容易窒息，或出生时有缺陷，有胎儿酒精性中毒症，或携带艾滋病病毒等（Bradley et al, 2014）。这些问题的出现主要是由母亲在妊娠期间不良的营养状况、护理不周和药物滥用引起的。童年期，低社会经济地位与许多疾病联系在一起，如缺铁、铅中毒、蛀牙、发育缓慢等。与非贫困儿童相比，贫困儿童在出生时体重不足的可能性是前者的 1.7 倍，铅中毒的可能性是前者的 3.5 倍，儿童死亡率是前者的 1.7 倍，短期住院率是前者的 2.0 倍。童年期的低社会经济地位与成年后的大量健康问题相关联，即使成年期社会经济地位上升也不能缓和和逆转这种对健康的负面影响。另有研究表明，儿童期低社会经济地位对高龄老人的死亡率和患有抑郁症的概率也有影响（表 15-4）（仲亚琴，2014）。

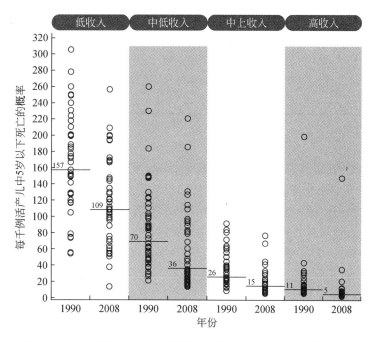

图 15-1　1990 年和 2008 年不同收入组国家 5 岁以下儿童的死亡率

固定水平线表示中位数

表 15-4　不同收入群组/国家居民健康指标

组别	人均 GDP（美元）	成人死亡率（‰）	婴儿死亡率（%）	出生期望寿命（岁）	出生健康期望寿命（岁）
高收入群组	37 750	87	6	80	70
中上收入群组	12 337	191	19	71	61

续表

组别	人均GDP（美元）	成人死亡率（‰）	婴儿死亡率（%）	出生期望寿命（岁）	出生健康期望寿命（岁）
中低收入群组	4 363	178	44	67	61
低收入群组	1 372	310	76	57	49
中国	6 020	113	18	74	66

资料来源：WHO，2002。

经济还是影响疾病流行状况或疾病谱变化的重要原因。随着全球经济的发展，以及经济转型和生活方式的改变，非传染性疾病占疾病负担的比重上升速度惊人。《2014年世界卫生统计》指出，在22个国家（全在非洲），由过早死亡造成的70%或更多寿命缩减仍是由于传染病和相关疾病所致。同时，在47个国家（大多为高收入国家），非传染病和损伤是造成90%寿命缩减的原因。100多个国家正在快速转变为非传染病和伤害致死比例更高的国家。而不同收入的国家，不同死因的死亡专率及相应的寿命损失年[①]也可以看出这个变化情况（表15-5）。

表15-5　2012年不同国家死亡专率和寿命损失年

不同收入国家	年龄调整后的死亡专率（每10万）			寿命损失年（每10万）		
	传染性疾病	非传染性疾病	伤害	传染性疾病	非传染性疾病	伤害
低收入国家	502	625	104	32 289	11 333	5 520
中低收入国家	272	673	99	166 41	16 554	4 611
中高收入国家	75	558	59	3 778	13 004	2 829
高收入国家	34	397	44	1 474	14 943	2 142

二、健康与疾病对经济发展的影响

人群健康水平的提高对社会经济发展具有促进作用。WTO将"社会经济发展推动了卫生事业，卫生事业也同样推动着社会经济的发展"作为在实践中认识到的一个基本真理。据专家们保守估计，在低收入国家进行卫生预防的直接效益是加强卫生干预支出的3倍，大约有600亿美元。世界银行在《世界发展报告》中明确提出："良好的健康状况可以提高个人的劳动生产率，提高各国的经济增长率。"

（一）人群健康状况对经济发展的影响

1. 劳动力市场的供给　有统计结果显示，津巴布韦经历了世界上最严重的艾滋病病毒感染事件。到2001年底，15~49岁的成年人中有33.7%的人被感染。这对农民的生产力产生了直接的影响，使国家食物供应短缺。据估计，在2001年有20万人死于艾滋病，在流行初期，有超过78万的孩子成了孤儿。艾滋病的流行，也对采矿业产生了很大的影响，工人旷工、病假、失去劳动能力等，直接或间接地增加了劳动力的成本，是这些国家深陷贫困的主要原因。

2. 自然资源的利用　河盲症（盘尾丝虫病）是由黑蝇叮人而传播的一种由寄生虫所引

---

① 寿命损失年：是某病某年龄组人群死亡者的期望寿命与实际死亡年龄之差的总和，即死亡所造成的寿命损失。

起的疾病。这种黑蝇在流动的水中滋生繁殖。该病使人变得衰弱，最终导致失明。虽然河盲症在全球约 3000 万人口（中美洲和南美洲部分地区及阿拉伯半岛南部地区）中发现，但在西部非洲最为流行。在原来的 7 国区域约 1500 万人口中，1974 年约 150 万人严重地传染了这种疾病。约 10 万人已完全致盲，其他许多人有不同程度的失明。这种疾病的经济影响是显而易见的。成年人一旦被黑蝇所叮咬，失去了工作能力，经过 15~20 年便会变成盲人。肥沃的灌溉良好的土地无人耕种，这种情况在深受干旱和沙漠化之苦的地区是一项重大的损失。许多村庄由于居民逃避黑蝇而被抛弃。1974 年，WHO、联合国粮食及农业组织、联合国开发计划署和世界银行，加上该地区的 7 个国家和其他 16 个捐助国共同努力，开始实施一个控制河盲症的项目。国家的努力和国际合作在防治河盲症上取得的效果，使该项计划成为撒哈拉沙漠以南非洲地区一项最大、最成功的卫生计划。项目中 90%以上的面积已经得到有效的控制。在这个范围内，疾病的传播已被彻底制止，这项计划除了使儿童免受疾病的侵袭而成长外，还使大片由河水浇灌的肥沃土地得以开垦。在布基纳法索控制疾病的直接效果是，在一度无人居住的土地上，15%的地区已有人定居垦植。经济生活恢复了，新的作物已经播种，辅助活动也跟上来了。例如，当地一个管理沃尔特河流盆地资源的政府机构种植了大量树木，构成了 15 000 英亩（1 英亩=4046.86m^2）新的森林，从而有力地促进了农业的生产（李鲁，2012）。

3. 教育受益的实现 健康状况不仅可能会影响儿童接受教育的实现，例如，碘是"智力元素"，碘缺乏影响人类大脑的正常生长发育，表现出"呆、小、聋、哑、瘫"，该类疾病的患儿自己不能照顾自己，生活上的衣食住行需要别人帮助，且不能上学，寿命很短，医学上称之为地方性克汀病，该病对人口素质和社会经济发展的影响巨大。而成年人如果身患疾病，也会影响其接受继续教育的机会，从而影响社会经济的发展。

4. 疾病造成的直接或间接损失，促进或阻碍社会经济的发展 埃博拉疫情在西非肆虐，非洲地区的企业正在取消一些活动，国际投资者则拒绝造访这一地区，跨国公司也采取了高度戒备的防范措施。2014 年国际货币基金组织（international monetary fund，IMF）报告，下调了对撒哈拉沙漠以南非洲地区的经济增长预期。该组织指出，下调这一预期的部分原因在于埃博拉病毒暴发所带来的"经济溢出效应正在开始实体化"。

对于非洲地区的经济进程来说，这种"涟漪效应"所代表的是一种新的挑战。在此以前，非洲地区经济就已经面临着重度依赖于海外投资的局面，哪怕是小小的震荡也可能会对该地区的经济造成损失。埃博拉病毒令非洲企业的海外合作伙伴感到担心，在有些情况下还会导致企业盈利受损。对于那些土生土长的非洲企业来说，埃博拉病毒的暴发更是令其寻求开发西非地区作为一个重要市场的计划严重受挫。举例来说，肯尼亚航空公司部分依靠西非游客来为其内罗毕（Nairobi）空港航班增加客流量，但 2014 年年度销售额最高下降 4%，原因是该公司撤回了利比里亚和塞拉利昂的航班。此外，"十一"长假是我国出境游的高峰期，尽管这一时间不是非洲旅游的黄金季节，但是对不少已经经历过亚洲和欧洲旅行的中国人来说，见识一下狂野的非洲草原也是不错的选择，地处非洲南部的交通枢纽——南非自然成为各个旅行团的落脚点和中转站。普遍对遥远中国还感到陌生的南非小商贩也不失时宜地推出新鲜的手工艺纪念品，并且学上几句简单的中文问候语，手执"made in china"的计算器，专门等大批中国旅行团光临。然而，2014 年"十一"期间，南非行政首都比勒陀利亚（Pretoria）著名景点，总统府和商业中心约翰内斯堡曼德拉广场

（Johannesburg Mandela Square）略显萧条，由于埃博拉病毒来此旅游的中国人减少，当地的纪念品也卖不出去。

（二）疾病对社会的影响

1. 个人直接福利的损失　主要包括三部分。

（1）疾病降低了个人市场收入：包括增加了医疗费用的支出；每次患病造成的工资、奖金等市场收入的减少；儿童期患病对成年后创收能力造成的损失。例如，肥胖症是一种由多种因素引起的慢性代谢性疾病，是一系列慢性疾病（包括糖尿病、心血管疾病和恶性肿瘤等）的主要危险因素（Renehan et al，2008；Guh et al，2009）。肥胖严重增加经济负担。据估计，2013 年美国仅用于 18 岁以上肥胖人群的治疗费用就接近 80 亿美元（Wang et al，2015）。根据中国疾病预防控制中心估算，中国城乡居民因超重和肥胖所造成的主要慢性病（冠心病、脑卒中、高血压、癌症、糖尿病）经济负担已从 211.1 亿元人民币（2003）增加到 907.68 亿元（2010）（张娟等，2013），增长近 3.3 倍。

（2）疾病造成的寿命缩短：早逝使终身收入减少。对于个人来说，期望寿命的延长还肯定会增加其终身的收入。因此，一个富裕国家与不发达国家的工人相比，除了他们年收入的差距之外，终身收入的差距还会更大。例如，全球每年由于超重和肥胖的并发症导致约 340 万人死亡，使得潜在减寿年数和伤残调整寿命年损失分别为 3.9% 和 3.8%（Lim，2012；Ng et al，2014）。近期发表于《柳叶刀·糖尿病与内分泌学》（*The Lancet Diabetes & Endocrinology*）的一项研究对肥胖的危害进行了量化（Grover et al，2015）。研究认为，严重的肥胖至多可以使人们的预期寿命减少 8 年，而且，与体重正常者相比，肥胖者保持健康的年限也可能会减少十余年。另外，肥胖所带来的健康生命年（healthy life-years，指不受慢性疾病困扰、可以健康生活的时间）的损失也十分惊人。在 20～39 岁的中青年中，严重肥胖甚至可以使人们的预期健康生命时间减少将近 20 年。

需要警惕的是，超重和肥胖的患病率在全球范围内呈上升趋势，涵盖 188 个国家的系统评价表明，世界各国的肥胖人数都在增加，超重/肥胖人群的总人数从 8.57 亿（1980）增加到 21 亿（2013）（Marie，2014），33 年增长近 1.5 倍。中国居民健康和营养调查的研究结果表明，我国儿童（2～18 岁）的超重率从 6.2%（1991）上升到 15.4%（2011）（Gordon-Larson et al，2014），仅 20 年就增加了 1.5 倍。我国学者米杰课题组报道（Xi et al，2012）中国成人的肥胖率从 4.0%（1993）上升到 10.7%（2009），16 年内增加了 1.68 倍。中国居民健康和营养调查的研究结果也表明，我国 20 岁以上成人的超重和肥胖率从 20.5%（1991）上升到 42.3%（2011），尤其是肥胖率从 3.75%（1991）上升到 11.3%（2011），20 年约增长了 2 倍（Mi et al，2015）。

如果按此趋势增加的话，预计到 2020 年，中国 20 岁以上成人的超重及肥胖人口之和占总人口的比重将高达 45%，达到 4.55 亿人，预计造成的经济损失越来越严重。

（3）疾病造成的生活质量（quality of life，QOL）下降：罹患疾病后，往往会造成个人乃至整个家庭生活质量的下降。例如，肥胖者易发生高血压、冠心病、脂肪肝、糖尿病、高血脂、痛风及胆石症等疾病。大部分单纯性肥胖患者的临床生化指标有不同程度的异常，尤其是高胰岛素血症、糖耐量试验异常、性激素水平紊乱、肾上腺皮质激素偏高等。青少年肥胖还易导致肥胖性生殖无能症且易引起自卑等心理问题，降低患者的生存质量。另外，高发的脑卒中可能会使患者遗留一定程度的后遗症，其中包括肢体感觉异常、口歪眼斜等面肌瘫痪、偏瘫、失语等，给患者及其家人带来生活上的不便以及大量医疗康复费用的花费，使生活质量出现不同程度的下降。

2. 对整个生命过程的影响 这是指胎儿和婴幼儿生命早期的非致死性疾病可以对整个生命过程产生不良影响。这种影响包括智力和躯体病态对所受教育和成年经济能力的影响。已发表在《人口统计学》的一项来自瑞典、英国和美国的研究结果表明，青少年时已经肥胖的男人的收入比正常体重的同辈要少 18%（Lundborg et al，2014），研究人员将这种较胖员工工资较低问题部分归因于肥胖成年人常常具有较低的认知和非认知水平。这与儿童期或成年期体型大小与同辈的欺凌和老师的评价、个人自尊心较低及歧视之间存在联系的证据相一致。另外，我国学者研究报道，对于女性来说，身高每增加 1cm 其工资收入会提高 1.5%～2.2%（江求川等，2013）。换言之，身高与成年后的收入呈正相关。它正说明了儿童的健康和营养状况对一个人的经济能力有着毕生的影响。

3. 疾病的跨代和横向影响 家庭中任何人患病都可能给其他成员带来不良影响。不论是父母患病，还是婴幼儿的高死亡率都会带来一系列连锁反应及产生跨代影响。例如，父母患病或早死会影响孩子所受教育和知识的传授，会影响儿童健康的基本保障，而贫困的家庭为弥补婴幼儿的高死亡率而不得不生孩子，结果是高疾病负担导致大家庭的形成，而高生殖率的家庭又使存活儿童无力得到良好的教育和健康投资，进而导致高死亡率的形成，这是一个恶性循环的怪圈。疾病所导致的人口效应不仅作用于微观的家庭层面，也作用于宏观经济，当儿童死亡率下降而生殖率也随之下降时，整个人口增长便趋于减慢，居民的平均年龄趋于升高，劳动年龄人口的增长比例可以直接提高人均国民生产总值。

4. 疾病对社会的影响

（1）疾病负担造成劳动力的大量缺勤和波动，使企业赢利减少。例如，在非洲，由于艾滋病肆虐，企业不得不在培训、保险、福利、缺勤、医疗、病假、殡葬和养恤金方面支付更高的费用。肯尼亚的一个蔗糖庄园统计，由于园内逾 3/4 的病因与感染艾滋病病毒有关，两年内因病缺勤损失 8000 个工作日；4 年内加工蔗糖产量减少了 50%；医疗保健费用提高了 10 倍。此外，因艾滋病而产生的生产率低下和费用提高，使许多公司被迫把自己的业务向艾滋病感染率比较低的地区转移（詹世明，2001）。

（2）疾病流行对当地所有人都构成一种威胁，因此，或影响旅游，或阻碍盈利性投资，或影响耕地和其他资源在经济上的有效使用；或使某些地区无法居住。埃博拉病毒疫情自 2014 年 2 月开始暴发于西非，截至 2014 年 12 月 2 日，WHO 关于埃博拉疫情的报告称，几内亚、利比里亚、塞拉利昂、马里、美国，以及已结束疫情的尼日利亚、塞内加尔与西班牙累计出现埃博拉确诊、疑似和可能感染病例 17 290 例，其中 6128 人死亡。感染人数已经超过 10 000，死亡人数上升趋势正在减缓。2014 年西非埃博拉病毒疫情暴发的感染及死亡人数都达到历史新高并仍处于恶化状态中，成为非洲第四大规模流行性疾病。世界银行数据显示，2014 年埃博拉给几内亚、利比里亚和塞拉利昂这三个主要疫区带来的经济损失达到 5 亿美元，这一数字仍在增长，并且预计经济将萎缩 20%～30%。农业同样受到打击，食物价格上涨，面临食品安全危机。这 3 个国家的就业和收入高度依赖自然资源。埃博拉病毒危机暴发使供应链断开，很多矿藏被迫关闭。世界银行将 2014 年非洲采矿业预期从增长 4.4% 下调为紧缩 1.3%。

（3）国民卫生状况是造成不同国家之间经济增长率差距的重要因素之一。严重的疾病负担对生产力、人口和教育等多方面的不良影响是那些不发达国家长期贫困的重要原因。在一些非洲国家，诸如疟疾和 AIDS 等传染病的患病率居高不下造成了持续和大幅度的经济增长率的下滑。疾病对经济的直接影响是当事人经济收入的损失，使得家庭和社会的经济负担加重。在《柳叶刀》（*Lancet*）杂志发表的全球疾病负担、伤害及危险因素研究 2013 系统分析显示：1990～2013 年，全球 57.2%的死亡率及全球 41.6%的伤残调整寿命年（disability adjusted of life years，DALY）[1]归因于 79 种行为、环境和职业及代谢危险因素，或不同程度的上述多种危险因素的聚集。如饮食危险因素导致 1130 万例死亡和 24 140 万DALY，血液的高收缩压导致 1040 万例死亡和 20 810 万 DALY，儿童和孕产妇营养不良导致 170 万例死亡和 17 690 万 DALY，吸烟导致 610 万例死亡和 14 350 万 DALY，空气污染导致 550 万例死亡和 14 150 万 DALY，高体重指数（BMI）导致 440 万例死亡和 13 400万 DALY。

如何评价生命价值的损失和生产力的损失，除了 DALY 的指标外，还可以用健康寿命年（healthy life years，HLY）、潜在寿命损失年（years of potential life lost，YPLL）[2]和潜在寿命损失的价值年（valued years of potential life lost，VYPLL）[3]来评价各种疾病所致的早死对不同年龄危害的严重程度。

（4）世界的发展历史和现实告诉人们，疾病不仅影响社会经济发展，也是滋生社会和政治不稳定，导致动乱的原因之一。反过来，政局不稳、战乱和经济制裁又是疾病流行的重要原因。由于伊拉克地区多年遭受联合国的经济制裁，社会动荡不安，常规免疫覆盖率低，自 1999 年以来，在该地区持续发生脊髓灰质炎暴发流行（席焕久，2004）。脊髓灰质炎（又称小儿麻痹症）是急性传染病，由病毒侵入血液循环系统引起，部分病毒可侵犯中枢神经系统，损害脊髓前角运动神经细胞，导致肢体松弛性麻痹。患者多为 1～6 岁儿童，主要症状是发热、全身不适，严重时肢体疼痛，发生截瘫。2014 西非埃博拉疫情的暴发，最初波及 3 个国家。2003 年的"非典"流行使受感染的 8098 人中 774 人死亡，其始于亚洲的一次非典型肺炎（SARS）暴发，而后传播到 24 个国家并演变为一次流行。埃博拉疫情也同样如此，它现在被称为流行性疾病。2009 年 4 月至 2010 年 8 月，在 200 多个国家流行，一共导致 18 449 个死亡病例。流感病毒（H1N1）可能起源于墨西哥，并在 2 个月内在各大洲内数个国家之间的人际传播，这促使 WHO 在 2009 年 6 月 12 日宣布将其升至最高警戒级别（6 级：全球大流行）。

第二节　卫生服务公平性的政治经济分析

人类经济活动是生产关系与生产力的统一，经济发展规律是社会生产各要素综合作用

---

① 伤残调整寿命年是指从发病到死亡所损失的全部健康寿命年，包括因早死所致的寿命损失年（YLL）和疾病所致伤残引起的健康寿命损失年（YLD）两部分。计算方法：DALY=YLL+YLD。DALY 是一个定量计算因各种疾病造成的早死与残疾（暂时失能和永久残疾）对健康寿命年损失的综合指标，是测算疾病负担的主要指标之一。

② 潜在寿命损失年指人们由于伤害未能活到平均期望寿命，失去为社会服务和生活的时间，为死亡时实际年龄与期望寿命之差，即某原因致使未到预期寿命而死亡所损失的寿命年数来表示。

③ 潜在寿命损失的价值年指一个人在其有生之年社会的价值大小，即以死亡为终点来比较社会的给予及其对社会的贡献，来评价死亡时所损失的价值年数。此指标不但考虑了死亡对人群寿命的危害，而且突出了死亡对社会发展的影响，在评价各死因对社会的危害时有较大意义。

的结果。老百姓"看不上病"和"看不起病"并不是一个医学技术问题，而是一个涉及政治经济的卫生服务的公平性问题。目前对卫生服务公平性还没有形成一个公认的定义。WHO 指出，公平性意指生存机会的分配应以需要为导向，而不是取决于社会特权（陈家应等，2000），其所要求的公平性主要是指卫生服务的可得性和可及性。另有观点认为，卫生服务公平性实际上是指社会成员获取卫生保健服务机会的均等性（高丽敏，1998）；卫生服务公平性应随不同体制的国家、不同历史时期及不同的经济水平而有所不同（徐凌中等，2001）。卫生服务的公平性可以用卫生服务覆盖率或普及性、支付卫生费用的多少和卫生服务利用的程度等指标加以评价。所谓普及性并不是指为每个人提供全部的卫生服务，而是指政府应当而且有责任为卫生系统筹资并指导其分配，为全体公民提供低成本、高效益的基本服务。

一、世界范围内卫生资源分布不平衡的现状

从世界范围来看，卫生服务的公平性问题涉及世界政治、经济发展不平衡的问题。世界各个地区和国家的卫生资源占有量极不平衡是一个不容置疑的事实。对发达国家研究发现，健康水平最高的，不是最富有的国家，而是社会公平性最好的国家。虽然 WHO 建议，到 2015 年各国实现卫生预算占国内生产总值（GDP）5%以上（WHO，2016），可是一些落后地区和国家的卫生预算只占国内生产总值的 4%以下，如印度、斯里兰卡、苏丹、孟加拉国、乍得等。与此形成强烈对照的是美国、法国、瑞士和德国等中高等收入的国家，其卫生预算占 GDP 的比重均高于 11%，美国高达 17%。

在疾病防治的研究上也可以看出卫生资源的极不平衡。为了说明这一点，按照疾病发病的分布情况将所有疾病分为三类：Ⅰ型疾病是富裕和贫困国家发病率都高的疾病，包括麻疹、乙型肝炎、乙型流感、糖尿病、心血管疾病和与烟草相关的疾病。在发达国家，对Ⅰ型疾病采取鼓励研究、开发与专利保护的政策。虽然有许多疫苗早已经被研制出来，但对于贫困国家来说，如何得到那些价格昂贵的专利技术却是一道难题。Ⅱ型疾病是富裕和贫困国家都发病，但病例主要分布在贫困国家，如 AIDS 和结核病 90%以上的病例都在不发达国家。在全球，对这类疾病研究和防治技术开发的经费与疾病的负担极不相称。Ⅲ型疾病是指绝大部分或完全发生在发展中国家的疾病，如非洲锥虫病、盘尾丝虫病等。对这类疾病的研究和开发极少。专家分析到，随着疾病负担从Ⅰ型向Ⅲ型疾病转移，富裕国家对这些疾病的研究和开发也随之趋于减少。事实上，Ⅱ型和Ⅲ型疾病被称为忽视或严重忽视的疾病。WHO 卫生研究与发展委员会的报告曾经指出：对穷人疾病（Ⅱ型和Ⅲ型疾病）和富人疾病之间科研上的不平衡反映在经费上就是，5%的研究和开发经费用于占世界人口95%的健康问题。

各国之间存在的卫生资源分布不公的现象也同样存在于一个国家内部地区、民族和阶层之间。例如，在不少中等收入的国家，社会中广泛存在着巨大的收入不平衡，最贫困的居民往往得不到最基本的医疗服务。此外，许多私人企业等非国有企事业单位的职工没有开展医疗保险。因此，当遭遇严重疾病和意外事故时就可能面临失业或破产。即使在发达国家同样存在着卫生服务提供不公平现象。《2012 年美国收入，贫困和医保报告》指出，2011 年，美国有 4800 万（15.4%）居民没有医疗保险。

在不同性别和年龄的人群中，所得到的卫生服务也是很不均衡的。老年政治经济学

（political economy of aging）认为，人生经历模式、机遇和结局除了受阶级、种族、性格影响之外，还往往受政治经济、社会结构、公共政策的影响。尤其是老年人，随着年龄的增加及技术和收入的变化，其社会权利、社会交换行为、社会接触和人际关系都因之缩减，常受到政治经济和卫生机构与相关政策的忽视和限制。

在卫生服务领域内部亦存在着卫生资源配置的不合理。①在广义的卫生行业内部，人员和投资主要流向医院，初级保健被忽视。如在美国，医院从业人数占整个医疗卫生系统的 3/4。联邦政府对医院的投资占政府对卫生系统投入的 58%左右。②社区医院占全国总数的 80%，其服务人口占总数的 90%，但政府对于社区卫生投资极其欠缺，以致人员不足，设备陈旧，不少倒闭或被收购。③城乡卫生人力资源分布不均或地区差异极大。如在中国，占全国人口 1/4 的城镇人口却占有全国 3/4 的卫生机构；占全国 3/4 的农村人口仅占有全国 1/4 的卫生机构。④在高新技术设备上投资过多，而忽视适宜技术的普及和初级保健的投入。

我国的卫生资源分布不平衡的问题现在也日渐突出。从需求来看，医疗服务需求高速增长，2014 年全国诊疗总量已达 78 亿人次，比上年增加 5.9 亿人次，基本上两年就能增加 10 亿人次。从供给来看，医疗资源总量不足，每千人口医疗卫生机构床位数为 5.11 张，每千人口执业（助理）医师数量为 2.20 人，我国卫生总费用超过 4 万亿元，仅占 GDP 的 5.98%，而经济合作与发展组织（OECD）的标准是国家卫生总费用占 GDP 比重平均为 9.3%。我国医疗资源不仅总量不足，分布也不均衡，主要分布在大城市、大医院，城市每千人口执业医师达到 3.70 人，而农村仅为 1.60 人，农村服务量仅为总量的 1/8（国家卫生和计划生育委员会，2016）。这样，就会出现"全国人民奔协和"等怪象，使医疗服务更加供不应求。

二、影响卫生服务公平的因素及国家政府的作用

卫生服务覆盖率主要受三方面因素的影响：一是卫生服务的可得性，指分配到一个地区的卫生资源的比重，如每千人口的医师数量等；二是卫生服务的可及性，指卫生服务的需求者可期待利用卫生服务设施或服务的人口数比例；三是卫生政策或健康保障体系的选择。

不同的筹资方式、分担医疗风险及其覆盖率是有差别的（表 15-6）。

表 15-6　不同的筹资方式与风险分担及覆盖率的关系

基金来源	私人		公共
支付方式	自费	私人保险　社会保险	总财政收入
风险分担	个人	风险向右逐渐增加 →	总人口
覆盖率	个人	公平性向右增大 →	全人口
地区分布	欠发达	中等发达	发达地区

不过，经济发达程度与卫生服务的公平性并不一定呈正相关。例如，在 20 个世纪 70 年代以前，中国一直是世界上较贫困的国家，卫生资源匮乏，但由于采用了合作医疗制度等较为公平分配医疗资源的制度，人均期望寿命等整体健康水平达到了世界中等程度的水平。

一个国家卫生费用的投入主要取决于国家的收入。一般来说，收入每上升 1%，就会带动略高于 1%的卫生费用的增长。可是，因为政治经济等因素所致的贫困，国家缺乏满足其居民最基本的卫生需求所需的财政资源。比较研究表明，越是贫困落后的国家，其能在税收中可调动的国民生产总值份额就越小，从而限制了其用于卫生事业等公共支出的能力。观察表明，一些地区不仅由于缺乏政治愿望与热情，没有努力筹措到理应可以更多一点的卫生经费，而且也由了政局的不稳定或政策的失误，政府将卫生支出只用于少数受偏爱的人群。甚至这些有限的卫生资源也被那些无执照的伪医或一心追求经济利益的医生用大处方、大包围检查所浪费。昂贵的和不断上升的卫生费用使很大一部分贫困人口得不到基本的医疗服务，使一部分家庭陷入贫困。一项关于中国贫困家庭的调查发现，约有 44.3%的家庭是由于卫生费用过高而陷入贫困的。

卫生服务的不公平问题与国家的有关财政政策与效率有极大的关系。WHO 宏观经济与卫生委员会的工作经验一再证明，将卫生问题与国家预算和国家社会目标相结合的价值以及卫生主管领导和财政主管领导联合参加卫生改革的重要性。对低收入国家卫生财政的改革，WHO 提出了如下几点基本策略的建议：①增加调动一般税收用于卫生工作的比例；②增加捐助者对疾病流行等公共产品和改善贫困人口基本卫生服务的资金支持；③将目前的私人现金支付改为预付方式以及推行公共资金支持的社区集资计划；④减轻国家高债务，将节省的钱用于卫生部门；⑤努力解决卫生服务中的低效率问题；⑥将公共经费从无效支出和补贴转移到以贫困人口为重点的社会部门规划上来。

除了财政因素之外，卫生服务人员、卫生服务系统的硬件和软件建设等也是影响卫生服务覆盖率的结构性制约因素。事实上，世界上最贫困的人口中的大多数人不能获得基本的卫生保健的重要原因是由于监管所导致的疏通资金和物质的渠道太窄，或堵塞，或漏洞百出，或者达不到需要它们的地方，或不在卫生部门的支配控制之下。表 15-7 列出了各个层面的制约因素，它充分说明了政治经济因素对提高卫生服务覆盖率及服务水平的影响。

WHO 宏观经济与卫生委员会为了评估现有的制约因素，曾经根据一些有代表性的指标给每个低收入的国家打分，结果发现，即使在低收入国家，其对卫生服务制约性的程度亦有很大的差别。其中一些国家的制约较少，如中国和印度；而另一些却很严重，如安哥拉、布隆迪、柬埔寨、乍得等。制约严重的地区和国家要进行卫生干预是较为困难的。通常这些地区和国家的卫生状况整体比低收入国家要差得多。这说明国家管理和政治状况有时候比经济因素对卫生事业的影响还要大得多。

为此，WHO 宏观经济与卫生委员会认为，政府是公共卫生义不容辞的管家，国家政府在卫生领域应该发挥如下几个方面的作用：①与卫生服务研究机构合作，以当地疾病流行情况为基础，论证并确定基本的卫生干预措施。②负责筹措足够的公共资金用于提供一整套的基本卫生干预。③既是卫生服务的提供者，又是非政府卫生提供者的承包人。④是卫生服务质量的监督者和保障者。

表 15-7　制约卫生干预的因素分类

层次	制约性因素
社区和家庭	对有效干预没有要求
	对有效利用干预、物质、财政和社会障碍

续表

层次	制约性因素
卫生服务提供层次	合格人员的短缺和分布不合理
	技术指导、规划管理和监督薄弱
	药品和医疗供应不足
	缺乏仪器设备和基础设施
	难以获得卫生保健服务
卫生部门政策和策略管理层次	薄弱而高度集中的计划和管理系统
	薄弱的药品政策和供应系统
	对制药和私营部门的管理不够及产业经营不当
	缺乏部门间行动及政府和民间社会之间对卫生的合作
	对有效使用投入及满足使用者需要和选择鼓励不够
	依赖捐助者的资金，因而减少了灵活性和主动精神
	破坏国家政策的捐助者行为
跨部门的公共政策层次环境特点	政府的官僚主义
	通信和交通基础设施薄弱
	管理和总的政策框架问题
	腐败、政府软弱、法制观念薄弱及合同执行不力
	政治不稳定和无保障
	对社会部门重视不够
	公共责任制薄弱
	缺乏新闻评论
	气候和地理条件造成对疾病的易感性
	不利于提供服务的物质环境

尽管学者们关于政府在卫生保健中的作用的看法不尽一致，但事实上，在美国等发达国家，政府对卫生事业的参与程度迅速提高。一般认为，政府在卫生服务市场缺陷和市场失灵的情况下仍发挥着重要的作用。

一方面，医疗服务市场肯定存在着某种缺陷。众所周知，政府对准许开业和提供医疗服务者实行严格的限制，实行执照发放，禁止医院做广告和宣传价格，使得消费者缺乏足够的诊疗消费信息，医疗价格缺乏竞争及患者的过度保险等因素，使医疗服务市场显然存在着缺陷，如医疗价格超过平均成本，患者对医疗服务支付的价格并不真实地反映其使用这些服务的边际价值，以及患者对医疗服务的利用超过他们必须支付完全价格时的需求。虽然从表面上看，政府对市场准入、信息宣传和价格竞争实现限制是保护消费者，而实际上，妨碍医疗机构更有效运用市场的缺陷正是在政府的保护下造成的。为了减轻这一缺陷，政府对非营利医疗机构提供补贴，但毕竟这一方法不能消除缺陷本身。一些人认为，政府补贴只会掩盖市场的缺陷，政府的适当作用应当是消除进入市场的限制，应通过消费者自己的选择来带动服务提供者之间的竞争。而另一些人认为，一般市场经济的标准不完全适合于医疗服务，因为患者既没有足够的信息，也没有足够的理性来选择适当的服务提供者和正确的医疗量。因此，他们反对取消医疗服务信息宣传和行医资格上的限制，认为完全由专业人员，而不是患者合理地决定医疗服务的数量和质量。由此可见，对应当由谁决定医疗服务的数量和质量的价值判断上的差别，影响了政府对医疗服务市场管理的政策取向和干预作用程度。究竟是由政府严格控制服务提供系统，还是由消费者决定的竞争市场更能提高服务的效率而又不损害消费者的利益，也许可以通过不同国家或地区的跨文化比较而加以揭示。

另一方面，医疗服务市场存在着失灵的情形。失灵的原因在于医疗服务存在着外部性，即当个人或服务提供者的行为对其他人可能产生有利的或不利的次级影响时，就产生了外部效益或外部成本。例如，减少空气污染、提供洁净水、参加医疗保险、免疫接种和医学研究都具有巨大的外部效益；环境污染、疾病传播等都必然增加别人为此付出的额外成本。卫生保健中还存在着某种"消费的外部性"，例如，一个人接受预防接种的效用并不简单取决于他自己购买的商品和服务质量，也取决于其他人购买的一定商品和服务的数量，如别人也同样接受免疫接种，才能形成一个免疫的人群隔离带。参加医疗保险亦是同样的道理。

由于外部效应的存在，政府在卫生保健中发挥作用便成为必要。其作用主要表现在：其一，政府必须通过成本-效益分析，以确定外部效应和外部成本的确切性质和大小。其二，确定如何为外部筹资，即分别对产生外部成本和外部效益的对象进行征税和补贴。例如，当医学研究产生外部效益时，应当向那些获得外部效益的人征税。其三，为了克服消费者对医疗服务信息的了解不足，政府为广大公民消费者提供必要的信息和维护消费者的利益将是一项重要的职责。其四，当存在着"消费的外部性"，即当健康而富有的人愿意为其他那些生活贫困者的基本医疗保健做些贡献时，政府可以作为希望捐助者意愿的代理人，将收取的捐助的钱、物提供或补贴给受助者。其五，根据外部性原理，政府通过一定的法规政策，要求每个公民都要购买包括大病保险在内的健康保险，对于分担疾病负担风险和大众来说也许是公平的。

由于医疗保健中存在着上述所说的市场缺陷和市场失灵，用实物补贴进行再分配已经成为政府在卫生服务领域的主要政治经济策略了。一般认为，医疗保健中的政府实物补贴的类型有两种：①需求补贴，如美国实行的老年医疗保险计划，每年大约为 4800 万美国人提供了 5600 亿美元的医疗保险开支。全民健康保险也是一种直接的需求补贴。②供给补贴，如对卫生人员的教育、医院建设补贴、医院免税待遇等。不管这种补贴是直接的还是间接的，主要的受益者理应都是那些低收入和健康不佳的人，其补贴的目的都是想通过政府的政治手段来调节卫生服务中的社会关系和进行医疗保健利益再分配，弥补医疗保健市场缺陷和失灵。然而，事实上，根据有关学者的调查分析，美国联邦政府实施的老年医疗保险计划和穷人医疗救助计划的再分配效益是令人质疑的。例如，贫困和较贫困的人因为享受不了税收补贴计划，所以主要用于支持低收入人群医疗救助计划的支出实际上被税收补贴计划抵消了。分析还表明，无论是需求补贴，还是供给补贴，都会给医疗服务费用和各种医疗机构市场带来连锁反应。例如，需求补贴通过下列两种方式把因此上升的成本强加给那些没有得到补贴的人。其一，这些人必须支付增加的税收以支付补贴计划；其二，由于补贴接受者的需求增加而导致医疗费用的上涨，同时使未得到补贴的人减少对医疗服务的利用。此外，需求补贴还可能对医院服务、医疗机构的市场需求、卫生人力资源等带来需求增加的影响。

关于供给补贴的效益，卫生经济学家认为，供给补贴除了大部分不能到达低收入者手中的低效率之外，还有可能引起低收入者医疗服务利用的增加，或者服务对象与原补贴受益者完全不符的结果。例如，在美国退伍军人医院就诊的患者中，退伍军人实际上只占 10%左右，其他则是与军队服役无关的低收入患者。尽管直接补贴似乎比提供实物补贴更为有效，但供给补贴却较受卫生立法机构的倾向性支持，这是因为医疗保健和医学教育的提供者就是这些建议的直接受益者，供给补贴政策就是这些利益集团意愿的反映。政治是经济的集中表现，在这里体现得再明显不过了。

三、卫生服务和医疗保障体系

随着社会经济的发展，医疗卫生服务在人类生活中的比重也日益增加。现代医学的繁荣产生于社会对医学作为一项公益事业的巨大支持。在世界范围内，大量的社会和私人资源投入医学。在发达国家用于医疗卫生服务的费用已达到或超过 10%，以医院为中心的医疗保障体系覆盖了人的生老病死各个方面。为了满足医疗保健的不同需要，医疗保健服务体系正由单一层次化向多元网络化发展，尤其是加强初级卫生保健。

20 世纪卫生事业发展的动力是卫生观念的改革，人们开始认识到卫生发展是社会经济发展的重要内容，注意到卫生发展与社会经济发展的双向性、同步性和协调性。1977 年 5 月第 30 届世界卫生大会通过决议，提出"2000 年人人享有卫生保健"的卫生发展目标。该目标的实现不仅需要医疗卫生系统内部的努力，而且有赖于调动全社会的力量共同参与卫生保健。

尽管世界各国经济水平、社会制度及医疗体制上存在着差别，但在卫生保健上面临的问题及解决问题的方法有许多共同之处。医疗保障制度作为社会再分配的杠杆，将一部分财富用于社会下层阶级，可以起到保护基本劳动力的作用。因此，政府在为穷人提供医疗服务上是有限的，但它体现了对人人享有卫生保健公平原则的追求和起码的社会良知。世界各国都建立了不同形式的健康保障制度。例如，英国的国家卫生服务制度、加拿大的国家健康保障制度，以及日本、韩国和中国台湾的全民健康保险制度，在不同程度上为公民享有基本的医疗保健提供了保障。

当前我国医药卫生事业发展水平与经济社会协调发展要求和人民群众健康需求不适应的矛盾还比较突出。城乡和区域医疗卫生事业发展不平衡，资源配置不合理，公共卫生和农村、社区医疗卫生工作比较薄弱，医疗保障制度不健全，药品生产流通秩序不规范，医院管理体制和运行机制不完善，政府卫生投入不足，医药费用上涨过快，人民群众反映比较强烈，所有这些都冲击并推动着原有医疗保障制度的变革。2016 年新医改方案强调，深化医药卫生体制改革的总体目标：建立覆盖城乡居民的基本医疗卫生制度，为群众提供安全、有效、方便、价廉的医疗卫生服务。到 2020 年，覆盖城乡居民的基本医疗卫生制度基本建立。因此必须加快建立和完善以基本医疗保障为主体，其他多种形式医疗保险和商业健康保险为补充，覆盖城乡居民的多层次医疗保障体系。

1. 建立覆盖城乡居民的基本医疗保障体系　城镇职工基本医疗保险、城镇居民基本医疗保险、新型农村合作医疗和城乡医疗救助共同组成基本医疗保障体系，分别覆盖城镇就业人口、城镇非就业人口、农村人口和城乡困难人群。坚持广覆盖、保基本、可持续的原则，从重点保障大病起步，逐步向门诊小病延伸，提高保障水平。建立国家、单位、家庭和个人责任明确、分担合理的多渠道筹资机制，实现社会互助共济。随着经济社会发展，逐步提高筹资水平和统筹层次，缩小保障水平差距，最终实现制度框架的基本统一。

2. 鼓励工会等社会团体开展多种形式的医疗互助活动　鼓励和引导各类公益性组织发展社会慈善医疗救助。

3. 做好城镇职工基本医疗保险制度　城镇居民基本医疗保险制度、新型农村合作医疗制度和城乡医疗救助制度之间的衔接，妥善解决了农民工基本医疗保险问题。签订劳动合同并与企业建立稳定劳动关系的农民工，要按照国家规定明确用人单位缴费责任，将其纳入城镇职工基本医疗保险制度；其他农民工根据实际情况，参加户籍所在地新型农村合作医疗或务工所在地城镇居民基本医疗保险。积极做好农民工医保关系接续、异地就医和费用结算服务等政策衔接。

4. 积极发展商业健康保险　鼓励商业保险机构开发适应不同需要的健康保险产品，简化理赔手续，方便群众，满足多样化的健康需求。鼓励企业和个人通过参加商业保险及多种形式的补充保险解决基本医疗保障之外的需求。继续探索商业保险机构参与新型农村合作医疗等经办管理的方式。

5. 建立健全药品供应保障体系，保障人民群众安全用药　建立协调统一的医药卫生管理体制；强化区域卫生规划，科学制定乡镇卫生院（村卫生室）、社区卫生服务中心（站）等基层卫生机构和各级医院建设和设备配置标准。重点是建立政府主导的多元卫生投入机制。具体可参见以下几点：建立和完善政府卫生投入机制，新增政府卫生投入重点用于支持公共卫生、农村卫生、城市社区卫生和基本医疗保障；按照分级负担的原则合理划分中央和地方各级政府卫生投入责任；完善政府对公共卫生的投入机制；完善政府对城乡基层医疗卫生机构的投入机制；落实公立医院政府补助政策；完善政府对基本医疗保障的投入机制；政府提供必要的资金支持新型农村合作医疗、城镇居民基本医疗保险、城镇职工基本医疗保险和城乡医疗救助制度的建立和完善；保证相关经办机构的正常经费；鼓励和引导社会资本发展医疗卫生事业；大力发展慈善事业，制定相关优惠政策，鼓励社会力量兴办慈善医疗机构，或向医疗救助、医疗机构等慈善捐赠。

全面推进公立医院综合改革，坚持公益属性，破除逐利机制，建立符合医疗行业特点的人事薪酬制度。优化医疗卫生机构布局，健全上下联动、衔接互补的医疗服务体系，完善基层医疗服务模式，发展远程医疗。促进医疗资源向基层、农村流动，推进全科医生、家庭医生、急需领域医疗服务能力提高、电子健康档案等工作。鼓励社会力量兴办健康服务业，推进非营利性民营医院和公立医院同等待遇。加强医疗质量监管，完善纠纷调解机制，构建和谐医患关系。

坚持中西医并重，促进中医药、民族医药发展。完善基本药物制度，健全药品供应保障机制，理顺药品价格，增加艾滋病防治等特殊药物的免费供给。提高药品质量，确保用药安全。加强传染病、慢性病、地方病等重大疾病的综合防治和职业病的危害防治，通过多种方式降低大病、慢性病的医疗费用。倡导健康生活方式，加强心理健康服务。

2016年8月19～20日，习近平总书记在全国卫生与健康大会上的重要讲话指出：将健康融入所有政策，人民共建共享。这表明，我国对健康问题的重视上升到了前所未有的高度，为国民健康问题提供了统筹解决方案，努力让健康福祉惠及全民。

第三节　医学文化冲突中的政治经济问题

西方发展医学人类学的初衷就是希望将西方生物医学推广介绍到所谓欠发达的国家和地区的进程变得容易一些。换言之，就是尝试要解决不同医学体系之间的文化冲突问题。因为人类学看到了起源于西方的生物医学不仅在不同的民族文化背景下有不同的"可接受性"，而且与当地本土的医学体系还存在着发生冲突的现实可能性。

一、西方医学的文化霸权主义与殖民化

文化霸权主义（cultural hegemony）是由葛兰西提出的，是指除了以暴力来维护社会的政治经济秩序之外，还必须具有意识形态上的领导权，由此导致被统治者在心理观念上的顺从和满足于现状，而这种领导职能建立在统治者和被统治者的共同信仰之上，也就是建立在统一的意识形态上。表现为有些国家在对外传播文化的同时又拒绝其他文化的流入，或过度重视外来文化使之置于本土文化之上，在某种程度上都可以称之为文化霸权主义。

文化是政治和经济的另一种表现，即"一定的文化（当作观念形态的文化）是一定社会政治和经济的反映，又给予伟大影响和作用于一定社会的政治和经济；经济是基础，政治则是经济的集中表现"。世界上不同医学文化的冲突正是政治经济领域斗争的继续。众所周知，起源于西方的现代生物医学模式，现在几乎覆盖了世界上所有的文明地区或具有绝对优势的地位。然而，这种现状并不是多种医学理论技术临床竞争的结果，而是伴随着政治经济势力的扩张和殖民主义的副产品。有人曾以"Cola-Colonization"（可乐殖民化）[①]一词描述西方入侵对发展中国家及地区的广泛影响。如在新西兰，18 世纪中叶大约有 25 万毛利人，但新入侵的白种人的生活方式和带来的传染病使毛利人的人数降到了 9 万人，到 20 世纪几乎成了濒临灭绝的种族。西方文化在殖民地取得了绝对的政治经济的统治地位，而且还将当地的本土文化宣布为愚昧落后的东西加以灭绝。许多传统医学和保健方法就被宣布为非法的东西而加以禁止。

西方文化霸权主义（hegemony）渗透到了各个领域，成了一种殖民主义的世界观。用第三世界国家的知识分子印度批评家阿希斯·南迪（Ashis Nandy）的话来说，现代西方与其说是一个地理和时间的空间，还不如说是一种社会、经济、文化和心理的空间。西方的世界观、科学观不仅在西方，也在西方之外，在社会、经济、文化的结构中和人们的思想里。殖民主义世界观的一种重要态度就是对社会、文化和人采取一种绝对的、简单的我与非我的两分差别观：非优即劣，我是中心，非我即边缘。绝对理性、逻各斯中心论[②]、单一的历史观已经广泛地影响了第三世界的几代人，殖民地的本土人民甚至不得不用殖民者的语言及其文化来说明自己所创造东西的科学性。近现代西医传入中国，中医与西医的论争，中医现代化问题就是最好的例子。

---

① Cola-Colonization（可乐殖民化）：指西方（尤其是美国）产品的进口，或者是西方及美国文化价值观的入侵，导致当地文化受到威胁的状况。

② 逻各斯中心论（Logocentrism）：是对于西方形而上学传统特征的一种后现代表述；这种特征就是将逻各斯（理性）当作真理和意义的中心并相信真理能为主体经过理性的内在之光而知晓。这个传统将存在当作主题，并且极想建立一个关于各种对立概念的等级次序，维持意义的稳定和理性的有效。

作为一种科学体系，西医学诞生的标志性著作和人物是古希腊的《希波克拉底全集》与古罗马的盖伦（Galen of Pergamum），中医学诞生的标志性著作和人物是《黄帝内经》与东汉末年的张仲景（彭坚等，2008）。中西医两个医学体系，差不多诞生在同一时期。《希波克拉底全集》采用了"地、水、火、风"四大理论作为医学的哲学基础，以"黄胆汁、黑胆汁、血液、黏液"四体液学说作为生理、病理基础，是一种宏观的哲学方法，这与《黄帝内经》中的阴阳五行、天人合一、气血津精的理论有异曲同工之处，都属于自然哲学。希腊医生认为人体得病是"四体液"平衡失调所致，纠正失衡的方法有服药、吸罐、放血、海水浴、日光浴等，目的是调动人体的自然疗能以恢复身体的平衡。这些都与中医的观点相似。

中西医的分道扬镳，应该是始于 19 世纪下半叶，其决定性的标志有两点：第一，方法论的改变，即借助于显微镜，将微观的方法运用于西医。开始是用于一般的生理、病理学研究，后来随着现代科学技术的进步，越来越多地用于精密的外科手术和检测技术。第二，是药物的改变，即随着经济的发展大规模工业生产的化学合成药物取代了原生态的药物。迄今为止，这仍然是中西医两者之间最大的差别，而且是西医取得巨大成就和出现某些问题的关键所在。

鸦片战争以来，随着西方列强对中国的军事侵略，西方的文化信念也随之向中国渗透，文化的殖民化与土地的殖民化几乎同时被强加于中国。毛泽东就曾这样分析道："在中国，有帝国主义文化，这是反映帝国主义在政治上经济上统治或半统治中国的东西。"西医学就是随着西方传教士的传教活动而进入中国的。这一先锋人物是美国公理会的牧师、医生和驻华公使彼德·伯驾（Peter Parker，1804～1888），他在广州创办了最早的西医院（广济医院）。至 1887 年，中国境内大约有 16 所教会医院、24 个诊所。到 19 世纪末，全国已有 13 个省市有基督教会医院。不少近代医学史研究者认为，以医药与教会结合的手段为殖民主义开道是近代列强惯用的策略。

国民党政府期间，西医势力迅速壮大并逐渐在政治上占有统治地位，先屏中医于教育门外，1929 年国民党第一届中央卫生委员会又提出废除中医案："禁止登报介绍旧医，禁止新闻杂志宣传旧医，禁止举办旧医学校"。此案一出，全国震惊，中医界大觉醒，捍卫中医药界的利益和维护民族医学的尊严与地位从此成为中医人心中的一项神圣的责任。从此，中西医论争半个多世纪不曾平息。

中华人民共和国成立后，国家宪法将发展传统医学置于与现代医学同等发展的地位予以扶持。1977 年《1976—1985 年全国中西医结合工作十年发展规划》颁布出台，正式确立了中西医结合基本理论的归纳总结与科学概括，为今后十年中西医结合研究的重要目标，将中西医结合的探索与开展确定为中国医学发展的主流。1980 年召开的"全国中医和中西医结合工作会议"再次重申了党的中医药既定政策及相应的指导方针。同时，对中西医结合方针的正确性进行了科学的论述，列举了大量的临床实践和科研成果，证明中西医结合的存在是适合我国现有国情的，是符合医学发展规律的。同时还指出，中西医结合的过程是中西方两种医学的互相渗透、互相碰撞、互相优化的过程。中西医结合的重要措施主要包括：充分发挥中西医结合业务骨干的领军作用；重视医学教育，着重培养中西医学兼通的后备人才；创办各种"中西医"培训机构，不断吸收新力量加入中西医结合的队伍。1986 年，在一批名老中医的呼吁下，成立了国家及各省的中医药管理局。至此，中医取得了与西医平等的立法地位。

近年来医疗保险和新型农村合作医疗的广覆盖推动了患者对中医服务的需求。目前我国城镇职工居民社会养老保险和新型农村社会养老保险实现了制度全覆盖，基本医疗保险的覆盖率超过 95%；2014 年各级财政对新型农村合作医疗和居民医疗保险人均补助标准在 2013 年的基础上提高 40 元，达到 320 元；这些医改政策与措施极大地扩大了国民对医疗及中医的需求与服务。很多地区还制定了医疗保险和新型农村合作医疗对中医医疗服务的倾斜政策，如提高门诊报销比例、降低住院起付线等，这些好的政策使得患者有条件就医、有动力看中医，推动了中医服务量的增长。同时，在政府的扶持下，中医医疗整体资源增长拉动了服务量的上升。2008 年以来的 5 年中，虽然中医医疗机构数增长缓慢，但中医床位增长了 26 万张，年平均增长率约为 12.6%，这是一个较快的增长。中医类医院的业务用房面积也由 2009 年的 2642 万平方米增长至 2013 年的 3800 万平方米，年平均增长率为 9.5%。1977 年成立国家中医药管理局时，每年政府对中医的专项补助经费为 1 亿元，现在每年都超过 100 亿元，2013 年对中医医疗卫生机构财政拨款为 192 亿元，比上年增加 19 亿元，这些资源增长为服务量增加打下了良好的物质基础（洪宝林等，2010）。此外，中医医疗机构中医特色优势的发挥和自身工作效率的提高也是服务量增长的重要因素。近年来国家中医药管理局和各地主管部门出台了一系列突出中医药特色优势的引导鼓励政策，如保留中药饮片加成政策、调整中医医疗服务价格政策、基层中医药服务能力提升政策等，从不同角度激励中医医疗机构充分发挥中医药的特色优势，同时中医医疗机构也引入现代医院管理制度和优质服务，吸引大量患者就医。

尽管中医医疗服务量无论是绝对值、增长速度，还是占全国医疗服务总量的份额，都呈现出明显的增长趋势，但我们应该看到中医在临床、教育和科研方面有长足进步的同时，也在不自觉地将西医作为中医现代化的唯一手段和进步的标志，西医的语言、理论和方法正在替换传统本土的中医精神。此外，在卫生资源的拥有方面，中西医的差距十分明显。如中医医院比综合医院平均晚建 15 年，中医院在全国整个卫生系统医院中所占的比重只有 27% 左右。在物质资源方面，综合性医院的院均固定资产是中医医院的 3.3 倍，设备总值是中医医院的 4.2 倍，平均每院业务用房面积综合性医院是中医医院的 2 倍。因此，从某种意义上说，传统中医学远远没有达到其应该具有的经济地位。

在全球化日益全方位推进的时代，国家与国家之间力量的角逐与实力的竞争早已不仅仅局限于经济领域，在物质产品、技术资本日益流通的同时，文化产品也在不断地流动，相伴随的是文化产品的意义被不断地重新建构（李晓光等，2014）。正如西方后殖民理论的重要代表人物萨义德所指出的，"文化成为了一个舞台，各种政治的、意识形态的力量都在这个舞台上较量。文化不但不是一个文雅平静的领地，它甚至可以成为一个战场，各种力量在上面亮相，互相角逐"（爱德华·萨义德，2003）。在当今的文化战场上，西方发达国家展现的或是高唱的文化产品战役，或是潜移默化的价值观渗透，究其实质都是其资本主义意识形态的倾销。"帝国主义和殖民主义都不是简单的积累和获得的行为。它们都为强烈的意识形态所支持和驱使"。

对于文化帝国主义，通常有两种不同的认识：一种认识强调经济的首要控制地位，认为文化支配的目的是经济控制；另一种认识则凸显文化支配的首要地位，认为经济控制的目的是文化支配。萨义德的著述穿梭交织在这两种认识之间，意欲表明，西方殖民者在经济、政治及军事方面的策略直接影响其历史、文学和文化方面的研究，任何一种表面上看来是非政治性的、客观中立的文化原则，实则都以更错综复杂的形式参与到了殖民主义的历史形成过程之中，始终深深地依赖着西方对东方的殖民扩张（张立波，2004）。

在西方文化帝国主义、文化霸权的渗透与影响下，东方民族文化、中华民族的文化安全客观上存在一些隐忧：民族价值观受到冲击，民族文化独立性面临挑战；民族文化的传播力和影响力弱化，民族文化表达力式微；民族文化创新能力与创造力不足，民族文化凝聚力削弱。如何保持自己的独立性，维护自身民族文化的安全性，从而在国际文化舞台上拥有属于自己的一席之地确已成为当务之急。

中医是我国传统文化的重要组成部分，继承和发扬祖国医学传统也是坚持文化自信，保持中华民族文化的重要内容。尽管西医与中医对于疾病的认识在理论上相去甚远，在实践及药物的应用上各有不同，但在西医与中医共存及历时 200 年的相互渗透、相互研究和相互学习中，西医也从以下几个方面对中医产生了巨大而深刻的影响。

一是改变了我国医疗服务的结构体系。西医的传入打破了中医一统"天下"的格局，形成了中西医并存的情形。西医科室齐全、设备先进、分工合理、操作规范、疗效明显、药物便利，有效地适应时代发展的需要，使得西医占据了大部分的医疗市场份额。而中医由于未能突破自身的一些局限，未能适应现代人快节奏的生活需要，使得中医的服务人群和服务范围受到了很大程度的影响和制约。

二是改变了我国沿袭多年的中医教育、培养人才的方式。西医未入主我国之前，我国传统的中医培养方式，历来都是师带徒，典型的言传身教方式。而西医是学院式教育，大批量地培养，它以大致相同的教材、基本一致的课堂教学方法、差别不大的标本和实验操作来培养医疗人才。我国自建立中医院校以来，新成立的中医院校为满足社会对中医学人才的迫切需要，亦普遍采用西医的教学模式。中医院校不但集中讲授传统的中医经典理论和治疗方式，而且还引进了许多西医学的课程，并开设了相应的实验课，实现了中医培养人才方式的根本性转变。

三是改变了中医世代相传的服务模式。我国传统的中医服务模式是以自己开业的家庭诊所、家庭病床或药店坐堂为主，以行走于江湖的郎中为辅。绝大部分医生各自为政，受西医服务模式的影响和推动，我国的中医服务在近 50 年以来，服务模式也相应发生了很大的改变，在全国各地建设各级中医院，大多数的中医师都进入各级中医医疗机构执业，他们也形成了西医那样既分工又合作，既能用其所长，又能补其所短的广泛密切协作的局面。

四是更大程度上丰富了中医的治疗手段。传统的中医治疗手段比较单一，特别在外科方面，在西医未入主中国之前，我国的外科进展极为缓慢。但是在西医方面，法兰西军医——巴累于 1563 年出版了《普通外科学》，并创建了法国皇家外科学院。近现代西医医疗科技的进步，使得外科这一治疗手段挽救了许多内科无法医治的患者的性命，外科手段在中医学的广泛开展和应用，使得中医突破了原有的治疗局限，开拓了更加广泛的治疗领域，使得外科这一手段在中医治疗中发挥了更大的作用。

五是促进了中西医的结合。中西医结合已成为我国卫生事业的一个重要组成部分。在中医的医学科研上，中医引进和采用了许多类似西医的科研手段、科研方法，使中医在一定程度上更具有科学性、客观性和实践的可操作性。中医、西医理论各有不同，但其治疗上各有优势，能互相补充，相互结合，发挥各自所长，对于提高临床治疗效果、保障人民健康发挥了更大的作用。在医疗临床的工作实践中，中西医的有效结合对许多疾病的治疗常能取得预期的效果，甚至起到意想不到的作用。

透过西医进入我国 200 年的历史，我们看到了中医为求发展与共存而不断变化的历程，西医影响下的中医，既在许多方面取得巨大的成功，但也还未能彻底摆脱困境。中医、西医本是治疗疾病的两种手段，如能有效合理地利用各自所长，将是人们的健康之福，国家卫生之幸。

总之，面对西方文化帝国主义、文化霸权的影响，发展中的中国如何在世界文化多样化面前保持自己的文化价值判断与选择能力，如何清醒冷静地作为独立的主体而不屈从于西方的意识形态，摆脱西方的文化霸权，走出东方主义，建构属于自己的真正的东方，走出文化殖民，维护自身民族的文化安全性，任重而道远。只有让中国人民普遍树立起文化安全意识，珍视和发扬自己的民族传统和民族精神，自觉地进行文化建设，使中华民族文化在国际交流与冲突中不断推陈出新，形成自己的文化理论与表达范式，才是根本的解决之道。

二、后殖民主义批评与本土传统医学的兴起

后现代（postmodernity）[①]的思想家们不再像现代主义那样以为西方文化和人类十全十美、自高自大，开启了现代思想的自我批判的先河，即对现代西方主导意识所倚重的理性观和历史观的合理性，对人的知识成就以及所幻想的超历史的普遍性和完善性提出质疑。与后现代这种以西方社会文化为视野的、内向的、自我反思相比照的是，来自第三世界的知识分子发起的后殖民批判则一开始就对西方文化统治和霸权提出挑战。他们对西方文化不仅仅是反思，而是大胆地说出了"不"。他们认为，"殖民话语对'我'和'他者'的二分对立抹杀了人类生存的复杂性、多重性、人主体的能动性和多重主体的位置性。尤其重要的是，那种将产生于西方特定历史社会环境的科学理性尊奉为唯一能把握真理的绝对理性，将资本主义发展历史认定为人类社会发展的普遍道路，将人视为万物尺度的'西方中心文化论'掩饰了他们推行文化霸权中的知识形式与权力之间的关系，而使支配这些观念话语和知识形式的人对其他文化的民族的排斥、控制和压迫成为合理合法的事"。

所谓后殖民批判就是从第三世界的角度，以殖民关系定位来重写后现代状况。后殖民文化批判一方面要突出本土文化的声音，另一方面也不应当简单化地用二分对立论强调本土文化的特殊性和与第一世界的对立，从而再度落入殖民主义话语大逻辑控制之中。第三世界民族其实更需要强调的是自己实际生存状况的体验和需要，文化和政治的差异性及多元文化共存的合理性。毛泽东曾说过：我们反对狭隘的民族主义和爱国主义。一方面"中国应该大量吸收外国的进步文化，作为自己文化食粮的原料，但决不能生吞活剥地毫无批判地吸收，所谓'全盘西化'的主张乃是一种错误的观点"；另一方面，"中国的长期封建社会中，创造了灿烂的古代文化。清理古代文化的发展过程，剔除其封建性的糟粕，吸收其民主性的精华，是发展民族新文化，提高民族自信心的必要条件，但是决不能无批判

---

① 后现代：是 20 世纪 70 年代后被神学家和社会学家开始经常使用的一个词。起初出现于二十世纪二三十年代，用于表达"要有必要意识到思想和行动需超越启蒙时代范畴"。后现代主义认为对给定的一个文本、表征和符号有无限多层面的解释可能性。这样，字面意思和传统解释就要让位给作者意图和读者反映。

地兼收并蓄"。"我们不但要把一个政治上受压迫、经济上受剥削的中国，变为一个政治上自由和经济上繁荣的中国，而且要把一个被旧文化统治因而愚昧落后的中国，变为一个被新文化统治而文明先进的中国"。毛泽东的雄才大略和批判吸收传统文化与外国文化的观点是第三世界政治家和知识分子的一个典范。

医学人类学家不赞同那种关于医学科学客观化和中立的论点，认为人类医学具有与自然科学不同的秉性，即人类的医学知识总是历史和文化环境的社会化产物。从某种意义上说，人类的保健知识就是与环境协调生存的技能，没有脱离具体生存时间、空间环境的生存知识，而只有具体的、因人而异、因时而异的生存技能。什么是科学的和非科学的、正统的和非正统的、主流的和非主流的医学，与其说是一个科学划界的问题，还不如说是一个价值判断问题。例如，替代医学这个具有世界普遍性的现象就是一个很好的例子。据20世纪80年代的一项调查显示，仅仅在美国就有54%的癌症患者既接受常规医疗，又接受替代医疗，其中有40%的患者在接受了替代医疗后便放弃了常规医疗。调查还显示，使用替代医疗的人以文化程度较高、收入高的上层白种人群、年轻人和女性居多。而51%的替代医疗的开业者是具有医学博士学位的全科医生、家庭医生和精神科医生。这些调查报告与人们习惯性的印象完全不同，即以为使用替代医疗的是文化程度不高、收入水平低的人，而提供替代医疗的也是一些江湖骗子。在英国和美国，目前涉及癌症替代医疗的方法有代谢疗法、饮食治疗、大剂量维生素疗法、精神疗法、放松疗法、想象疗法、顺势疗法、草药疗法等。替代医疗似乎为越来越多的人所接受和理解，一些发展中国家容许或支持现代医学和传统医学两套医学体系并存；一些发达国家还成立了替代医疗的研究机构；国家医学图书馆增加了大量与替代医疗有关的条目和图书资料；一些保险公司也对部分使用替代医疗的费用予以补偿；一些医院成立了替代医疗中心；一些医学院校开设了替代医疗课程；关于替代医疗的杂志也大量涌现。WHO亦认为，包括替代医疗在内的各种传统医疗可以在2000年人人健康的卫生战略中发挥重要的作用。在现代医学发展到分子水平的时代，为什么替代医疗还会如此流行和迅速制度化？一般认为，这是因为：①对诸如癌症一类的疾病，现代医学通常宣布为绝症，常规医疗方法无能为力，医生亦有意回避或消极对待或姑息治疗这些绝症患者。事实上，现代医学的确也有许多暂时无法回答和解决的病患问题。②人们认为现代医学与传统医学双管齐下，常规医疗结合替代医疗可以治愈原以为没有希望的顽疾。③替代医疗治疗者比常规医疗的医生更具有耐心，具有永不放弃努力治疗即使是希望渺茫患者的精神，因此替代医疗至少具有精神支持，提高患者治愈疾病信心的积极作用。④替代医疗的提供者与患者之间具有良好的互动医患关系；患者更容易理解生活化的替代医疗的观点和方法并更容易参与配合或具有更好的依从性。⑤替代医疗总是宣称具有整体治疗的特色，身心并重，积极鼓励和安慰患者，有助于调动患者的主观能动性和机体免疫功能，可以提高患者的生活质量。⑥现代医学和常规医疗在一些疑难杂症治疗上的失败造就了医疗需求的一定利润空间，在利益的驱动下，一些人将替代医疗作为谋取利益的手段并因此制造舆论且广为宣传替代医疗的好处，一些群众在疾病恐惧心理的驱动下盲目从众（详见第十章）。

如何评价替代医疗的实际疗效和科学性不仅涉及科学标准和科学与非科学的划界问题，而且还涉及医学职业群体的政治经济利益。关于第一个方面，西方殖民主义的文化霸权往往将科学医学（scientific medicine）之外的其他民族的、不符合西方世界观和逻辑思维的东西统统宣布为反科学或非科学的，偏重动物实验，而不看重人的体验和临床的有效性。虽然这种情形在近十几年有所改变，将生存质量的研究引入疗效评价开始受到关注，但生物医学评价医疗效果的核心指标仍然没有动摇。西方文化的范式仍然是决定将替代医疗打入"非常规医疗""非正统医疗""边缘医疗""民间医疗"等另类的主要文化原因。

医学历来被认为是提高生活质量的重要力量，但什么才是高的生存质量，不同的文化有不同的看法。WHO 在进行跨文化比较后对生存质量做出的定义：不同文化和价值体系个体对他们的生活状况的体验，不仅与其生活环境有关，还受其目标、期望、标准和所关心事物的影响。中医《黄帝内经》中描述的那种，美其食，任其服，乐其俗，各从其欲，皆得所愿，民风淳朴，小国寡民的理想生存状况与发达国家那种注重物质文明高度发达的生活质量观是截然不同的。化学药物带来的严重的副作用、创伤性检查带来的精神痛苦和器官移植出现的人性异化，在强调法天则地，内外调和，先治神、养生、调饮食，后才用针灸药物的中医看来也许是得不偿失的。例如，西医发明的抗生素为降低传染性疾病立下了汗马功劳，但物极必反，随着抗生素的广泛应用，具有抗药性的细菌越来越多，抗生素的抗药性已经成为当代的一个世界性问题。抗药性不仅影响患病个体的痊愈，而且因为抗药性具有代际性和传播性，会影响几代人和远距离传播给其他无辜的人群。据美国微生物协会的估计，美国每年用于治疗抗菌药引起的人类感染的费用超过 40 亿美元。许多国家都在酝酿制定一些旨在控制和减少抗生素使用的政策。由此可见，所谓"科学的医学"也有致命的缺陷和不科学的时候。此外，过度用药、不平等的医患关系、单纯的生物医学观念等也是西医的弊端。

中医认为生死之本在于阴阳与调于四时，顺应自然。不同的医学体系有不同的自然观和生命价值取向，谁好与不好，还须看其可持续发展性。显然，非此即彼的对立思维不利于学术的争鸣和科学的发展。如果说后现代思想对工业社会中人的生存状况仅仅持批评态度的话，那么，后殖民批评家们则是要向世人表明，合理的生存方式从来就不是只有一个合理的知识体系，也可存在着非互斥的多值逻辑的情形。后殖民批判者深刻地察觉到一种危机，即西方通过所谓的客观普遍的科学话语对第三世界现代化进程实现控制的特殊意识形态，这可能使得第三世界甚至无法形成和表述自己独特的主体和历史意识，而其文化和知识不能不处于屈从或边缘的地位。同样，近代中医学界为争取中医教育加入学校系统，仿照西医学科西学东渐体系框架设置中医课程，为的是沟通中医、西医，适应时代潮流。但是，以西医为参照系，整理构建出中医基础学科体系，这虽然承袭了近代中医教育的模式及课程体系，但也是造成中医后继乏人、乏术的重要原因（张效霞等，2004）。中医院校培养的真正的中医医师不多，中医药科研上有成就者很少，名中医更是罕见。其根本原因是中医教育严重西化，传统中医文化与中医技能被轻视、被遗忘、被丢失。中医学的确已经遇到了非洲哲学类似的语言焦虑的情形，不得不从殖民者的语言及其文化来构塑自己的身份，向世人说明"我是谁"的问题。无论是中西汇通，还是中西医结合，中医学似乎只能以西医早已预设好的"非我"或"边缘"的身份进行表白，因而事先已遭消解。尤其值得注意的是，以客观普遍的知识话语面目出现的西方意识形态很容易使第三世界的知识分子丧失自我，表现出自我从属西医的态度。

除此以外，从近代至今的现代医学和传统医学之间绝不只是学术之争，而是一个充满医疗供需关系的政治经济利益分割的社会现象。"中药的繁荣，关系广大药农、药商、药工的生产、就业、生活，关系国民经济的发展，不能等闲视之"。一个经历了大半个世纪中医演变沧桑的老中医如是说。中国是世界上植物种类最多的国家之一，中国传统保健品多采用药食兼用植物，中医素有药食同源的说法，许多中药都是药食兼用的食品，能够在进食过程中达到祛病强身的目的，而且这些产品有几千年的食用经验，安全、可靠。再加上中国食疗验方众多，为保健品的开发提供了丰富的宝贵资料。如能加以合理利用，将对中国中药产业发展产生巨大的推动作用。除利用中国丰富的野生及家种植物资源开发保健品外，含有中药的茶系列产品、保健酒系列产品、中药产业与轻工业相结合生产美容护肤品、减肥用品、保健内衣等都可能为中药产业发展和扩大出口创造有利条件。如今在国际上植物药的出口贸易额中，中国仅占14%左右，在医疗服务贸易中，中国的地位更是微乎其微，所以振兴中医药事业是一个涉及民族文化、民族自信心和国计民生的大问题。对中医药如是观，于是中国政府将本土传统医学置于与现代医学同等发展的法律地位是一项重要的政治经济和文化策略。

此外，卫生立法也是医疗保健领域政治经济最集中的表现。卫生团体通过各种途径积极参与立法，用政治手段维护其经济利益。卫生立法可分为增加收入的立法、降低服务经营成本的立法。前者包括增加服务需求的立法，通过服务价格使服务提供者收入最大化的立法，降低互补性服务的价格及增加其数量的立法，减少替代性服务的可获得性及提高其价格的立法；后者包括限制供给增加的立法，对提供者的服务给予补助的立法。邱鸿钟曾在2004年出版的《医学与人类文化》的"卫生立法的政治经济学分析"相关章节做过详细的阐述（邱鸿钟，2004），随着国家法制建设的不断完善，卫生立法在经济政治生活中不断发挥更大的作用。

医学与政治经济的关系是复杂多维度的，不可能在一篇文章里详尽叙述。1848年在生物医学领域取得杰出成就的细胞病理学泰斗魏尔啸，在他对伤寒、结核病和精神病进行过社会流行病学调查后无不感叹地说道："医学是门社会科学，而政治从广义上讲就是医学罢了。"医学人类学中关于医学的政治经济的分析不正是魏尔啸论断的诠释吗？

（田庆宝）

第十六章 吸烟、酗酒和药物

人类学对早期瘾品的相关研究出现在拉美、非洲小型社会及北美印第安部落的民族志中，目的在于加深对人类经历跨文化研究。20 世纪 70 年代，瘾品的泛滥引发了一系列健康和社会问题，尤其是艾滋病的传播引起了国际社会与各国政府和相关组织的关注，成为医学人类学感兴趣的一个重要研究领域。

第一节 烟草危害与控制

烟草危害是当今世界面临的最严重的公共卫生问题之一，8 种死亡重要原因中，有 6 种是由吸烟引起的（US department of health and human service，2010）。吸烟是典型的成瘾性行为；WHO 将吸烟列入疾病分类目录 ICD10，称烟草依赖疾病。中国是世界上最大的烟草生产国和消费国，也是烟草负担最重的国家。全国现有吸烟人数超过 3 亿，7.4 亿人受到二手烟的危害，约占世界总数的 1/3。2013 年《服务贸易协定》（GATS）中国城市调查显示，现在吸烟率为 26.1%（男性 49.2%；女性 2.6%）。据统计，目前全球约有 10 亿男性烟民和 2.5 亿女性烟民。中国每年有 120 万人由于吸烟而过早死亡，10 万人因二手烟而死亡。如果不采取有效措施，到 2030 年因使用烟草而死亡的人数将突破 300 万人，中国在 21 世纪由于吸烟导致的死亡人数将达到 1 亿。控制烟草流行和减少烟草依赖，是医学工作也是社会的重大任务。

一、烟草烟雾中的有害成分

（一）烟草的成分

1. **糖类** 约占 50%。单糖含量是烟叶质量的重要标志，通常品质好的烤烟烟叶含有较多单糖。我国烤烟烟叶含有的单糖，一般在 10%～25%。烟叶中只含少量双糖，但含相当数量的多糖，如淀粉、纤维素等。

2. **含氮化合物** 主要有蛋白质、氨基酸和酰胺化合物、烟草生物碱。烟叶中一般含 5%～15%的蛋白质，燃烧后会产生臭气，因此，烟叶中含蛋白质过多就会使烟气质量低劣。烟草中含氨基酸、酚胺等虽然不多，但燃烧过程及烟叶加工过程都产生氨，对吸食的品质影响很大。烟草生物碱含量差别很大，从 0.5%以下到 10%以上不等。不含烟草生物碱的烟草植物，一般就不能称为烟草。烟草生物碱以烟碱即尼古丁（nicotine）为主要成分，约占全部烟草生物碱的 95%以上。我国卷烟用烟叶一般含烟碱 2%以下，含量超过 3%的很少见。烟草生物碱及其盐类具有强烈水化作用，能在呈酸性反应条件下随水蒸气挥发。这样挥发出的游离态烟碱量虽不多，但易使成品吸味辛辣、呛喉。烟草之所以能成为人类最普遍的嗜好品，主要是由于它含有烟碱。当吸食烟草时，部分烟碱进入烟气，被人体器官吸收，吸入适量会使人兴奋，吸入过量会引起头痛、呕吐等中毒症状，烟碱对心脏也有毒害。吸烟者的机能虽然逐渐习惯于这种毒性刺激，但仍然可能引起慢性中毒。

3. 有机酸　烟叶中含量较多的有机酸是柠檬酸，其次是苹果酸和草酸。有机酸可增加烟气酸性，醇化烟气，使烟味甜润舒适。一部分有机酸与烟碱结合成可溶性钠、钾盐存在于吸烟者的细胞液中，或以钙盐形式沉积于细胞中。

4. 苷及多酚　它们是组成烟叶色素和树脂物质的成分。苷类性质不稳定，易被催化分解。当烟叶成熟之后，或在干制、发酵过程中，由于酶催化的结果，烟叶中的苷类物质发生强烈水解，其分解产物往往具有令人快慰的香气。因此，苷类物质被认为是产生烟草芳香气味的重要物质之一。

5. 脂肪、挥发油和树脂物　烟叶中一般含 2%～7% 的脂肪，通常上等烟叶含脂肪较多。烟叶中还含有具芳香特性的挥发油及树脂物。上等烟叶表面均有香气，这是因为它们含有较多的挥发油。通常，树脂物不具香味，但是经燃烧氧化分解后，大多能产生特殊的芳香气味。因此，树脂物也被认为是产生烟草吸食芳香的重要物质之一。

6. 灰分元素　约占 10%，与吸食品质并无直接关系。但是因为某些元素对烟叶燃烧特性有影响，故间接地影响烟叶吸食品质。例如，烟叶中含钾适量时，其燃烧性、保火力均较好，灰色也好；烟叶中含镁量高时，烟叶的灰色变得灰暗；如果镁含量适中，则既能保持烟灰完整又不易散落。灰分中氯元素含量与烟叶的燃烧性质至关重要。当氯元素含量超过 3% 时，会导致烟叶燃烧性变坏，引起熄火。

（二）烟雾成分

烟草烟雾是复杂的有机物、烟草，以及各种添加剂、纸和滤嘴在高温作用下产生的，由很多种气体和微粒组成。烟草制品在燃吸过程中，靠近火中心的温度高达 800～900℃，由于燃烧而发生干馏作用和氧化分解等化学作用，使得烟草中各种化学成分都发生了不同程度的变化。其中各主要成分变化大致如下：

1. 烟草生物碱　在燃烧过程中除了一部分经干馏作用进入烟气之外，其中大部分（60% 以上）则氧化分解为亚硝胺、烟酸、吡啶、吡啉、吡咯、氨及二氧化碳等物质。

2. 蛋白质　高分子含氮化合物经燃烧产生强烈氧化作用后，分解为一氧化碳、二氧化碳、硫化氢、氰氢酸、氨、简单胺化物和脂肪等化合物。

3. 糖和有机酸　经氧化作用生成一氧化碳、二氧化碳、挥发酸、酚的衍生物、烯烃、醇、醛和酮等物质。

4. 树脂物、多酚和苷类　经氧化后生成挥发性芳香油、醛、酮、醇和酸类物质。

以上物质均进入烟气中，据检测，一支香烟燃烧后可产生 7000 多种化学成分，其中气态物质占烟气总量的 92%，颗粒状物质占 8%。气态物质中主要是氮气（58%）和氧气（12%），其余为一氧化碳（3.5%）、二氧化碳（13%）、一氧化氮、二氧化氮、氨、挥发性 N-亚硝胺、氰化氢、挥发性糖类，以及挥发性烯烃、醇、醛、酮和烟碱等类物质。颗粒状物质中包括烟草生物碱、焦油和水分以及 70 多种金属和放射性元素。焦油是不挥发性 N-亚硝胺、芳香族胺、链烯、苯、萘、多环芳烃、N-杂环烃、酚、羧酸等物质总的浓缩物。

（三）烟草烟雾的主要有害成分

在数千种烟气组分中，被认为对人体健康最有害的是尼古丁、焦油、一氧化碳、醛类等物质。

1. 尼古丁 即 1-甲基-2-（3-吡啶基）吡咯烷，是烟草中自然存在的一种生物碱，也是烟草的特征性物质。它是一种易挥发、碱性较强的液体，具有刺激性的烟臭味，是一种神经毒素，是吸烟成瘾的决定因素。每支香烟中大约含尼古丁 1.5mg。对一个成年人来说尼古丁的致死量为 40～60mg。它在人体内的作用十分复杂。

尼古丁主要通过吸烟进入人体，90%经肺吸收，很快进入血液，仅 7.5 秒即可到达大脑，其作用快于静脉注射。

低剂量尼古丁对中枢神经系统和自主神经系统产生兴奋作用，高剂量则产生抑制和麻痹作用。它可刺激交感神经节、副交感神经节和肾上腺，使心肌和其他组织释放出强的刺激物——儿茶酚胺，从而使心率上升，血压升高，心排血量加大，心脏负荷加重，促使冠心病发作。它还可使胃平滑肌收缩而引起胃痛。有人认为，长期吸烟的人发生慢性气管炎、心悸、脉搏不整、冠心病、血管硬化、消化不良、震颤、视觉障碍等都与尼古丁有关。目前尚无证据证明尼古丁是致癌物，但它可能具有协同致癌的活性。

尼古丁最大的危害在于其成瘾性，其作用相当于鸦片中的吗啡和可卡因。尼古丁在人体内无累积性，不会长久停留在人体中，吸烟后 2 小时，尼古丁通过呼吸和汗腺绝大部分即被排除，故它进入血液后只停留几小时。但长期吸烟，身体会习惯于血液内存在一定浓度尼古丁的状态。当血液中尼古丁下降时，便会渴望要求尼古丁浓度恢复原来的水平，于是得再吸一支，所以加强了吸烟愿望，形成烟瘾，从而增加其危害性。

2. 烟焦油 抽吸卷烟时，烟草的燃烧、热解、干馏和蒸馏可产生富集的高温气体混合物，当它通过烟支时迅速冷却，冷凝为参数微粒。这些总粒相物减去水分即为干粒相物，再从干粒相物中减去烟碱即为焦油。焦油中的主要成分有稠环芳烃化合物、酚及芳香类化合物。

烟焦油中存在诱发癌症的物质，其中有的是致癌物，有的是促癌物。烟焦油中的多环芳烃是致癌物质，其中具有强力致癌作用的苯并芘是其代表。苯并芘在烟气中的含量为 2～122μg/1000 支。若以每千支 100μg 计算，日吸烟 20 支，年吸入苯并芘 700μg，此剂量仅次于煤焦炉前的空气污染量，而大于一般城市空气中的含量。最新研究表明，低焦油含量的烟卷并不安全，不会因为改吸这类烟而减轻烟草对健康的危害。

烟焦油中的酚类及其衍生物则是一种促癌物质，本身虽不能改变细胞的遗传结构，但能刺激被激发癌变的细胞，导致癌瘤发展。

3. 一氧化碳 是烟草不完全燃烧的产物，是一种无色无味的气体，每支卷烟可产生一氧化碳 20～30ml。烟气中一氧化碳被吸入肺内，与血液中的血红蛋白迅速结合，形成碳氧血红蛋白，削弱血红蛋白与氧的结合，使血液携氧能力降低，造成机体缺氧，导致缺氧血症，可使血小板黏滞性增加，肾上腺素分泌加强并可诱发心律失常甚至猝死。低氧血症促进心肌缺氧，从而增加心绞痛发作的机会；碳氧血红蛋白能导致动脉内膜水肿，妨碍血液运行，易造成胆固醇沉积、动脉粥样硬化，引起高血压等疾病。一氧化碳对慢性阻塞性肺疾病的发生和发展有很大的促进作用。冬季在门窗紧闭的情况下吸一支卷烟，可使本人及全家人血液中的碳合血红蛋白分别升高 7 倍和 6 倍。

一氧化碳与尼古丁有协同作用，危害吸烟者的心血管系统，对冠心病、心绞痛、心肌梗死、缺血性心血管病、脑血管病及血栓性闭塞性脉管炎都有直接影响，由此造成的死亡率是十分惊人的。与不吸烟者相比，吸烟者患冠心病的概率要高 5～10 倍，猝死的概率高 3～5 倍，心肌梗死的概率高 20 倍，大动脉瘤的概率高 5～7 倍。

4. 放射性物质　是吸烟者肺癌发病率增加的因素之一。在烟草种植中，施用含有铀的磷肥，在吸烟过程中分解出多种具有放射性物质并沉积于肺部，放出射线，是重要的致癌因素。卷烟中最有害的放射性物质是 ^{210}Po，它放出的 α 射线能把原子转变成离子，后者很容易损害活细胞的基因，或是杀死它们，或者把它们转变为癌细胞。据估计，一个吸烟者一天平均接触了比非吸烟者多约 30 倍 ^{210}Po 的放射剂量。每天吸 30 支卷烟的人，全年肺脏接受的放射剂量相当于其皮肤接触了约 300 次胸部 X 线照射。有人认为，吸烟者肺癌的半数是由放射性物质引起的。

5. 刺激性化合物　主要有甲醛、丙烯醛、氰化钾等有毒物质。甲醛是一种无色、有强烈刺激性的气体，对呼吸道黏膜有刺激作用，长期慢性刺激可引起黏膜充血，诱发呼吸道炎症，也是一种致癌物。丙烯醛可破坏支气管黏膜上的纤毛，促进黏液腺分泌更多的黏液，从而导致呼吸困难，进而发展成慢性支气管炎和肺气肿。

6. 有害金属　烟草中含有砷、汞、镉、镍等有害金属。镉蓄积于体内，是强烈的致癌物质；可引起肺气肿、哮喘、肺癌等；可杀死精子，引起不育症；可进入骨骼，引起骨骼脱钙、变形、变脆，极易发生骨折。

7. 其他有害物质　①丙酮——脱漆剂；②氨——地板清洁剂；③砒霜——杀虫剂；④DDT——杀灭蚊虫的毒素；⑤萘——樟脑中所含的致命成分。

（四）烟草吸食的生物标志物

广义的生物标志物是指反映机体与环境因子（物理的、化学的或生物的）交互作用引起的所有可测定指标的改变，包括生化、生理、行为、免疫、细胞、遗传等多方面的变化。一般可将生物标志物分为三类：感受生物标志物、效应生物标志物及易感性生物标志物。

在烟气生物标志物研究中，常用的为烟气感受生物标志物及效应生物标志物，目前对于烟气的易感生物标志物研究很少。表 16-1 列出了用于烟气评价的生物标志物。

表 16-1　烟气评价生物标志物

生物标志物	指标
尿样中 NNAL（亚硝胺代谢物，一种尼古丁衍生物）及 NNAL 葡萄糖苷酸	致癌物质（NNK）摄入量
3-氨基联苯、4-氨基联苯及其他芳香胺-Hb 加合物	致癌物质（芳族胺）摄入量和代谢活性
尿液中的致突变物	致突变性物质摄入量
外围淋巴细胞中姐妹染色单体互换	DNA 损伤
巨噬细胞	炎症

生物标志物	指标
CO	化学物质摄入量
烟碱	化学物质摄入量和代谢情况
血流介导的血管舒张功能	内皮功能
内皮祖细胞	内皮功能
纤维蛋白原	高凝状态
高半胱氨酸	高凝状态
白细胞数量	炎症
C反应蛋白	炎症
可溶性血管细胞黏附分子-1	炎症
葡萄糖钳夹	胰岛素抵抗力

注: NNAL 为亚硝胺; NNK 为尼古丁衍生物亚硝胺酮。

(1) 烟气感受生物标志物应具备以下条件: 烟气是其唯一来源, 其他来源应该很小或不存在; 存在合理的半衰期, 易于检测, 且人体体液中的其他物质不干扰其准确检测; 实验室之间具有良好重复性; 能特异性反映人体对某一有害成分的感受量。

(2) 烟气效应生物标志物: 是生物体受到严重损害时, 在不同生物学水平(分子、细胞、个体等)上因受环境污染物影响而异常化的信号指标。它可以对严重毒性伤害提供早期警报。效应生物标志物对卷烟烟气并不是特异性的, 但可以区分吸烟者和非吸烟者并且含量会随着停止或减少烟气感受而下降, 这表明它们作为损伤和风险的生物标志物, 具有潜在的应用价值。

(3) 易感性生物标志物: 如前所述, 易感因素可对有害因素引起的一系列生物效应过程起修饰作用(放大或缩小), 这些因素包括年龄、性别、健康状态及遗传因素等。吸烟行为受基因如多巴胺受体、单胺氧化酶和细胞色素氧化酶 2A6 的影响, 而细胞色素氧化酶 2A6 由于参与了烟碱、可替宁和烟草特有亚硝胺的代谢过程, 因此对体液中这些物质的生物标志物有一定的影响。酶的多态性影响多种致癌物的代谢活化过程和解毒过程, 对细胞终点、DNA 修复能力等易感性生物标志物也有影响。但是单酶多态性对吸烟者和非吸烟者生物标志物浓度的影响较小, 而多个酶综合起来, 它们的多态性可能会对生物标志物的浓度产生较大的影响。

烟气生物标志物最直接的应用是检测体液, 包括呼出气体、血液、唾液、尿液或头发中的烟气有害成分或其代谢物浓度。用于检测单个成分或单一组分的生物有效剂量, 用于定量分析个体对烟气的感受情况, 这种定量对烟气成分及代谢物是特异性的, 可以分析烟碱感受量等。此外, 烟气生物标志物在潜在减害产品(PREPs)评价方面也发挥了一定的作用。

(五)主动吸烟与被动吸烟烟雾成分的不同

1. 烟草烟雾的构成 主要是由主烟流和侧烟流产生的烟草烟雾。吸烟者从卷烟直接吸入体内的称为主流烟雾，吸烟者吐出的烟雾为呼出烟雾；卷烟自燃时，从烟头直接进入空气的烟雾为侧流烟雾。

二手烟是侧流烟雾和呼出烟雾的总称，侧流烟雾是二手烟的主要成分。

2. 烟雾成分的不同　主动吸烟者吸入的主流烟雾在体内被吸收的仅占 70%，还有 30% 又呼出体外，混入侧流烟雾中。当然，主动吸烟者也会同时吸入环境中的二手烟。

被动吸烟者吸入的二手烟的成分与主流烟雾基本相同，但数量不同。由于二手烟的主要成分侧流烟雾的燃点在 400℃ 左右，远低于主流烟雾的 900℃，因此侧流烟雾中的化学物质没有主流烟雾燃烧充分，故其有害成分含量比主流烟雾高，如一氧化碳的含量侧流烟雾是主流烟雾的 5 倍，焦油和烟碱是 3 倍，苯并芘是 4 倍，氨是 46 倍，亚硝胺是 50 倍，尼古丁是 2 倍甚至几十倍。此外，甲醛、甲苯、丙酮、吡啶、二氧化氮、苯胺、酚、镉、镍的数值也很高。由此可见，吸二手烟对健康的损害也是严重的。

二、烟草危害健康的科学发现

（一）多国科学家发现吸烟对健康产生危害

1950 年，相继有 5 项吸烟与健康的重要研究成果问世。其中来自英国的 Doll 和 Hill 的一项研究调查了英国医生吸烟与肺癌的关系，1954 年英国皇家医学会第一次发表"吸烟与健康的报告"，把吸烟与肺癌联系起来，引起医学界等的关注。在此后的 60 年间，全球有上万篇有关烟草危害健康的科研论文发表，从不同的角度证明了吸烟是肺癌等多种恶性肿瘤、慢性呼吸系统疾病、冠心病、脑卒中、糖尿病等多种疾病发生和死亡的重要危险因素。

1964 年 1 月，美国卫生总署发表了第一篇有关吸烟与健康危害的官方报告。根据 7000 多篇科学论文做出结论：吸烟是一种与疾病和死亡有关的极为重要的因素，证实了吸烟能促进肺癌等疾病的发生，需立即采取措施。该报告在美国和全球产生了巨大影响。在此后的 40 多年间，美国卫生总署先后发表吸烟与健康关系的报告达 30 篇。

2010 年美国卫生总署的最新报告，更全面阐述了吸烟与被动吸烟对机体各系统器官的危害，以及烟草导致疾病的一般途径，并阐述了吸烟对心脑血管系统损害的主要物质及潜在路径和致病机制。

（二）国内外较为重要的科学研究证据

1. 吸烟导致基因突变的研究　Campbell 等 2010 年发表在《自然》的有关吸烟导致肺癌基因突变的文章中指出，吸烟和过度暴晒分别是肺癌和恶性黑素瘤的主要诱因。香烟中的致癌物可直接导致 DNA 突变，估计吸烟者平均每吸 15 支烟，DNA 就可能发生一次突变，这种突变可造成机体遗传背景的永久性损伤，因为突变基因可代代相传；据研究测算，戒烟后吸烟者肺部受损细胞需 15 年才能由新细胞取代。研究人员应用高通量基因测序技术研究小细胞肺癌（吸烟诱导的典型病理类型）的基因图谱，发现了 22 910 个突变，包括 134 个位于外显子的重要突变。

美国科学家生理学博士斯蒂芬·S 赫克特及其同事近期在《毒物学领域的化学研究》中指出，全球每天有 3000 人死于肺癌，其中大部分是因为吸烟导致的，此外吸烟还会导致至少 18 种其他癌症。科学家已经证实烟草烟雾中的多环芳烃是导致肺癌的有害物质。

2. 吸烟导致死亡的研究 牛津大学 Peto 等在《心血管预防与控制杂志》的文章中称：如果不改变吸烟习惯，1/3 中国男性最终将死于烟草。现在中国每年约有 100 万人死于烟草，这一数字远远超过了其他国家，如果坐视如今的吸烟趋势发展下去，到 21 世纪中期，中国每年死于烟草的人数将升至 300 万人。在 21 世纪前 50 年，将有 1 亿中国人最终被烟草杀死，其中 1/3 的中国男性将死于烟草相关疾病。1997 年林大庆等发表在《美国医学会杂志》中的文章称，男性、女性吸烟人群归因危险总死亡率和吸烟人群归因危险脑血管疾病（CVD）死亡率分别为 44%、14% 和 33%、7%。顾东风等发表于《新英格兰医学杂志》上的关于中国归因于吸烟死亡率的文章称，2005 年全国 67.3 万人死于与吸烟相关的疾病，分别是肺癌、CVD、慢性阻塞性肺疾病（COPD），结论为我国 40～79 岁人群吸烟所致死亡前三类分别为癌症、CVD、呼吸系统疾病。Liu 等（1998）、Niu 等（1998）、林大庆等（2001）都从不同角度运用不同的方法进行录入吸烟导致死亡的研究。

3. 吸二手烟对中国女性患冠心病的影响 何耀等（He et al，1994）发表的系列研究显示：无论家庭中还是工作场所被动吸烟可致不吸烟的中国女性发生冠心病的风险升高 100%～150%，家庭和工作场所的双重被动吸烟暴露有相加模型的协同效用（风险提高 200%～300%）；冠心病发病危险和冠状动脉病变程度与被动吸烟的接触量有明确的剂量反应关系，即接触量越大，时间越长，冠心病发生的危险性越大，冠状动脉累及支数越多，狭窄程度越严重；相关的理化指标检测发现，被动吸烟可使致动脉硬化的血脂组分（总胆固醇、低密度脂蛋白胆固醇、血清载脂蛋白）升高、抗动脉硬化的组分下降（高密度脂蛋白胆固醇、重组人载脂蛋白 A-1），纤维蛋白原含量和血液黏度值升高。

4. 戒烟可降低人群相关死亡率 Peto 等（2000）对 1950 年以来英国吸烟、戒烟与肺癌的全国统计数据的两项病例对照研究发现：到 1990 年，普遍的戒烟运动已经使英国原先预计的持续吸烟者的肺癌死亡数减少约一半。吸烟者患肺癌的危险与吸烟年龄相关，15 岁以前开始吸烟者患肺癌的危险是 20 岁以后开始吸烟者的 2 倍。而把吸卷烟改为吸其他类型的烟草制品或者将吸烟量减少，带来的益处都不大，但是戒烟却能带来相当大的益处。假若人们在 50 岁或 60 岁时戒烟，可在很大程度上避免以后患肺癌的危险，而在 30 岁戒烟则可减少 90% 以上的危险。对吸烟多年者，即使到中年才停止吸烟，也可避免此后患肺癌的危险，随着戒烟者持续不吸烟时间的延长，他们患肺癌的累计危险将明显降低：男性持续吸烟者 75 岁时肺癌累计危险为 15.9%，而在 60、50、40 或 30 岁停止吸烟的男性，到 75 岁时肺癌的累计危险分别是 10%、6%、3%、2%。女性 75 岁时继续吸烟者、60 岁戒烟者和 50 岁戒烟者的肺癌累计危险分别为 9.5%、5.3%、2.2%。对比的数据显示，不吸烟的男性 75 岁时肺癌的累计危险是 0.2%，女性是 0.4%。中国中老年吸烟者普遍存在一种误解：认为有长期吸烟习惯的人突然戒烟弊大于利甚至会促进死亡。但该研究组的老年队列研究结果显示：在调整了年龄、血压、血脂、体重等重要的死亡危险因素后，成功戒烟 2 年及以上者总死亡危险下降 56%，冠心病死亡率下降 93%；值得注意的是，戒烟者患 COPD 的死亡危险仍然很高（RR=4.10）。提示：中老年人戒烟对健康的保护效应是肯定的，对个别病种（如 COPD），由于其自然病程的特殊性，需尽早或长期戒烟后才能显现其保护作用，而此类吸烟者多因病而戒烟，其戒烟后的近期死亡原因多与病情已较严重有关（He et al，2000）。

（三）烟草危害健康的科学结论

吸烟是导致 65 岁以下年龄组口腔癌（97%）、肺癌（90%）、支气管炎（75%）和缺血性心脏病（25%）死亡的主要原因。最新研究发现吸烟将导致更多的疾病，如感染、肾病、肠缺血及其他心肺疾病，同时吸烟会导致 2/3 的人过早死亡。吸烟是导致发病率上升、有效工作日减少、医疗开支增加的主要原因。吸烟量越大、吸烟起始年龄越小、吸烟史越长，对身体的损害越大。而长期大量的吸烟不仅使本人受害，还危害他人和全社会的健康和安全。

2010 年发布的美国卫生总署报告归纳出有关烟草危害健康的六条科学结论：

（1）吸烟引起疾病的机制的相关证据表明，暴露于烟草烟雾的任何情况都是有危险的。

（2）吸入烟草烟雾中的燃烧成分的复杂混合物可导致不良的健康问题，尤其是癌症、心血管疾病和肺部疾病，其机制包括 DNA 损伤、炎症和氧化应激。

（3）多种明确的机制表明，吸烟所导致的诸多不良健康问题的风险和严重程度与接触烟草烟雾的持续时间和水平直接相关。

（4）持续吸烟和长期接触烟草烟雾起因于烟草产品的强大成瘾作用，这种成瘾性是由尼古丁以及其他成分对大脑中多种类型尼古丁受体的不同作用所介导的。

（5）少量接触烟草烟雾，包括吸二手烟，亦可导致内皮细胞功能障碍和炎症加剧，而且与急性心血管事件和血栓形成相关。

（6）尚无充分的证据证明旨在降低烟草烟雾中特定毒素的产品改良策略可降低主要的不良健康问题的风险。

三、二手烟的危害

（一）二手烟的定义与发现

1. **定义**　二手烟，也称环境烟草烟雾（environment tobacco smoke，ETS）、二手烟草烟雾（second hand smoking，SHS）、烟草制品燃烧时末端散发出的及吸烟者呼出的烟草烟雾，由主动吸烟者呼出的主流烟雾和香烟燃烧产生的侧流烟雾在空气中混合而成。吸二手烟是指自己不吸烟，但在同一环境中被迫吸入主动吸烟者喷出来的烟气和卷烟燃烧时散发在环境中的烟雾。二手烟暴露量的界定，目前尚无统一的标准。WHO 规定，在过去的 10 年中，每周至少有一天吸入这种烟气达 15 分钟、累积超过 2 年以上者属吸二手烟者。

2. **二手烟危害的发现**　最早出现在 1971 年的美国卫生总署报告中，日本科学家（Hirayama，1981，1990）、美国卫生总署（US department of health and human services，1986）都发表了报告。2010 年美国卫生总署最新的报告（US department of health and human services，2010）用更为充分的证据说明，二手烟暴露会对人体造成直接危害，可导致肺癌、冠心病、COPD、糖尿病、儿童哮喘、新生儿猝死综合征等多种严重疾病，还包括损害男、女性生殖系统。报告指出，烟草烟雾暴露无风险水平可言，即便烟瘾不重的非长期吸烟者，也会罹患与吸烟有关的疾病；即便是短暂接触烟草烟雾，对健康也会构成严重影响。

1990 年以后，各国有关二手烟的研究文献量呈几何级数增长。有学者认为，被动吸烟对健康的危害比所有工业污染总和引起的癌症还多。英国著名的流行病学家 Richard Doll

曾形象地比喻:"非吸烟人士若每日与吸烟者共处一室 1 小时,患上肺癌的机会比身处含石棉尘的大厦工作 20 年者高近百倍。"

(二)烟草烟雾对环境的污染与监测

1. 污染 多环芳烃(PAH)是烟草等有机物不完全燃烧时产生的挥发性碳氢化合物,是重要的环境和食品污染物。迄今已发现有 200 多种 PAH,其中有相当部分具有致癌性,如苯并 [a] 芘、苯并 [a] 蒽等。PAH 广泛分布于环境中,可以在我们生活的每一个角落发现,尽管一些多环芳烃为天然存在,但在空气中发现的多环芳烃来源主要还是人为的,任何存在有机物加工、废弃、燃烧或使用的地方都有可能产生多环芳烃,如机动车废弃物、工业生产过程的产物、化石燃料发电厂,其作用同烟草烟雾。

2. 监测 环境烟草烟雾可通过室内有害物质浓度的监测、现场调查和填写问卷,以及唾液、尿和血液中的生物标志物来加以测量。

(1)$PM_{2.5}$ 浓度测量:国外报道,吸烟状况下室内 90%~93% 的颗粒物由烟草烟雾组成,烟草烟雾中多数颗粒直径约为 1μm,因此,二手烟会使室内 $PM_{2.5}$ 浓度显著上升。为排除其中大颗粒物的影响,研究者可使用 $PM_{2.5}$ 浓度测量二手烟暴露。在室内环境,二手烟是 $PM_{2.5}$ 的主要来源。

目前,多数研究者使用个人型防爆气溶胶监测仪测量空气中 $PM_{2.5}$ 的浓度。国内有研究者曾在一个 35m^2 的房间内让吸烟者吸烟并测量空气中 $PM_{2.5}$ 浓度,结果发现,连续吸 3 支烟,在距吸烟者 1.5m 的地方空气中 $PM_{2.5}$ 浓度超过 1700μg/m^3;而在距吸烟者 3m 及 6m 的位置,吸 1 支烟产生的烟雾仍可导致空气中 $PM_{2.5}$ 的浓度达到 300μg/m^3 左右。按照 WHO 的标准,24 小时 $PM_{2.5}$ 暴露的平均浓度上限仅为 25μg/m^3,也就是说,即使公共场所或工作场所室内仅有 1 个人吸烟,吸烟者与测试者距离较远,仍然会给测试者带来高浓度的二手烟暴露。

(2)空气中尼古丁测量:尼古丁浓度是二手烟影响室内空气中的主要标志物,一般以空气中尼古丁浓度即通过每立方米的空气中检测到的尼古丁的量(μg)来计算。单位体积的空气等于标本采集的时间与气流率的乘积。气流率又依赖于过滤器的使用。

(3)生物样品中尼古丁及可替宁的测定:血清、尿液及头发中的可替宁(cotinine)也是二手烟(ETS)暴露的生物标志物。1988~1994 年,美国进行的第三次全国营养调查中,采用血清中可替宁水平(与 ETS 暴露相一致的水平)≤15ng/ml 的标准,对 6~16 岁美国儿童及青少年有代表性的大样本调查表明:ETS 暴露对儿童认知能力有较严重的影响。

(三)二手烟导致的疾病危害

吸二手烟的人群患心脏病的危险升高 23%,20%~30% 的肺癌患者是由于吸二手烟造成的。20 世纪 90 年代统计表明,美国每年因吸二手烟新增肺癌 3000 人,新增冠心病 35 000~62 000 人,婴儿及儿童出生体重低于标准 9700~18 600 人,婴儿猝死综合征者 1900~2700 人,初生婴儿支气管炎或肺炎者 15 万~30 万人,儿童中耳炎者 70 万~160 万人,哮喘者 8000~26 000 人,哮喘恶化者 4 万~10 万人。

1. 被动吸烟对胎儿的危害 可造成胎儿宫内生长迟缓、宫内窒息或死亡,并使胎儿产前死亡率增加、孕妇流产或早产；还可使胎儿血锌含量下降和孕妇催乳素分泌降低。

2. 被动吸烟对儿童的主要危害　有足够的证据显示：婴儿出生后的被动吸烟是发生婴儿猝死综合征（SIDS）的独立危险因素（California environmental protection agency，1997），与下呼吸道感染概率的增加有关（US environmental protection agency，1992）。家庭被动吸烟会影响 6～11 岁儿童的生长发育及其阅读能力和计算能力。

3. 被动吸烟对青少年的影响　在青春期，烟尘中的有害物质更容易进入细支气管及肺泡，麻痹呼吸道黏膜上的纤毛，使纤毛失去排除异物的能力和抑制肺内巨噬细胞对异物的吞噬能力，结果是呼吸道的防御力量被削弱而导致各种疾病，使学生记忆力和嗅觉灵敏性降低，课堂听课注意力不能持久，理解力差，成绩明显低于不吸烟的学生，并会使视力下降、视野缺损，严重者可引起视神经萎缩，最终将导致失明，医学上称之为烟中毒视神经病变。

4. 被动吸烟对成年人的影响

（1）主要有肺癌、冠心病及血脂异常；1981 年 Hirayama T.观察了日本 29 个地区 91 540 名不吸烟已婚妇女的死亡情况。观察发现：丈夫不吸烟妇女的肺癌标化死亡率为 8.7/10 万，丈夫每日吸烟 1～19 支的妇女的肺癌标化死亡率为 14/10 万，相对危险度为 1.61，丈夫每日吸烟 20 支及以上妇女的肺癌标化死亡率为 18/10 万，相对危险度为 2.08。

在家中或工作场合接触二手烟雾的非吸烟者，发生心脏疾病的风险提高了 25%～30%，发生肺部疾病的风险提高了 20%～30%。

（2）丈夫吸烟可导致不吸烟的妻子不孕，尼古丁有降低性激素分泌和杀精子的作用，每天吸烟 30 支，精子存活率仅为 49%。吸烟者使配偶受孕可能性减少一半。

（3）被动吸烟对精子的损害会殃及子女，美国对 1.5 万名男孩和女孩的调查发现，父母每天吸烟超过 20 支，其子女发生唇裂、心脏瓣膜病或尿道狭窄等先天性缺陷的危险性较不吸烟的父母升高近 50%。吸烟会损害精子细胞，这一效应还会遗传给下一代。

（4）美国一项研究表明，与吸烟者生活在一起的非吸烟者患白血病的概率比不与吸烟者共处的人高 7 倍。

（5）有研究发现，18～45 岁家庭中被动吸烟的妇女患乳腺癌、宫颈癌的危险分别比不吸烟家庭的妇女高 3.3 倍和 3.4 倍。

四、人类吸烟的历史

（一）全球烟草制品的起源

烟草的祖籍在美洲，美洲土著人很早就有吸食烟草的习惯。欧洲是烟草第一大输出国，1492 年 10 月，由哥伦布率领的船队到达美洲，探险队的水手将烟草的种子带回西班牙种植，但当时只是被当作玩赏植物。随着对烟草观赏价值和使用功能的认识，烟草逐渐被传到葡萄牙和法国。烟草进入市民社会起源于法国。18 世纪中期，法国皇帝的母亲患了头痛病，多次诊治无效。后西班牙驻法国大使尼古将在使馆内种植的烟叶敬献给法国太后，太后吸食后，感到头痛病大有缓解。从此，在法国贵族中开始出现吸食烟草的习惯。贵族的习惯很快被市民社会所模仿，吸食烟草成为欧洲人交际时的礼节。烟草的世界性流行，源自 1898 年美国佛莱明发明了卷烟机。卷烟机的出现使烟草成了价格低廉、携带方便的日常用品。从此，卷烟机到哪里，吸食烟草的习惯就随着烟草广告到哪里。烟草传入中国的路线一般认为有三条：①从吕宋岛（菲律宾）进入台湾和福建；②自日本传入朝鲜，进入中国辽东；③从南洋进入澳门，传入广东。从文献来看，漳州、泉州很可能是中国最早引进种植烟草的地方。

关于烟草转入中国的时间也有不同的说法，清朝末年的赵之谦提出最早传入中国的烟草种类是鼻烟，由西方传教士利玛窦自广东带入，大约在明万历九年（1581）。清朝有《露书》记载，福建漳州地区在 16 世纪末到 17 世纪初已有烟草种植。辽东出现烟草和吸烟的现象是 17 世纪初的事，但也一直没有大的流行。直到 19 世纪末，1898 年广东商人在湖北宜昌建立了茂大卷烟制造所，其后天津、上海出现了卷烟工业企业，才将卷烟正式推向全国市场。

（二）中国烟草制品的传播与发展

20 世纪 30 年代，中国卷烟厂家（公司）不过 60 家，到 1948 年时烟草工业生产不断缩减，总产量只有 127 万箱。1963 年成立中国烟草公司，对烟叶实行高度集中的统一管理。全国卷烟产量从 20 世纪 50 年代末的 500 万大箱，经历了 3 年经济困难时期的 200 万大箱，又恢复到 500 万大箱。

进入 1980 年以后，国家批准实行烟草专卖，中国烟草总公司形成了农、工、商、贸一体化发展，产供销一条龙的全国经济实体。产量从 700 万箱迅速上升到 3100 万箱。1990 年以后开拓非洲市场，2000 年卷烟产量达到 3336 万箱，2010 年达到 4577.5 万箱。全国烟草制品总资产达到 5189.72 亿元，从业人员达 18.71 万。

2015 年 5 月 10 日起经国务院批准，卷烟批发环节价税税率由 5% 提高至 11% 并按 0.005 元/支加征从量税。对卷烟销售起到了明显的限制作用。

近几年来，在国际《烟草控制框架公约》的影响下，全球性的控烟运动取得一定成效，卷烟的销量开始小幅下滑。

菲莫国际近期公布的数据显示，2016 年第三季度与上年同期相比，菲莫国际的卷烟销量同比下降了 5.4%，由 2189 亿支降到 2071 亿支。公司在东欧、中东和非洲地区的卷烟销量下降了 5%，缩减至 722 亿支；在拉美和加拿大地区下降了 8%，缩减至 212 亿支；亚洲地区下降幅度最大（9%，卷烟销量为 617 亿支）。日本、英美烟草销量也都出现下降。中国香烟消费量在 2015 年下滑了 2.4%，减少约 600 亿支——这是香烟销量 20 年以来的首次下滑。2016 年上半年，烟草市场的销量为 0.24 亿大箱，同比减少 6.5%。

五、《烟草控制框架公约》

WHO 从 20 世纪 70 年代开始就关注烟草控制。1970 年第 23 届世界卫生大会通过了WHA23.32 号决议，首次提出控烟问题。1979 年 WHO 吸烟控制专家委员会提出报告，建议通过一部国际公约控制烟草流行。

1988 年 4 月 7 日是 WHO 成立 40 周年纪念日，这一天成为第一个世界无烟日。1989 年世界无烟日改为每年 5 月 31 日。每年的世界无烟日 WHO 都会提出控烟专题和报告。

1995 年 5 月第 48 届世界卫生大会首次正式提出以国际法的形式促进控烟。经联合国秘书长授权，WHO 开始牵头组织公约的制定工作。1996 年第 49 届世界卫生大会通过了

WHA49.17 决议，正式启动了公约的制定。

2003 年 5 月 21 日第 56 届世界卫生大会正式通过《烟草控制框架公约》。2004 年 11 月 29 日，有 40 个国家接受、批准、正式确认或生效。90 天后，2005 年 2 月 27 日，《烟草控制框架公约》正式生效为法律，成为全球第一部具有法律约束力的公共卫生国际公约。

框架公约一般内容比较概括，仅规定了原则和一般性义务。其实质性权利和义务都留待各议定书做出规定。《烟草控制框架公约》的核心主题是减少烟草供应，降低烟草需求。为降低烟草需求，主要提出了：提高烟草税；加强健康教育，包括向公众发布烟草危害信息，烟盒包装健康警语，实现青少年控烟；禁止烟草广告和促销；公共场所禁止吸烟；实现戒烟干预等。在减少烟草供应方面，提出了烟草种植作物替代和多种经营；减少对烟草生产的价格支持和补贴，在国际贸易中加强烟草限制和限制青少年接触烟草等政策措施。

《烟草控制框架公约》通过以后，WHO 秘书处每隔 2～3 年组织一次缔约方政府间的谈判，按《烟草控制框架公约》条款要求逐项制定议定书，即各项要求的实施准则。从 2006 年 2 月起到 2016 年 11 月先后在日内瓦、曼谷、南非德班、乌拉圭、韩国首尔、莫斯科和印度德里召开了 7 次缔约方会议。就公约的组织、具体相关政策，以及烟草税收、禁止向青少年销售烟草（包括被动吸烟）、管理烟草成分、禁烟草广告、治疗烟草依赖、打击烟草走私等一系列问题做出了规定，具体可查相关文件。

为了更好地帮助每个缔约方履行公约，从减少烟草需求方面达到控制吸烟的目标，使各国能够有效地实施《烟草控制框架公约》，WHO 发布了《2008 年世界卫生组织全球烟草流行报告》MPOWER 系列政策。MPOWER 是六项最有效的控烟政策的英文开头字母的简称，具体包括：M（monitor），监测烟草使用；P（protect），保护人们免受烟草烟雾危害；O（offer），提供戒烟服务；W（warn），警示烟草危害；E（enforce），确保禁止烟草广告、促销和赞助；R（raise），提高烟草税。

六、戒烟

（一）提供戒烟服务的必要性

戒烟是挽救生命最经济的干预措施，被普遍看作卫生成本效益的金标准，用作戒烟干预的成本远远低于生存干预的社会平均成本。

然而，烟草使用者自己戒烟是十分困难的。吸烟成瘾是戒烟的主要障碍，它不是一种行为习惯，而是一种慢性病。WHO 1998 年将烟草依赖作为一种疾病列入国际疾病（ICD-10，F17.2，属精神行为障碍）。吸烟者常需要多次尝试戒烟并接受反复干预才能最终戒烟成功。因此，获得帮助和支持对他们战胜烟草依赖是很重要的。只有通过鼓励吸烟者戒烟并支持其行动起来，烟草相关死亡率及发病率才能下降。

（二）戒烟服务的种类

戒烟方法多种多样，从简单的医生建议到药物治疗，从戒烟热线到咨询服务等都在此列。这些方法在成本效益方面可谓各有千秋，对烟草使用者的效果也不尽相同。具体的方式要因地制宜，根据当地的条件和文化等因素具体调整，以适应不同的偏好和需求。

1. **简短戒烟干预**　在日常的诊疗服务过程中，尤其是在寻医问诊时，在患者与医生接触的短短 3～5 分钟，医生或护士等健康专业人士为吸烟者所提供的专业戒烟建议和帮助。

对于所有吸烟者均可使用国际通用的"5A"方案进行戒烟干预。所谓"5A"，包括询问（ask）吸烟情况、建议（advice）戒烟、评估（assess）戒烟意愿、提供戒烟帮助（assist）和安排（arrange）随访。对于有戒烟意愿的吸烟者，应提供戒烟帮助；对于尚无戒烟意愿的吸烟者，应激发其戒烟动机并鼓励他们尝试戒烟。对于需要进一步治疗者可推荐至戒烟门诊或建议其拨打戒烟热线。

2. 戒烟门诊 是对吸烟者进行专业化戒烟治疗的一种有效途径。戒烟门诊不一定单独开设，为重复利用现有资源，还可以开设在内科相关科室中（如呼吸内科等）。戒烟门诊是众多戒烟方法中最具有成本效益的方法之一，世界上很多国家已经建立并成功运行戒烟门诊。

3. 戒烟热线 如不能进行面对面戒烟咨询，戒烟热线是另一种有效的戒烟咨询方法。与其他戒烟干预措施相比，戒烟热线方便易行、服务对象广泛，值得大力推广。

4. 戒烟药物 目前有多种有效的戒烟药物可供使用。WHO 建议使用的一线戒烟药物，均具有可靠的提高长期戒烟率的疗效，包括尼古丁贴片、尼古丁口胶剂、尼古丁舌下含片、尼古丁喷鼻剂、尼古丁吸入剂、尼古丁受体拮抗剂——伐尼克兰、盐酸安非他酮缓释片等。

5. 戒烟短信 是通过网络平台向用户手机发送短信的形式对吸烟者进行健康教育、戒烟指导等。

6. 戒烟网站 主要针对网络群体，通过网站提供戒烟相关信息，以及开展评估和个性化指导。

7. 戒烟新媒体 主要指微博、微信等近几年出现的新兴媒体形式。吸烟者通过新媒体获得戒烟相关信息和进行咨询。

（三）戒烟技巧

对有戒烟意愿的患者，医生要给予鼓励，同时帮助其做戒烟准备、制定戒烟计划。通常戒烟有三个过程（戒烟三步法），这是汲取众多专家建议并总结数千万戒烟者的亲身经历归纳而成的。

第一步，戒烟准备：一般为 2～6 周。在此阶段要鼓励患者充分了解吸烟的危害和戒烟的好处。寻找戒烟的障碍，明确吸烟的激发期和制定合理的戒烟计划。

第二步，开始戒烟（4 周左右）：戒烟的有效方法有三种，即逐渐减量戒烟法、突然停止法及尼古丁替代疗法。后一种方法是近年发展起来的，它可以帮助患者克服戒烟产生的不适症状。

第三步，坚持戒烟阶段（2 周）：使用一些有效的辅助方法来帮助保持戒烟的顺利进行。其中重要的是远离诱惑，避免去那些可能激发吸烟心理的场所。学会经常做深呼吸，放松腹部肌肉，将新鲜空气深深地吸到肺内，然后缓慢地呼出。这样可以改善戒烟者的心情。

多运动，如散步、伸展活动、上下楼梯或与家人外出玩耍等。对戒烟的坚持都是有利的。另外寻求支持和帮助，想象一些轻松的气氛，都可以使戒烟者灵活地度过戒烟初期的不适应期。一般在戒烟最初的 1 周内，生理上的不适应症状会比较明显，不过随着时间的流逝，不到一年的时间里，戒烟者就会像一个不吸烟的人一样感到舒适了。

坚持戒烟阶段至少要在半年以上者才可称为戒烟成功。三步戒烟成功以后，我们将面临如何长期坚持的问题。这时身体内部对尼古丁的生理性依赖的困难阶段已经过去，但心理依赖还需要经过长期的努力才能完成。这里需要注意的是远离香烟诱惑和鼓励自己战胜困难。该阶段坚持不了，将会打击自己的自信心，如果一旦复吸，就会反复进入吸烟—戒烟—复吸—再戒这种终身吸烟、终身戒烟的恶性循环中来。除非发生重大疾病或事件，形势迫使其完成戒烟的过程。

第二节　酗酒与药物滥用

酗酒、药物滥用（abuse）与吸烟都被称为药物依赖的行为，也是一种危害自身健康的行为。为什么在现代社会经济发展了，人们文化水平提高了，却有越来越多的人步入了药物依赖的队伍中来了。这使许多以治病救人为奋斗目标的医生们感到困惑。在过去的医院里，很少有社会病和自身造成的疾病患者，而随着社会物质的发展，大量的社会患者不断产生。研究并了解社会病产生的原因，是卫生工作开展社会预防的基础。

"成瘾"（addiction）一词被广泛地应用在日常生活领域中，20 世纪 50 年代 WHO 专家委员会将药物成瘾正式定义为：由于反复使用某种药物所引起的一种周期性或慢性中毒状态。具有以下特征：①有一种不可抗拒的力量强制性地驱使人们使用该药并不择手段去获得它；②有加大剂量的趋势；③对该药的效应产生精神依赖并且一般都产生躯体依赖；④对个人和社会都产生危害。

因为成瘾作为术语曾经引起许多歧义，故 WHO 建议用依赖来代替成瘾。传统上依赖分为心理依赖和躯体依赖。躯体依赖是由于反复用药引起的一种适应状态，表现为耐受性增加和停药所造成的戒断症状。心理依赖是吸食者产生一种愉快满足的或欣快的感觉，驱使自己反复用药，表现为所谓的渴求（wanting）状态。

对酒精、药物与吸烟的依赖不是今天才有的，每一种依赖物都必须经过与当地社会文化相结合的过程，才逐渐进入人的身体并构成依赖和危害的。酗酒、药物滥用与吸烟是现代社会的疾病，被称为社会病。研究现代病的社会文化原因，对于有效地预防和控制这类疾病有重要的意义。人体是一种社会建构的载体，文化因素渗透并影响着人类活动的各个方面，从而也决定和影响着人类的健康。吸烟、酗酒和药物滥用是物质生活发展后，人们填补个人精神生活的麻醉品，许多研究发现，具有这些药物成瘾行为的人并非性格或心理、意志薄弱，他们也是正常的人，但在某些环境和压力下主动走上了对某些药物包括烟酒依赖的道路。我们的生活现实都与我们的历史相联系，所以只有了解每种药物的来源和历史，才能够更深刻地理解我们的现实。

一、酗酒

（一）酗酒的概念

酗酒（alcoholism）是一种以酒精饮料为生存依赖的一组临床疾病，是过度饮酒所致。大多发生在成年人身上。男性发病率高于女性。酗酒的临床表现比较明显，酒精依赖者是长期反复饮酒而引起对酒渴求的一种心理状态。把酒当作一种麻醉剂，酒精依赖者中有部分人在中断饮酒后会出现震颤、幻觉、意识障碍、肌肉抽搐、自主神经功能紊乱等表现，被称为戒断综合征或酒精依赖综合征。

酒精依赖的临床表现：

1. 依赖者对酒的体验　在开始饮酒后很快就体会到心情愉快，酒后话多，感到紧张疲劳全消等。在这种体验的支配下不间断地每日饮酒，个人对酒的渴求越来越重，断饮就可出现戒断综合征。

2. 心理依赖　即对酒的渴求，其程度随饮酒时间的增长越来越大，以致断饮即会出现戒断现象。为了满足渴求心理，免除戒断现象出现，会出现四处找酒喝的行为。

3. 躯体依赖　当断饮时出现戒断综合征即已形成躯体依赖。这时断饮可出现程度不一的躯体和精神症状。为满足渴求，不出现戒断症状的痛苦体验，依赖者可不顾及时间、地点及周围情况等而饮酒。重者把饮酒变成了一切活动的中心，此时给人的印象是患者的人格已发生了变化。

4. 戒断综合征　早期表现为焦虑、抑郁、恶心、呕吐、食欲缺乏、发冷、出汗、心慌、脉频不齐、眠差、噩梦，部分患者有高血压；随着进展出现震颤、幻觉、意识障碍、癫痫发作等。

5. 耐受性　为了达到初期饮酒的良好体验，饮酒量在逐渐增大，但达到一定的程度后随中毒程度的加深和年龄的增大，酒量又逐渐减少。患者常处于醉酒状态，可出现不讲卫生、不关心周围及家人的表现。

6. 躯体并发症　酒精对全身细胞均有毒性，除对中枢神经、周围神经有损害外，对肝、胆、胃、心、肾等亦有损害。常见全身营养不良。

根据以上所述，诊断酒依赖并不困难，但如不尽早治疗，后果是严重的。治疗的关键是戒酒。而依赖者对酒的渴求和躯体依赖的存在常使其不能自拔，需要在断绝酒源情况下才可获成功。

（二）饮酒的文化背景

酒是人类进入采集经济时就存在的特殊现象，当采集的食物多于消耗时，一些谷物、薯类或野生果实在一定的湿度、温度并且经过一定时间后，植物细胞会产生无氧呼吸，经水解发酵后得到的发酵液就可形成酒。不同物品的发酵液产生的酒带有原植物果实的香味，古代人们发现这一原理便掌握了酿酒的工艺。食用酒的制作过程几乎在每个古老的民族历史中都会找到，只是发酵液中乙醇的质量比较低（6%～10%）。只有对发酵液进行蒸馏，才可以得到高纯度的乙醇。由于酒大多是用粮食或果实制作成的，酒的醇香和饮用后的情绪的放松可以产生幻觉或美妙的感觉，它使人们对酒产生某种崇拜。由于不了解发酵的过程，人们认为这是上天的赐予。人们对酒的热爱几乎到了癫狂的地步。酒成为祭拜天地和祖宗神灵的重要贡品之一。能够大量饮酒而不醉的人被称为酒神。

饮酒作为一种特殊的文化形式，在传统的中国文化中有其独特的地位。酒几乎渗透到社会生活中的各个领域，扮演着各种不同酒文化的角色。酒文化作为一种特殊的文化形式，在传统的中国文化中有其独特的地位。在几千年的文明史中，酒几乎渗透到社会生活中的各个领域。首先，中国是一个农业国，因此一切政治、经济活动都以农业发展为立足点。而中国的酒，绝大多数是以粮食酿造的，酒紧紧依附于农业，成为农业经济的一部分。粮食生产的丰歉是酒业兴衰的晴雨表，各朝代统治者根据粮食的收成情况，通过发布酒禁或开禁来调节酒的生产，从而确保民食。反过来，酒业的兴衰也反映了农业生产的状况，也是了解历史上天灾人祸的线索之一。在一些局部地区，酒业的繁荣对当地社会生活水平的提高起到了积极作用。酒与社会经济活动是密切相关的。汉武帝时期实行国家对酒的专卖政策以来，从酿酒业收取的专卖费或酒的专税就成为国家财政收入的主要来源之一。酒税收入在历史上还与军费、战争有关，直接关系国家的生死存亡。在有的朝代，酒税（或酒的专卖收入）还与徭役及其他税赋形式有关。酒的厚利往往又成为国家、商贾富豪及民众争夺的"肥肉"。不同酒政的更换交替，反映了各阶层力量的对比变化。酒的赐哺令的发布，往往又与朝代变化、帝王更替及一些重大的皇室活动有关。酒作为一种特殊的商品，给人民的生活增添了丰富的色彩。

饮酒的好处在于适量；饮酒能够起到调节心情、增加友情。酒少饮有益于健康。一般人适量、适时地饮酒有益健康，舒经活血，使动脉血管暂时扩张，降低血压。少量酒精还能提高血中有益的高密度脂蛋白胆固醇的含量，这种高密度脂蛋白具有改善血脂、预防动脉粥样硬化发生的作用而被誉为血管的"清道夫"，所以人们又俗称它为"好胆固醇"。

饮酒的危害——伤身体、误事情、害公义、触法律。

相传一位神仙见人间酒风愈演愈烈，便取文人、武士和疯子三人各一滴血加入酒中，使普通的酒变得更加醇厚芳香，从此人世间便不断上演着饮酒的三部曲。第一阶段，人们温文尔雅、甜言蜜语，如一群文人在谦谦而语，这时血液的乙醇浓度为 20～50mg/100ml。第二阶段，人们觥筹交错、豪言壮语，如一群武士正酣战淋漓，这时血液的乙醇浓度为 50～100mg/100ml。第三阶段，人们肆无忌惮、胡言乱语，如一群疯子在癫狂呓语，这时血液的乙醇浓度为 100～150mg/100ml 及以上。

尽管大家都知道，酒适度少饮是补药，过量豪饮是毒药，但从文人到武士甚至成疯子的三部曲在人世间仍然一幕一幕地重复上演着。

中国古人将酒的作用归纳为三类：酒以治病，酒以养老，酒以成礼。几千年来，酒的作用不限于此三条，起码还包括酒以成欢，酒以忘忧，酒以壮胆。酒也使人沉湎、坠落、伤身败体。历史上还有不少国君因沉湎于酒引来亡国之祸。"对酒当歌，人生几何？……"几千年来，人们吟唱着这古老的酒歌，以酒治病，以酒养老，以酒成礼，甚至以酒成欢，以酒忘忧，以酒壮胆。但也以酒沉湎，以酒坠落和伤身败体。在经济匮乏的社会生活中，酒的酿造需要耗费大量的粮食，要制造出酒精度高的酒，工艺更加复杂，所以酒精饮料是某种稀有物品，饮酒成为人们情感交流的一种形式。在生产能力低下的社会生活中，由于单个家庭和个人生活中的困难需要克服，这种来自群体间相互帮助的需要，吃饭和饮酒就成了一种传统的联络感情、交换劳动的重要方式。酒尤其是好酒，对请客的主人和被请客人来讲，都是衡量双方关系好坏的标志。能够经常喝酒也是一种身份显贵的证明。各国的历史都对大量饮酒而不醉的人给予赞赏，将其视为英雄。历史上的李白、景阳冈上打虎的武松都是人们歌颂的和酒有关的对象。

酒也是使用最为广泛却少为人了解的药物之一。当今社会只有少数人视其为药物，许多人将酒作为生活方式的一部分加以接受。实际上，随着化学工业的发展，乙烯直接水化法的发明，使低成本、高产量和高浓度的酒开始在世界各地盛行。工业化后，人们生产、生活方式的改变，使饮酒所导致的各种问题成为世界范围内较严重的公共卫生问题之一。中国由于经济、文化发展的限制，在食物匮乏的 20 世纪 80 年代以前，饮酒所致的各种问题较少，对公共卫生的影响可以忽略不计。但近 20 年来，由于经济的发展，WTO 的加入，我国酒的生产量及人均消费量均有明显增加（平均年增加 13%）。1993 年湖南医科大学对全国五所城市的调查表明，普通人群（18 岁以上）的男女及总饮酒率分别为 87.3%、31.5% 和 61.1%，年平均饮酒量为 3.62L 纯乙醇。2010 年我国 15 岁以上者饮酒量为 6.7L/（人·年）。男性饮酒量为女性的 17.76 倍，男性、女性和总（男+女）酒依赖时间点患病率分别为 6.197%、0.044% 和 3.183%，低于发达国家酒瘾终身患病率 14% 的水平。但随着中国经济的高速发展，饮酒患病率必将逐渐高发，国际化大都市中经常发生的因饮酒导致的交通事故、器官损害，以及缺勤、暴力行为、家庭矛盾等问题也将在国内呈上升趋势。饮酒问题的临床预防工作的开展也势在必行。

2011 年 2 月 11 日，WHO 发布的《酒精与健康全球状况报告》显示，2005 年世界范围内 15 岁及以上者每人消费 6.13L 纯乙醇。2001～2005 年美洲区域、欧洲区域、东地中海区域和西太平洋区域国家的消费水平相对稳定，但非洲区域和东南亚区域在 5 年间有显著增加。过量饮酒对公共卫生有很多影响，是四大类非传染性疾病（心血管病、癌症、慢性肺病和糖尿病）的常见高危因素之一。全球数据表明，过量饮酒每年会造成 250 万人死亡，其 6.2% 的男性死亡、1.1% 的女生死亡与酒精相关。WHO 在 1999 年首次开始就酒精政策进行报告后，至少 34 个国家采用了某种正式政策以减少有害使用酒精。但是采用有效政策方案来预防饮酒造成死亡、疾病和伤害的国家太少，酒精政策及相关预防规划仍然薄弱。WHO 成员国在 2010 年 5 月核准了减少有害使用酒精全球战略，通过促进一系列已证实有效的措施来减少酒精相关危害，其中包括对酒精征税、减少酒精销售点、提高对买酒者的年龄限制，以及采用有效的酒后驾驶制裁措施等控制有害饮酒。

（三）饮酒的药理作用

在果酒、啤酒和烈性酒及药酒等酒精饮料中，酒精是一种极为活跃的成分。酒精进入人体系统的顺序为：首先进入胃，有一些直接进入血液，大部分进入小肠，再经小肠进入血液。血液将酒精带入人体各部，包括肝脏、心脏和大脑。肝脏以每小时 1.86g 的速度将酒精分解为水、二氧化碳和糖。饮酒后几分钟内，在肝脏分解之前，酒精就开始在大脑和人体其他部位流动，超过个体的耐受性时，饮酒者就会表现为行为的异常。举例来讲，对于一个平均体重为 75kg 的人，如果他每小时饮 340g 啤酒（或 30g 烈性酒或 120g 果酒），其血流中的酒精浓度不会超过 0.02%（每 100ml 血液中含 0.02g 酒精），但在 1 小时内饮酒超过这个量，酒精浓度达到 0.03%～0.05% 时，进入血液中的酒精就会超过肝脏的分解能力，这时饮酒者就会越来越感到酒精的影响。酒精在大脑皮质进行释放，饮酒者出现松弛感，使情绪得到释放，出现欣快而轻佻的感觉，使语言、决策和做事也出现松弛感，讲话不再作周详的考虑。随着饮酒量的增加，抑制进一步得到加深。当浓度达到 0.1% 时，就会出现运动失调、反应迟钝、判断失准。当浓度达到 0.2% 时，饮酒者就会烂醉，生理和心理能力降低。当浓度达到 0.3% 时，饮酒者神志尚清，但已力不从心。0.4% 的浓度会致人昏迷，事实上，这样高的浓度会使 50% 的人死亡。0.6% 以上的浓度足以令 99% 的人窒息或死亡。幸运的是，大多数饮酒者在达到这个浓度以前已经失去知觉。即使不如此，酒精对胃的刺激也会使饮酒者呕吐，从而减少了人体对酒精的吸收。然而不幸的事件也偶尔发生。

酒精的代谢场所是肝脏，乙醇脱氢酶系统和微粒体乙醇氧化系统参与这一代谢过程，从而产生一些中间产物，如氢离子、丙酮酸、嘌呤类物质。临床上常见到大量饮酒后出现高乳酸症、高尿酸症（痛风发作）的患者。长期大量饮酒，体内的脂肪氧化受阻，可形成脂肪酸和中性脂肪堆积，产生脂肪肝、高脂血症、动脉硬化症等。长期饮酒超过肝脏负担会导致各种肝脏疾病，如酒精性肝炎、肝硬化等。过度饮酒刺激，可出现急性胃炎和急性胃溃疡，表现为胸口疼痛、恶心、呕吐甚至呕血等。长期大量饮酒可引起酒精性心肌炎，表现为左心室扩大、心肌肥大、冠心病、猝死等。饮酒与胰腺炎的关系也比较密切。

饮酒对营养造成冲击。有人认为酒是水果或粮食酿成的，其本身就是食物，其实不然。比这更糟的是，酒实际上在消耗人体的基本营养素。酒确实含有热量，因而可产生能量，但它并不包含人体赖以强化和恢复各种组织所需要的化学物质。对酒的滥饮是人体缺乏维生素的最普遍的原因。酗酒者会因腹泻、失去食欲和呕吐而营养失调。所以，酒精中毒可以说是慢性饥饿的一种形式。

对于长期滥饮者，酒精对中枢神经系统会造成永久性影响。那些大脑受到损害的人被发现有记忆困难，运动技能和感知能力也受损。据调查发现，到医院寻求治疗的酗酒者中，50%～70%的人有中枢神经系统问题。酒精性神经末梢炎表现为左右对称性四肢无力、感觉麻木、针刺样感觉，闭上眼时站立不稳，手足出汗多等。由于神经系统营养差，躯体抵抗力也低下，一旦四肢出现外伤感染，久久不能愈合。酒精依赖也与情绪问题有关，在心理测试中，酗酒者抑郁得分较高。酗酒者的自杀危险是不饮酒者的30倍。

（四）酒精的戒断反应

酒精的戒断反应表现多样，一般发生在断酒6～8小时后，开始表现为手抖、出汗、恶心等，继而出现焦虑不安、无力等症状。患者有强烈的酒精渴求。24～36小时后，可见发热、心悸、唾液分泌增加、呕吐等，体征上可有眼球震颤、瞳孔散大、血压升高等。戒断反应在48～72小时达到高峰，继而症状逐渐减轻，2周后躯体反应基本消失。

（五）预防饮酒过度的方法

所谓适度饮酒是以节制饮酒为主。联合国规定在所有的主办宴会上，不提供酒精类饮料。对于少量饮酒者，不提倡有规律地饮酒，不要同时饮两种以上的酒，可将不含酒精的果汁、饮料掺在一起饮用；饮酒速度不宜过快；不空腹饮酒，特别是在炎热的夏天。食物能够减缓人体对酒精的吸收。空腹饮酒可以产生低血糖，使人感到头晕眼花、心烦意乱。要礼貌地谢绝朋友的劝酒；不以"干杯"结束宴会。酒后不要驾车或做平时根本不可能做的事情。

（六）酗酒的生物文化综合征

饮酒是社会文化作用于生物机体的表现。酒精饮料并不是所有的人都愿意喝，尤其是儿童一般都不喜欢酒的味道，对喝醉酒的人更有一种厌烦的心理反应。许多人是在独立地与自己的朋友相聚时开始学习喝酒的。因为喝酒中的劝酒和请人吃饭一样，在经济匮乏的时期，吃饱饭是十分难得的事情，一家人能够吃上饭是有尊严的事情，能够请人吃饭，就能够起到支配别人的作用，这是一种普遍的交换方式。所谓"民以食为天"，是把吃饭作为自古以来天下最大的事情，中国皇帝的权力象征物是"鼎"，而不是权杖，更说明大陆性气候下粮食来之不易。在商品经济不发达的社会里，挣钱吃饭是人生的重要目标之一，甚至妇女中流行过"嫁汉、嫁汉，就是吃饭"的说法。在民间的交往中，由于食物匮乏，中原文化在儒家文化的熏陶中，逐渐产生了"温、良、恭、俭、让"的社会伦理观。让饭和敬酒更是道德高尚的表现。正如许多地区的中国人在见面时爱问一句"吃了吗？"一样，是客气的表示。

近年来，由于中国经济的快速发展，大多数地区摆脱了贫困和半温饱的状态，逐渐步入了温饱的社会生活状态，但千百年来的饮食习惯和敬酒风气仍然强盛不衰。敬酒陪酒习惯在落后的地区更明显，随着生活水平的提高，原来以农牧业为基本生存方式的地区，饮酒量有了急剧的上升。据《中国统计年鉴2016》，2015年底，中国人均GDP已超过800美元，标志着中国居民的生活总体上已进入小康水平，食品支出比重的下降是居民消费结构改善的主要标志。到2015年底，居民消费的恩格尔系数由1997年的50.9%下降至30.6%。在农村和牧区由于人们生活方式的限制，增加的收入不能像在城市那样以旅游、汽车消费、住房消费、教育、健康消费等形式表现出来，而是以民俗的方式，通过集体的聚餐、交往等方式表现。烟酒消费上升幅度很快。

饮酒成为社会的习俗，成为人们生活方式的一个组成部分的时候，这种社会文化将具有某种"遗传"作用。所谓文化遗传，是反映在成年人行为中的社会交往方式，将对其子女的成长树立某种榜样。幼小的儿童是在模仿成人的行为中长大的，学习和模仿是儿童社会化的基本方法。成年人处理焦虑、冲突和闲暇时间的形式会强烈影响下一代。儿童总是在他能够意识到的社会情景中生活和观察，用自己能够理解的方式认识周围的情景和环境，会自然地学会模仿父辈对社会情景的认识和理解。如果饮酒成为一个地区处理人际关系或个体焦虑的主要形式，就会作为社会文化的组成部分被居民所接受，这个地区未来的酗酒人口将高于其他地区。俄罗斯、蒙古地区的酗酒，在冬季经常出现醉卧街头、隔夜冻死的社会问题。这就是社会文化以顽强的生命力影响后代，形成长期的社会问题的案例。

生活方式的快速改变对身体的耐受性产生很大的影响，人类数百万年来形成的遗传基因正在受到飞速变化的社会环境的考验，人们身体内基因变化的遗传速度远远落后于社会的变化，包括节俭基因和等位基因等都发挥着某些作用，使人们逐渐肥胖，出现高血压、糖尿病、心血管病和脂肪肝等慢性非传染性疾病。在城市中，高度的工业化和城市化减轻了人类的体力活动，紧张、拥挤、环境污染、人口老化、人际关系复杂、失业、离异、孤独、竞争等引起普遍的情绪紧张、焦虑、易激怒和慢性疲劳，使得人们饮食中的烟、酒的使用率日益增高；生活节奏的紧张与隔离使得一些人与酒为伴、以酒消愁。为缓解生存中产生的应激和焦虑，许多人试图回避现实生活，使自己进入另外一个虚拟的和幻想的空间，酒精和香烟在某种程度上提供了一种使自己回避现实环境困苦的工具。长期的饮酒，使得个体的耐受性得到了发展，但如果不饮酒，该个体就会感到惶惶不安，对酒的渴求程度随饮酒时间的增长越来越大，以致断饮即会出现戒断现象。为了满足渴求心理，免除戒断现象出现，这些人把找酒和饮酒变成了一切活动的中心，以致不讲卫生、不顾对个人健康的危害，也不关心工作、家庭和子女等，成为令人难以理解的人。

（七）对酗酒者的诊断和治疗

酒精所致精神障碍，尤其是慢性酒中毒的病因和发病机制非常复杂，临床认为是个体生物因素与社会环境因素相互影响、共同作用的结果，不能仅用某单一因素进行解释。

1. 遗传因素 调查资料证实，酒中毒的家族聚集性非常明显。嗜酒者子女患酒中毒的风险率为正常对照组子女的 3~4 倍。双亲酒精中毒越严重，其子女患同病的风险性也越大。北欧国家双生子研究表明，单卵双生子慢性酒中毒的同病率为 58%，而双卵双生子仅为 28%左右。寄养子调查发现，酒中毒患者之子长大后患有同病者占 22%~28%，是同为寄养他处的非酒中毒子女的 3~4 倍。此外，神经心理学家研究结果提示，嗜酒者的儿子多具有特征性的神经心理缺陷，如冲动性、过于自信、活动过多及对伤害的回避能力差等。这些特点受到遗传影响，使得嗜酒者的儿子易发展为酒中毒。

2. 生化异常 酒精能引起大脑某些区域多巴胺（DA）系统功能的异常。研究结果表明，给予实验动物 DA 拮抗剂可引起其嗜酒增加，化学损毁 DA 神经元亦能强化动物的觅酒行为。上述研究提示实验动物需摄取酒精以代偿 DA 的功能不足。另有研究报道，嗜酒与 5-羟色胺（5-HT）系统异常有关。嗜酒鼠额叶皮质、纹状体和海马等脑区 5-HT 及其代谢产物 5-羟吲乙酸（5-HIAA）含量较对照组显著下降；免疫染色检查发现嗜酒鼠 5-HT 神经元数目减少并引起 5-HT1A 和 HTa 受体数目代偿性增多。近期的研究发现，成瘾性与某些基因的变异或激活有关。

其他研究发现，人类摄入酒精之后引起内源性鸦片物质的释放。给实验动物注射吗啡后造成嗜酒量的增加，给予鸦片受体拮抗剂能控制动物的嗜酒行为以及控制酒依赖动物因戒断而发生的惊厥。但目前尚未发现与嗜酒或酒依赖相关的特异性鸦片受体亚型，内啡呔在酒依赖发生和发展中的生化机制尚需进一步阐明。

3. 社会环境因素 既往研究提示，社会、家庭及经济方面的种种问题与酒精引起的精神障碍关系密切。不少患者病前都曾企图通过饮酒来缓解应激造成的紧张和焦虑，从而促进饮酒行为不断强化。

社会文化因素与酒精所致精神障碍的发生有关。北美和大部分欧洲国家慢性酒中毒的患病率远高于中国、日本和以色列等国家。在我国，慢性酒中毒高发的许多少数民族地区，也有其特有的饮酒文化与习俗。据调查，长期生活在寒冷和潮湿地区的人群及从事重体力劳动者中慢性酒中毒的患病率也较高。另外，酒产量剧增及相应的酒宣传亦是不可忽视的社会因素。

4. 精神障碍 对酒中毒症状者的研究发现，其他精神障碍常与酒中毒共存。一些调查显示，近 80%的酒中毒患者至少同时合并一种其他精神障碍，以抑郁、焦虑和反社会型人格障碍较为常见。酒中毒患者常有情绪低落和焦虑，或出现反社会性行为；相反，有抑郁焦虑或反社会型人格障碍的患者也常常大量饮酒。上述结果提示，酒精所致精神障碍与其他精神障碍的关系难以确定，可能互为因果。也有研究认为，这些酗酒者在年轻时与人无异，是后天的社会生活使他们逐渐步入酗酒者的行列。

诊断酒所致精神障碍的主要依据是具有确定的饮酒史以及有充分的理由确诊患者的精神症状直接由饮酒或戒断引起。急性酒中毒与饮酒量密切相关，常在一次大量饮酒后急剧发生；在某些特质因素基础上，少量饮酒可产生与饮用酒量不相符的严重急性中毒反应。慢性酒中毒则以长期饮酒为基础，各种临床综合征常在形成依赖之后逐渐出现，突然减少酒量或停饮能产生急性症状。除精神症状外，无论急性或慢性酒中毒，患者均有短暂或持续存在的躯体症状和体征以及神经系统中毒性损害的表现。

最近，研究人体酒中毒的科学家发现了一种与该疾病相关的一个基因，在经过对大学校园内酗酒大学生进行调查研究之后，研究者们看到，大多数年轻的酗酒者体内都含有一种饮酒适度的人体内并不拥有的特殊基因，这种基因与复合胺在血液中的传输有关。这种特殊的等位基因一长一短，分别来自父亲和母亲。此前的研究曾发现，拥有两个短基因的人较易焦虑和在逆境中产生压抑，现在又发现它们还较容易使人喝醉。美国乔治·华盛顿大学与全国酗酒和酒精中毒研究所（NIAAA）的研究者提取了 204 名大学生的 DNA 样本并对他们进行了问卷调查，询问他们喝酒的次数、每次喝的量和是否喝醉等。最终结果发现在喝酒次数大致相同的情况下，带有两个短基因的人更容易喝醉。

研究者怀疑拥有两个短基因的学生之所以较易醉酒是因为他们比其他人更易焦虑，需要更多的酒精安抚自己。药物学家佩多罗-德皮特里罗称，还有证据表明这些学生的身体具有更高的乙醇耐受性，需要喝更多的酒才能感觉到自己想要感受的醉意。

对于初次来医院就诊的患者来讲，如果不是因为急性酒中毒，他往往不知看哪个科室的医生，医生也难以问出其就诊的真实原因。所以，门诊医生应该考察患者的真实就诊原因，在详细的问诊过程中了解患者患病的社会背景，确定患者对酗酒的危害性认识程度。只有当患者对待酗酒的态度有明确的否定倾向时，患者的配合治疗才具有真正的意义。

医生问诊的主要程序：第一，患者就诊的原因是什么？第二，我听懂患者告诉我的事情了吗？第三，疾病对患者意味着什么？第四，疾病对家庭的影响是什么？第五，为患者及其家庭提供的合适范围的预防性服务是什么？第六，可以利用什么资源来帮助处理这种疾病？

在掌握酒精所致精神障碍的诊断要点的基础上，一般不难与其他精神障碍进行鉴别。急性酒中毒应排除：①某些脑器质性疾病急性发作，如癫痫、脑血管意外等；②躯体疾病引起的谵妄状态；③其他精神活性物质所致精神障碍；④情感性精神障碍的躁狂发作。慢性酒中毒引起的幻觉症与妄想症应注意与精神分裂和偏执性精神障碍相区别。柯萨可夫综合征、酒中毒性痴呆应与其他原因引起的认知功能减退、痴呆状态及人格改变等鉴别。

对于酒所致精神障碍实施治疗，尤其是慢性酒中毒的治疗多采用综合性疗法，其基本步骤在世界大多数国家均较接近。①戒酒是治疗能否成功的关键步骤。②对症治疗，针对患者出现的焦虑紧张和失眠症状，可用抗焦虑药，尽快把人体血液和肝脏内的酒精排解掉，使血液和肝脏内的酒精含量几乎为零，同时对戒断综合征进行全面调理。③支持治疗，因多数患者有神经系统损害且躯体营养状态较差，应给予促进神经营养药物治疗，同时补充大量维生素，尤其是 B 族维生素。对合并胃炎和肝功能异常的患者，一般常规使用治疗胃炎和保肝的药物。

二、药物成瘾性行为的临床预防

（一）概述

成瘾药物的分类大致有以下几个类型：中枢神经抑制剂，如巴比妥类、酒精类等；中枢神经兴奋剂，如咖啡因、苯丙胺、可卡因等；大麻、致幻剂，如麦角酸二乙酰胺（LSD）、仙人掌毒素（mescaline）；阿片类，包括天然、人工合成的阿片类物质，如海洛因、阿片、吗啡、美沙酮等；挥发性溶剂，如丙酮、苯环己哌啶等；还有烟草中的尼古丁等。

药物的耐受性也被称作梯度表作用。它指药物使用者必须不断增加使用剂量才能获得预想效果的过程。如吸食毒品者刚开始是放在烟里吸；以后为追求效果和保持原有剂量，便改为肌内注射、静脉注射。药物的耐受性实际上是可逆的，停止用药后，耐受性将逐渐降低，机体对药物的反应又恢复到原来的敏感程度。这一特点对那些长期滥用药物者非常重要，一旦他们断药一段时间后又恢复用药，必须从低剂量开始，如果使用的是自己断药以前的剂量，则会中毒甚至死亡。产生耐药性的一般解释是，由于神经细胞产生某种适应性变化而减弱了对药物的反应性或敏感性，我们称之为细胞耐受性。

（二）药物滥用的原因

药物滥用与社会环境、心理环境和生物学因素都有密切的关系，而且互为因果。

1. 社会因素方面 可获得性最为重要。一种药物，容易获得和难以获得，对滥用起着决定作用。鸦片是中国人民饱受苦难的毒品，中华人民共和国成立后，中央政府严令禁止，使鸦片滥用问题在中国内地得到解决。近些年来，受国际环境影响，吸毒现象死灰复燃，全国吸毒人口接近百万。

2. 家庭因素 家庭中父母往往是子女模仿的对象。家庭矛盾、单亲家庭、住房紧张、过分保护、放纵或虐待中的家庭成员滥用药物的比例高于健康家庭。

3. 同伴影响和社会压力 缺乏自信和生活能力的青少年容易成为跟随同伴，把吸烟和独立使用成瘾物质当作成熟的标志；吸毒者多数也是在同伴的影响下，开始从吸烟走上吸毒道路的。

4. 心理因素方面 Eysenck 的研究发现，吸烟者外向性格居多，且外向程度与吸烟量成正比。湖南医科大学的研究发现，有神经质倾向的个体吸烟率较高。药物可以起到心理强化的作用。

5. 生物学因素 不同的个体产生的药物耐受剂量有很大的差异，说明个体差异的现象普遍存在。个体的代谢速度、对药物的敏感度及家庭的遗传特征之间存在相关性。

在临床预防工作中，目前对毒品的临床预防，国际上均缺乏有效的脱毒治疗方法。主要采用的是：

（1）替代疗法：是应用与毒品类似作用的药物来代替毒品，以减轻戒断症状的严重程度，使患者能够较好地耐受。然后，在使用一定的时间后（14～21 天）将替代药物逐渐减少，最后停用。美沙酮和丁丙诺啡是目前常用的替代药物。

（2）认知疗法：改变行为方式，帮助患者应对急性和慢性药品渴求；促进患者其他社会技能和爱好的发展；通过正性和负性的强化训练，减少或改变患者的吸毒行为。在预防复发方面，基本的方法是，讨论对吸毒和戒毒的矛盾心理，找出诱发因素，探索自己应对外界不良刺激的方法，完成转归社会的心理过程。

（3）群体治疗：也称集体治疗。用小组讨论的形式，将 7、8 个有戒断意愿的患者集中在一起，讨论和发现他们之间的共同问题，相互理解，表达自己的感情和戒断的意愿，开展互相监督和监测。讨论和修改治疗计划，相互鼓励，促使遵从医嘱，防止复发，促进康复。

（4）家庭和社区治疗：吸毒不仅是个人的问题，也是家庭的问题；家庭介入治疗可以帮助每个家庭成员认识和解决家庭中的问题，促进相互理解、相互帮助，避免患者在治疗后又回到一个病态家庭中去。帮助家庭成员认识毒品问题，帮助患者摆脱毒品依赖，同时也消除吸毒者给他们造成的心理创伤。

（三）新型毒品

早在 20 世纪末，就有专家断言说："冰毒一旦被世人所认识、所接受，其危害将比当前任何一种毒品都可怕，到 21 世纪，世界毒品将是冰毒的天下，它将替代海洛因成为重要的毒品。"这并非危言耸听。就在最新的报道里提到，北京地区吸毒人员中滥用冰毒者占 82.1%。而一份 2014 年 5 月的报告显示，福建近 7 万已知吸毒人员里，吸食冰毒者占 72%。

冰毒快速上位的原因主要为：易生产、效果强、能"助性"。

1. 易生产 这是因为冰毒的主要成分麻黄碱可以从很多感冒药中提炼，因此现在很多药品（如新康泰克、呋麻滴鼻液）在购买时需要提供身份证明。

2. 效果强 吸毒者张某说他吸食冰毒后，曾经有半个月一直没有睡觉，门都不出，天天在家上网，还可以几天不吃东西。冰毒能产生其他多数毒品所含的效果，如致幻、提神等，几乎"以一当百"。

3. 能"助性" 这是冰毒快速传播的根本。吸食冰毒的人中，女性占了一半。长期和吸毒者接触的记者说，"助性"带来的强烈性快感，是吸毒者选择冰毒的重要原因。因此才产生了"陪溜妹"这个行业。把贩毒和卖淫结合在一起，实现一条龙服务，从而赚取更大的利润，对于很多性工作者来说这是再好不过的事情。为了追求性快感而吸食冰毒的女性越来越多。据统计，吸食传统毒品的男女比例一般是 8 ∶ 2，但吸食冰毒等新型毒品的男女比例则变成了 5 ∶ 5。

另一项统计显示，90% 以上的女性初次接触冰毒是误信他人"不会上瘾"的谎。上瘾之后，她们便沉沦在快感之中不能自拔，性爱理所当然成为"排毒"的首选方式。"吸完冰毒的人，100% 会乱搞"。据了解，这种"想要"的感觉，不是人的意志能够克制的。不止一个男性吸食者表示，吸食冰毒之后，他们的性能力变得异常强大，能够坚持数小时。这被无限放大的欲望，蚕食着吸食者们的身体。吸食冰毒造成的乱性，同时还会导致各类性病和艾滋病的传播。最终，他们的结局多是"家破人亡，身体搞垮"。

更可怕的是，目前市场上已经有了无色无味的液态冰毒。这种冰毒一旦流行起来，将毒害更多的人。曾经的"毒王"海洛因，是一种镇静剂，而冰毒是兴奋剂。

专家认为，冰毒对人体的危害，主要是直接对人体的大脑产生的摧残，从而破坏人体的大脑组织。每月吸食冰毒 5 次以上者，2 年左右便可产生明显的精神病患者的症状。而这些症状是不可逆的。此外，比起吸食海洛因的人，吸食冰毒的人攻击性更强。

据统计，2014 年福建省吸毒人员参与非涉毒违法犯罪案件 7028 起，共 2820 人，分别占全省违法犯罪案件数、人员数总量的 8.1% 和 0.8%。正因为吸食冰毒主要是产生心理上的依赖，所以靠物理上隔绝是很难解除冰毒的。

2014 年 6 月 26 日，福建省禁毒委员会集中销毁了海洛因、冰毒、氯胺酮等各类毒品及麻黄碱等易制毒化学品共 5.46 吨，创下历史之最，其中，以冰毒为代表的新型毒品占了 98% 以上。

国家食品药品监督管理总局、国家禁毒委员会办公室联合发布《国家药物滥用监测年度报告（2014 年)》，对 2014 年度我国药物滥用监测总体情况进行了分析，重点描述海洛因、合成毒品、医用药品及新发生药物滥用人群监测的情况并通过纵向比较 2010～2014 年的监测数据，显示了我国药物滥用现状、特征及流行趋势。

2014 年全国药物滥用监测网络共采集药物滥用监测报告表 24.5 万份，报告显示男性占 87.5%，35 岁及以下年龄占 51.7%，初中及以下文化占 83.4%，无业人员占 68.0%，药物滥用者仍以 35 岁以下、无业、低学历、男性为主，但已扩散到不同年龄段、不同文化程度和不同职业；报告滥用物质 69 种，主要滥用物质为海洛因、冰毒、地西泮，占报告总数的比例分别为 56.1%、36.8%、1.3%。药物滥用者中新发生药物滥用的 2.6 万例，占报告数量的 10.7%，与 2010 年相比上升 5.3 个百分点；其中滥用海洛因、冰毒和地西泮的比例分别为 13.7%、70.5%、0.2%，与 2010 年相比海洛因滥用比例下降 29 个百分点，冰毒滥用比例增长 26.1 个百分点，地西泮滥用比例下降 1 个百分点，其中有 8257 例进行 HIV 检查，阳性率为 1.4%。统计分析显示，2014 年毒品滥用形势总体呈现出以海洛因为代表的传统毒品快速蔓延势头得到进一步遏制，以冰毒为主的合成毒品滥用人员增长迅速，以地西泮为代表的医疗用药品滥用仍处于较低水平，呈现吸毒人员低龄化、多元化，毒品种类多样化等特点。受国际毒潮持续泛滥和国内多种因素影响，我国毒品形势依然不容乐观。

（崔小波）

第十七章 医学人类学与伦理学

第一节 医学伦理与文化

人类经历了混沌初开、痛苦、奋争和进步的历史，但依然在矛盾和期盼中生存与探求。21 世纪生物医学技术的迅猛发展，体现了人类对于生存与健康的追求，而人类之存在，永远囿于社会层面的伦理关系，医学发展中的人类，亦是如此。这是医学人类学必然面临的问题。

伦理，作为一种社会意识，属于人类发展的一种特殊的文化现象。医学，是为人的健康而存在的，作为一种爱人之学、人道之学，本身就是属人的，从来就与伦理同源。医学伦理，是伦理文化现象中的最深刻表达人之存在及最凝聚人文性的特殊意识。人类学，是关注人的发展的科学，既关注人的身体发展，也关注人的精神发展。通过医学伦理学，人类学可以获知生命领域中应当的判断或评价标准。因此，关注医学伦理学，理所当然是人类学的学术常态和实践要求。

一、伦理与文化

伦理是一种文化意识，起始于人类诞生，与人类发展永远相伴互随并以独特的形式渗透于人类生活的各个阶段和领域。

（一）伦、理—伦理—伦理学

在中国传统文化中，"伦理"一开始是分开独立使用的两个词。

"伦"在中国古代是类、辈、关系、次序的意思，孟子将"父子有亲、君臣有义、夫妇有别、长幼有序、朋友有信"称为五伦；"理"原意在质朴的玉石上雕凿出条纹，因为雕琢应按照玉石本身的纹路，所以引申出道理、原理、条理、序的意思。"伦理"一词合用，出现在战国至秦汉之际的《礼记·乐记》中，如"乐者，通伦理者也"，但彼时非现代意义中的"伦理"，只是指称"处理次序的道理"。

作为伦理学学术词汇，"伦理"源于西方的 ethics。现代"伦理"主要指人们处理相互关系时所应该遵循的具体行为准则。

中国本土文化虽然没有生发出完整的伦理学之"伦理"的当下概念，但《礼记》中的"伦理"一词与今天的伦理也有着内涵上的关联。同时，作为一种学科形态，中国伦理学亦有自身特有的形态。如有学者认为，中国的伦理学发轫于周代，周公开创了中国伦理思想的先河，如第一次提出并论证了道德特别是政治道德在国家兴亡中的重大作用；第一次较系统地论述了政治道德的内容；创制了著名的周礼；十分重视德教（许启贤，2003）。春秋战国后儒、墨、道、法等流派都有各自的伦理知识体系，其中，儒家对周公思想的吸收最为全面和深刻。汉武帝时代罢黜百家，独尊儒术，儒家伦理学成为中国的主流伦理学，至今影响不息。总之，作为伦理学的思想，古已有之。

孙慕义（2015）认为伦理学是"道德或伦理的哲学"或"道德与伦理的哲学"。伦理学以道德现象作为自己研究的客体，以道德意识、道德规范和道德行为作为研究对象。伦理学是人类社会产生最早的意识形态和文化现象之一。伦理学一方面是关注道德起源、本质、发展变化规律及其社会作用的学科，另一方面又是关注社会及所有领域中人们品质、行为、修养和相互关系的道理与规则。

（二）道、德—道德

中国传统文化中，"道德"一直是一个重要的词汇，而最初，"道"与"德"也曾是独立使用的两个词。对于"德"的记载，最初见于3000多年前的商代甲骨文，但其含义十分笼统，直至西周大盂鼎铭文中的"德"，才开始具有"按规范行事有所德"之意，至此，有关"德"的伦理学意义也有了胚胎《说文·心部》。论"德"，"外得于人，内得于己，从直，从心"。泛指道德、品行、恩惠、心意、信念等。《礼记·乐记》中提到"是故不知声者，不可与言音。不知音者不可与言乐。知乐则几于礼矣！礼乐皆得谓之有德。德者，得也"（宋元人，1985），即中国文化所崇尚的德得相通。"德"从产生起就有精神价值，这个精神价值后来演绎成"善"，成为儒家的人之初本性。

"道"在先秦时就被广泛使用，尤其在道家中，道家因以其"道"作为天地万物的本原和人类观念形成的总法则而闻名于世。道家创始者老子将"道"界定为哲学的理论基础："道"先天地而产生，"有物混成，先天地生，寂兮寥兮，独立不改，周行而不殆"；道可以化生万物，道生一，一生二，二生万物，其"可以为天下母"；"道"是一种规律、典范，是形而上的存在，其"道可道，非常道"，为"众妙之门"。总之，"道"是一种宇宙意志与精神，不可由人为力量所改变。

台湾著名学者南怀瑾（1996）先生认为："道，在传统的古书中，大约便有三种意义与用法。①人世间所要行走的道路的道，照《说文》意义的注释就是：'道者，径路也'。②'道'是代表抽象的法则与规律以及实际的规矩，也可以说是学理上或理论上不可变易的原则性的道，如子产在《左传》中所说的：'天道远，人道迩'。如子思在《中庸》首章所说：'天命之谓性，率性之谓道'。孙子说：'兵者，诡道也'，等等。③道是指形而上的道，如《易·系传》所说：'形而上者谓之道，形而下者谓之器'。又如《道书》所说：'离有离无之谓道'。"

"道德"二字连用，始于春秋战国诸子之书。荀况在《劝学》中说："故学至乎礼而止矣，夫是之谓道德之极。""道"指事物发展变化的规律，"德"指立身根据和行为准则，指合乎道之行为。道德说明人总体上的境界、品质、原则与规范。

西方"道德"概念"moralis"最初是作为伦理学的译语出现，由罗马哲学家西塞罗和塞涅卡创造出来，他的语源是"mos"，与希腊文"ethos"相近，意谓习俗和习惯。西方的传统道德概念一直与"伦理"混在一起，他们的"道"（logos）也与"德行"（arete）分开，德行是"长处"，而非崇高的善。

现代伦理学认为，道德是由特定经济关系所决定的，人们在社会生活中逐渐形成的有关善恶、公正与利己、诚信与虚伪等观念和行为习惯并赖于社会舆论、传统习俗和内心信念指导的人格完善，以及调节人与人、人与社会、人与自然关系的规范体系。康德有一段至理名言："有两种伟大的事物，我们越是经常、越是执着地思考它们，我们心中就越是充满永远新鲜、有增无已的赞叹和敬畏：我们头上的灿烂星空，我们心中的道德法则。"道德是人生存的终极目的。

（三）医学道德、医学伦理学与医学人类学

伦理关系渗透于任何个体关系与社会关系，渗透于任何行业、任何领域，随着对各个领域道德问题的关注和重视，特定的伦理学也逐渐形成自身的理论系统，成为一门学科。医学伦理学探讨医学、生命领域中特殊的道德问题和伦理关系。

医学道德作为医学伦理学的研究对象，是医学本质层面的重要问题。医学从来就是为人的，医学实践充满着深刻的人类道德内涵。旨在研究和维护人类健康的医学必然关注伦理道德因素在防治疾病、维系生命健康过程中的价值；旨在研究人类伦理行为的伦理学必然会涉及医学领域中的人类伦理思想和行为。因此，医学发展过程中涉及的任何行为、方法及技术都与道德有着天然的联系，密不可分。从古到今，许多医家都把医德和医术视为行医过程中不可缺少的两个方面，为医者应该既追求医术精湛，又崇尚医德高尚。医学技术和医学道德相伴而生，共同推动着医学实践的发展：医学道德以医学技术为依托，医学技术以医学道德为指导，两者互相作用，互相补充，一部医学史，既是医学技术不断进步的历史，也是医学道德本质不断实现、不断发展的历史。

何为医学伦理学，有学者认为是运用伦理学的一般原理研究医学科学发展中，特别是医学实践中人与人、医学与社会之间关系的学问，属于应用性伦理学。从应用伦理学角度理解下的医学伦理学一般以医学道德为研究对象，包括医学道德意识、医学道德规范和医学道德行为，是伦理学的一个非常重要和特殊的分支。但也有学者主张，随着医学伦理学的进一步发展，医学伦理学已经发展到生命伦理学阶段，而生命伦理学不是一般意义上的应用伦理学，有其系统的道德哲学基础和独立的伦理学体系，其研究对象也远远超越了传统的医学伦理学研究领域。本文倾向于后者观点。

医学人类学的探讨，无法绕开医学伦理学的讨论。医学人类学旨在在医学系统的构成中，探讨文化与死亡、疾病和健康的关系，理解生物、心理、社会文化和环境因素的相互作用所产生的一系列综合征及行为变化，以及人们对疾病的认识和相应的反应、不同文化背景下文化对医患的影响、医学的社会文化内容等医学思想（席焕久，2004）。可见，医学与人文的关系是医学伦理学与医学人类学共同关注的重要内容和研究基础，医学伦理学与医学人类学是同根互长的医学人文学科。

医学伦理学与医学人类学的发展，相互促进、相互影响。一方面，医学人类学对人类进行多角度实证考察，为医学伦理学学科的建立与发展提供了强有力的实证材料和理论基础。另一方面，医学人类学关注宏观的医学文化思想对于医学和人类生命的影响，其中道德文化的影响因素必然是其重要的研究内容，尤其当代生物医学领域高新技术的应用带来了人类跨越式的发展变化，道德文化对医学高新技术的有效制约作用，可以带来人类进化速度和质量等方面的变化，同样构成当代人类学研究文化与人类关系的重要内容。可见，伦理学作为当代医学道德文化的一种伦理和实践的科学总结，其研究范围的不断扩大和研究内容的不断深入会对当代医学人类学的研究产生深刻的影响。

二、医学伦理学与生命伦理学

（一）医学伦理学发展探源

医学伦理学作为一门学科，如果要探讨它的始源及发展，依然要从西方说起。西方医学伦理学的演变经过四个重要的历史时期：

1.希波克拉底时代的自然观医学道德　此时的医学道德和人们朴素的自然观、道德观相连；欧洲医学奠基人，被西方尊为"医学之父"的古希腊著名医生希波克拉底，不但对医学有着精到的研究，如提出体液学说，还提出了很多朴素的医学道德。古代医生在开业时都要宣读一份关于医务道德的誓词，这份充满着浓厚自然观的医学道德规范的制定者就是希波克拉底。这份誓言后来就被命名为"希波克拉底誓言"。这也是希波克拉底学派最早对医疗职业和医生的行为提出规范。

2.中世纪的宗教化医学道德　中世纪，西方基督教神学思想对医学伦理学产生了重大影响。以《祷文》为代表的医学道德规范，具有浓厚的神学色彩，医学伦理学以神正论为指导，其表达几乎是宗教教义在医学领域的具体化；传统基督教强调诚信、慈善和责任，强调医院及医务人员对患者的道义，展示基督教的思想。

3.文艺复兴时期以后　文艺复兴阶段，人正论渐渐取代了神正论，整个人类伦理思想包括医学伦理学进入重要发展时期，人文主义与人道主义受到关注，自由、平等与博爱深刻影响着医患关系。医学向着科学的方向发展，一系列新的诊断和治疗方法的出现，为医生救死扶伤提供现实的保障，可以更好地解除患者的痛苦，体现医学的道德目标。

4.近现代到后现代时期　近代，医学伦理学成为正式的学科。英国的 Thomas Percival 在 1803 年出版了《医学伦理学》一书并首次提出"医学伦理学"这一名词。他没从正面给医学伦理学下定义，但从有关的材料中可以分析出他对医学伦理学概念的理解。他认为："职业伦理学是'人性的知识'与'广泛的道德责任'之间的综合""医学伦理学的一般体系是使无论是官方正式的行为还是医学领域之间相互的交往都受文雅和正直原则所指导。"这种观点在 19 世纪被广泛接受。20 世纪 20 年代，美国药理学教授 Chauncey Leake 对上述观点提出质疑。他认为："Percival 对'医学伦理学'这个名词使用不当……它仅指来自于职业中的、用来管理职业中各成员彼此交往的成规、礼节。……但真正的伦理学与成规、礼节不同，而应从哲学的角度理解。"他认为，真正的医学伦理学是基于伦理学理论并用之来处理医患之间、医生与社会之间的关系的（从亚丽，2002）。

随着医学实践和医学伦理学的进一步发展，医学道德日益由医生、患者等个体的道德发展为社会公益道德，哲学上的价值论、功利主义、公益论开始影响和指导医学伦理选择，高新生命科学技术和新的死亡观念及发达的经济社会背景，使医学伦理学理论不得不发生重大转折，医学伦理学开始向生命伦理学过渡，生命伦理学逐渐兴起、形成与发展，医学伦理学进入后现代时期。

我国医学伦理思想，古已有之。《黄帝内经》、张仲景的《伤寒论》、孙思邈的《大医精诚》、陈实功的《医家五诫十要》、俞昌的《医门法律》等在传递医学技术经验的同时，也同样将医德文化传承下来。"精"和"诚"是《大医精诚》论述的有关医德的两个重要问题，缺一不可，即作为医者，首先，要有精湛的医术，因为医道是"至精至微之事"，所以从医之人必须"博极医源，精勤不倦"，对于医术，要达至"精"。其次，医者要有高尚的医德修养，心怀"大慈恻隐之心"，立志"普救含灵之苦"，且拒绝"自逞俊快，邀射名誉""恃己所长，经略财物"，要达至"诚"。

作为正式的学科，我国医学伦理学最初是从翻译、引进西方著作开始。1980 年创办《医学与哲学》杂志。1988 年创办《中国医学伦理学》杂志，而《健康报》《中国医院管理》《中华医院管理》《医学与社会》《医学教育探索》等杂志和一些医学院校的学报也为生命伦理学提供了学术交流的平台。同时，20 世纪 80 年代末，一些医学院校、医院等机构也相继成立了医学伦理委员会。

受西方生命伦理学浪潮的影响及固有医学实践的发展，当代的中国医学伦理学亦已经发展到生命伦理学阶段，1987 年第一本以生命伦理学命名的专著出版（邱仁宗，《生命伦理学》，上海人民出版社，1987 年出版，该著作的出版成为中国生命伦理学研究正式开始的标志性事件）。学术期刊的创办、学术机构的成立和高校学科体系的建设，促使我国当下的医学伦理学（生命伦理学）研究迅速发展。

总体而言，医学伦理学经历了古代医德学、近现代医学伦理学（传统医学伦理学）和生命伦理学的发展过程，而当下的医学伦理学实质上就是生命伦理学。

（二）生命伦理学的兴起

范·伦塞勒·波特（Van Rensselaer Potter）在他 1970 年的著作《生命伦理学——通往未来的桥梁》一书中第一次使用了"生命伦理学"（bioethics）一词，用以论述人类发展中面临的一系列基本问题，尽管这样的解释并不是学术意义上的"生命伦理学"的完整含义，但催生了一个新的学科——生命伦理学。作为当代医学伦理学的生命伦理学学科发端于 20 世纪 20 年代，于 1970 年前后确立。

总体而言，医学伦理学向生命伦理学的转化与发展，有以下几个重要的影响因素推动：

首先，市场经济尤其是卫生经济发展的推动。市场经济的发展，在提高人们经济能力和改善医院经济环境的同时，贫富之间的巨大差距和严重的分配不公现象日益凸显。富人医学和过度医疗、卫生资源分配中的不公正问题已成为医学道德争论的焦点，超越了传统医学伦理学以病患关系为核心问题的研究领域。

其次，卫生制度改革的推动。卫生制度改革已经融入世界性社会大变革中，是政府所要解决的一个非常重要的问题。一方面，要增加卫生支出；另一方面，在现有的卫生支出情况下如何合理进行卫生资源的分配。近年来，我国医疗卫生与计划生育支出占财政支出的比例有所提高，占 6.7% 左右，那么这有限的卫生资源，在城市与农村之间如何分配，在医疗基础建设和医学技术创新建设之间如何分配？面对一场紧急的瘟疫和卫生灾难，政府、集体、企业、个人如何去应付和采取相应的有效的措施？如何面对环境污染、生态恶化所带来的卫生健康问题？等等。这是生命伦理学所要讨论的重大问题。

再次，医学理念转变的推动。一方面，医学理念正在进行着义务论哲学到价值论哲学的转变。传统的医学哲学是一种义务伦哲学，追求绝对的理想的善。据义务论思想，人的生命是绝对神圣的，因此不管质量高低，都必须加以保护和保存。价值论认为，人的生命是有质量高低、有价值大小的，我们应该根据生命质量和生命价值的状态来选择我们的医疗行为。从义务论到价值论，这是一种认识上的飞跃，是人类对于自我认识的一次深刻革命，也是生命伦理学有别于传统医学伦理学的重要标志。生命伦理学可以从价值论哲学中找到思想辩护，有力地解决生命质量、放弃治疗、脑死亡与安乐死等重大医学实践问题。另一方面是医学模式的转变。医学模式是人们对健康和疾病的总的认识性评价，它随着医学实践的发展而发展。从古代朴素的整体医学模式到近代的生物学模式无疑是医学模式开创性的飞跃，疾病和医学的复杂性促使生物医学模式发生新的转变。1977年，美国的医学教授恩格尔提出生物-心理-社会医学模式，他认为，导致疾病的原因是生物、心理、社会诸方面的，因此，也应该从这几个方面来寻找对抗和治疗疾病的办法。生物-心理-社会医学模式强调医学应是完整人的医学和"活人"的医学。人类追求健康的生存，而真正健康的生存只有在最佳的自然和社会环境中才可实现。医学模式的转变也促使医学伦理学向生命伦理学过渡。

然后，医学人文研究兴起和发展的推动。基于人权主义思想及其相关的运动，基于对医学技术的反思和固有人文主义的影响，医学人文主义兴起并以其具体的学科形态，即医学人文学科群，进行其医学人文主义的诉求。在医学人文主义发展的过程中，生命伦理学首当其冲地成为第一个成熟的医学人文的具体学科，也是医学人文学科的核心学科，医学哲学学科的正式形成使得医学人文学科有了灵魂。随着医学人文主义的进一步发展，医学史、医学社会学、医学法学兴起并发展，而这些学科的发展往往表现在对旧有的学术方法、学科内容和关注焦点的扬弃。医学人文思想为生命伦理学的诞生提供了基础，与此同时，作为一门学科的生命伦理学又以实体的形式承载着医学人文思想（万旭，2009）。

最后，高新生命科学技术发展的推动。高新生命科学技术的发展直接推动了医学伦理学的转变，因为高新生命科学技术在解决医学难题的同时不断产生新的伦理问题，原有的医学伦理学的理论基础、价值体系、规范原则已经无法应对不断产生的新问题，迫使医学伦理学向生命伦理学转变。

因此，Daniel Callahan在《生命伦理学百科全书》第二版中的生命伦理学条目中，比较医学伦理学与生命伦理学，认为"医学伦理学是古老的学科，代表很窄的范围，只强调医生的道德义务和医患关系，虽然在现今这仍很重要，但已不足以囊括所有的问题"。"生命伦理学则是指生命科学中更广阔的道德领域，包括医学、生物学、环境中的重要方面、人口和社会科学等。医学伦理学作为一个部分包括在生命伦理学当中，与其他题目和问题共同构成生命伦理学"。《国际伦理学百科全书》也把医学伦理学的学科范围归为生命伦理学。

正如孙慕义（2008）所认为的那样，生命伦理学是对生命诸问题的道德哲学注释，是对人类生存过程中生命科学技术和卫生保健政策以及医疗活动中道德问题的伦理学研究，是有关人和其他生命体生存状态与生命终极问题的学科群。

（三）当下医学伦理学的研究范围

当下的医学伦理学，即生命伦理学，其研究范围一般参考国外的生命伦理学的分类法，包括理论生命伦理学、临床伦理学、研究伦理学、政策和法制生命伦理学、文化生命伦理学等。而吸取国外的研究成果，邱仁宗提出生命伦理学是基于对生命伦理理论层面、临床层面、研究层面、政策层面和文化层面的综合研究（邱仁宗，2004）；孙慕义提出生命伦理学的学科体系应该分为：原理、原论与原用三部分，其中原理包括元生命伦理学、文化生命伦理学和生命神学；原论包括生命伦理学的学科诞生、形成与发展、基本体系、基本原则、研究对象、方法与学科价值、对现实问题的指导技术等；原用即应用生命伦理学，包括医务伦理学、生命存在与死亡伦理学、卫生经济伦理学、社会生命伦理学与自然环境和生态的伦理学（孙慕义，2007）。其中原用部分可以理解成应用型的生命伦理学，医务伦理学或称临床伦理学，包括患者权利、医生义务、医务与生命科学的职业道德、医患关系、医务道德评价等，囊括了传统医学伦理学学科所要研究的几乎所有的内容；生命存在与死亡伦理学或称为生命科学技术道德，包括生命的界定、生命质量、基因、克隆、胚胎干细胞、生殖、器官移植、美容、性，以及脑死亡、放弃治疗、安乐死等的伦理研究；卫生经济伦理学研究卫生资源分配、医疗改革、卫生保健中的伦理及其公正问题；社会生命伦理学研究与生命相关的社会边缘化问题，如自杀、吸毒、文化流行病等；自然环境和生态的伦理学研究除人类以外的生物、地球环境等伦理问题，由此可以看出当下生命伦理学的研究范围已经远远超越传统的医学伦理学，这是医学伦理学发展的必然趋势。

三、不同文化背景下的医学伦理学的价值取向

西方的生命伦理研究呈现多元化趋势，各种体系的理论基础及应用原则不同程度地影响着我国的学者。在应用原则领域，包括彼彻姆四原则说（自主原则、不伤害原则、行善原则和公正原则是生命伦理学的基本常识）（Bcauchamp et al，1989）、恩氏四原则说（允许原则、行善原则、拥有原则和政治权威原则）（恩格尔哈特，2006）和五原则说（生命价值原则、善良原则、公正原则、说实话原则、个人自由原则）（蒂洛，1985）。其中，比较而言，对我国影响最大的是彼彻姆的四原则说。而不管具体的原则如何表达，都脱离不开西方传统文化的影响。

（一）西方传统文化与医学伦理学

1. **生命神学**　西方生命伦理学的理论发展脱离不开生命神学。孙慕义教授认为生命神学延伸于神学思想，是以生命存在为核心对《圣经》的创世论与宇宙观进行重新阐释。生命神学主张克服人类中心论所造成的极端倾向和世界生物圈失衡现象，理顺上帝、自然和人类之间的辩证关系，深化对生命意义的理解，提出建立全球性自然价值观和生态伦理观，并对教会在社会及生态问题上所持态度和立场予以反思和调整，企望通过上帝创世和仁慈博爱的信仰，重新确立人与自然和谐融洽的关系（孙慕义，2004）。

基督教徒通过信望爱去实现正直、丰富、得胜、完满的人生。生命神学的医学实践中，通过医学技术和精神上的对神的信仰、对未来的希望和生命之爱，使得身心皆从疾病中解脱。信仰基督实际上是敬畏无穷奇妙之生命的变体。阿尔贝特·施韦泽在《敬畏生命》中以敬畏生命作为伦理学的基础：没有一种伦理的自我完善只追求内心修养，而不需要外部行动。只有外部行动和内心修养的结合，行动的伦理才能有所作为。敬畏生命的伦理能做到这一切，它不仅能回答通常的问题，而且能深化伦理的见解。敬畏生命、生命的休戚与共是世界中的大事（阿尔贝特·施韦泽，2003）。施韦泽更希望向我们说明：现代国家走向圆满的精神王国需要勇气；不可以用治理经济生活的方式治理精神生活。望与信是精神追求的两端，有信必然有希望，信仰是希望的目标，希望是信仰的表达方式。德日进认为，

爱是人类精神的最高形式，爱是与有智慧的精神相互独立的，"一种探索的精神揭露出什么是可爱的，而爱的精神引发更多的思考。泰雅尔派的爱是希望、减少和控制恐惧，他问道爱怎样实现可靠的操作。德日进考虑了四种基本的爱的方面：吸引力、亲和力、同情和综合精神。吸引力意味着吸引世界的元素在一起，而亲和力是被人们所用的一种更强烈的语言，然后是同情。爱的综合精神被称为'人类精神的整体原则'"（Darryl，2009）。

2. **个人权利与自由主义**　西方个人权利与自由主义皆可追溯到西方的古典自由主义。古典自由主义发源于 17 世纪和 18 世纪，因此，它通常被视为由于工业革命和随后的资本主义体制而产生的一种意识形态。言论自由、信仰自由、思想自由、自我负责和自由市场等概念最先也是由古典自由主义所提出，后来才陆续被其他政治意识形态所采纳的。古典自由主义反对当时绝大多数较早期的政治学说，例如，君权神授说、世袭制度和国教制度，强调个人的自由、理性、正义和宽容。

个人主义是古典自由主义的理论前提和精神基础。自由主义思想家都是从个人出发，论述国家权力的起源、性质、范围及其权利依据。无论他们在个人权利与国家权力关系上达至什么结论，其政治思维的逻辑是一致的：个人是国家的基础，国家是个人的集合。个人既是国家的成员，又是自足圆满的整体（丛日云，2002）。康德强调人是目的，这里所说的"人"是指独立、自由和平等的个人，是与社会整体或国家相区分相对立的个人。"人是目的"这一命题，确认了人是终极价值，最集中地表达了个人主义的信仰，这也是古典自由主义始终不渝的信念（尹玉，2001）。

在西方社会，古典自由主义发展至今，大体上形成了侧重自由的自由意志主义和侧重公平的现代自由主义两大派别，但无论哪种派别，都没有脱离其本源的古典自由主义的基本思想。

3. **正义与公正**　罗尔斯认为正义理论产生于古希腊，它首先是作为一种调整自然力和宇宙组成部分，使之平衡协调的先验的宇宙原则出现的。

柏拉图认为正义分为城邦正义和个人正义。亚里士多德认为正义所体现出的应该是一种"中庸状态"。美国当代哲学家罗尔斯的正义观引起了整个西方社会的讨论，这种讨论也影响到了中国。罗尔斯以原初状态为前提，推出平等价值的首要性，提出"公平即正义"的原则："每个人对所有人所拥有的最广泛平等的基本自由体系相容的类似自由体系都应有一种平等的权利；社会和经济的不平等应这样安排，使它们在与正义的储存原则一致的情况下，适合于最少受惠者的最大利益；并且，依系于在机会公平、平等的条件下职务和地位向所有人开放。"罗尔斯在《正义论》中论述，"每一个人都拥有一种基于正义的，即使以社会整体名义也不能践踏的不可侵犯性。因此正义否认为了一些人分享更大的利益而剥夺另一些人自由是正当的，不承认为了大多数人享有更大利益而迫使少数人作出牺牲。因此，在一个正义的社会里，公民的平等的自由权是不容置疑的；正义所保障的利益不能屈服于政治交易或对社会利益的算计（罗尔斯，1988）"。医学公正是个体健康权利得到很好维护的重要保证。公正和正义是西方医疗制度的核心要义。

（二）中国传统文化影响下的医学伦理学理论特点

1. **医乃仁术**　儒家思想作为中国传统文化的主要思想，在中国文化、意识形态、风俗习惯上都烙上了深深的印痕。中国传统医学深受儒家思想的影响，并有"医乃仁术""医儒同道"之说，儒家的仁爱思想是医学道德的理论基石。根据《医学伦理学辞典》，"医乃仁术"可以这样界定："医学是施行仁道主义的术业，是一种爱人之术，是一种救人之术，是一种帮助人解除疾病痛苦之术，是对医学宗旨与本质的规定。"唐代医学家孙思邈也强调："人命至重，有贵千斤，一方济之，德逾于此"。因此，儒家要求医生在疾病诊疗中，应小心谨慎，以免诊断或用药错误伤害病人。"爱人"原则第二是强调尊重患者。《黄帝内经·灵枢》中强调医生要"举乃和柔、无自妄尊"，不得以施恩者自居，更不得利用医疗职业谋才、猎色，充分体现了对患者尊重的思想。"爱人"原则第三是强调"泛爱众"，提出医生对待患者应该一律平等，不论贫富贵贱、老幼美丑，都要一视同仁。如孙思邈在《备急千金要方》中指出："若有疾厄来求救者，不得问其贵贱贫富，长幼妍媸，华夷愚智，普同一等，皆如至亲之想。""医乃仁术"界定了医学应当做什么和不应当做什么的界限。医学作为一种技术，是一种物质手段，"医乃仁术"决定了它只能行善而不可以作恶。"医乃仁术"告诉我们，医学在任何时候都不能忽视人，不能脱离人。在生命科学技术日臻完善的今天，"医乃仁术"的传统理念一点也不过时，在医学技术发展带来更多伦理挑战的同时，人们盼望"医乃仁术"的复归。

2. 家庭本位　在现代道德体系中，受西方理性文化的影响，对人格尊严的尊重是一种标志着现代特征价值立场的表达。这种价值立场来自于所有人的普遍权利，它以现代道德理性精神为基础（刘清平，2004）。中国传统血亲人伦规范和等级人伦规范在传统伦理中拥有的那种根本至上性与现代道德理性精神之间存在着一种历史理论的断裂，符合中国现代社会的道德要求是，即使在父母子女之间也必须首先保持一种平等人格的关系，在此前提下再进一步依据血缘亲情的特点，建立起更为密切的伦理关系。但是这种人格平等，首先是基于家庭本位的框架之下，与西方的人格平等始终保持差异性。

儒家伦理精神体现的是一种德性，它的特点在社会伦理上表现为家族本位，在个体道德上表现为情感本体，在价值取向上表现为整体至上，在精神性格上表现为道德性的进取，修身养性，自强不息，最终达到"至善"的境界。传统儒家伦理精神在价值取向上表现为整体至上，这合乎传统中国基于血缘文化基础上的家族本位，又符合传统封建社会大一统的政治需要。这种传统文化特性延续至今，形成当代中国家庭本位的社会行为特征。

在医学行为中，医患关系不可避免地有患者家属的参与，而有些情况下，患者家属的意见会对具体的医疗关系产生重要的影响和作用，与此同时，医患之间的伦理关系，由于患者家属的重要参与，比单纯的医患关系要复杂得多。在这样的传统文化影响下，医务人员必须注意处理好以患者为中心的患者群体的关系。

3. 重义轻利的价值取向　儒家的"义"一般指道义、正义和公利；"利"则泛指个人私益。孔子说："君子之于天下也，无适也，无莫也，义之与比。"但是，儒家并不完全否定利，对于合义之私利儒家是承认的："富而可求，虽执鞭之士，吾亦为之。"（《论语·述而》）。即使是圣人，也不能完全不讲利，不过利固然不可一般地排斥，但利的追求必须始终处于义的制约之下。孔子以对义、利的不同态度划分出君子和小人，他说："君子喻于义，小人喻于利"（《论语·里仁》），而当生命与道义发生矛盾时，儒家主张要毫不犹豫地维护道义，"志士仁人，无求生以害仁，有杀身以成仁"（《论语·卫灵公》）。先秦儒家主张重义轻利，非义不取并不是只讲义不讲利，他们反对的是与天下之公利相矛盾、相排斥的"私利"。孔、孟一再提出要反对利，其实就是重公利而轻私利，同时也反对统治者为满足个人私利、贪欲之利而不顾道义，损害整体利益和长远利益。荀子提出："君子之能以公义胜私欲也（《荀子·修身》）"。从普遍意义上来讲，儒家提倡的以义为上、以义制利及注重天下公利的思想是其基本内容和合理内核。

重义轻利的价值观蕴含着深刻的伦理内涵，在医学领域中，可以成为医务工作者良好的思想源泉，但不可避免地带有对于患者个体权利的忽视。这就需要医疗制度部门在完善医疗制度的过程中，将公民权利当作重要的公益。个人应当享有保持其躯体生理功能正常和精神状态完满的权利，这需要个人的努力，也需要国家和社会的认可与提供必要的物质条件。

4. 对生命伦理认知的身体特征　对于中西方哲学，张再林教授作出如此的结论：相对于西方传统意识性哲学，中国传统哲学的本质为身体性哲学。中国传统伦理学发生于身体，从根本上是身体伦理学。中国人对家庭、社会乃至世界宇宙之构成的一切传统思考都具有涉身主体性。张再林（2007）认为，从中国哲学史的开山鼻祖《尚书》开始，就有对中国古代终极性概念的"天"进行"身体性还原"的思想特征。而其他经典文化在身体性问题上一脉相承，"如果说《周易》主要宗旨在于其从身体出发构建出世界图式的话，那么《周礼》主要宗旨在于其从身体出发推衍出社会伦理。《论语》一书涵盖为人、为学、务事与治国的道理，但无论其观点和内容如何丰富，如何广博，最终的要义始终指向"反求诸其身"。儒家在"修身、齐家、治国、平天下"理想人格的追求过程中，每一步实际上都是通过"反求诸其身"的努力，最终指向仍然是"反求诸其身"。受着传统身体文化的影响，中国人普遍非常重视身体的完整性，"天人合一"中的"人"既包括人的思想，也包括人的身体。在生命伦理学的研究中，认识这一点非常重要。

第二节　生殖文化与伦理

生物体生长发育到一定阶段后，能够产生与自己相似的子代个体。在人类社会中，生殖行为不只是简单的生物性行为，更是融合了各种文化因子包括伦理关系的社会行为。家庭作为一个基本的社会群体，承担着家世、种族、社会延续和发展的职责。人口观、古老的生殖文化、生殖观对于人类生殖行为都产生着巨大的影响。

一、人类生殖的文化现象

（一）人口观与生殖

人口观是对人口发展的一种整体看法。过去，人口数量论的观点在历史上占据着主流位置。历史上的中西方对于人口数量的增长都持积极的态度。但是就人口观而言，中西方还是有差异的。西方文化本质上是一种个人本位的文化，而中国文化本质上是一种家族本位的文化，正是这种个人本位与家族本位的不同，形成了中西人口观的根本区别（王健康等，1997）。

西方历史上的人口观不仅包括人口数量论，也包括人口控制论，而且人口控制论还有一定影响力。个人本位观点下，西方的人口观多了对于个人社会付之于社会权利的尊重。著名荷兰人口学家奥威毕克曾指出：作为古希腊文化最杰出的代表的"柏拉图和亚里士多德的人口思想，是强调人口稳定而不是人口增长"（奥威毕克，1988）。原因除了对于个人福祉的关注，还有就是城邦国家的理想体制是在有限的城邦国土内追求一种和谐和稳定，如果任由人口的增长则增加了稳定控制的难度。

人口控制论中最为著名和影响最大的是马尔萨斯（Thomas Robert Malthus，1766～1834），在他的著作《人口论及其对未来社会的进步的影响》里表达了他的人口论观点，包括"两个公理""两个级数"和"两种抑制方法"。"两个公理"：其一是"食物是人类生活所必需的"；其二是"两性间的情欲是必然的，在将来也是如此"。"两个级数"："人口在没有阻碍的条件下是以几何级数增加，而生活资料只能以算术级数增加。稍微熟悉数量的人就会知道，前一量比后一量要大得多。当人口增长超过生活资料增长，两者出现不平衡时，自然规律就强使两者恢复平衡。"马尔萨斯认为有"两种抑制方法"：一种是战争、灾荒、瘟疫等，即"积极抑制"；另一种是让那些无力赡养子女的人不要结婚，即"道德抑制"。马尔萨斯认为，避免人口过剩的较好的办法是"道德限制"，但是马尔萨斯是个现实主义者，他认识到大多数人不会实行诸如晚婚、婚前守洁和自愿限制同房频率的方法，所以他断定人口过剩实际上的确无法避免，因而贫困几乎是大多数人不可摆脱的厄运。虽然马尔萨斯本人最后得出的结论很悲观，也没有提出从根本上解决问题的方法，但是他的人口控制论理论及其对人口快速增长的忧患意识，为后来学者提出新的主张奠定了基础，如避孕政策的提出，就是其基本思想的必然结果。

中国传统社会是小农经济，人口越多，越有利于家庭小农经济的发展，而家庭本位的伦理理念也促使子孙繁衍、多子多孙成为孝道观的重要内容。孔子认为，"天地之性人为贵，人之行莫大于孝"。而要做到孝，最基本的是繁衍子孙，世代相传，不绝祖祀，"父母生之，续莫大焉"（《孝经·圣治》）。孔子"人众国富"论的主张也从"孝"的观念出发，继承了殷周以来"奉先思孝"的思想。他从"仁"的思想体系出发，主张"得众则得国"的人众国富论。他认为人口的多寡是衡量国家是否得到治理的重要标准。叶公问政，孔子在回答时曾说："近者悦，远者来"（《论语·子路》）。他认为只有当国家得到治理，人民才会安居乐业而不外流，远方的人也会前来投奔，从而增加本国人口；反之，人民则会离去，进而严重危及统治阶级政权的巩固。因此，他又说："道得众则得国，失众则失国"（《论语·子路》）。

当然在中国历史上，对于人口论，还有其他不同的声音，只是不占主流甚至微弱，因而没有产生一定的影响。例如，韩非子认为"时异则事异，事异则备变"（《韩非子·五蠹》），他认为人并非越多越好，适度为宜。而这个观点，恰恰是与当下的人口观相符合的，即人口增长应与资源、环境相协调，与社会经济发展相适应。

（二）性文化与生殖崇拜文化

生殖行为，离不开性文化的影响。性行为是人们最为关注，在认识上最难统一、在道德上最难规范的行为之一。在避孕理念出现之前，性与生殖是一对孪生行为。如马尔萨斯试图通过对于性的遏制来控制生殖行为，而避孕理念及避孕措施出现之后，性行为从生殖行为中相对地分离出来。而不同的性文化，仍然影响着生殖。关于性文化，有两个极端，一端是性禁锢，极力压制人们的性行为；另一端是性放纵，赞成人们享有绝对的性自由。在避孕理念与避孕措施出现之前，不同的性文化必然导致客观上不同的生殖状态。

人类生殖行为的背后，除了生物性的本能行为，生殖崇拜文化也是来自古老文明的原动力之一。生殖崇拜，即对生物界繁殖能力的一种赞美和向往。主要部位包括生殖器、乳房、臀部。最初人类还不了解女性为什么能够生育孩子，把生育看作女性单方面的作用而加以无限崇拜。生殖崇拜属于性崇拜的一种，即母亲崇拜，是原始社会普遍流行的一种风习，表达了原始先民追求幸福、希望事业兴旺发达的一种美好希冀。

赵国华（1988）认为原始人类的生殖崇拜是一种遍及世界的历史现象，由此产生并形成了一种内容丰富、表现独特、影响深远的生殖崇拜文化。黑格尔对此给予了应有的注意。他说："在讨论象征型艺术时我们早已提到，东方所强调和崇敬的往往是自然界的普遍的生命力，不是思想意识的精神性和威力，而是生殖方面的创造力。特别是在印度，这种宗教崇拜是普遍的，它也影响到佛里基亚和叙利亚，表现为巨大的生殖女神的像，后来连希腊人也接受这种概念。更具体地说，对自然界普遍的生殖力的看法是用雌雄生殖器的形状来表现和崇拜的。这种崇拜主要在印度得到发展，据希罗多德的记载（《历史》卷二，48），它对埃及也不陌生（里格尔，1979）"。

美国教授魏勒认为，在世界各国的历史上，有关女神的传说比比皆是。希腊神话中众神之母库柏勒，她的名字有洞穴之意，象征大自然的子宫。波罗的语民族神话中的婚姻之神皮济奥，其意是阴部（魏勒，1988）。古埃及神话中的女神伊西丝，她的象征物有时是一巨大的女阴（托卡列夫，1993）。据方纪《民俗学概论》描述，古罗马爱神维纳斯，其原本为一大女阴。古闪美特神话中的众神与人类之母阿西拉特，在献祭她的物品中，象征生殖器崇拜的物体居于重要地位，其意自是不言而喻的。墨西哥的带辫女神——宇宙之主，她的雕像端坐于洞穴的宝座之上，而此洞穴相传乃是印第安人各部落源出之所，其象征意义也是显而易见的了。中国神话中对于女娲的崇拜，实际上就是对于生殖的崇拜。苏联学者李福清先生在越南采集的女娲神话资料中披露，在越南一些地方也有女娲庙，女娲造像的主要特点就是阴门巨大，在传说中女娲阴器有三亩地大。在今所见到的大量远古时代的雕塑及绘画艺术中，女神造像大多阴器硕大、乳房丰满，形象地表达着先民的生殖欲望（刘毓庆，1998）。

当人们认识到男性在生育中的作用之后，随之有了与男性生育有关的生殖文化，加之男性在生产中的主要作用，男性在生育中的地位便日益得到加强，男性在社会地位上很快超越女性。整体的生殖文化和风俗中，男性占主导地位。正是男性的播种，才使女性生育，也才能使土地丰收。如在印尼的安汶，当丁香园的收成可能不好时，男人们就在夜里裸体到丁香园给那些树授精，跟他们要使女人怀孕的做法相同。在日本九州、信州、名古屋等地，在某些盛大节日，人们要去神庙向这些男性生殖器状物焚香膜拜，甚至抬着这些东西游行。日本的这种节日在古代称为"祭"。在中国古代，有门当户对之建筑传统，门当形似男性生殖器，含有阳盛与旺户之意。

生殖文化与性文化是一对孪生文化体系。性文化的初始状态，全世界的各个民族几乎概莫能外。生殖器崇拜是性崇拜的一个主要内容。生殖崇拜的观念，根植在原始人对自身种族繁衍的强烈关心。在原始时代，原始人面临恶劣自然环境的挑战，平均寿命低，婴儿死亡率高，必须以高生育率才能保持种族的生存与发展，因此，崇拜生殖是必然的。恩格斯在《家庭、私有制和国家的起源》一书的序言中指出："根据唯物主义观点，历史中的决定性因素，归根结蒂是直接生活的生产和再生产。但是，生产本身又有两种。一方面是生活资料即食物、衣服、住房以及为此必需的工具的生产；另一方面是人类自身的生产，即种的繁衍"。

（三）不同文化背景下的生殖观

首先，宗教神学生殖观认为：生育是上帝的旨意。这种观点在西方国家普遍存在。大多数西方人为基督教信仰者，在基督教的教义里，生育是上帝赋予子民的职责，是不可推卸的义务，而不生育是一种罪过，如果妊娠期间选择流产更是对上帝的亵渎。在国外，曾发生过多起宗教信徒暴力破坏某些私人诊所的事件，就是因为这些诊所为年轻的女子做流产手术。

其次，无政府主义生殖观认为：生育是个人的行为，想生就生，不想生就不生，生多少也是自己决定，国家不应干涉，这是公民的基本权利。

最后，封建宗法生殖观认为：生育是一种责任，是必须完成传宗接代的伦理任务。中国传统社会主要持这种观点，"不孝有三，无后为大"至今仍然有着广泛的影响力。人们认为不但要多生，而且要多生男孩。如此既可以促进小农经济的发展，又可大力促进血缘关系的发展。我国当下严重的人口压力问题，与封建宗法生殖观不无关系。现代社会，对于生育的理解，应是个人的生育权利和对社会生育义务的统一。

（四）生命科学技术对于生殖的影响

据 WHO 评估，每 7 对夫妇中约有 1 对夫妇存在生殖障碍。我国近期调查，国内不孕症者占已婚夫妇人数的 10%，比 1984 年调查的 4.8% 增加了 1 倍多，发病率呈上升趋势。我国更受传宗接代观念影响，多数家庭盼子心切，使不育夫妇承受着极大的心理压力，甚至引发离异、婚外恋之类的家庭乃至社会的问题。人工辅助生殖技术的直接效应是使不育夫妇实现妊娠生子的愿望，由不育引发的相关问题自然会随之得到解决。

辅助生殖技术是人类辅助生殖技术（assisted reproductive technology，ART）的简称，指采用医疗辅助手段使不育夫妇妊娠的技术，包括人工授精（artificial insemination，AI）和体外受精-胚胎移植（in vitro fertilization and embryo transfer，IVF-ET）及其衍生技术两大类。前者一般针对不育男性，后者一般面向不孕女性。试管婴儿就是使用该技术的体外受精-胚胎移植方法生育的婴儿。1770 年，英国医生约翰亨特完成了第一例夫源人工授精，100 年后美国医生完成第一例异源人工授精。1890 年，美国的杜莱姆逊（Dulemsom）首先将人工授精技术试用于临床。据国际辅助生育技术监控委员会发布的 2015 年报告显示，自 1978 年 7 月 25 日首名试管婴儿诞生以来，全球已有超过 500 万试管婴儿降临人世。目前，人工授精（包括同源与异源）与体外受精已经成为大多数国家面向不孕不育家庭合法的辅助生殖技术。

生命科学技术的发展尤其是人工辅助生殖技术的发展，一方面，给无数不孕不育家庭带来了福音；另一方面，对于人类的生殖行为产生了极大的影响。

现代人工辅助生殖技术的一个基本趋向或特征是性与生育的日益分离。首先是安全避孕药具的发明，直接导致性与婚姻的分离，因为性与生殖之间不再有必然的联系，性逐渐开始成为一种对于生命过程本身的享受；人工辅助生殖技术使得生育与婚姻分离；如果克隆人技术用于生殖领域，则彻底将生育与性分离。当然，克隆技术对于生殖领域的涉足，遭到了绝大多数国家的明确反对。生殖技术的发展，促使生殖文化的更新和发展。

二、人类的生殖本质和伦理意义

（一）人类生殖的本质

人类分为男性和女性，传统意义上的生殖由两性生殖细胞结合后生成子代个体。父系和母系的遗传信息分别由男性和女性生殖细胞中的 DNA 带给子代。生殖是传宗接代的一种方式。随着辅助生殖技术的出现，现代人类生殖的范畴包含自然生殖和带有某种人工辅助技术的生殖两种方式。但不管生殖的方式如何，人类生殖的本质即子代个体的产生，通过生长发育长成与亲代相似的个体的过程，是人类得以进化的前提（席焕久，2004）。

（二）生殖的伦理意义

伦理关系基于人类的生殖行为，人类生殖的伦理意义体现如下：

1. 保证人类文明的传承　人类区别于动物，人类的生殖不是单纯的生物性行为，不是单纯的物种繁衍，人类生殖除了自然的繁衍与进化意义之外，还担负着对自身文明和文化传承与发展的重任。前代通过子代个体一代的产生和发展，一方面是将前代的文化传承下去；另一方面，新的文化在子代发展中不断产生与发展，人类不断繁衍与进化，文明也在不断繁衍与进化。

2. 维护人类社会的稳定　从传统意义上讲，人类要生殖繁衍，需要男女的结合，通过社会形式上的婚姻关系组成家庭。一个正常的家庭中两个没有血缘关系的人，通过都与之有血缘关系的孩子而建立起有着自然属性成分的契约关系，人类对后代的繁衍实际强化了家庭内部的合力。而不同的家庭，又可通过建立新的家庭而产生联系，从而使整个社会建立起一个网络关系，这个网络关系牵涉各种利益，社会的稳定有利于各个家庭及其家庭之间关系的稳定，而家庭的稳定关系也有利于社会的稳定。

三、中国的计划生育政策及其伦理价值

计划生育是指为了社会、家庭和夫妻的利益，育龄夫妻有计划地在适当年龄生育合理数量的子女并养育健康的下一代，以增进家庭幸福，促进人口、经济、社会、资源、环境协调发展和可持续发展。

我国的计划生育政策是根据我国严峻的人口形势、经济发展的需要及环境承受能力等诸多因素而制定的。计划生育政策并非我们的首创。第二次世界大战以后，一些发展中国家出于对人口快速增长的担心，颁布了控制人口的法律；同时，发达国家出于对妇女健康和权利的考虑，也逐步使避孕、绝育和堕胎合法化。例如，墨西哥 1974 年颁布了《普通人口法》；印度尼西亚于 1992 年颁布了《人口发展与幸福家庭法》，计划生育部分对生育政策和节育服务进行了规定；秘鲁于 1986 年颁布了《全国人口政策法》；菲律宾、印度、日本等国家也都制定了相关的人口法规。计划生育是出于对社会长期和谐、持续的发展，是出于对整个世界的责任。

然而，自从我国实行计划生育政策以来，某些西方国家以此为借口污蔑中国漠视胎儿权利、漠视人权，这是毫无道理的。人的生存权高于其他权力，在人口压力已经严重影响

生存的时候，社会有义务干涉个人的生育行为。计划生育政策在不同的历史阶段会有不同的具体内容，如在某些原始部落，人口的增多有利于部落的壮大，原始部落会鼓励部落成员尽量生育。中国在 1978 年开始施行一胎政策，2009 年 4 月河南省施行双独"二胎"政策，2015 年 10 月全面实施的"二胎"政策，这些是实施了 30 多年的计划生育政策的重大调整，都是根据实际的人口情况和社会情况作出的重大调整。

所以，对中国的计划生育政策应当有正确的认识，不要被西方国家的错误言论所误导，以计划生育政策为由认为我们国家没有人权都是错误的。

中国的计划生育政策的伦理意义如下：

首先，保障生存权。生育权是人类生育子女、繁衍后代的权利。生育权作为人的基本权利，与生俱来，本不应受到太多的公权力限制。也就是说，妇女享有自主决定是否生育孩子的权利以及生育多少个子女的权利。但这不等于说，国家在任何情况下都没有权利对公民的生育权作出限制。当一个国家的人口危机已到了生死存亡的关头，国家就有权利对公民的生育权作出限制。限制生育权是为了保障生存权。

其次，促进社会经济发展。现在已经不是小农经济的时代，中国经济上要大力发展，不可能总是停留在劳动密集型产业上，要从劳动力密集型向技术密集型转化，必然需要提高人口素质。前提是减少人口数量，保证教育的普及和教育质量的提高。

再次，有利于妇女生殖健康和妇女解放。传统的生育观中女性以生育为天职，生育过程对妇女的身体伤害是非常大的。因为生育和养育，妇女也会失去很多受教育和工作的机会。全球文盲或者半文盲者有 9.6 亿，女性占 2/3。并不是女性的智商不好，而是对女性教育不重视；另一方面客观上的生育过程也影响了她们成年后的很多学习机会。

最后，提高人口素质。控制人口数量与人口科学文化素质的提高也存在天然联系。控制人口数量，可以让现有的人口充分享有有限的教育资源。

四、现代辅助生殖技术的伦理问题

人工辅助生殖技术指用人工方法来代替人类自然生殖过程的某一步或全部步骤的技术手段。主要方式包括人工授精、体外受精和生殖性克隆技术。每种具体技术的使用都会带来不同程度的具体的生命伦理问题。生殖性克隆技术对于整个社会法律、伦理的冲击是无法估量和颠覆性的，所以绝大多数国家在法律上是明确禁止的。

（一）第三方供体使用的伦理问题

异源人工授精与非丈夫精子的体外受精受到传统亲子观念的质疑。前者提出父亲是谁的问题，采用供体的体外受精提出了父亲是谁、母亲是谁的问题；后者提出的问题更为复杂：提供精子的供体是不是父亲?提供卵子的供体是不是母亲?代理母亲是不是母亲?提供了卵又怀胎但后来又转移给别人而没有抚养这个孩子的人是不是孩子的母亲?没有提供卵，也没有怀孕但养育这个孩子的人是不是孩子的母亲或父亲?谁是对孩子在道德上和法律上具有义务和权利的父母?

传统伦理观认为这两种生殖技术出生的孩子与其养育父亲之间没有血缘联系，不利于家庭关系的稳定。如医学哲学家拉姆西（Ramsey）等认为：人工授精把爱情的地位排除在外，势必会抑制夫妻之间的感情发展，因为它切断了生儿育女与婚姻这一为家庭所必需的联系。人工授精把生儿育女变成了配种，把夫妻之间性的结合分开，把家庭的神圣殿堂变成一个生物学的实验室，从而破坏婚姻关系，是有悖人道的。还有观点认为非配偶人工授精所用的是第三者的精子，这与通奸致孕实际上没有什么不同。当然，也有很多不同的声音，如医学哲学家弗莱彻（Fletcher）认为，婚姻是由情爱培养的人与人的关系，其中起主要作用的不是性的垄断，而是彼此间的爱情和对儿女的照料。对于许多无子女的夫妇，人工授精是促进爱情的行动。

在看待这一问题时，必须明确这样一个前提：为解决男子不育症而开展的供体人工授精决定了这一技术运用首先或必然要超越和冲破传统的血缘亲属观，没有这一前提，那么，这一新医学技术的生命力就会因失去其存在的基础而枯竭。涉及父母与子女的关系有两种观点：一是生物/遗传的亲子观；二是社会/赡养的亲子观。供体人工授精的亲子关系所存在的问题类似于传统道德和习俗中儿女收养过继的情况，有明确的权利和义务关系，可按现有关法律的抚养/赡养原则来处理，来判定亲子关系。扶养是亲代对子代的义务，赡养是子代对亲代的义务，因而才可以有相应的权利（如继承权、监护权）。就是说，如果仅仅凭借生物学或遗传学的联系而未尽什么责任和义务，在道德和法律上就不存在相应的权利。同理，一个生物学父亲或遗传学父亲，由于他对人工授精行为所作的有关承诺而未对孩子进行养育和照料，所以对供体人工授精所生的孩子在法律和道德上也没有相应的义务和权利。反之，供体人工授精所生孩子对生物学父亲也不存在相应的义务和权利。而一个社会学父亲（养育父亲）则对供体人工授精儿有道德上和法律上的权利和义务。亲子关系是通过长期的养育行为建立的，养育比提供遗传物质更重要，也比提供胚胎营养、发育场所更重要。一个不育父亲与用供体人工授精出生的儿女的关系在道德上和法律上应该同一个可育父亲与自然出生的儿女的关系完全一样。谁是供体人工授精儿的父亲?当然是承担扶养义务的不育症夫妇。在这一特殊的领域，决不能以血缘关系作为判断亲子关系的主要和唯一的标准。虽然，体外授精的父母身份的情形复杂一些，但我们仍然不难把上述各种身份归入"生物学父母"和"社会学父母"两大类。遗传父母、孕育父母均属"生物学父母"，而养育父母则属"社会学父母"。养育是亲子关系中第一位的和主要的依据。当然，真正确立这种新观念还需要人们改变传统的、强调生物学的遗传血缘关系的亲子观念。

所以，牢固婚姻的真正基础是夫妻彼此间的爱情、忠诚。人工授精在伦理和法律上是否接受的重要根据就是看它是否促进夫妻之间真挚爱情的巩固和发展，是否促进家庭的幸福以及对他人或社会有无损害。如果人工授精是在夫妇双方知情同意条件下进行的，而且严格遵守规定的保密范围，那么，这种人工授精就是符合伦理的，无疑会促进家庭幸福和社会的进步。

（二）使用主体的伦理问题

单身女子或者同性恋家庭是否可以使用辅助人工授精技术？在美国，非婚妇女的人工授精已有先例，如一位未婚女心理学家用诺贝尔奖获得者的精子授精已生育了一个女孩。另外，由两个女同性恋者结成的家庭中，扮演女方者通过人工授精生出孩子，作为两者的孩子共同扶养，此类现象已不属个例。对此，学术界也存在两种不同的态度。有人赞成将一辈子不愿结婚的非婚妇女列入人工授精的适应者之列，认为这些妇女有选择独身、放弃婚姻的权利，也有要求生育的权利。反对者从正常的家庭结构和孩子成长的环境角度考虑，认为没有父亲的家庭是残缺的，更重要的是，孩子在没有父亲的家庭中对其心身健康和成长是极为不利的。以治疗不育症为主要目的的人工授精，不应满足这些妇女的要求，而是要严格限制或禁止。

对于这样的问题，不同的国家由于不同文化的影响，采取的措施是不一样的。我国受传统家庭主义文化的影响，在辅助生殖技术的使用过程中，对于这种情况是明文禁止的。而很多西方国家都持开明的态度。不管具体规定如何，我们都应以极大的责任心对待人工辅助技术，技术干预之前的心理咨询工作也是必要的。

（三）孩子对于信息的知情权利问题

人工授精孩子成年后有无寻找"生物学父亲"的权利？孩子知道后心理会发生什么样的变化？对这一问题我国目前强调保密原则，主张对夫妇之外的一切人保密。但是，也有人认为人工授精孩子在成年后有了解自己生殖信息和身世的权利，包括寻找"生物学父亲"相关信息的权利，但他们之间并不发生法律上的权利义务关系。不育症父母也有义务告知有关真情。香港的做法是把应提供的信息仅限于证实其母曾接受过人工授精，其他资料概不泄漏。瑞典法律规定，"人工授精儿 18 岁时应向他宣布与他有血缘关系的父亲或母亲的姓名"。如何恰当地处理好这一问题，有待进一步探讨。

同时，我国人类辅助生殖技术在具体实施中，除了对于孩子的保密规定外，更要求供精者、供卵者与受者之间保持互盲。从某种意义上来说，这是考虑到血缘文化和家庭主义的影响，是出于对孩子成长环境的保护，但是这一系列的保密原则，加之代理母亲的出现，极有可能造成辈分的混乱或实质的血亲通婚，这也是传统伦理道德更不能接受的。虽然还没有出现这样的情况，但确实是一个人工授精技术应用的潜在风险，如何作出科学的预测并加以避免是一个十分值得重视的问题。

（四）生殖物质商品化的问题

在利益的驱使下，精子库和卵子库的管理者可能会忽视对供精者、供卵者身体素质的检查与限制，导致收集来的精子、卵子存在严重的质量问题，从而影响后代的生命质量，精子、卵子、代理母亲都存在着商品化的趋势。这种趋势很有可能导致人体的其他组织和器官商品化，严重影响社会的发展；另外，作为人类繁殖的密码，精子、卵子的商品化无疑是对人性的亵渎。因此如何管理和制约人类精子库和卵子库以保证精子、卵子的质量是一个棘手的问题。

（五）代理母亲的伦理问题

代理母亲指按委托协议代人妊娠分娩的妇女，这些人或用自己的卵经人工授精妊娠、分娩后交别人抚养，或用他人的受精卵植入自己子宫妊娠、分娩后交人抚养。

对代理母亲的伦理学评价存在褒贬不一的状况。一方面，代理母亲因确能给人们带来裨益而受欢迎。首先，可以满足特定夫妇扶养一个健康孩子的愿望，尤其是扶养一个具有夫妇一方基因的孩子的愿望。有些妇女由于患常染色体显性或伴性遗传病，如血友病而不能孕育；有些由于妻子患有其他人工生殖方法不能解决的不孕症如无子宫，但夫妇迫切需要孩子。在这种情况下，代理母亲是唯一出路。这能促进家庭和睦与幸福，毕竟，希望有个孩子是合理的愿望。其次，有利于代理母亲和所生的孩子。国外大多数代理母亲都是已婚者并有孩子，她们的动机各不相同，有的代理母亲希望获得一个较好的经济来源，有的想再体验怀孕和分娩，有的因她给另一对夫妇"送去了生命礼物"而感到高兴。当然，没有代理母亲就没有这一孩子。代理母亲是体外授精的一个重要组成部分。另一方面，代理母亲的出现，确实也带来了不少新的伦理学问题。是法律上不加分析地绝对禁止，还是制定严格的准入条件规范这一技术行为。绝对的禁止不如严格的限制，从而真正让需要的人受益，同时尽可能保护双方当事人合法合理的利益。

（六）胚胎的伦理问题

在生殖技术的研究过程中，一个值得深刻探讨的问题就是人的胚胎的道德地位问题。对胚胎道德地位的定位关系生殖科学研究的伦理限度和人工流产的伦理问题。胚胎不是一个完整意义上的人，但是任何人的发育都是从胚胎伊始，胚胎与将来的完整意义上的人又有着必然的联系。所以，当我们面对生命伦理当中新的诸如胚胎地位等问题的时候，不知不觉又回归到人的根本问题，即我们如何界定对人的看法。人是什么？胚胎是不是人？人的自我认识是生命伦理的根本性问题，是解决其他具体问题的出发点。诸多道德共同体包括各个宗教教派都无法回避这样的问题，并且在自身的道德前提下表达了不同的态度与观点。例如，东方对于胚胎的认知显然与西方存在巨大差异。胚胎是道德主体，代表着西方基督教传统文化的一种整体性看法，理论的起点就是认为胚胎是个人，所以具有完整的道德地位。如果有区别，可能表现在胚胎发育的不同程度上；中国对于胚胎的看法可能更多地取决于父母的承认，相比较而言，胚胎不具有完整的道德地位，其道德地位由其父母决定。在与胚胎道德地位相关的人工流产及堕胎这个问题上，西方伦理语境中的争论显然比中国本土化语境中的争论要激烈得多，中国的计划生育制度也一直是西方的批评焦点。如何面对西方文化对我国人工流产等相关制度的批评，中国生命伦理如何对待胚胎的道德问题？当我们面对道德异乡人采取不同的原因而对胎儿实施了不同于我们道德允许的处置时，要认识到，这是个后现代的道德多元化的社会，我们无须用我们的道德观去指责、非议，只要他们是按照自己的道德生活，或者基于充分的理由并且没有违背人类的善的终极价值，应尊重他们，宽容他们。

（七）克隆人的伦理问题

1932 年，英国作家赫胥黎在其小说《美丽新世界》[①]中预言，人类科技发展到足以复制自身之时，便是世界陷入混乱之日。在这本小说中，作者以其深刻的洞察力预见到今天生殖技术的发展，以及可能引起的社会和伦理学问题。无性繁殖即克隆繁殖（cloning）是属于遗传工程的细胞核移植生殖技术，即用细胞融接技术把单一供体细胞核移植到去核的卵子中，从而创造出与供体细胞遗传上完全相同的机体的生殖方式。对于绝大多数国家而言，支持治疗性克隆（利用克隆技术产生出特定细胞和组织用于治疗性移植），而坚决反

---

① 1932 年，英国赫胥黎出版的科幻小说《美丽新世界》，描写未来一个非人的人类社会，其中人类的生殖完全在试管、器皿中进行，由人对卵子和精子进行操纵，按照社会的需要产生不同类型的人。例如，同一类型的人，可以通过操纵，从 1 个卵子中产生出 96 个人而没有差异，从事机械操作和体力劳动者不需要太多智力，在生产他们时就可有控制地少提供一些氧气。在这种社会，不需要家庭，生儿育女、扶养教育等职能全由社会负担；男女之间可以发生性关系，但必须使用避孕药，禁止自然妊娠；也不存在父母、子女的关系。

对生殖性克隆（即克隆人）。

客观地说，任何一项技术的应用都有两面性。

克隆人技术的出现，会带来工农业包括医学各个行业的变革：克隆技术应用于工农业生产将引起工农业生产的革命，使工业和农业之间的界限不再明显；克隆技术应用于医疗保健，将改变传统的医疗保健模式；克隆技术为促进自然界物质循环，保护生态环境，拯救濒危生物开辟了一条新路。

但是克隆人的伦理问题更是让人堪忧：破坏传统家庭结构和人伦关系；后代性别比例失衡；潜在的试验性危险；对生物多样性的挑战；导致基因歧视泛滥；自身安全受到威胁；技术风险及其伦理问题；对传统伦理道德结构的破坏；克隆胚胎提取干细胞及克隆器官的伦理问题；等等。

我们对无性繁殖技术应抱理智、达观的态度。一方面，不必对无性繁殖技术用于人类而惊慌失措，因为没有一种知识是人类不应掌握的。不能忽视或否认该技术可能对人类带来的好处。另一方面，对无性繁殖应用的社会后果予以足够的重视，进行充分、科学和伦理学的讨论论证。在未能充分证明这一技术对人类有进步意义之前，为防止负面的后果，对可能的好处的必要牺牲以及通过法律手段进行无性繁殖的研究都是需要的。应该相信人类有能力理性地对自身的成果负责。巨大的力量，也意味着巨大的责任。

第三节　高新生命科学技术伦理

一、高新生命科学技术应用过程中的伦理问题

现代医疗技术的发展和应用，无疑开创了征服疾病、维护人类健康的奇迹，但同时也带来了众多前所未有的伦理新问题。任何一项医疗技术本身都存在利弊两重性，并且任何一项医疗技术的应用也都需要审慎的伦理、价值的评价和选择。

临床高新技术是现代医学发展到一定程度的必然产物，主要指应用于临床的高新医学技术，它是综合利用生物学、物理学、化学等现代科学的最新成果，在人体器官、组织细胞、分子或基因水平对疾病病因和机制、形态和功能的变化等进行系统研究，从而达到对某种疾病进行有效诊断或治疗的新方法。临床高新医学技术主要包括高级诊断技术和治疗技术、生命维持技术、辅助生殖技术、加强医疗技术、遗传学和基因技术、移植技术及高新仪器使用技术等。

高新医学技术的发明和运用以更有效的防病治病为目的。这类技术对有效诊断疾病、预防疾病、弄清许多疑难性疾病的机制、攻克多种顽症及疑难病症发挥了很大作用，对维护生命、增进健康、提高生命质量和生活质量及体现其生存价值起到了不可替代的作用。实践已经证明了高新医学技术的巨大价值。小儿麻痹症疫苗、病毒性肝炎疫苗的应用，使得千百万人直接受益、终身受益；CT、PCR 等诊断技术以其早期、准确、高效、安全的特征受到医生和公众的欢迎；人工心肺呼吸机、心脏起搏器等生命急救技术、维持技术使一个又一个濒临死亡的患者逃离了死亡线；体外授精、胚胎移植技术给众多不育症患者带来了福音；人工脏器、器官移植的开展也使许多原本必死无疑的患者获得了第二次生命；基因工程领域将为诊治人类疾病提供更为有效的手段……这是有目共睹的事实。高新医学

技术的发展和应用，带动和促进了医学整体的发展。高新医学技术已成为现代医学重要、不可缺少的组成部分，是医学发展的重要标志。越来越多的医院和患者把疾病的治疗和健康的保证寄希望于高新医学技术的进一步发展。

高新医学技术引起的伦理社会问题很多，但最引人关注的问题集中在下述几个方面：

（一）医疗资源的公平分配

医疗资源的分配包括卫生资源的宏观分配和微观分配。卫生资源的宏观分配主要体现在政府对高新医学技术发展制定的政策中，如在医学发展的总体规划中如何确定高新技术与适宜技术发展的比例等。医疗资源的微观分配则表现为高新医学技术具体应用的道德合理性。例如，谁有资格优先受用作为稀有资源的高新医学技术？其标准是什么？等等。

我国是一个发展中国家，卫生经费有限，应着力于满足群众的基本医疗服务需求。如果一味追求医疗高新技术的应用，会使社会公平原则受到侵害。由于医疗高新技术的检查治疗费用昂贵，因而不同支付能力的人享有的权利和能力会有所区别，从而加大了城乡之间、发达地区与落后地区之间、阶层之间、公费与自费之间在医疗资源的占有、卫生服务的享用及地位上的不平等，使社会的公平性原则受到侵害；同时，也影响了高新医学技术应用的效果。

（二）代价与生命质量

高新医疗技术的应用，提出了人们非常关切的伦理学问题。生命维持技术、加强医疗技术在大多数情况下的应用，往往只能单纯延长临终患者的存活时间，或使永久性失去意识的患者维持生物学生命，甚至只是在延长濒死患者的死亡过程，并不能逆转他们致命的病情和死亡走向。同时也往往置医务人员、患者、家属和社会于伦理困境之中。高新医学技术的运用要不要考虑被救治者生命的质量以及为之付出的多方面的代价？什么是患者的最佳利益？如何尊重患者的自主权和自我决定权？我们是否要去延长那些濒于死亡的患者的生命？延长患有不治之症患者的生命到何种程度才合适？如何判断哪些死亡方式更人道？

用高新医学技术去维持一个无价值或负价值的生命，不可能提高其生活质量，而又要占用原来本可发挥更大效益、使更多人受益的巨额的卫生资源，这是高新医学技术运用的悲哀，并不足取。

（三）医疗高新技术可能被滥用

部分医疗单位和医务人员出于本位主义和单纯追求个人私利的目的，不管患者病情需要与否，滥行检查，增加了患者的经济负担，引起社会各界不满，影响了医院的声誉，也浪费了宝贵的医疗资源。尤其是个别医务人员技术水平不高，盲目应用高新技术，造成医疗事故，损害了患者的利益。

（四）医患关系的物化趋势

高新医学技术的应用在一定程度上将人与人的对话变为人与机的对话，医生忽视了心理、社会因素对患者的影响。患者则过分相信高新技术，而不是尽可能多地向医务人员提供自己的社会、心理和生活信息以供其分析，从而使医患双方的心理距离拉大，情感交流减少，推进了医患关系的物化趋势。

（五）医疗行为客观化的趋势

物化的医疗技术往往把整体的人分解成一个个器官或局部，而很少把患者作为一个有独特生活目的的人来理解。这种分离人的整体性的医学降低了人的价值和尊严，也削弱了医生不可缺少的临床思维能力。

（六）现代医学迷信

现代医学迷信主要是指对医学技术的盲目崇拜。人类健康需要医学技术，人类文明和发展离不开医学技术，我们因此崇尚医学、信仰医学。但是，如果让这种信仰走向极端变成盲目，那么这种原来对医学真诚和善良的愿望就会走向反面。现代医学迷信最具代表性的两种表现形式是医学万能和唯医学技术论。究其实质是把医学技术看成保障健康的唯一手段；把医学仅仅理解成技术，一切疾病都可以通过技术得到根治。因而，医疗实践中过分地迷信医学的技术性，忽视医学的社会性和人文性；过分迷信仪器设备、进口药物和实验室结果，以医学技术取代人的作用，其后果是远离了医学和技术的原本意义，损害了患者和公众的健康利益，也影响了医学的发展。医学的物化、非人格化就是这种迷信的必然结果。

高新医学技术还涉及其他方面的伦理学问题，尤其是与文化和传统观念发生冲突。如试管婴儿技术涉及婚姻与生育传统、家庭亲子关系、胚胎地位等；器官移植涉及死亡时间的确定和死亡标准；无性繁殖技术可能走向极端而给人类带来新的困惑。

二、基因治疗的伦理问题

1990 年 10 月，美国政府决定出资 30 亿美元正式启动"人类基因组计划"，1999 年 9 月，中国获准加入人类基因组计划，负责测定人类基因组全部序列的 1%。2001 年 2 月 12 日，中、美、日、德、法、英等 6 国科学家和美国塞莱拉公司联合公布人类基因组图谱及初步分析结果。2006 年 11 月 22 日，由美国科学家领导的一个国际科研小组宣布，他们已成功绘制基因复制过程中出现不同突变的复制变异（CNV）图，补充了先前得到的人类基因图谱。在多国科学家的共同努力下，人类终于完成了对自身基因组序列的解码，从而依稀看到了一扇通向分子医学的大门，也为人类基因干预研究提供了关键的技术支持。

"人类基因组计划"与"曼哈顿"原子弹计划、"阿波罗"登月计划并称自然科学史上的"三计划"，但"人类基因组计划"对人类自身的影响，将远远超过另两项计划。这是人类对自身本质的科学认知的新起点。人类破译基因图谱，为人类对自身的生物性的认识提供了科学基础，从分子水平上进一步证明了生命的统一性和人类生命的物质本性，也为理解人在遗传因素与环境因素的相互作用中发展起来的社会行为和文化系统提供了物质线索。

1993 年美国 FDA 给"基因治疗"下的定义为："一种基于修饰活细胞遗传物质而进行的医学干预。细胞可以体外修饰，随后再注入患者体内；或将外源基因直接注入患者体内，使细胞内发生遗传学改变。这种基因操纵可能会达到预防、治疗、治愈、诊断或缓解人类疾病的目的。"具体来说，基因治疗就是将具有治疗价值的基因，即"治疗基因"装配于具有在人类细胞中表达所必备组件的载体中，然后导入人体内的靶细胞，它们或与宿主细胞染色体整合成为宿主遗传物质的一部分，或不与染色体整合而位于染色体外，但都能在细胞中得到表达，达到治疗疾病的目的。因此基因治疗含有治疗和预防两层含义。基因治疗在医学治疗中展现了前所未有的优势，但也可能会产生以下伦理问题：

（一）非医学目的的基因增强

"基因增强"是将外源基因（如所谓的"长寿基因"或"智力基因"）转移到人体特定的组织细胞并表达蛋白质，从而增强正常人的性状和能力的一种干预手段。人类希望按照自己的意愿，设计后代，使他们更加强壮、聪明、美丽并更加长寿。基因增强就是实现人类这一心愿的技术设想。由于基因增强与基因治疗并无不可逾越的界限，基因增强往往打着基因治疗的幌子。基因增强在其目的上受到伦理置疑。基因增强的目的不是治病救人，而是根据人的特殊偏好，改变正常人的性状和能力，而且，这种改变会不会降低人类的遗传多样性？会不会使那些未能获得基因增强的人相对地变成能力上的"弱势人群"而遭受歧视？会不会助长新的种族主义和道德滑坡？面对这些问题基因增强是否值得追求应当慎重考虑。

（二）选择"优良人种"的基因优化

基因治疗技术有可能做到使生殖细胞优化，这就使得某些人希望通过基因治疗技术使自己的后代更加完美。在历史上希特勒曾经实施过这种所谓的"优化"人种，早已遭到人们的唾弃。而基因治疗技术的发展，又使我们面临着同一个问题，特别是人类基因组图谱的绘制，给人们带来设计优良人种的希望，同时也容易将优生学的发展引向一个极端。这应当引起我们的重视。在大力发展优生工作时，要防止历史悲剧的重演。

生殖系的基因治疗会使人们片面追求生物学意义上的最优化。这样，可能会导致人类为组装出"超级基因片段"（即集所有所谓"优良性状"于一身的基因片段）而导入生殖细胞，为创造"十全十美"的后代或"超人"而努力改进遗传性能。提高遗传性能不仅会浪费大量的人力和财力，而且会导致对"正常基因"概念的重新定义。人们不断地进行基因优化或改进遗传学性质，促使原来正常的人也谋求通过"基因治疗"而优化基因，而真正的优化标准却并不确定。最终人类将陷入一个不断人为改变基因的可怕怪圈。

（三）技术不成熟带来的风险

基因疗法与具有百年历史的药物疗法相比尚处在"婴儿期"，还有许多有待解决的难题。此类问题表现为：

（1）目前的基因导入系统尚不成熟，结构不稳定，需要构建更有效的病毒载体。

（2）临床有用的治疗基因数量有限，对大部分多基因遗传病（如恶性肿瘤）尚无相关的治疗基因，对整个基因网络进行干预，未知的因素太多，甚至有可能引起基因的变异。

（3）治疗基因达到患者靶细胞的盲目性大，表达的可控性差，有激活患者致癌基因产生野生型病毒的潜在危害。

（4）干预生殖细胞基因可能对后代产生医源性伤害。例如，有可能使后代成为某些疾病的易感者，甚至会改变某些人类所特有的基因，出现非人类的特征。

（5）基因治疗的安全性。当前，在巨大的市场利益驱动下，基因治疗研究已经从简单的单基因缺陷病发展到更加复杂的多种基因相关性疾病。在这种情况下增强基因治疗的安全性、提高临床试验的严密性及合理性尤为重要。

（四）隐私的侵犯

基因涉及一个人、一个家族甚至一个民族的基本遗传特征，在有些情况下涉及其重要的利益，在一定条件下，属于当事人的隐私。而基因治疗却有可能因为各种原因造成对这类隐私的暴露和侵犯，给当事人带来各种压力、社会歧视、利益损失甚至潜在危险。

（五）对人类尊严的挑战

基因治疗对传统生命神圣信仰和人类尊严信念形成了挑战。现时代，生物技术对人体基因的干预，可能使人成为被技术操纵的对象；人的尊严逐渐沦丧，人类存在所系的"自然性"可能受到了彻底的摧残。"在新时代的技术中，源于宗教和哲学的人的尊严感、荣誉感正在日趋式微，人仅被看作一种纯粹的物质存在，只是利用和操纵的对象"。当基因技术把人类性状的优劣完全归结为基因的优劣，把人的快乐感归结到快乐基因，把人的性格归结到某种基因的有无、多少和排序的不同时，我们怎样能找到生命特有的纯真和价值呢？人的尊严和人类文化的价值也将沦落到令人尴尬的境地。如果基因治疗变成片面地追求生物学意义上的优化，忽视人的社会文化特质，抹杀人的情感等心理差异，最终人就如同机器一样被随意地拆卸和组装，人的一切就会完全被基因所决定。

三、器官移植与捐赠的伦理问题

器官移植是用健康的器官置换已经无可救药的衰竭器官，以挽救患者生命的医学技术。器官移植技术的伦理问题主要存在于供体器官的使用上。

（一）尸体器官使用的伦理问题

尸体器官的来源主要有两种渠道：自愿捐献和推定同意。自愿捐献虽然符合伦理原则，但因受到传统观念的阻碍，来源数量极其有限，根本无法满足临床的需要，因此在一定程度上阻碍了器官移植技术道德内涵的发挥；推定同意则涉及能否真正尊重死者自主权的问题。另外，尸体器官采集还可能出现医生为了移植的需要而提前摘取器官的现象，这也是伦理、法律所不能接受的。

（二）活体器官采集的伦理问题

活体提供的器官仅限于人体的偶数且摘取后对人体的健康也不造成严重影响的器官。活体器官使用的伦理问题首先是供者所承担的风险与受者所获利益之间的效价比，即受者接受器官移植手术后生命质量和生命价值达到何种程度才能与供者所承担的风险相称。其次，未成年人能否作为活体器官的供体，也是颇有争议的。

（三）器官商品化的问题

器官商品化的利弊是显而易见的：一方面器官商品化能增加移植器官的数量，使医学能挽救更多人的生命，另一方面器官商品化会导致医疗不公正以及引发社会伦理道德滑坡和社会犯罪问题增多，利弊共存引起了人们的争论，也使器官商品化成为医学伦理视野中的重要问题之一。

（四）异种器官移植的伦理问题

异种器官移植是在不同种属之间进行的移植，这种移植可能造成人和动物的基因混合，影响人类基因的纯洁性；也会侵犯动物的生存权、破坏生态平衡；还可能造成动物身上尚不为人知的病毒侵犯人体并广泛传播，给人类的生存带来严重威胁，这些问题的存在使伦理学家、社会学家和法学家对异种器官移植持质疑态度。

（五）器官分配的伦理问题

有限的供体器官与大量需要移植的患者之间存在着供不应求的矛盾，因此，有限的供体器官如何分配，谁能优先得到器官、由谁来决定器官的分配等都是供体器官分配所遇到的伦理问题。

第四节　医疗资源配置伦理

关于医疗资源配置，一直以来都有相关的体制改革、社会管理模式、医药卫生体制改革、卫生政策与福利理论的争论，同时也蕴含着人们对中国医疗改革制度所依赖的道德哲学层面问题的思考，医学的目的是什么？卫生体制改革的终极目标是什么?不能照搬西方的医疗制度模式的深层次的原因是什么？支撑中国本土化的卫生制度改革体系的道德哲学资源又是什么？正如孙慕义教授所言，面对生命守望的神圣事业，重新观察和评价卫生经济伦理思想、价值和策略，是对人和经济的一种文化释读……对中国医疗改革与健康政策伦理学问题进行分析与研究，不仅显得十分迫切，而且为中国卫生体制的改革提供了方向性伦理依据（孙慕义，1999）。中国的本土化生命伦理学研究过程中，卫生制度的道德哲学研究是重要课题。

一、医疗资源配置的伦理探讨价值

首先，重视医疗改革的本土化道德哲学研究可以促进中国道德哲学的自身发展，同时彰显中国道德哲学在当下社会的理论魅力。在构建本土化道德哲学基本理论的过程中，应当立足现实问题、直面道德多元化，在这个过程中并非拒绝借鉴西方先进的理论资源，只是首先要重视本国的文化资源的吸收。

其次，重视医疗改革的本土化道德哲学研究是中国医疗改革的必然要求，医疗改革的本土化道德哲学研究一方面要求重视本土化道德哲学，另一方面要求立足本土化问题。我国医疗改革一直面临许多深层次的矛盾，如卫生资源的有限与卫生需求无限之间的矛盾，当代医学及其服务模式与人人享有卫生保健目标之间的矛盾等。中国的传统文化诸如血缘文化、家族本位，无疑对当下的中国社会有着根深蒂固的影响，在医疗卫生领域内，会形成中国特有的医学伦理问题。要走出本土困境不可能寄希望于西方的研究方案，必须从中国的道德资源出发，研究出适合解决中国问题的伦理学原则，且只有挖掘到道德哲学层面才能得出切实可行的伦理学原则。

二、医疗资源配置的伦理探讨现状

医疗改革的本土化道德哲学研究是指立足于本国卫生领域现实问题的研究，汲取中国本土丰富的传统道德资源，吸取西方有益的哲学理论并将其本土化，深刻研究我国医疗改革的道德哲学基础并使之成为医疗卫生制度的有益指导。在构建的过程中，应当注意以下几个问题。

（一）汲取传统道德哲学资源

提倡汲取传统道德哲学资源并非号召完全复归传统，而是积极汲取有益的文化传统。本土化的道德哲学研究过程中，不仅要汲取儒家传统哲学思想，也要汲取道家、佛家等其他传统文化资源。

儒家思想是一种建立在修德敬业基础上的人本主义，它可以从人们提高其作为"人"的内在品德方面贡献于社会；道家思想是一种建立在减损欲望基础上的自然主义，它可以从人们顺应自然、回归人的内在本性方面贡献于社会（孙尚扬等，2002）。对儒家人本思想进行深入分析对于提升医师职业道德修养具有重要的意义，而对道德自然主义思想的深入把握对解决高新生命科学技术带来的伦理问题可提供有益启示，如脑死亡标准问题、安乐死问题、基因技术的研究限度问题等。佛教生命观的基调是众生平等、尊重生命，佛教徒将自然看作佛性的显现，万物都有佛性，都有自己的价值，佛教的生命观对当下的医学价值指向以及自医疗平等无疑具有积极意义。另外儒家的"仁"、道家的"无为"，佛教的"善行"及中国传统文化整体上的"天人合一"模式都可以成为很深刻的生命道德哲学资源。

此外，当下的中国思维方式也受西方文化影响，所以在本土化的道德哲学研究过程中，不仅要挖掘传统道德哲学资源，同时要适当参考西方有益经验。

（二）重视我国医疗改革当中所面对的特殊问题

中国医疗改革的本土化道德哲学之构建，其深刻含义是指面向中国医疗改革过程中的本土化问题，进行形而上的道德哲学之追问。所以，在本土化道德哲学研究中，首先要立足于本土化的问题。例如，医疗公正问题：卫生资源分配不公，医疗保障贫富差异过大，红包问题；疾病与贫困的恶性循环：老百姓尤其发生在农村的因病致贫不是个案；社会老龄化的特殊问题：在一个经济不发达的国度里，老龄问题与人口制度问题狭路相逢，使我国处于两难境地，加之传统的孝道影响着中国老年人的幸福观，我们不能像西方那样直接将老年人完全推向社会等等，这些问题需要我们认真探讨，才能找到出路。

三、医疗资源配置的伦理思考框架

医疗资源配置的伦理思考应当至少纳入以下几个理论框架：

（一）医学的本质

医学的本质特征决定了医学的人文精神与生俱来。医学人文精神就是以人类的身心健康生存与这种健康生存的可持续发展为价值理想，一切医学活动实践都应是这种价值理想的物化和对象化的体现，是医学人文的观念意识层（王芳方等，2005）。人文不是医学的衬托，而是医学的终极指向。在探索医学本质之道德基础的过程中应当积极挖掘中国传统资源，如作为儒家医学传统基石的医乃仁术、作为道教基本教义的行善积德，以及作为佛教从善重要手段的行医施药皆为有益的道德资源（崔新萍等，2008）。

（二）生命伦理观

生命伦理观包括人的本质、生命实体论和生命价值论等问题。人的本质在于其社会属性，但与自然属性不可分离。在我们面前的人具有两重性：一是通过其天生的躯体才成其为人；二是由于其思维能力而又区别于他的自然之身——他既是思维性的实体，同时又是广延性的实体（库尔特·拜尔茨，2000）。中国传统文化关于人的本质问题更强调人的社会性，但"仁者爱人"之"人"首先是其为"人"。那么"人"是什么？在这个问题的认识上我们与西方产生诸多歧义。正如荀子曰："生，人之始也；死，人之终也。"人以出生为起点，以死亡为终点，因为胎儿出生后才是人，所以在中国，人工流产、胚胎干细胞研究等医学措施几乎不会引起诸多的伦理争议，但是在西方基督教社会却是一个很激烈的伦理问题。那么对我国这一传统观念的适用应当进行合理的汲取与转化，一方面视"出生"为"人"可以明显与"非人"划分界限，从而有效地将"我们"与受精卵、胚胎、胎儿区分开来，确定"社会人"的道德主体性，显然是合理的与有效的。另一方面视胎儿为"非人"，要避免将其等同于动物或人体的组织，应当从人道主义的角度赋予其有限的道德性，保证其得到必要的尊重。

尊重生命实体是关于人的生命和终极命运的问题，中国传统文化中"老吾老以及人之老，幼吾幼以及人之幼"的传统美德是尊重生命实体的集中体现。在一个家庭当中，子代的成长是伴随着父代的衰落的，在这个过程中，父代对子代尽了养育的义务，即"爱幼"，是对生命实体的尊重；在父代衰老之后，子代应当尽孝，即"尊老"，亦体现对生命实体的尊重。不仅在家庭内部如此，更要把这样一种关系推广于社会中，使其成为一种社会制度。

生命价值论是生命神圣与生命质量统一的理论，它把人的生命的物质价值、精神价值和人性价值作为衡量生命的个体效益和社会效益尺度的一种伦理理论，正在成为当代医学道德的主导思想，成为当代人类对人的生命的控制和死亡控制的主要依据。人的生命不仅是神圣的，也是一个渐进、持久并逐渐衰亡的过程，生命价值融于这一过程之中，因此生命价值具有大小高低之分。探索生命价值论的深刻内涵，挖掘传统文化资源中蕴含的生命价值内容，对解决我国诸多卫生实践问题如脑死亡、安乐死都有着重要的意义。

（三）社会正义与制度公正

正义是医疗制度的核心要义，在关于正义的道德哲学研究中应当积极汲取西方有益资源。罗尔斯的正义观是对西方社会现实问题的解决在理论上的抽象。他认为"正义是社会制度的首要价值，正像真理是思想体系的首要价值一样"（罗尔斯，1988）。恩格尔哈特（2006）认为，个体命运由自然运气与社会运气组成，人在自然运气面前束手无策，有人生来一副好体质，有可能他对社会医疗保障需求要少一些，有人先天残疾或患有其他一些影响正常生活的疾病，社会医疗保障水平直接关系他的生存质量。自然运气无法改变，而社会制度却影响着个人的社会运气，由此成为个人命运的主要主宰因素。医疗上的公正原则指社会上的每一个人都具有平等享有卫生资源合理或公平分配的权利，而且对卫生资源的使用和分配，也具有参与决定的权利。除此之外，医患平等、对患者要一视同仁。对公正原则的理解，不仅是形式上的，更是内容上的。

综上所述，中国卫生制度的道德哲学研究具有重要的意义，是中国本土化生命伦理学研究过程中的一项艰巨工程，更是医疗改革过程中亟待解决的问题。

第五节　死亡与临终关怀

死亡是生命不可逃避的归宿，是重要的人类命题。

一、死亡文化与伦理

（一）死亡与中国文化

在中国历史上，人们是如何对待死亡的呢？儒家的态度是"生则重生，死则安死""乐天知命，故不忧"，儒家属于积极入世的理性主义死亡观；道家超然物外的自然主义生死观"生死齐一，死而不亡"；墨家实用的经验主义死亡观"生者见爱，死则见哀"；法家务实主义的死亡观"定理有存亡"。佛家逃避现实的出世主义死亡观"轮回六趣，具受生死"。从根本上说，儒家文化是一种入世文化、乐生文化。入世和乐生文化所深切关注的是人的现世的感性生活，而不是人死后的世界。这种文化的一个显著特点是在对待死亡的问题上，持"生则重生，死则安死"的态度。在儒家看来，人生最重要的是专注于现实的感性生活，没有必要为死后的归宿操心费神。正因如此，在儒家文化里没有宗教那种对死后世界的追根刨底精神，也没有西方思想传统中那种冥思死亡、赞美死亡的精神。人们不应过多地去考虑"死"及死后的事，而应该考虑的是如何"生"的问题。儒家"生则重生，死则安死"是悟解了生命之理而产生的一种对"死亡"的理性主义态度，它成为历代儒者奉行的基本死亡观。由于儒家文化是中国传统文化的核心，在中国文化史上处于主导地位。所以，长期以来，在儒家文化的熏陶下，在儒者的大力宣扬和推崇下，"生则重生，死则安死"的死亡观逐渐被中国普通百姓广泛地接受、认同，成为中国人的死亡态度的主流。"杀身成仁""舍身取义""生命诚可贵，爱情价更高，若为自由故，两者均可抛"等绝句正是这一死亡观的写照。在中国历史上除了儒家的"生则重生，死则安死"的死亡观外，还有道家、墨家、法家等死亡观，但是，由于道、墨、法等文化在中国文化的发展史中不处于主导文化，所以这里不一一展开。

（二）死亡与西方文化

西方的基督教与古希腊文化皆持期盼来世的死亡观。与中国人执着地眷恋现世的感性生活有别，西方人从古到今，在对待死亡问题上更多的是关注死后的世界。从古希腊人所赞美的苏格拉底（Socrates，公元前 469～前 399 年）之死，到支配着整个中世纪的基督教升"天堂"的死亡观，直至现代存在主义哲学对死亡的探索，都表明对死后世界保持着浓厚的兴趣。公元前 6 世纪的著名哲学家毕达哥拉斯（Pythagoras，公元前 532～前 529 年）在西方第一个明确地提出灵魂永恒不死。苏格拉底对灵魂不死作了详尽的说明，他认为由于灵魂的永恒不死，人的生命便可以不断地轮回，永不死亡。笛卡儿（Descayte S.R.）认为，"我们的灵魂在本质上完全独立于身体，因而决不会与身体同死；我们既然找不到毁灭灵魂的原因，自然会因此断定灵魂是不死的了"。

灵魂不朽观念自始至终被历代基督教教父哲学家所吸收，而成为基督教基本教义的一个极为重要的思想来源。基督教相信上帝存在和灵魂不朽，并告诉人们：他们的灵魂可以升入天堂，在那里他们将与上帝同在，得到永恒的幸福；也可以进入与世隔绝的地狱，在那里他们将永远遭受难以形容的煎熬。灵魂究竟是上天堂还是下地狱，主要取决于他们如何在人世间生活。

二、死亡的本质与标准

随着对于生命科学认知的不断进步，对死亡的本质有一个渐进的认识过程，死亡的标准也呈现出一个发展过程。

（一）死亡的本质

死亡是指机体生命活动和新陈代谢的终止。死亡过程有三个时期。

首先是濒死期，指心肺功能已极度衰竭，濒于停止生理功能的状态，是死亡过程的开始。其次是临床死亡期，指心脏、肺脏等器官功能丧失，神经系统中枢功能完全消失，作为一个整体的人已经不再存在。这是在器官水平上的死亡。最后是生物学死亡期，指在临床死亡后，进入机体细胞和组织坏死的时期，直到代谢完全停止，生命现象彻底消失，是细胞水平上的死亡。

死亡告诉人们这样一个残酷的事实：死亡的本质是个体自我生命的终结，是自我意识（self-consciousness）的消失，即死亡是个体存在的自我消失。

（二）死亡标准的发展

传统死亡即心肺死亡标准，其指标主要包括人的心脏、呼吸停止，血压消失，瞳孔放大，体温下降等。人类最早对死亡标准的认识是呼吸停止。在中国传统俚语中，"断气""没气"就是死亡的代名词。后来是心死亡标准。心死标准的最早记载可从古代洞穴壁画中所描绘的历料得知。古人在洞穴的壁画中所描绘的被捕猎取的动物，都是用箭、长矛刺中动物的心脏来表示它的死亡。古人为什么会把心脏停止跳动视为死亡的判断标准呢？其根源在于古人把人的心脏视为主宰一切生命活动的器官。古希腊哲学家亚里士多德（Aristoteles，公元前 384～前 322 年）认为心脏是灵魂和智慧的中心。我国古人认为"心之官则思"，把人的思维器官一直与心脏连接在一起。1628 年，英国医生、实验生理学创始人哈维发表了《心血运动论》，在人类历史上第一次科学地揭示了心脏血液循环中起的功能和作用。"太阳是大宇宙的中心，心脏是人体小宇宙的太阳"，人们将哈维的发现与哥白尼的"日心说"相媲美。因为他使人类对心脏的认识进入了一个崭新的阶段。长期以来，心死标准一直是人们在实践中的操作标准，在人们的头脑里已根深蒂固。许多文学作品常这样描写死亡："他的心脏终于停止了跳动"或"他咽下了最后一口气"。我国至今仍以心死标准作为法定的死亡标准。

随着科学的进步，心死标准受到越来越严重的挑战。人们在大量的医学实践中发现，心死不等同人死。最能说明这一问题的事例：1962 年苏联著名物理学家兰道惨遭车祸，4 天后心脏停止跳动，血压降到 0，但经医生抢救后心脏恢复跳动。第二个星期，他的心跳又中断 3 次，每次都又恢复过来，直到 1968 年兰道才最后去世。按照心死标准规定，兰道已经几度死里回生。这说明仅以心跳停止来断定死亡存在着极大的缺陷。1967 年南非医生巴纳德博士做了世界上第一例心脏移植手术并获得成功，从而打破了心脏功能的丧失可以导致整个机体死亡的观念，大大削弱了人们对心脏的神秘感。1982 年 12 月 2 日，美国为克拉克施行的世界上第一例永久性人工心脏手术获得的成功，更进一步削弱了心死标准的权威性。心脏已不再是人生命的禁区，不再是外科的禁区。它只不过是块肌肉组织，受伤时可以手术；患病时可以治疗；在功能衰竭时则可以切除并代之以一个健康的心脏或人工心脏。今天，在许多西方国家中，心脏手术几乎已被视为常规手术。心脏移植的成功和人工心脏的临床应用告诉我们：心脏死不等于人体死，心死不等同人死。对传统的心死标准必须进行科学的再认识，力图寻找更能反映死亡本质的新的死亡标准。当代的脑死亡标准更加凸显对于生命的科学认识和意义的认知，更加能够凸显死亡的本质意义。

脑死亡的概念首先产生于法国。1959 年，法国学者 P.Mollaret 和 M.Goulon 在第 23 届国际神经学会上首次提出"昏迷过度"（Le Coma Dépassé）的概念，同时报道了存在这种病理状态的 23 个病例并开始使用"脑死亡"一词。

1968 年，美国学者 H. Beecher 领导的哈佛医学院特设委员会在一个报告中作出了这样一个结论：处于不可逆昏迷中的人可被宣布为死亡。所谓脑死亡，即全脑死亡。为大脑、中脑、小脑的不可逆死亡（坏死）。对脑死亡概念制定了 4 条相应的诊断标准：对外部刺激和身体的内部需求毫无知觉和完全没有反应；自主运动与自主呼吸消失；反射，主要是诱导反射消失；脑电波平直或等电位。

同时规定，凡符合以上 4 项标准并在 24 小时内反复检查多次结果一致者，就可宣告脑死亡。但有两个例外：体温过低（32.2℃）和刚服用过巴比妥类药物等中枢神经抑制剂。

大部分国家使用的是心死标准。一些国家出现了二元的死亡标准。我国脑死亡标准草案已经出台，但还没有推广。

（三）脑死亡标准的伦理意义

脑死亡标准合法化具有重大的伦理意义。

首先，可以科学地判断脑死亡，维护生命。以呼吸、心跳作为死亡标准判定后"死而复生"的例子屡见不鲜，而脑死亡则是不可逆的。采用脑死亡标准来确定死亡，既可以避免传统死亡标准的弊端，又可使人的生命得到维护。

其次，有利于从整体上认识人的死亡。传统的死亡标准，单纯从心跳、呼吸停止来确定死亡，是属于生物学死亡的标准，而脑死亡标准，则能够把人的死亡提高到既是社会的、法律的，也是哲学的、宗教的这一高度来认识，有利于从整体上认识人的死亡。

再次，可以减少医疗资源耗费。当代医学高技术，能维持脑死者的呼吸和心跳，使其保持一种无意义的生命。这种状态无论对死者、家属，还是对社会都失去了价值，但却浪费着惊人的医疗费用，给有限的卫生资源造成了极大压力。脑死亡标准的确定，提示人们不用徒劳地维持脑死患者的生命，从而使卫生资源得到更加合理和有效的使用。

最后，有助于推进器官移植医学的发展。器官移植需要从尸体上取出活的器官，这种手术要求时机适宜，越早越好。传统死亡标准不可能从大脑已经死亡而心跳仍存在的尸体上摘取可供移植的器官。只有执行脑死亡标准，才能摘取到可供移植的新鲜器官，以挽救更多的有意义的生命，在此意义上有利于器官移植的开展。

三、安乐死

安乐死，英文为 euthanasia，eu 意为 good、well；thanatos 意为 death，原意是好死，平静、安宁、无痛的死亡。

（一）安乐死

在史前时代就有加速死亡的措施，如游牧部落在迁移时常常把患病老人留下来让他们自生自灭，在发生紧急战事时，还常常把他们击毙，以免他们遗为俘虏而遭受敌人的残酷对待。在粮食发生危机时，有些部落还把病弱者击杀或埋葬以此来减少他们的痛苦和部落的负担，确保本部落的健康强盛。在古希腊、古罗马虽然抛弃老人的做法被禁止，但是，人们可以随意处置有先天缺陷的新生儿。古希腊斯巴达还曾明文规定，有缺陷的婴儿一律处死。也允许患者结束自己的生命，或者由他人帮助死亡。在中国古代、近代的史料中虽未见到安乐死这一名词的记载，但却有部分少数民族抛弃病弱新生儿以及远古时代 60 岁不死活埋的民间传说，在古代文史记录和小说中也有符合现代安乐死现象的描述。

17 世纪开始，人们越来越多地把安乐死指向医生采取措施让患者死亡，甚至加速患者死亡。从 19 世纪开始安乐死作为一种减轻痛苦的特殊医护措施在临床实践中应用。进入 20 世纪 30 年代，欧美各国都有人积极提倡安乐死。但第二次世界大战期间，1938～1942 年希特勒以安乐死的名义杀死有慢性病或精神疾病的患者以及异己种族达数百万人，受到全世界正义力量的一致谴责，激起了世界人民的愤恨，也使安乐死蒙受了一次不光彩的声誉。希特勒借以"安乐死"之名，行惨绝人寰种族灭绝之实，使人们一听到"安乐死"三个字便不寒而栗，成为笼罩在人们心头的不祥阴影。安乐死也被作为一种纳粹主义的主张遭到强烈的反对。德国纳粹对安乐死的利用，使安乐死旋即声名狼藉，时到今日，在反对安乐死的言论中还有纳粹式安乐死的顾虑。

安乐死是一个极富医学伦理思想的概念：安乐死是患有不治之症的患者在危重濒死状态时，由于精神和躯体处于极端痛苦之中，在本人和亲属的强烈要求下，经医生鉴定和有关部门的认可，用医学的方法使患者在无痛苦状态下度过死亡阶段而终结生命的全过程。

（二）安乐死立法现状

有些国家开始就安乐死立法，如日本 1976 年"安乐死国际会议"的宣言中指出：应当尊重人"生的意义"和"庄严的死"，是世界上第一个有条件承认安乐死的国家；美国联邦政府不完全认同安乐死，但部分州认同，1977 年美国 40 个州通过了《死亡权利法案》，该法案要求医生尊重患者的权利，尊重其临终时不采用人工手段延长其生命的意愿，同年，美国的俄勒冈州也开始实施有条件的主动安乐死，2006 年 1 月 17 日，联邦最高法院支持俄勒冈州通过的准许医生协助自杀的州法；1995 年 5 月澳大利亚北部地区议会通过并于 1996 年 7 月正式生效的《垂危病人权利法》，允许医生实行有条件的安乐死，但在 9个月以后联邦参议院废止了这部法律；2000 年荷兰议会下议院通过了《安乐死法案》，2001年荷兰议会上也通过了该法案，2002 年 4 月 1 日起正式生效，这标志着荷兰成为世界上第一个安乐死合法的国家；2002 年比利时通过了一项法案，允许医生在特殊情况下对患者实行安乐死，成为世界上第二个安乐死合法化的国家；2000 年 10 月 26 日，瑞士苏黎世政府通过决定，自 2001 年 1 月 1 日起允许为养老院中选择以"安乐死"方式自行结束生命的老人提供协助，这一规定本身所涉及的只是苏黎世的 23 家养老院；法国 2005 年 4 月 12日通过新法，对生命终期做出定夺，拒绝了安乐死的立法但制定"放任死亡权"，允许停止治疗或拒绝停止治疗或者拒绝锲而不舍的顽固治疗。英国则严厉禁止安乐死。

我国自 1980 年开始讨论安乐死，但全国范围的关于安乐死的热烈讨论始于 1986 年 6月陕西汉中地区的"安乐死案件"。1988 年 7 月在上海召开了全国首届安乐死学术研究会。到目前为止，我国尚未对安乐死作太多的法律规定，仍将安乐死视为非法剥夺人生存权利的行为。而对于安乐死伦理与法律上的讨论与推进一直在尝试。第一次尝试：1988 年第七届人大会议上，提出安乐死议案的是严仁英和胡亚美，两人分别是中国妇产科和儿科专业的泰斗。严仁英在议案中写下这么短短几句话："生老病死是自然规律，但与其让一些绝症病人痛苦地受折磨，还不如让他们合法地安宁地结束他们的生命"。第二次尝试：1994 年全国两会期间，广东 32 名人大代表联名提出"要求结合中国国情尽快制定'安乐死'立法"议案。第三次尝试：1995 年第八届人大三次会议上，有 170 位人大代表递交了4 份有关安乐死立法的议案。第四次尝试：1996 年，上海市人大代表再次提出相关议案，呼吁国家在上海首先进行安乐死立法尝试。在随后于 1997 年首次举行的全国性"安乐死"学术讨论会上，多数代表拥护安乐死，个别代表认为就此立法迫在眉睫。中国"安乐死"的立法之路曲折而漫长。

（三）安乐死的伦理学问题

安乐死的纷争由来已久，是一个争议较大的伦理难题。

支持者的观点包括：安乐死帮助患者结束生命，免除了临终难以忍受的痛苦，这是符合人道主义的；人有生的权利，也应有选择死亡方式的权利，这是社会进步和人类文明的标志；安乐死有利于卫生资源的公正分配，也减轻了家庭的经济和心理负担等。

反对者的观点包括：安乐死是变相杀人，与医务人员救死扶伤的神圣职责是背道而驰的；只有法律部门才能量罪结束一个人的生命，任何其他部门或个人，特别是医务人员没有这个权利；实施安乐死在一定程度上使医务人员放弃探索"不治之症"的责任并有可能导致一些患者错过转危为安的机会，医学科研也会受到影响等。

综合支持者与反对者的总体观点，安乐死及其合法化具有重要伦理正向价值。安乐死并不是决定个体的死亡，而是在个体已经面对不可逆的死亡时拥有死亡方式的权利。所以安乐死是死亡过程中的一种良好状态及达到这种状态的方法，而不是死亡的原因。在反对安乐死的声音中有一部分其实是混淆了一点，即安乐死的本质不是决定生与死，而是决定死亡时是痛苦还是安乐。安乐死的目的是通过人工调节和控制，使死亡过程呈现一种理想状态，避免肉体和精神的痛苦折磨，使濒死患者获得舒适和幸福的感受。

但是就安乐死的合法化来讲，必然要考虑到具体国家和地区的具体环境，包括法律制度、医疗卫生及传统文化等环境的影响，法律制度的相对完善、医疗制度的相对健全、医患关系的相对信任及文化环境的接受等因素都是安乐死合法化的重要保证。贸然实行安乐死合法化非但达不到安乐死的伦理目标，还可能造成各种伤害与不公平的现象。所以，安乐死符合人类伦理，但安乐死合法化需要谨慎。

四、临终关怀

（一）人口老龄化

人口老龄化是指总人口中因年轻人口数量减少、年长人口数量增加而导致的老年人口比例相应增长的动态。国际上通常把 60 岁以上的人口占总人口比例达到 10%，或 65 岁以上人口占总人口的比例达到 7% 作为国家或地区进入老龄化社会的标准。两个含义：一是指老年人口相对增多，在总人口中所占比例不断上升的过程；二是指社会人口结构呈现老年状态，进入老龄化社会。国际上的通常看法是，达到上述标准，即意味着这个国家或地区处于老龄化社会。

人口老龄化是中国的现实问题，更是人类发展的重要命题。从伦理学的角度，人类社会在面对人口老龄化时，首先，应当尊重和平等对待老年人的生命价值。其次，应当科学和客观地评价老年人的社会价值。最后，应当充分发挥老年人的道德主体性，尊重老年人的责任伦理，倡导代际平等。

（二）临终关怀及其发展

人口老龄化背景下，临终关怀机构越来越受到社会的关注。现代意义的临终关怀（hospice care）是一种特殊服务，即对临终患者及其家属所提供的一种全面照护，包括医疗、护理、心理、伦理和社会等方面，目的在于提高临终患者的生存质量，使之能够在舒适和安宁中走完人生的最后旅程并使其家属得到慰藉和居丧照护，也即"对临终患者和家属提供姑息性和支持性的医护措施"。

我国的临终关怀最早可以追溯到唐朝，唐朝"悲田院"、宋代"福田院"、元代"济众院"、明代"养济院"、清代"普济堂"等都有当下临终关怀的功能。

临终关怀运动始于英国的圣克里斯多费医院。20 世纪 50 年代，英国护士桑德斯（Cicell Saunders）长期在晚期肿瘤医院中工作，目睹了垂危患者的痛苦，决心改变这一状况。1976 年她创办了世界著名的临终关怀机构（ST.Christophers' Hospice），使垂危患者在人生旅途的最后一段过程得到需要的满足和舒适的照顾。随后，世界上许多国家和地区开展了临终关怀服务实践和理论研究，20 世纪 70 年代后期，临终关怀传入美国，80 年代后期被引入中国。

"临终关怀"一词的正式应用，始于 1988 年天津医学院临终关怀研究中心的建立。此前，许多学者对"hospice"和"hospice care"的翻译往往不能很好地表达其内涵和外延。"hospice"曾被译为"济病院"或"死亡医院"。"hospice care"则被译为"安息护理"或"终末护理"等。香港的学者称之为"善终服务"，在台湾被称为"安宁照顾"。

临终关怀活动在香港、台湾发展得比较好，据 1997 年统计，香港临终关怀中 90%为癌症患者，45%死于癌症的患者获得善终服务。在香港，从事临终关怀的护士被称为"握手护士""握手姑娘"且备受尊重。1990 年 3 月台北马偕医院建立了第一幢临终关怀安宁病房，同时，多次举办临终关怀研讨会。

我国内地也已有近百家临终关怀服务机构。在临床实践方面，30 个省、市、自治区（除西藏外），都纷纷因地制宜地创办了临终关怀服务机构，如北京松堂关怀医院于 1987 年筹备，1990 年正式接待患者。1990 年上海诞生了临终关怀医院——南汇护理院。天津医科大学 1988 年与美国俄克拉何马大学联合建立临终关怀中心（中国首家），1990 年建立临终关怀病房。浙江义乌市关怀护理医院是一所以临终关怀为主，重点收治中、晚期癌症患者，兼收高龄老年人、老年性痴呆以及其他疾病引起的残疾、瘫痪患者，是第一家由个人出资创办的临终关怀院，得到当地政府大力支持，指定为享受公费医疗的定点单位之一。

中国临终关怀临床实践服务已进入一个全面发展阶段。目前中国大约有 100 多家临终关怀机构，几千位从事这项工作的人员。医科院校和卫生职工医学院的临床医学专业、护理专业、公共卫生专业、全科医师专业、在职医生、在职护士的继续教育系列中亦开设了临终关怀课程。临终关怀事业无论在中国内地、香港或是台湾，也必取得更大的进展。更多的护理人员将充分发挥爱心与技能投入并从事到这一新的护理领域中来。

（三）临终关怀的特点和伦理意义

临终关怀的主要对象为临终患者，特别是晚期癌瘤等身心受折磨的患者；临终关怀不以治疗疾病为主，而是以支持疗法、控制症状、姑息疗法与全面照护为主；临终关怀注重患者的尊严与价值，它不以延长患者的生存时间为主，而是以提高临终阶段的生存质量为宗旨；临终关怀提供家庭式的爱抚与关怀，即它面向整个家庭单位，既为患者又为家属提供服务；临终关怀服务虽以医务人员为主，但已成为社会志愿者积极参与的公共事业。

临终关怀具有重要的伦理意义。

首先，临终关怀显示了人道主义精神。当一个人处于治疗无效的疾病末期或其他状况下的濒死阶段时，特别需要人间的温暖、社会的尊重、精神的照护、亲友的依恋及众人的关怀，临终关怀满足了临终患者的这些需求，使其在即将失去社会价值之际，仍能感到自己生命的尊严，感到自己生命的价值，从而在生命的最后时刻体验人道主义的温暖。

其次，临终关怀顺应了社会发展的需求。临终关怀是现代社会最具人性化的医疗服务形式，它不仅顺应了医学模式转变的要求，而且也进一步完善了我国的医疗卫生体系，临终关怀还能缓解老龄化社会和独生子女政策所带来的社会压力，适应社会进步的要求。

最后，临终关怀是一种易为人们接受的临终处置方法。每个人都希望生得顺利、活得幸福、死得安详。对于无法挽救的痛苦生命，传统的医学是无所作为的，而临终关怀以保障患者的生活质量为目的，采取适宜性和支持性的照料方法，最大限度地减轻患者痛苦，同时给患者和家属心理和社会的关怀与帮助，维护了临终患者的生命价值与尊严，也给家属以一定的心灵慰藉，因此易为人们接受。

（四）临终关怀在我国发展的伦理障碍和展望

首先，中国传统文化内的生死观是阻碍我国临终关怀发展的重要因素。以儒为主的儒道佛三维文化结构形成中国传统文化的主体，但是中国主体传统文化均未从本质上去探讨生死问题，儒家文化更是避讳生死问题的讨论，提倡重视在世的生活，这形成了中国老百姓表面上乐生，骨子里惧死的死亡态度。当下，很多老龄人依然避讳死亡，因此对于临终关怀理念及机构，心理上是极为排斥的。

其次，中国传统的养老模式下形成的孝道观念是阻碍我国临终关怀发展的主要因素。老年人重视子女的亲子照料，混淆临终关怀机构与孤寡老人院的区别。一方面，一些老年人不愿意进入临终关怀机构；另一方面，子女碍于社会舆论，羞于选择临终关怀机构，尽管临终关怀机构所提供的服务远远超越自己的亲子照料。

再次，医患关系的紧张是阻碍我国临终关怀发展的因素之一。当前我国的医患关系日趋紧张，这是由多方面因素造成的，如医方少数医护人员的工作失职、某些患方的期望值过高、医院管理层面的不完善、卫生制度的不健全等。但总体的不良医患关系导致医疗机构的形象跌落，作为新兴的临终关怀机构肯定也因此受到不良的影响。

最后，临终关怀机构的专业工作人员的缺乏也是阻碍我国临终关怀事业发展的因素之一。医护工作本身就是一个很有挑战性的工作，既需要技术上的专业，又需要职业道德上的责任心，而临终关怀机构的工作难度更大。护理临终患者必然更加辛苦，而难度更多体现在要求极强的职业道德上，耐心的工作态度、良好的沟通能力、极强的爱心等都是不可缺失的，如此才能真正做到对于患者的临终关怀，只有真心地热爱这样的职业，才有可能胜任。这样的专业工作人员还是很有限的，推动我国临终关怀事业，需要加强临终关怀机构专业全组人员的培训和壮大。

医学领域中的伦理学问题涉及人从生到死的生命过程，涉及卫生经济社会的发展，也涉及人类社会的长远延续。医学人类学关注人的社会、文化因素对于人的疾病、健康的影响，人的社会性与社会关系蕴含着人的道德性与社会伦理关系，对于医学伦理的关注，成为医学人类学的必然课题。

（郭玉宇）

第十八章　医学人类学与全球健康

第一节　全球健康

一、概念与历史回顾

"全球健康"这一术语目前尚无统一的定义，经常与国际健康、热带医学、公共卫生和全球医学等术语混合使用。全球健康在北美逐渐兴起，例如，发达国家中多数大学都对全球健康进行了广泛探讨并开设了相关课程；医学院校学生的短期全球健康实习项目及各种全球健康组织（如全球健康大学联盟）越来越普遍；全球健康杂志大量出现，全球健康会议也日益增多。相比之下，中低等收入国家对全球健康的接受仍比较迟钝。那么，全球健康是指什么？有哪些特征？人类学家又是通过何种方式介入全球健康，并对其作出相应贡献？从发展进程、活动组成和管理方式等方面对全球健康怎样做出评论呢？

对全球健康最早受到广泛认可的定义来自美国科学院医学协会 1977 年的报告"美国对全球健康的至关重要利益"（America's vital interest in global health）。报告中指出，"当一个健康问题或有关的争议超越国界，受到其他国家的环境和经历的影响，只有各国协作才是解决这些问题的最佳办法时，便可称之为全球健康问题"，如气候变化、城市化、营养不良、脊髓灰质炎根除、应对禽流感、适当控制烟草等。该报告认为健康问题和风险行为已跨越国界，从一个地方得到的经验或教训可用来解决另一个地方的相关问题。该报告也非常明确地指出，美国对全球健康的关注有利于本国人民的安全。该定义直接将全球健康与生物安全联系在一起。

除此之外，还有许多关于全球健康的定义，扩大了该术语的外延。以下是两个最具代表性的定义：

（1）在全球化背景下，某些健康决定因素和健康问题的解决需要跨国合作。全球健康工作有关问题包括因国际贸易和投资导致的不平等、全球气候变化效应、难民群体对疾病的易感性、跨国公司有害产品贸易及跨国旅行带来的疾病传播（Smith et al，2006）。

（2）全球健康问题是指跨越国界和政府，需要通过国际相关力量和国际新的管理方式来解决人们的健康问题（Kickbush，2006）。

全球健康的其他定义将其视为以下情况：降低健康不平等性或促进全球平等性的人道主义努力；一种关注问题本身，而非发生地点的公共卫生实践；从权力关系角度出发的全球人群健康问题；需要分享研究专利信息以解决直接或间接影响全人类健康问题的公益性跨国议程；一种需要监管、透明化、扩大化的国际卫生规章以及协调干涉性力量为主题的全球安全问题。

全球健康也常常与国际健康对比。国际健康这一概念诞生于第二次世界大战以后，是指发达国家对发展中国家的人道主义援助，供给其资源和专门技术的实践活动。与国际健康相比，全球健康包含了更多的事项，如多边合作、跨国界解决全球化对人类健康的影响方面的探讨，以及对政府和各国政府联合体以外影响健康的实体，如媒体、影响力大的基金会、非政府组织和跨国公司等的认同。

2007 年 Fidler 把领地主权和国内事务的管理从国家-州转移给参与管理应付全球健康问题的州政府和非政府组织，这种转变称为"开源无政府主义"。他观察到，"开源无政府主义"试图通过人脉、理念和倡议，在"萌芽管理"为特征的时代背景下，对全球健康管理建构的某些需求进行革新。在包罗万象的全球健康构架遭到抵制时，全球健康外交的呼声却日益高涨。"全球健康外交"一词用来简单地描述，政府及非政府主体试图协调和实施全球策略以应对全球健康危机，用健康作为影响国际关系的重要手段。这里不妨引用一位高级官员的原话："全球健康就是新的乒乓球赛，当全球危机的恶魔出现时，所有人，甚至是竞争对手都愿意参与的一个项目……它提供了一个可以展开对话和探讨合作的空间……在即将发生威胁时为外交提供新的可能。"

国际健康与全球健康的另一不同点是，全球疾病控制的倡议主体发生了从政府向基金会和私人企业的巨大转变。私人企业投资全球健康往往基于多种原因，可能为改善公共关系赢得机会而讨好政治家，也可能是为赢得市场和劳动力；或者是出于人道主义的原因。例如，软饮料、速食企业、大医药公司以及石油和采矿业的资助资金占目前 WHO 预算资金的 4/5。这些资金常常被指定为用于特定的疾病和生物技术（Shah，2011）。源源不断的资金、责任类别及捐赠者对花费效用的考量都影响着全球健康的努力和合作方向。由此，冲突也是显而易见的：对某种疾病（通常是传染病和寄生虫病）防治有贡献的企业经常会带来另一个更大的健康问题（如与烟酒、不健康饮食、污染有关的非传染性疾病）。目前，全球健康的国际资金已从 1990 年的 56 亿美元大幅度增长至 2010 年的 270 亿美元。然而，这些由捐赠者支持的、主要面向特定疾病的全球健康活动及流入的资本未能很好地进行整合，实际上是弱化了国家的卫生系统。正如人类学家 Janes 和 Corbett 所指出的那样，"全球健康正占据着一种新的、不同类型的政治空间，它需要在世界权力关系背景下研究群体健康"（Janes et al，2009）。

二、全球健康政策的意义

第二次世界大战以后，全球卫生健康政策作为一种手段被提倡。这是因为它可以监管、跨国营销及销售那些被科学证明可增加重大健康风险的产品，实施全球疫苗接种计划，对可能出现大流行的新疾病进行监测和迅速应对。产品监管的早期例子是，1981 年世界卫生大会通过的非约束性 WHO "国际母乳代用品销售守则"。这项以证据为基础的健康建议的提出，得到了 160 个国家的支持，但实施与否由各个国家自己决定。该守则要求禁止宣传母乳代用品，除非绝对必要，不可以在医疗机构提供母乳代用品并要求所有医疗工作者提倡母乳喂养。该守则在不同国家中得到了不同程度的实施并取得了不同的成绩，但是该守则经常受到多谋的营养补充品营销策略的挑战。

"烟草控制框架公约"是最近推进的一项全球性卫生产品监管政策，即烟草控制，这是在 WHO 主持下形成的并且是世界卫生大会的 192 名成员国（不包括美国）于 2003 年通过的第一个全球性卫生条约。"烟草控制框架公约"在许多国家政策导向和吸烟率控制方面发挥了巨大作用并调动了全球禁烟运动。值得注意的是，"烟草控制框架公约"的成功取决于政府和非政府利益集团的团结合作，共同反对强大的烟草业，这一成功的案例说明，在"全球卫生无政府状态"的时代也是可以实现的。

天花根除是早期全球疫苗接种的成功案例，它需要前所未有的全球合作来启动更多的疫苗接种新计划，如政府和非政府的全球小儿麻痹症根除计划。为了计划的有效性，全球疫苗接种计划需要动员大量人力资源、持续资金、严格的计划执行协议、良好的协调和监测制度、坚定的奉献精神，以及持久的政治意愿和透明度。

解决大流行性疾病的全球卫生政策的例子包括全球共同应对 SARS 和禽流感。SARS 对全球产生威胁，还有较早的 HIV/AIDS，这些实例表明，在商品全球化和人及病原体快速移动流通的时代，单个国家不再能够控制新出现的微生物的威胁，因为 SARS、H5N1 和 H1N1 快速传播，在几天或几周内便可从一个大陆传到另一个大陆。

应对全球重大流行病的威胁，需要新的治理形式和各方的协调与努力，WHO 的地位在 SARS 之前的 10 年里已经衰减，但在 SARS 流行的紧急情况下它却填补了领军实体的空缺。简而言之，2003 年 WHO 在没有国际任务授权的情况下接管了全球对 SARS 的控制。由于 WHO 控制 SARS 所采取的措施非常有效，因此，尽管 2005 年的 WHO "国际卫生条例"破坏了国家主权，但其还是获得到一致通过。

SARS 的成功防治之后，WHO 的领导范围已扩大到包括应对禽流感的全球监测系统、快速反应指令和机制部署等方面。值得注意的是，由于资金不足，WHO 其实没有能力真正承担这些任务。随后，WHO 由于对猪流感（H1N1）事件反应过激，而对埃博拉事件反应过迟，遭到批评。应对潜在威胁这一任务使得 WHO 和其他有关机构处于需要保持警惕和适度对应的双重约束之中。当大型流行病威胁的预测没有应验时，WHO 就会被指责发布假情报，导致巨额支出，引起公众恐慌和某些机构与单位获取不正当利益。

三、全球健康面临的突出挑战

随着全球化的发展，健康问题已成为全球性问题。全球卫生健康挑战包括联合国千年发展目标所针对的疾病；新出现的疾病（如 HIV/AIDS）和被忽视的热带病；死灰复燃的感染性疾病（如结核）、传染病和抗生素耐药；贫困、现代化生活方式的改变（如高脂肪、高糖、高盐饮食和低纤维、水果、蔬菜、健康脂肪的摄入及少运动/不活动）和健康转变引起相关的非传染性疾病（包括癌、高血压、糖尿病、心脏病、呼吸病）；发展源性疾病（如疟疾）与就业；社会经济差距加大和结构性暴力有关的压力及不安全程度上升等因素有关的精神健康问题；慢性病的兴起；灾难和流行性疾病（如埃博拉）等。挑战还包括实施全球疫苗接种计划，以及在中低收入的国家（LMICS）中完善卫生系统和加强对烟草的控制。因为与吸烟有关的疾病的危害和花费很快将超过传染病、难民危机和人口贩卖等问题的花销总和。气候变化是一个巨大的全球卫生健康的挑战；气候影响流行病传播的媒介、水和食品安全。土地、空气和海洋污染对全球公共卫生也会产生巨大影响。

全球健康面临的挑战还有老年化和从传染病到非传染病发病率的转换。2004～2030 年疾病的全球负担从以传染病为主转到以非传染病为主，这种趋势在富裕国家已是多年的事实（表 18-1）。

表 18-1　富裕国家疾病死亡率（%）

疾病	死亡率	65 岁以上死亡率
循环系统疾病（如猝死）	40	25
癌症	25	33
呼吸系统疾病	16	—
伤害中毒	5	16
感染性疾病	0.6	1

资料来源：Nathan，2015；经整理。

　　在许多地区，疟疾、腹泻、TB、HIV/AIDS 发病的减少与心血管病死亡、慢性阻塞性肺疾病、糖尿病和交通事故的增加有关。这与中低等收入国家老龄化、汽车拥有量增多、社会经济发展有直接关联。

　　1990～2015 年，全世界 60 岁及以上人口占总人口的比例从 9.1% 增长到 12.3%。2015年中国失能老年人口为 1952.10 万～2301.99 万，占 60 岁及以上老年人口的 8.83%～10.41%，预计于 2030 年将达到 3321.79 万～4721.34 万，占 60 岁及以上老年人口的 8.96%～12.74%（国家应对人口老龄化战略研究课题组，2015）。人口老年化对医疗资源的需求产生重大影响。然而，美国的研究发现，1940～1990 年，人口老龄化对医疗卫生费用增长的贡献仅占约 2%，而同期由技术变革导致的医疗卫生费用的增长占 38%～65%（Kingsley，2015）。美国的经验告诉我们，缩短老年生病和失能的时间与实现健康老年化具有重大的社会和经济意义。

四、全球健康的内容

　　20 世纪 80 年代以来，全球化进程加快，国际、国家、区域和社区层面的公共卫生问题发生了深刻变化。艾滋病、毒品、人畜共患疾病、气候变化等一系列公共卫生问题都带有全球化的特点，成为全球健康的重要内容。

　　全球健康需要有很多组织参与。国际（多边）组织，如联合国系统的 WHO、联合国人口基金会（UNFPA）、联合国儿童基金会（UNICEF）、联合国粮食及农业组织（FAO）等；政府及双边机构，如美国国际发展署（USAID）、英国海外发展部（ODA）、瑞典国际发展署（SIDA）等；政府部门，如美国国立卫生院（NIH）、疾病预防控制中心（CDC）、民间志愿组织、美国移民间志愿组织（非政府组织，NGO）、英国儿童救助会；还有大学与专业技术机构、慈善基金会、私营企业与商业公司等，每个机构都有自己的工作重点和发展策略及财政来源；在共同面对全球健康问题上，要达成共识和有序合作需要有魄力和远见的领导者。

　　全球健康的决定因素众多，有遗传和环境的因素，有可改变的（如个人生活方式）和不可改变的（如基因和家庭病史）因素。其范围甚广，涉及但不局限于基因、年龄、性别、生活方式选择、社区影响、收入情况、地理位置、文化、环境因素、工作状态、教育、健康服务的接受等个人因素，还包括了许多社会因素（如政策稳定性、居民权利、环境退化、人口增长/压力、城市化、住房发展等）。传统的卫生系统、健康观念、对精神健康的认识、文化对健康的影响正是医学人类学家最为关注的决定因素。

全球健康也需要评估，评估健康状态的测量指标有多种，包括死因、预期寿命、母婴死亡率、儿童死亡率、新生儿死亡率等。数据收集的及时性、准确性和可靠性是评估的关键。由于受各国资源的限制和政治的影响，数据的质量和可信度都不统一，这对全球健康项目的计划和评估是致命的挑战。

第二节　人类学与全球健康

一、概述

人类健康问题是举世瞩目的全球问题。保护和促进居民健康，是推动全球卫生发展的核心，是筹划国际卫生保健的永恒主题。

从研究全球健康概念的转化到全球卫生健康管理技术的民族志；从全球健康问题的社会、经济及政治生态决定因素到以疾病为中心的项目对国家健康系统的影响；从对紧急的、复苏的和潜在的流行性疾病时健康威胁的社会和文化反应到引入干预手段以控制这种威胁的发展；从健康相关非政府组织的增加和转型到受益于全球交流和使用更加便利的通信技术，医学人类学家已经以多种不同的方式介入了全球卫生健康领域。长期以来，人类学与公共卫生事业一直进行密切的合作，特别是把现代公共卫生引入传统社会方面，人类学家做了大量的工作，使国际公共卫生事业受益匪浅。

人类学家已经就病原和引起全球非传染性疾病增加的相关因素，以及卫生保健资源、医疗技术、疾病分类、公共卫生策略和卫生保健管理计划的跨国传播开展了广泛的研究。他们调查了全球健康和发展事业，评估了当这些项目扩展后，谁是受益者，谁又是损失者；当这些项目缩减后，又会发生什么样的情况。同时人类学家还呼吁人们，关注全球性的卫生健康策略为何经常由于不考虑当地实际情况而导致的失败。他们也调查了，耗资少、质量高、可供选择的但在本国不能得到有效治疗的全球医疗和健康旅游增长趋势的因素。

医学人类学家从一开始就努力将贫穷国家的健康及其保健问题置于富裕国家的关注之中，并帮助实施、监测和影响全球健康的建议、计划。他们致力于将"全球健康"这一术语翻译为普遍的、放之四海而皆准的策略以解决各个民族复杂的健康问题，致力于找到具有深远影响的健康项目和政策判断评估标准，也致力于探讨这些项目和政策对国家卫生保健系统的局部影响。他们也呼吁和关注，经常因为贫穷和结构性暴力导致的共病及相互协同的多种疾病，而这些问题往往单靠线性的项目和技术方案是不能解决的（Singer et al，2011）。因此，他们的贡献可谓是关键性和建设性的，包含从不同角度预想的人类学与全球健康的交融（Pfeiffer et al，2008）。

二、医学人类学家在全球健康中的角色

医学人类学家在全球健康中所扮演的角色有多种观点。Janes 等（2009）在一篇有影响力的关于人类学和全球健康年评述文章中提到，"人类学工作在全球健康中的终极目的是降低全球健康的不平等性并致力于可持续性和符合健康有益原则的社会文化、政治和经济的系统发展"。这个以解决问题为导向的观点在情感上得到了全球健康医学人类学评价委员会许多成员的响应（该委员会属于医学人类学协会的一个特别兴趣组）。这与其他人

类学家所持有的观点形成了鲜明的对比，如 Fassin 和 Pigg 认为，人类学家更多的是需要冷静客观地对全球健康的社会机制、政治问题和道德支撑作认知性和批判性的思考。Fassin 认为，全球健康不止是提出一个新的问题和解决办法，而更多的是描述、解释和改变世界的新方式。基于此，他认为人类学家应当参与对未经证实事情的假设的批判和争论，这才是最大的贡献，尤其是对那些可靠得住的事情假设的批判。他认为，医学人类学家不应该像政治人类学家那样，将自己的责任定位于促进世界民主，或者认为自己是"健康的全球传道者"。人类学家对全球健康的"有限的和不大重要的贡献"是他们可以带来批判性思考，而不是解决实际问题或对不公正进行指责。这些是人类学家作为公民、活动家和人道主义者所应做出的努力。Pigg（2013）还认为，有"要把事情做好"的倾向经常会影响对事物的观察。她认为全球健康的民族志学者需要成为一个不可知论者。首先应问一问"是怎么一回事？"再问问事情的好坏及其原因，通过何种方式，又是因为谁。

　　这些观点提醒人类学家，不管是解决实际问题还是进行批判性评估，均需进行反思。从这个意义上讲，这两种方式均是健康的。许多人类学家认为，采取作为超然的批判性思考者的观点是必需的，但有时是极为特权化的。认为这样并不能反映他们的研究范畴、工作地点的现实状况和他们关于人类学作为社会学科的观点。许多支持 Janes 和 Corbett 及全球健康医学人类学评价委员会观点的，正是那些精明的时事评论家和用于界定 Fassin 与 Pigg 想要引起大家关注的全球健康问题的主导叙述。他们认为对于"是怎么一回事"的理解，常常需要观察者置身于新兴全球健康领域和项目中。问题的要害是，当他们成为问题解决者时，他们是否还能对所在的系统保持批判性，这也是人类学发展中长期争论的一个问题（Gow，2002；Mosse，2005）。在一篇 40 年前的经典文章中，人类学家 Hazel Weidman 指出，面对人类的深重灾难，健康领域避免同化的最好方式是，在实践中有意识地运用社会科学理论，也就是通过多种理论角度提供新的视角，置当前问题于更大的背景之中，质疑假设，使人类学家能够预想现存的和已经提出的政策与行动的替代方案，从而来审视"是怎么一回事"。

三、全球健康遇到的阻力

（一）对新的医疗保健计划的抵制

　　在传统社会中，人们在价值观、信仰、社会结构和认识上，对现代医学普遍存在着抵触情绪。一般而言，所有的民族都以本民族的传统习俗和信仰为生活准则，认为唯有自己的习俗最好，至少不比别人的习俗差。这就是民族的中心意识。在饮食、健康和疾病观念上，这种民族中心意识表现得更为明显。人们对传统的观念往往是根深蒂固的。

（二）随着现代医学的发展，在传统观念与现代医学的冲突中，传统医学日趋退居防御地位

　　现代医学冲击传统医学时，首先要与人们的传统病因观念发生冲突，使现代医疗活动受到大多数人的抵制。例如，在危地马拉的一个印第安村落，人们把血液看作一种有限而不可再生的物质，看作人体力量的源泉。认为一旦人因受伤和患病失血后，便会永远地消

耗体力。当医疗队需从患者身上取血化验时，就遇到很大阻力。在村民看来，这些人根本不可能会使他们健康。在拉丁美洲，要建立血库和进行输血治疗也是相当困难的事，因为无人愿意把无价的血液献出。

在信仰巫医的社会中，人们在十分隐蔽而不固定的地方排便，如田野里和树丛中，以免妖魔通过他们的粪便作法。在这些人看来，公共卫生人员提出建立公共厕所的建议是愚蠢的。这样的项目在此地难以为人们所接受。

（三）二元病因论与现代医学的冲突

如果医生不了解某些传统社会的二元病因论，会被许多模糊的诊断所迷惑。在印度居住的维路尔（Vellore）人中，人们发现有些腹泻的孩子被送到医院治疗，有些却不让送往医院。原来，当地人把婴儿腹泻分为"白地黑"和"倒沙母"两种。前者属于自然性腹泻，是吃过热的饮食引起的，适合于医院治疗。但是，"倒沙母"是由于母亲看见早产妇女后给孩子喂奶引起的。在他们看来，患"倒沙母"的婴儿只能靠净化仪式来进行治疗。还有一些传统社会具有浓厚的二元病因论，认为有些病可以让医生治疗，有些病只能靠传统的疗法治疗，尤其那些与魔法和情绪有关的疾病，医生是无能为力的。但是，这些人也相信现代医学的抗生素和外科手术，认为只有白喉、肺结核、性病和阑尾炎等疾病才适合现代医学的治疗。

二元病因论还有另一种解释，认为有些病是上帝为惩罚人们的罪恶而降临于人世的。同时，上帝又授予人类治疗方法。因此，那些持续性疾病只能靠本地的巫师才能治疗。

（四）对住院治疗的抵制

在传统社会里，患者对住院治疗的抵制有两种原因。一是有些人认为医院是人们走向死亡的大门。然而更主要的原因是患者在医院经常与现代的医疗护理方法发生冲突。例如，许多部落和乡村在分娩后都要把胎盘埋到炉灰或投入小溪中。这种做法象征着出生的孩子已同自己的祖先连在一起，受到祖先的保佑。但若在医院分娩，便没有这种处理胎盘的机会。所以，许多孕妇都拒绝去医院分娩。根据这一习俗，有些医生也允许他们按当地的风俗处理胎盘。

有位墨西哥妇女在度过疾病的急性期后，护士让她冲淋浴，然而，当她躺到床上后，却说自己受了邪风并坚持要回家，她认为家里的护理要比医院好得多。在墨西哥乡村，产妇的饮食限制十分严格，不允许吃蔬菜和水果之类的凉性食物，理由是产妇受凉性食物刺激后会生病。如果在医院分娩，产妇会很担心医院给她们那些"危险性"的食物，所以这也是当地产妇不愿去医院治病和分娩的原因。

（五）医患之间的分歧

现代医学的发展对传统社会影响很大。由于医生同传统观念者所处的地位不同，两者之间经常产生对立和分歧，从而引起误解和矛盾。例如，西方医生考虑的是专业效率和权威性行为，墨西哥患者的愿望是由家人陪同看医生，对拥挤的医院和医生的高效率十分反感。有时医生指出某些疾病是由于缺乏预防措施所致，墨西哥人对此却毫不在乎，甚至对医生的建议表示愤怒和敌视。虽然多数医生都有良好的服务态度，但是由于文化上的障碍，常常影响患者的情绪。正如有人描述的那样，患者对药物的信心大大超过对医生的信心。在他们看来，现代医学的疗效主要是药物作用，而与医生的水平毫不相干，所以往往忽视医生对疾病的检查，但是愿意接受西药治疗。在发展中国家工作的医生体会到，如果鄙视当地的传统信仰，不认真地倾听患者有关魔法方面的叙述，患者便会瞧不起这个医生，也不会前来治病。因此，与传统社会的患者保持良好的关系是很困难的。

许多医学人类学家认为，无论是医生还是从事公共卫生事业的人员，熟悉传统社会的文化，了解人们的传统医疗信仰和患者的愿望，是在传统社会工作的先决条件，尤其在制定某项医疗规划时，充分了解民间医学才有助于医疗卫生工作人员制定和采取预防、治疗措施，使这些措施易于为患者所理解和接受。只有人们认为公共卫生人员了解了他们的信仰和观念，才能使某些改革措施扎根于患者的心中。为了加强与患者在感情上的联系，医生的交际工作也显得十分重要。作为一名医生，必须了解患者对疾病的想法，加强对其医疗信仰和实践方面的了解，从而消除医患之间在文化上的鸿沟和心理上的障碍。

（六）疾病预防和健康观念

无论人类的病因观和医疗观多么不同，人们都知道疾病的主要表现就是痛苦或不舒服。疾病有一个缓慢的发展过程，开始难以察觉，以后越来越重。当一个人感觉良好时不会想到医疗，只有当身体感到不适时才去寻求医生的帮助。由于预防医学是在疾病出现之前采取的一定措施，对传统社会的人来说是难以接受的。在他们看来，为无病的人治病是十分可笑的事。因此，在传统社会开展预防工作也很困难的。

实际上，西方社会的人们很早就有预防和保健意识。人们普遍认为，机器需定期维修，房子要定期粉刷才能延长使用寿命，人平时也需进行预防和保健。在中国，保健和预防观念的历史十分悠久，练武健身便是典型的范例。然而，在一些传统的社会中，人们的观念却相反。在他们看来，房子只有漏时才有修理的必要，对疾病的观念也是如此。身体只有患病后才有治疗的必要。这些社会很少有预防疾病和卫生保健的医学意识，而且对西方推行的预防保健计划也不理解，从而形成了开展这项工作的严重障碍。随着现代社会的发展，健康与疾病的概念发生了很大的变化，"没有疾病就是健康"这个定义已不能适应现代社会的需要。健康与疾病是相对的概念，成为一个统一体的两极。疾病和健康与文化背景关系密切，一些地方认为是疾病，在另一些地方却可能被认为是平常的事情。疾病不再被认为只是体内的一种疾病过程，也包括了精神和社会方面。在传统社会中，这种新的观念无疑与旧的疾病观形成了鲜明的对比，不易为人们所认识。

四、医学人类学参与全球健康的范例

（一）全球健康具有的生物政治属性

Nichter（2008）曾经在文中详细地阐述了在全球健康中贵在参与的理由。他鼓励人类学家把研究全球健康看作一个生物政治的实践，不管是以人权的名义还是采用外交手段，最终达到实现生物安全和保护贸易关系等目的。一些人类学家已经证明了该立场的必要性。在论证采用常见的推动全球健康概念和实施方式的过程中，Lakoff（2010）恰当地比较了两个跨国界和区域的全球卫生健康的理念和实践，即人道主义生物医学和全球卫生安全。这两种理念和实践的产生源于对全球健康的利害关系以及全球范围内管理传染病所需的不同的看法。

人道主义生物医学力求采用基于联合国人权宣言所支持的平等价值的非政治立场。这一立场主张，工业先进国家医疗机构和慈善事业单位积极参与、解决中低收入国家中有关残疾人健康的紧迫问题，由于全球腐败和低效无能的政府等原因使得这些问题长期得不到解决。与较系统的，涉及政治、经济和社会变革的高层解决健康问题的方法相比，技术解决方案和以证据为基础的经济合算干预更受那些人道主义生物医学捐赠者的青睐。

相比之下，全球卫生安全是可以防患于未然的，主要侧重于疾病大流行的威胁，包括自然疾病暴发（如人畜共患疾病）、人工疾病暴发（如生物恐怖主义、与抗生素抗药性相关的突变性疾病复发）或大规模健康隐患（如与气候变化相关的健康问题）。生物安全方面的关注不是基于现有的卫生统计数据，而是针对不确定的未来的一系列威胁；这些威胁不仅会影响数百万人的生命，而且会影响全球经济的健康和政治的稳定。关注这些，让人们不得不承认，世界上任何地区都逃脱不了由全球贸易、商业和交流的瓦解及流行病的产生所带来的恐惧和痛苦。生物安全需要不断的警惕和监测，并且做好生物防备以及立即采取行动控制流行病风险的计划；对这些风险关注的重要性甚至超越了国家主权；它需要新的治理形式来实现这一使命。

Lakoff（2015）进一步指出，不同阵营里的全球卫生专家使用两种不同的机制来证明，他们有理由增加对新出现和复发性疾病的关注、行动及资助：精算方法侧重于风险管理；警戒方法则注重预警监测。每种方法需要明显不同的全球卫生干预和治理机制。精算方法测绘和采用现有人群疾病模式数据来计算风险，倾向使用公共卫生中的初、中、高预防和管理已知疾病的方式。相反，警戒方法通过备灾计划和响应机制来识别和阻断新出现的、未知的、潜在的和大流行性疾病对健康的威胁。它倡导几种不同类型的人类和动物监测模式，收集流行病学数据，全球监测健康相关新闻事件（如全球疫情警报和反应网络）、药物购买模式及与健康相关活动的数据等（French et al，2013）。警戒心态也可以看成"要有准备""以防万一"，所以警戒方法的支持者呼吁，储存药品以便治疗病毒性疾病和非自然界中的实验性突变的病原体引发的疾病。由于一些生物安全倡导者维护这些颇具争议的活动，才使防治非自然的突变型病原体和类生物武器导致的疾病的药物和疫苗得以开发。

另一个研究生物政治学的人类学家的贡献在于，如何使专家知识全球交流，使得政策制定者和政策服从者之间产生独特的权利关系（Janes et al，2009）。这项研究的一个最好的例子是研究指标在全球卫生治理业务中发挥重要作用。Erikson（2012）指出，全球卫生决策和方案管理需要有审计、监督和问责等方面的统计数据及能够有证据证明，干预措施具有成本效益并为符合现行新自由主义商业原则的投资提供可接受的回报。既要求统计指标的制定以证据为基础，客观、准确和公平，也尽力要求让利益相关方参与，以便使生成的指标在实践中被采纳，让支持相关方的政策不被视为过度的空谈。

许多借鉴福柯（Foucault）工作的人类学家指出，专家技术知识的生产力、技术专家治国论和非政治化的政策，使新自由主义政策权威合法化。正如亚当斯（Adams et al，2016）在"关于衡量标准和全球健康计数"的编辑卷中记录介绍的那样，长期以来统计被用作行政手段来管理。新义在于：①对全球健康组织行动者的活动来说，卫生统计数据成为一个不可或缺的手段。②统计在实验医学和规划中被视为简短和全面的论证。③新技术的出现使数据收集、流通和审计成为现实。亚当斯进一步指出，公认的度量和假设在实现最佳解决健康问题方案的标准化中具有普遍性的优势，编辑卷中其他作者也指出，经历困境之后的卫生工作者和非政府组织希望自己对当地社区负责，也需要当地社区对有实施目标和审计系统要求的资助者负责。其他人类学家还指出，地方团体收集的统计数据也可用作赋权许可，挑战政府政策并证明当地需求是合理的。

（二）卫生系统的削弱与强化

人类学家批判性地评估了治理形式、线性疾病计划以及国家和跨国卫生工作者移徙对国家卫生系统的影响。他们记录了几十年来因国际货币基金组织和世界银行结构计划调整（SAP），使国家公共卫生基础设施遭受的破坏，使卫生部门苦苦挣扎着去应对多个不协调的、以疾病为重点的外国援助项目（Pfeiffer et al，2008）。

SAP 削减了公共部门的资金，并要求政府门诊从贫困患者那里收取用户费用，结果导致寻医的延误。同时，SAP 鼓励私人和非政府组织参与健康事业，导致公共部门的人才流失（Pfeiffer et al，2010）。参与的人类学家（如普法伊费尔和查普曼）不仅见证了结构性调整造成的系统和人力资源的花费，而且基于赞成，将健康视为人人享有的权利，他们已经为加强卫生系统，放弃市场化基础卫生服务作出了充足的论证。他们对 SAP 的促进紧缩政策和如何强化已削弱了的卫生系统有着深刻理解；认为促进紧缩政策造成人力短缺，致使无法面临 20 多年来在莫桑比克的研究工作而导致的医疗服务的扩大。这段时期的大部分时间，他们参与实施艾滋病防治的美国总统紧急救援计划，简称 PEPFAR，这也使他们可以作为内部知情者参与评判（Pfeiffer et al，2015）。他们掌握了许多全球健康促进中心（CAGH）成员对全球卫生中人类学家面临巨大挑战的看法：改变健康经济学家的观念和行为及捐助者观念，使他们投资持续强化国家卫生系统的工作。

除了记录非政府组织的投资和卫生工作者如何从国家卫生系统中流失等问题外，人类学家还调查了跨国卫生工作者迁移对卫生工作的影响。对全球卫生工作者商品链的研究表明，事情很复杂，远不止人才流失的问题。在护理方面，对护士的跨国需求导致了护士教育行业中低中收入国家（LMICS）以培训学生适应外国医疗环境工作为教学目的。这种教育方法除了可为优秀的护士提供国外工作机会外，还会导致当全球政治引起的移民减缓后，菲律宾等国家护士学校的毕业生不再有需求，只能待业在家。由于护士过多，那些不能通过外国入学考试或没有机会移民的护士，在国内没有工作岗位（Prescott et al，2014）。

人类学家还研究了作为加强卫生系统和提高卫生质量手段的全球卫生服务管理典范，如世界银行、WHO、全球疫苗和免疫联盟倡议的新自由主义的"绩效支付"计划以及全球抗击艾滋病、结核病和疟疾基金等。Magrath 等（2012）呼吁进行民族志研究，将这种可能削弱或加强激励卫生工作者计划，其对不同文化背景下的卫生团队合作的影响，以及除金钱以外对员工可持续性的激励方式等方面考虑进去。

人类学家最近研究的另一种可采取的方案是保险制度，它可以作为改善卫生服务，增加穷人卫生服务利用率和预防灾难性卫生保健成本的全球健康的"灵丹妙药"。人类学家已经开始在全社会对 LMICS 的保险计划进行民意调查，并研究保险制度成功与失败的原因，谁是这个制度的受益者，与健康相关的债务模式的缺口，以及保险制度如何被实施，被公众理解和在某种情况下被医疗服务者利用等（Ahlin et al，2016；Dao et al，2016）。

（三）全球流行性疾病的应对

人类学家在帮助我们了解不同利益相关者如何应对疾病大流行的威胁和实施控制干预措施方面做出了宝贵的贡献。他们的研究范围：从全球和地方媒体对流行病的报道和报道的情况变化研究到公众对政府制定的疾病控制计划的民族志研究；从应对疾病大流行的威胁及其全球和国家卫生战略中的作用研究到增加数字时代疾病报告的透明度研究；从过去的疾病大流行威胁研究到一些经验教训对下一次疾病大流行反应方式的影响研究；等等。研究还包括各国如何响应 WHO 和疾病控制中心针对疾病大流行肆虐消退后，疾病复发风险仍然存在情况下疾病的控制指令。

人类学家还研究了，当 WHO 和各国卫生部门面临不明真相的"狼来了"的情况时，如何及时提出具有深远经济影响的疾病流行警报问题，尤其是，当在利益驱动的谣传影响下，出现疫苗的全球分布或药物储存有关的信任危机时刻的疾病流行警报问题。他们提示要注意风险环境、结构性暴力对世界各地健康危机的影响以及紧急疾病的热点地区；他们已经提醒大家，疾病防备工作需要以社区为中心，而不仅仅是以诊所为基础，让地方领导人作为建立公众信任的手段并参与解决实际问题，同时关注包括文化价值观问题——2015年埃博拉疫情在西非肆虐时如何处理好葬礼和悼念的文化风俗与疾病传播之间的关系就是一个很好的典范。

（四）非传染性疾病

心血管疾病、糖尿病、癌症和精神疾病等非传染性疾病对全球健康的威胁与传染性疾病一样巨大，导致了巨额的医疗支出，影响了国家卫生部门对其他卫生保健问题的关注。据估计，2014 年因烟草消费引起的疾病和因烟草消费导致的疾病加重造成的死亡率大于因疟疾、产妇死亡、重大儿童疾病和结核所致死亡率的总和。据估计，在接下来的 20 年中，烟草所致疾病死亡能够占到全部死亡的 1/3。全球糖尿病发病率的增加（1/11）使其更多地被称为是一种流行病。据估计，在接下来的 15 年中，4.72 亿糖尿病患者中的 80% 将来自中低收入国家。精神健康和药物滥用问题目前位居全球所有疾病健康负担的第五位。

值得注意的是，传染性疾病的重现和非传染性疾病发病率的上升是健康转型的两个部分，不能分开考虑。非传染性疾病损害免疫系统，可以使患者更易患传染性疾病（如糖尿病引起中低收入国家结核发病率升高），而传染病又可以反过来增加非传染性疾病的发病（如反转录病毒 HTLV-1 流行使人易患 T 细胞白血病）。精神病则常与慢性病相伴（如糖尿病和抑郁）。人类学研究了非传染性疾病的社会决定因素，参与了以文化敏感的方式来设计的预防、降低或管理疾病的干预方案。下面三个实例体现了，在描述全球化影响导致非传染病生活方式和消费模式之外，人类学家是如何介入非传染病工作中的：参与创新的烟草控制项目，进行非传染病相关共患病研究以引起对非传染性疾病相关共病的关注，以及对全球精神健康分类宣传的批判性评估。

框架公约启动了一项主要关注控制烟草的运动，其措施一般是通过限制烟草交易和提高合理的烟草税收来阻止吸烟行为和资助烟草控制工作。与预防同样重要的是戒烟。戒烟，这一干预策略会在短时间内降低烟草相关的发病率和死亡率。人类学家在设计和测试文化适宜的临床和社区戒烟策略方面发挥了关键性的作用。作为国际戒烟创始成员，人类学家

Mark 和 Mimi Nichter 以及他们的多学科团队在世界上两个最大的烟草消费国家——印度和印度尼西亚，进行了吸烟的正式研究（Nichter et al，2010）。国际戒烟组织支持医学院全面开设戒烟课程，培训学生及其导师如何在医疗咨询时，以文化敏感的方式，针对每个患者的病情给予戒烟指导。在全社会开展的无烟家庭进社区活动，也只是因为社区领导者们认识到二手烟对非吸烟的妇女和儿童产生危害之后才开展的。人类学研究促进了戒烟的干预并为此提供了关键的系统评估和提出了文化挑战。

共病（伴随病，comorbidity）是医学人类学家研究健康转型的重要特征。抑郁和糖尿病就是一个很好的例子。糖尿病可能会导致抑郁，抑郁可能会使一个人患糖尿病或加重病情。人类学家 Weaver 等（2014）把这些同时出现的健康状态当作一个较大的症候群来研究，提出需要比促进健康生活方式教育更全面的全球卫生计划。他们认为在家庭和公共卫生领域，女性的性别压迫是导致肥胖的结构性因素，这使女性更易患糖尿病，遭受贫穷、产生不安全感和具有结构脆弱性，从而导致女性更易患抑郁症。他们呼吁民族志研究应立刻关注宏观社会因素是如何导致糖尿病-抑郁综合征的，关注当地的卫生工作者是如何在处理病症中考虑、体验和应对这些协同因素的。他们让大家注意到了糖尿病的解释模型：在印度和南非的这种模式显示，糖尿病与躯体虐待和强烈的负面情绪相关联，这个模型解释了为什么、怎样诉说文化中的体验，而这种体验可作为抑郁症的相关指标。

疾病分类的全球传播（命名和疾病类型框架）也是可考虑的人类学探究的课题，尤其在心理健康领域。临床医学人类学家（如 Arthur Kleinman 和 Lawrence Kirmayer）的工作为构筑文化精神医学领域奠定了基础。文化精神病学从病因、经历和治疗精神紊乱的方式及在应对不同治疗方式中的文化差异等方面来研究文化变异。

文化精神病学借鉴了人类学关于痛苦的经历和表达的文化差异的研究，并且已经注意到应用规范标准把痛苦的词汇转变成传统的疾病分类的做法所带来的问题，即 Kleinman 所说的"范畴谬误"问题。文化精神疾病是个很好的案例，可用于反对把文化综合征和精神疾病混为一谈的做法，也可用于反对用民族志研究来扩大症状群和补充标准诊断仪器。一些临床医学人类学家建议，当发现文化综合征时，采用"共病的方法"去诊断精神疾病可能有优势。例如，在创伤后应激障碍（PTSD）的跨文化有效性评论文章中，Hinton 等（2011）总结道：通过同时评估患者具有文化意义的体征和文化综合征，创伤后应激障碍含义的跨文化有效性可以得到提高。他们认为，全球心理健康评估应该调查人们沟通痛苦和讲述 PTSD 经历的文化方式是什么。

其他人类学家提供的民族志还描述了，当发达国家专家所制定的疾病分类（如创伤后应激障碍）被运用到新的环境并被认为具有全球意义时所发生的事件。例如，Abramowitz（2010）报道了一个人道主义非政府组织，试图通过提供 PTSD 药物向冲突后的利比里亚创伤人群提供精神健康护理。长此以往，当地人便学会了如何策略性地描述该疾病，并由此得到创伤后应激障碍的诊断及所需资源——如能让他们进入睡眠的药物。她的案例研究具有的启示意义在于，揭示了非政府组织如何将当地和全球疾病分类拼凑起来形成的一个混杂形式的洋泾浜精神障碍症（pidgin psychiatry）。该研究引起人们对俚语中描述的痛苦医治的质疑。Abramowitz 举证了苦恼的一个文化习语（open mole）是如何被西方心理学清空其原来的含义，将之重新定义为一个共病（创伤后应激下的 open mole，焦虑或抑郁），并把它重新送回当地民众里用于药物治疗的例子。Abramowitz 让我们思考的是，利比里亚殖民文化受心理健康专家的长期影响，全球疾病类别被认为是普遍的和全球性的 PTSD，而不是关注在短期内患者是否受益于假定的全球公认的 PTSD 的诊断和药物治疗。

（五）全球医药

为了全球化，世界就要对全球化问题进行医学培训，医学院校大部分全球健康计划的主要焦点集中在新的人文生物医学中精神医学执业医师的培养上，这主要通过短期实习和海外工作机会来实现。非洲似乎是首选的目的地，而艾滋病患者是首选患者群。此类项目的声望可谓"Paul Farmer 效应"，Paul Farmer 是一个有魅力的人类学家兼医生。作为健康的人道主义非政府组织的合作伙伴之一，Farmer 因为在海地、秘鲁和卢旺达等贫困国家实施了创新的和高质量的 HIV 与结核治疗项目而获得国际声望，并且率先为减少健康不平等做出了努力。年轻的医生们认为，全球健康就是在低收入国家中所进行的崇高医学实践。

人类学家 Crane（2010）已对美国医学院全球健康项目的崛起做了深刻的观察，认为他们并没有实现全球健康大学联盟的主要目标，即通过国家间的相互交流建立伙伴关系。正是这种公平的目标，使得全球健康大学联盟和国际卫生与热带医学的使命有所不同。Crane 发现，"伙伴关系"的定义是不明确的，这个词被当作灵丹妙药来鼓励北美医学生参加各种海外实习，但最终的结果是只惠及全球发达国家。她认为全球健康已成为一种产业而构成了一个医学新殖民主义形式。专家从发达国家来到发展中国家，研究项目已成为发达国家研究人员和机构的收入与地位的主要来源，而发展中国家的合作伙伴只能得到其发达国家合作伙伴的一小部分资源。

Brada（2011）在描述位于博茨瓦纳的一个训练和转诊医院被树立为艾滋病患者护理典范的民族志中，力证了全球健康中"胜人一筹"和不平等的权力关系的现象。Brada 曾描述，美国想象中的有感召力的全球医疗教育和医疗实践的设想是如何从技术上及道德上凌驾于破坏性的地方卫生突发事件之上的。Nguyen（2014）观察到，正是把 HIV 治疗和医学研究介绍给一些非洲国家的方法，造成了把这些方法视为"实验社会"，使惩戒制度为人道主义这种全球健康模式的怪象。

（Mark Nichter　文　戴红良　译　陈昭校　编）

参 考 文 献

阿尔贝特·施韦泽. 2003. 敬畏生命. 陈泽环, 译. 上海：上海社会科学院出版社, 19, 25

埃利斯 CD, 詹内怀恩 T, 赖因伯格 D, 等. 2008. 表观遗传学. 朱冰, 孙云霖, 译. 北京：科学出版社

艾琼华, 陈晓, 江虹, 等. 2001. 新疆伊犁哈萨克族的体质特征研究. 人类学学报, 20（4）：295-301

爱德华·W. 萨义德. 2003. 文化与帝国主义. 李琨, 译. 上海：三联书店

安然. 2010. "文化休克"译释探源. 学术研究,（3）：50-54

敖拉哈. 1992. 中国老年医学. 沈阳：辽宁民族出版社

奥威毕克 J. 1988. 人口理论史. 彭松建, 贾藻, 译. 北京：商务印书馆

白光润. 2003. 论生态文化与生态文明. 天文地理, 18（2）：75-78

柏树令. 2010. 系统解剖学. 北京：人民卫生出版社

拜伦古德. 2012. 医学、理性与经验. 吕文江, 余晓燕, 余成普, 译. 北京：北京大学出版社

班贵宏, 褚嘉祐, 许绍斌, 等. 2001. MICA 基因微卫星多态性在中国 13 个群体中的分布. 遗传学报, 2：1085-1092

曹茹, 王锦帆. 2016. 中国医患关系社会心态演变的文献研究. 医学与哲学（A）, 1：49-52

巢元方. 1997. 诸病源候论. 鲁兆麟, 黄作阵, 校. 沈阳：辽宁科学技术出版社, 69, 119, 127

陈安槐, 陈荫生. 2000. 体育大辞典. 上海：上海辞书出版社

陈长喜. 2015. 四书五经. 天津：天津古籍出版社, 563

陈淳. 1993. 古人类骨骼分析与史前研究. 化石, 993（3）：2-3

陈淳. 2015. 考古学理论. 上海：复旦大学出版社

陈华. 1998. 医学人类学导论. 广州：中山大学出版社.

陈华. 2006. 寻找健康-医学人类学调查与研究. 北京：人民日报出版社

陈家应, 龚幼龙, 严非. 2000. 卫生保健与健康公平性研究进展. 国外医学·卫生经济分册,（4）：153-158

陈力. 2000. 心理障碍与精神卫生. 北京：人民卫生出版社

陈立军. 2011. 西欧村庄共同体研究. 长春：东北师范大学, 22-35

陈立撰. 1994. 白虎通疏证—新编诸子集成. 北京：中华书局, 853

陈倩雯, 郑红娥. 2014. 国内外医患关系研究述评. 医学与哲学（A）, 3：44-48

陈山. 2013. 喇嘛洞墓地三燕文化居民人骨研究. 北京：科学出版社

陈士奎. 1999. 为中西医结合事业鞠躬尽瘁. 中国中西医结合杂志, 19：4, 197-199

陈士奎, 蔡景峰. 1997. 中国传统医学概览. 北京：中国中医药出版社

陈世贤. 1980. 法医骨学. 北京：群众出版社

陈延, 詹思延, 李立明. 2004. 病例对照研究发展历史. 中华流行病学杂志, 25（3）：73-275

陈尧锋. 2007. 台湾闽南人肤纹学研究. 人类学学报, 26（3）：270-276

陈昭. 2010. 人体组成的人体测量方法与分析. 见：席焕久, 陈昭. 人体测量方法. 北京：科学出版社

陈竺. 2005. 医学遗传学. 北京：人民卫生出版社, 71

程之范. 1997. 中外医学史. 北京：北京医科大学、中国协和医科大学联合出版社

丛日云. 2002. 论古典自由主义的个人主义精神. 文史哲，3：56

丛亚丽. 2002. 医学伦理学与生命伦理学的关系.（2002-11-18）[2015-12-25]. www.ChineseBioethics.org

崔小波. 2016. 社会医学（电子资源 DVD）. 北京：中央广播电视大学音像出版社

崔新萍，郭玉宇. 2008. 医学的人文意蕴及对医学院校人文教育的几点建议. 中国医学伦理学，21（5）：
　　102-103

蒂落. 1985. 中国近二十年生命伦理研究进展. 湖南医科大学学报（社会科学版），2000（3）

董礼艳. 2004. 儿童青少年骨发育的双生子研究. 青岛：青岛大学硕士学位论文

杜若甫. 2004. 中国人群体遗传学. 北京：科学出版社

恩格尔哈特 H T. 2006. 生命伦理学基础. 范瑞平，译. 北京：北京大学出版社，382-384

樊浩，成中英，孙慕义. 2009. 伦理研究：生命伦理学卷·2007-2008：上册. 南京：东南大学出版社，146

范丽安，杨珏琴，妖芳娟，等. 1997. 中国人群与白种人群 HLA*02 基因分布. 上海免疫学杂志，17（3）：
　　152-156

范丽安，张锦锋，葛瑜，等. 1993. 上海地区汉族群体的 HLA-DP 基因分型. 中华医学遗传学杂志，10（3）：
　　131-134

方廷钰. 1985. 传统医学和卫生保健工作. 北京：人民卫生出版社，27-54，58-65，114-120

冯明亮，杨剑豪，季芸，等. 2003. 江浙沪汉族人群 HLA-DRB1 基因座遗传特征及不同人群频率分布比较.
　　中华医学遗传学杂志，20（4）：365-367

冯显威. 2010. 医学社会学的演变与健康社会学的现状和发展前景. 医学与社会，7：7-10

伏俊琏. 2014. 伏羲氏的历史贡献及伏羲文化研究的启示. 甘肃社会科学，1：177-180

扶小兰. 2007. 论现代中国城市文化娱乐生活方式之变迁. 西南交通大学学报（社会科学版），8（5）：111-117

符明秋. 2012. 国内外生活方式研究的新进展. 成都理工大学学报（社会科学版），20（3）：1-6

福斯特，安德森. 1992. 医学人类学. 陈华，黄新美，译. 台北：台湾桂冠图书股份有限公司，5-6

傅华. 2008. 预防医学. 北京：人民卫生出版社

傅松滨. 2007. 医学遗传学. 北京：人民卫生出版社

富兰克林·H. 金. 2011. 四千年农夫. 北京：东方出版社

高惠璇. 1997. SAS 系统，SAS/STAT 软件使用手册. 北京：中国统计出版社

高静，任甫，席焕久，等. 2007. 西藏藏族人群血管紧张素转化酶基因多态性分布. 解剖学杂志，30（2）：
　　227-229

高丽敏. 1998. 卫生保健的公平性—中国卫生改革中一个绕不开的议题. 中国卫生经济，（2）：15-16

宫福清. 2012. 医学生医学人文精神培育研究. 大连：大连理工大学

郭家骥. 2005 生态文化论. 云南社会科学，6：80-84

郭淑云. 2006. 萨满领神仪式与青春期危机. 宗教学研究，（4）：146-150

郭玉宇. 2014. 道德异乡人的"最小伦理学"—恩格尔哈特的俗世生命伦理思想研究. 北京：科学出版社

郭玉宇. 2016. 我国遗体捐献困局与传统身体文化关系的伦理探析. 医学与哲学，37（9）：24-27

国家统计局社会科技和文化产业统计司，科学技术部创新发展司. 2016. 中国社会统计年鉴 2016. 北京：
　　中国统计出版社

国家卫生和计划生育委员会. 2015. 中国卫生和计划生育统计年鉴 2015. 北京：中国协和医科大学出版社

国家卫生和计划生育委员会. 2016. 中国卫生和计划生育统计年鉴 2016. 北京：中国协和医科大学出版社

国家应对人口老龄化战略研究课题组.2015. 人口老龄科学研究，12（3）：1-10

韩康信.1985. 骨骼人类学的鉴定对考古研究的作用. 考古与文物，（3）：50-55

韩康信.2005. 中国夏、商、周时期人骨种族特征之研究. 见：中国社会科学院考古研究所. 新世纪的中国考古学. 北京：科学出版社，925-966

韩茂莉.2005. 中国北方农牧交错带的形成与气候变迁. 考古，（10）：57-67

韩扬.2015. 楚人妆容研究. 武汉湖北省社会科学院硕士论文，10

韩永，周宜开.2007. 我国水环境污染及饮水安全问题探讨. 中国社会医学杂志，24（3）：174-176

何宏.2006. 中外饮食文化. 北京：北京大学出版社，37

何伦.2005. 当代临床生命伦理学导论. 南京：东南大学出版社

贺乐天，朱泓，李文瑛，等.2014. 新疆罗布泊小河墓地居民的口腔健康与饮食. 人类学学报，4：497-509

黑格尔.1979. 美学：第3卷：上册. 朱光潜，译. 北京：商务印书馆，40

洪宝林，房耘耘，程薇，等.2010. 我国中医医疗服务体系的现状及问题. 中国卫生经济，29（9）：33-35

侯侃.2013. 山西榆次高校新校区明清墓葬人骨研究. 长春：吉林大学

胡涵锦.2007. 医学人文教程. 上海：上海交通大学出版社

胡继春，张子龙，杜光.2013. 医学社会学. 第2版. 武汉：华中科技大学出版社，58-59

胡文耕.2002. 生物学哲学. 北京：中国社会科学出版社

胡兴宇，蓝顺清.2001. 体质人类学研究二十年及其启示. 四川解剖学杂志，9（4）：217-220

胡讓予.2015. 水环境中抗生素对健康的危害. 食品与药品，3：215-218

胡艳文，胡曼云，韦旻，等.2010. 贵州侗族、苗族、布依族绝经后妇女骨密度测量分析. 贵州医药，34（1）：64-66

胡永华.2002. 实用流行病学. 北京：北京医科大学出版社，11-12

胡羽，廖淼，周斌，等.2004. 中国康巴地区藏族群体5个STR基因座的遗传多态性研究. 四川大学学报（医学版），35（1）：21-24

淮虎银，裴盛基，许建初.2000. 民族药物学研究中的常用方法. 中国民族民间医药，（2）：63-66

郇建立.2016. 慢性病的社区干预：芬兰北卡项目的经验与启示. 中国卫生政策研究，7：8-14.

黄亚南.2012. 世界粮食短缺的根源剪刀差. 北京农业，（29）：31

黄映玲.2006. 生态文化. 昆明：云南教育出版社

吉迪，张玲，余静.2004. 公元前1000年以来中国东北地区牧业生产方式的兴起—区域文化的发展及其周邻地区的互动. 边疆考古研究，12：237-262

季成叶.2003. 儿童少年卫生学. 第5版，北京：人民卫生出版社

季成叶.2004. 中国学龄儿童青少年超重、肥胖筛查体重指数值分类标准. 中华流行病学杂志，25（2）：97-102

季成叶.2007. 儿童少年卫生学. 第6版，北京：人民卫生出版社

季成叶.2010. 现代儿童少年卫生学. 第2版. 北京：人民卫生出版社

季成叶.2012. 儿童少年卫生学. 第7版，北京：人民卫生出版社

贾莹.2010. 山西浮山桥北及乡宁内阳垣先秦时期人骨研究. 北京：文物出版社

江求川，张克中.2013 中国劳动力市场中的"美貌经济学"：身材重要吗？经济学：季刊，12（3）：983-1006

姜兰姝，孙宏亮，宫福清.2014. 医学生医学人文精神培育实效性解析. 医学与哲学，6：51-53，60

姜利英.2010. 高血压患者并发牙周炎的相关因素研究. 太原：山西医科大学，55

姜少睿，薛志钢，李薇，等. 2015. 我国环境空气质量状况及大气污染对健康的影响. 华北电力技术，（8）：
　7-13

蒋南华. 2015. 燧人氏"察辰心而出火"的具体年代之考证. 贵州文史丛刊，1：2-5

蒋正华，李蒙. 2005. 生态健康与科学发展观. 北京：气象出版社

金观源，相嘉嘉. 1993. 现代时间医学—生物钟与临床. 长沙：湖南科学技术出版社

金立，褚家祐. 2006. 中华民族遗传多样性研究. 上海：上海科学技术出版社

凯博文. 2008. 道德的重量. 方筱丽，译. 上海：上海译文出版社

凯博文. 2008. 苦痛和疾病的社会根源. 郭金华，译. 上海：上海三联书店

康拉德·菲利普·科塔克. 2014. 人类学-人类多样性的探索. 第12版. 黄剑波，方静文，译. 北京：中国
　人民大学出版社

考克汉姆·廉. 2012. 医学社会学. 第11版. 高永平，杨渤彦，译. 北京：中国人民大学出版社，102-103

孔红梅，赵景柱，吴钢，等. 2002. 生态系统健康与环境管理. 环境科学，23（1）：1-5

库尔特·拜尔茨. 2000. 基因伦理学. 马怀琪，译. 北京：华夏出版社，106

乐为良. 1995. 自然保健疗法大全. 香港：读者文摘远东有限公司，51：189-191

黎鹰，罗晓芳，张安民，等. 2003. 人体肌肉力量自然发展研究进展. 体育科研，24（3）：35-37

李博，杨持，林鹏. 2000. 生态学. 北京：高等教育出版社

李长莉. 2008. 中国人生活方式，从传统到现代. 成都：四川出版集团四川人民出版社

李超荣. 2016. 远古人类的狩猎武器. 化石，1：23-25

李法军. 2008. 河北阳原姜家梁新石器时代人骨研究. 北京：科学出版社

李虹伟，邱惠. 2009. 高血压的种族差异性. 中国心血管杂志，14（3）：176-178

李辉，季成叶，宗心南，等. 2009. 中国0～18岁儿童、青少年身高、体重的标准化生长曲线. 中华儿科
　杂志，47（7）：487-492

李剑松，俞剑虹，李博，等. 2007. 阴虚体质系统性红斑狼疮患者HSP70基因多态性的研究. 湖北中医杂
　志，7：20-21

李竞能. 2001. 人口理论新编. 北京：中国人口出版社

李钧等. 2013. 医学社会学. 南昌：江西高校出版社

李力研. 1994. 不同种族的运动能力与非亚欧文明演进的关系研究. 武汉体育学院学报，3：6-10

李力研. 2001. 人类种族与体育运动. 华北工学院学报（社科版），1：76-82

李凌江. 2009. 行为医学. 北京：人民卫生出版社

李鲁. 2012. 社会医学. 北京：人民卫生出版社

李师郑. 1980. 世界医学史话. 台北：民生报社，21-26

李水城. 2002. 西拉木伦河流域古文化变迁及人地关系. 边疆考古研究，6：269-288

李韬. 2016. 中国古代艺术理论范畴研究. 南京：东南大学

李晓光，冯大彪. 2014. 从西方文化霸权探析中华民族文化安全性隐忧——萨义德东方主义、文化帝国主
　义之阐释与警示. 学习与探索，4：18-22

李勇，陈亚新，王大建. 2010. 医学伦理学. 第2版. 北京：科学出版社

李玉玲，季成叶，陆舜华，等. 2005. 汉族双生子儿童体格发育指标的遗传效应. 中华预防医学杂志，
　39（5）：345-347

李玉玲，陆舜华，蔡智军，等. 2002. 利手、优势足及扣手的遗传方式初探. 遗传，24（4）：413-416

李志丹. 2015. 新疆吐鲁番胜金店墓地人骨研究. 长春: 吉林大学

李志婷, 徐力东, 刘晓东. 2008. 谷胱甘肽转硫酶 M1 基因多态性与胃癌遗传易感性的关系探讨. 中国误诊学杂志, 6: 1312-1313

梁浩材. 2004. 社会医学. 见: 中国大百科全书出版社编辑部. 中国大百科全书. 北京: 中国大百科全书出版社

廖国强, 关磊. 2011. 文化、生态文化、民族生态文化. 云南民族大学学报 (哲学社会科学版), 28 (4): 43-49

廖君湘. 2006. 侗族传统社会群际关系的层面、特征和影响因素. 湖南科技大学学报 (社会科学版), 1: 101-106

林大庆, 何世贤, 贺达理, 等. 2001. 死亡与吸烟: 香港 1998 年成年人死亡的病例对照研究. 英国医学杂志 (中文版), 4 (3): 127-132

凌文华, 孙志伟. 2015. 预防医学. 第 3 版. 北京: 人民卫生出版社

聆声. 2004. 远古人类生活探秘. 少年科技博览, 10: 2-3

刘超, 高慧婕. 2016. 全新世中国人脑形态的微观演化研究. 济宁医学院学报, 39 (1): 12-16, 25

刘峰, 朱永官, 王效科, 等. 2008. 我国地面臭氧污染及其生态环境效应. 生态环境, 17 (4): 1674-1679

刘汉俊. 2012. 文化的本色与力量. 红旗文稿, 13: 22-25

刘铭, 朱思媚. 2014. 结核病的古病理学研究. 化石, 2014 (4): 43-45

刘乃贤, 何德亮, 李凤琴. 2012. 大汶口文化特殊习俗管见. 海岱考古, 5: 361-381

刘清平. 2004. 儒家伦理与社会公德. 哲学研究, 1: 37-41

刘武, 吴秀杰, 邢松, 等. 2014. 中国古人类化石. 北京: 科学出版社

刘雪梅. 2013. 生态文化视野中的中国古代山居文化研究. 北京: 北京林业大学

刘毓庆. 1998. "女娲补天"与生殖崇拜. 文艺研究, 6: 96

刘铮, 李竞能. 1985. 人口理论数据. 北京: 中国人民大学出版社

刘忠伟. 2013. 黑人种族运动能力之谜试解. 体育科技文献通报, 21 (5): 126-127.

刘祖雯. 2012. 社会转型时期的文化认同与人的健康发展. 海口: 海南大学

卢祖洵, 姜润生. 2013. 社会医学. 北京: 人民卫生出版社

陆绍中. 1999. 人体有氧能力的研究. 浙江体育科学, 21 (1): 2-12

陆舜华, 郑连斌, 索利娅, 等. 2005. 俄罗斯族体质特征分析. 人类学学报, 25 (4): 291-300

吕遵谔, 魏正瑾. 1996. 南京直立人的原始性状和发现的意义. 自然杂志, (5): 267-274

罗尔斯. 1988. 正义论. 何怀宏, 何包钢, 廖申白, 译. 北京: 中国社会科学出版社

罗金斯基·雅·雅, 马·格·列文. 1993. 人类学. 王培英, 汪连兴, 史庆礼, 等译. 北京: 警官教育出版社

罗力群. 2015. 从科学划界看进化心理学的科学地位. 自然辩证法研究, 3: 108-111

马世骏, 王如松. 1984. 社会-经济-自然复合生态系统. 生态学报, 4 (1): 1-9

马世骏. 1983. 生态工程—生态系统原理的应用. 生态学杂志, 4: 20-22

马姝. 2004. 西方生活方式研究理论综述. 江西社会科学, 1: 242-247

马向涛. 2015. 古病理学与肿瘤学发展史. 肿瘤防治研究, 42 (3): 215-218

马玉枝. 2015. 试论现代生活方式向生态生活方式的转型. 淄博: 山东理工大学

梅列金斯基·叶·莫. 1993. 世界各民族神话大观. 北京: 国际文化出版公司, 192

孟勇. 2011. 陕西出土 6000 年和 1000 年前牙齿结构、组成及病理特征的对比研究. 西安：第四军医大学

孟紫强. 2000. 环境毒理学. 北京：中国环境科学出版社

莫秀兰. 1997. 黎族妇女月经初潮和绝经年龄调查. 海南大学学报（自然科学版），4：318-320

南怀瑾. 1996. 老子他说. 上海：复旦大学出版社，47-48

尼玛次仁，王多吉. 2007. 藏医学概述. 中国藏学，3：102-108，128

牛翠娟. 2015. 基础生态学. 第 3 版. 北京：高等教育出版社

潘玉玲，任甫，席焕久. 2007. 西藏那曲地区藏族群体人类白细胞抗原－E 基因多态性分析. 解剖学杂志，
  30（5）：617-619

庞晨雪. 2016. 医学知识转移的典范—杜儒德从英伦到华北的黑热病研究. 自然科学史研究. 35（1）：31-47

彭坚，吴娅娜. 2008. 东西方文化激荡下的中医与西医. 科学，60（1）：19-22

彭先导. 1995. 人类学与流行病学—对健康和疾病的跨学科探索. 医学与哲学，9：464-466

彭兆荣. 2013. 饮食人类学. 北京：北京大学出版社

皮昕. 2008. 口腔解剖生理学. 北京：人民卫生出版社，6

平静. 2010. 转基因食品存在的人类健康伦理疑虑及其发展对策. 经济与社会发展，8（6）：87-89

奇玲，罗达尚. 2000. 中国少数民族传统医药大系. 呼和浩特：内蒙古科学技术出版社

钦佩，安树青，颜京松. 1998. 生态工程学. 南京：南京大学出版社

秦泗河. 2007. 医生、医术与人文. 北京：清华大学出版社

秦筱. 2015. 在古代，你知道串门有多累吗？初中生学习·博文，11：5

秦秀红. 2013. 现代生活方式与体质健康关系的研究. 甘肃联合大学学报（自然科学版），27（5）：102-105

秦颖，詹思延，李立明. 2004. 流行病学队列研究的历史回顾. 中华流行病学杂志，25（5）：449-451

邱广容，邱广斌，宫立国，等. 2003. 中国北方人群 14 个短串联重复序列位点的遗传多态性分析. 山东大
  学学报（医学版），41（5）：481-484

邱鸿钟. 1998. 医学与人类文化. 长沙：湖南科学技术出版社

邱鸿钟. 2004. 卫生立法的政治经济学. 见：席焕久. 医学人类学. 北京：人民卫生出版社

邱仁宗. 2004. 生命伦理学：一门新学科. 求是，3：44

屈英和. 2010. "关系就医"取向下医患互动关系研究. 长春：吉林大学出版社

冉懋雄. 1999. 苗族医药探源论. 中国民族民间医药杂志，（4）：187

任桂秀. 2004. 行为医学. 成都：四川大学出版社

任继周，南志标，林慧龙，等. 2007. 建立新的食物系统观. 中国农业科技导报，9（4）：17-21

任文伟. 2011. 人类生态学发展及国内外研究进展. 中国科学基金，2：90-93

塞缪尔·普雷斯顿. 2001. 人口统计学—人口过程的测量与建模. 北京：社会科学文献出版社

尚磊，徐勇勇，杜晓晗. 2004. 我国男性青年体型的地区差异研究. 人类学学报，23（1）：55-60

邵象清. 1985. 人体测量手册. 上海：上海辞书出版社，363

沈洪兵，齐秀英. 2013. 流行病学. 第 8 版. 北京：人民卫生出版社

施洪飞，方泓. 2016. 中医食疗法. 北京：中国中医药出版社

石淑华，戴耀华. 2014. 儿童保健学. 北京：人民卫生出版社

时墨庄. 1980. 远古人类生活的一面镜子. 化石，7：6-7

史密斯 MG. 1983. 美国的民族集团和民族性. 北京：民族译丛出版，6（6）：4-19

世界卫生组织. 2013. 世卫组织传统医学战略 2014-2023

宋雷鸣，汪宁. 2016. 生物与文化：流行病学与人类学跨学科合作. 中华流行病学杂志，37（1）：125-127

宋雷鸣. 2012. 试论人类学和流行病学学科合作的基础. 广西民族大学学报（哲学社会科学版），2：42-49

宋玉芝，王锦旗，谢学俭，等. 2008. 我国水环境污染及对人类健康的影响. 安徽农业科学，36（27）：11974-11976

孙长颢. 2012. 营养与食品卫生学. 第7版. 北京：人民卫生出版社

孙殿军. 2011. 关于我国碘缺乏病防治工作热点问题的认识与建议. 中国地方病学杂志，30（2）：119-122

孙蕾. 2013. 郑州汉唐宋墓葬出土人骨研究. 长春：吉林大学

孙慕义. 1999. 后现代卫生经济伦理学. 北京：人民出版社

孙慕义. 2004. 生命的科学、哲学与神学的后现代陈述—生命神学的基本问题. 学海，5：128

孙慕义. 2007. 后现代生命神学. 台北：文锋文化事业有限公司，114

孙慕义. 2008. 当代医学伦理学. 北京：高等教育出版社

孙慕义. 2009. 生命伦理学的知识场域和现象学问题. 伦理学研究，1：48

孙慕义. 2015. 医学伦理学. 第3版. 北京：高等教育出版社，5，9

孙尚扬，刘宗坤. 2002. 中国本土文化视野下的西方哲学—20世纪西方哲学东渐史. 北京：首都师范大学出版社，36

孙学川. 2001. 现代军事体能探索. 解放军体育学院学报，20（1）：1-6

陶舒曼，陶芳标. 2016. 孕期环境暴露与儿童发育和健康. 中华预防医学杂志，50（2）：192-197

陶冶. 2006. 发达国家的生活方式类型研究. 江汉论坛，10：117-120

陶园. 2015. 基于痕迹考古方法的纺织材料起源研究. 上海：东华大学，56

田琳. 2006. 1985-2000年中国女生月经初潮年龄变化特征及原因分析. 中国体育科技，42（5）：104-107

田麦久. 2000. 运动训练学. 北京：人民体育出版社，8

田野. 2014. 考古发现与"文化探源"之八—人类衣服的起源. 大众考古，2：47-49

万旭. 2009. 当代美国医学人文思想兴起之探究. 医学与哲学（人文社会医学版），30（1）：21

汪洋. 2008. 广富林良渚先民体质及文化适应研究. 上海：复旦大学

王芳方，陈俊国. 2005. 论医学的人文性. 西北医学教育，10：464

王建华. 2006. 流行病学. 北京：人民卫生出版社.

王建华. 2009. 黄河流域史前人口健康状况的初步考察. 考古，（5）：61-69

王健康，万高潮. 1997. 略论中西人口观之差异. 人口与经济，1：46

王江鹤. 2014. 新生乡鄂伦春族狩猎文化变迁与村民健康状况研究. 哈尔滨学院学报，9：123-126

王净. 2006. 试论文化与健康问题. 中国卫生管理，12：744-747

王丽宇. 2013. 医学伦理学. 北京：人民卫生出版社

王令红. 1986. 中国新石器时代和现代居民的时代变化和地理变异—颅骨测量性状的统计分析研究. 人类学学报，5（3）：243-258

王米渠. 2014. 佛教精神医学. 北京：学苑出版社，85-91

王明旭. 2011. 行为医学. 北京. 人民卫生出版社

王琦. 2012. 中医原创思维的文化背景与哲学基础. 中华中医药杂志，27（08）：2120-2122

王如松，胡聃，王祥荣，等. 2004. 城市生态服务. 北京：气象出版社

王如松，欧阳志云. 1996. 生态整合—人类可持续发展的科学方法. 科学通报，41（1）：51-51

王如松. 2005. 生态健康的科学内涵和系统调理方法. 科技导报，23（3）：4-7

王瑞元，苏全生. 2012. 运动生理学. 北京：人民体育出版社，2

王维新，高树辉，李生斌，等. 2003. 新疆2个民族与云南怒族遗传多态性比较及其在法庭科学中的应用研究. 中国人民公安大学学报（自然科学版），38（6）：7-12

王伟，季成叶，蓬增昌，等. 2004. 男童血清雄激素遗传效应影响的双生子分析. 中国学校卫生，25（2）：129-130

王晓明，张贵寅，干世辉，等. 1991. 十个民族转铁蛋白遗传多态性的研究. 人类学学报，10（3）：216-221

王艳，曹诚，刘传暄. 2008. 传染性疾病的遗传易感性. 生物技术通讯，19（4）：576-579

王一如. 2015. 沟湾遗址新石器时代人骨研究. 长春：吉林大学

王禹浪，王晶. 1997. 东北地区原始文化的生活方式. 黑龙江民族丛刊，2：105-107

王玉柱. 2012. 当代医学人文精神的反思与重建. 长春：吉林大学

王云. 1988. "构木为巢"是人类房屋发明的历史记录. 史学月刊，2：104-105

王正荣. 2006. 时间生物学. 北京：科学出版社

魏勒. 1988. 性崇拜. 史频，译. 北京：中国文联出版公司，251，279

魏向群，张鸿慧，魏振华，等. 2004. 新平县彝族傣族妇女绝经年龄及相关情况调查. 云南医药，4：280-282

魏元一，翁屹，张居中，等. 2012. 郑州春秋时代墓葬中的寄生虫. 人类学学报，4：415-423

吴克复. 2014. 进化医学引论. 上海：上海交通大学出版社

吴汝康. 1991. 今人类学. 合肥：安徽科学技术出版社

吴新智，崔娅铭. 2016. 人种及其演变. 科学通报，61（34）：3630-3637

吴新智. 2002. 人类进化足迹. 北京：北京少年儿童出版社、北京教育出版社

吴新智. 2006. 中国古人类进化连续性新辩. 人类学学报，25（1）：17-25

吴新智. 2015. 探秘远古人类. 北京：外语教学与研究出版社

吴秀杰，Lynne A Schepartz. 2009. CT技术在古人类学上的应用及进展. 自然科学进展，19（3）：257-265

席焕久，陈昭. 2010a. 人体测量方法. 北京：科学出版社，1-3，281，328

席焕久，谷学静，李译山，等. 1987. 月经初潮年龄的研究. 人类学学报，6（3）：213-222

席焕久，李锦平，谷学静，等. 1995. 开原县农村青少年膝部长骨干骺融合的研究. 人类学学报，14（2）：157-161.

席焕久，李明. 2008. 试论医学人类学作为医学生课程的必要性. 中华医学教育杂志，28（3）：45-46

席焕久，李文慧，温有锋，等. 2014. 海拔对儿童和青少年生长发育的影响. 人类学学报，35（2）：267-282

席焕久，李文慧，温有锋，等. 2015a. 藏族生物人类学研究回顾. 人类学学报，34（2）：260-266

席焕久，李文慧，张美芝，等. 2011. 人的差异及其影响因素. 解剖科学进展，17（5）：478-483

席焕久，刘武，陈昭. 2015b. 21世纪中国人类学的发展. 北京：知识产权出版社

席焕久，裴林国，程鹏，等. 2010b. 北京奥运会运动成绩的人种差异. 体育科学，30（6）：81-84

席焕久，邵帅，文普帅，等. 2010. 医学文化与医学教育改革. 中华医学教育杂志，30（1）：1-4

席焕久，温有锋，张海龙，等. 2016. 青藏高原与安第斯高原地区儿童青少年的身高、体重和胸围的对比. 人类学学报，33（2）：198-213

席焕久. 2004. 医学人类学. 北京：人民卫生出版社

席焕久. 2009. 西藏藏族人类学研究. 北京：北京科学技术出版社

席焕久. 2015. 人类学. 见：柏树令. 中华医学百科全书：人体解剖学. 北京：中国协和医科大学出版社

夏凌. 1985. 远观人类的饮食. 化石，（3）：20

夏洛特·罗伯茨，基思·曼彻斯特.2010. 疾病考古学. 张桦，译. 济南：山东画报出版社，1-2

夏征农.1989. 辞海. 上海：上海辞书出版社

谢·亚·托卡列夫.1993. 世界各民族神话大观. 广州：国际文化出版公司，1-192

谢瑾岚.2006. 中国绿色食品发展现状与趋势展望. 中国食物与营养，（8）：61-64

熊庆，吴康敏.2008. 妇女保健学. 北京：人民卫生出版社

徐杰舜.2005. 人类学教程. 上海：上海文艺出版社

徐玖瑾，谭茜，赵晓曦，等.1989. 十一个少数民族红细胞酸性磷酸酶、酯酶 D、6-磷酸葡萄糖脱氢酶及谷丙转氨酶的遗传多态性. 遗传学报，16（3）：230-237

徐凌中，邴媛媛.2001. 卫生服务的公平性研究进展. 中华医院管理杂志，17（5）：265-267

徐秦，任淑珍，尔西丁，等.1995. 乌鲁木齐市维吾尔族与汉族妇女绝经年龄及影响因素. 中华预防医学杂志，（6）：322-322

徐庆文.2002. 中国传统生活方式概论. 济南：山东教育出版社

徐松.1957. 宋会要辑稿. 北京：中华书局，1526

徐旺生.2006. 生活方式、生产结构、生态环境与中国古代社会经济. 古今农业，2：51-67

徐义强.2012. 医学的文化视角—基于医学人类学的理念. 南京医科大学学报（社会科学版），1：6-10

徐志杰，王经杰，戚麟.2016. 现代医患关系的困境与发展趋势. 医学与社会，（04）：50-52

徐致祥，谭家驹，陈凤兰.2003. 农肥，污水与食管癌. 北京：科学出版社

许俊杰.2012. 公共更衣浴厕空间设计研究. 广州：华南理工大学，24

许启贤.2003. 周公是中国第一位伦理思想家. 道德与文明，（3）：26-29

许又新.2007. 许又新文集. 北京：北京大学医学出版社，3-31

宣裕方，王旭烽.2012. 生态文化概论. 南昌：江西人民出版社

岩雪松.2015. 厄尔尼诺—洪水、干旱、粮食短缺、疾病. 海洋世界，（12）：22-25

阎文柱，席焕久，姜东，等.2010. 辽宁农村汉族成人体质特征分析. 解剖学报，41（5）：756-760

阎文柱，席焕久，姜东，等.2010a. 辽宁农村汉族成人头面部特征. 解剖学杂志，33（6）：811-815

颜誾.1958. 人类骨骼在考古学研究中的地位. 考古，（5）：55-61

杨丛林，梁晓岗，燕丽，等.2003. 天津地区 3000 分脐血 HLA-DR 等位基因多态性分析. 中国输血杂志，16（5）：306-308

杨广富.1996. 行为医学的演变与发展. 医师进修杂志，10：49-50

杨华.2000. 长江三峡地区远古人类埋葬习俗（墓葬）资料的考古发现与研究. 东南文化，3：33-44

杨菊贤，杨志寅，张作记.2005. 行为医学学科发展与展望. 中国行为医学科学，8：673-674

杨楠.2013. 3000 年来人下颌骨演化的形态学研究. 口腔颌面修复学杂志，14（1）：62

杨亚长，马明志，胡松梅，等.2008. 陕西史前考古的发现和研究. 考古与古物，6：17-65

杨征男，陈雪斌.2013. 医学社会学视野下的医患纠纷原因研究. 中国卫生产业，（32）：155，157

杨志寅.2008. 行为医学. 北京：高等教育出版社

姚崇华，杨晓辉，翁心植.2000. 1950 年以来英国的吸烟、戒烟和肺癌状况：全国统计和两项病例对照研究的综合报告. 英国医学杂志（中文版），3（4）：168-172

姚泰.2003. 生理学. 北京：人民卫生出版社

易国勤，李亚红，刘晓燕，等.1996. 经济、文化因素与人们膳食营养关系的探讨. 卫生研究，25（S1）：112-114

尹世杰. 2012. 关于发展生态文化的几个问题. 湖南师范学院社会科学学报，5：83-87

尹玉. 2001. 从罗尔斯、诺奇克之争反思正义原则——共赢原则. 社会科学研究，1：54

英国 DK 公司，史密森尼学会. 2012. 人类大百科. 王绍婷，吴光亚，译. 广州：新世纪出版社

尤树菩萨造. 2006. 大智度论：第一册：卷一～卷廿. 姚秦三藏法师鸠摩罗什，译. 台北：财团法人佛陀教育基金会，283-318

游振群. 2011. 关于马王堆古尸不腐神话及其保存关键技术传承的思考. 湖南博物馆馆刊，8：91-96

于秋颖，高冰. 2014. 水环境污染对人体健康影响. 包头医学院学报，6：173-174

于文凤. 2013. 牙周病与糖尿病肾病相关性研究. 天津：天津医科大学，45

余芳东. 2013. 国外基尼系数. 调研世界，57：60

余竹生，沈勋章，朱学雷. 2006. 运动员科学选材. 上海：上海浦江教育出版社，12

俞建昆，褚嘉祐，钱亚屏，等. 2001. 应用 30 个常染色体 STR 位点研究中国 6 个民族群体的遗传关系. 遗传学报，8：699-706

禹宽平，颜青山. 1996. 进化医学—医学后现代反思. 医学与哲学，17（11）：577-579

袁鼎生. 2005. 生态人类学的当代发展. 广西师范学院学报（哲学社会科学版），26（3）：1-5

袁俊杰，韦璇. 2015. 广西古人类研究新进展. 广西师范大学学报（社会哲学科学版），3：21-27

袁秋琴. 2011. 生活方式变迁的时代思考. 学理论，（3）：55-56

袁运平. 2004. 运动员体能与专项体能特征研究. 体育科学，24（9）：48-52

原海兵. 2010. 殷墟中小墓人骨的综合研究. 长春：吉林大学

约翰·罗尔斯. 1988. 正义论. 何怀宏，何包钢，廖申白，译. 北京：中国社会科学院出版社，292

昝加禄，昝旺. 2011. 医学文化学. 北京：人民卫生出版社

昝加禄. 2006. 医学文化的基本含义及本质特征. 交流园地，30（3）：109-111

翟双庆. 2016. 谈中国的传承与创新. 中国科学：生命科学，（08）：1033-1037

詹姆斯·A. 特罗斯特. 2008. 流行病与文化. 刘新建，刘新义，译. 济南：山东画报出版社

詹世明. 2001. 艾滋病：非洲的世纪难题. 西亚非洲，（4）：40-45

詹思延. 2010. 流行病学进展：第 12 卷. 北京：人民卫生出版社

詹思延. 2012. 流行病学. 第 7 版. 北京：人民卫生出版社，52-53

詹思延. 2015. 流行病学. 北京：人民卫生出版社，417

张朝佑. 2009. 人体解剖学. 第 3 版. 北京：人民卫生出版社

张敦福. 2012. 文化唯物主义作为一种研究策略：饮食人类学的研究. 民俗研究，2012（5）：97-103

张海国. 2004. 肤纹学研究的伦理问题. 医学与哲学，25（8）：57-58

张海国. 2012a. 肤纹研究中的技术标准和项目标准. 人类学学报，31（4）：424-432

张海国. 2012b. 中华 56 个民族肤纹. 上海：上海交通大学出版社，104

张敬华. 2011. 坚守文化领域的精神高地——中国国家文化安全学术研讨会综述. 艺术评论，3：114-117

张敬雷，常娥，朱泓. 2007. 古人骨研究跨世纪的新进展. 沈阳：辽海出版社

张敬雷. 2016. 青海省西宁市陶家寨墓地人骨人类学研究. 北京：科学出版社

张娟，施小明，梁晓峰. 2013. 2010 年中国城乡居民超重和肥胖的直接经济负担分析. 中华流行病学杂志，34（6）：598-600

张乐，王春雪，张双权，等. 2009. 马鞍山旧石器时代遗址古人类行为的动物考古学研究. 中国科学 D 辑：地球科学，39（9）：1256-1265

张立波. 2004. 从东方学到东方主义：萨义德的阐述及其意义. 胜利油田党校学报，3：25-27

张林虎. 2016. 新疆伊犁吉林台库区墓葬人骨研究. 北京：科学出版社

张羚广，蒋正华，林宝. 2006. 人口信息分析技术. 北京：中国社会科学出版社，4

张鹏. 2012. 猴、猿、人—思考人性的起源. 广州：中山大学出版社

张瑞. 2014. 疾病、治疗与病痛叙文. 天津：南开大学

张义君. 2004. 生物特征权及其立法. 上海社会科学，291：57-62

张效霞，王振国. 2004. 西医教育模式对中医基础学科体系形成的影响及反思. 中医教育，23（6）：51-54

张雅军，何驽，尹兴喆. 2011. 山西陶寺遗址出土人骨的病理与创伤. 人类学学报，（3）：265-273

张雁勇. 2016. 《周礼》天子宗庙祭祀研究. 长春：吉林大学，242

张艺宏，王梅，孙君志，等. 2016. 2014 年中国城乡居民超重肥胖流行现状——基于 22 省（市、区）国家国民体质监测点的形态数据. 成都体育学院学报，42（5）：93-100

张友元. 2008. 简明中外医学史. 广州：广东高等教育出版社

张有春. 2007. 人类学与公共卫生：理论与实践. 广西民族大学学报（哲学社会科学版），29（1）：48-57

张有春. 2009a. 医学人类学的社会文化视角. 民族研究，2：57-66

张有春. 2009b. 医学人类学的生物文化视角. 中央民族大学学报（哲学社会科学版），36（2）：52-57

张有春. 2011. 医学人类学. 北京：人民卫生出版社

张玉坤，李贺楠. 2010. 中国古代"冬夏两栖"的居住模式. 建筑师，2：60-63

张玉龙，陈晓阳. 2010. 疾病的道德化解读及其文化意义. 科学技术哲学研究，5：105-108

张钰华，唐桂兰，李金兰. 2010. 湘西少数民族围绝经期妇女健康状况和需求调查. 吉林医学，31（34）：6275-6276

张缘园. 2016. 俄罗斯北极土著小民族文化多样性及保护研究. 北京：中央民族大学

张再林. 2007. 作为"身体哲学"的中国哲学的历史. 西北大学学报（哲学社会科学版），37（3）：54

张再林. 2008. 走向"身体哲学"——中国传统哲学研究范式的变革. 江苏社会科学，3：24

张振标. 1981. 我国人的容貌特征. 化石，4：3

张振标. 1999. 现代中国人起源的实证-颅骨特征的时空变化. 第四纪研究，2：113-124

招子明，陈刚. 2008. 人类学. 北京：中国人民大学出版社

赵成春，田会群. 1956. 中医对疟疾的认识及治疗原则. 中医杂志，9：462-465

赵敦华. 1997. 当代英美哲学举要. 北京：当代中国出版社，336

赵国华. 1988. 生殖崇拜文化略论. 中国社会科学，1：135

赵永军. 1995. 东北地区新石器时代的房址. 北方文物，5：21-30

赵永生. 2013. 甘肃临潭磨沟墓地人骨研究. 长春：吉林大学，69-70

赵永生，曾雯，毛瑞林，等. 2014. 甘肃临潭磨沟墓地人骨的牙齿健康状况. 人类学学报，4：483-496

甄宏，季成叶，王莹. 2002. 遗传和环境因素对双生子学龄儿童行为的影响. 中国学校卫生，23（3）：248-250

郑劲平，钟南山. 2002. 中国成人肺功能正常参考值（英文）. Chinese Medical Journal，（1）：50-54

郑连斌，崔静，陆舜华，等. 2004. 乌孜别克族体质特征研究. 人类学学报，23（1）：35-45

郑连斌，陆舜华，李晓卉. 1997. 内蒙古三个民族舌运动类型的遗传学研究. 遗传，19（3）：23-25

郑连斌，武亚文，张兴华，等. 2011. 江西汉族体质特征. 解剖学报，42（5）：695-702

郑民，王亭. 2015. 文学与医学文化. 济南：山东大学出版社

郑明霞，郑连斌，李咏兰，等. 1999. 内蒙古 7 个群体优势眼的调查. 遗传，21（4）：19-21

中国疾病预防控制中心，性病艾滋病预防控制中心，性病控制中心. 2016. 2016 年 2 月全国艾滋病性病疫情及主要防治工作进展. 中国艾滋病性病，11（4）：549-559

中国生态学学会. 2010. 生态学学科发展报告（2009—2010）. 北京：中国科学技术出版社

中国学生体质与健康研究组. 2007. 2005 年中国学生体质与健康调研报告. 北京：高等教育出版社

中国学生体质与健康研究组. 2012. 2010 年中国学生体质与健康调研报告. 北京：高等教育出版社

中华人民共和国国家统计局. 2012. 中国统计年鉴-2012. 北京：中国统计出版社

中华人民共和国国家统计局. 2013. 中国统计年鉴-2013. 北京：中国统计出版社

中华人民共和国国家统计局. 2014. 中国统计年鉴-2014. 北京：中国统计出版社

中华人民共和国国家统计局. 2015. 中国统计年鉴-2015. 北京：中国统计出版社

中华人民共和国国家统计局. 2016. 中国统计年鉴-2016. 北京：中国统计出版社

仲亚琴. 2014. 儿童期社会经济地位与中老年健康状况的关系研究. 济南：山东大学

周钢桥. 2014. 人类传染性疾病的遗传易感性. 基础医学与临床学，24（5）：491-496

周鸿. 2002. 人类生态学. 北京：高等教育出版社

周启星. 2006. 气候变化对环境与健康影响研究进展. 气象与环境学报，22（1）：38-44

周小丹. 2012. 国内外不同种族/民族妇女围绝经期现况研究进展. 中国妇幼保健，27（14）：2227-2229

周亚威. 2014. 北京延庆西屯墓地人骨研究. 长春：吉林大学

朱泓. 1993. 体质人类学. 长春：吉林大学出版社，224-229

朱启星. 2013. 卫生学. 第 8 版. 北京：人民卫生出版社

朱钦，刘文忠，李志军，等. 1993. 蒙古族的体格，体型和半个多世纪以来的变化. 人类学学报，12（4）：347-356

朱钦，王树勋，阎桂彬，等. 1999. 鄂伦春族体质现状及其与 60 年前资料的比较. 人类学学报，18（4）：296-306

朱尚华. 2015. 科学、人文、制度：文化的解构与融合. 怀化学院学报，（12）：23-26

庄孔韶. 2005. 人类学通论. 太原：山西教育出版社

左伋. 2008. 医学遗传学. 北京：人民卫生出版社

左群，刘辉. 2009. 流行病学疾病分布理论与疾病防制. 医学与哲学（人文社会医学版），30（3）：10-12

左群，张宗光，刘辉，等. 2011. 从生活方式干预研究看流行病学的发展. 医学与哲学（人文社会医学版），32（5）：23-24

Abramowitz SA. 2010. Trauma and humanitarian translation in liberia: the tale of open mole. Culture，Medicine，and Psychiatry，34（2）：353-379

Abuissa H，O'Keefe Jr J H，Cordain L. 2005. Realigning our 21st century diet and lifestyle with our hunter-gatherer genetic identity. Directions in Psychiatry，25：SR1-10

Ackerknecht E. 1942. Gottfried Keller：Geschichte seines Lebens. Leipzig：Insel-Verlag

Adams V，Gorsky M. 2016. Metrics：what counts in global health. Durham，NC：Duke University Press

Ahlin T，Nichter M，Pillai G . 2016. Health insurance in India：what do we know and why is ethnographic research needed. Anthropol and Med，23（1）：102-124

Aicher A，Heeschen C，Mohaupt M，et al. 2003. Nicotine strongly activates dendritic cell-mediated adaptive immunity：potential role for progression of atherosclerotic lesions. Circulation，107（4）：604-611

Al der PS. 1987. Culture shock and the cross-cultural learning experience. L. F. Luce & E. C. Smith（Eds.），

Toward internationalism. Cambrideg, MA: Newbury

Alexander A Jr. 1970. Adaption in cultural evolution: an approach to medical anthropology. Columbia: Columnia University Press

Alexandrakis O. 2011. Medical anthropology: the development of the field. Totem: the University of Western Ontario Journal of Anthropology, 9 (1): 179-188

Allen SS, Hatsukami D, Brinwell DM, et al. 2005. Effect of nicotine replacement therapy on post-cessation weight gain and nutrient intake: a randomized controlled trial of postmenopausal female smokers. Addict behav, 30 (7): 1273-1280

Ama PF, Lagasse P, Bouchard C, et al. 1990. Anaerobic performances in black and white subjects. Med Sci Sport Exe, 22 (4): 508-511

Amigo H, Bustos P, Muzzo S, et al. 2010. Age of menarche and nutritional status of indigenous and non-indigenous adolescents in the Araucan-í a Region of Chile. Annals of Human Biology, 37 (4): 554-561

Anderson EN. 1988. The Food of China. New Haven and London: Yale University Press, 1-7

Antoun JS, Lawrence C, Leow A, et al. 2014. A three-dimensional evaluation of Māori and New Zealand European faces. Aust Orthod J, 30 (2): 169-175

Arai S, Arora M, Wang T, et al. 2015. Increasing incidence of chronic graft-versus-host disease in allogeneic transplantation: a report from the center for international blood and marrow transplant research. Biol Blood Marrow Transplant, 21 (2): 266-274

Argnani L, Cogo A, Gualdi-Russo E. 2008. Growth and nutritional status of Tibetan children at high altitude. Coll Antropol, 32 (3): 807-812

Arnell NW. 2004. Climate change and global water resources: SRES emissions and socio-economic scenarios. Global Environmental Change, 14 (1): 31-52

Arthur Kleinman. 1980. Patients and healers in the context of culture: an exploration of the borderland between anthropology, medicine and psychiatry. Berkeley: University of California Press

Bailey EJ. 2015. Food choice and obesity in black America (creating a new cultural diet). Westport Oxford: Praeger

Bailey SM, Xu J, Feng JH, et al. 2007. Tradeoffs between oxygen and energy in tibial growth at high altitude. Am J Hum Biol, 19 (5): 662-668

Balgir RS. 2002. Biomedical anthropology in the service of mankind in the new millennium: are we ready. In: Bhasin MK, Malik SL. Anthropology: Trends and Applications. New Delhi: Kamala Raj Enterprises

Balzeau A, Grimaud-Hervé D, Détroit F, et al. 2013. First description of the Cro-Magnon 1 endocast and study of brain variation and evolution in anatomically modern Homo sapiens. Bull Mém Soc Anthropol Paris, 25: 1-18

Bardosh Kevin. 2016. One health: science, politics and zoonotic disease in Africa. London, New York: Routledge, Taylor & Francis Group

Barlow SE. 2007. Expert committee recommendations regarding the prevention, assessment, and treatment of child and adolescent overweight and obesity: summary report. Pediatrics, 120 Suppl 4: S164-S192

Barnes KC. 2006. Genetic epidemiology of health disparities in allergy and clinical immunology. J Allergy Clin Immunol, 117 (2): 243-254

Barth F. 1998. Ethnic groups and boundaries: the social organization of culture difference. Geographical review, Waveland Press Inc

Bateman C, Baker T, Hoornenborg E, et al. 2001. Bring global issues to medical teaching. Lancet, 358 (9292): 1529-1542

Bates DG, Tucker J. 2010. Human ecology: contemporary research and practice. New York: Springer Science & Business Media

Baumgartner RN, Heymsfield SB, LohmanTG, et al. 2005. Age: in human body composition. Human Kinetics, Champaign Canada. Europe Stanningley Australia. New Zealand North Shore City. 2nd Edition, 259-269

Bcauchamp T, Childress J. 2014. 生物医学伦理学原则. 第 5 版. 李伦, 译. 北京: 北京大学出版社

Beals KL, Smith CL, Dodd SM, et al. 1984. Brain size, cranial morphology, climate, and time machines. Curr Anthropol, 25 (3): 301-330

Beals KL. 1972. Head form and climatic stress. Am J Phys Anthropol, 37 (1): 85-92

Becker GS. 1960. An economics analysis of fertility. In demographic change and economic change in developed countries. Princeton: Princeton University Press

Becker GS. 1991. A treatise on the family. Cambridge MA: Harvard University Press

Befus CP. 1988. A multilevel treatment approach for culture shock experienced by sojourners. Int J Intercult Rel, 12 (4): 381-400

Bellisari A, Roche AF, Siervogel RM. 1993. Reliablity of B-mode ultrasonic measurements of subcutaneous adipose tissue and intra-abdominal depth: comparisons with skinfold thicknesses. Int J Obes Relat Metab Disord, 17 (8): 475-480

Benedict R. 1934. Anthropology and the Abnormal. J Gen Psychol, 10: 59-82

Benowitz NL, Hall SM, Stewart S, et al. 2007. Nicotine and carcinogen exposure with smoking of progressively reduced nicotine content cigarette. Cancer Epidemiol Biomarkers Prev, 16 (11): 2479-2485

Benowitz NL, Jacob P, Bernert JT, et al. 2005. Carcinogen exposure during short-term switching from regular to "light" cigarettes. Cancer Epidemiol Biomarkers Prev, 14 (6): 1376-1383

Béhague DP, Gonçalves H, Victora CG. 2008. Anthropology and epidemiology: learning epistemological lessons through a collaborative venture. Cien Saude Colet, 13 (6): 1701-1710

Bernier F N. 1684. Division de la Terre par les différentes Espèces ouraces d'homme quil'habitent. Journal des savants, 133- 144

Bigham A, Marc B, Dalila P, et al. 2010. Ideatifying signatures of natural selection in Tibetan and Andean populations using deuse genome scan data. Natural selection of high altitude. PLos Gene, 6: 1-14

Birx HJ. 2010. 21st century anthropology: a reference handbook. Vol 1. Los Angles London Delhi Singapore Washington DC: Sage

Blackburn GL, Bistrian BR, Maini BS. et al. 1977. Nutritional and metabolic assessment of the hospitalized patient. J Parenter Enteral Nutr, 1: 11-22

Blumenbach JF. 1965. Reading in early anthropology. ed J S Slotkin. Viking Fund Publications in Human Variation by Stenhen Molnar 1998 New Jersey: Prentice Hall

Boffetta P, Clark S, Shen M, et al. 2006. Serum cotinine level as predictor of lung cancer risk. Cancer Epidemiol Biomarkers Prev, 15 (6): 1184-1188

Boyd E. 1980. Origins of the study of human growth. Eugene：University of Oregon Health Sciences Center Foundation

Brada B. 2011. "Not here"：making the spaces and subjects of "Global Health" in Botswana. Cul Med Psychiatry，35（2）：285-312

Bradley RH，Corwyn RF. 2014. Socioeconomic status and child development. Annu Rev Psychol，53（1）：371-399

Braithwaite D，Moore DH，Lustig RH，et al. 2009. Socioeconomic status in relation to early menarche among black and white girls. Cancer Causes Control，20（5）：713-720

BriggsCL，Nichter M. 2009. Biocommunicability and the biopolitics of pandemic threats. Med Anthropol，28（3）：189-198

Brook RD，Franklin B，Cascio W，et al. 2004. Air pollution and cardiovascular disease：a statement for healthcare professionals from the expert panel on population and prevention science of the American Heart Association. Circulation，109（21）：2655-2671

Brown MJ. 2006. Hypertension and ethnic group. British Medical Journal，332（7545）：833-836

Brown PJ. 1998. Understanding and applying medical anthropology. London，Mayfield Publishing Company，4-6，15-16

Burger J. 2000. Biomonitoring and bioindicators for human and ecological health. ［2015-12-25］http：//www.cresp. org/dcwrkshp/ posters/biomont2/biomont2. html

Burmeister W. 1965. Postassium-40 content as a basis for the calculation of body cell mass in man. Science，148（3675）：1336-1337

Burri RV，Dumit J. 2007. Biomedicine as culture：instrumental practices，technic scientific knowedge and new modes of Life. New York，London：Routledge，Taylor & Francis Group

California Environmental Protection Agency. 1997. Health effects of exposure to environmental tobacco smoke. Impactos Na Saúde，274（4）：346-353

Carlson DS，Van Gerven DP. 1977. Masticatory function and post-Pleistocene evolution in Nubia. Am J phys anthropol，46（3）：495-506

Carlson DS. 1976. Temporal variation in prehistoric Nubian crania. Am J phys anthropol，45（3 PT 1）：467-484

Caudill W. 1953. Applied anthropology in medicine. In：Kroeber AL. Anthropology Today：An Encyclopedic Inventory. Chicago：University of Chicago Press

Cawthon PM. 2011. Gender differences in osteoporosis and fractures. Clin Orthop Relat Res，469：1900-1905

Chakravarti A. 2014. Human variation：a genetic perspective on diversity，race，and medicine. New York：Cold Spring Harbor Laboratory Press

Charlotte RA. 2009. Human remain in archaeology：a handbook. York：Council for British Archaeology

Chauhan AJ，JohnstonSL. 2003. Air pollution and infection in respiratory illness. Br med bull，68：95-112

Cheek DB . 1968. Human growth，body composition，cell growth，energy and intelligence. Philadelphia：Lea and Febiger. London：Henry Kimpton

Chen Z，Klimentidis YC，Bea JW，et al. 2017. Body mass index，waist circumference and mortality in a large multiethnic postmenopausal cohort-results from the women's health initiative. Journal of American Geriatric. Society，65（9）：1907-1915

Cheung V. Most of the difference is due to variation. Jan 10, 2007 8: 42 GMT By Stefan Anitei, Gpougle news. Softpedia. com

Chu JY, Huang W, Kuang SQ, et al. 1998. Genetic relationship of populations in China. Proc Natl Acad Sci USA, 95 (20): 11763-11768

Chumlea WC, Guo SS, Kuczmarski RJ, et al. 2002. Body composition estimates from NHANES III bioelectrical impedance data. Int J Obes Relat Metab Disord, 26: 1596-1609

Cleland J, Wilson C. 1987. Demand theories of the fertility transition: an iconoclastic view. Population studies, 41 (3): 5-30

Cleland J. 2001. The effects of improved survival on ferlility: a reassessment. Population & Development Review, 27 (1): 60-92

Clements F. 1932. Primitive concepts of disease. Am Arch and Ethno, 32 (2): 185-252

Clements FE, Shelford VE. 1939. Bio-ecology. New York: John Wiley & Sons

Cohn SH, Vartsky D, Yasumura S, et al. 1980. Compartmental body composition based on total-body nitrogen, potassium, and calcium. Am J Physiol, 239 (6): E524-530

Collinge SK, Ray C. 2006. Disease ecology. New York: Oxford Uni Press

Cong E, Walker MD. 2014. The Chinese skeleton: insights into microstructure that help to explain the epidemiology of fracture. Bone Res, 2: 14009

Cooke GS, Hill AV. 2001. Genetics of susceptibility to human infectious disease. Nature Reviews Genetics, 2 (12): 967-977

Coon CS. 1962. The origins of races. London: J Cape

Cossrow N, Falkner B. 2004. Race/ethnic issues in obesity and obesity- related comorbidities. J Clin Endocrinol Metab, 89 (6): 2590-2594

Costanza R, D'Arge R, De Groot R, et al. 1998. The value of the world's ecosystem services and natural capital. Ecological Economics, 25 (1): 3-15

Costanza R, Norton BG, Haskell BD. 1992. Ecosystem health: new goals for environmental management. A new paradigm for environmental management, 23-41

Crane JT. 2010. Unequal partners: AIDS, academia, and the rise of global health. Behemoth, 3 (3): 78-97

Creanzaa N, Ruhlenb M, Trevor A, et al. 2015. Human variation in world. Proc Natl Acad Sci USA, 112 (5): 1919-1920

Crutzen PJ. 2006. The anthropocene. In: earth system science in the anthropocene. Eckart Ehlers, Thomas Krafft (eds) Springer, Verlag Berlin Heidelberg, 13-18

Cummins H, Midlo C. 1943, 1961, 1976. Finger prints, palms and soles. New York: Dover Publications, 123, 160

Curhan GC, Chertow GM, Willett WC, et al. 1996. Birth weightand adult hypertension and obesity in women. Circulation, 94 (6): 1310-1315

Daily GC. 1997. Nature's services: societal dependence on natural ecosystems. Washington, DC: Island Press

Dale RW. 2013. Ultrasound as a tool to assess body fat. Journal of Obesity, 2013 (2): 280713

Dalessio William R, Donna R. 1998. We are what we eat: ethnic food and the making of Americans. Cambridge, MA: Harvard University Press

Dao A，Nichter M. 2016. The social life of health insurance in low to middle-income countries：an anthropological research agenda. Med Anthropol Q，30（1）：122-143

Darey F. 2016. How have we changed since our species firstappeared. http：//australianmuseum. net. au/how-have-we-changed-since-our-species-first-appearedsthash. wfsli5vz. dpuf Dec. 20

Darryl Macer. 2009. 生命伦理学是对生命的爱. 自樊浩成中英主编伦理研究：生命伦理卷·2007-2008：上册. 马晶，译. 南京. 东南大学出版社，146

David AH，Deborah LC. 2005. Nutritional anthropology and its application to nutritional issues and problems. In：Satish K，John van W. Applied Anthropology. London：PRAEGER Westport，Connecticut

De Groot RS，Wilson MA，Boumans RM. 2002. A typology for the classification，description and valuation of ecosystem functions，goods and services. Ecological Economics，41（3）：393-408

de Kaufman BP. 1974. Variation in the number of presacral vertebrae in Bantu-speaking South African Negroes. Am J Phys Anthropol，40（3）：369-374

Dennis O'Neil. 2002. Medical anthropology：how illness is traditionally perceived and cured around the world. ［2015-15-25］. http：//anthro. palomar. edu/medical/default. htm

Dennis O'Neil. 2013. Modern human variatim：models of classification. ［2015-10-29］. http：//anthropalomar. edu/vary-2htm

Des Jarlais DC，Bramson HA，Wong C, et al. 2012. Racial/ethnic disparities in HIV infection among people who inject drugs：an international systematic review and meta-analysis. Addiction，107（12）：2087-2095

Dhillon HK，Mohd Zaki Nik Mahmood N，Singh H. 2007. Documentation of self-care actions taken for somatic complaints by postmenopausal Malay women living in Kelantan Malaysia. Maturitas，58（3）：241-248

Diamond JM. 1990. A Pox upon our genes. Natural history. Germs and steel：The Fetes of Human Societies New York. W. W. Norton

Djonic'，Milovanovic'P，Djuric'M，et al. 2013. Basis of bone strength vs. bone fragility：a review of determinants of age-related hip fracture risk. Srp Arh Celok Lek，141（7-8）：548-552

Easterlin RA. 1978. The economics and sociology of fertility：a systhesis. In：Tilly C. Historical Studies of Changing Fertility. Princeton：Princeton University Press

Edelman IS，Leibman J. 1959. Anatomy of body water and electrolytes. Am J Med，27：256-277

Elia M，Carter A，Smith R. 1979. The 3-methylhistidine content of human tissues. Br J Nutr，42（3）：567-570

Ellis KJ. 1990. Reference man and woman more fully characterized. Variations on the basis of body size，age，sex and race. Biol Trace Elem Res，26-27：385-400

Ellis KJ. 2005. Whole body counting and neutron activation analysis. In：Heymsfield SB，Lohman TG，Wang ZM，et al. Human Body Composition. 2nd ed. Champaign IL：Human Kinetions，51-62

Ember CR，Ember M. 2004. Encyclopedia of medical anthropology：health and illness in the world's cultures. New York Boston Dordrecht London Moscow：Kluwer Academic/Plenum Publishers

Engel GL. 1977. The need for a new medical model：a challenge for biomedicine. Science，196（4286）：129-136

Engering A，Hogerwerf L，Slingenbergh J. 2013. Pathogen-host-environment interplay and disease emergence. Emerg Microbes Infect，2（2）：e5

Erikson SL. 2012. Global health business：the production and performativity of statistics in Sierra Leone and Germany. Med Anthropol，31（4）：367-384

Ewald PW. 1980. Evolutionary biology and the treatment of signs and symptoms of infectious disease. J Theor Biol，86（1）：169-176

Fauci AS. 2005. Emerging and reemergine infectious diseases：the perpetual challenge. Acad Med，80（12）：1079-1085

Faulds H. 1880. Skin-furrows of the hand. Nature，22（574）：605

Fischler C. 1981. Food preferences，nutritional wisdom and sociocultural evolution. New York：Masson Publishing

Fonseca JD，Knight GM，McHugh TD. 2015. The complex evolution of antibiotic resistance in mycobacterium tuberculosis. International Journal of Infectious Diseases Ijid Official Publication of the International Society for Infectious Diseases，32：94-100

Forbes GB. 1991. The companionship of lean and fat：some lessons from body composition studies. In：Prentice A. New techniques in nutritional research. New York：Academic Press

Forster P. 2009. The political economy of avian influenza in Indonesia. Adult Learning. A Design for Action，113-121

Foster GM，Anderson BG . 1978. Medical anthropology. New York：John Wiley & Sons，Inc

Foster GM，History Barbara Gallatin Anderson. 1978. Medical anthropology，Chichester，John Wiley，1979. Medical History，23：484-485

Foster GM. 1974. Anthropology and sociology of medicine. Medical Anthropology Newsletter，6（1）：1-6

Foster GM. 1975. Medical anthropology：some contrasts with medical sociology . Social Science & Medicine，9（8-9）：427-432

Frederick LD，Janes CR，Stall R，et al. 1986. Anthropology and epidemiology：interdisciplinary approaches to the study of health and disease. D Reidel Publishing Company

Freedman ML，Haiman CA，Patterson N，et al. 2006. Admixture mapping identifies 8q24 as a prostate cancer risk locus in African-American men. Proc Natl Acad Sci U S A，103（38）：14068-14073

Freire C，Ramos R，Puertas R，et al. 2010. Association of traffic-related air pollution with cognitive development in children. J Epidemiol Community Health，64（3）：223-228

French M，Mykhalovskiy E. 2013. Public health intelligence and the detection of potential pandemics. Sociol Health Illn，35（2）：174-187

Freyre EA，Ortiz MV. 1988. The effect of altitude on adolescent growth and development. J Adolesc Health Care，9（2）：144-149

Friedl KE，DeLuca JP，Marchitelli LJ，et al. 1992. Reliability of body-fat estimations from a four-compartment model by using density，body water and bone mineral measurements. Am J Clin Nutr，55（4）：764-770

Frisancho AR. 2008. Anthropometric standards：an interactive nutritional reference of body size and body composition for children and adults. Ann Arbor，MI：The University of Michigan Press

Gabaccia DR. 1998. We are what we eat：ethnic food and the making of Americans. Cambridge：Harvard University Press

Gage TB. 1994. Population variation in cause of death：level，gender，and period effects. Demography，31（2）：271-296

Gajdusek DC. 1957. Degenerative disease of the central nervous system in New Guinea：the endemic occurrence of kuru in the native population. New E J of Med，257（20）：974-978

Gan Q，Hammond SK，Jiang Y，et al. 2005. Estimating the burdern of disease from passive smoking in China in 2002-preliminary results. Indoor Air，15：87

Garruto RM，Little MA，James GD，et al. 2000. Natural experimental models：the global search for biomedical paradigms among traditional，modernizing，and modern populations. PNAS，96（8）：10536-10543

GBD 2013 Mortality and causes of death collaborators. 2015. Global，regional，and national age-sex specific all-causes and cause-specific mortality for 240 causes of death，1990-2013：a systematic analysis for the Global Burden of Disease Study 2013. Lancet，385（9963）：117-171

GBD 2016 Mortality Collaborators. 2017. Global，regional，and national under-5 mortality，adult mortality，age-specific mortality，and life expectancy，1970-2016：a systematic analysis for the Global Burden of Disease Study 2016. Lancet，390（10100）：1084-1150

Going SB，Hingle M，De Meester F，et al. 2010. Physical activity in diet-induced disease causation and prevention in women and men. In：Meester FD，Zibadi S，Watson RR. Modern dietary fat intakes in disease promotion. Totawa. NJ：Humana Press，443-454

Going SB. 2005. Hydrodensitometry and air displacemant plethysmography. Heymsfield SB，Lohman TG，Wang ZM，et al. In：Human Body Composition. 2nd edition. Champaign，IL：Human Kinetics，17-33.

Good B. 1994. Medicine，rationality and experience：an anthropological perspective. New York：Cambridge University Press，31-33

Gor T，Kau CH，English JD，et al. 2010. Three-dimensional comparison of facial morphology in white populations in Budapest，Hungary，and Houston，Texas. Am J Orthod Dentofacial Orthop，137（3）：424-432

Gordon-Larsen P，Wang H，Popkin BM. 2014. Overweight dynamics in Chinese children and adults. Obesity reviews，15（Suppl 1）：37-48

Gow DD. 2002. Anthropology and development：evil twin or moral narrative? Human Organization，61（4）：299-313

Gravlee C C. 2011. Research design and methods in medical anthropology. In：Singer M，Erickson PI. A Companion to Medical Anthropology. New York London：WILEY Backwell Publishing Ltd

Grover SA，Kaouache M，Rempel P，et al. 2015. Years of life lost and healthy life-years lost from diabetes and cardiovascular disease in overweight and obese people：a modelling study. Lancet Diabetes Endocrinol，3（2）：114-122

Gu D，Kelly TN，Wu X，et al. 2009. Mortality attributable to smoking in China. N Engl J Med，360（2）：150-159

Guh DP，Zhang W，Bansback N，et al. 2009. The incidence of co-morbidities related to obesity and overweight：a systematic review and meta-analysis. BMC public health，9：88

Guo JP，Xi HJ，Ren F，et al. 2007. Analysis of polymorphism at sites-597 and-572 of interleukin-6 promoterin Tibetan population from Tibet autonomous region. Journal of Clinical Rehabilitative Tissue Engineering Research，11（34）：6912-6914

Gurr MI，Harwood JL. 1991. Lipid Biochemistry. London：Chapman and Hall

Hahn RA. 1995. Sickness and healing：an anthropological perspective. Ann Arbor：University of Michigan Press

Hamwi G. 1964. Changing dietary concepts. In：Danowski TS. Diabetes Mellitus：Diagnosis and Treatment，Vol 1. New York：American Diabetes Association，73-78

Han Y，He X. 2016. Integrating epigenomics into the understanding of biomedical insight. Bioinform Biol Insights，10：267-289

Harriet H，Novella SP，Gorsk DH，et al. 2012. Science-based medicine. Netherlands：Springer

Harris M. 1985. Good to eat：riddles of food and culture. New York：Simon and Schuster，13-18

Harris M. 1987. Foodways：historical verview and theoretical prolegomenon，in food and evolution：towarda theory of human food habits. Philedelphia：Temple University Press，58-59

Harvati K，Weaver TD. 2006. Human cranial anatomy and the differential preservation of population history and climate signatures. Anat Rec，288（12）：1225-1233

Hatsukami DK，Benowitz NL，Rennard SI，et al. 2006. Biomarkers to assess the utility of potential reduced exposure tobacco products. Nicotine Tob Res，8（2）：169-191

Haviland WA. 1993. Cultural anthropology. Orlando：Florida Harcourt，30-39

Hazel W. 1976. In praise of the double bind inherent in anthropological application. In：Angrosino M. Do Anthropologists Apply Anthropology? Athens：University of Georgia Press，105-117

He Y，Lam TH，Jiang B，et al. 2008. Passive smoking and risk of peripheral arterial disease and ischemic stroke in Chinese women who never smoked. Circulation，118（15）：1535-1540

He Y，Lam TH，Li L. 1994. Passive smoking at work as a risk factor for coronary heart disease in Chinese women who have never smoked. BMJ，308（6925）：380-384

Helliwell DR. 1969. Valuation of wildlife resources. Regional Studies，3（1）：41-47

Helman CG. 1990. Culture，healthy，and illness. London：Wright，7

Heng N. 2018. Tackling the health impacts of climate change in the twenty-first century. Med Confl Survive，Do：10.1080/13623699，2017. 1420409

Henneberg M，Steyn M. 1993. Trends in cranial capacity and cranial index in Subsaharan Africa during the Holocene. Am J HumBiol，5（5）：473-479

Henneberg M. 1988. Decrease of human skull size in the Holocene. Hum Biol，60（3）：395-405

Hersche W. 1880. Skin furrows of the hand. Nature，23（578）：76

Heymsfield S，Baumgartner RN，2005. Body composition and anthropometry. In：Shile ME，Shike M，Ross AC，et al. Modern Nutrition in Health and Disease. 10th ed. Baltimore：Lippincott Williams & Wilkins

Heymsfield S，Baumgartner RN，Pan SF. 1999. Nutritional assessment of malnutrition by anthropometric methods. In：Shils MS，Olson JA，Shike M. Modern Nutrition in Health and Disease. 9th ed. Baltimore：Lippincott Williams & Wilkins，903-921

Hill TD，Graham LM，Divgi V. 2011. Racial disparities in pediatric asthma：a review of the literature. Curr Allergy Asthma Rep，11（1）：85-90

Hinton DE，Lewis- Fernández R. 2011. The cross-cultural validity of posttraumatic stress disorder：implications for DSM-5. Depress Anxiety，28（9）：783-801

Hirayama T. 1981. Non-smoking wives of heavy smokers have a higher risk of lung cancer：a study from Japan. Br Med J，282（6259）：183-185

Hirayama T. 1990. Life-style and mortality：a large-scale census-based cohort study in Japan. Basel，New York：Karger

Hogervorst T，Bouma HW，de Vos J. 2009. Evolution of the hip and pelvis. Acta Orthop Suppl，80（336）：1-39

Hsu Francis LK. 1952. Religion, science and human crises: a study of China in transition and its implications for the west. London: Routledge & K Paul

Imanishi T, Tatsuya A, Kimura A, et al. 1992. Allele and haplotype frequencies for HLA and complement loci in various ethnic groups. In: Tsuji A, Aizawa M, Sasazuki T. HLA 1991-Proceedings of the Eleventh International Histocompatibility Workshop and Conference. Oxford: Oxford University Press, 1065-1075

Inhorn MC, Wentzed EA. 2012. Medical anthropology at the intersections: history, activisms, and futures. Durham And London: Duke University Press, 33

IOM. 1997. Institute of medicine board on international health, America's vital interest in global health. protecting our people, enhancing our economy, and advancing our international interests. Washington, DC: National Academy Press

Jamal F, Fletcher A, Harden A, et al. 2013. The school environment and student health: asystematic review and meta-ethnography of qualitativer esearch. BMC Public Health, 13: 798

James GD. 2013. Biomedical anthropology and climate: exploring physiological adaptations as causes of ethnic variation in metabolic diseases. Anthropology, 01 (4): 1-2

Janes CR, Corbett KK. 2009. Anthropology and global health. Annual Review of Anthropology, 38(1): 167-183

Janes CR, Stall R, Gifford SM. 1986. Anthropology and epidemiology: interdisciplinary approaches to the study of health and disease. Dordrecht: Reidel Norwell Publishing Company, 3-34

Jantz RL, Jantz LM. 2000. Secular change in craniofacial morphology. Am J Hum Biol, 12: 327-338

Jassim GA, Al-Shboul Q. 2008. Attitudes of Bahraini women towards the menopause: implications for health care policy. Maturitas, 59 (4): 358-372

Jeong C, Rienzo AD. 2014. Adaptations to local environments in modern human populations. Current Opinion in Genetics & Development, 29C: 1-8

Johnson C. 1998. Medical anthropology: biocultural anthropology. Oxford: Spring, 47 (3): 321-324

Johnson TM, Sargent CF. 1990. Medical anthropology: a handbook of theory and method. New York: Greenwood Press

Johnston BR. 2010. An anthropological ecology? struggles to secure environment quality and social justice. Kroeber Anthropological Society, 101 (1): 3-21

Johnston FE, Low SM. 1984. Biomedical anthropology: an emerging synthesis in anthropology. Yearbook of Physiology, 27: 215-227

Jones OA, Lester JN, Voulvoulis N. 2005. Pharmaceuticals: a threat to drinking water. Trends Biotechnol, 23 (4): 163-167

Kanis JA. 1994. Assessment of fracture risk and its application to screening for postmenopausal osteoporosis: synopsis of a WHO report. WHO Study Group. Osteoporos Int, 4 (6): 368-381

Karaçam Z, Şeker SE. 2007. Factors associated with menopausal symptoms and their relationship with the quality of life among Turkish women. Maturitas, 58 (1): 75

Kasai K, Richards LC, Brown T. 1993. Comparative study of craniofacial morphology in Japanese and Australian aboriginal populations. Hum Biol, 65 (5): 821-834

Kedia S, Willigen JV. 2005. Applied anthropology: domains of application. London: Praeger Westport Connecticut SAS Institute Inc

Khalid ME，Ali ME. 1994 . Relationship of body weight to altitude in Saudi Arabia. Ann Saudi Med，14（4）：300-303

Khalili K，White MK，Jacobson JM. 2017. Novel AIDS therapies based on gene editing. Cell Mol Life Sci，

Kickbush I. 2006. The need for a European strategy on global health. Scand J Public Health，34：561-565

Kingsley DE. 2015. Aging and health care costs：narrative versus reality. Pverly & Public Policy，7（1）：3-21

Kleinman A，Eisenbger L，Good B. 1978. Culture，illness and care：clinical lessons from anthropological and cross cultural research. Ann Int Med，88：251-258

Kondo S. 1985. Primate morphophysiology，locomotor analysis，and human bipedalism. Tokyo：Uni. of Tokyo Press

Kottak CP. 2014. 人类学：人类多样性的探索. 黄剑波，方静文，译. 12 ed. 北京：中国人民大学出版社

Kottak CP. 2015. Anthropology：appreciating human diversity. New York：Mc Graw-Hill Edycation

Kovats RS，Campbell-Lendrum D，Matthies F. 2005. Climate change and human health：estimating avoidable deaths and disease. Risk Analysis，25（6）：1409-1418

Kramer H，Han C，Post W，et al. 2004. Racial/ethnic differences in hypertension and hypertension treatment and control in the multi-ethnic study of atherosclerosis（MESA）. Am J Hypertens，17（10）：963

Kransa P，Bywka M，Savage D，et al. 1995，Genetic polymorphism within HLA-A*02：significant allele variation revealed in different population. Tissue Antigens，45：223-231

Kurian AK，Cardarelli KM. 2007. Racial and ethnic differences in cardiovascular disease risk factors：a systematic review. Ethn Dis，17（1）：143-152

Kurki HK. 2013. Bony pelvic canal size and shape in relation to body proportionality in humans. Am J Phys Anthropol，151（1）：88-101

Kümmerer K. 2009. Antibiotics in the aquatic environment-A review-Part Ⅰ. Chemosphere，75（4）：417-434

Lakoff A. 2015. Real-time biopolitics：the actuary and the sentinel in global public health. Economy and Society，44（1）：40-59

Lam TH，He Y，Shi QL，et al. 2002. Smoking，quitting，and mortality in a Chinese cohort of retired men. Ann Epidemiol，12（5）：316-320

Lam YM，Smith CM，Pearson OM. 1996. Chin morphology and sexual dimorphism in the fossil hominid mandible sample from Klasies River Mouth. Am J Phys Authropol，100（4）：545-557

Langergraber G，Muellegger E. 2005. Ecological Sanitation—a way to solve global sanitation problems. Environ Int，31（3）：433-444

Larsen CP. 2014. Our origins. New York：W. W. Norton & Company

Larsen CS. Christopher Knüsel. 1997. Bioarchaeology：interpreting behaviour from the human skeleton. Cambridge：Cambridge University Press

Latimer B，Lovejoy CO. 1989. The calcaneus of Australopithecus afarensis and its implications for the evolution of bipedality. Am J Phys Anthropol，78（3）：369-386

Laurson KR，Eisenmann JC，Welk GJ. 2011. Development of youth percent body fat standards using receiver operating characteristic curves. Am J Prev Med，41（4 Suppl 2）：S93-S99

Leach M，Tadros M. 2014. Epidemics and the politics of knowledge：contested narratives in Egypt's H1N1 response. Med Anthropol，33（3）：240-254

Lee Y，Kim H. 2008. Relationships between menopausal symptoms，depression，and exercise in middle-aged women：a cross-sectional survey. Int J Nurs Stud，45（12）：1816-1822

Leimar O. 2005. The evolution of phenotypic polymorphism：randomized strategies versus evolutionary branching. Am Nat，165（6）：669-681

Levi-strauss Claude. 1963. The effectireness of symbols. In Structural Anthropology. New York：Basic Books

Li YL，Zheng L，Xi HJ，et al. 2015. Body weights in Han Chinese populations . Chinese Sci Bull，60（5）：565-569

Li YL，Zheng LB，Xi HJ，et al. 2014. Stature of Han Chinese dialect groups：a most recent survey. Chinese Sci Bull，59（35）：5096-5101

Lim SS，Vos T，Flaxman AD，et al. 2012. A comparative risk assessment of burden of disease and injury attributable to 67 risk factors and risk factor clusters in 21 regions，1990-2010：a systematic analysis for the Global Burden of Disease Study 2010. Lancet，380（9859）：2224-2260

Lin Z，Ohshima T，Gao S，et al. 2000. Genetic variation and relationships at five STR loci in five distinct ethnic groups in China. Forensic Sci Int，112（2-3）：179-189

Lindenbaum S. 2008. Understanding Kuru：the contribution of anthropology and medicine. Phil Trans R Soc B，363：3715-3720

Lippl FJ，Neubauer S，Schipfer S，et al. 2010. Hypobaric hypoxia causes body weight reduction in obese subjects. Obesity（Silver Spring），18（4）：675-681

Liu BQ，Peto R，Chen ZM，et al. 1998. Emerging tobacco hazards in China：1. Retrospective proportional mortality study of one million deaths. BMJ，317（7170）：1411-1422

Lock M，Nguyen VK. 2010. An anthropology of biomedicine. New Jersey：Wiley-Blackwell

Lowe C. 2010. Viral clouds：becoming H5N1 in indonesia. Cultural Anthropology，25（4）：625-649

Lowrey GH. 1978. Growth and development of children. 7th ed. Chicago：Year Book Medical Publishers. Inc

Lundborg P，Nystedt P，Rooth DO. 2014. Body size，skills，and income：evidence from 150，000 teenage siblings. Demography，51（5）：1573-1596

Maclachlan M. 2006. Culture and health：a critical perspective towards global health. 2nd ed. Ltd USA Germany：John Willey & Sons

Magrath P，Nichter M. 2012. Paying for performauce and the social relations of health care prorision：an anthropological perspective. Social Science & Medicine，75（10）：1778-1785

Maguire JS. 2010. Provenance and the liminality of production and consumption：the case of wine promoters. Marketing Theory，10：269-282

Mahdi E. 2012. Assessment of facial and cranial development and comparison of anthropometric ratios. J Craniofac Surg，23（2）：e75-83

Mahfouz M，Abdel Fatah EE，Bowers LS，et al. 2012. Three-dimensional morphology of the knee reveals ethnic differences. Clin Orthop Relat R，470（1）：172-185

Mai LL，Owl MY，Keesting MP. 2005. The Cambridge dictionary of human biology and evolution. Cambridge New York Melbourne Madrid Cape Town Singapore Sao Paulo：Cambridge Uni Press

Manderson L. 1998. Applying medical anthropology in the control of infectious disease. Tropical Medicine & International Health，3（12）：1020-1027

Maqrath P, Nichter M. 2012. Paying for performance and the social relations of health care provision: an anthropological perspective. Soc Sci Med, 75 (10): 1778-1785

Marques EA, Elbeijnia M, Gudnason V, et al. 2018. Cigarette smoking and hip volumetric bone mineral density and cortical volume loss in older adults: The AGES-Reykjavik Study

Martin LB, Hopkins WA, Mydlarz LD, et al. 2010. The effects of anthropogenic global change on immune functions and disease resistance. Ann NY Acad Sci, 1195 (1): 129-148

Mascie-Taylor CG, Goto R. 2007. Human variation and body mass index: a review of the universality of BMI cut-offs, gender and urban-rural differences, and secular changes. J Physiol Anthropol, 26 (2): 109-112

Mascie-Taylor CGN, Yasukouchi A, Qlijaszek S. 2010. Human variation—from the laboratory to the field. Boca Raton. London. New York: CRC Press Taylor Francis Group, 9-11, 85-97

Mason KA. 2012. Mobile migrants, mobile germs: migration, contagion and boundary-building in Shenzhen, China after SARS. Medical Anthropology, 31 (2): 113-131

Mategrano VC, Petasnick J, Clark J, et al. 1977. Attenuation values in computed tomography of the abdomen. Radiology, 125 (1): 135-140

Mavalwala J. 1977. Dermatoglyphics-An International Bibliography. The Hague Paris: Mouton Publishers, 108

Mayell H. 2004. Three high-altitude peoples, three adaptations to thin air. National Geographic News. [2004-12-25]. http: //news national geographic. Com/news/2004/02/0224_040225_evolution html

McDowell SE, Coleman JJ, Ferner RE. 2006. Systematic review and meta-analysis of ethnic differences in risks of adverse reactions to drugs used in cardiovascular medicine. Bmj, 332 (7551): 1177-1181

McGinley M. 2012. Nature selection. Encyclopedia of Earth Topics, 7: 43

McKusiek V A. 1996. 人类孟德尔遗传. 罗会元, 译. 北京: 北京医科大学、中国协和医科大学联合出版社

McKusiek VA. 1983. Mendelian inheritance in man: catologs of human genes and genetic disorders, MIM. 6th Editon. Baltimore and London: John Hopkins University Press, 203

McMichael AJ. 2004. Environmental and social influences on emerging infectious diseases: past, present and future. Philosophical Transactions. P Roy Soc B-Biol Sci, 359 (1447): 1049-1058

Methot PO. 2011. Reseach traditions and evolutionary explanatims in medicine. Theor Med Bioeth, 32 (1): 75-90

Mi YJ, Zhang B, Wang HJ, et al. 2015. Prevalence and secular trends in obesity among Chinese adults, 1991-2011. Am J Prev Med, 49 (5): 661- 669

Miller FP, Vandome AF, Mcbrewster J. 2010. Human skeletal changes due to bipedalism. Montana: Alphascript Publishing

Moller P, Moller-Chrislensen V. 1952. A mediaeval female skull showing evidence of metastases from a malignant growth. Acta Pathol Microbiol Scand, 30 (3-4): 336-342

Molnar S. 1998. Human variation: races, types, and ethnic groups. New Jersey: Prentice Hall, 209-210

Moore DS. 2016. Behavioral epigenetics. Wiley Interdiscip Rev Syst Biol Med, 9 (1): 14-33

Moore FD, Olesen KH, McMurray JD, et al. 1963. The body cell mass and its supporting environment: body composition in health and disease. Philadelphia: Saunders

Moore WJ, Corbett E, 1975. Distribution of dental caries in ancient British population III: the 17th century. Caries Res, 9: 163-175

Moore WJ，Corbett E. 1971. Distribution of dental caries in ancient British population：Anglo-Saxon period. Caries Res，5：151-168

Moore WJ，Corbett E. 1973. Distribution of dental caries in British population：iron Age，Romano-British and medieval period. Caries Res，7：139-153

Mosse D. 2005. Cultivating development. In An Ethnography of Aid Policy and Practice. London：Pluto Press

Moubarac IC. 2013. Persisting problems related to race and ethnicity in public health and epidemiology research. Rev Saude Publ，47（1）：104-115

Muehlenbein MP. 2014. Human evolutionary biology. Cambridge New York Melbourne：Cambridge University Press

Murduck GP. 1967. The effects of anthropogenic global changes on immune functions and disease resistance. Ann NY Acad Sci，1195：129-48

Nakahash T. 1993. Temporal craniometric changes from the Jomon to the modern period in western Japan. Am J Phys Anthropol，90：409-425

Napier AD，Ancarno C，Butler B，等. 2016. 文化与健康关系概述. 中国卫生政策研究，9（1）：74-79

Nathan Y. 2015. Introduction to global health senior lecture in public health. GEMS UL

National Institutes of Health. 1999. Health effects of exposure to environmental tobacco smoke. Smoking and Tobacco Control Monograph No. 10. Bethesda，MD：NIH Pub

National Research Council and Committee on Passive Smoking. 1986. Environmental tobacco smoke: measuring exposures and assessing health effects. Washington DC：National Academy Press

Ng M，Fleming T，Robinson M，et al. 2014. Global，regional，and national prevalence of overweight and obesity in children and adults during 1980-2013：a systematic analysis for the global burden of disease study 2013. Lancet，384（9945）：766-781

Nguyen，VK. 2014. Treating to prevent HIV：population trials and experimental societies. In：Geissler W. Para-states of Science：Medicine and Politics in Post-colonial Africa. Durham：Duke University Press

Nichter M，Nichter M，Muramoto M. 2010. Project quit tobacco international：laying the ground work for tobacco cessation in low and middle-income countries. Asia-Pac J Public He，22（3）：181S-188S

Nichter M. 2008. Global health：why cultural perceptions，social representations and biopolitics matter. Tucson：University of Arizona Press

Niu SR，Yang GH，Chen ZM，et al. 1998. Emerging tobacco hazards in China：2. Early mortality results form a prospective study. BMJ，317：1423-1424

Norman S. A. 1963. Medical anthropology. In Biennia Re：View of Anthropology S. J. Siegel. Ed Stanford. CA：Stanford University Press

Noback ML，Harvati K，Spoor F. 2011. Climate-related variation in the human nasal cavity. Am J phys Anthropol，145：599-614

Nussbaum R L，Mclnnes RR，Willard HF. 2007. Genetics in medecine. Philadelphia：Saunders

Oberg K. 1960. Culture shock: adjustment to new cultural environments. Practical Anthropology，7（2）：177-182

Offit PA. 2013. Do You Believe in Magic? The sense and nonsense of alternative medicine. (Brief article) (Book review). Appears In Library Journal，138（11）：107（1）

Oscherwitz M，Ediavitch SA，Baker TR，et al. 1972. Differences in pulmonary functions in various racial groups.

Am J Epidemiol, 96 (5): 319-327

Overfield T. 1985. Biologic variation in health and illnessrace, age, and sex differences. New Jersey: Addison-Wesley Publishing Company, 102-107

Overfield T. 1986. Biologic variation in health and illness, race, age and sex differences. Human Biology, (1): 121-123

Padmawati S, Nichter M. 2008. Community response to avian flu in central Java, Indonesia. Anthropology & Medicine, 15 (1): 31-51

Panesar NS. 2008. Why are the high altitude inhabitants like the Tibetans shorter and lighter. Med Hypotheses, 71 (3): 453-456

Pankow JF, Watanabe KH, Toccalino PL, et al. 2007. Calculated cancer risks for conventional and "potentially reduced exposure product" cigarettes. Cancer Epidem Biomar, 16 (3): 584-592

Panter-Brick C, Eggerman M, Tomlinson M. 2014. How might the global health master deadly sins and strive for the greater virtues. Glob Health Action, 7: 23411

Pelto GH. 1986. Current research directions in nutritional anthropology. J of Social Med, 23: 93-103

Peto R, Darby S, Deo H, 等. 2000. 1950 年以来英国的吸烟、戒烟和肺癌状况：全国统计和两项病例对照研究的综合报告. 英国医学杂志（中文版）, 3 (4): 168-172

Petryna A. 2013. "The right of recovery". Current Anthropology, 54 (S7): S67-S76

Pfeiffer J, Chapman R. 2010. Anthropological perspectives on structural adjustment and public health. Annual Review of Anthropology, 39 (1): 149-165

Pfeiffer J, Chapman R. 2015. An anthropology of aid in Africa. Lancet, 385 (9983): 2144-2145

Pfeiffer J, Nichter M. 2008. What can critical medical anthropology contribute to global health? a health systems perspective. Medical Anthropology Quarterly, 22 (4): 410-415

Pi Y, Zhao Y, Wang W, et al. 2013. Measurement of proximal femoral morphology and analysis of 500 cases in Hunan Province. Zhong Nan Da Xue Xue Bao Yi Xue Ban, 38 (9): 925-930

Pierson RN Jr, Wang J, Heymsfield SB, et al. 1991. Measuring body fat: calibrating the rulers. Intermethod comparisons in 389 normal Caucasian subjects. Am J Physiol, 261: E103-E108

Pierson RN Jr, Wang J. 1988. Body composition denominators for measurements of metabolism: what measurements can be believed. Mayo Clin Proc, 63 (9): 947-949

Pietrobelli A, Allison DB, Heshka S. 2002. Sexual dimorphism in the energy content of weight change. Int J Obes Relat Metab Disord, 26 (10): 1339-1348

Pigg SL. 2013. On sitting and doing: ethnography as action in global health. Soc Sci Med, 99: 127-134

Pimentel D, Cooperstein S, Randell H, et al. 2007. Ecology of increasing diseases: population growth and environmental degration. Human Ecology, 35 (6): 653-668

Pimentel D, Tort M, D'Anna L, et al. 1998. Ecology of increasing disease: population growth and environmental degration. Bioscience, 35 (10): 817-826

Polednak AP. 1989. Racial & ethnic differences in disease. New York Oxford: Oxford University Press

Polgar S. 1962. Health and human behavier: areas of interest common to the social and medical sciences. Current Anthrop, 3 (2): 159-205

Pollard T. 2009. Culloden: the history and archaeology of the last clan battle. Bamsley. South Yorkshire: Pen &

Sword Military

Poolt R, Geissler W. 2005. Medical anthropology. International Library of Essays in Anthropology, 3 (4): 245-262

Prader A, Tanner JM, Harnack GA, et al. 1963. Catch-up growth following illness of starvation. J Pediat, 62 (5): 646-658

Prescott M, Nichter M. 2014. Transnational nurse migration: future directions for anthropological research. Soc Sci Med, 107: 113-123

Preston SH, Heuveline P, Guillot M. 2001. Demography: measuring and modeling population processes. Oxford: Blackwell Publisher

Quandt SA, Ritenbaugh C. 1986. Training manual in nutritional anthropology. American Anthropological Association

Raymond S. 1992. Cultural anthropology: a global perpective. Englewovd Clifls, New Jersey: Prentice-Haill, 46

Reed TE, Borgaonkar DS, Conneally PM, et al, 1970. Dermatoglyphic nomogram for the diagnosis of Down's Syndrome. J. Pediatr, 77 (6): 1024-1032

Renehan AG, Tyson M, Egger M, et al. 2008. Body-mass index and incidence of cancer: a systematic review and meta-analysis of prospective observational studies. Lancet, 371 (9612): 569-578

Renne E. 2009. Anthropological and public health perspectives on the global polio eradication initiative in Northern Nigeria. In: Hahn R, Inhorn M. Anthropology and Public Health: Bridging Differences in Culture and Society. Oxford: Oxford University Press

Rennie MJ, Millward DJ. 1983. 3-methylhistidine excretion and the urinary 3-methylhistidine/creatinine ratio are poor indicators of skeletal muscle protein breakdown. Clinical Science, 65 (3): 217-225

Rhee SC, Woo KS, Kwon B. 2012. Biometric study of eyelid shape and dimensions of different races with references to beauty. Aesthetic Plast Surg, 36 (5): 1236-1245

Rigon F, Bianchin L, Bernasconi S, et al. 2010. Update on age at menarche in Italy: toward the leveling off of the secular trend. J Adolescent Health, 46 (3): 238-244

River W. H. R. 1924. Medicine, magic and religion. London: Routledge

Robert CF, Bouvier S, Rougemont A. 1989. Epidemiology, anthropology and health education. World Health Forum, 10 (3-4): 355-364

Roberts CA, Cox M. 2003. Health and disease in britain: prehistory to the present day. Stroud: Sutton Publishing

Roberts CA. 2009. Human premainsin archaeology: a handbook. London, NewYork: Council for British Archaeology David Broun Book CO., 153-155

Roche AF. 1992. Growth, Maturation and body composition. The Fels Longitudinal Study 1929-1991. Great Britain: Cambridge University Press

Rock M, Buntain BJ, Hatfield JM, et al. 2009. Animal-human connections, "one health," and the syndemic approach to prevention. Soc Sci Med, 68 (6): 991-995

Rockville MD. 2010. US department of health and human services. How tobacco smoke causes disease, the biology and behavioral basis for smoking-attributable disease, a report of the surgeon general. Nature, 706

Rosenberg CE, Ackerknecht EH. 2007. Social medicine, and the history of medicine. Bull Hist Med, 281 (3):

511-532

Rosenlund M，Picciotto S，Forastiere F. 2008. Traffic-related air pollution in relation to incidence and prognosis of coronary heart disease. Epidemiology，19：121-128

Rothhammer F，Cocilovo JA，Quevedo S，et al. 1982. Microevolution in prehistoric Andean populations：chronologic craniometric variation. Am J Phys Anthropol，58：391-396

Rousseau GS. 1994. Medicine，rationality，and experience：an anthropological perspective. Med Hist，38（4）：475-476

Ruff CB，Trinkaus E，Holliday TW. 1997. Body mass and encephalization in pleistocene homo. Nature，387：173-176

Ryan AS. 2002. A guide to careers in physical anthropology. London：Bergin & Garvey Westport Connecticut

Sala OE，Meyerson LA，Parmesan C. 2009. Biodiversity Change and Human Health. Washington Covelo London：Olsland press

Saonanon P. 2014. Update on Asian eyelid anatomy and clinical relevance. Curr Opin Ophthalmol，25（5）：436-442.

Sarah E，Paul O'Higgins. 2008. Medicine and evolution. Current Applications，Future Prospects . Boca Raton London New York：CRC Press Taylor & Francis Group

Saraiya M，Glanz K，Briss PA，et al. 2004. Interventions to prevent skin cancer by reducing exposure to ultraviolet radiation：a systematic review. Am J Prev Med，27（5）：422-466

Sardinha LB，Teixeira PJ. 2005. Measuring adiposity and fat distribution in relation to health. In：Heymsfield SB，Lohman TG，Wang ZM，et al. Human Body Composition，2nd Ed. Champaign IL：Human Kinetics，177-201

Sargent CF，Johnson TM. 1996. Medical anthropology：contemporary theory and method. Westport，Connecticut：PRAEGER

Schaumann B，Alter M. 1976. Dermatoglyphics in medical disorders. New York Heidelberg Berlin：Springer-Verlag，200

Scheper-Hughes N. 1991. Advanced seminar in medical anthropology. Course description. UC Berkeley

Scherer G. 2005. Biomonitoring of inhaled complex mixtures--ambient air，diesel exhaust and cigarette smoke. Exp Toxicol Pathol，57（Suppl 1）：75-110

Schoeller DA. 2005. Hydrometry. In: Heymsfield SB，Lohman TG，Wang ZM，et al. Human Body Composition. 2nd Edition. Champaign，IL：Human Kinetics，35-49

Schoenemann PT. 2012. Evolution of the size and functional areas of the human brain. Annual Review of Anthropology，35：379-410

Schuman L. 1953. Epidemiology of frostbite：Korea 1951-1952. Ft. Knox. Army Medical Research Laboratory Report，113：396

Silventoinen K，Jelenkovic A，Sund R，et al. 2017. Differences in genetic and environmental variation in adults BMI by sex，age，time period，and region：an individual-based pooled analysis of 40 twin cohorts. Am J Clin Nutr 106（2）：457-466

Scott GR，Turner CG. 1997. The anthropology of modern human teeth. Cambridge：Cambridge University Press

Shah S. 2011. How private companies are transforming the global public health agenda.（2011-11-9）

［2015-11-25］. http://www. forei gnaffairs. com/articles/136654

Shanks N, Greek R, Greek J. 2009. Are animal models predictive for humans? Philosophy, Ethics and Humanities in Medicine, 4（2）: 1-9

Shanks N, Rebecca AD. 2007. Evolution and medicine: the long research of"Dr Darwin". Philosophy, Ethics, and Humanities in Medicine, 2: 4

Sharma S, Carballo M, Feld JJ, et al. 2015. Immigration and viral hepatitis. J Hepatol, 63（2）: 515-522

Sherpa LY, De JI, Stigum H, et al. 2010. Obesity in Tibetans aged 30-70 living at different altitudes under the north and south faces of Mt. Everest. Internation Journal of Environmental Research & Public Health, 7（4）: 1670-1680

Shirley H. 2008. Mechanisms of inherited cancer susceptibility. J of Zhejiang University, 1: 1-4

Short EE, Caminade C, Thomas BN. 2017. Climate change contribution to the emergence or re-emergence of parasitic diseases. Infect Dis（Auck）, Doi: 10.1177/1178633617732296

Sigdel R. 2012. Role of medical sociology and anthropology in public health and health system development. Heath Prospect, 11: 28-29

Simon K, Hollander GA, McMichael A. 2014. Evolution of the immune system in humans from infancy to old age. Proc R Soc B, 282（3085）: 1-9

Singer M, Bare H. 2012. Introducting medical anthropology. A Discipline in Action. 2nd ed. London New York Toronto Plymouth UK: ALTAMIRA Press

Singer M, Erickson PI. 2011. A companion to medical anthropology. New York: WILEY Blackwell

Singer M, Herring DA, Littleton J, et al. 2011. Syndemics in global health. In: Singer M, Erikson P. A Companion to Medical Anthropology. Malden: Wiley-Blackwell

Singer M. 2015. Anthropology of infections disease. California: Left Coast Press

Smalley WA. 1963. Culture shock, language shock, and the shock of self-discovery. Practical Anthropology, 10（1）

Smith BJ, Tang KC, Nutbeam D. 2006. WHO health promotion glossary: new terms. Health Promot Int, 21（4）: 340-345

Snyder WS, Cook MJ, Nasset ES, et al. 1975. Report of the group on reference man. Oxford, UK: Pergamon Press

Snyder WS, Cook MJ, Nasset ES, et al. 1984. Report on the task group on reference man. Oxford: Paergamon Press

Staiano AE, Katzmarzyk PT. 2012. Ethnic and sex differences in body fat and visceral and subcutaneous adiposity in children and adolescents. Int J Obesity, 36（10）: 1261-1269

Stanford CB, Allen JS, Anton SC. 2013, 2017. Biological anthropology: the natural history of humankind. 3rd and 4th edition. Boston: Columbus. Indianapolis. New York. Sam Francisco. Upper Saddle River.

Stearn SC, Koella JK. 2012, 2008. Evolution in health and disease. 2d ed. New York, Oxford: Oxford university Press

Stearns SC. 2012. Evolution medicine: its scope, interest and potential. Proc R Soc B, 279

Steffen W, Grinevald J, Crutzen P, et al. 2011. The anthropocene: conceptual and historical perspectives. Philosophical Transactions of the Royal Society of London A: Mathematical, Physical and Engineering

Sciences，369（1938）：842-867

Stocker TF. 2013. Climata change. The closing door of climate taigets. Science，339（6117）：280-282

Stein GS，Stein JL，van Wijnen AJ，et al. 2011. An architectural genetic and epigenetic perspective. Intgr Biol（Camb），3（4）：297-303

Stinson S. 1985. Chest dimensions of European and Aymara children at high altitude. Ann Hum Biol，12（4）：333-338

Stratton E，Ricketts MN，Gully PR. 1997. The epidemiology of Creutzfeldt-Jakob disease in Canada：a review of mortality data. Emerg Infect Dis，3（1）：63-64

Straus WL Jr. 1952. Primates. In：Kroeber AL. Anthropology Today. Chicago：University of Chicago Press，77-92

Strkal GJ. 2010. Teaching human variation: issues，trends and challenges. New York ：Nova Science Publishers，Inc

Strkal JG，Spocter MA，Wilkinson AT. 2011. Anatomy，medical education，and human ancestral variation. Anat Sci Educ，4（6）：362-365

Sutcliffe JF，Smith AH，Barker MC，et al. 1993. A theoretical analysis using ratios of the major elements measured by neutron activation analysis to derive total body water，protein and fat. Med，Phys，20: 1129-1134

Swallow DM. 2003. Genetics of lactase persistence and lactose intolerance. Annu Rev Genet，37：197-219

Talbot NB. 1938. Measurement of obesity the creating coefficient. Am J Dis Child，55：42-50

Tamari K，Tinley P，Briffa K，et al. 2006. Ethnic-，gender-，and age-related differences in femorotibial angle，femoral antetorsion，and tibiofibular torsion：cross-sectional study among healthy Japanese and Australian Caucasians. Clin Anat，19（1）：59-67

Tanner JM . 1980. Growth and maturation during aclolescence. Nutr Rev，39（2）：43-55

Taussig KS，Hoeyer K，Helmreich S，et al. 2013. The anthropology of potentiality in biomedicine. Current Anthropology，54（S7）：S3-S14

Taylor LH，Latham SM，Woolhouse ME，et al . 2001. Risk factors for human disease emergence. Philosophical Transactions of the Royal Society B，356（1411）：983-989

Tefer L. 1998. Book reviews. Journal of Sex & Marital Therapy，24（4）：319-325

Thomson A，Buxton LHD. 1923. Man's nasal index in relation to certain climatic conditions. J. R. Anthropol. Inst，53：92-122

The Millennium Ecosystem Assesment. 2005. Ecosystems and human well-being：synthesis. Washington，DC：Island Press

Tom VJ，Sandrow-Feinberg HR，Miller K. 2009. Combining peripheralnerve grafts and chondroitinase promotes functional axonal regeneration in the chronically injured spinal cord. Neurosci，29（47）：14881-14890

Tomas FM，Ballard FJ，Pope LM. 1979. Age-dependent changes in the rate of myofibrilar protein degradation in human as a assessd by 3-methylhistidine and creatinine excretion. Clincial Science，56：341

Triker AR. 2006. Biomarkers derived from nicotine and its metabolites：a review. Beitr Tabakfor Int，22（3）：147-175

Tripathy V，Gupta R. 2007. Growth among Tibetans at high and low altitudes in India. Am J Hum Biol，19（6）：789-800

Tropea D，Caleo M，Maffei L. 2003. Synergistic effects of brain derived eurotrophic factor and chondroitinase ABC on retinal fiber sprouting after denervation of the superior colliculus in adult rats. BMC Neuro Sci，3：7034-7044

Trotter G，Gleser C. 1958. A re-evaluation of estimation of stature based on measurements of estimation of stature taken during life and of long bones after death. Am J Physi Anthropol，16（1）：79-123

Tung J，Gilad Y. 2013. Social environmental effects on gene regulation. Cell Mol Life Sci，70（22）：4323-4339

Tylor E. 1871. Researches into the development of mythology，philosophy religion. Language Art and Custom. Primitire Culture Vol1. London，John Murray

United States. Department of Health and Human Services. 2010. How tobacco smoke causes disease，the biology and behavioral basis for smoking-attributable disease，a report of the surgeon general. Nature，706

US Department of Health and Human Services. 1986. The health consequences of involuntary smoking. Washington，DC：US Government Printing Office

US Department of Health and Human Services. 2010. The health consequences of involuntary exposure to tobacco smoke. Washington，DC：US Government Printing Office

US Department of Health Education and Welfare. 1971. The health consequences of smoking. Washington，DC：US Government Printing Office

US Environmental Protection Agency. 1992. Respiratory health effects of passive smoking：lung cancer and other disorders. Washington，DC：US Government Printing Office

Uzel AP，Deloumeaux J，Rouvillain JL，et al. 2011. Comparative study of femoral diaphyseal morphometry in two male populations，in France and a French West Indies island：an example of clinical relevance of comparative anatomy for orthopedic practice. Surg Radiol Anat，33（3）：235-240

van Kempen E，Fischer P，Janssen N. 2012. Neurobehavioral effects of exposure to traffic-related air pollution and transportation noise in primary school children. Environ Sci Pollut R，115：18-25

von Cramon-TaubadelNoreen. 2014. Evolutionary insights into global patterns of human cranial diversity：population history，climatic and dietary effects. Journal of Anthropological Sciences，92：43-77

von Tauladel N. 2016. Global human mandibular variation reflects differences in agricultural and hunter-gatherer subsistence strategies. Proc Natl acad Sci USA，108：19546-19551

Waldron T. 2009. Palaeopathology. London：Cambridge University Press，2

Wang H，Parry S，Macones G，et al. 2006. A functional SNP in the promoter of the SERPINH1 gene increases risk of preterm premature rupture of membranes in African Americans. Proc Natl Acad Sci USA，103（36）：13463-13467

Wang W，Crompton RH，Carey TS，et al. 2004. Comparison of inverse-dynamics musculo-skeletal models of AL 288-1 Australopithecus afarensis and KNU-WT 15000 Homo ergaster to modern humans，with implication for the evolution of bipedalism. J Hum evolution，47（6）：453-478

Wang YC，Pamplin J，Long MW，et al. 2015. Severe obesity in adults cost state medicaid programs nearly $8 billion in 2013. Health affairs，34（11）：1923-1931

Wang ZM，Pierson RN Jr，Heymsfield SB. 1992. The five level model：a new approach to organizing body composition research. Am J Clin Nutr，56：19-28

Ward E，Jemal A，Cokkinides V，et al. 2004. Cancer disparities by race/ethnicity and socioeconomic status.

Ca-cancer J Clin 54（2）：78-93

Watson J. 2001. Properity versus pathology：a social history of obesity in China. Asia Pac Law Rev，20

Weaver LJ，Mendenhall E. 2014. Applying syndemics and chronicity：interpretatinos from studies of poverty，
　　depression，and diabetes. Med Anthropol，33（2）：92-108

Weinstein KJ. 2005. Body proportions in ancient Andeans from high and low altitudes. Am J Phys Anthropol，
　　128（3）：569-585

Weiss KM. 1998. In search of human variation. Genome Research，8（8）：691-697

Weitz CA，Garruto RM. 2004. Growth of Han migrants at high altitude in central Asia. Am J Hum Biol，16（4）：
　　405-419

Whaley AL. 2003. Ethnicity/race，ethics，and epidemiology. J Natl Med Assoc，95（8）：736-742

White TD，Black MT，Folkens PA. 2012. Human osteology. New York：Elsevier Academic Press

Whiteford LM，Manderson L. 2000. Global health policy，local realities：the fallacy of the level playing field.
　　Boulder：Lynne Rienner Publishers

Whitmarsh L，Jones D S. 2010. What's the use of race? mordern governance and the biology of difference.
　　Cambridge：Cambridge Massachusetts London England The MIT Press

WHO. 2016. World Health Statistics 2016：monitoring health for the SDGs，sustainable development goals，
　　39-79

WHO. 1996. World health report 1996：fighting disease，fostering development，P.15. Geneva：WHO. See
　　http://www.who.int/whr 2001/2001/archives/1996/index. html

Wienker C. 1997. Biological anthropology：the current state of the discipline. In：Boza N，Wolfe L，ed.
　　Biological Anthropology：The state of the science 2nd ed. Inter National Institute for Human Evolutionary
　　Research：Oxford Bend，Oregon ，255-277

Wilford，1995. 人类学—人类多样性的探索. 第 12 版，2010 康拉德 • 菲利普 • 科塔克（Conrad Phillip Kcttak）
　　著. 黄剑波，方静文，译. 北京：中国人民大学出版社

Williams CD. 1933. A nutritional disease of childhood associated with a maize diet. Archives of Disease in
　　childhood，8（48）：423-433

Winblad U，Hebert MS. 2006. Ecological sanitation-principles，measures and applications. 2nd ed. Beijing：
　　China architecture and building press

Wirthlin JL，Kau CH，English JD，et al. 2013. Comparison of facial morphologies between adult Chinese and
　　Houstonian Caucasian populations using three-dimensional imaging. Int J Oral Maxillofac Surg，42（9）：
　　1100-1107

Woods VD，Montgomery SB，Belliard JC，et al. 2004. Culture，black men，and prostate cancer：what is reality.
　　Cancer Control，11（6）：388-396

Xi B，Liang Y，He T，et al. 2012. Secular trends in the prevalence of general and abdominal obesity among
　　Chinese adults，1993-2009. Obesity reviews：an official journal of the International Association for the Study
　　of Obesity，13（3）：287-296

Xi HJ，Roche A. 1990. Differences between the hand-wrist and kneein assesed skeletal age. Am J Physio
　　Anthropol，83：95-102

Xi Huanjiu，Li Wenhui，Wen Youfeng，et al. 2018. Analysis of environment factors influencing on growth and development of plateau children and adolescents in China. 解剖学报（印刷中）

Yang G，Fan L，Tan J，et al. 1999. Smoking in China: findings of the 1996 national prevalence survey. JAMA，282（13）: 1247-1253

Zengin A，Prentice A，Ward KA. 2014. Ethnic differences in bone health. Frontiers in Endocrinology，6: 24

Zhang HG，Chen YF，Ding M，et al. 2010. Dermatoglyphics from all Chinese ethnic groups reveal geographic patterming. Ploe one，20, 5（1）: e8783

Zhang L，Yang BX，Zhang HT，et al. 2011. Prostate cancer: an emerging threat to the health of aging men in Asia. Asian J Androl，13（4）: 574-578

Zhang L，Yang BX，Zhang HT，et al. 2011. Prostate cancer: an emerging threat to the health of aging men in Asia. Asian Journal of Andrology，13（4）: 574-578

Zhang XL，Shu XO，Yang G，et al. 2005. Association of passive smoking by husband with prevalence of stroke among Chinese women nonsmokers. Am J Epidemiol，16（3）: 213-218

Zhivotovsky L，Rosenberg N，Feldman M，et al. 2003. Features of evolution and expansion of modern humans，inferred from genomewide microsatellite markers. Am J Hum Genet，72: 1171-1186

Zhuang Z1，Landsittel D，Benson S，et al. 2010. Facial anthropometric differences among gender，ethnicity，and age groups. Ann Occup Hyg，54（4）: 391-402

Zinsstag J，Schelling E，Waltner-Toews D，et al. 2010. From "one medicine" to "one health" and systemic approaches to health and well-being. Prev Vet Med，101: 148-156

Zuckerkand IE. 1963. Perspectives in molecular anthropology. In: Washburn SI. Classification and human evolution. Chicago: Aldine de Gruyter: 243-272

Zárate-Kalfópulos B，Romero-Vargas S，Otero-Cámara E，et al. 2012. Differences in pelvic parameters among Mexican，Caucasian，and Asian populations. J Neurosurg Spine，16（5）: 516-519